U0189169

Adult CNS Radiation Oncology

Principles and Practice

成人中枢神经系统肿瘤放射治疗学

从理论到实践

原著　[美] Eric L. Chang

[美] Paul D. Brown

[美] Simon S. Lo

[加] Arjun Sahgal

[美] John H. Suh

主审　于金明

主译　邱晓光

中国科学技术出版社

·北　京·

图书在版编目（CIP）数据

成人中枢神经系统肿瘤放射治疗学：从理论到实践 /(美) 埃里克 · L. 张 (Eric L. Chang) 等原著；邱晓光主译 . — 北京：中国科学技术出版社，2022.1

书名原文：Adult CNS Radiation Oncology：Principles and Practice

ISBN 978-7-5046-9133-0

Ⅰ . ①成… Ⅱ . ①埃… ②邱… Ⅲ . ①中枢神经系统疾病—肿瘤—放射治疗学 Ⅳ . ① R739.405

中国版本图书馆 CIP 数据核字 (2021) 第 158491 号

著作权合同登记号：01-2021-3605

策划编辑 王久红 焦健姿
责任编辑 方金林
装帧设计 佳木水轩
责任印制 李晓霖

出　　版 中国科学技术出版社
发　　行 中国科学技术出版社有限公司发行部
地　　址 北京市海淀区中关村南大街 16 号
邮　　编 100081
发行电话 010-62173865
传　　真 010-62179148
网　　址 http：//www.cspbooks.com.cn

开　　本 889mm × 1194mm 1/16
字　　数 1122 千字
印　　张 40
版　　次 2022 年 1 月第 1 版
印　　次 2022 年 1 月第 1 次印刷
印　　刷 天津翔远印刷有限公司
书　　号 ISBN 978-7-5046-9133-0 / R · 2753
定　　价 398.00 元

译者名单

主　译　邱晓光

副主译　胡　漫　胡广源　姜　炜　汪　洋　蔡林波　王　峰

译　者　（以姓氏笔画为序）

王　峰　四川大学华西医院
王　鹏　首都医科大学附属北京天坛医院
王嘉义　首都医科大学附属北京天坛医院
申良方　中南大学湘雅医院
冯　梅　四川省肿瘤医院
吕文漪　首都医科大学附属北京天坛医院
刘　帅　首都医科大学附属北京天坛医院
刘彦伟　首都医科大学附属北京天坛医院
孙时斌　首都医科大学附属北京天坛医院
孙鹏飞　兰州大学第二医院
严森祥　浙江大学医学院附属第一医院
李亚农　首都医科大学附属北京天坛医院
李有淇　首都医科大学附属北京天坛医院
李明焕　山东省肿瘤医院
杨坤禹　华中科技大学附属协和医院
连　欣　北京协和医院
吴少雄　中山大学肿瘤防治中心
闵现华　兰州大学第二医院
汪　洋　复旦大学附属华山医院
张　天　首都医科大学附属北京朝阳医院
张　敏　北京大学第一医院
张　静　首都医科大学附属北京天坛医院
张文学　天津医科大学总医院
陆雪官　复旦大学附属肿瘤医院
易俊林　中国医学科学院肿瘤医院
单　侠　首都医科大学附属北京天坛医院
胡　漫　山东省肿瘤医院
胡广源　华中科技大学附属同济医院
姜　炜　天津市环湖医院
洪金省　福建医科大学附属第一医院
秦　俭　广西壮族自治区人民医院
聂梦林　首都医科大学附属北京天坛医院
徐建堃　首都医科大学附属北京宣武医院
陶荣杰　山东省肿瘤医院
智　琳　首都医科大学附属北京天坛医院
蔡林波　广东三九脑科医院
薛晓英　河北医科大学第二医院
戴黎萌　深圳市人民医院
魏启春　浙江医科大学医学院附属第二医院

内容提要

本书引进自世界知名的 Springer 出版社，是一部成人中枢神经系统肿瘤放射治疗学的实用指南。全书分十五篇 48 章，从流行病学、诊断标准、基因分型和研究进展等方面介绍了成人中枢神经系统各类肿瘤的生物学特性，并从影像学、临床表现、治疗策略、靶区勾画、放疗不良反应、预后随访等方面阐释了不同肿瘤的个体化治疗策略。在总结中枢神经系统肿瘤诊治的基础上，还聚焦肿瘤放射治疗收益最大化等内容，帮助读者全面了解相关研究进展。本书内容系统、图文并茂，对中枢神经系统肿瘤的诊疗策略及相关研究有很强的指导作用，适合广大神经肿瘤相关科室医务人员及临床医学生阅读参考。

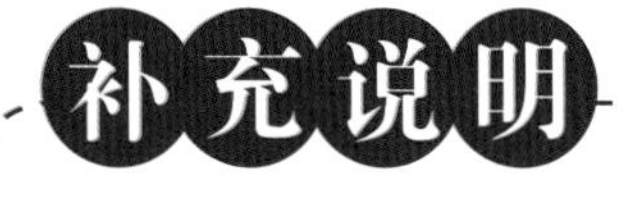

书中参考文献条目众多，为方便读者查阅，已将本书参考文献更新至网络，读者可扫描右侧二维码，关注出版社医学官方微信“焦点医学”，后台回复“成人中枢神经系统肿瘤放射治疗学”，即可获取。

中文版序

中枢神经系统肿瘤是一类发生于颅内或椎管内的肿瘤。其发生率仅次于脑血管病及颅脑损伤，诊治过程涉及神经外科、神经影像、神经病理和神经肿瘤放化疗等多学科，放射治疗作为神经肿瘤治疗的重要治疗手段正日益受到重视，遗憾的是国内目前尚无针对中枢神经系统肿瘤放射治疗的教学参考书籍。此次由邱晓光教授牵头翻译了由中国科学技术出版社引进的这部 *Adult CNS Radiation Oncology*：*Principles and Practice*（《成人中枢神经系统肿瘤放射治疗学：从理论到实践》），很好地弥补了该领域的空缺，成为国内首部基于成人中枢神经系统肿瘤理论基础，向肿瘤放射治疗学方向延伸的教科书式专著。

国内外从事肿瘤放射治疗的医生和学者很多，但专攻中枢神经系统肿瘤放疗的研究者却凤毛麟角，难能可贵的是美国放疗科医生 Eric L. Chang 教授几十年潜心于成人中枢神经系统肿瘤放疗的研究，他在著作中从流行病学、诊断标准、基因分型和研究进展等方面介绍了成人中枢神经系统各类肿瘤的生物学特性，并且从影像学、临床表现、治疗策略、靶区勾画、放疗不良反应和预后随访等方面讲述了不同肿瘤的个体化治疗策略，本书聚焦于如何利用放射治疗技术最大限度地为不同病理类型的中枢神经系统肿瘤患者提供治疗收益。Eric L. Chang 教授认为，作为一名优秀的肿瘤科医生，面对成人中枢神经系统肿瘤，不仅要理解手术的价值，还要熟知神经肿瘤学相关知识，深入、全面地认识该疾病，给予患者个体化综合治疗。

原著作者 Eric L. Chang 教授在书中展示了翔实、珍贵的研究资料，介绍了成人中枢神经系统肿瘤研究最新的成果，是一部高水平、实用的成人中枢神经系统肿瘤专著。邱晓光教授致力于中枢神经系统肿瘤放射治疗工作 30 年，积累了较丰富的临床经验，他所率领的翻译团队由全国从事中枢神经系统肿瘤放疗诊治一线工作的中青年专家组成。相信本译著的出版，将有力地推动我国中枢神经系统肿瘤临床和研究工作的发展。

中国工程院院士
山东省肿瘤医院院长

原书序

31 年前，我开始对成人中枢神经系统良恶性肿瘤患者感兴趣。我离开美国麦加医学院（波士顿），去旧金山 UCSF 造访世界上最杰出的神经肿瘤学家——Sheline、Liebel、Gutin、Larson 和 Wilson 教授。在那里的第一周，我见到的中枢神经系统良恶性肿瘤患者数量比我在波士顿整个住院医师实习期见到的都多。在旧金山，我接触了研究人员、临床调查员、神经病理学家和神经放射学家，他们致力于改善这些肿瘤患者的预后。而刚刚面市的 *Cancer: Principles and Practice on Oncology*（DeVita、Hellman 和 Rosenberg 著），其中有关脑部肿瘤相关的内容只有几章。31 年后，我可以自豪地说本书完全致力于中枢神经系统肿瘤放射治疗学。

20 年来，放疗体积、分割方案、剂量、同步化疗和放疗增敏剂的相关研究对原发和转移性恶性肿瘤患者的总体治疗效果收效甚微，然而在 20 世纪 80 年代中期，磁共振成像和立体定向技术的引入，使得疾病的影像学定义更加清晰，并且能够提供有史以来最合适的治疗方法。经过强度调制的光子和质子能够精准地增加有效剂量，同时减少辐射对正常脑组织的后期影响，可以扩展设备的应用范围。

编者们应该感到骄傲，他们将这一令人难以置信的新教学方法转化为文字，以记录我们目前的状况以及我们在未来对脑瘤患者治疗中所扮演角色的梦想。让我感到特别自豪的是，我曾在两名著者的培训中发挥过作用。

Jay S. Loeffler, MD, FACR, FASTRO

Boston, MA, USA

译者前言

Adult CNS Radiation Oncology：*Principles and Practice*（《成人中枢神经系统肿瘤放射治疗学：从理论到实践》）是一部全面介绍中枢神经系统肿瘤放射治疗学的专著，系统介绍了成人中枢神经系统各类良恶性肿瘤的流行病学、诊断标准、治疗策略、靶区勾画、放疗不良反应、预后、随访、研究进展和典型病例分析等多个方面的相关知识。本书亦对目前主流及最新放疗技术，如三维适形放疗、调强放疗、立体定向放疗、螺旋断层放疗、伽马刀、质子重离子放疗和近距离放疗等进行了详细介绍。书中图片精美，表格丰富，文献众多，非常有助于肿瘤科医师、物理师及技师全方位掌握神经系统肿瘤的各方面知识，亦方便读者开展相关学术研究时查阅参考。

本书依托于成人中枢神经系统肿瘤的理论基础向肿瘤放射治疗学方向细致展开，填补了该领域的医学教科书空白，更是结合了 WHO 中枢神经系统肿瘤新分类（2016 年版），将分子亚型作为诊断及治疗的重要参考依据。

将此书翻译成中文推荐给国内读者，对我们来说是一种荣幸，更是一份沉甸甸的责任。虽然受到新冠肺炎疫情的影响，但译者团队仍旧在非常有限的时间内完成了本书的翻译及审校工作。书中许多内容给予我们相当大的启示，翻译工作的完成也是对我们能力的检验、完善和提高。衷心希望本书的出版能惠及广大的医学同仁，助力中国神经肿瘤放射治疗学事业的发展，增进国内外相关学科领域的沟通交流，为提高我国神经肿瘤疾病的诊疗水平贡献绵薄之力。在此，要感谢中国科学技术出版社在引进和翻译本书过程中给予了大力支持，并最终促成此事。

本书充分反映了当今神经肿瘤学领域研究与诊治的最新动态，适合神经外科、神经肿瘤科、肿瘤放射治疗科和神经影像科等相关专业的医生、物理师、护士、技师使用，也适用于研究生在内的各级学生在临床实践、实验选题、课题实施和解决实验问题时学习参考。希望本书能对关注神经肿瘤学的同仁有所裨益。

首都医科大学附属北京天坛医院

原书前言

迄今为止，在放射肿瘤学和成人中枢神经系统疾病这两个重要领域中，还缺少一部专门研究交叉学科的现代综合性著作。作为神经放射肿瘤学领域活跃的临床医生、教育者和研究人员，本书的参编者认为有必要填补医学教科书中的这一空白。

过去 20 年，放射肿瘤学发展迅猛。图像引导技术、计算机及软件技术快速发展，放射物理技术及分子级别预测因素深入研究，使得中枢神经系统疾病诊治趋向精准医疗。

WHO 于 2016 年对中枢神经系统肿瘤进行了分类更新，现将分子亚型作为诊断的重要组成部分。因此，放疗计划将分子病理纳入参考范畴。如今中枢神经系统原发性和继发性肿瘤的患者生存比以往任何时候都要长，因此避免正常组织放射性损伤比以往任何时候都更为重要。

本书聚焦脑实质、颅底和脊髓疾病，包括良性肿瘤、血管疾病及恶性肿瘤。同时，本书亦有相关章节介绍中枢神经系统肿瘤的姑息放疗，以及放疗相关并发症，如脑、脊髓、视神经、神经内分泌系统和认知障碍等。最后，本书还介绍了三维适形放疗、调强放疗、基于 LINAC 的放射外科、伽马刀、脊柱 SBRT、质子治疗和近距离放疗等放疗技术。本书将聚焦于脑肿瘤放射治疗，如何避免中枢神经系统并发症是共同主题。每章节包含学习目标，并以典型案例和自测试题作为结尾，以帮助读者巩固学习。希望这部内容全面的著作能够帮助读者根据自己的实际情况进行有针对性的学习，并对成人中枢神经系统肿瘤放射治疗学的专业学科有透彻细致的了解。

Eric L. Chang, MD, FASTRO
Los Angeles, CA, USA

Paul D. Brown, MD
Rochester, MN, USA

Simon S. Lo, MB, ChB, FACR, FASTRO
Seattle, WA, USA

Arjun Sahgal, MD
Toronto, ON, Canada

John H. Suh, MD, FACR, FASTRO
Cleveland, OH, USA

致　谢

本书即将出版，此刻我们要感谢我们的父母、家庭和导师，感谢他们对我们事业的大力支持。我们同时也要把这部新书献给那些不断激励我们的患者。希望通过这部新书的传播和推广，提高我们控制疾病的综合能力，减轻患者痛苦，减少与中枢神经系统疾病有关的患者家属的负担。

Eric L. Chang　Paul D. Brown　Simon S. Lo
Arjun Sahgal　John H. Suh

目 录

第一篇 良性脑肿瘤

Brain Tumors: Benign

第1章

脑膜瘤

Meningioma

Timothy J. Harris　Samuel T. Chao　C. Leland Rogers　著

学习目标

- 脑膜瘤流行病学及自然发展史。
- 手术治疗脑膜瘤。
- 脑膜瘤多种放疗技术手段的应用，重点掌握常规分次放疗和立体定向放射外科。
- 基于手术切除范围和肿瘤分级，了解脑膜瘤放射治疗的应用指南。

一、背景

目前认为，脑膜瘤起源于硬脑膜中的蛛网膜细胞，通常被定性为良性肿瘤。然而，20%～30% 脑膜瘤具有一定程度的侵袭性导致肿瘤易复发、进展甚至死亡，分为 WHO Ⅱ级或Ⅲ级[1]。脑膜瘤相关症状可能源于其对大脑、脑神经或脉管系统的局部占位效应，依据肿瘤发生部位和侵袭程度不同而临床表现不同，包括感觉和运动功能障碍、视力丧失、复视及其他脑神经症状，小脑功能失调，头痛和（或）癫痫发作。主要治疗手段是手术和放疗（包括常规放疗和立体定向放射外科）。

化学治疗、激素治疗、免疫治疗和靶向治疗等新兴治疗均为研究阶段，至今无法成为公认的一线治疗手段。一些脑膜瘤患者经历多次手术和放疗后仍然残留或复发，这需要优化治疗方案从而解决这一难题。美国肿瘤放射治疗协作组织（RTOG 0539）和欧洲癌症研究与治疗组织（EORTC 22042–26042）希望通过这些前瞻性临床研究，探索放疗在脑膜瘤（包括复发）治疗中的应用价值。本文将回顾目前脑膜瘤临床治疗策略。

二、流行病学

据估计，2017 年美国脑膜瘤新发病例数约为 27 000 例[2, 3]。平均每 10 万人中有 8 人患病，脑膜瘤成为最常见的原发性颅内肿瘤，约占所有原发性脑肿瘤 37%[3, 4]。上述数据可能仍低于实际发病数，因为一项尸检研究指出在多达 2% 的人群中发现脑膜瘤[5]。

脑膜瘤最常见于 50—70 岁，儿童少见；然而，在青少年和年轻成人（15—30 岁）中，它们仍然是仅次于垂体肿瘤的第二常见中枢神经系统肿瘤。随着 MRI 的广泛应用，特别是用于评估单纯性头痛，使得脑膜瘤的确诊年龄在逐渐减小，尤其是亚临床脑膜瘤[2, 6, 7]。脑膜瘤在女性中比男性更常见，良性脑膜瘤发病率为男性的 2～3 倍[3, 8, 9]。儿童和较高级别脑膜瘤的性别发病率差异较低。男性可能更易发生间变性脑膜瘤（WHO Ⅲ级）[3]。

三、危险因素

脑膜瘤发生发展与特定的遗传、环境和激素等危险因素之间有明确的关系。然而，绝大多数患者在确诊时未发现明确致病因素。

（一）遗传综合征

Ⅱ型神经纤维瘤病是一种罕见的遗传综合征，最常见的原因是染色体 22q12 上的 *NF2*（Merlin）基因发生细胞遗传学改变 [10, 11]。*NF2* 突变者更容易发生神经鞘瘤和脑膜瘤 [12, 13]。与不存在该类基因突变的患者相比，存在 *NF2* 突变的脑膜瘤发病年龄更早。

多发性内分泌腺瘤病Ⅰ型（*MEN1*）是另一种罕见的遗传性综合征，其可能与脑膜瘤发生风险增加有关 [13, 14]。患者通常存在 11q13 号染色体上的 *MEN1* 基因突变，该基因编码 menin 蛋白。此类患者更易出现垂体、甲状旁腺和胰腺肿瘤，脑膜瘤发生率同样高于一般人群。

（二）辐射

电离辐射是脑膜瘤公认的高危因素。相关支持数据主要来自于接受头皮放疗的儿童及原子弹幸存者 [15–19]。在一项研究中，对第二次世界大战后移居以色列的儿童使用头皮放疗治疗头癣，结果发现中枢神经系统肿瘤的发病率增加了 7 倍，肿瘤平均确诊时间为放疗后 18 年。在 11 000 例接受头皮放疗患者中，发生脑膜瘤 19 例，脑胶质瘤 7 例 [18]。根据另一项研究估计，放疗后 5 年和 25 年发生放射性脑膜瘤的风险分别为 0.53% 和 8.18% [19]。

四、分期 / 诊断

脑膜瘤虽然没有肿瘤分期，但是诊断和病理对制定治疗决策至关重要。由于脑膜瘤相关临床资料主要来源于外科手术，因此会导致对有症状的肿瘤患者的偏倚。临床表现很大程度上取决于肿瘤的位置及大小，并可能受到脑水肿的影响。例如，蝶骨翼脑膜瘤可伴有癫痫发作，脑膜瘤发生于颅底可伴有脑神经功能缺失 [20, 21]。随着增强 CT 和 MRI 在颅脑外伤和头痛诊断中的应用越来越广泛，偶然发现脑膜瘤的病例也越来越多。

脑膜瘤诊断通常是增强影像，MRI 典型表现为硬脑膜尾征的脑外肿块影 [22–25]。钙化更常见于低级别脑膜瘤，平扫 CT 可见钙化影最为明显 [26]。良性或高级别脑膜瘤均可侵犯骨质。MRI 也可发现肿瘤坏死或侵犯脑实质，通常预示着肿瘤级别较高。

利用影像学诊断脑膜瘤的可靠性相对较高。鉴别诊断包括硬脑膜转移瘤、神经鞘瘤和血管周细胞瘤。多数硬脑膜转移瘤的病例确诊时已发现其他部位出现转移。因此，对于无恶性肿瘤病史，也没有明确的颅外原发或转移性疾病证据的患者，出现孤立的硬脑膜转移瘤较为罕见。血管周细胞瘤同样罕见，占中枢神经系统肿瘤比例不到 1%。虽然依据常见影像学特征诊断脑膜瘤准确性较高，但通过影像学方法明确脑膜瘤分级的准确性要低得多。充分认识到这一点，可发现 WHO Ⅰ级脑膜瘤生长缓慢，常表现为均匀强化、伴钙化、在 T_2WI 上常表现为低信号，且病变边缘光滑 [22–25]。目前需要开发更为先进的成像技术，以期能够准确地预测肿瘤侵袭性特征。但迄今为止，磁共振波谱、扩散加权、灌注功能成像和正电子发射断层成像的多项研究均未发现成像结果与病理分级之间存在明确相关性 [27–34]。

五、预后 / 预测因素

脑膜瘤可能起源于蛛网膜帽状细胞、蛛网膜颗粒外表面的上皮样细胞。蛛网膜帽状细胞在细胞学上与脑膜瘤相似。蛛网膜帽状细胞在脑膜瘤好发部位分布数量较多且随着年龄的增长而增加，与年龄相关性脑膜瘤的发生率保持一致 [1]。

WHO 在 2016 年发布了新版脑膜瘤分级标准。该标准以 2000 年版和 2007 年版分级标准为基础，新版分级标准把脑组织侵袭作为 WHO Ⅱ级的独立诊断标准，并且与前两次一样，综合考虑细胞核分裂活性、片状生长、细胞密集、核仁突出、核质比、自发性坏死及部分脑膜瘤变异纳入分级评价。目前，脑膜瘤分级与无复发生存率和总体生存率之间存在明确相关性已得到独立验证 [35–37]。

采用 WHO 标准（2000 年版）之前，约 5% 的脑膜瘤组织学分级为Ⅱ级。然而，依据最新标准，20%～35% 脑膜瘤被划分为Ⅱ级。根据 WHO 分级标准（2016 年版）的最新定义，WHO Ⅱ级（非典型）脑膜瘤是指每 10 个高倍视野下存在 4～19 个有丝分裂象，或存在脑组织侵袭，或表现出 5 个非典型特征中的 3 个（片状结构、细胞密集、核仁突出、高核质比、坏死）。脉络膜型和透明细胞型脑膜瘤也被定义为 WHO Ⅱ级脑膜瘤。WHO Ⅲ级脑膜瘤也称恶性或间变性脑膜瘤，定义为每 10 个高倍视野下存在≥ 20 个有丝分裂象，或存在明显间变，或乳头状结构，或为横纹肌样型脑膜瘤。该级别脑膜瘤是侵袭性肿瘤，但在当前分级标准下，只有 1%～3% 脑膜瘤属于 WHO Ⅲ级。恶性脑膜瘤具有较高的发病率、死亡率和复发率，因此应积极治疗[1]。手术切除范围可能会影响复发率和生存率，这将在本章后续部分进行探讨。

六、多学科管理

（一）WHO Ⅰ级脑膜瘤

1. 手术

手术仍然是脑膜瘤的主要治疗方法，大量文献证实手术切除范围与肿瘤复发存在相关性。1957 年，Simpson 报道了 265 例接受手术治疗的脑膜瘤并详细描述了切除范围[38]，并在该数据基础上定义了目前普遍使用的辛普森切除分级[38]。表 1-1 总结了辛普森切除分级标准及每个分级的临床复发率。近期的手术相关系列研究普遍证实：脑膜瘤瘤体、邻近的硬脑膜及任何累及骨的切除程度与局部复发存在相关性。

一部分外科系列研究质疑辛普森分级。其中一项研究比较辛普森Ⅰ～Ⅴ级的 5 年无进展生存率，未发现存在显著差异[39]。但另有研究报道Ⅰ～Ⅲ级手术后的局部进展风险没有显著差异，虽然既往认为Ⅰ～Ⅲ级手术后的无进展生存高于Ⅳ级手术[40, 41]。但也有早期研究支持辛普森分级的，Hasseleid 最近的一项大型研究分析了 391 例患者，发现Ⅰ级、Ⅱ级、Ⅲ级、Ⅳ级和Ⅴ级之间的无进展生存率存在显著差异[42]。整体看来，多数研究数据支持使用辛普森分级系统，并建议脑膜瘤手术切除目标应为最大限度地安全切除，这与胶质瘤类似。对于许多凸面脑膜瘤，应该达到肿瘤肉眼全切水平，这与辛普森Ⅰ～Ⅲ分级相对应。事实上，95% 以上凸面脑膜瘤和约 2/3 接受手术治疗的脑膜瘤均已达到辛普森Ⅰ～Ⅲ级切除[43]。对于 WHO Ⅰ级脑膜瘤，肿瘤全部切除被认为是根治性治疗。然而随着随访时间增加，全切后出现局部复发并不少见。如表 1-2 所示，长期随访的单中心报道显示术后 5 年局部复发率为 7%～27%，术后 10 年局部复发率为 18%～53%，术后 15 年局部复发率为 21%～68%[37, 40, 44, 45]。

表 1-1　辛普森切除分级

辛普森分级	切除范围的定义	临床复发率
Ⅰ	肿瘤肉眼全切，包括受侵的硬脑膜及受侵颅骨	9%
Ⅱ	肿瘤肉眼全切，受侵硬脑膜凝灼处理	19%
Ⅲ	肿瘤肉眼全切，受侵硬脑膜或颅骨未行切除或凝灼处理	29%
Ⅳ	肿瘤部分切除	44%
Ⅴ	单纯减压（活检）	N/A

辛普森切除分级的定义是依据 Donald Simpson 最初发表的文献[38]。所有复发均有明显的临床表现。其中一些在再次手术或尸检中得到证实

正如预估的结果，次全切除（辛普森分级Ⅳ级和Ⅴ级）在多数研究中表现出非常高的进展率。如表 1-3 所示，单中心报道显示接受次全切除术的良性脑膜瘤中，37%～63% 术后 5 年、52%～100% 术后 10 年、70%～91% 术后 15 年出现了局部进展[9, 40, 44–46]。另一项研究中，接受次全切除者的病因特异性生存率明显低于接受肉眼全切，两者术后 15 年的病因特异性生存率分别为 51% 和 88%[40]。

2. 放疗

对于 WHO Ⅰ级脑膜瘤，GTR 被认为是标准治疗方法。然而如表 1-2 所示，随着随访时间延长，即使已行肿瘤全切，发生局部复发的风险仍然很高。近期一项研究显示，WHO Ⅰ级脑膜瘤全切术后 5 年复发率为 23%，10 年复发率为 39%，15 年复发率为 60%[46]。近期的一份报道进一步证实了其高复发风险，且大约 65% 复发出现在术后 15 年内[37]。近期一系列高复发率相关报道的出现或许与逐渐提高的影像学监测水平有关。正如预期，行次全切除术者出现肿瘤进展的风险更大，长期随访发现 70% 或以上的患者出现进展，且通常出现在术后 15 年内[40, 45, 46]。

表 1-2 肉眼全切术后出现局部复发的风险

第一作者	年 份	病例数	5 年（%）	10 年（%）	15 年（%）
Mirimanoff	1985	145	7	20	32
Taylor	1988	90	13[a]	25[a]	33[a]
Condra	1997	175	7	20	24
Stafford	1998	465	12	25	—
Soyuer	2004	48	23	39	60[a]
McGovern	2010	124	27	53[a]	68
Gousias	2016	901	12	18	21[a]
合计		1948[b]	7～27	18～53	21～68

报道了已确诊或高度怀疑为 Ⅰ 级脑膜瘤全切除术后，几项长期随访研究在 5 年、10 年和 15 年出现局部复发的风险。其中许多患者在 WHO 分级标准出现之前已经接受了治疗

a. 具体数据取自图表；b. 译者注：原著似有误，已修改

表 1-3 次全切除术后出现局部复发的风险

作 者	年 份	病例数	5 年（%）	10 年（%）	15 年（%）
Wara（UCSF）	1975	58	47	62	—
Mirimanoff（MGH）	1985	80	37	55	91
Barbaro（UCSF）[a]	1987	30	40	100[a]	—
Miralbell（MGH）[a]	1992	79	40	52	—
Condra（U Florida）	1997	55	47	60	70
Stafford（Mayo）	1998	116	39	61	—
Soyuer（MDA）	2004	32	62	82[a]	87[a]
McGovern（MDA）	2010	69	63	75[a]	87[a]
合计		519	73～63	52～100	70～91

报道了已确诊或高度怀疑为 Ⅰ 级脑膜瘤患者行次全切除术后，长期随访的几项研究在 5 年、10 年和 15 年出现进展的风险。其中许多患者在 WHO 分级标准出现之前已经接受了治疗

a. 具体数据取自图表

对于 WHO Ⅰ 级脑膜瘤，无论是全切术后出现复发或未完全切除，放疗是唯一有效的非手术干预手段。放疗通常采取常规外照射（1.8～2.0Gy/ 次）或通过单次照射或大分割方案的立体定向放射外科来实现。

(1) 外照射放疗：大量回顾性研究表明，常规分割外照射放疗作为未切除或行次全切除术后肿瘤患者的根治性治疗，以及作为出现肿瘤复发或进展

的挽救性治疗时可提高无进展生存期。外照射放疗也可用于经影像学或活检诊断为肿瘤患者的根治性治疗。影像学是诊断视神经鞘脑膜瘤的合适方法。对于拒绝活检或手术及不适合手术的患者，通常也采用该方法进行诊断。在许多研究中，影像学成像也被用作放射外科之前的唯一诊断方法。近期研究表明，初始治疗采用外照射放疗（external beam radiation therapy，EBRT）或立体定向放射外科（stereotactic radiosurgery，SRS）患者放疗后5～10年的无进展生存率和局部控制率（LC）约90%，与全切术后的局部控制率相当[47-54]。

以视神经鞘膜脑膜瘤为例。该肿瘤细胞起源于视神经鞘膜的蛛网膜上皮细胞且通常生长速度缓慢，但最终可能会损害视神经和（或）其供应血管。手术切除虽然在技术上可行，但因视神经的血液供应中断而导致视力丧失的风险很高。视神经鞘脑膜瘤的标准治疗方法是不经活检或切除即行放疗。据大量临床经验来看，常规分割放疗的局部控制率约95%，与其他颅内部位的脑膜瘤采用EBRT、SRS或全切手术的局部控制率相当。此外，EBRT常常能够改善视力[55-58]。

(2) 剂量和毒性：通常，WHO Ⅰ级脑膜瘤外照射放疗推荐总剂量45～54Gy，单次剂量1.8～2.0Gy。Goldsmith等提出总剂量＞52Gy可改善10年局部控制。然而，进一步的分析未能证实该结论[59]。一项研究发现，剂量范围从36Gy到高达79.5Gy（1.5～2.0Gy/次）和局部控制之间没有相关性[60]。通常，WHO Ⅰ级脑膜瘤治疗量约为54Gy，1.8～2.0Gy/次。但当肿瘤累及或邻近视神经通路时，这一数值可能会降低（如50Gy）。考虑到视神经鞘脑膜瘤在确诊和治疗时瘤体往往相对较小，总剂量在45～54Gy范围内也是有效的[55, 57, 58, 61]。

颅内脑膜瘤容易伴发瘤周水肿，无论诊断时或放疗后均可发生，特别好发于放射外科治疗后。治疗前水肿的报道率因其定义不同而有差异：参考因素有影像学表现、症状或体征。不同研究报道水肿发生率波动在11%～92%[62-64]。

作为一项治疗相关不良反应，分次外照射后发生颅内脑水肿的概率低于单次照射[65]。

常规外照射放疗后很少出现脑水肿，特别是症状性脑水肿，只占约1%患者[65]。Selch等外照射后出现脑水肿患者进行连续评估，发现45例患者没有出现治疗后脑水肿[66]，该研究中位随访时间为3年。另一项研究中，Tanzler等发现146例患者中有2例（1.4%）在接受外照射后出现脑水肿[67]。

当照射剂量为54Gy或更低，单次剂量为2Gy或更低时出现脑神经症状的概率很低。一份对140名患者进行评估的报道发现，只有5种与外照射相关的并发症，包括视网膜病变、视神经病变和脑坏死[59]。另一项研究发现，当中位剂量为50.4Gy（≤2Gy/次）时，没有出现视神经通路并发症[68]。Selch等同样未发现50.4Gy放疗剂量下会出现海绵窦部位的脑神经病变[66]。

(3) 立体定向放射外科：立体定向放射外科较常规分割放疗来说是一种较新的技术，但在过去30年中已广泛应用于脑膜瘤治疗。相关报道的5年和10年局部控制非常好，通常为90%或更高[69-71]。

鉴于传统分割外照射治疗局控率高，水肿程度较轻及不良反应较少，立体定向放射外科的选择至关重要。一般来说，患者病灶较小（$10cm^3$或更小），边界清晰，与关键结构存在适度的安全距离（约5mm或更多）是立体定向放射外科的适用人群。矢状窦旁脑膜瘤发生瘤周水肿的风险较高，尤其是先前存在脑水肿的患者，因此在决定放疗方法时需要考虑这一特点[72]。

研究发现，12～16Gy的边缘剂量5年局控率达到90%或更高，10年局控率超过80%。Ganz等发现，10Gy或更少的边缘剂量比≥12Gy出现局控失败风险更大[73, 74]。Stafford等指出超过16Gy的剂量不能改善肿瘤局控[7]。Kondziolka等观察到，超过15Gy的剂量没有获益[75]。

肿瘤大小方面，研究显示较大病灶的局控更差。DiBiase等发现病灶≤$10cm^3$脑膜瘤的5年局控率为92%，而病灶超过$10cm^3$的5年局控率为68%[76]。此外，Pollock等发现较小病灶（＜$9.6cm^3$）的治疗相关毒性较小[77]。

传统的立体定向放射外科治疗只需要1次照射，但如今出现了许多分次立体定向放疗方法，常见分割方案是25Gy（分5次）。多项研究表明新方法的局控与单次立体定向外科相当，同时产生潜在的不

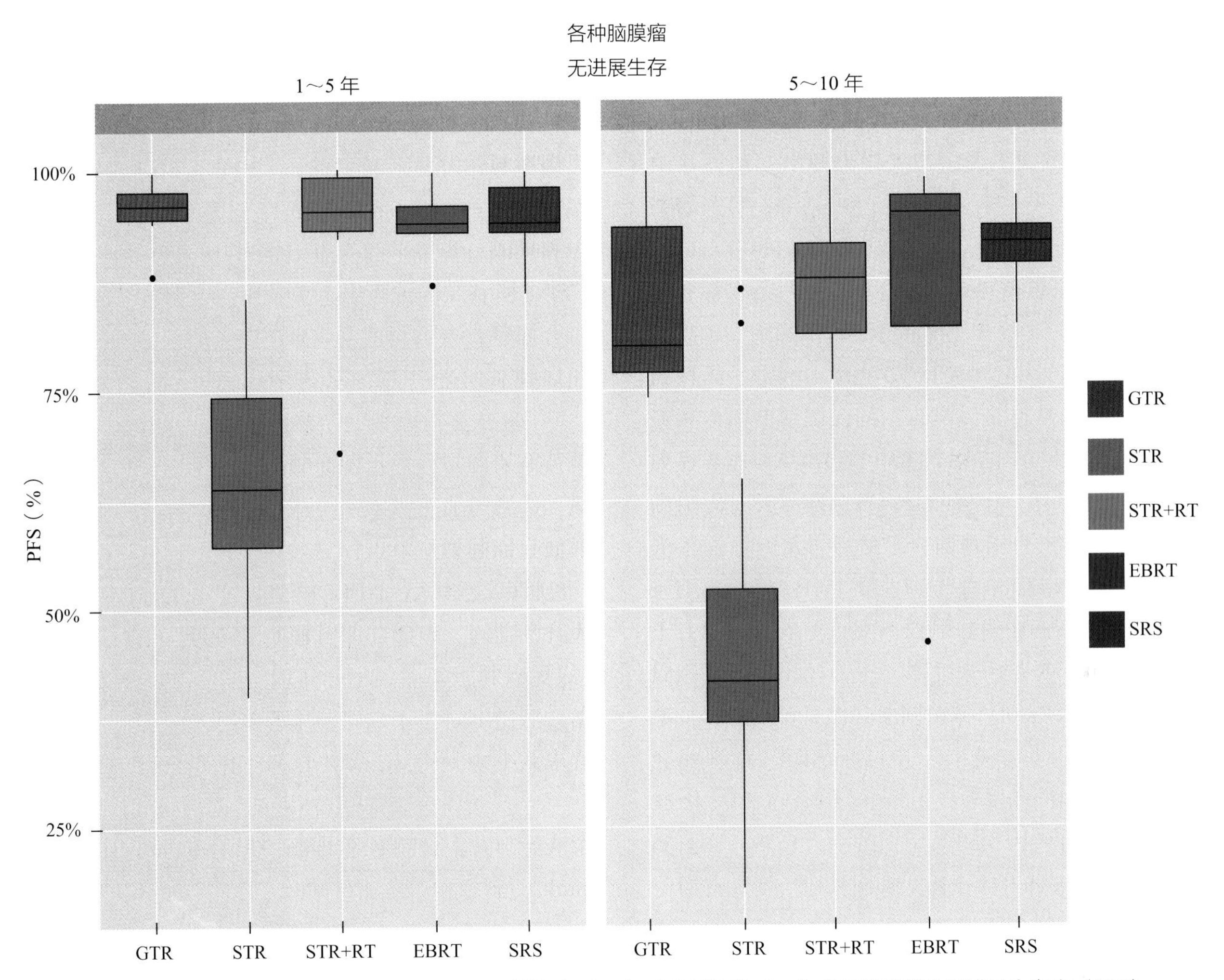

▲ **图 1-1　现代显微外科和（或）分次外照射放疗（RT）或放射外科（RS）治疗脑膜瘤的无进展生存率（PFS）**

结果按照临床和影像学随访的中位时间 [1～5 年（左图）和 5～10 年（右图）] 和治疗方式（GTR、STR、STR+RT、RT 和 RS）进行分组（图片由 Igor Barani，Barrow Neurological Institute 2017 提供）。EBRT. 分次外照射放疗

良反应尤其是脑水肿更轻[78, 79]。

对于 WHO Ⅰ级脑膜瘤治疗策略仍存在非常大的争议。新诊断 WHO Ⅰ级脑膜瘤行完全切除已成为广泛共识，但对于行次全切除或良性肿瘤复发者的最佳治疗方案几乎没有共识。图 1-1 显示 GTR、STR、STR 联合 EBRT、单纯 EBRT 和 SRS 疗效对比的条形图和须状图。研究均使用了最新 WHO 分级标准。

（二）WHO Ⅱ级（非典型）脑膜瘤

1. 手术

2000 年之前，WHO Ⅱ级脑膜瘤只占 5% 左右。随着 WHO 分别于 2000 年、2007 年和 2016 年接连更新脑膜瘤诊断标准，目前 20%～35% 脑膜瘤被归类为非典型脑膜瘤。回顾性分析非典型脑膜瘤治疗相关文献时，须明确用于诊断非典型脑膜瘤的分级标准。即使应用 WHO 诊断标准的文献，也应注意其是否早于 2000 年 WHO 诊断标准。

WHO Ⅱ级脑膜瘤次全切除后接受放疗能够获益已成为一般共识。但不是所有数据均支持该结论，且由于相关缺乏前瞻性数据使得术后放疗值得讨论。麦吉尔大学近期刊发的一篇文章中，行次全切除的 30 例 WHO Ⅱ级脑膜瘤患者中只有 4 例接受了术后放疗[80]。Goyal 等报道的 22 例非典型脑膜瘤患者中有 8 例接受了放疗，10 年局部控制率只有 17%，放疗未能显著改善生存[81]。然而，近期几项使用最新 WHO 分级标准的研究发现，GTR 或 STR 后行放疗可改善无进展生存[42, 80, 82–87]。

关于 WHO Ⅱ级脑膜瘤行辛普森Ⅰ级 GTR 后行辅助放疗方面，Aghi 等采用现代分级标准，平均随访 39 个月，发现单纯行 GTR 的 100 例患者 5 年局部复发率 50%[87]。一项小样本队列研究（*n*=8）发现 WHO Ⅱ级脑膜瘤 GTR 联合术后放疗未出现局部复发。另一项研究发现单纯行 GTR（辛普森Ⅰ～Ⅱ级）患者 5 年局部复发率 42%，而联合辅助放疗复发率 20%[85]。对于 WHO Ⅱ级脑膜瘤复发者，无论多次手术还是挽救性放疗均不能获得长期的肿瘤控制。Aghi 等注意到 WHO Ⅱ级脑膜瘤第 1 次出现复发后，即使采取积极的治疗干预措施，其 10 年疾病特定生存率仍降低到了 69%[87]。此外，Komotar 等报道复发会降低总体生存率[85]。Talacchi 等关于非典型脑膜瘤的研究表明，无病间隔期和肿瘤进展模式均随着连续复发而变化[88]，即使组织学分级没有变化也会出现这种情况。平均无病间隔期从第 1 次复发的 33 个月缩短到第 4 次或第 5 次复发的 5～10 个月。约 80% 的病例复发时组织学分级稳定[89]。Kessel 等进行的一项大型回顾性研究发现，WHO Ⅱ级脑膜瘤复发 15 年后没有幸存者，而未出现复发者的生存率为 64%[90]。因此，找到降低复发风险的有效治疗策略将具有重要意义。

2. 放疗

(1) 外照射放疗：基于 WHO Ⅱ级脑膜瘤出现复发显著影响生存率的数据，许多临床医生建议任何程度切除后均应行术后放疗。然而 Goyal[81]、Hardesty[91] 和 Jenkinson[92] 等发现术后放疗未能有效提高肿瘤控制水平，认为术后尤其是在 GTR 后不应常规放疗。图 1–2 用最新分级方法总结近期数据，并对比单独行 GTR 与 GTR 联合外照射放疗的 5 年无进展生存率（progression–free survival，PFS）。这表明辅助放疗能够获益，但也存在引用数据与之相悖，还需要开展随机试验来解决这一重要争议。目前，两项Ⅲ期研究正在探讨完全切除后的辅助放疗：ROAM 试验和 NRG BN–003。

根据已完成的Ⅱ期临床试验，NRG/RTOG 0539 和正在进行的Ⅲ期试验 NRG BN–003，GTR 后放疗推荐剂量为 54～59.4Gy（1.8Gy/ 次）。在 STR 或出现复发后，目前常规采用 59.4～60Gy（1.8～2.0Gy/次）标准放疗方案[93]。但对于术后肿瘤残留者，仍需要更多的数据寻求最佳剂量。Ⅱ期临床试验 EORTC 22042–26042 将次全切除术患者术后放疗剂量增加到 70Gy。

(2) 立体定向放射外科：SRS 通常应用于残余 / 复发肿瘤。Stafford 等报道了 13 例（占同期患者 12%）接受 SRS 的非典型脑膜瘤，平均边缘剂量 16Gy，5 年局控率为 68%，而 WHO Ⅰ级患者为

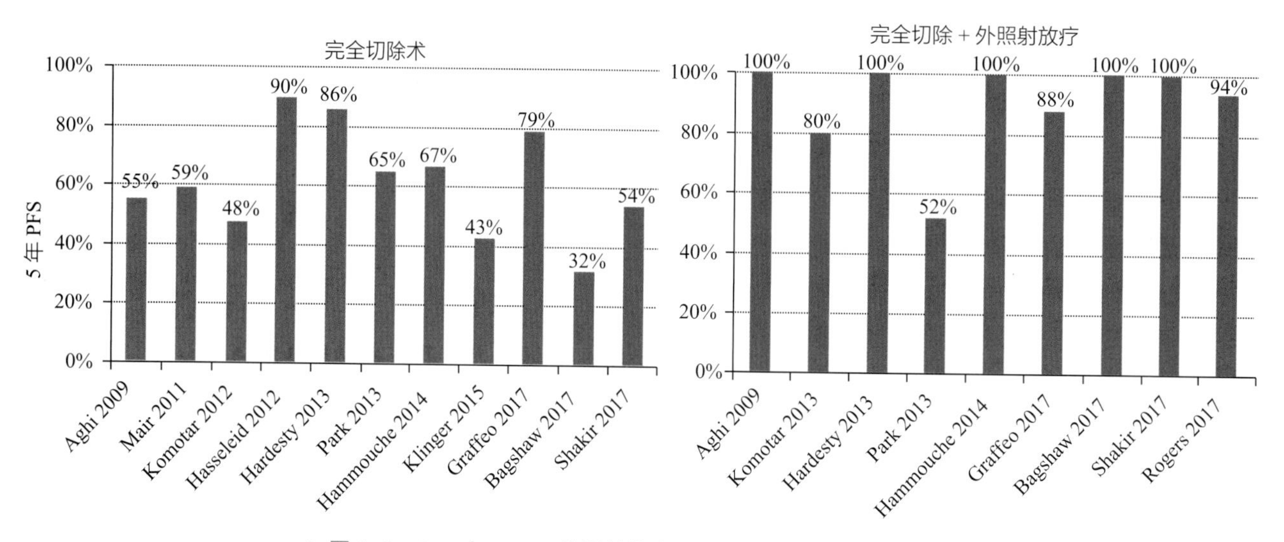

▲ 图 1–2 **GTR 与 GTR+ 外照射放疗 5 年无进展生存率（PFS）的比较**

2013 年 Park 研究中，67% 患者接受三维适形放疗

93%[7]。Harris 等报道了 30 例使用 SRS 的非良性脑膜瘤患者，其中 18 例 WHO Ⅱ级，5 年 PFS 约 83%[94]。Huffman 等治疗了 15 例非典型脑膜瘤，中位剂量 16Gy，局控率 60%[95]。Kano 等回顾了 12 例接受 SRS 的非良性脑膜瘤（10 例 WHO Ⅱ级），中位边缘剂量 18Gy，5 年 PFS48%。研究者发现 20Gy 或更高剂量可改善 PFS[96]。

Attia 等评估剂量与适形指数，即处方剂量体积除以肿瘤体积。局部复发定义为距原发灶边缘 2cm 以内的肿瘤进展。研究发现放射外科中位剂量 14Gy，5 年局部控制（LC）为 44%。适形指数较低与照射野内和照射野边缘复发有关，但是考虑适形指数时，边缘剂量不能预测局部控制 [97]。这就提出了一些引人深思问题：如在一些放射外科研究中，对 WHO Ⅱ级脑膜瘤使用更高的剂量是否在一定程度上代表了更大的适形指数，以及更高级别脑膜瘤的理想靶区是否应超过强化的新发或残留病灶 [98]。

几项研究表明，非典型脑膜瘤复发病灶往往出现在 SRS 靶区以外，但不超出最初肿瘤和瘤床范围。Huffmann 报道了 15 例接受单次 SRS 的患者，中位剂量 16Gy。治疗后 18～36 个月时，9 例未出现进展，局部控制（LC）约 60%。6 例（40%）出现进展，复发灶均在手术路径或瘤床内，其中 1 例（17%）在照射野内 [95]。同样，Choi 报道了 25 例 WHO Ⅱ级脑膜瘤患者，中位剂量 22Gy（分 1～4 次），其中 9 例出现复发，3 例（33%）发生在靶区范围内，5 例（56%）发生在瘤床其他部位，1 例（11%）同时发生在这两个区域 [99]。最近，Zhang[100] 报道了非典型脑膜瘤 SRS 后 5 年局部控制率 36%，Valery[101] 报道 3 年 PFS23%。在这两项研究中，许多复发都是局限性的。这些发现表明，包括整个肿瘤和瘤床范围在内，影像学提示残留或复发强化之外的组织存在高复发风险。或许低分次 SRS 或标准分次外照射放疗可以安全有效地解决这一重要问题。

（三）WHO Ⅲ级（间变 / 恶性）脑膜瘤

WHO Ⅲ级脑膜瘤占新诊断脑膜瘤 1%～2%。美国每年新诊断恶性脑膜瘤不足 500 例。因此，关于 WHO Ⅲ级脑膜瘤治疗数据远远少于 WHO Ⅰ级或Ⅱ级脑膜瘤。然而，间变性脑膜瘤侵袭性高，局部控制和总体生存明显低于低级别脑膜瘤，中位总生存不到 3 年。考虑到该类肿瘤预后差，人们普遍认为应该采取积极的前期治疗，包括手术和不论切除情况均予以术后放疗。此外，有效的全身治疗是必要的，这仍是未来研究的难点及重点。

1. 手术

手术是一线治疗方法，同时也是确定肿瘤分级的必要手段。与低级别脑膜瘤相似，切除程度影响肿瘤复发。然而，手术作为唯一的治疗方法是不够的。Jaaskelainen 观察到恶性脑膜瘤单纯 GTR 者，术后 5 年复发率 78%。同样，Dziuk 等报道行 GTR 者术后 5 年无进展生存率 28%，STR 患者为 0% [102]。大多数临床医生建议，对于 WHO Ⅲ级脑膜瘤无论切除程度如何，初次术后都应行辅助放疗。

对于切除范围，Sughrue 等指出手术切除范围过大不能提高生存率。给予辅助放疗的前提下，近全切除（定义为＞ 90% 肿瘤切除）患者总体生存和神经学相关预后优于全切除者 [103]。他们还报道挽救性手术是有益的，接受挽救性手术者中位生存期 53 个月，而未行挽救性手术者 25 个月 [103]。

2. 放疗

目前，尚无 WHO Ⅲ级脑膜瘤手术联合辅助放疗多学科治疗模式的前瞻性研究。人们正在等待包含 WHO Ⅲ级脑膜瘤在内的 RTOG 0539 高危人群队列研究结果的公布。尽管治疗方法、放疗剂量和恶性脑膜瘤定义存在差异，但多个回顾性研究均表明辅助放疗可以获益。

*外照射放疗：*Milosevic 和 Dziuk 均论证了将放疗作为外科术后辅助治疗的好处，而不是把放疗作为挽救性治疗 [102, 104]。目前已普遍将辅助放疗作为治疗恶性脑膜瘤的标准方法。Milosevic 证明照射剂量低于 50Gy 是不足的，并且与较差的病因特异性生存率相关 [104]。Dziuk 报道，辅助外照射可使完全切除病灶的 5 年 PFS 从 28% 提高到 80%[102]。在挽救性放疗方面，一些研究显示了适度获益，而另一些研究发现很少或没有获益。Dziuk 等报道，外照射放疗可使复发恶性脑膜瘤 2 年无进展生存率从 50% 提高到 89%，但未能提高 5 年无进展生存率 [102]。这也印证了其他相关研究，即使对非良性

脑膜瘤进行挽救治疗，肿瘤控制仍然很差[82]。

照射剂量大小似乎与 WHO Ⅲ级脑膜瘤的肿瘤控制相关。Milosevic 证实≥ 50Gy 患者的 5 年病因特异性生存率为 42%，50Gy 以下为 0%[104]。同样，Goldsmith 研究发现照射剂量超过 53Gy 时，5 年 PFS 从 17% 提高到 63%[59]。质子治疗方面，DeVries 和 Hug 观察到当照射剂量超过 60Gy 时，局部控制和生存率均有所改善[16, 105]。具体来说，Hug 证实当照射剂量≥ 60CGE 时，5 年及 8 年总体生存率为 87%，相比之下，低于 60CGE 时总生存只有 15%[16]。

3. 复发脑膜瘤

尽管有适当的治疗方法，包括手术和放疗，脑膜瘤仍会复发。肿瘤体积、分级、部位及其他因素与前期治疗后的复发风险相关。对于初次治疗后出现复发的脑膜瘤患者应考虑再次切除[39]。无论切除范围如何，最初未行放疗的患者均应在脑膜瘤复发切除后接受放疗。复发导致脑膜瘤最终控制水平降低[82, 88, 106]。Onodera 等比较了新诊断良性脑膜瘤和脑膜瘤复发患者。中位随访时间 90 个月，他们发现初始治疗采用放疗患者的总生存、无进展生存和局部控制均高于接受挽救性治疗者，放疗总剂量 48～54Gy（2Gy/ 次）± 手术。初始采用 EBRT 者 OS、PFS 和 LC 分别为 100%、91.7% 和 100%，复发后行放疗者 OS、PFS 和 LC 分别为 90.9%、68.2% 和 68.2%。局控差异具有统计学意义，P=0.01[106]。

对于照射野外肿瘤进展者，可以考虑放疗。再程放疗，无论是外照射或 SRS，可用于照射野内或边缘复发，特别是有较长的无瘤间隔期的情况下。

4. 全身性治疗

学者评估了脑膜瘤多种全身化疗方案，绝大多数为Ⅰ期和Ⅱ期研究。迄今为止，已发表的研究中只有一项Ⅲ期临床试验。在非随机研究中，核糖核酸还原酶抑制剂羟基脲 6 个月无进展生存率仅 3%～10%[107]。非随机研究中，生长抑素类似物（如注射用醋酸奥曲肽微球、奥曲肽）为 29%～44%[108, 109]。同样在非随机试验中，酪氨酸激酶抑制剂 6 个月无进展生存率为 28%～61.9%[110, 111]。贝伐单抗 6 个月无进展生存率为 43.8%～85.7%[112]。

Yong Ji 等发表了关于米非司酮（抗孕酮）的 SWOG S9005 Ⅲ期研究。迄今为止，这是唯一发表的随机性数据。在这项试验中，164 例不能切除的脑膜瘤随机接受米非司酮与安慰剂治疗。所有患者只有 1/4 以前接受过 RT。两组患者 2 年无失败生存率均为 30% 左右[113]。由此可见药物治疗方法收效甚微，开发应用于复发或高级别脑膜瘤的全身性或靶向药物更具前景。目前一项Ⅱ期联合试验正在评估 SMO、AKT 和 NF2 抑制剂对脑膜瘤进展者的疗效。

（四）现代临床试验

1. EORTC 22042-26042

EORTC Ⅱ期试验评估了 WHO Ⅱ、Ⅲ级脑膜瘤无进展生存期。患者按切除范围和病理分级进行分层。全切术（辛普森Ⅰ～Ⅲ级）后放疗剂量为 60Gy（2Gy/ 次），而有肿瘤残留者术后放疗增加 5 次，总剂量至 70Gy。此项研究关闭入组，数据分析进行中。

2. RTOG 0539

RTOG 0539 临床试验采用风险分层方法探索脑膜瘤术后处理策略。全切或次全切术后定期观察的 WHO Ⅰ级患者被定义为低危组。中危组包括复发 / 进展的 WHO Ⅰ级和全切后的 WHO Ⅱ级患者。中危患者接受总剂量 54Gy（1.8Gy/ 次）放疗。高危组定义为次全切除或复发 WHO Ⅱ级或新诊断或复发 WHO Ⅲ级脑膜瘤，无论切除程度如何。该组患者接受总剂量 60Gy（2Gy/ 次）放疗。此项研究关闭入组，初步分析或部分风险分层进行中。一份关于该项试验病理一致性的翔实报道已经发表[93]。

RTOG 0539 中危组的研究结果正在发表中[114]。主要终点为 3 年 PFS，进展和死亡被视为终点事件。可完全评估的 48 例患者 3 年 PFS93.8%，3 年 OS 96%。只有 2 例在 3 年内出现局部复发，3 年局部失败率 4.1%。患者治疗耐受性良好，与治疗相关的 CTCAE 不良事件仅限于 1 级和 2 级。

3. NRG Oncology BN003 和 ROAM/EORTC 1308

目前，脑膜瘤治疗中最具争议的议题之一是如何对大部切除术后的 WHO Ⅱ级脑膜瘤患者选择合适治疗。该项Ⅲ期试验于 2017 年夏天开始，将大部切除术的 WHO Ⅱ级脑膜瘤患者随机进行观察或放疗（59.4Gy，分 33 次）。与此同时，与之非常类似的“ROAM/EORTC 1308”试验项目也在国际上开展。这些研究将涉及脑膜瘤治疗中最具临床相关性的议题，观察终点除肿瘤控制外还将包括神经认知和生活质量。

七、照射野设置 / 靶区勾画

（一）外照射放疗

对于 WHO Ⅰ级脑膜瘤，外照射放疗一般仅适用于次全切除术后残留或复发病灶。患者通常用热塑性面罩固定，头部一般处于中间位置。用增强 T_1 序列 MRI 勾画大体肿瘤体积（GTV）。GTV 应包括呈增生性改变的骨质，这通常是肿瘤侵袭的表现，然而脑膜尾征并不需要包含在 GTV 中[115]。WHO Ⅰ级脑膜瘤临床靶区体积（CTV）主要沿硬脑膜表面和增生的骨质在 GTV 基础上外扩 0～1cm，保护未受累的正常组织，如邻近脑组织，在肿瘤生长的自然屏障处，如未受累的大脑镰和骨组织，靶区可适当内收。计划靶区体积（PTV）是 CTV 的外扩，是摆位和治疗过程中的误差，通常至少 3mm。照射剂量通常为 50.4～54Gy，1.8～2.0Gy/ 次。

对于 WHO Ⅱ级脑膜瘤，同上文详述，放疗推荐用于有残留病灶的患者，但 GTR 后放疗也是恰当的治疗策略。GTR 后 GTV 被定义为瘤床范围。GTV 范围外扩约 0.5cm，并根据解剖学边界适当修改形成 CTV。此外，对已知或疑似存在脑组织受侵的 WHO Ⅱ级脑膜瘤，CTV 需包含相应受侵部分。PTV 勾画与前文描述的 WHO Ⅰ级脑膜瘤相似。非典型脑膜瘤 GTR 后的推荐剂量至少为 54Gy（1.8～2.0Gy），一些临床医生建议 59.4～60Gy。NRG Oncology/RTOG 0539 试验入组的 WHO Ⅱ级脑膜瘤 GTR 后的放疗剂量为 54Gy（30 次），然而在几项干预研究支持下，即将进行的第二代随机试验在其他条件不变的情况下将放疗剂量改为 59.4Gy（33 次）[93]。对于 STR 或复发患者，推荐放疗剂量至少 60Gy（1.8～2.0Gy/ 次），在危及器官可耐受前提下可考虑更高剂量（66Gy）。EORTC 试验（22042、26042）在上述勾画原则基础上对存在大体残留的 WHO Ⅱ级脑膜瘤使用 70Gy 剂量。在明确其疗效之前应谨慎使用高剂量。

对于 WHO Ⅲ级脑膜瘤，无论切除程度如何均建议术后放疗。GTV 被定义为 T_1 增强相的瘤床和任何残存强化灶和骨质增生。基于 NRG Oncology/RTOG 0539，勾画两个 CTV，采用同步加量技术。CTV 54Gy 为 GTV 范围外扩 2cm，CTV 60Gy 为 GTV 范围外扩 1cm。CTV 外扩 3～5mm，分别定义为 PTV 54Gy 和 PTV 60Gy。已有相关研究尝试将剂量增加到 60Gy 以上，甚至达到 70Gy（参见 EORTC 试验），但应谨慎使用，还需考虑周围正常组织（危及器官）最大耐受剂量[116]。

（二）立体定向放射外科

立体定向放射外科适用于 WHO Ⅰ级脑膜瘤术后存在大体残留的患者，WHO Ⅱ级也为潜在适用人群。通常需要特殊立体定位方法，从而将摆位误差控制在毫米量级。在 T_1 增强相 MRI 勾画 GTV。通常不勾画 CTV，PTV 为 GTV 外扩 0～2mm。WHO Ⅰ级脑膜瘤，推荐边缘剂量 12～15Gy。文中（图 1-3）显示了一名左侧岩尖脑膜瘤立体定向

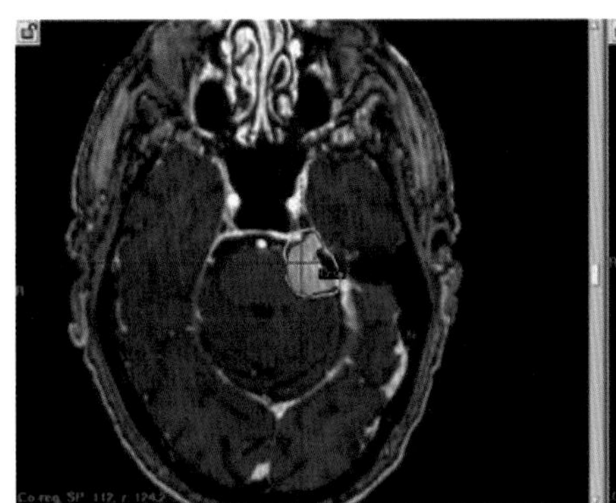
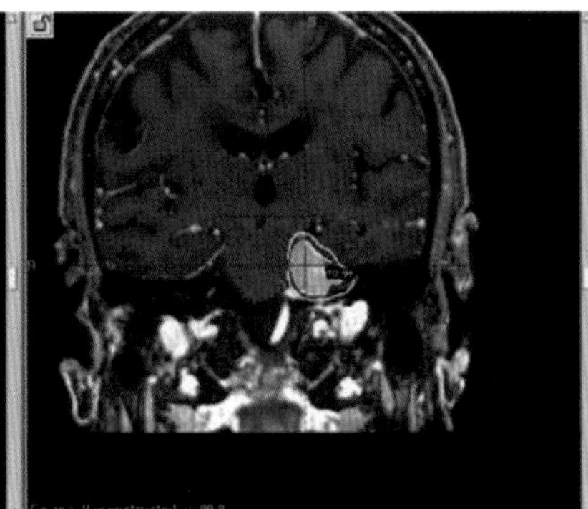
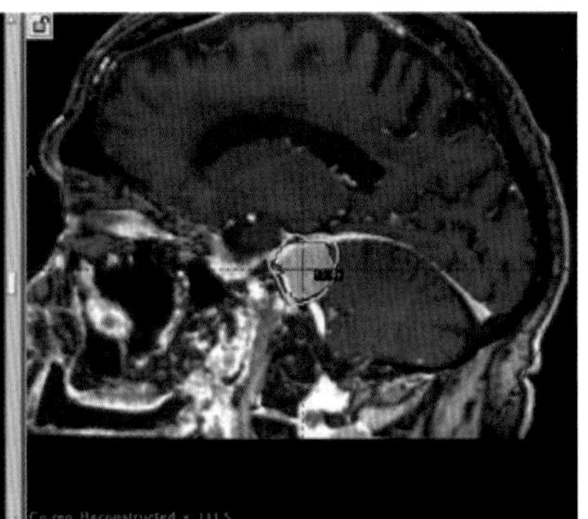

▲ 图 1-3　岩尖脑膜瘤立体定向放射外科治疗计划（13Gy/ 次）

放射外科治疗计划。WHO Ⅱ级脑膜瘤，不同报道推荐的边缘剂量为 14～20Gy。这是一个重要的研究领域，有助于根据肿瘤位置、体积、甚至分子特征等因素等来明确高级别脑膜瘤的最佳剂量。对于较大的（＞10ml）WHO Ⅰ级脑膜瘤可考虑分次立体定向放疗，如 5Gy×5 次（总剂量 25Gy）。对 WHO Ⅱ级或Ⅲ级脑膜瘤可考虑（5.5～6）Gy×5 次，即 27.5～30Gy。

八、正常危及结构限量

限制关键结构剂量可降低毒性风险。表 1-4 总结了 RTOG 0539 和 NRG BN003 应用的正常关键组织结构的剂量限量。应用现代放疗技术，患者耐受性良好，远期毒性≤5%[114]。

Debus 等回顾分析了 189 例患者，平均剂量 56.8Gy，单次 1.8Gy，2.2% 患者出现了显著毒性反应[48]。没有神经功能缺陷的患者中这一比例甚至更低（1.7%）。视力下降、视野缺损和三叉神经病变被认为是最常见的不良反应。Goldsmith 等研究发现接受 EBRT 的次全切除术脑膜瘤患者不良反应发生率 3.6%。在 5 例出现不良反应的患者中，2 例视网膜病变，1 例视神经病变，2 例放射性坏死[59]。

Farzin 等最近的一项研究集中分析了 213 例脑膜瘤放疗后的视觉相关不良反应[117]。其中 7% 干眼，11.2% 白内障，2 例患者出现视力问题。患者视神经结构接受的最大和中位剂量分别为 57.3Gy 和 54.6Gy。

Selch 等观察了 45 例海绵窦脑膜瘤，总剂量 50.4Gy（1.7～1.8Gy/ 次），未发现与治疗相关的脑神经病变[66]。已有垂体功能障碍、脑血管受损、继发性恶性肿瘤、眼眶纤维化和脑水肿相关报道，但均罕见。

放疗后可能会出现认知功能障碍。Steinvorth 等对分次放疗的脑膜瘤患者进行前瞻性评价[118]。通过一套全面的神经认知评价体系，他们发现在第 1 次放疗结束后记忆力会随着注意力的集中而下降。进一步随访无认知功能丧失。另一方面，Meyers 等对接受鼻旁窦放疗的患者进行评估，证实 80% 患者存在记忆障碍[119]。但是这项研究的技术手段较为古老。

对于立体定向放射外科，文献中视神经限制剂量范围是 8～12Gy。Tishler 等报道当视通路剂量大于 8Gy 时出现视神经病变的风险为 24%[120]。其他研究表明，略高于 8Gy 的剂量可能是安全的。Leber 等观察了 50 例患者，接受 10Gy 以下照射的患者中未发现放射性视神经病变[121]。然而，视通路接受 10～15Gy 的患者中，26.7% 出现视神经病变，接受≥15Gy 者，77.8% 出现视神经病变。根据梅奥医学中心治疗经验，放疗剂量≤12Gy 时只有 1.1% 患者出现视神经或视交叉病变[122]。只要视神经和视交叉部位为合理低剂量区，失明风险很低。

表 1-4　危及器官点剂量限值（点体积定义为 $0.03cm^3$）

关键结构	RTOG 0539 2 组（Gy）	RTOG 0539 3 组（Gy）	NRG BN003（可接受范围）（Gy）
晶状体	5	7	≤7（＞7～10）
视网膜	45	50	≤45（＞45～50）
视神经	50	55	≤54（＞54～58）
视交叉	54	56	≤54（＞54～58）
脑　干	55	60	≤54（＞54～58）

RTOG 0539 包括两组：2 组定义为接受 IMRT 治疗的中危脑膜瘤患者，剂量 54Gy（30 次）；3 组为高危组，放疗剂量 60Gy（30 次），危及器官限值与前一组不同。NRG BN003 包括完全切除的 WHO Ⅱ级脑膜瘤，放疗剂量为 59.4Gy（33 次）。注意：WHO Ⅰ级脑膜瘤的最佳危及器官限值可能要低于Ⅱ级或Ⅲ级脑膜瘤

九、总结

脑膜瘤主要治疗方法是手术和放疗。但至今，支持放疗的证据仍然只建立在回顾性研究基础上，且当前分级标准需要大量更新修订，因此很难将该手段列入治疗指南。关于放疗的使用和时机仍存在争议，特别是对于Ⅱ级非典型脑膜瘤。随着 EORTC 22042-26042 和 RTOG 0539 完成，将更好地确定放疗的作用。NRG BN003 和 browse/EORTC 1308 试验一经完成，将进一步解决放疗应用于完全切除的非典型脑膜瘤的争议。虽然长期随访的回顾性资料充分支持放射外科对于Ⅰ级脑膜瘤的作用，但其对非典型和间变性脑膜瘤的作用尚不明确。有关最佳靶区方面仍存在很多重要问题需要商讨。除放疗外，还需开展更多有关靶向治疗和免疫治疗的临床研究，特别是针对手术和放疗失败患者。

十、病例研究

患者，女，60 岁，出现逐渐加重的平衡障碍。既往史和家族史无特殊。根据其症状，行平扫和增强 MRI 检查。矢状窦旁发现两个独立肿瘤，颅后窝发现一个沿脑膜生长的肿瘤，提示多发性脑膜瘤（图 1-4A）。鉴于矢状窦旁脑膜瘤的大小，患者接受了辛普森Ⅱ级切除（图 1-4A）。病理为 WHO Ⅱ级（非典型）脑膜瘤。在讨论包括观察在内的各种选择后，她选择接受对瘤床行放疗，以降低局部复发的风险。对于颅后窝脑膜瘤，治疗方案是予以观察。总剂量 54Gy（图 1-4B）。鉴于组织学分级，外扩 CTV，但是考虑到切除的范围（GTR），CTV 边界限制在 0.5cm。

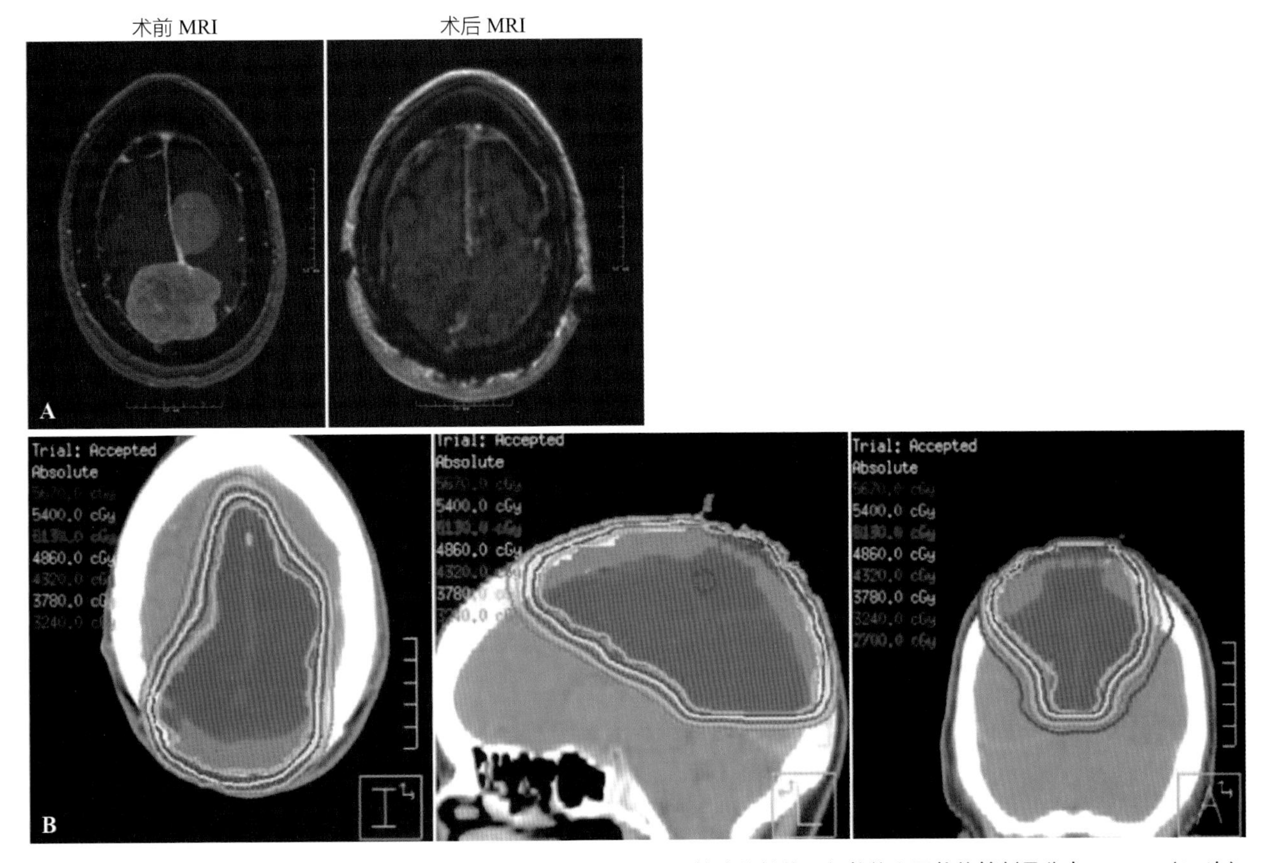

▲ 图 1-4　**A.** 完全切除矢状窦旁的多发 **WHO Ⅱ**级脑膜瘤；**B.** 术后放疗的轴位、矢状位和冠状位等剂量分布，**54Gy（30 次）**

本章自测题

1. 关于脑膜瘤手术切除，下列陈述正确的是（　　）。
A. 手术范围通常根据切除的“Cushing 等级”来定义
B. 在现代外科体系中，超过 3/4 的患者在初次手术时为全切除
C. 单纯全切肿瘤就能获得极好的局部控制，15 年局控率超过 90%
D. 最有可能实现完全切除的颅内主要部位是蝶骨翼

2. 关于脑膜瘤协作组试验，下列不正确的是（　　）。
A. 目前正在进行两项协作组试验，评价单纯全切（GTR）与 GTR 和辅助分次放疗治疗 WHO Ⅱ级脑膜瘤的效果
B. 一项联合试验正在评价全身靶向治疗
C. SWOG Ⅲ期试验中，米非司酮改善了复发或进展脑膜瘤患者的无失败生存率
D. EORTC Ⅱ期试验（22042～26042）将报道 70Gy 治疗次全切除的高级别脑膜瘤的最终结果

3. 下列关于脑膜瘤发病率的叙述中，下列错误的是（　　）。
A. 历史上，头癣放疗后发病率增加
B. 脑膜瘤通常伴有 2 型神经纤维瘤病
C. 非恶性脑膜瘤，男性比女性更常见
D. 脑膜瘤是仅次于胶质瘤的第二常见原发性颅内肿瘤

4. 脑膜瘤按照 WHO 标准进行组织病理学分级。关于 WHO 分级，下列错误的是（　　）。
A. 大约 70% 脑膜瘤是良性（WHO Ⅰ级）
B. 根据 WHO 标准（2007 年版和 2016 年版），约 25% 脑膜瘤是非典型脑膜瘤（WHO Ⅱ级）
C. 单纯手术治疗非典型脑膜瘤 10 年无进展生存率超过 75%，与 WHO Ⅰ级相似
D. 间变性脑膜瘤（WHO Ⅲ级）平均总生存期不到 3 年

5. 关于脑膜瘤放疗，下列不正确的是（　　）。
A. 大量回顾性文献表明，次全切除术后放疗改善了局部控制
B. 对于已知或假定 WHO Ⅰ级脑膜瘤，分次放疗或立体定向放射外科的无进展生存率非常相似
C. 对于分次放射治疗或 SRS，有必要将“硬脑膜尾”包括在靶区内
D. 在没有组织病理学确认的情况下，可在通过影像诊断的患者中采用分次放疗或 SRS

答案

1. B　2. C　3. D　4. C　5. C

第2章

垂体腺瘤

Pituitary Adenoma

Lindsay M. Burt Gita Suneja Dennis C. Shrieve 著

学习目标

- 学习垂体腺瘤相关的流行病学、高危因素、遗传学、临床表现和治疗范例。
- 学习垂体腺瘤诊断相关的影像学、病理学及实验室检查。
- 了解无功能性垂体腺瘤和功能性垂体腺瘤合理的药物、手术及放射治疗原则。
- 掌握不同的放射治疗技术包括分次放疗和立体定向放疗的适应证。
- 学习立体定向放射外科和分次立体定向放疗治疗无功能垂体腺瘤和功能性垂体腺瘤的照射靶区和剂量。
- 了解垂体腺瘤放射治疗的局部控制率、激素水平正常化概率和不良反应。

一、流行病学

在美国，垂体腺瘤占脑肿瘤16%，是成人第二常见的脑肿瘤。平均每年新诊断的垂体腺瘤11 733例，发病率约为3.66/100 000[1]。发病率随年龄增长而增加，高峰为60—80岁。发病率在女性稍高于男性，非洲裔美国人略高于高加索人种[2]。临床中，无功能垂体腺瘤占所有垂体腺瘤的25%～30%，其中80%～90%来源于促性腺细胞。功能性或称分泌型腺瘤会导致正常垂体激素的过度分泌，占垂体腺瘤的70%～75%，其中包括生长激素（GH）腺瘤（9%～11%）、促肾上腺皮质激素（ACTH）腺瘤（3%～6%）。促甲状腺素（TSH）腺瘤或促性腺激素腺瘤不到垂体腺瘤的1%[3]。

垂体腺瘤病因很大程度上并不清楚。尽管有很多研究评估了垂体腺瘤和一些因素的相关性，如吸烟、头部外伤史或脑肿瘤史，结果并未明确这些因素与垂体腺瘤的发生有因果关系[4]。尚未发现垂体腺瘤有效的预防措施和筛查方法。

大约60%垂体腺瘤是偶发的，并无可预知的遗传倾向。体细胞突变包括*GNAS*、*USP8*、*PIK3CA*突变和*complex* I基因突变，约占垂体腺瘤40%。其余突变类型还有遗传突变和嵌合突变。值得注意的遗传突变包括*MEN1*基因突变，其可以导致多发内分泌腺瘤1型（MEN1）。MEN1典型的三联征为甲状旁腺腺瘤、胰腺/胃肠腺瘤和垂体腺瘤。另一种遗传突变是*NF1*基因突变，会导致神经纤维瘤病1型（NF1），其表现为“牛奶咖啡”斑、神经纤维瘤、雀斑和其他的临床体征。嵌合突变包括*GNAS*和*GPR101*[5]。然而，潜在的基因突变并不影响垂体腺瘤的治疗。

二、诊断和预后

垂体腺瘤早期发现和治疗非常重要。正常垂体的前后径、左右径和高度通常为8mm、10mm和6～8mm。影像检查中偶然发现的垂体腺瘤常被称为意外瘤，其 CT 检出率约 20%，MRI 为 38%[6, 7]。如果不是偶然发现，无功能垂体腺瘤常常无法早期发现，直到其增大到因占位效应引起临床症状时才确诊。这些患者通常的临床表现肿瘤压迫视交叉导致的颞侧偏盲，或是出现头痛和垂体功能减退[8]。分泌型垂体腺瘤患者会出现激素过度分泌相关的临床表现。催乳素腺瘤会导致泌乳和促性腺激素低下，在女性会引起闭经和不孕症，在男性则表现为性欲减退、阳痿、不育和乳房发育。生长激素腺瘤导致肢端肥大症，临床表现有下颌突出、前额宽大、耳鼻增厚等面容粗陋的改变。如果发生在儿童则会出现巨人症[9]。促肾上腺皮质激素腺瘤会导致库欣综合征，临床表现有向心性肥胖、腹壁紫纹、水牛背和满月脸。促甲状腺素腺瘤会引起甲状腺功能亢进的症状，包括皮肤潮热、甲剥离、消瘦、易怒和尿频[3]。

对疑似垂体腺瘤患者的检查包括详尽的病史询问和体格检查、内分泌科医生对激素的检测和神经眼科医生对视野的检查，以及包括垂体影像学检查。激素检测包括血清催乳素、胰岛样生长因子（IGF-1）、黄体生成素（LH）、卵泡刺激素（FSH）、α 亚单位、促甲状腺素释放激素（TRH）（如可测）和 24h 尿游离皮质醇。

磁共振成像是垂体腺瘤最敏感的影像学检查方法。平扫 + 增强压脂动态 MRI 的冠状位、矢状位和轴位扫描可显示肿瘤侵犯范围（图 2-1）。由于常规 T_1WI 有高达 45%～62% 的假阴性率，通常推荐采用＜ 3mm 的薄层扫描用于垂体腺瘤的 MRI 检查[10]。垂体腺瘤通常相比周围正常垂体强化慢，因此相对于显著增强的正常垂体表现为较低的强化信号影。CT 诊断垂体腺瘤相对困难，因为 2/3 的垂体腺瘤在对比增强影像中为低密度灶。垂体腺瘤需要与其他鞍区病变鉴别，包括其他肿瘤性病变如颅咽管瘤、脑膜瘤、脊索瘤、垂体淋巴瘤、生殖细胞肿瘤和转移瘤，还有鞍区的 Rathke 囊肿，此外一些浸润性病变如肉芽肿、淋巴细胞性垂体炎、结核或是炎症病变等也需要鉴别[10]。

大多数垂体腺瘤为良性肿瘤，起源于腺垂体细胞，一般不会侵犯周围结构或出现全身转移。然而，也有一些垂体腺瘤会由良性转变为恶性。有将近 25% 的垂体腺瘤呈浸润性生长侵入鞍区周围结构，临床行为更具侵袭性。病理上这部分肿瘤显示出增殖迅速和侵袭性生长的特征。典型的垂体腺瘤在组织学上并不表现出有丝分裂，Ki-67 指数低、p53 免疫活性很低，且不侵入周围结构。尽管显微镜下显示硬脑膜的侵犯很常见，但并不认为这是不典型肿瘤的特征。垂体腺瘤如果具有增殖迅速和侵袭性生长的特征，则被称为不典型垂体腺瘤。典型垂体腺瘤和不典型垂体腺瘤的区分并不十分明确。WHO 分类系统定义的不典型垂体腺瘤具有以下任

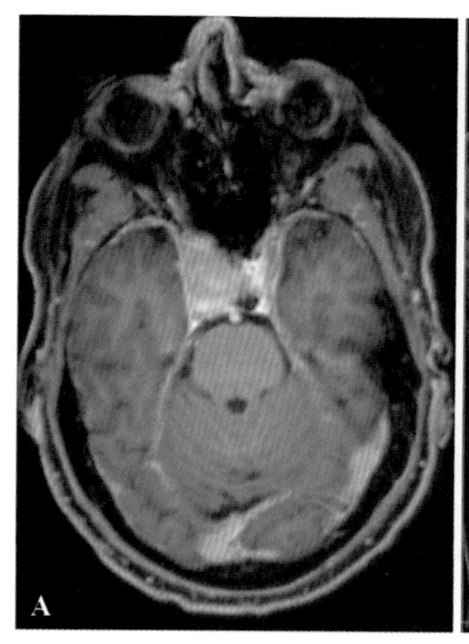

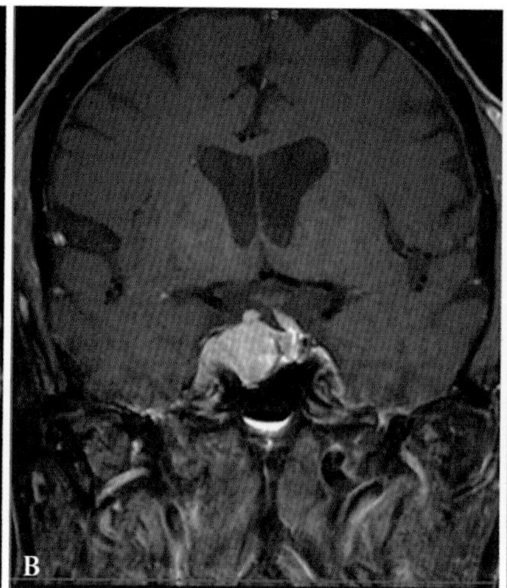

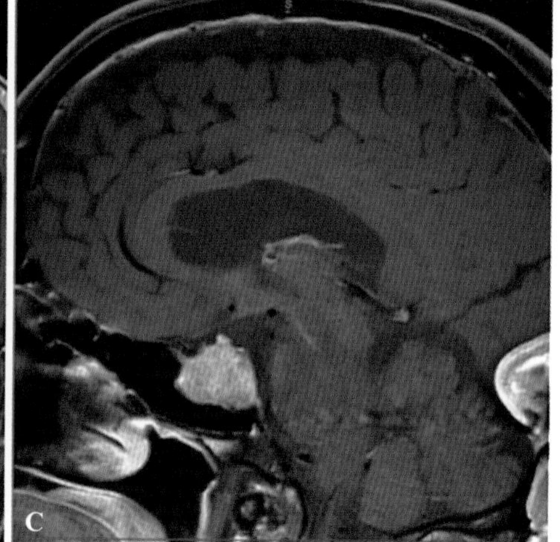

▲ 图 2-1　**薄层扫描的 T_1 脂肪抑制序列 MRI，显示右侧蝶鞍内的垂体腺瘤延伸到右侧蝶窦和后床突并使垂体柄移位，推压正常垂体组织至蝶鞍左侧**

图像显示了放射治疗之前的影像。A. 轴向平面；B. 冠状平面；C. 矢状平面

一特征：有丝分裂数增加、Ki-67 指数＞ 3%、广泛的 p53 核染色，或侵入其他结构。然而这一分类对有丝分裂数增加程度、p53 免疫反应强度没有清晰的定义。如果发现了转移病灶或在脑脊液中找到了垂体肿瘤细胞，则被定义为垂体癌。垂体腺瘤中只有不到 1% 的比例为垂体癌 [11]。

正常垂体由小的腺泡细胞组成，周围被网状细胞包绕。垂体增生时，网状结构保持完整，此时腺泡细胞体积增大。组织学上，垂体腺瘤的标志性表现是肿瘤细胞的单克隆增殖，其取代垂体的正常腺泡结构并破坏网状纤维（WHO 分类）。突触素（synaptophysin）在垂体腺瘤中始终呈阳性，嗜铬粒蛋白 A 和低分子量角蛋白的免疫染色阳性率较低。GH、PRL、β-TSH、β-FSH、β-LH、ACTH 和 糖蛋白 α 亚基（α-SU）的免疫组化检测有助于垂体腺瘤的分类 [11]。

目前，垂体腺瘤主要通过其功能特征进行分类，包括组织学、免疫组化和超微结构特征，并结合其产生的生化激素、影像学特点和外科特征 [12]。功能性垂体腺瘤包括 GH、PRL、TSH、ACTH 和促性腺激素腺瘤，然而大多数促性腺激素腺瘤被归类为无功能腺瘤。垂体腺瘤并不总是只分泌一种激素，所以混合性腺瘤也可以发生。多激素腺瘤非常特殊，它对一种以上的垂体激素具有免疫反应性，而其细胞生理学和发育机制不能解释它们的免疫反应性。这并不包括常见的混合分泌腺瘤如 GH、PRL 和 TSH 腺瘤或 FHS 和 LH 腺瘤。无功能性垂体腺瘤主要由促性腺激素腺瘤组成，但也包括零细胞腺瘤，其没有检测到任何激素免疫反应性，也没有检测到特异性腺垂体细胞分化的其他免疫组织化学或超微结构标记 [11]。

垂体腺瘤按大小通常分为＜ 1cm 的微腺瘤和 ≥ 1cm 的大腺瘤。最常见的分类系统之一，则是由 Hardy 最初建立后来由 Wilson 改进的，它考虑了垂体腺瘤的范围及是否有蝶鞍和蝶窦的侵袭 [13]。0 级没有蝶骨异常，Ⅰ级是肿瘤≤ 1cm 且蝶鞍正常或仅有局灶性扩大，Ⅱ级是肿瘤＞ 1cm 且蝶鞍增大，Ⅲ级是鞍底有局部穿孔，Ⅳ级是鞍底的弥散性破坏，Ⅴ级是肿瘤扩散到脑脊液或血液中。肿瘤延伸至鞍上为 A 型，肿瘤达到第三脑室前凹陷为 B 型，肿瘤扩展到整个第三脑室前部为 C 型，颅内硬膜外扩张为 D 型，颅外硬膜外扩张为 E 型 [13]。通过影像学评估肿瘤的鞍旁侵犯也是经常使用的分级系统，主要观察与肿瘤向海绵窦的扩展及与颈内动脉的关系。这些分级系统可以协助制定手术计划和评估手术切除的可行性 [14]。1993 年提出的初始分级系统最近得到了更新以进一步细化分级，并通过内镜经鼻蝶入路手术进行验证 [15]。

组织学上，垂体腺瘤被认为是良性肿瘤。然而，由于占位效应对血管结构的影响和激素分泌的失衡，垂体腺瘤患者的死亡风险增加。与流行率相比，无功能垂体腺瘤患者的死亡风险增加，估计高达 1.7（95% CI 1.34～2.15），这主要是由于垂体功能低下导致的 [16]。分泌型垂体腺瘤如果未经诊治，预期寿命会显著降低。分泌生长激素的肿瘤可引起肢端肥大症，与年龄和性别匹配后的对照组相比，肢端肥大症患者的死亡风险增加了 2～3 倍 [17]。ACTH 的过度分泌可使皮质醇增多症导致库欣综合征，如果不及时治疗，库欣综合征患者的中位生存期约为 5 年 [16]。

三、总治疗原则

垂体腺瘤诊治通常涉及多个学科。每个病例都可能涉及内分泌、神经外科、耳鼻喉科、放射治疗、神经放射科、神经眼科和神经病理学医生。一般而言，治疗总体目标是保持或恢复正常的垂体激素分泌功能，并消除或控制任何可能引起神经或激素分泌症状的肿瘤占位效应。处理方法观察，手术、放射治疗和药物治疗等综合治疗。具体治疗策略主要基于垂体腺瘤类型和疾病严重程度。

无功能性“偶发瘤”应进行全面检查，包括是否存在激素过量分泌或垂体功能低下的实验室评估、垂体影像学检查及在肿瘤邻近或压迫视交叉时进行的视野检查。如果没有视野缺损、神经系统症状或激素分泌失衡的迹象，观察是推荐的处理策略。那些＜ 1cm 的垂体微腺瘤通常只需要进行密切观察。MRI 扫描、视野和激素评估可以每年进行 1 次。许多生长缓慢的肿瘤可能永远不需要进行进一步治疗。

经蝶手术的出现为那些不适合观察的垂体腺瘤

患者提供了一种微创治疗方式，已成为一线手术选择。经蝶手术可使用内镜或显微镜，通过经鼻、经口或经筛窦入路完成[18]。如果肿瘤有颅内侵犯或是不适合经蝶手术，那么也可以进行开颅手术治疗。

无功能性垂体腺瘤术后的复发/进展率，在肿瘤完全切除后估计为10%～20%，而在次全切除术后为50%～60%[19]。功能性垂体腺瘤由经验丰富的神经外科医生手术切除，GH微腺瘤可以达到80%～90%的IGF-1正常化，而大腺瘤则不到50%[20]。库欣综合征手术缓解率为69%～98%，复发率为3%～17%。许多研究结果显示TSH腺瘤的手术缓解率很低，然而，最近报道的手术切除缓解率微腺瘤高达100%，大腺瘤高达81%[21]。对于那些不能耐受药物治疗或药物治疗无效，并且出现视野缺损或渴望生育的女性，手术可以是催乳素瘤的二线治疗选择。据报道，催乳素瘤手术切除治愈率在微腺瘤为74%，大腺瘤为33.9%[22]。常见手术并发症可能有出血、感染和血栓形成。其他并发症可能有脑脊液漏，还可能有周围结构包括颈内动脉、视交叉和视神经损伤，或是一种或多种垂体激素分泌不足，如抗利尿激素（ADH）分泌不足可以导致尿崩症等症状甚至死亡。

药物治疗是催乳素瘤的一线治疗，其他分泌型垂体腺瘤在手术切除或放射治疗后如果激素水平不能达到正常，药物治疗也是常用的辅助治疗方法。多巴胺是一种神经内分泌抑制剂，可以抑制垂体中催乳素的分泌。多巴胺受体激动剂如溴隐亭或卡麦角林已被证明可在80%～90%的催乳素瘤患者中迅速使催乳素水平正常化并减少肿瘤大小[23]。奥曲肽和兰瑞肽是生长抑素类似物，可用于分泌生长激素的肿瘤，以降低手术前的高GH水平，并使放射治疗后潜伏期内的GH水平正常化，或治疗因并发症等而不适合手术和（或）放射治疗的患者。接受生长抑素类似物治疗的患者中，有50%～79%患者IGF-1有降低、40%～73%出现肿瘤缩小[22]。如上所述，生长激素受体拮抗药，如培维索孟和多巴胺类似物，也可用于治疗肢端肥大症，并有助于使IGF-1水平正常化。多巴胺激动药和生长抑素类似物也被发现在79%的TSH腺瘤患者中使TSH水平正常化[24]。ACTH分泌腺瘤的药物治疗仅在手术切除和放射治疗后没有缓解的患者中使用。可用于治疗ACTH腺瘤的药物多为抑制类固醇生成的药物，如酮康唑、氨基乙酰亚胺、甲吡酮、米托坦和依托咪酯[25]。

因手术、放疗或是肿瘤自身导致的垂体功能低下的治疗，最好由内分泌医生进行。治疗方法包括用氢化可的松替代糖皮质激素、用左甲状腺素替代甲状腺素，在发现缺乏生长激素的患者中进行生长激素的替代治疗，如果需要还可进行睾酮和雌激素的替代治疗[26]。

虽然垂体腺瘤的一线治疗通常是手术或药物治疗，但放射治疗（分次放疗和SRS）也可用于垂体腺瘤的治疗。接下来的部分将详细讨论放射治疗垂体腺瘤的适应证、治疗方法、并发症和治疗效果。

四、放射治疗适应证

在最大程度的安全切除后，放射治疗适应证包括肿瘤次全切除、肿瘤复发或进展、激素异常分泌未达缓解和非典型垂体瘤或垂体癌。激素正常化和控制肿瘤生长是功能性腺瘤放射治疗的主要目标，而无功能腺瘤放疗的主要目标是控制肿瘤生长。由于次全切除术后复发率高，通常建议进行术后放射治疗。然而，术后进行放疗的时间存在争议，一些人主张在手术后（6个月内）立即进行放疗，而另一些人则倾向于延迟放疗（＞6个月或在肿瘤进展时）。很多研究比较了两者肿瘤控制率和长期毒性的结果，但没有得到一致的答案[19, 27, 28]。在次全切除或减压手术后，无论采用分次放射治疗或是SRS都可以达到优异的局部控制率。对于非典型垂体腺瘤，几乎没有关于放射治疗是应该在手术后立即进行还是在发现进展迹象时进行的研究数据。最好评估所有可用的临床数据，并权衡放射治疗相关的毒性风险和肿瘤进展相关风险。与典型垂体腺瘤相比，非典型垂体腺瘤应该更积极地考虑放射治疗。

五、治疗野设计和靶区定义

放射治疗技术的进步极大地提高了垂体腺瘤放疗的治疗增益比。以前，垂体腺瘤放疗多采用相对的两侧野或三野技术进行照射，使得颞叶和额叶受到了很高的照射剂量。放疗技术的进步和立体定向技术的发展极大地提高了颅底肿瘤的放疗水平。确定最佳的照射靶区需要垂体腺瘤充分的可视化。颅底区域 1mm 层厚的薄层 T_1 MRI 扫描序列可以提供垂体腺瘤最好的影像学信息。T_1 MRI 平扫及增强序列及脂肪抑制序列成像有助于区分异常信号是残存肿瘤还是陈旧出血或是脂肪填塞等引起的术后改变。由于垂体位于邻近视神经和视交叉的蝶鞍中，在进行精准治疗时推荐进行立体定位及图像引导。

使用立体定位可以减少肿瘤周边的外放边界。大体肿瘤靶区需要在 T_1 增强薄扫 MRI 与 CT 模拟定位的融合图像上确定（图 2-2）。CT 模拟定位图像应为＜ 3mm 层厚的薄层扫描。由于垂体腺瘤一般不具有浸润性和侵袭性，因此不需要设定临床靶区（CTV）。然而，可以设定一个 1～5mm 的外放边界以包含海绵窦或其他高危区域中可能存在潜在的微小播散。我们熟知的头部立体定向框架最初应用于伽马刀，可以达到亚毫米级精度[29]。之前提到过的立体定向无框架面网结合图像引导系统可以使几何精度达到＜ 0.5mm[30]。尽管有报道认为使用软组织融合图像会有高达 2.8mm 的位置不确定性，但颅底结构的刚性配准使这种位置不确定性可以忽略不计[31]。由于定位非常精准，SRS 通常不需要设定计划靶区（PTV），然而也有一些中心会将 GTV 外扩 1～3mm 定义为 PTV。

由于垂体邻近许多重要结构，因此准确定义危及器官（OAR）非常重要。在该区域，OAR 应包括视神经和视交叉、脑干、垂体柄和正常垂体。其他 OAR 包括海绵窦内的脑神经（CN Ⅲ、Ⅳ、V_1、V_2、Ⅵ）、视网膜、海马、晶状体及下丘脑，应尽可能勾画。

六、放疗处方剂量和危及器官耐受剂量

对于分次放射治疗，无功能垂体腺瘤照射剂量范围 45～50.4Gy，功能性垂体腺瘤则 50.4～54Gy，

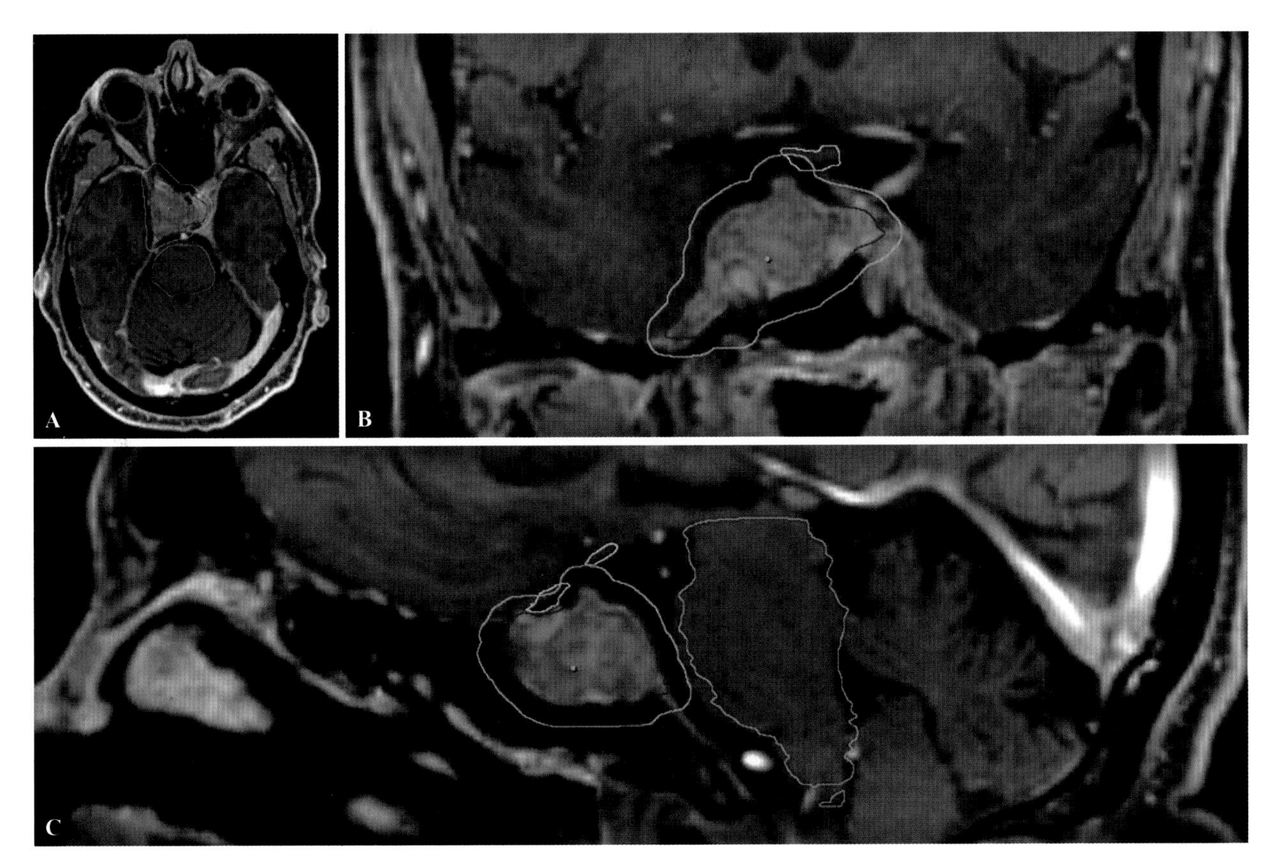

▲ 图 2-2　垂直腺瘤的轴向、冠状和矢状视图

A. 轴向视图；B. 冠状视图；C. 矢状视图。GTV 为垂体肿瘤，外扩 3mm 形成 PTV。GTV 以红色曲线表示，PTV 以青色曲线表示，眼睛以紫色曲线表示

分次剂量 1.8Gy/d（图 2–3）。对于单次 SRS，无功能腺瘤一般选择的处方剂量为 15Gy，功能性腺瘤为 20Gy[32]。而如果要使功能性垂体腺瘤达到激素分泌正常化则需要更高的剂量。对于不能满足单次 SRS 治疗剂量限制的垂体腺瘤，可以采用低分次的治疗方式，如采用每天治疗 1 次，25Gy 分 5 次、21Gy 分 3 次治疗的方式也是一种可接受的选择[33, 34]。

SRS 实现方式可以选择伽马刀、基于加速器的 X 刀或是射波刀。伽马刀使用定位框架系统，利用 192 个呈锥形排列的 ^{60}Co 放射源聚焦照射靶区。其处方剂量一般选择为最大剂量 50% 的等剂量线，可使靶区内部得到高剂量且边缘剂量降低。基于加速器的 SRS 系统可以选择有框架系统或无框架系统，一般使用多个动态适形旋转弧或调强放疗技术将剂量集中于靶区中心。射波刀使用机械臂带动加速器运动，利用机器人图像引导的无框架系统实现 SRS。每种实现方式都有其优缺点，基于加速器的 SRS 对体积大的肿瘤剂量分布更加均匀，而伽马刀对不规则病变的适形度更好。然而，没有一种技术被证明是更优越的。

七、并发症的避免

在垂体腺瘤放疗计划设计时，最重要的就是尽可能降低特定结构的受照剂量。减少正常垂体的剂量可以避免放疗相关的垂体功能减退。SRS 时限制正常垂体平均剂量≤ 15Gy 可以减少垂体功能低下的发生率。此外，建议尽量减少漏斗部的平均剂量≤ 17Gy[35]。限制视路系统的剂量同样重要。一般而言，不推荐在肿瘤距离视路结构 3mm 之内时进

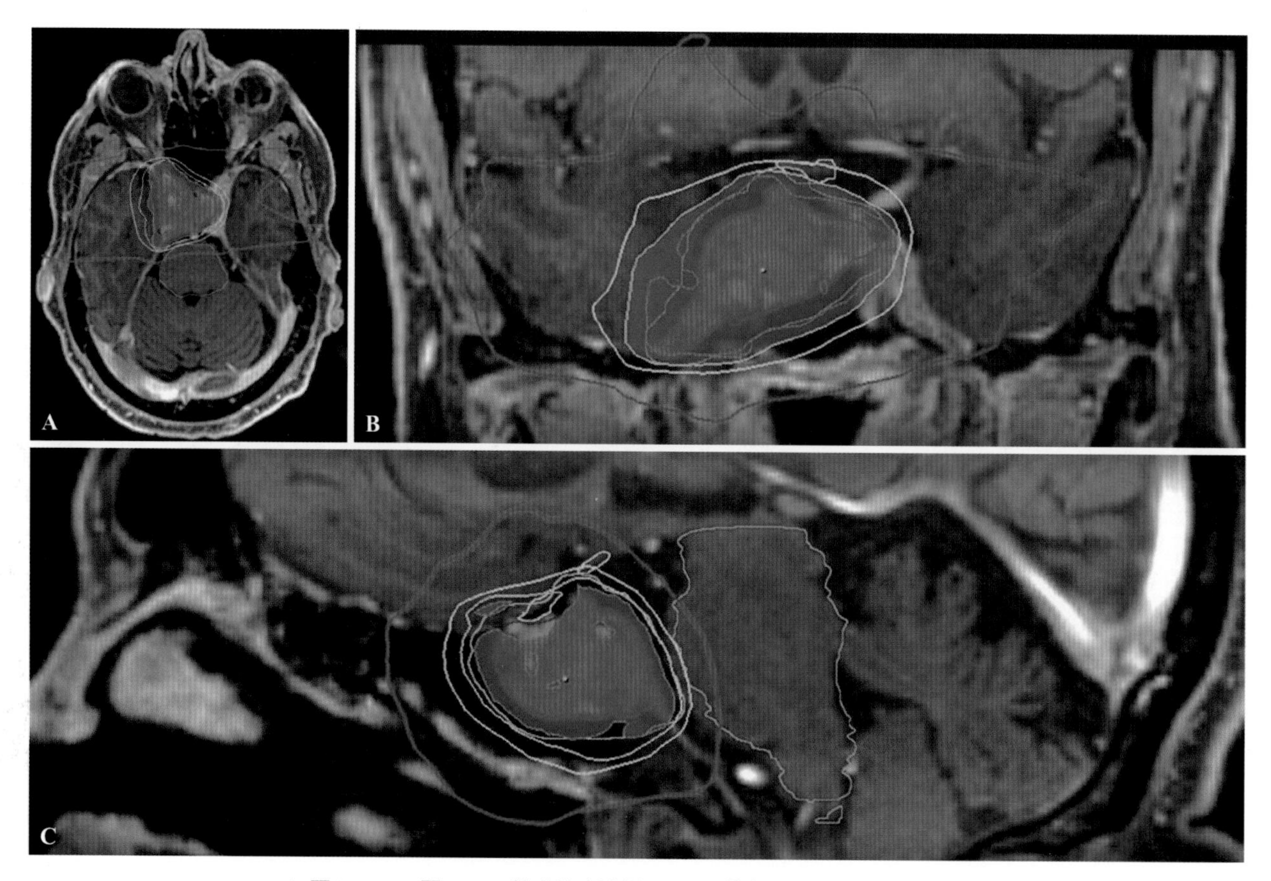

▲ 图 2–3 **11 野 IMRT 技术治疗计划，100% 等剂量线为 50.4Gy（28 次）**

A. 轴向视图；B. 冠状视图；C. 矢状视图。95% 等剂量线覆盖了 99.4% 的 PTV，95% PTV 被 99.2% 的等剂量线覆盖（D_{95}=99.4%，V_{95}=99.2%）。97.7% 等剂量线覆盖 100%GTV，100% 等剂量线覆盖 99.1% 的 GTV（D_{100}=97.7%，V_{100}=99.1%）。等剂量线如下：100% 等剂量线以橙色曲线表示，95% 等剂量线以淡橙色表示，80% 等剂量线以柠檬绿色表示，30% 等剂量线以紫色曲线表示，100% 的覆盖率以粉色填充表示

行 SRS，因为很难在视路系统的限制剂量下使肿瘤获得足够的照射剂量。此时，更推荐采用分次放疗或是低分次 SRS。

通常情况下，分次放疗的 OAR 耐受剂量为：视神经和视交叉最大剂量 55Gy，脑干最大剂量 54Gy，视网膜 45Gy，晶状体 7～8Gy，下丘脑 50Gy，全垂体最大剂量 50Gy，耳蜗平均剂量 ≤ 45Gy[36-38]。CN Ⅲ、Ⅳ、Ⅴ、Ⅵ和Ⅶ的耐受剂量并不十分清楚，但一般建议≤ 60Gy。SRS 时，视神经耐受剂量要限制在最大剂量 10Gy 以下，脑干为 16Gy，正常垂体和远端漏斗部的平均剂量≤ 15Gy，耳蜗平均剂量 ≤ 3.7Gy，CN Ⅶ ≤ 12.5Gy，CN Ⅴ ≤ 12.5Gy[35, 39]。CN Ⅲ、Ⅳ、Ⅵ的耐受剂量并不清楚，建议尽可能降低。

八、放疗毒性：急性和晚期不良反应

分次放射治疗和 SRS 是垂体腺瘤的重要治疗选择。然而，它们并非没有潜在的急性和长期不良反应。在分次放射治疗期间，患者可能会经历暂时性脱发、皮肤红斑、疲劳和头痛。很少见但更严重的不良反应如视力丧失或其他脑神经损伤。对于使用框架系统的 SRS，急性不良反应可能包括框架钉孔处的麻木、触痛和出血。除此以外，除了可能有头痛和疲劳之外，与 SRS 相关的不良反应很小。

长期毒性包括垂体功能减退、视神经病变和海绵窦内的其他脑神经病变、放射性脑坏死、神经认知功能减退、脑血管并发症和继发性恶性肿瘤。垂体功能低下是最常见的晚期毒性，估计在放疗后约有一半的患者会发生[36]。尚未发现放射治疗前的垂体功能减退可以预测新出现或加重这一并发症。放射治疗后最常见的激素缺乏是甲状腺素和皮质醇，可以补充左甲状腺素和氢化可的松进行替代治疗[40]。目前并不十分清楚垂体功能减退是由垂体、下丘脑还是两者同时损伤引起的[41]。如上所述，SRS 时降低正常垂体剂量至平均剂量≤ 15Gy、漏斗部平均剂量≤ 17Gy，将会减少神经内分泌损伤的发生率。

放射治疗另一个潜在的长期毒性是视神经病变。SRS 将视路结构的剂量控制在 8Gy 以下被认为是非常安全的[42]，然而也有研究表明视神经点剂量在高达 10Gy 时导致视神经病变的风险低于 2%[43]。Leber 等报道，SRS 治疗的患者，视路结构最大点剂量＜ 10Gy 时没有病例发生视神经病，而当这一剂量在 12～15Gy 时，视神经病变发生率为 26.7%[44]。分次放疗对视通路的损伤风险非常低，估计 10 年发生率为 0.8%[45]。研究表明使用 5Gy × 5 次的低分次治疗，视交叉最大剂量中位值为 23.3Gy（18.3～25.1Gy）时不会出现视力损伤[34]。与此类似，7Gy × 3 次的低分次治疗，在视神经平均剂量为 16.7Gy、视交叉为 14.6Gy 时也是安全的[33]。

海绵窦内脑神经的晚期放射损伤并不常见[35]。最近一系列研究评估 SRS 治疗垂体腺瘤报道的脑神经损伤率低于 2%[46]。目前还没有发现 SRS 治疗时脑神经损伤与剂量的关系[42]。分次放疗时也极少发生脑神经损伤。

其他一些放射治疗的晚期毒性还包括放射性脑坏死、脑血管病变和继发恶性肿瘤。一项 SRS 治疗垂体腺瘤的 Meta 分析报道了 1567 例患者，其中发生放射性脑坏死 13 例，发生率约为 0.8%[47]。与自然发生率相比，垂体腺瘤患者治疗后脑卒中和脑血管事件的发生率要高出 4 倍，但其中放疗的作用仍存争议[48]。荷兰的一项研究比较了垂体腺瘤放疗和不放疗的两组病例，并未发现其中脑卒中的发生率有不同[45, 49]。Meta 分析显示脑血管事件的发生率为 0.25%，但 1567 例患者中仅有 2 例有症状[47]。不论是分次放疗还是 SRS，辐射诱发的恶性肿瘤尽管发生率都很低，但仍然需要关注。对 Royal Marsden 医院接受术后分次放疗的 426 例垂体腺瘤患者的回顾性研究发现，其发生继发脑肿瘤的累积风险在 10 年时为 2%、20 年时为 2.4%[50]。据报道，SRS 治疗后 15 年发生继发肿瘤的风险约为 0.04%[44]。总体而言，进行适当的剂量限制可以将晚期不良反应的发生风险降至最低，SRS 和分次放射治疗之间的晚期毒性发生率似乎也没有显著差异。

九、疗效：肿瘤控制率和生存率

SRS 和分次放疗都有很优异的肿瘤控制率。分次放疗 5 年肿瘤控制率无论是无功能腺瘤还是功能性腺瘤都能达到 90% 以上（表 2-1）。一项 252 例采用三野适形放疗、剂量为 45～50Gy 治疗无功能

表 2-1　自 2010 年起发布的分次立体定向放射外科治疗和低分次放射外科治疗的研究

研　究	病例数	RT 类型	肿瘤体积（平均，cm^3）	功能性 / 无功能	剂量 / 次（平均）	f/u（中位）	LC（5 年）	激素控制	视觉毒性	发育不良
Minniti[51]	68	FSRT	22.6（11.1～52.2）	NF	45Gy/25fx	75	97%	—	0%	26.4%
Diallo[52]	34	FSRT	24.5	GH	50Gy/27fx	152	97%	38.2%		39%
Puataweepong[53]	71（NF） 11（GH） 9（PRL） 3（ACTH）	FSRT	10（0.8～45.5）	NF、GH、PRL、ACTH	45Gy/25	62	95%（6 年）	— 26%（GH） 4.3%（PRL） 34.6% ACTH	3%	9.6%
Kopp[54]	29（NF） 8（F）	FSRT	22.8（2.0～78.3）	NF、F	49.4Gy/28	57	91.9%	—	5%	5%
Kim[55]	54（NF） 22（F）	FSRT	10.5*（1.5～37.8）	NF、F	50.4Gy/28fx	80	97%（7 年）	63.6%	0%	48%
Wilson[56]	53（CRT） 67（FSRT）	CRT FSRT	6.8（0.2～115.6）	NF	50.4Gy/28fx	53 61	86.9%（CRT） 92.8%（FSRT）	—	11%（CRT） 1.5%（FSRT）	7%（CRT） 32%（FSRT）
Sun[57]	13（NF） 10（F）	FSRT	2cm（0.5～3.5）	NF、GH、ACTH、PRL	50.4Gy/28fx	39	96%（NF）～ 100%（F）～	62.5%（F）	15%（NF） 0%（F）	0%（NF） 10%（F）
Schalin-Jantti[58]	20（NF） 10（F）	FSRT	8.48*（0.06～65）	NF、F	45Gy/25fx	63	100%	全部有激素降低异常	0%	40%
Liao[33]	21（NF） 13（F）	hSRS-3fx	5.06（0.82～12.69）	NF、F	21Gy/3fx	37	100%～	— 14%	0%	—
Iwata[59]	83（3fx） 17（5fx）	hSRS-3fx hSRS-5fx	5.01*（0.7～64.3）	NF	21Gy/3fx 25Gy/5fx	33	98%#（3fx） 96%#（5fx）	—	0.1%（3fx） 0%（5fx）	3.6%（3fx） 0%（5fx）

*. 中位数；#. 3 年的局部控制（LC）；fx. 次

垂体腺瘤的研究报道，10 年肿瘤控制率为 97%、20 年为 92%[60]。最近，Chang 等也报道了 340 例无功能腺瘤术后放疗的肿瘤控制率为 91%，中位随访时间为 8.4 年[61]。文献报道分次 SRS 也能达到 10 年局部控制率在 90% 以上。甚至对于侵袭性巨大无功能腺瘤，分次立体定向放射治疗也被证明非常有效，5 年和 10 年的局部控制率分别为 97% 和 91%[51]。

对于功能性垂体腺瘤，疗效评价需要同时考虑对肿瘤生长和激素分泌的控制。遗憾的是，由于激素正常化和生化缓解标准的定义因研究而异，生化控制率很难在不同的研究中评估。用常规或分次立体定向放疗治疗 GH 分泌型肿瘤，其生化指标标准化的评估可能需要长达 5～10 年。在一项 884 例接受常规放射治疗的患者研究中，中位放疗剂量为 45Gy，GH 水平正常化标准为低于 2.5ng/ml，其 2 年、10 年、15 年和 20 年的控制率为 22%、63%、74% 和 77%，IGH-1 值的变化和 GH 平行[62]。另一项 FSRT 治疗 GH 腺瘤的研究，25 例患者的中位剂量为 52Gy，中位随访时间 26 个月，其生化指标正常化率为 84%[63]。近期的一项研究报道了 34 例 GH 瘤患者 50Gy FSRT 治疗的结果，中位随访 12 年的 IGH-1 正常化率为 97%，肿瘤生长的控制均很好[52]。

ACTH 腺瘤皮质醇的正常化一般都发生在治疗后 2 年之内。NEJM 发表的一项研究发现，中位剂量 50Gy（48～54Gy）随访 42 个月，83% 的患者可以达到生化缓解[64]。Minniti 等报道，45～50Gy 照射后中位随访 9 年，皮质醇总缓解率为 80%，局部肿瘤控制率为 10 年 93%。研究还发现生化指标正常化率随时间延长而提高，1 年、3 年、5 年和 10 年的皮质醇正常化率分别为 28%、73%、78% 和 84%[65]。

放疗是催乳素瘤的三线治疗，一般仅在药物治疗和手术治疗失败后才考虑。先前的一些催乳素瘤做放射治疗的研究结果和目前药物和手术的疗效相比要差[22]。然而，最近也有研究显示在 45～54Gy 的 FSRT 治疗后，催乳素正常化率为 100%[57, 58]。

TSH 腺瘤非常少见，因此放射治疗的肿瘤控制率和生化缓解率报道很少。一项包含 25 例 TSH 瘤患者的研究中，12 例接受了放射治疗，2 例为单纯放疗，其中术后放疗的患者（有或无药物治疗）生化缓解率为 57%[66]。另一项 43 例 TSH 瘤患者的研究中有 8 例因术后肿瘤未控接受放疗，照射剂量范围为 42～45Gy，中位随访 6.8 年，其中 5 例在治疗后平均 3 年中达到生化缓解[67]。

传统上，垂体腺瘤放疗采用的是常规分次放疗的方式。然而最近，常规放疗仅在不宜做 SRS 时应用，一般是肿瘤接近视神经或肿瘤巨大时。SRS 的有效性和安全性已被证明与 FSRT 相似[68]。文献报道 SRS 治疗无功能腺瘤的 5 年肿瘤控制率为 87%～100%（表 2-2）[74]。

一项 15 个 SRS 治疗垂体腺瘤的 Meta 分析共包含 684 例患者，5 年肿瘤控制率 94%[75]。13 个 SRS 治疗 GH 腺瘤的研究报道，中位随访 5 年以上，肿

表 2-2 自 2010 年以来发布的病例数较多（＞ 90 名患者）的立体定向放射外科研究

研 究	病例数	RT 类型	肿瘤体积（平均，cm^3）	功能性 / 无功能	剂量 / 次（平均）	f/u（中位）	LC（5 年）	激素控制	视觉毒性	发育不良
Sheehan[69]	512	GK	4.6 ± 4.9	NF	16*	36	95	—	6.6%	21
Starke[70]	140	GK	5.6（0.6～35）	NF	18	50	97	—	12.8%	30.3
Park[71]	125	GK	3.5*（0.4～28.1）	NF	13	62	94	—	0.8%	24
Franzin[72]	103	GK	1.8（0.1～7.2）	GH	22.5	71	97.3	58.5%（5 年）	0%	14
Sheehan[73]	130	GK	1.9（0.1～27）	GH	24	31	93	53%	2.4%	24.4
Sheehan[40]	96	GK	1.8（0.2～12.4）	ACTH	16	48	98	70%	5.2%	36

*. 中位数；LC. 局部控制

瘤控制率95%～100%[59]。29个SRS治疗GH腺瘤共1215例患者的研究报道，5年和10年生化缓解率分别为44%（15%～60%）和74%（46%～86%）[75]。IGF-1水平的正常化和生化反应时间为1～5.6年。

ACTH腺瘤SRS治疗后中位随访5年以上的肿瘤控制率＞95%[74]。12个中位随访时间45个月的研究显示，库欣综合征的达到生化缓解的时间为3个月～3年，缓解率为48%[75]。

催乳素瘤行放射治疗时，SRS是很好的选择。研究报道，中位随访5年以上，SRS治疗催乳素瘤的肿瘤控制率为97%～100%，但生化缓解率为18%~46.6%[74]。11个研究总结了SRS治疗药物和手术治疗失败后的催乳素瘤患者共338例，PRL水平正常化率为35%，缓解时间为12～66个月[74]。肿瘤控制率平均随访42个月为99%。

尽管低分次SRS报道不多，但其肿瘤控制率和生化缓解率与单次治疗的SRS类似[33, 34, 59]。需要注意的是，功能性垂体腺瘤的药物治疗应当在放疗前至少2个月停用，因为药物治疗会改变细胞周期影响肿瘤的放射敏感性。

十、随访

放射治疗完成后6～12个月，建议进行垂体基线MRI检查和病史随访。由于大多数垂体腺瘤生长缓慢，后续的随访MRI通常仅需每年1次。虽然最佳的时间表尚不清楚，但不典型垂体腺瘤或垂体癌可能需要进行更频繁的影像检查。在经过垂体的三个成像平面（轴位、冠状位和矢状位）进行薄层MRI扫描对于评估肿瘤是否复发是重要的。应每年进行病史和体格检查，特别注意是否存在视力损伤、海绵窦内脑神经损伤和全垂体功能减退等放疗的晚期不良反应。垂体腺瘤治疗后的随访管理通常需要包括放疗医生外的其他专科医生，包括内分泌科医生、神经眼科医生和颅底/神经外科医生。对于功能性垂体腺瘤，关注激素正常化的同时也要注意到其他垂体激素的分泌功能是否出现减退。无功能性腺瘤治疗后进行垂体功能减退的实验室检查是非常必要的，因为这是放射治疗后最常见的晚期不良反应[73]。

十一、病例研究

1. 病例1

72岁男性，因视力障碍就诊。MRI发现3cm垂体腺瘤，肿瘤向鞍上生长突破鞍隔压迫视交叉及侵入右侧海绵窦。患者于内分泌科就诊做进一步检查。实验室检查发现患者有轻度的催乳素升高，这是因为肿瘤对垂体柄的压迫引起的。患者接受了经蝶垂体大腺瘤切除术。手术切除了大部分肿瘤，侵入右侧海绵窦的部分有残留。病理表现为由嗜酸性胞质、点状染色质及卵圆形核的细胞构成的高密度、均一的肿瘤。肿瘤细胞有中度异型性，未发现有丝分裂及坏死。术后MRI显示肿瘤大部分切除，鼻腔、蝶窦内脂肪填塞，右侧海绵窦内残留肿瘤大小15mm×26mm×15mm（CC×AP×LR）。患者术后于内分泌科检查发现全垂体功能低下。术后2年，患者复查MRI发现右海绵窦残留肿瘤增大，大小为36mm×23mm×22mm（图2-1）。患者拒绝再次手术，于放疗科就诊。由于肿瘤邻近右侧视神经，不宜进行SRS治疗。因此，医生建议患者接受分次放疗，剂量为50.4Gy，28次。患者进行了垂体区域T_1增强及脂肪抑制序列的MRI薄层扫描，Brainlab面网固定进行CT模拟定位。残留肿瘤的勾画使用T_1脂肪抑制序列能够更好地区分眶周肿瘤侵犯范围及填塞的脂肪。GTV均匀外扩3mm形成PTV（图2-2），制订了11个野的调强放疗计划（图2-3）。剂量体积直方图显示，97.7%的等剂量线覆盖100%GTV，处方剂量覆盖99.1%的GTV，所有正常结构均在其耐受剂量之下（图2-4）。患者治疗过程顺利。目前，患者放疗后3年，没有发现肿瘤进展及视力损伤加重（图2-5）。

2. 病例2

21岁男性就诊眼科时发现双颞侧视野偏盲。MRI检查鞍区巨大的强化病灶向鞍上生长压迫视交叉，考虑为垂体瘤（图2-6）。患者于内分泌科进一步检查，发现GH 24ng/ml、IGF-1 1100ng/ml。患者接受了经蝶手术，术后病理为垂体腺瘤，无有丝分裂。术后MRI显示鞍内有一些增强信号，无法区分是残留肿瘤还是术后改变。术后GH和IGF-1水平降至正常。术后1年，患者GH和IGF-1又升

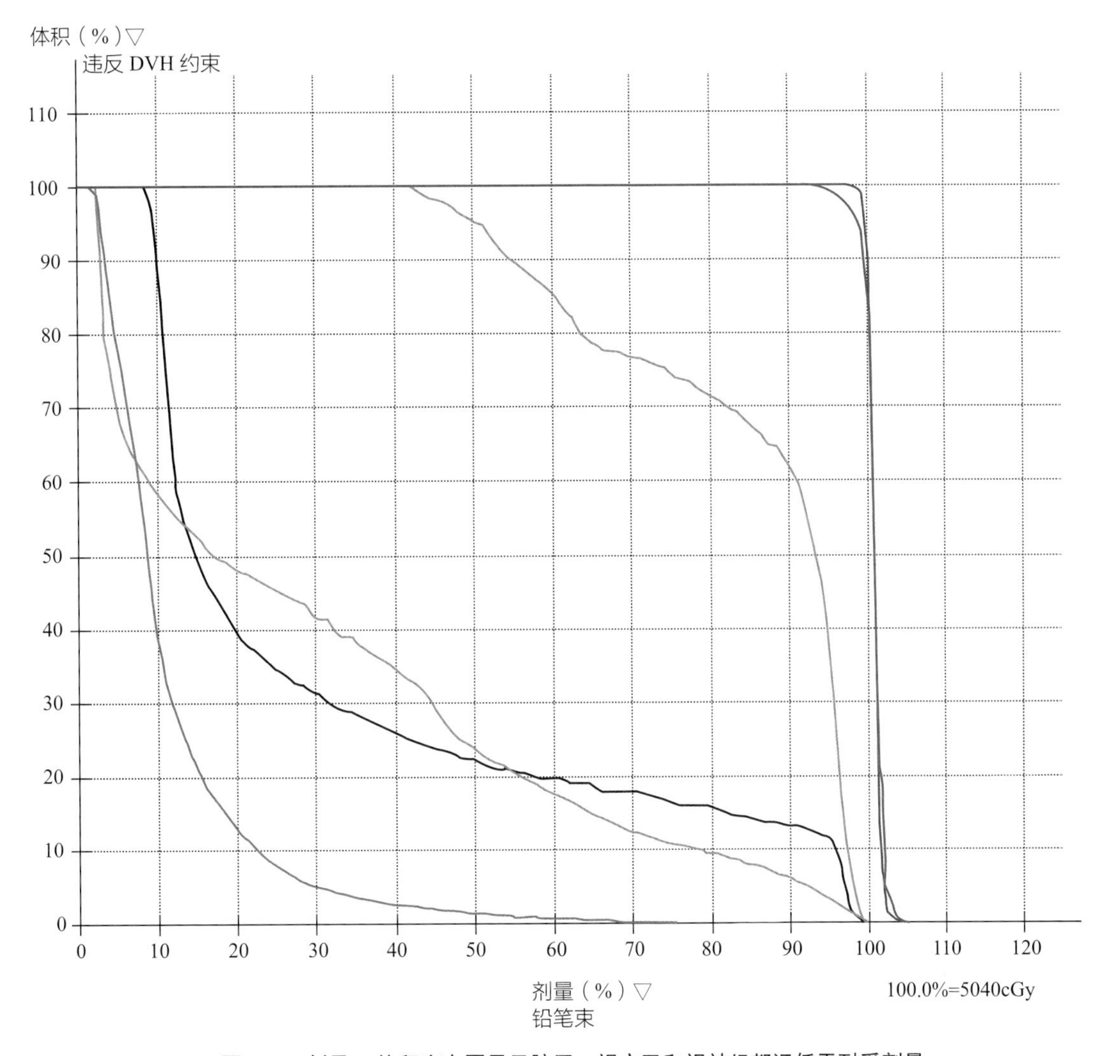

▲ 图 2-4 剂量 - 体积直方图显示脑干、视交叉和视神经都远低于耐受剂量

由于处方剂量为 50.4Gy，这很容易实现。GTV 以红色曲线表示，PTV 以青色曲线表示，眼睛以紫色曲线表示，左视神经以粉色曲线表示，右视神经以绿色曲线表示

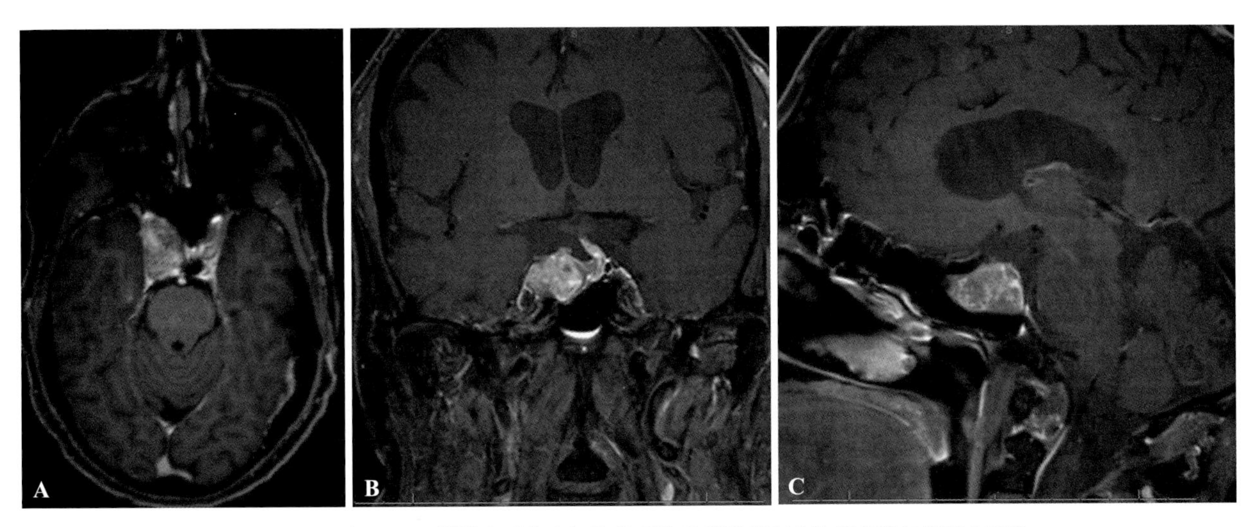

▲ 图 2-5 视图显示蝶鞍右后方未切除的垂体腺瘤延伸到右海绵窦并包绕颈内动脉

A. 轴向视图；B. 冠状视图；C. 矢状视图

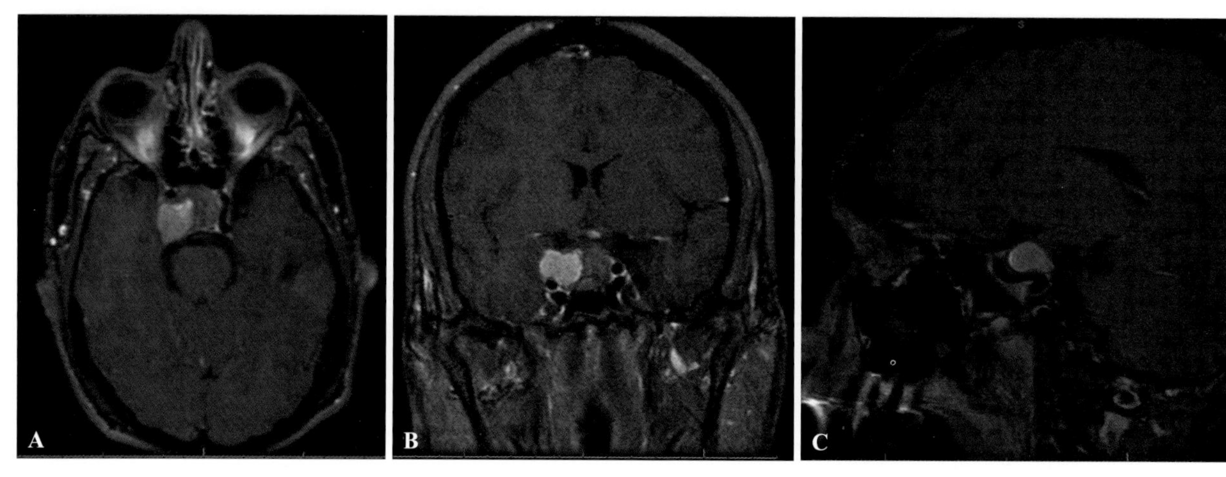

▲ 图 2-6　垂体腺瘤延伸到鞍上池，挤压垂体柄并压迫视交叉
A. 轴向视图；B. 冠状视图；C. 矢状视图

高，MRI 发现鞍区右侧有增大的强化病灶。患者接受了再次经蝶手术，切除了垂体右侧肿瘤，但因为组织粘连未能完全切除。术后 MRI 显示残留肿瘤位于右侧鞍区（图 2-7）。随后，内分泌科给予患者 Sandostatin 药物治疗。MRI 随访显示病灶稳定，GH、IGF-1 分别为 0.7ng/ml、217ng/ml，保持在正常水平。3 年后，患者无法再继续使用 Sandostatin 治疗。经过多学科会诊，建议患者接受 SRS 治疗。SRS 计划的 GTV 为鞍区右侧残留肿瘤，没有外扩 PTV（图 2-8）。使用 8 野的调强计划，GTV 处方剂量为 20Gy（图 2-9）。视神经和视交叉的剂量限制在 8Gy 以下，脑干的剂量为 12Gy 以下。剂量体积直方图显示，GTV 被 100% 剂量覆盖（图 2-10）。SRS 治疗前，患者停用 Sandostatin 治疗近 1 年，IGF-1 水平升高至 383ng/ml。患者治疗过程顺利，6 个月后来复查。MRI 检查未见肿瘤进展（图 2-11），IGF-1 降至 103ng/ml。此后患者每年复查 MRI 及 IGF-1。治疗后 7 年，患者 MRI 未见残留肿瘤进展，IGF-1 水平为 19ng/ml，且未发现放疗相关不良反应。

十二、总结

- 垂体腺瘤是颅内常见的良性肿瘤，占所有颅内肿瘤的 15%～20%。
- 临床上无功能垂体腺瘤占 25%～30%，其余为

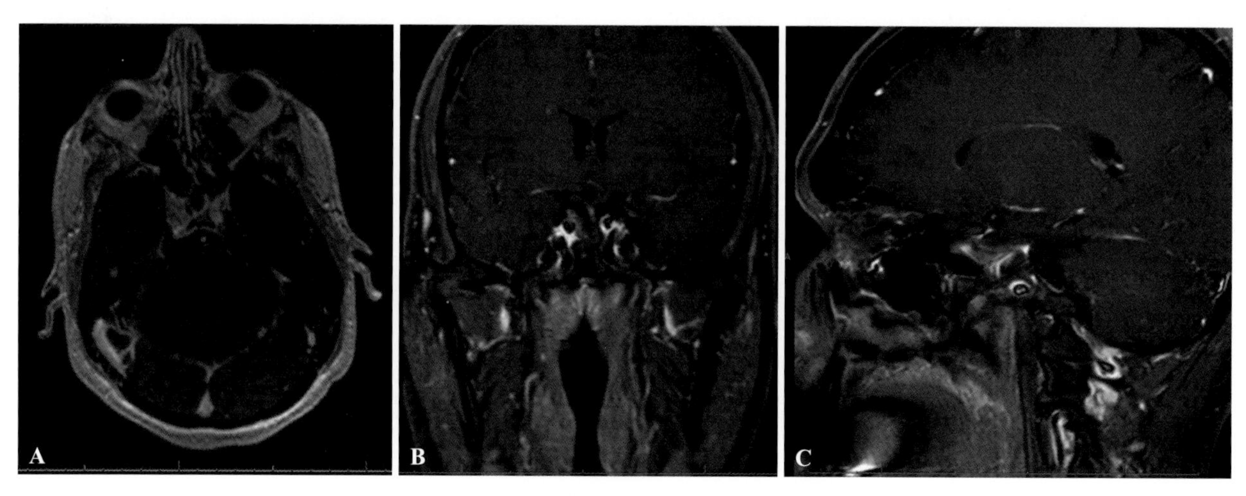

▲ 图 2-7　手术切除后蝶鞍右外侧残余垂体腺瘤
A. 轴向视图；B. 冠状视图；C. 矢状视图

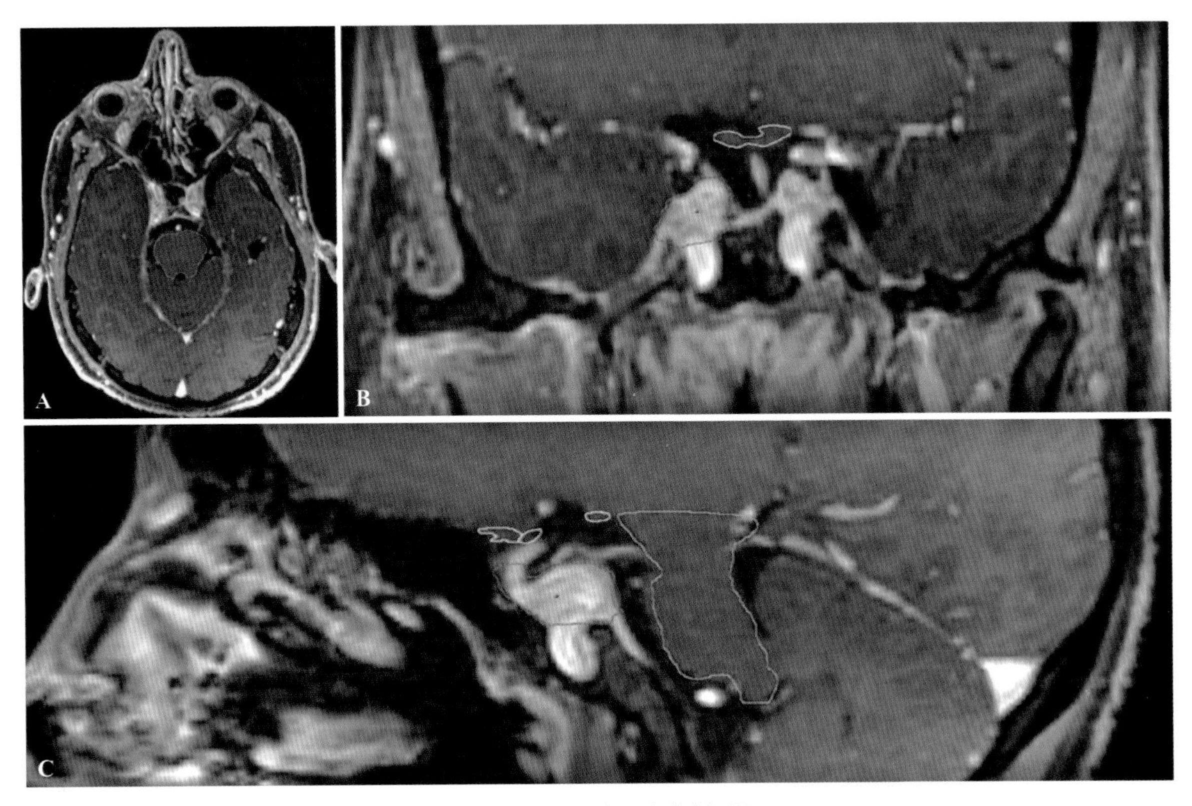

▲ 图 2-8　残余垂体腺瘤视图

A. 轴向视图；B. 冠状视图；C. 矢状视图。肿瘤体积为 GTV，无外扩 PTV。GTV 以红色曲线表示，眼睛以紫色曲线表示，右视神经以绿色曲线表示，视交叉以黄色曲线表示

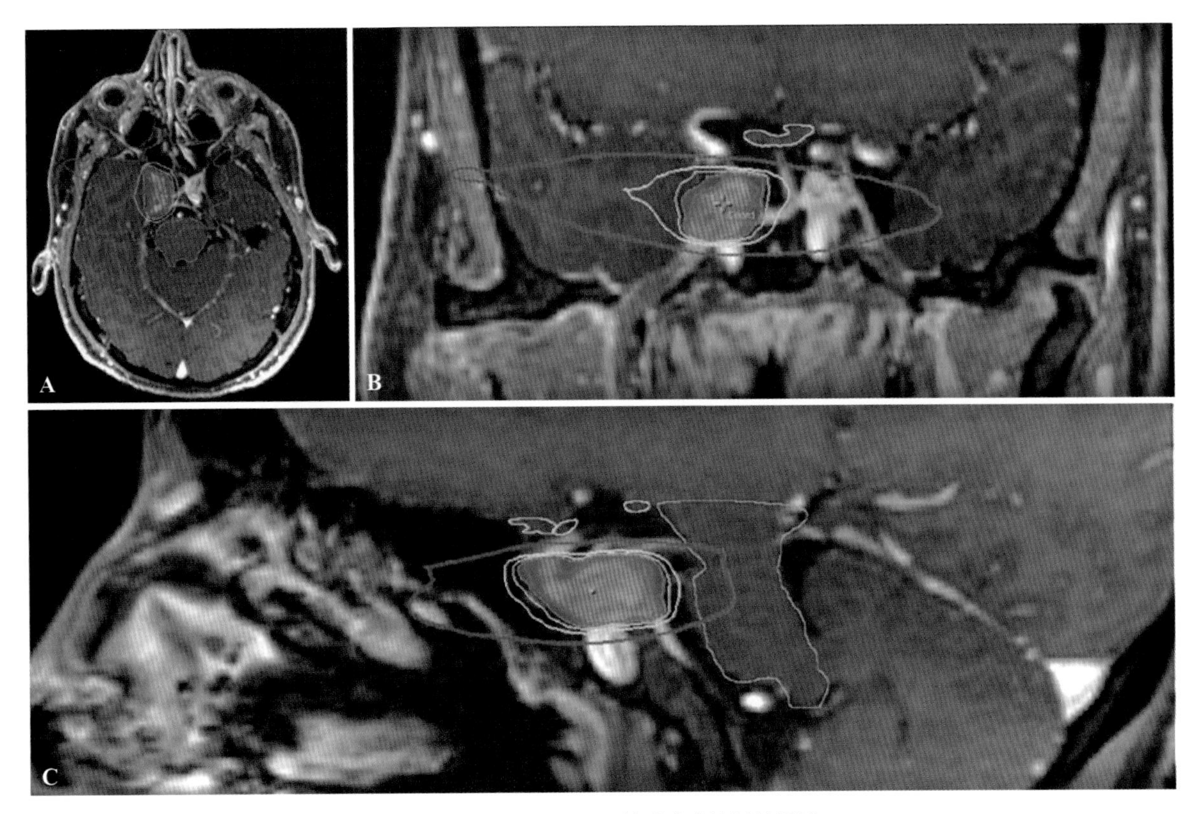

▲ 图 2-9　**8 野 IMRT 技术治疗计划的视图**

A. 轴向视图；B. 冠状视图；C. 矢状视图。100% 等剂量为单次 20Gy，可以采用三维适形或容积调强放射治疗（VMRT）技术实现

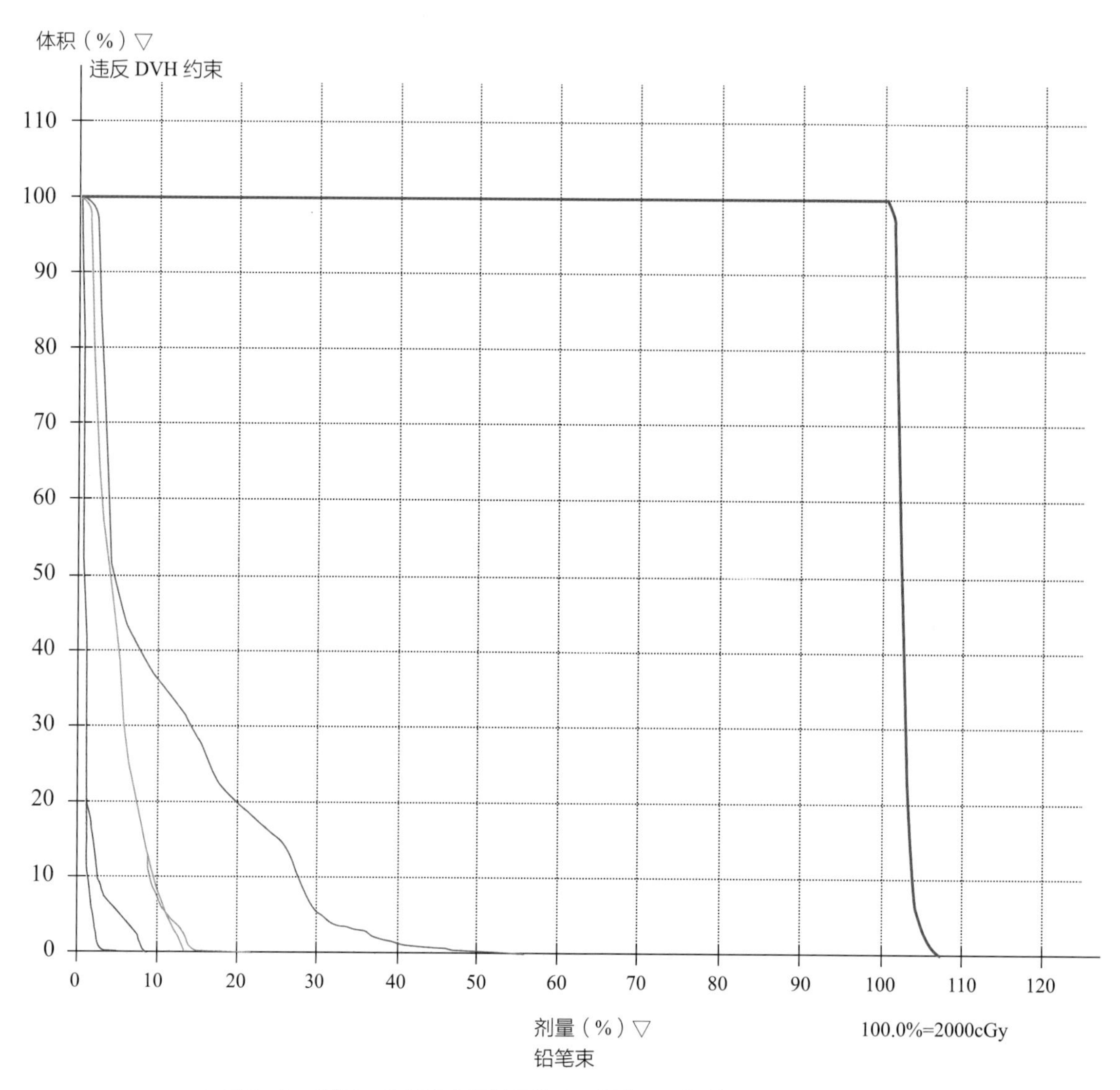

▲ 图 2-10　剂量 - 体积直方图显示脑干、视交叉和视神经都远低于耐受水平

GTV 以红色曲线表示，眼睛以紫色曲线表示，左视神经以粉色曲线表示，右视神经以绿色曲线表示，垂体以蓝色曲线表示

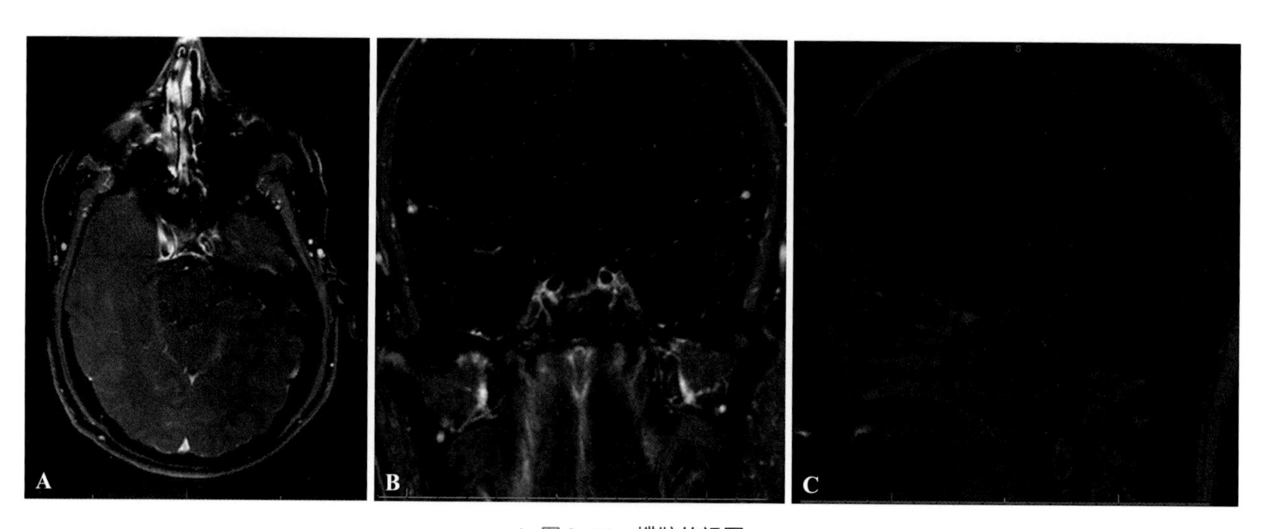

▲ 图 2-11　蝶鞍的视图

A. 轴向视图；B. 冠状视图；C. 矢状视图。未发现垂体腺瘤

分泌激素的功能性垂体瘤，占 70%～75%。

- 垂体腺瘤常见的临床表现包括由视交叉受压引起的颞侧视野缺损，常伴有头痛和垂体功能低下。功能性垂体腺瘤还会表现出相应激素过度分泌的临床表现。
- 垂体腺瘤诊治常常需要多学科参与，目的是保持或恢复正常的激素分泌功能，并消除或控制任何引起神经症状和激素症状的肿瘤占位效应。
- 垂体腺瘤放射治疗指征包括肿瘤次全切除、肿瘤复发或进展、激素分泌未缓解和不典型或癌的病理类型。
- 放射外科治疗垂体腺瘤要求肿瘤与视路结构的距离在 3mm 以上。
- 无功能垂体腺瘤照射剂量为分次放疗 45～50.4Gy、SRS15Gy。
- 功能性垂体腺瘤照射剂量要略高，为分次放疗 50.4～54Gy、SRS20Gy。
- 功能性和无功能垂体瘤分次放疗后 5 年肿瘤控制率＞ 90%。
- SRS 治疗无功能腺瘤 5 年局部控制率为 87%～100%。
- 对于功能性垂体瘤，分次放疗和放射外科的生化控制率很难通过研究进行评估，因为激素正常化和生化缓解值的标准因研究而异。
- 放射治疗长期毒性包括垂体功能减退、视神经病变和海绵窦内其他脑神经病变、放射性脑坏死、神经认知功能减退、脑血管病变和继发恶性肿瘤。

本章自测题

1. 垂体腺瘤最佳影像学检查为（　　）。

A. 有或无增强 CT 扫描　B. 脑 T_2WI MR 扫描
C. 脑 T_1WI 增强 MR 扫描　D. PET/CT 扫描

2. 功能性垂体瘤分次放射治疗剂量为（　　）。

A. 41.4～45Gy　B. 45～50.4Gy　C. 50.4～54Gy　D. 54～59.4Gy

3. 无功能垂体腺瘤沿右侧海绵窦复发，并与右侧视神经相邻，最好治疗方案是（　　）。

A. SRS，15Gy　B. SRS，20Gy　C. 分次放疗，45Gy　D. 分次放疗，54Gy

4. 垂体腺瘤放射治疗最常见的不良反应是（　　）。

A. 视力损伤　B. 垂体功能减退症　C. 脑卒中　D. 继发性恶性肿瘤

5. 放射治疗后影像学复查应（　　）。

A. 每个月 1 次　B. 每 3 个月 1 次
C. 放疗后 6 个月，然后每年 1 次　D. 每 2 年 1 次

答案

1. C　2. C　3. C　4. B　5. C

第3章

颅咽管瘤

Craniopharyngioma

Joshua D. Palmer　Andrew Song　Wenyin Shi　著

学习目标

- 能够描述颅咽管瘤流行病学特点及治疗效果。
- 能够描述颅咽管瘤临床表现及影像学表现。
- 了解颅咽管瘤病理和发病机制。
- 学习颅咽管瘤最佳多学科治疗方法。
- 学习关于颅咽管瘤各种放射治疗技术。
- 了解颅咽管瘤治疗中关键组织结构放射剂量限制。
- 熟悉颅咽管瘤放射治疗后遗症。

一、颅咽管瘤

颅咽管瘤是一种罕见的由Rathke囊上皮细胞发展起来的良性胚胎残余组织肿瘤，好发于鞍区和（或）鞍上区。它有两个临床病理亚型：釉质上皮型和乳头型。Zenker于1857年首次将颅咽管瘤描述为沿垂体结节部和远端的鳞状上皮样细胞团块[1]。Cushing于1932年首次将其命名为“颅咽管瘤”，这一术语一直沿用至今[1]。

二、流行病学

根据美国脑肿瘤登记中心最新报告，颅咽管瘤平均每年发病率为0.57/10万，每年有约586例各年龄组的新发病例，占全部中枢神经系统肿瘤0.8%[2]。颅咽管瘤可发生于各年龄段，包括产前期和新生儿期。釉质上皮型颅咽管瘤呈双峰分布，5—14岁和50—74岁成年人发病率增高[3, 4]。相反，乳头状颅咽管瘤几乎只发生于成人，中位年龄约为45岁[5]，男性和女性发病率相似[3, 4]。一些迹象表明，颅咽管瘤发病率在全球范围存在差异，亚洲和非洲发病率更高[3]。目前尚无明确的环境危险因素[3]。此两种亚型最好发于鞍上池部位，单纯鞍内占位最为少见。其他好发部位包括鼻咽、副鼻翼、蝶骨、筛窦、视交叉池内、颞叶、松果体、颅后窝、桥小脑角、中脑及第三脑室[1]。

三、诊断和预后

通常，颅咽管瘤诊断基于临床表现、影像学表现，然后病理确诊。所有患者都应有完整的病史记录和体格检查，MRI和（或）CT神经系统成像，包含激素水平的实验室检查及详细神经眼科评估。

（一）临床表现

颅咽管瘤通常生长缓慢、症状隐匿。这通常会延误诊断，有时出现症状数年后才诊断。由于肿瘤部位、大小、生长模式以及与颅内关键结构的关系不同，临床表现多种多样。最常见症状是颅内压增高、内分泌功能障碍和视觉障碍引起的相应临床表现。颅内压增高最初常表现为非特异性症状，如头痛、恶心、呕吐及嗜睡。这些症状可能是由肿瘤引起的占位效应所致，也可能是由室间孔、第三脑室或导水管阻塞所致的脑积水所导致[6]。成人颅咽管瘤出现激素缺乏的概率远高于儿童患者。40%～87% 患者确诊时发现至少存在一种激素缺乏症[1, 7]。激素功能障碍通常表现为内分泌功能低下，如甲状腺功能减退、肾上腺功能不全、生长激素不足或尿崩症。偶尔也可能表现为激素分泌异常增加，如性早熟或肥胖。成人颅咽管瘤患者中，受影响最大的激素为生长激素（75%），其次为促性腺激素（40%）、促肾上腺皮质激素（25%）及促甲状腺激素（25%）[8]。17% 患者因垂体柄受压而出现尿崩症[8]。13% 患者因下丘脑受累而表现为体重明显增加[8]。初次诊断时，视力损害在成人患者中也很常见，有研究发现该比例为 62%～84%[1, 7]。因此，所有患者都应行全面的眼科检查，包括最低限度的视力检查、视野检查和散瞳检查。眼科检查中最典型表现是双颞侧偏盲，提示视交叉下部受压。

（二）影像学

头颅平扫 CT 和头颅平扫及增强 MRI 是颅咽管瘤最重要的神经影像学评价指标。颅咽管瘤典型表现是鞍上部分实性、部分囊性并伴有钙化的肿块。颅咽管的任何位置均可发生颅咽管瘤，最常见位置是鞍区和鞍旁区。儿童中釉质上皮亚型最常见。该型由囊性和实性成分组成并伴有钙化（图 3–1）。钙化在 CT 上最容易被发现（图 3–2）。钙化在儿童（90%）中比成人（70%）更常见，釉质上皮型相对乳头型更常见[9]。平扫 T_1WI 中，肿瘤实性成分通常呈等强度信号（图 3–3）。其特征是注入对比剂后表现为强烈的不均匀增强（图 3–3）。囊性成分的信号强度因囊内蛋白含量存在差异而不同。囊性液体通常含有胆固醇晶体和蛋白质，在平扫 T_1WI 上表现为高信号。在增强 T_1WI 中通常表现为伴有环形强化的低信号影。成人颅咽管瘤为乳头型的概率更大，该亚型可能仅有实性成分或为实性和囊性组成的混合成分。与儿童颅咽管瘤相比，其发生钙化的程度要低得多（图 3–4）[9]。

四、病理学与发病机制

颅咽管瘤起源于从 Rathke 裂隙到第三脑室底的颅咽管周围上皮残余。关于颅咽管瘤发病机制有两种学说。第一种被称为胚胎来源理论，该理论主要用来解释釉质上皮型颅咽管瘤。通常认为 Rathke 囊的残余组织从胚胎鳞状细胞巢经过复杂的转化而形成颅咽管瘤细胞。该亚型也与 WNT 信号通路中负责编码 β–catenin 蛋白的 *CTNNB1* 基因发生突变有关[10, 11]。这些突变导致 β–catenin 蛋白的不断累积成簇并几乎完全聚积在上皮巢内。这些簇被认为在肿瘤侵袭中发挥作用，因为抑制 *CTNNB1* 基因

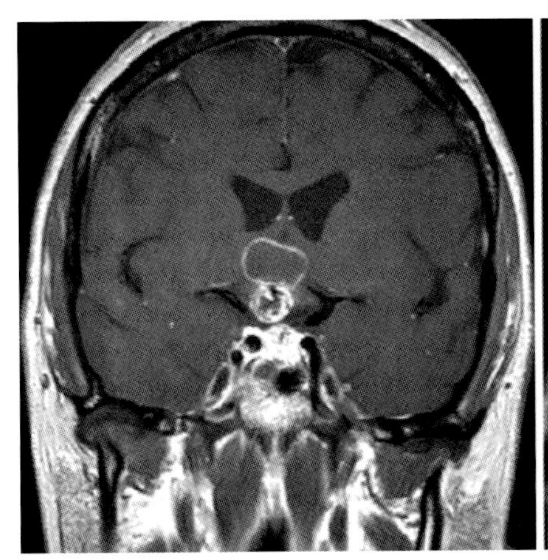
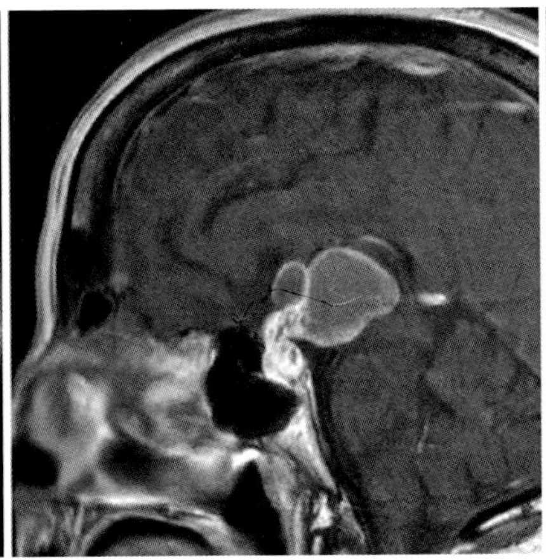
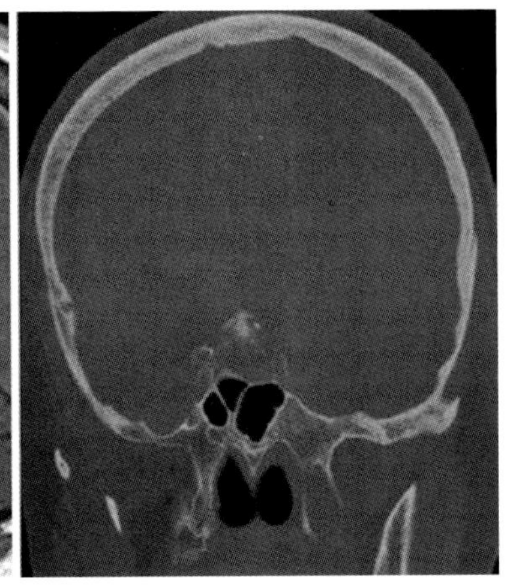

▲ 图 3–1 典型釉质型颅咽管瘤 MRI 表现
既有固体成分也有囊性成分，好发部位为鞍上和鞍内部位

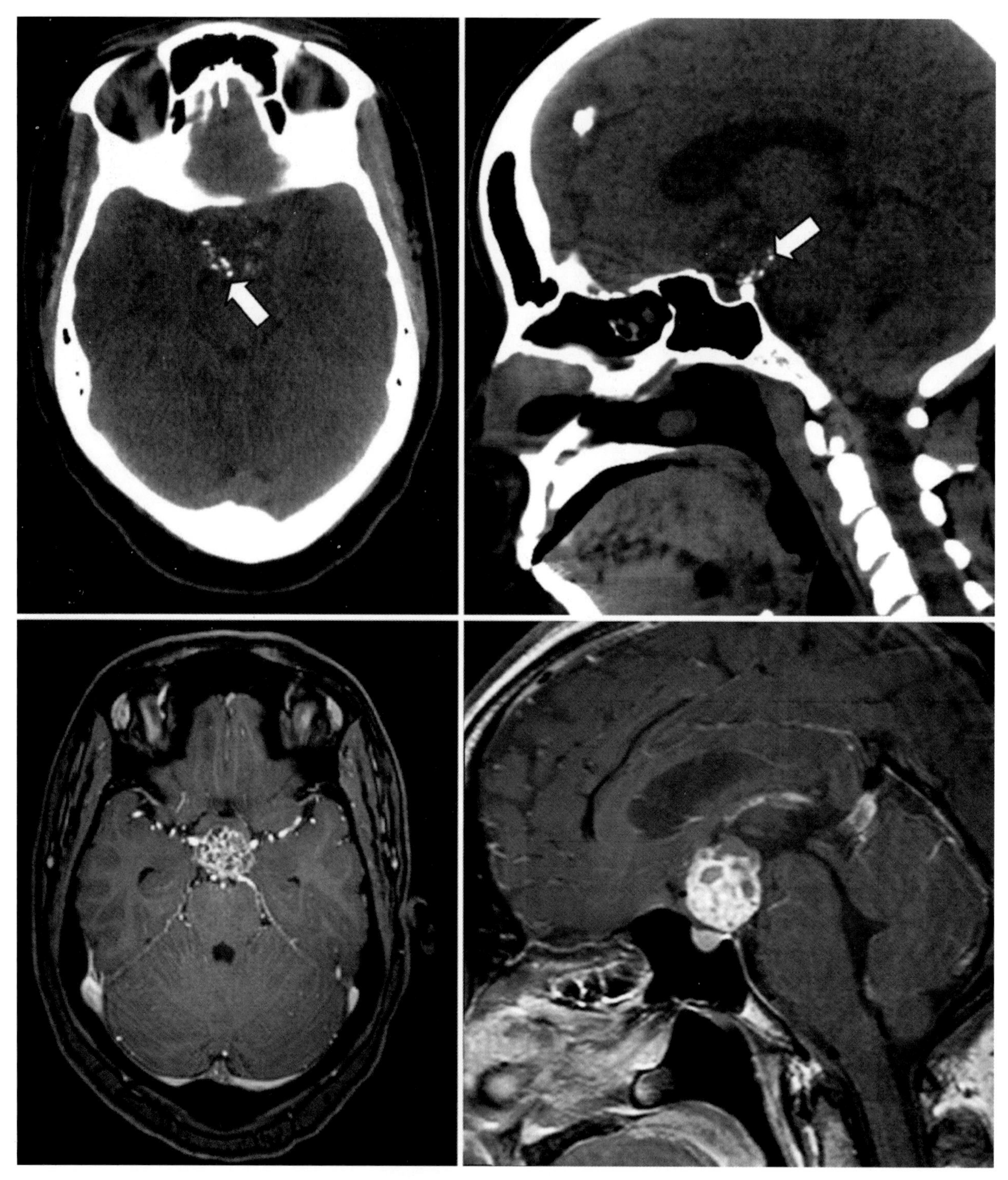

▲ 图 3-2　与 MRI 成像相比，CT 扫描显示钙化效果最佳
钙化（箭）

和 fascin 蛋白会导致肿瘤细胞迁移减少[12, 13]。总的来说，与釉质上皮亚型颅咽管瘤相关的突变数量很低[10, 13]。比较釉质上皮亚型和乳头亚型时，利用甲基化谱芯片技术发现 WNT 通路 *AXIN2* 基因和 SHH 通路 *GLI2* 基因和 *PTCH1* 基因相对低甲基化[12]。进一步研究发现与釉质上皮亚型颅咽管瘤相关的信号通路包括 WNT、SHH、EGFR 和炎症通路[14]。然而，目前还没有生产出针对这些目标靶点的有效靶向药物。

化生途径通常用来解释乳头亚型颅咽管瘤的发

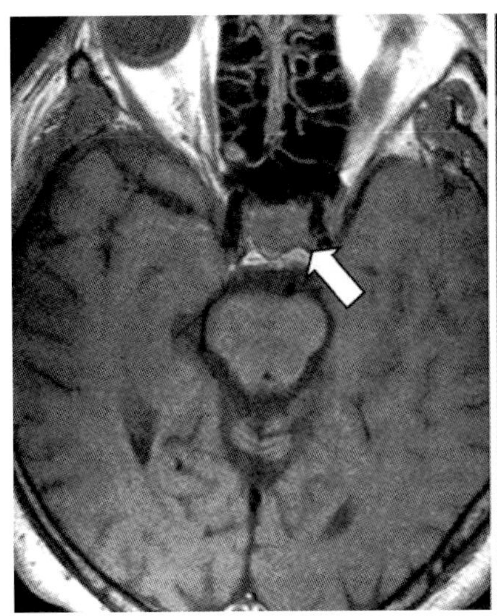
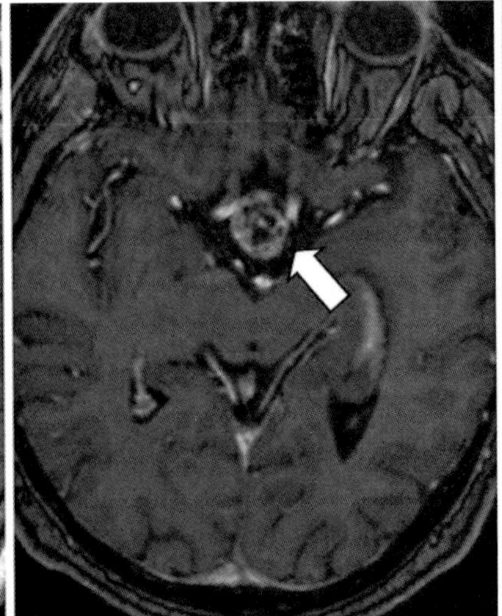
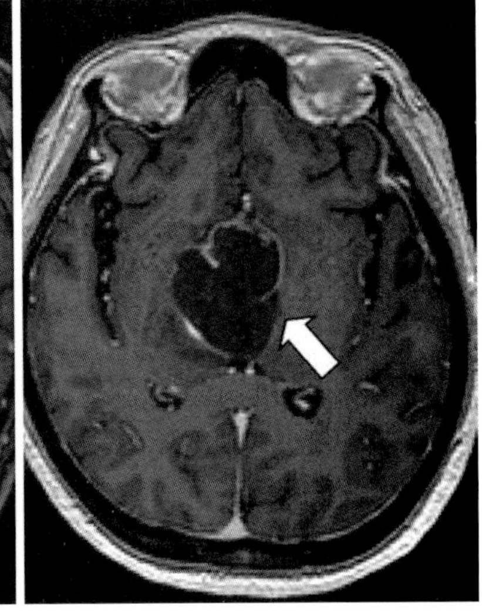

▲ 图3-3 **颅咽管瘤实体成分**

在平扫 T_1WI 上通常呈等信号（左图，箭）；注入对比剂后信号明显增强，通常是不均匀的（中图，箭）；囊肿通常在增强 T_1WI 上呈低信号，并伴有环形强化（右图，箭）

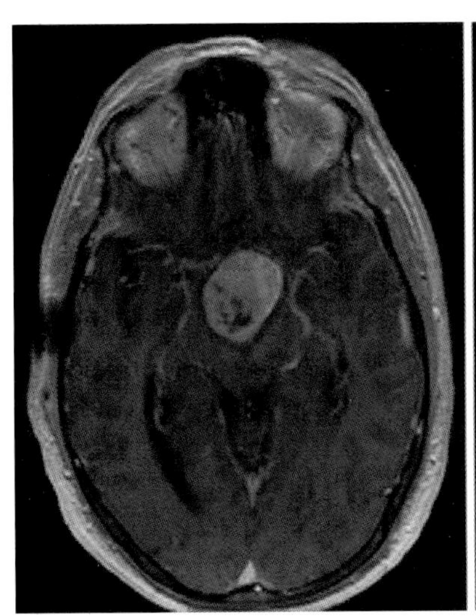
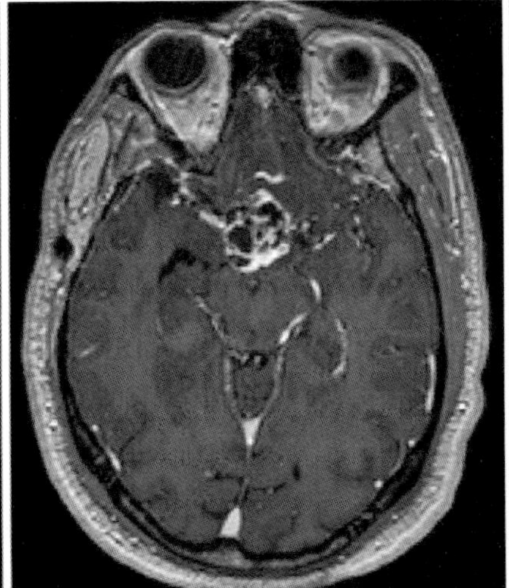
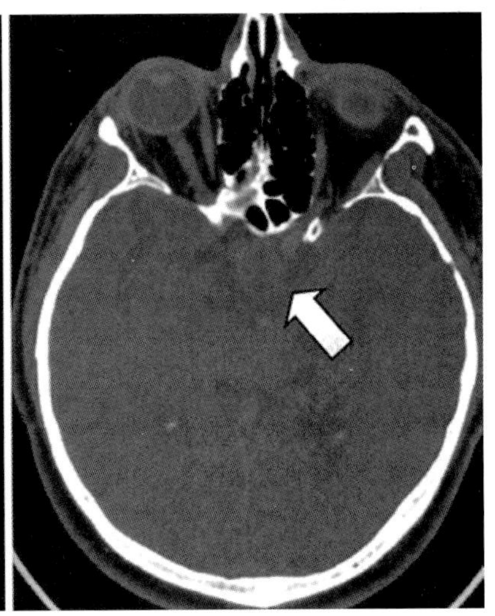

▲ 图3-4 **两个乳头型颅咽管瘤的典型表现**

该亚型可能仅有实性成分（左图）或实性和囊性组成的混合成分（中图），通常没有钙化（右图，箭）

生，该亚型与 *BRAF* 基因突变尤其是 *BRAF V600E* 基因突变相关。该理论认为颅咽管瘤是由腺垂体下丘脑结节部的垂体细胞化生而成，并与鳞状细胞巢的形成有关。腺体中的化生巢和鳞状细胞巢所产生的激素会进一步促进化生[1,11]。

两种亚型颅咽管瘤在组织学上也是不同的。釉质上皮亚型主要见于儿童，以鳞状上皮条索、结节和不规则小梁为特征，小梁周围可见呈栅栏样排列的柱状上皮及与星网状细胞合并的排列密集的细胞岛。在致密区和疏松区均可见“湿角质”结节，是由于浅染色细胞核残余被嵌入嗜酸性角质团块，含有鳞状细胞成分的囊性空腔被扁平的上皮细胞覆盖所形成。肉芽肿性炎症与胆固醇裂解和巨细胞形成有关。肿瘤周围常可见伴有丰富Rosenthal纤维的结节状神经胶质增生（图3-5）。乳头亚型在成年患者中更为常见，通常为边界清晰的实性结构，极少出现钙化。组织学上由成熟的鳞状上皮和假鳞头组成，没有栅栏样和星网状细胞（图3-5）[15]。乳头型颅咽管瘤在细胞膜中也有claudin-1高表达[16]。

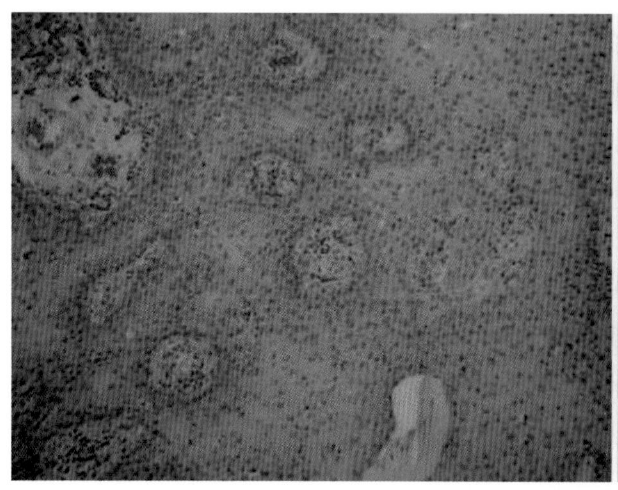
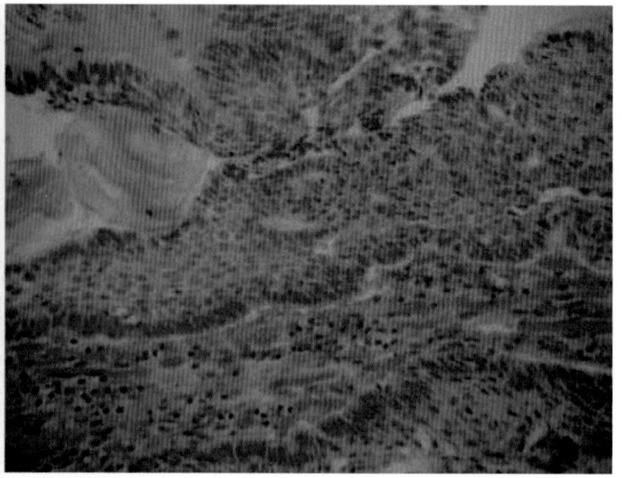

▲ 图 3-5　颅咽管瘤的典型 HE 切片
乳头亚型（左图）和釉质上皮亚型（右图）（图片由 Dr.Lawrence Kenyon 提供）

预后

总体而言，颅咽管瘤生存率较高，1 年、2 年和 5 年生存率分别为 92.1%、89.5%、83.9%[2]。与成人相比，儿童的预后似乎更好，1 年、2 年和 5 年生存率分别为 97.2% vs. 88.3%、96.3% vs. 84.7% 和 92.7% vs. 77.7%[2]。不同年龄组好发组织病理类型不同，儿童常被诊断为釉质上皮型颅咽管瘤，而成人更可能患乳头型颅咽管瘤。乳头亚型侵袭性更强，这可能是造成上述生存率存在差异的原因。据长期随访观察，达到全切程度的患者预后更佳[8]。约 25% 患者复发，10 年生存率较差。大约 3/4 患者通过手术、放疗或联合治疗等挽救性治疗手段成功控制复发[8, 17, 18]。

五、整体治疗策略

颅咽管瘤的成功治疗需要多学科团队的密切合作，最好是在专科中心开展。关于颅咽管瘤的最佳治疗方法存在争议，包括前期积极的全切或保守性手术后予以辅助放疗。由于该病组织学为良性，治疗策略应同时考虑提高治愈率和降低并发症发生率。侵袭性手术明显与出现治疗并发症和显著的复发率相关[19, 20]。已证实保守手术加放疗具有极好的局部控制，同时显著降低并发症[19, 21-23]。因此，在过去 20 年中，治疗模式已经从历史上的积极完整切除转向了近代采用的保守切除联合辅助放疗的治疗策略[20, 21, 24]。放疗最佳时机也存在争议，因为序贯放疗与复发后放疗的无进展生存率和总生存率相近[19, 25-28]。有效的挽救性治疗是造成两者的总生存率没有显著差别的主要原因，包括进一步的手术及放疗[22, 25]。70% 的患者在次全切除术后 3 年内出现进展[22, 25, 29]。再次手术后出现急性并发症和认知功能障碍的风险显著增高[30-32]。近期一项研究进一步表明，复发后放疗的疗效较差[33]。综上所述，对于次全切除患者，辅助放疗应该提前考虑，而不是等到复发后。

治疗应从眼科和内分泌功能评估开始。通过 CT 和 MRI 成像准确地确定肿瘤大小、特征及和重要区域（包括下丘脑和视通路）的关系。经验丰富的神经外科医生根据已知分类系统对患者进行全切除术前评估，这一步是至关重要的[34, 35]。手术治疗目标有四个方面：获取组织学诊断，减轻占位效应引起的症状，获得局部控制，降低肿瘤负荷或使肿瘤远离重要结构。下丘脑损害是一项需引起重视的长期并发症，使用 Puget 分级量表用于下丘脑受侵的患者可最大程度减少下丘脑损害[36]。通常，病变累及下丘脑（Puget Ⅱ级）、既往多次尝试行全部切除、既往卒中、一般状况差和（或）存在动脉闭塞，不推荐行全切除术。综上所述，手术切除方式是个性化的。视交叉前部和后部位肿瘤或许更适合采取“激进”的手术方式，而肿瘤累及下丘脑（即体积大的或视交叉上部位肿瘤）的患者手术方式更偏保守。

六、放射治疗管理

放疗适用于手术后存在残留及初次全切除术后出现复发的患者。颅咽管瘤治疗中常采用以下几种放射治疗技术。

（一）常规外照射

常规外照射的长期随访结果在许多系列研究中均有报道（表 3–1）[23, 29, 45, 46]。三维适形放疗（3D–CRT）、动态适形弧形治疗（DCAT）、调强放疗（IMRT）、容积旋转调强放疗（VMAT）等是颅咽管瘤常用的放射治疗技术。由于颅咽管瘤多位于鞍上区，靠近视通路、下丘脑和海马，因此 IMRT/VMAT 可更好地保护危及器官（OAR）[47]。采用非共面野对于改善脑肿瘤患者靶区剂量的一致性和均匀性非常重要 [48, 49]（图 3–6）。例如，一项比较上述照射技术的剂量学研究表明，与动态弧形或共面

表 3–1　关于颅咽管瘤放射治疗的系列研究

研　究	病例数	放疗剂量（Gy）	PFS 5 年（%）	PFS 10 年（%）	PFS 20 年（%）
Regine[37]	12	55.8	83	81	
Harrabi[38]	55	52.2	95.3	92.1	88.1
Hetelakidis[29]	46	54.64	92	89	
Varlotto[39]	24	54	95	89	54
Merchant[31]	88	54	83～100	60～98	
Rajan[23]	173	50～54	92	83	79
*Alapetite[40]	49	54（质子）	90[a]		
*Indelicato[41]	40	54（质子）	100[a]		
#Fitzek[42]	15	56.9（质子）	93	85	
##Kobayashi[43]	107	11.5（SRS）	60.8	53.8	
##Xu[44]	37	14.5（SRS）	67		

*. Curie Paris Orsay 研究所正在进行的两项 Ⅱ 期试验评价质子剂量上升到 59.5CGE 和（St.Jude）利用质子治疗将 CTV 范围缩小 3mm；#. 单纯放疗及次全切除术 + 放疗；##. 包括手术 / 放疗在内的多种既往治疗；a. 1 年局部控制率。PFS. 无进展生存率

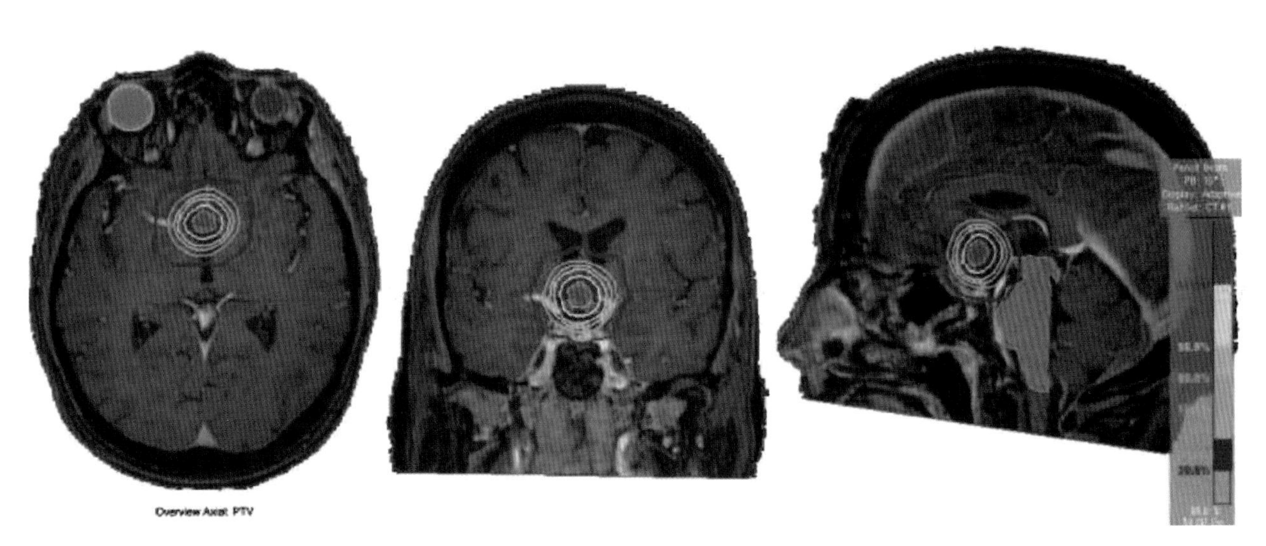

▲ 图 3–6　非共面野 VMAT 治疗计划显示出良好适形度，PTV 外剂量急剧跌落

VMAT 相比，非共面 VMAT 能显著降低双侧海马区的平均剂量[50]。

照射的肿瘤区（GTV）为术后 MRI、CT 下显示的残余肿瘤、瘤床及囊腔。颅咽管瘤是良性肿瘤，通常边界清晰，较少表现为浸润性生长模式。因此，包括亚临床病灶的最小临床靶区（CTV）是足够的。近期，很多研究采用 CTV 在 GTV 三维方向外扩 5mm，显示了良好的局部控制水平，实验结果证明其使用是合理的[31]。St.Jude 目前的一项前瞻性研究正在评估 3mm 的 CTV 边界。计划靶区（PTV）依据患者摆位、体位固定和图像引导技术而异，在 0～1cm。如果使用立体定向放疗与图像引导，PTV 可外扩 0～3mm[51]。由于肿瘤发生部位，PTV 常特别邻近或包绕部分视通路。应尽量将 PTV 剂量热点降至最低，以减少放射性视神经病变的风险（图 3-7）。一项重要的注意事项是，分次放疗过程中可能会出现肿瘤囊肿扩大，应定期复查 MRI 以确保囊肿被 PTV 充分覆盖。复查 MRI 频率取决于治疗中心可用资源的多少，可每周 1 次、每 2 周 1 次或治疗中期复查 1 次[31]。乳头型颅咽管瘤多见于成人，常伴有小的囊性成分。治疗中复查 1 次 MRI 一般就足够了。随着 MR LINAC 系统的出现，可进行更频繁的肿瘤或囊肿进展监测成像，从而允许治疗靶区更为适形，同时治疗边界更小。

总剂量 50～54Gy（1.8～2Gy/ 次）能达到最佳的总体控制水平，＜ 50Gy 的长期控制较差[14, 31, 52]。目前尚无足够数据比较 50Gy 和 54Gy 时的局部控制。瘤周重要组织结构（如视交叉、视神经和脑干）的照射耐受性至关重要。应尽量达到视神经及视交叉＜ 55Gy，脑干＜ 60Gy，耳蜗＜ 40Gy[53, 56]。

（二）立体定向放射外科

立体定向放射外科（SRS）是颅咽管瘤治疗较新的手段。对于精心选择的患者，SRS 治疗效果同样优异（表 3-1）。从历史上看，SRS 主要适用于距视通路至少 3mm 距离且最大径不超过 3cm 的很小的残留病灶或局部复发灶。靶区通常为不外扩边界的肿瘤区。单次照射剂量 12～15Gy 似乎足够[57]。视通路受照剂量应低于 8Gy，但最高达到 12Gy 也是可以接受的[54]。剂量＜ 8Gy 的视神经病变发生率＜ 1.7%，8～10Gy 为 1.8%，＞ 21Gy 为 10%[54]。但依据美国 Mayo 医学中心最新经验，视通路剂

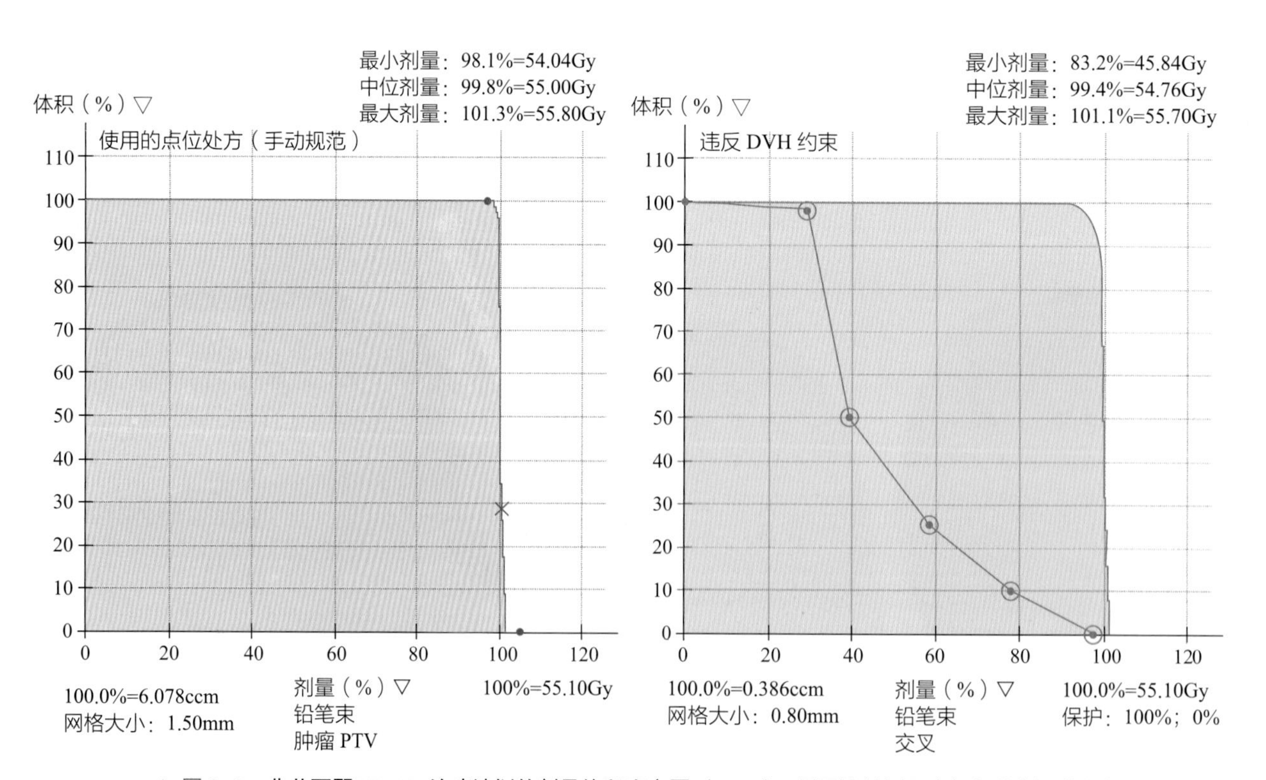

▲ 图 3-7　非共面野 VMAT 治疗计划的剂量体积直方图（DVH），显示该计划具有极好的剂量均匀性

量增加到 12Gy 时视神经病变的风险非常低，小于 1%。然而，由于颅咽管瘤患者生存期较长且存在出现晚期反应风险，因此应格外小心[58]。

随着无框架 SRS 技术的应用，2～5 次的分次 SRS 也被用于治疗颅咽管瘤[59, 60]。颅咽管瘤 α/β 值被设定为 2[39]。因此，25Gy（5 次）计划剂量相当于 12.3Gy 的单次照射剂量。几项短期随访的小型系列研究显示其治疗效果良好，且毒性极小[59, 60]。其还有待长期观察来进一步验证。

（三）质子治疗

质子治疗的特点是在粒子射程范围外剂量很小或没有（Bragg 峰）。因此，质子治疗可以改善剂量适形度，并可能使正常脑组织受到中低剂量辐射的区域更少（图 3-8）。大脑积分剂量的减少预计会降低早期和晚期毒性反应。多项研究评估了质子治疗对颅咽管瘤的疗效，研究显示 83%～91% 具有良好的 10 年局部控制率（表 3-1）[42, 61, 62]。质子治疗颅咽管瘤的一个特别具有挑战性的情况是照射过程中肿瘤的囊性生长。与光子治疗相比，质子治疗剂量分布对肿瘤体积的变化更为敏感。例如，调强质子治疗（IMPT）靶区体积变化超过 5% 就需要重新做计划，而 IMRT 靶区体积变化为超过 10% 才重新制定计划[63]。根据技术和优化方法的不同，治疗过程中可能需要频繁复查 MRI 和重新制定治疗计划。需要密切的长期随访来进一步明确质子放疗在颅咽管瘤治疗中的作用。

（四）治疗效果

颅咽管瘤 5 年疾病控制率为 80%～90%[1]。儿童患者可能更高，超过 90%。有研究报道了治疗后 5～10 年出现晚期复发的案例，因此建议对颅咽管瘤患者进行长期随访以监测和管理放疗晚期毒性反应。治疗后 1 年内出现囊肿范围扩大时虽可能并不预示真正的复发，保守治疗可使囊肿缩小。然而，1 年后出现的囊肿范围扩大常需要增加其他治疗手段以控制进展（应用 ^{32}P、^{186}Re、^{90}Y 的腔内 β 射线近距离放疗、博来霉素或干扰素）。

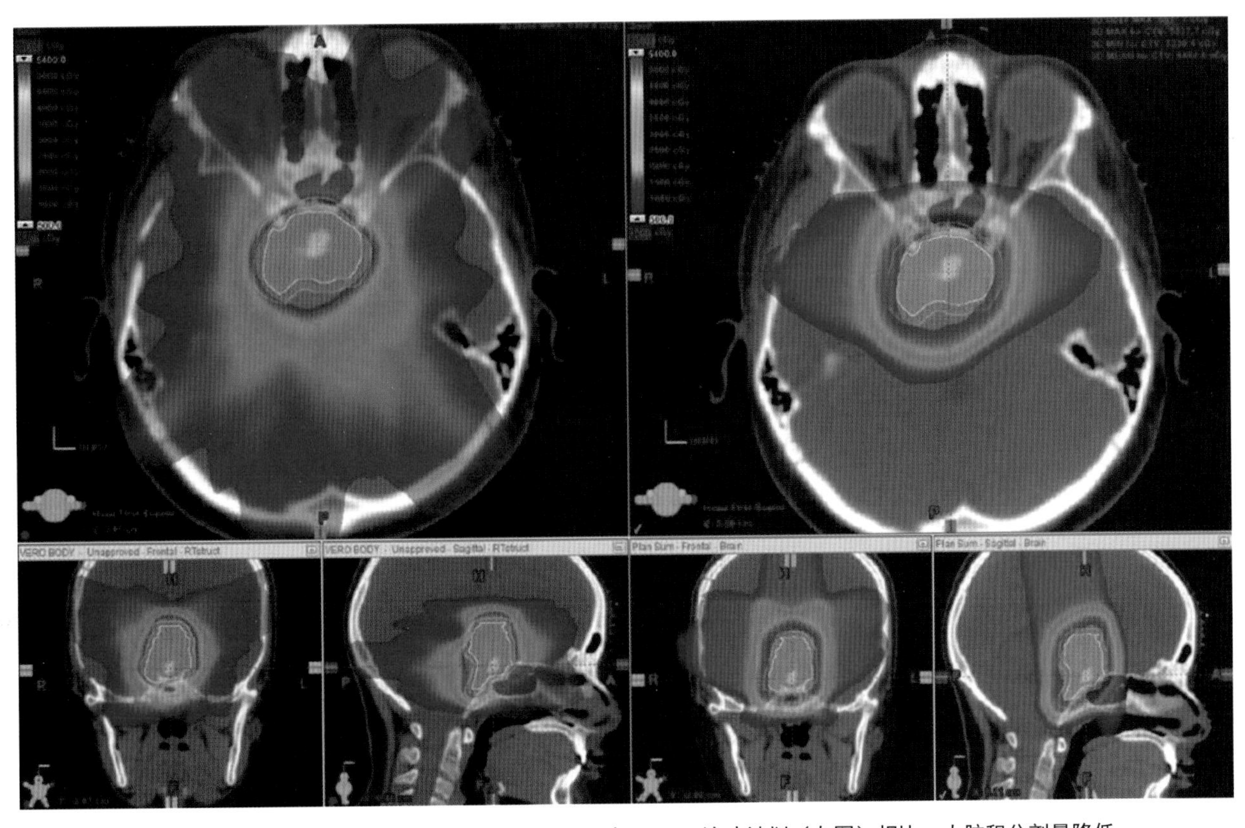

▲ 图 3-8 颅咽管瘤质子照射治疗计划（右图）与 IMRT 治疗计划（左图）相比，大脑积分剂量降低
（图片由 Dr. Daniel Indelicato 提供）

七、治疗相关毒性

急性治疗相关毒性反应是许多脑肿瘤患者的特征，最常见的为疲劳、皮肤反应、脱发、淋巴细胞减少、头痛、恶心、呕吐和脑水肿。这些治疗相关毒性反应可根据严重程度给予相应的内科保守治疗。

晚期治疗相关毒性反应与肿瘤位置靠近额叶和颞叶、血管结构、视通路、垂体和下丘脑有关。额叶和颞叶部位的白质非常容易受到损伤，从而导致认知能力降低、脱抑制（译者注：原文是“disinhibition”。生理条件下，大脑皮质对深反射具有抑制作用，当大脑皮质或皮质脊髓束损伤时，则出现深反射亢进，表现为脱抑制后的功能释放）、注意力和记忆方面出现问题[14, 36, 64–67]。

最常见晚期毒性反应是甲状腺功能减退（96%）、促肾上腺皮质激素缺乏（84%）、尿崩症（53%）和两种以上的内分泌疾病（39%）。常见神经毒性反应包括头痛（39%）、癫痫（27%）、脑血管异常（37%）、脑血管疾病（15%）、听力损失（单侧 6%、双侧 10%）、动眼神经功能障碍（12%）和视觉障碍（单侧 12%、双侧 35%）。神经认知障碍包括神经认知延迟（20%）、心理问题（30%）、学业能力低下和沟通障碍（10%）[68, 69]。多达一半的颅咽管瘤患者可能会出现多食、代谢综合征和下丘脑性肥胖[14, 70]。危险因素包括下丘脑受累、诊断时的体重、生长激素替代治疗和需要分流的脑积水。与普通人群相比，该病患者的心血管病死亡率明显更高（高达 19 倍）[71]。与下丘脑性肥胖相关的其他不良反应包括昼夜节律紊乱、饮食行为异常和非酒精性脂肪肝[69]。

颅咽管瘤作为良性组织学类型肿瘤，其局部控制率和总生存率均很高。然而，最近已经证明，下丘脑受累对长期（20 年）生存率会受到显著的负面影响（下丘脑无受累为 95%，下丘脑有受累为 84%）[72]。代谢综合征和下丘脑性肥胖是死亡的主要原因。颅咽管瘤根治性治疗后，多学科的长期护理对患者至关重要，关注重点是内分泌功能障碍、神经认知训练、眼科评估、代谢综合征管理及心脑血管危险因素。

八、结论

颅咽管瘤最佳治疗方法已发展为保守手术联合序贯放疗。对于有残留病灶的患者，建议行放射治疗。尽管整体上颅咽管瘤的治疗效果非常好，但长期后遗症较为常见，需引起重视。随着未来放疗技术的不断发展（如质子治疗），或许能够在保持良好局部控制水平的同时进一步改善毒性情况。

九、病例研究

患者 55 岁，男性，出现双颞侧偏盲和头痛，双侧耳鸣和神经性听力损失。促甲状腺激素、游离 T_4、催乳素、IGF–I 和生长激素在正常范围内。黄体生成素轻度减少。眼科检查显示视力正常和双颞偏盲。眼底血管无扩张，无视盘水肿。增强脑磁共振成像证实鞍上增强肿块，大小 2cm × 2cm × 1.7cm。肿块上部主要是囊性的，有液体信号，内部没有增强。肿块下部更不均匀，有实性强化区（Puget Ⅱ级）（图 3–9）。头部 CT 显示斑片状钙化。影像学表现与釉质上皮型颅咽管瘤最一致。该病例在多学科肿瘤委员会进行了讨论。建议进行保守手术，然后进行放射治疗。患者接受了微创内镜下经鼻切除颅咽管瘤。病理学显示为釉质上皮型颅咽管瘤。术后增强脑 MRI 显示残留病灶毗邻视交叉（图 3–9）。患者手术后恢复得很好，没有明显术后并发症。手术后 8 周，患者开始接受放射治疗。由于非常接近视交叉，建议分次立体定向放射治疗。他接受单次 1.8Gy 总剂量 54Gy 照射（图 3–10），对治疗耐受性良好，在放射治疗后 6 年随访中，仍然没有局部进展的证据，也没有出现明显的晚期毒性反应。

十、总结

- 颅咽管瘤源于第三脑室底部的 Rathke 囊上皮残余物。
- 颅咽管瘤有两种主要的组织学亚型：发生在儿童和成人中的具有双峰年龄分布的釉质上皮型，以及发生在成人中的乳头型。
- 常见症状包括头痛、视野障碍（双颞偏盲）、激素功能障碍和体重增加。

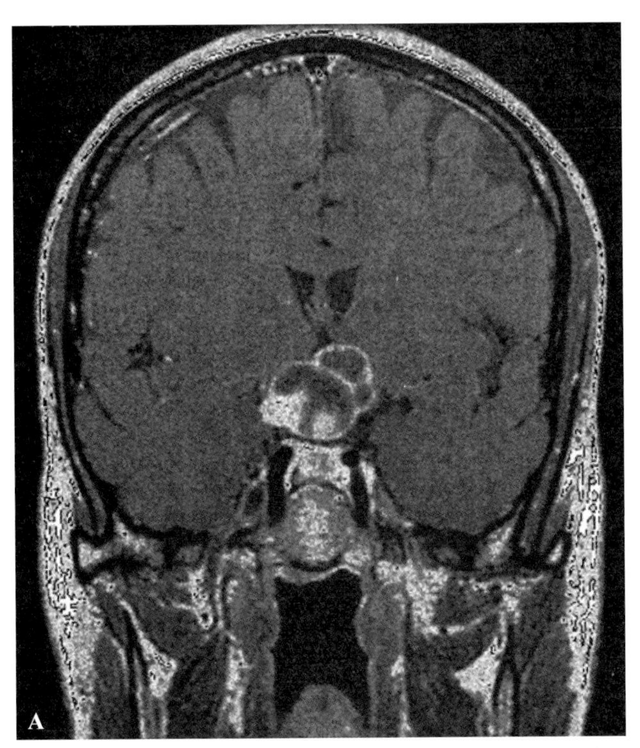

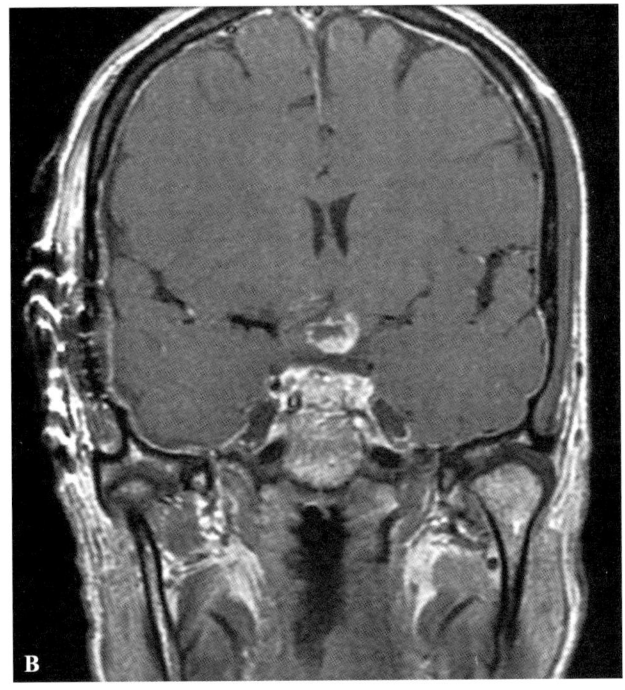

◀ 图 3-9 **病例影像学表现**
A. 术前 MRI；B. 术后 MRI

- 成人和儿童总生存率在 80%～90%。
- 治疗是多学科综合治疗，最大限度安全切除，次全切除后行放射治疗。
- 颅咽管瘤标准放射治疗包括单次 180cGy、总量 5040～5400cGy 的分次外照射。
- 通过使用每日影像引导、IMRT/VMAT/ 质子治疗和每周磁共振成像来监测囊肿大小（可行时），放射治疗质量得到了改善，从而允许更小的照射体积。
- 立体定向放射外科手术和腔内近距离放射治疗是治疗复发病例的选择。
- 肿瘤累及下丘脑并伴有下丘脑肥胖和易致早期死亡的垂体功能减退的患者出现治疗并发症的概率可能很高。

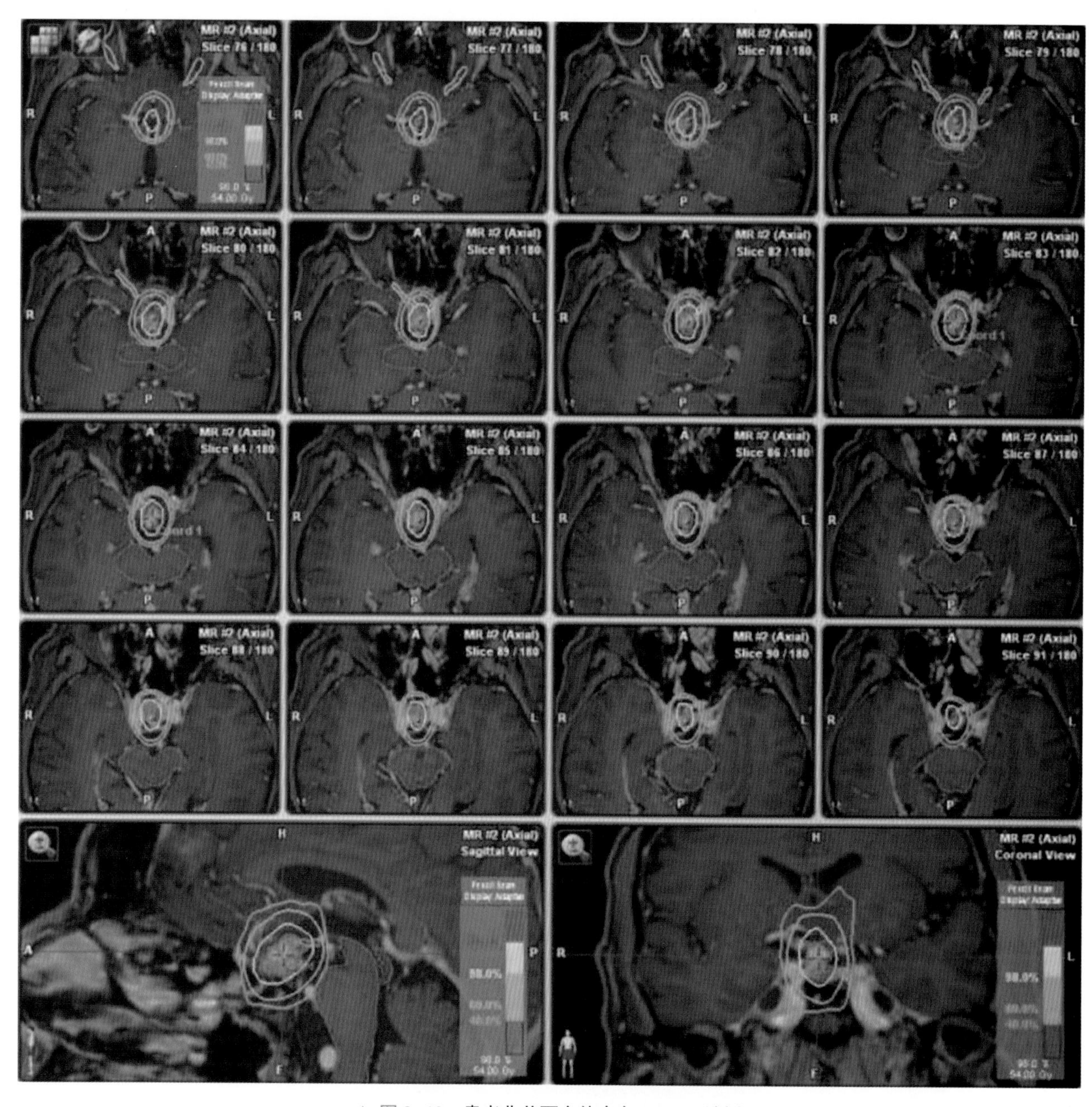

▲ 图 3-10　患者非共面立体定向 **VMAT** 计划

本章自测题

1. 颅咽管瘤患者通常出现激素功能异常。最常见受影响的激素是（　　）。

A. 生长激素

B. FSH/LH

C. TSH

D. ACTH

E. 抗利尿激素

2. 下列关于颅咽管瘤的说法正确的是（　　）。
A. 颅咽管瘤是儿童最常见的颅内肿瘤
B. 乳头状颅咽管瘤是成人患者中最常见的亚型
C. 颅咽管瘤在增强 MRI 中常表现为等信号
D. 颅咽管瘤的两个亚型是乳头型和增生型
E. BRAF 突变常见于釉质上皮型颅咽管瘤

3. 一名 17 岁女孩出现怕冷、易疲劳和多尿。体检显示双侧视盘水肿。实验室检查显示甲状腺功能异常。MRI 显示蝶鞍区有一个强化的多分叶鞍上肿块，伴有环状钙化。如果病变代表原发颅内肿瘤，最可能的诊断是（　　）。
A. 生殖细胞瘤
B. 颅咽管瘤
C. 室管膜瘤
D. 血管母细胞瘤
E. 催乳素瘤

4. 关于颅咽管瘤放射治疗，正确的说法是（　　）。
A. 颅咽管瘤是一种良性肿瘤，通过低剂量放射治疗可以很好地控制肿瘤。常规分割 36Gy 就已足够
B. 次全切除颅咽管瘤的最佳治疗方法是全脑全脊髓照射，然后肿瘤床增加到 54Gy
C. 激素功能障碍作为颅咽管瘤放射治疗的晚期不良反应是罕见的
D. 放射外科是毗邻视交叉的小颅咽管瘤的理想选择
E. 釉质上皮型颅咽管瘤患者全切后可以安全地观察

5. 关于颅咽管瘤的治疗，正确的说法是（　　）。
A. 为了将治疗毒性降至最低，应采用高度积极的手术来避免辅助放射治疗
B. 放疗前不可切除病变的囊肿减压可能有助于保护关键结构
C. 照射的长期无事件生存远不如根治性手术
D. 由于接受放射治疗的颅咽管瘤患者总生存率很好，可能没有必要进行常规随访
E. 为了防止肿瘤复发或发展，术后放疗应该在手术后立即开始

答案
1. A　2. B　3. B　4. E　5. B

第4章 施万细胞瘤

Vestibular Schwannoma

Michael Mayinger　Stephanie E. Combs　著

学习目标

- 了解施万细胞瘤和类型。
- 了解影响此肿瘤的流行病学因素。
- 了解单侧及双侧前庭神经鞘瘤的危险因素。
- 了解根据肿瘤大小、体积及累及范围和生长情况对其进行分期。
- 了解保守治疗、手术及放射治疗前庭神经鞘瘤及其并发症。
- 了解前庭神经鞘瘤不同治疗手段的预后因素和远期结果。

一、背景

前庭神经施万细胞瘤，也称为听神经鞘瘤或前庭神经鞘瘤，是来源于施万细胞的良性肿瘤。

施万细胞通常包裹其营养的神经纤维。施万细胞的过度生长就会形成非癌性肿瘤，其主要起源于第Ⅷ对神经的前庭部分。即便是良性肿瘤，也会影响相关神经功能，并压迫正常脑组织及脑干。前庭神经鞘瘤典型症状是听力丧失、步态失调、头晕及耳鸣[1]。即使很小的肿瘤也会引起这种症状。随着肿瘤体积增大，就会压迫前庭及耳蜗神经导致听力及平衡障碍。较大肿瘤压迫面神经和其周围脑组织而引发系列症状。

前庭神经鞘瘤有两种类型。

(1) 单侧前庭神经鞘瘤。这是最常见的前庭神经鞘瘤（95%），只影响一只耳朵。此类良性肿瘤可能因环境因素所致的神经损害所致[2]。然而，对年轻单侧听神经瘤患者应高度怀疑具有乙型神经纤维瘤病（neurofibromatosis 2，*NF2*）基因突变，晚年发展为双侧的风险很高[3]。

(2) 双侧前庭神经鞘瘤。这种前庭神经鞘瘤影响双侧耳蜗神经，是一种同 *NF2* 突变相关的遗传性疾病。此外，此类患者患神经系统其他肿瘤的风险也更高[3]。

听神经瘤或前庭神经鞘瘤占 5%～6% 的颅内肿瘤和 80%～90% 的桥小脑角肿瘤[4]。

二、流行病学

统计显示前庭神经鞘瘤发病率几乎是每年 1/100 000[5, 6]。发病率正在上升，据统计，随着 MRI 和 CT 诊断技术的应用，偶然发现的病例越来越多。

因此，前庭神经鞘瘤的患病率可能高于当前数字。美国每年大约有 5000 例确诊病例[5]。

根据种族，白种人的患病率似乎更高（83.16%），而非裔美国人和西班牙裔发生率最低[7]。多数前庭神经鞘瘤诊断年龄 30—60 岁，诊断年龄中位数为 50 岁[8]。由于不明原因，更多的白种人被诊断时年龄较大（平均 56 岁），相比之下拉美裔（平均年龄

50 岁）年龄较大[9]。

尽管白人被诊断为时多为老年人，但更多黑人、西班牙裔和亚裔患者发现时肿瘤较大。但是，关于治疗方式，没有种族差异。相比之下，对那些接受手术治疗的白种人来说，西班牙裔和非裔美国人的预后与生存率较低[9]。

三、发病机制及危险因素

总体而言，散发性前庭神经鞘瘤并无确定发病危险因素。患者常携带神经纤维瘤病 2 型蛋白，该类蛋白由定位于 22 号染色体的一突变基因编码，该基因正常编码 merlin 蛋白，也称为施万细胞素，它是一种能够抑制肿瘤形成的细胞膜相关蛋白，*NF2* 基因的突变导致其编码的 merlin 蛋白功能异常[10]。

约 50% 散发性前庭神经鞘瘤会携带 *NF2* 基因的双等位基因突变。但是，其他患者可能因为表观遗传学改变或蛋白酶级联激活导致 merlin 蛋白或施万细胞素的表达缺失。携带 *NF2* 的患者多诊断为双侧前庭神经鞘瘤[11]。

除了 *NF2* 基因突变，还有很多存在争议的其他危险因素。然而，对于大多数病例，目前尚无数据支持这些存在争议的假设。

(1) 儿童接触低剂量辐射治疗头颈部某些良性疾病会增加患病风险[12, 13]。而且，在治疗桥小脑角（CPA）病变过程中，辐射剂量与患病的风险呈指数增长[13]。

(2) 长期使用手机可能会大大增加风险[14]。研究发现，听神经瘤与手机使用有关，主要位于使用手机侧的对侧[15]。因此，手机的使用与颅内良性肿瘤形成有一定关系。

(3) 一些研究认为在工作和休闲时，长期暴露在噪声环境中会增加产生听神经瘤的风险[16]。然而，许多团队研究反对这一理论，认为这样可能会引起对噪音的害怕和不安。

(4) 甲状旁腺瘤病史被认为是另一个风险因素[17]。然而，由于这种情况发展成听神经瘤的机制不清，因此仍然是一个假设。

(5) 水痘史和不止一次的头颅 X 线可以促进形成听神经瘤[18]。这些假设需要进一步验证来了解它们的机制。

总之，这个列表提供了许多讨论的因素，均在前庭神经鞘瘤发展的框架内。然而，除了 NF2，没有确定的风险因素已经得到确认。重要的是，双侧前庭神经鞘瘤患者应该调查潜在基因背景。儿童患者被认为有 50% 的 NF2 风险。前庭神经鞘瘤的正式筛查应该从 10 岁开始。年度听力测试，包括听觉脑干反应，建议在 12 岁左右进行磁共振扫描[19]。

四、分期

听神经瘤 / 前庭分期神经鞘瘤

听神经瘤存在三种不同的分期特点。

(1) Jackler 分级系统[20]——根据肿瘤大小（表 4-1）。

(2) Koos 分类——根据肿瘤浸润或肿瘤体积[21]（表 4-2）。

(3) Jackler 分类[22]——根据肿瘤生长：①内听道期：肿瘤压迫听觉和前庭神经，出现耳鸣和听力损失（单侧）；②脑池期：肿瘤突出内听道入桥小脑角，出现严重的听力损失和不平衡（严重的眩晕）；③肿瘤接触压迫期：接触小脑或脑干，但不

表 4-1　Jackler 分类——根据肿瘤大小进行分期

分　期	肿瘤大小
内耳道内	仅在内耳道内肿瘤
Ⅰ（小）	＜ 10mm
Ⅱ（中等）	11～25mm
Ⅲ（大）	25～40mm
Ⅳ（巨大）	＞ 40mm

数据源自参考文献 [20]

表 4-2　Koos 分类——根据肿瘤侵袭程度或肿瘤体积分期

分　期	肿瘤浸润 / 体积
第Ⅰ期	内听道到内肿瘤
第Ⅱ期	肿瘤在桥小脑角的扩散到达脑桥
第Ⅲ期	肿瘤到达脑桥，可能使其变形，但没有使其移位
第Ⅳ期	使得脑桥变形和第四脑室移位

数据源自参考文献 [21]

压迫它们。但肿瘤压迫神经（三叉神经）引起角膜感觉减退，面部中部和枕部感觉丧失、头痛；④脑积水期：肿瘤使小脑或脑干变形，可能导致脑脊液流动受阻引起脑积水。常见症状是头痛，视力改变，精神状态异常。如果不处理脑积水可导致昏迷、死亡。

五、诊断

诊断检查发现感音神经性听力损失，需通过测听评估。同时行 CT 检查。磁共振应同时进行平扫及增强扫描。扫面层厚度最大应为 3mm，但理想情况下为 1.0～1.5mm[23]。专用于内耳道的磁共振成像可以显示肿瘤的更多细节。如果 MRI 禁忌，高分辨率 CT 扫描可以使用对比剂。通常，MRI 和 CT 会在 CPA 发现相对均匀增强的圆形或椭圆形病灶[24]。磁共振成像可以探测 1～2mm 大小的病灶[25]。进行 T_2 加权扫描以检测正常脑组织周围水肿。CT 骨窗像可以更精确地评估内听道的扩张[24]。

六、病理

施万细胞瘤是起源于周围神经成分的施万细胞。它们以同样的频率出现在前庭神经上支和下支。很少是从第Ⅷ对的耳蜗神经部分生长出来。病理组织学上，密度和稀疏细胞，分别称为 Antoni A 区和 Antoni B 区，这是前庭神经鞘瘤的特征。S100 蛋白的免疫组化染色通常是阳性[26]。

七、预后

手术治疗或放射治疗，术后肿瘤复发率通常很低，范围为＜ 1%～9%[27-29]。残留或复发的风险增加是由于肿瘤在枕下入路手术中内听道有盲区所致。由于保护复杂或重要的结构，1%～2% 患者故意留下残余肿瘤，如面部神经有受损的危险时[30]。部分或不完全切除，10 年内肿瘤复发率可以高达 20%[10]。

肿瘤大小和位置直接影响治疗效果[22, 31, 32]。

八、整体治疗策略

听神经瘤治疗是一个复杂的过程，选择包括放射治疗，手术切除及观察。推荐跨学科决策。患者应该知晓所有的治疗替代方案及各自的治疗方法和结果，包括毒性。

一般来说，前庭神经鞘瘤的特征是缓慢增长，每年增长 1～2mm。因此，并非所有的肿瘤都需要立即治疗，有时需观察随访。

（一）观察

前庭神经鞘瘤是良性病变，生长缓慢[7, 9, 10]。文献报道，前庭神经鞘瘤每年存在 1～3mm 的增长[7, 9]，同时很多患者在病灶数年并没有变大。因此，对于小的和无症状的病变，可以保持观望。在某些情况下，观望策略是合理的，特别是无症状的老年患者。可考虑 MRI 随访（每 6～12 个月 1 次）观察。同时还应临床观察，步态、听力或面部无力 / 麻木。

肿瘤快速生长，出现听力下降和第Ⅶ对、第Ⅴ对脑神经症状，应考虑手术或放射治疗。另外，为了最大限度地保留听力提高的机会，应考虑早期放疗。

（二）外科

手术通常被认为是治疗的主要手段。与放射治疗相比，手术也能产生令人满意的效果。但是若不能全切，10 年复发率高达 20%[10]。

有三种主要的外科手术方法进行前庭神经鞘瘤切除术。这些方法基于肿瘤的大小，没有考虑听力保护。手术入路包括三种：①乙状窦后或乳突后枕下入路：可用于任何大小的肿瘤，考虑听力保护[10]；②经迷路入路：如果不考虑听力保护，可用于肿瘤＞ 3cm 和＜ 3cm 的肿瘤[33]；③颅中窝入路：该入路适用于小肿瘤（＜ 1.5cm），主要目的是手术的同时保护听力[10]。

手术主要并发症是损伤第Ⅶ对和第Ⅷ对脑神经（脑神经麻痹）、脑脊液瘘、出血和感染[34]。医生必须告知患者手术风险及不良反应。对于出现脑干压迫症状的患者，应该推荐减压手术。依据解剖情况、外科医生和患者的偏好，可以提前计划部分切除，残留肿瘤进行放射治疗。这种方法有利于降低风险和并发症。

（三）放射治疗

放射治疗主要目的是在不损害邻近结构的情况下终止前庭神经鞘瘤生长[6]。在某些情况下，放射治疗也可导致肿瘤体积缩小。建议采用高精度立体定向放射治疗，如放射外科或分次立体定向放射治疗。SRS 不良反应与肿瘤体积密切相关，一般来说，SRS 适用于小肿瘤。FRST 可能降低并发症的风险。此外，FRST 可以不依赖肿瘤体积安全地实施。通过比较文献中的结果，并考虑到体积依赖性，这两种模式似乎具有可比性[32]。

（四）放射治疗适应证

适应证包括新诊断的前庭神经鞘瘤、手术残留和复发性前庭神经鞘瘤。患者应无脑干压迫症状，肿瘤直径应＜ 3cm[35]。

（五）目标靶区确定

目标靶点确定基于磁共振扫描（图 4–1A）。肿瘤大体体积应为 MRI T_1 增强部分。FSRT 中，GTV 外扩 1～2mm，为计划靶区体积。SRS 通常不使用 PTV 扩展。CT 与 MRI 融合进行治疗计划（图 4–1B）。患者在面罩系统固定，并且必须使用单独制造的面罩系统进行治疗，如热塑性面膜（图 4–2A 和 B）。根据体积和解剖情况，使用共面和

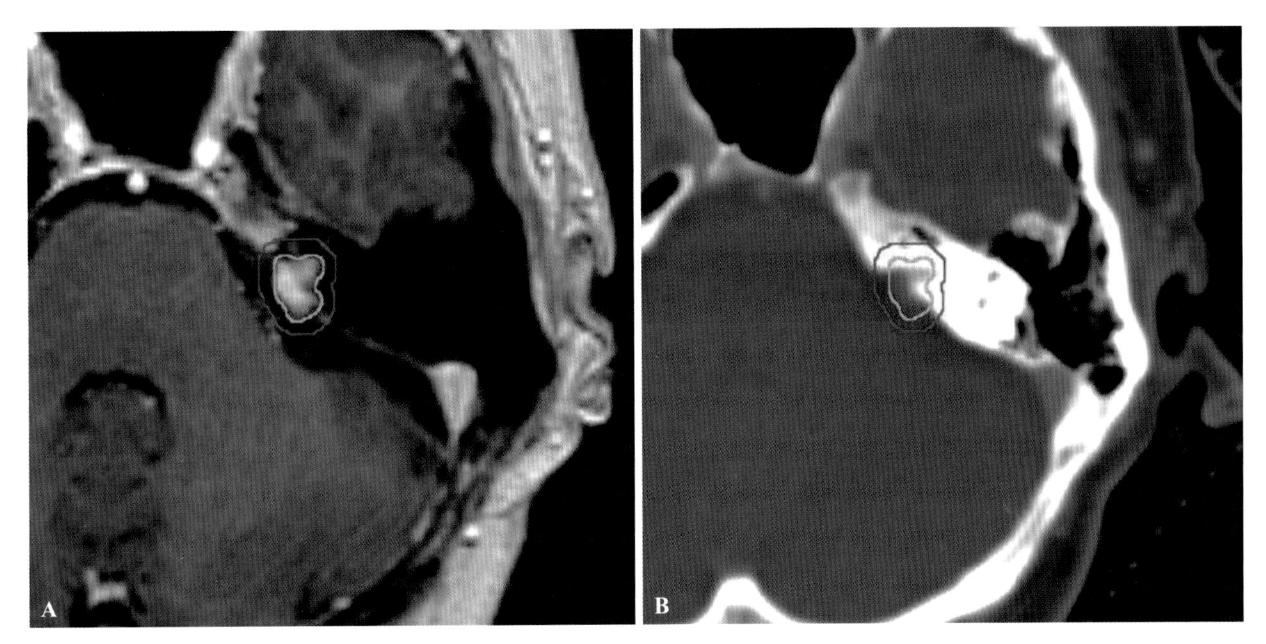

▲ 图 4–1 **A.** T_1 **加权磁共振扫描显示的肿瘤大体体积（GTV）（绿色）和计划靶体积（PTV）（红色）；B. 计算机断层扫描的 GTV 和 PTV**

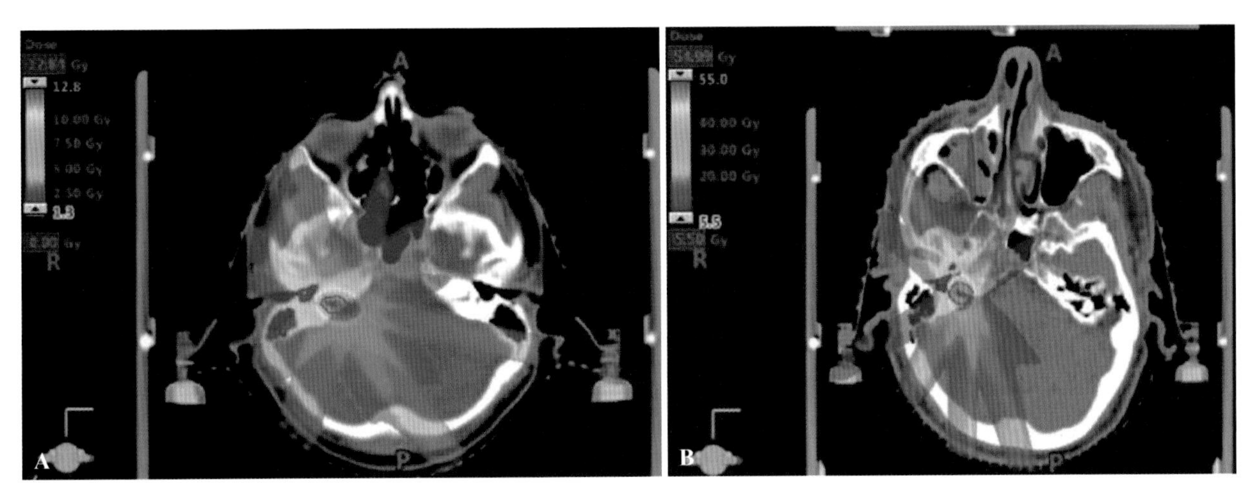

▲ 图 4–2 **辐射处方剂量和危险器官耐受性剂量**

A. 立体定向放射外科治疗方案；B. 立体定向分割方案

非共面光束。对于FRST，PTV至少接受95%的处方剂量（45～54Gy）。GTV体积的98%以上应接受处方剂量[36]。按规定SRS剂量为50%等剂量线12～13Gy，放射外科病例，需进行三次规划计算[37]：①符合性指数：处方等剂量体积/肿瘤体积≤1.2～1.5；②选择性指数：规定的目标体积等剂量/规定等剂量体积＞0.9；③梯度指数：接受处方剂量一半的等剂量体积同接受全处方剂量的等剂量体积比例＜3。

（六）并发症

为了避免并发症，必须遵守正常组织的剂量限制（表4-3）。每日必须进行位置复核。

（七）辐射毒性：急性和晚期

尽管扫描结果显示肿瘤稳定，但听力仍可能丧失。听力受损的危险因素包括高龄，肿瘤体积越大，基线听力损失越强[22, 31, 32]。单纯用耳蜗辐射剂量来预测听力是有争议的。

2%的病例报道了延迟性囊性变。通常发生在SRS治疗6个月后，并需要开颅解决症状[40]。

放疗后1/3肿瘤继续生长，但没有连续增长，肿瘤直径增大＞2mm（肿瘤体积中位数增加75%，SRS后9个月的中位数）[41]。93%患者出现中央强化减少。放疗后肿瘤扩张更可能发生在治疗前肿瘤生长率较高的患者[42]。

表4-3　调强放射治疗和放射外科的正常组织剂量限制

关键结构	建议剂量限制
晶状体	D_{max} ＜ 5Gy[b]
视网膜	D_{max} ＜ 45Gy[b]
视神经	D_{max} ＜ 50Gy[b]
视交叉	D_{max} ＜ 54Gy[b]
	SRS剂量的D_{max}：8Gy[38]
脊髓	D_{max} ＜ 50Gy[c]
脑干	D_{max} ＜ 54Gy[c]
耳蜗	D_{max} ＜ 45Gy[c]
	SRS ＜ 4Gy的D_{max}[39]

a. 最大点剂量定义为体积＞0.03cm³；b. 基于RTOG 0539的剂量限制；c. 基于Quantec的剂量限制

面神经辐射损伤很少会引起面瘫，可能会出现同侧眼睛干涩和味觉改变[43]。保守治疗后通常恢复[42]。有一种顾虑是SRS导致瘢痕形成，如果肿瘤复发可能会使显微手术变得复杂。一组20例患者放射外科后复发并手术治疗，大约一半患者术中切除或保留面神经难度较大[44]。恶性转化见个案报道[45-47]。单中心440例患者中，包括超过5000患者年的随访发现，一名患者在SRS后5.5年发生恶性周围神经鞘瘤，其发生率为0.3%[40]。通常在多年治疗后，继发性恶性肿瘤发生率小于1/1000[48]。

（八）结果：肿瘤控制

目前的治疗技术，患者有很好的预后，并发症少。肿瘤放射治疗控制率＞90%。

如果基线听力接近正常，60%～80%的听力得到保留。FSRT比SRS听力保护率更高（表4-4）。面神经保存率很高。结果可能取决于肿瘤大小和治疗经验[28, 56, 59, 60]。

分次立体定向放射治疗

FRST通过立体定向技术，在一系列的治疗过程中给予分次剂量的辐射。这项技术的目的也是为了保护神经和有效控制肿瘤生长。一些研究证明这项技术是有效和安全的，特别是靠近感觉神经的肿瘤。通过分次照射，可以利用正常组织的放射生物学修复机制来减少与治疗相关的不良反应。

200例前庭神经鞘瘤患者中202个肿瘤进行研究显示：采用FRST172例，SRS30例。平均剂量为57.6Gy，分次剂量1.8Gy。随访75个月发现，肿瘤生长控制率96%，FRST与SRS无明显差异。FRST5年听力保护率达78%[56]。

在另一项101例前庭神经鞘瘤的研究中，患者在5～6年内接受40～50Gy（分20～25次）的立体定向放射治疗。平均随访45个月，肿瘤生长控制率91.4%，听力保护率71%。不过，面部神经麻痹、三叉神经病变和平衡障碍分别为4%、14%和17%。此外，立体定向放射治疗后11%的患者需要分流手术治疗减少脑积水[61]。

另外，尤其是双侧前庭神经鞘瘤，立体定向

放射治疗优于立体定向放射外科，如神经纤维瘤病 2 型，该部分患者对辐射不良反应的耐受性显著下降。

立体定向放射外科：这项技术是使用伽马刀或直线加速器将多束射线汇聚到特定的目标。立体定向放射外科适用于肿瘤＜ 3cm 或进展性肿瘤且手术禁忌证患者。

由于大多数情况下使用的是硬性颅骨固定，因此对于靶区勾画，GTV 没有外扩 PTV。

20 世纪 80 年代早期的单中心研究实验中使用了 18～20Gy 的辐射剂量，并报道肿瘤生长控制超过 95%[62, 63]。然而，约 1/3 的患者有三叉神经和面神经的神经麻痹。因此，降低规定的剂量以提高治疗率[64-67]。

肿瘤＜ 3cm 边缘剂量为 12～14Gy 的研究报道肿瘤控制率 90%～99%（表 4-4）。5 年听力保护率 60%～70%，面部和三叉神经神经保存率分别为 95%～100% 和 79%～100%[22, 49-52]。

SRS 的有效传输依赖于最佳的肿瘤成像、详细的治疗计划和适当的剂量处方。通过一个高度一致的计划和适当的剂量，三叉神经、面神经和耳蜗受损的风险可以降到最低。除了对肿瘤规定的边缘剂量外，人们还评估了最大剂量。SRS 的典型照射剂量为至少 50% 等剂量线 12～13Gy。

（九）立体定向放射外科与分次立体定向放射治疗对比

众所周知，SRS 治疗相关风险与肿瘤体积和剂量相关。大多数应用 SRS 治疗的前庭神经鞘瘤体积更小。数据表明，SRS 剂量超过 12～13Gy 增加脑神经毒性的发生率。小体积肿瘤 12～13Gy 的 SRS 剂量，其与 FSRT 的神经毒性相当[68]。在一个大的 Meta 分析中，SRS 与 FSRT 相比，听力丧失（FSRT=14%，SRS=16%）无显著性差异（P=0.39），三叉神经和面神经毒性也一样。但 SRS 组 PTV 明显小于 FSRT 组患者（SRS=1.1ml，FSRT=2.7ml）[56]。

1. 低分割立体定向放射治疗

HSRT 通常分 2～6 次。HSRT 优点在于保护正常组织的同时更有限的治疗时间。最佳剂量 / 最佳治疗方案的 HSRT 分级方案尚待确定。HSRT 最初

表 4-4　SRS、FSRT 和 HSRT 治疗结果总结

作者（出版年）	设　计	治疗类型（*n*）	随访（范围）	肿瘤复发	面神经完整情况	有用听力的损失情况
Chopra 等（2007）[49]	回顾性	SRS（216）	68 个月（最长为 143 个月）	5/102	100%	45/106
Fukuoka 等（2009）[50]	回顾性	SRS（152）	＞ 5 年	92.4%	152/152	17/59
Sun 等（2012）[51]	回顾性	SRS（190）	109 个月（8～195 个月）	14/190	162/190	4/22
Yomo 等（2012）[52]	回顾性	SRS（154）	60 个月（7～123 个月）	8/154	153/154	46/110
Hasegawa 等（2012）[22]	回顾性	SRS（440）	12.5 年	36/440	433/440	46/135
Weber 等（2003）[53]	回顾性	质子束 SRS（88）	38.7 个月（12～102.6 个月）	5%	90%	66.7%
Aoyama 等（2013）[54]	回顾性	FSRT（201）	72 个月（2～175 个月）	13/201	182/201	34/77
Litre 等（2013）[55]	回顾性	FSRT（155）	60 个月（24～192 个月）	4/155	134/155	28/61
Combs 等（2015）[56]	回顾性	SRS FSRT （449）	67 个月（2～252 个月）	3% 3%	97% 99%	16% 14%
Song 等（1999）[57]	回顾性	HSRT（31）	6 个月（6～44 个月）	0/31	31/31	3/12
Lederman 等（1997）[58]	回顾性	HSRT（38）	27.1 个月	0/38	38/38	—

SRS. 立体定向放射外科；FSRT. 分次立体定向放射治疗；HSRT. 低分次立体定向放射治疗

由 Lederman 等在 1997 年提出，方案为每周 4～5 次照射，总剂量为 20Gy[58]。作者报道 100% 肿瘤控制率，无永久性脑神经损伤。Meijer 等报道了类似的治疗结果[57, 69]。Hansasuta 等报道 HSRT 方案 18Gy（3 次），中位随访时间 3.6 年（1～10 年）肿瘤控制率 96%，听力保留率 76%[70]。有限的短期随访数据显示 HSRT 与 FSRT 相似，治疗效果同单次 SRS 治疗效果相近，但仍需长期随访来评价该治疗的远期结果。

2. 质子治疗

这项技术与减少整体剂量的独特物理特性有关：正常组织可以被保留，高辐射剂量主要集中在肿瘤上。这可能是通过所谓的 Bragg 峰实现的[71]。Weber 等在 88 例质子放射外科报道中（中位剂量 12Gy，范围 10～18Gy），肿瘤生长控制率约 95%，脑神经保留率约 90%[53]。Hash 等在 68 例质子放射外科患者中观察到类似的结果（剂量 12Gy，局部控制率 84%，脑神经保存率 100%）[72]。

Bush 等对 30 例患者进行 54～60Gy、1.8～2.0Gy/d 的分次质子放射治疗，平均随访 34 个月磁共振成像扫描无疾病进展。13 例接受 Gardner Robertson Ⅰ～Ⅱ级听力预处理的患者中，4 例（31%）保持有用听力[73]。

到目前为止，质子治疗前庭神经鞘瘤的数据显示听力保留率较低，而局部控制没有增加。对不良反应发生率较高的解释可能是由于相对生物效应（relative biological effectiveness，RBE）的不确定性，这一点迄今尚未完全解释。此外，对于较小体积肿瘤，使用立体定向光子放射治疗通常更符合剂量分布。因此，到目前为止，质子治疗前庭神经鞘瘤没有任何益处。此外，对于较小的肿瘤，质子治疗计划在某些情况下剂量分布差于高级光子技术（表 4–5）。

九、肿瘤生长及病程预测因素

有几个因素可以预测前庭神经鞘瘤的病程和严重程度。如前所述，年轻时出现单侧前庭神经鞘瘤可预测双侧疾病的未来发展。这种表现也可能提示存在 2 型神经纤维瘤病[3]。肿瘤的生长可以通过肿瘤大小来预测。诊断时肿瘤体积大与肿瘤生长快有关。发现肿瘤大小增加 1mm，肿瘤生长的可能性增加近 20%[74]。此外，在某些研究中发现一些症状标志物有助于预测听神经瘤的肿瘤生长。在诊断时若存在耳鸣，肿瘤生长的可能性会显著增加 3 倍[17]。

症状持续时间短和年龄较轻的表明肿瘤生长迅速，很有可能肿瘤体积较大[17]。

十、前庭神经鞘瘤治疗效果的预测因素

上述特征提示并有助于诊断和预测病程，也有助于预测听神经瘤的治疗结果和总体预后。除了肿瘤大小和位置直接关系到所实施的治疗，以下几个因素可预测并发症。

(1) 长期面神经功能的预测因素：①如果在手术治疗期间面神经保持完整，且不进行围术期移植修复，治疗可以产生更好的结果[75]；②术后第

表 4–5　手术治疗结果总结

作者（出版年）	设计	治疗类型（*n*）	随访（范围）	肿瘤复发	面部完好无损	听力丧失	生活质量（结果）
Sughrue 等（2011）[10]	预期预定义，包括临界值	手术（727）	平均 37 个月（3～266 个月）	58/727	—	—	—
Gormley 等（1997）[59]	回顾性	手术（178）	平均 70 个月（3～171 个月）	1/178	96%	38%	—
Regis 等（2002）[28]	回顾性非配对对照	手术（110）、RS（97）	平均 3 年（2.1～4 年）	9% 3%	67% 100%	63% 30%	↓ 39% ↓ 9%
Myrseth 等（2005）[60]	回顾性配对对照	手术（86）、RS（103）	平均 5.9 年（1～14.2 年）	6% 5%	80% 95%	—	↓ =

RS. 放射外科

1 年的面神经恢复率是一个非常有用的早期预测指标[76]；③术中神经监测也可以预测面神经的长期功能，这也可以用来确定患者术后康复的持续时间[77]。

(2) 听力保护的预测因素：①肿瘤大小是肿瘤切除后听力保护的良好预测因素，小体积肿瘤患者有更好的机会保留听力[78]；②与乙状窦后入路相比，经中窝入路切除延伸至桥小脑角（CPA）＞ 1cm 的管内神经鞘瘤可获得更好的听力效果[79]；③对耳蜗的辐射损伤或高剂量辐射听觉通道或两者都会导致听力下降[80]；④单侧前庭神经鞘瘤，发现时年龄小、耳蜗低剂量辐射，可以更好地保护听力[81]。

(3) 与手术入路相比，放射治疗是治疗体积较小前庭神经鞘瘤的较好方法。立体定向放射治疗在毒性最小的情况下可获得非常好的疗效[82]。手术治疗的患者患三叉神经病变的风险更高[82]。此外，体积较大的肿瘤患者接受立体定向放射治疗更可能需要神经外科干预[82]。

立体定向放射治疗对中小型前庭神经鞘瘤患者的早期治疗效果更好[83]。SRT 还提供了很高的听力保护率，尤其是在治疗前听力损伤很小的情况下[61]。但是，如果在长期的随访中发现肿瘤进展，放射外科应该被认为是治疗这种疾病的最佳方法[83]。

十一、随访：影像学评价

在不同的治疗中心，复发或残留肿瘤治疗后的影像学有所不同，在文献中有争议[84]。建议每 6～12 个月进行 1 次 MRI 随访扫描。随访还应包括密切的临床观察，以发现早期症状，如步态紊乱、听力损伤或面部无力或麻木。

十二、病例研究

1 例 45 岁女性在工作时常规听力测试发现感音神经性听力损失，没有任何症状或体征。患者有 2 型糖尿病和高血压，服用药物包括二甲双胍、硝苯地平和多种维生素。其一般状况良好，生命体征在正常范围，体格检查未见异常。患者陈述了过去几年左耳听力逐渐下降的病史，没有头晕、耳鸣、面部麻木或隐约头痛的迹象或症状。

头颅增强 MRI 显示 1.1cm 致密肿块侵入内听道，均匀增强，无硬脑膜尾征（图 4–3A）。

医生告知手术或放射治疗是最大机会保留听力的有效治疗方案。

因为患者不想手术，所以决定进行 FSRT，并尽量减少可能的不良反应。患者也明白，迄今为止，FRST 与手术相比的优越性尚未得到证实。其每天接受总剂量 54Gy，分 30 次的治疗（图 4–3B）。患者未出现任何急性不良反应，而左侧听力仍略低于右侧。随访 3 个月后，MRI 增强显示大小（0.8cm）略有下降（图 4–3C）。

十三、总结

- 前庭神经鞘瘤有两种类型：单侧和双侧前庭神经鞘瘤。
- 前庭神经鞘瘤患病率约为 1/100 000，通常认为高于此数值。
- 有遗传因素（神经纤维瘤病或 *NF2* 基因突变）

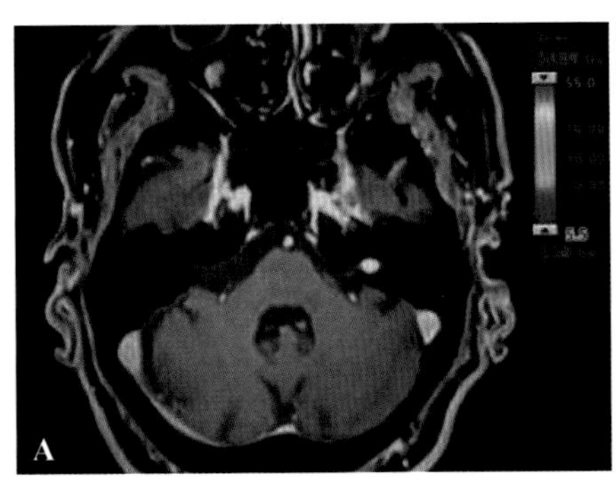
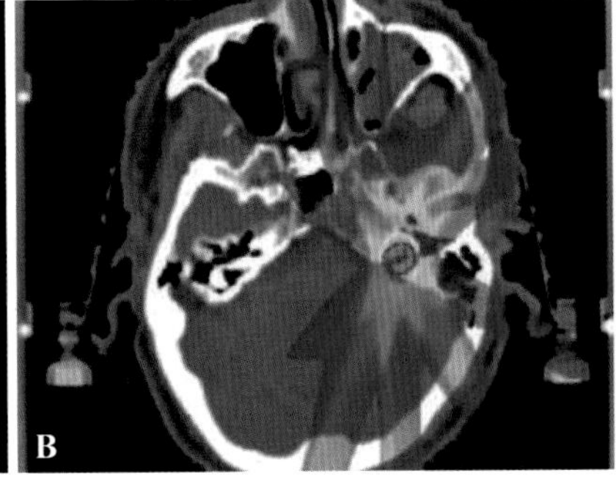
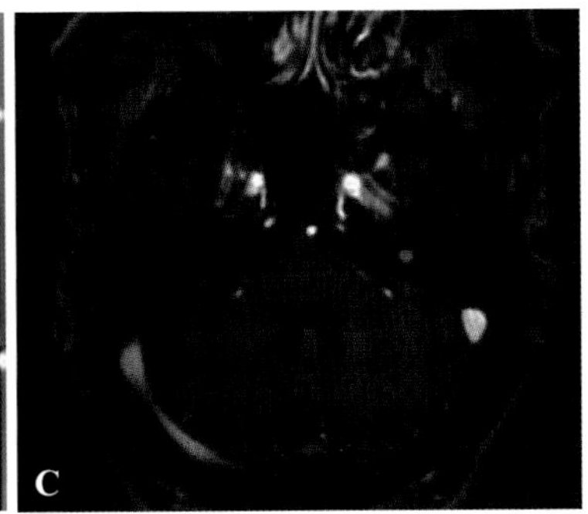

▲ 图 4–3 **MRI T_1 钆强化序列**

A 和 B. 显示左内听道有一个与左前庭神经鞘瘤 CT 为基础的治疗方案相匹配的增强病变；C. 治疗后 3 个月，随访 MRI T_1 钆强化序列显示肿瘤缩小

和环境因素增加听神经瘤的风险。

- 根据肿瘤大小（Jackler 分期法）、浸润的体积或程度（Koos 分类）和肿瘤生长（肿瘤生长阶段的 Jackler 分类）进行分期。
- 前庭神经鞘瘤治疗包括放疗、手术或观察。
- 放射治疗是前庭神经鞘瘤的高效治疗方法。
- SRS 和 FSRT 可被视为同等有效。较大体积的肿瘤优先采用分次方案处理。

本章自测题

1. 前庭神经鞘瘤的典型早期症状是（　　）。

A. 单侧感音神经性聋　　B. 耳鸣
C. 头晕和失衡　　D. 以上都是

2. 手术或放疗后肿瘤控制率是（　　）。

A. ＞ 90%　　B. 80%～90%
C. 60%～80%　　D. 40%～60%

3. 密切地临床观察，下列选项可纳入前庭神经鞘瘤患者随访的是（　　）。

A. 随访 MRI 扫描　　B. 随访 CT 扫描
C. 短增量敏感指数试验　　D. Stenger 试验

4. 对于 1.5～3cm 的肿瘤，一线治疗方案是（　　）。

A. 立体定向放射外科　　B. 立体定向放射治疗
C. 外科学　　D. 以上都是

5. 下列选项可作为听力保护预测因素的是（　　）。

A. 肿瘤大小　　B. 耳道照射剂量
C. 年轻的患者　　D. 以上都是

答案

1. D（具体见参考文献 [1]）
2. A（具体见参考文献 [28, 56, 59, 60]）
3. A（具体见参考文献 [84]）
4. D（具体见参考文献 [10, 34, 40, 56]）
5. D（具体见参考文献 [78–80, 85]）

第二篇　脑部恶性胶质瘤
Brain Tumors: Malignant Gliomas

第5章

低级别胶质瘤

Low-Grade Glioma

David M. Routman　Paul D. Brown　著

学习目标

- 描述 LGG 发病率、症状、自然病史和常见影像学表现。
- 掌握 WHO 分类（2016 年版）中的包括星形细胞瘤和少突胶质细胞瘤在内的弥漫性Ⅱ级胶质瘤的组织学和分子病理特征。
- 确定 LGG 中的关键分子标志物及其对 LGG 预后的影响，包括 IDH 和 1p/19q。
- 了解 LGG 手术时机选择（接受最大安全切除或者观察）的相关证据。
- 掌握与辅助放疗、放疗剂量和化疗相关的重要临床试验。
- 描述 LGG 高风险因素，包括 RTOG 9802 中使用的风险分层系统。
- 描述 LGG 放疗剂量，靶区勾画及计划实施。
- 掌握治疗常见不良反应和危及器官剂量限制。

一、流行病学背景

由于神经系统肿瘤的异质性，不同类型低级别胶质瘤有关发病率和患病率的流行病学数据存在局限性且有所不同。据估计，美国每年新诊断出 24000 例神经系统肿瘤 [1]，其中约 21 000 例为脑部肿瘤，大部分是高级别胶质瘤 [2]。

胶质瘤的年发病率约为 6.0/10 万。低级别胶质瘤（LGG）占所有恶性脑肿瘤的 10% 左右，具有异质性，每年约有 3000 例发病。在弥漫性Ⅱ级 LGG 中，弥漫性星形细胞瘤的年发病率约为 0.51/10 万，相当于未经年龄校正的美国 3.25 亿人口中每年新发病例约 1700 例。少突胶质细胞瘤的年发病率约为 0.25/10 万，预计每年发病 700～800 例 [2]。基于 WHO 分类标准（2016 年版），通过纳入分子病理信息，少突星形细胞瘤的诊断已经基本上被淘汰。

二、风险因素

LGG 风险因素和病因仍不明确。与 LGG 相关的综合征非常罕见但有明显特征，包括Ⅰ型神经纤维瘤病（von Recklinghausen 病）和Ⅱ型神经纤维瘤病，其中毛细胞型星形细胞瘤最常见。此外，结节性硬化症患者室管膜下巨细胞星形细胞瘤的风险增加，这是一种罕见的Ⅰ级星形细胞瘤。

三、诊断、分期、病理学和预后

（一）症状和体征

根据有关文献报道，弥漫性 LGG 可以在成年期的任何年龄出现，但最常见发病年龄为 30—50 岁，发病平均年龄为 41 岁，中位年龄为 38—48 岁 [2, 3]。与女性相比，男性更易发病，比例约为 1.5∶1。继发于弥漫性大脑皮质受累的癫痫发作是最常见的症状，60%～80% 患者出现局灶性而非全身性癫痫发作，IDH 突变的 LGG 更易出现癫痫发作[4, 5]。其他症状包括头痛、乏力、感觉异常、视力改变、精神状态改变、与颅内压增高有关的恶心呕吐及其他局灶性神经系统症状。不到 5% 的 LGG 患者是偶然发现的，并且这部分患者的预后可能由于肿瘤的提前发现而有所改善[6]。

症状学是一个重要的预后因素。Brown 等研究表明，与精神状态正常的患者相比，简易精神状态检查异常的患者无进展生存期（PFS）和总生存期（OS）更差[7]。由于上述神经认知缺陷或神经系统症状具有独特的分子分型，肿瘤常生长的解剖位置较难切除且与更具侵袭性的肿瘤相关。与其他神经系统症状相比，单独的癫痫发作预后更好。癫痫症状会影响生活质量，也是预示治疗反应的因子之一[5]。低风险患者的治疗时机选择，即在发病起始还是肿瘤进展后进行治疗还不明确，患者症状及其对生活质量的影响是时机选择的重要考虑因素。

（二）影像学表现

弥漫性 LGG 在 CT 上表现为无增强，具有边界不明确的低密度区域，病变呈圆形至椭圆形，约 70% 见于额叶和颞叶[8]。与 CT 相比，磁共振成像具有更好的成像效果，包括 T_1WI、T_2WI 及 FLAIR 序列。LGG 常表现为 T_1WI 上的低信号和 T_2WI 上的高信号，通常具有异质性。虽然少突胶质细胞瘤和星形细胞瘤具有一些特征性的影像学改变，但是单独依靠影像学尚不能准确鉴别。

星形细胞瘤通常沿着白质纤维束扩散，而少突胶质细胞瘤更可能累及皮质。额叶是两者最常见的发生部位，但少突胶质细胞瘤的额叶发病率高于星形细胞瘤[8, 9]。此外，与 IDH 野生型肿瘤相比，IDH 突变的胶质瘤更可能发生在额叶[10]。由于微血管密度的差异导致相对脑血容量（rCBV）不同，MRI 的灌注加权成像（PWI）可有助于区分星形细胞瘤和少突胶质细胞瘤。少突胶质细胞瘤通常具有比星形细胞瘤更高的 rCBV 最大值。当 rCBV 最大值的阈值为 3.0 时，准确区分两者的特异性可高达 87.5%[11]。

在脑肿瘤中，少突胶质细胞瘤的钙化比例高，发生率为 20%～70%[12, 13]。然而，10%～20% 的星形细胞瘤中也可以出现钙化，由于星形细胞瘤发病率更高，因此钙化并不是少突胶质细胞瘤与星形细胞瘤的区别特征。

少突胶质细胞瘤的钙化、强化、表观弥散系数（ADC）、rCBV 等影像学特征与分级及预后密切相关。Khalid 等研究发现无增强表现的病灶可能是Ⅱ级，而有任何增强改变的病灶更可能是Ⅲ级。此外，具有低 ADC 表现的少突胶质细胞瘤更倾向于高级别。水肿、出血和囊变也与较高级别的间变相关[14]。包括前瞻性试验在内的多项数据表明 LGG 的强化并不一定预示着更差的预后，这可能与多中心强化的定义不同有关[15]。然而，也有许多研究表明强化表现与较差的预后相关，且预示着更高的高级别转化率[16]。

与 LGG 已知常见突变相关的分子影像研究进展有助于肿瘤的影像诊断与治疗反应预测（图 5-1）。例如，IDH 突变型肿瘤中具有代谢物 2- 羟基戊二酸（2HG），2HG 与肿瘤分级相关，在肿瘤进展时浓度明显增加。利用磁共振波谱技术对 2HG 定量分析可用于诊断 IDH 突变型肿瘤，此外，也可通过定量 2HG 评估对治疗的反应[17]。

（三）病理学

低级别胶质瘤是一类异质性肿瘤，分级和分类随着分子特征而不断发展。Bailey 和 Cushing 最初在 20 世纪 20 年代设计了一种分级系统，根据已知的神经胶质细胞类型划分肿瘤，并将组织学与预后相关联，定义了一类预后较好的星形细胞瘤[19]。更多的分级系统包括 Kernohan、St.Anne-Mayo 和 Renertz。近一个世纪，分类和分级系统开始利用 HE 染色法等来区分细胞起源及分化程度[20]。其他分子标记如 Ki-67/MIB-1 可标记有丝分裂活性且与预后相关，并可用于更准确地分级[21-23]。除有丝分裂活性外，细胞间变、内皮细胞增殖和坏死均被纳入最常见的胶质瘤分级系统，即 WHO 中枢神经系统肿瘤分级[20]。通常，Ⅰ级肿瘤具有低增殖潜力，其生长明显受限。与高级别肿瘤相比，Ⅱ级肿瘤不具有明显的有丝分裂活性，内皮细胞增殖或坏死[8, 20]。

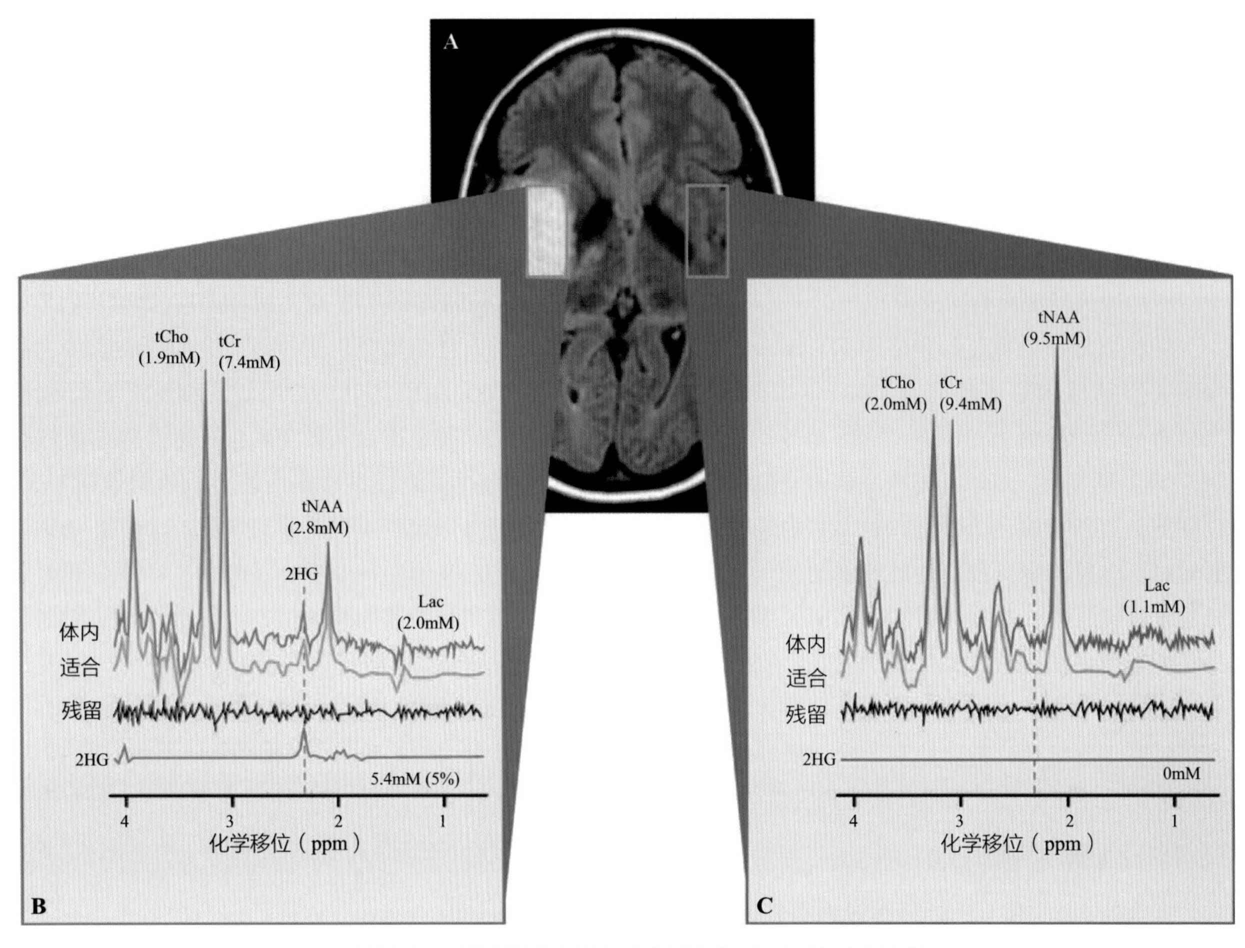

▲ **图 5-1 使用 MRS 检测 IDH 突变肿瘤中的 2- 羟基戊二酸**

垂直红色虚线为 2.5/1 000 000（ppm）。A.IDH1 突变的少突胶质细胞瘤 T_2WI，通过质谱分析，肿瘤细胞相对于正常细胞更多地出现在右侧；B. 在病变区域中 2HG 峰值为 5.4mm（5%）；C. 在左侧正常区域，没有检测到 2HG。tCho. 总胆碱；tCr. 总肌酸；tNAA. 总 N- 乙酰天门冬氨酸；LAC. 乳酸盐 [经 John Wiley & Sons, Inc. 许可转载 [18]，引自 An Z, et al. Detection of 2-hydroxyglutarate in brain tumors by triple-refocusing MR spectroscopy at 3T in vivo. Magn Reson Med. 2017; 78(1): 40–48.]

根据传统分级，低级别胶质瘤包含Ⅰ级和Ⅱ级肿瘤。这种分类的局限性包括缺乏评估者可靠性，以及Ⅱ级和Ⅲ级星形细胞瘤的区别实际上是某种程度上的人为划分 [24]。尽管如此，该分级对预后具有指示意义，并已成为临床试验患者的纳入标准 [25–27]。随着对分子分型认识的提高，WHO 分类纳入了基于分子分型的参数，这是弥漫性胶质瘤分组的重大调整 [28]。本章我们将暂不讨论毛细胞型星形细胞瘤及Ⅰ级胶质瘤，而重点讨论按照 WHO 分类（2016 年版）的弥漫性脑胶质瘤的基因特征。事实上，Louis 等认为相较于毛细胞型星形细胞瘤，弥漫性星形细胞瘤和少突胶质细胞瘤在病理学上更相似 [28]。例如，毛细胞型星形细胞瘤通常不具有 IDH 突变（与大多数Ⅱ级胶质瘤不一样），常具有 BRAF 突变，生长受限，病变无浸润，治疗方案明确。与之类似的是，室管膜下巨细胞星形细胞瘤可能是一类与弥漫性Ⅱ级神经胶质瘤不同的实体瘤，具有不同的分子特征。

（四）分子分型

图 5-2 为Ⅱ级胶质瘤的 WHO 分类，无明确分子病因、无特异性分子标志物、分子病理诊断证据不完整的用 NOS 表示。对于具有遗传信息的肿瘤，命名包括：弥漫性星形细胞瘤，IDH 野生型；弥漫性星形细胞瘤，IDH 突变型；少突胶质细胞瘤，IDH 突变，1p/19q 联合缺失。分子分型主要取决于 1p/19q 联合缺失和 IDH 突变状态。其他分子标志物包括 ATRX 突变、TP53 突变和 MGMT 甲基化，这

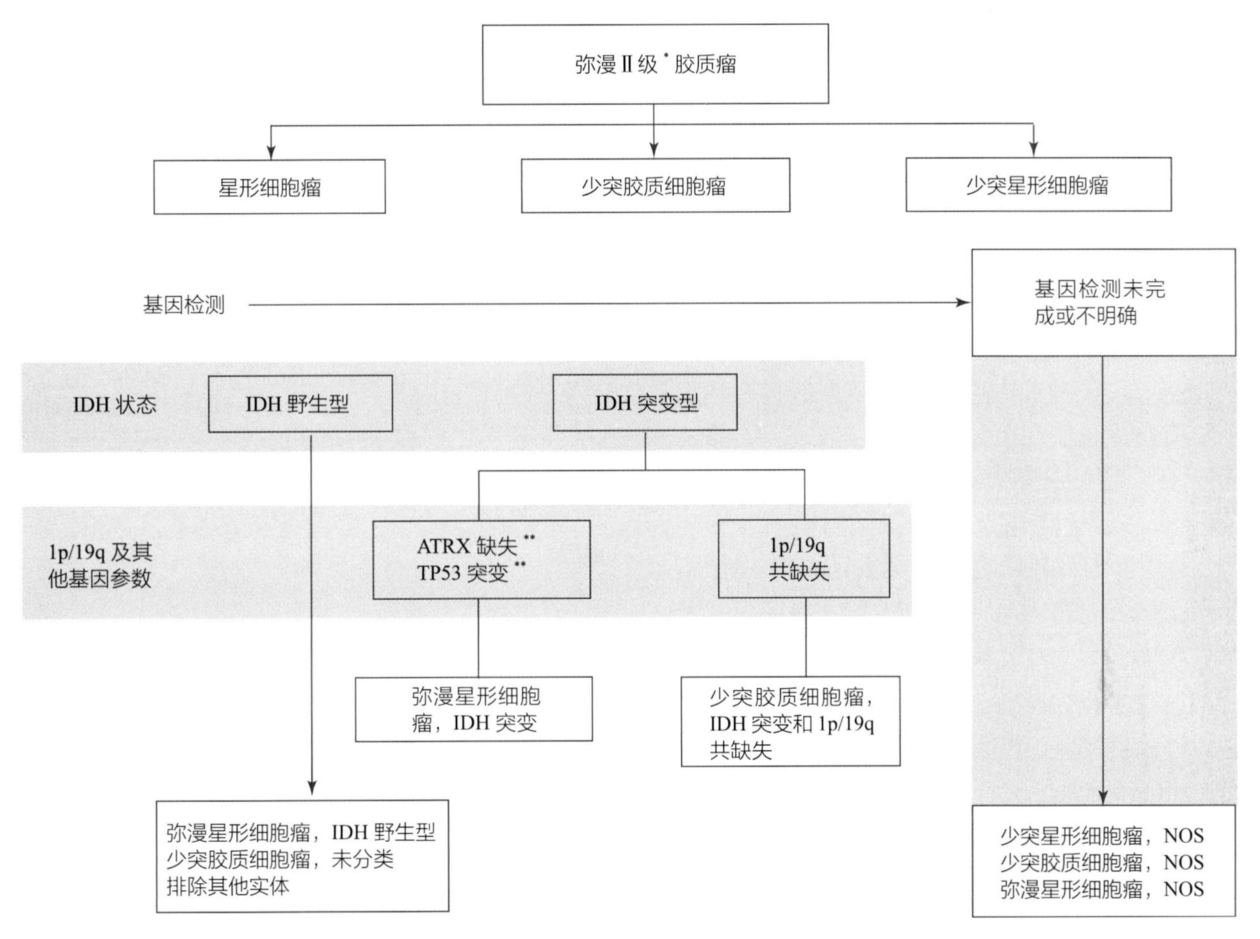

▲ 图 5-2　**WHO 中的Ⅱ级胶质瘤分类（2016 年版）**

*. Ⅱ级胶质瘤具有浸润性，但与Ⅲ级病变不同，缺乏核异型和有丝分裂活性；**. 具有特征性但不是诊断所必需的（由 *Springer-Verlag* 许可，改编自 Louis D.N. et al. *The 2016 World Health Organization Classification of Tumors of the Central Nervous System: a summary.* Acta Neurop-athol 2016. 131(6): p. 803-20.）

些标志物虽然不是诊断所必需的，但也非常重要。

1. 1p/19q 联合缺失

1p/19q 联合缺失是由于非平衡的染色体易位 t（1;19）（p10;q10）引起的，与该位点特异性相关的基因尚不明确[29, 30]。几种抑癌基因可能与该缺失的致癌性有关，包括 19 号染色体的 capicua 转录抑制因子（*CIC*）和 1 号染色体的远端上游元件结合蛋白 1（*FUBP1*）[31-33]。1p/19q 联合缺失常与 IDH 突变一起存在，IDH 突变可能发生在少突胶质细胞瘤的早期，早于 1p/19q 联合缺失[34, 35]。

如上所述，1p/19q 联合缺失是诊断少突胶质细胞瘤的重要因素，以前分类标准中混合来源的少突星形细胞瘤在分子分型时代已基本被排除。Sahm 等回顾分析 43 例少突星形细胞瘤，发现只有 1 例在分子上与混合来源相一致，31 例与少突胶质细胞瘤一致，11 例为典型的星形细胞瘤。细胞水平上进行包括 IDH1 R132H 的染色，具有 1p/19q 联合缺失的星形细胞瘤区域更可能是一种反应性神经胶质增生[36]。关于少突胶质细胞瘤的诊断和 1p/19q 联合缺失的预后和预测作用将在后续章节进一步讨论。

2. 异柠檬酸脱氢酶（IDH1 和 IDH2）

IDH1 和 IDH2 是参与柠檬酸循环的酶，能将异柠檬酸转化为 α- 酮戊二酸，代谢物 2HG 的积累对其具有调节作用，IDH 发生突变时具有致癌潜力。IDH 突变被认为发生在弥漫性胶质瘤形成的早期，最早在 2008 年被发现位于 R132 上，随后被发现存在于 LGG[37]。高达 80% 的 LGG 有 IDH1 突变，

IDH2 突变的检出率更高[38]，常发生在 TP53 突变的星形细胞瘤和 1p/19q 缺失的少突胶质细胞瘤。与 IDH 野生型肿瘤相比，IDH 突变与更好的预后相关。IDH 突变还可能对化疗反应具有预测作用，且与大多数胶质瘤 MGMT 启动子甲基化有关[39]。

对于 LGG，WHO 分类标准（2016 年版）的 IDH 野生型肿瘤包括星形细胞瘤（IDH 野生型）和少突胶质细胞瘤（NOS）。IDH 突变肿瘤包括星形细胞瘤（IDH 突变）和少突胶质细胞瘤瘤（IDH 突变，1p/19q 联合缺失）。

3. X 连锁 α- 珠蛋白生成障碍性贫血 / 精神发育迟滞综合征（ATRX）

ATRX 参与转录调控和染色质重构，发生在星形细胞瘤的突变可能导致端粒不稳定表型[40]。ATRX 突变与 1p/19q 联合缺失不同时出现，但是 IDH 突变，TP53 突变星形细胞瘤的特征表现之一。根据 WHO 分类（2016 年版），ATRX 不是诊断星形细胞瘤（IDH 突变型）的必需条件。

4. TP53

TP53 是一种常见的抑癌基因，与多种恶性肿瘤相关。野生型 P53 蛋白在 DNA 修复、细胞周期停滞、细胞凋亡等方面起着重要作用，因而被冠上“基因卫士”的称号[41]。同 ARTX 一样，*TP53* 突变不与 1p/19q 联合缺失同时存在，是 IDH 突变星形细胞瘤的特征表现之一，但不是诊断所必需的。

5. 甲基鸟嘌呤甲基转移酶（MGMT）

MGMT 是 DNA 修复酶，可去除烷基 O_6 位点的鸟嘌呤，从而修复替莫唑胺等烷化剂造成的损害。当 MGMT 启动子甲基化时 MGMT 表达沉默，使肿瘤细胞更易烷基化。MGMT 启动子甲基化是预后指标之一，对烷化剂的反应有预测作用但仍存在争议[42]。此外，MGMT 甲基化的作用与共存的突变如 IDH1 相关[43]。MGMT 在高级别胶质瘤章节中还会进一步讨论（见第 6 章）。

6. 端粒酶反转录酶（TERT）

TERT 是端粒酶复合物的一部分，与端粒的稳定和延长有关。TERT 启动子突变（基因编码区之外）可通过增加的端粒酶产生和活性增加端粒长度。端粒延长可以增加细胞存活时间并最终促进恶性肿瘤生成[44]。TERT 突变在 LGG 中与预后相关，其对 OS 的影响可能取决于是否存在其他分子特征，具体在后续章节讨论[45]。

（五）预后

与年龄和性别匹配的健康对照相比，LGG 患者的存活率降低。预后相关因素包括组织学、肿瘤特征、患者年龄、体力状况和神经症状。

Pignatti 等对 EORTC 22844 中 322 例患者的不良预后因素进行了分析，并在 EORTC 22845 的 288 例患者队列中进行验证[46]。不良预后因素包肿瘤直径≥ 6cm、星形细胞瘤、肿瘤跨中线、年龄＞ 40 岁及神经功能受损。基于该风险评分系统，高风险组患者（具有 3～5 个危险因素）中位 OS 为 3.7 年，低风险患者（具有 0～2 个危险因素）中位 OS 为 7.8 年[46]。如前所述，简易精神状态检查异常的患者与正常患者相比，PFS 和 OS 更差[7]。

此外，分子标志物也是重要的预后因素。1p/19q 联合缺失的患者预后更好，这已经在多项研究中得到证实。研究发现 1p/19q 完整的 LGG 患者中位 OS 为 9.1 年，而 1p/19q 联合缺失组的中位 OS 为 13.0 年[30]。从对高级别胶质瘤的研究中发现，无论 1p/19q 状态如何，IDH 突变型比 IDH 野生型具有更好的预后，且与治疗无关[47]。这些分子的相互作用尚未完全阐明，许多相关的研究结果来自高级别胶质瘤的临床试验。MGMT 启动子甲基化已被证实具有预后和预测价值。Wick 等对 IDH 和 1p/19q 联合 MGMT 状态的预后与预测价值进行了研究，发现在 IDH 突变患者中，MGMT 甲基化的患者具有更好的预后（无论采用何种辅助治疗，PFS 均增加），但不能预测对治疗的反应。然而，对于 IDH 野生型肿瘤，MGMT 可预测对治疗的反应，但不能判断预后。接受化疗的 MGMT 甲基化患者 PFS 增加，与放射治疗组的 PFS 无显著差异[43]。

2015 年，加州大学洛杉矶分校、Mayo 医学中心和肿瘤基因组图谱计划进行的 1087 例胶质瘤分子病理学检测，运用多因素 COX 模型研究了传统因素和分子标记（包括 TERT 突变）对Ⅱ级和Ⅲ级胶质瘤预后的作用。与少突胶质细胞瘤相比，星形细胞瘤在单因素分析中具有更差的预后，但在多因素分析中没有差异。年龄与病理级别与生存相关，当控制上述变量时，分子分型与 OS 显著相关。具有 1p/19q 联合缺失，IDH 和 TERT 突变的“三阳性”患者具有最高的中位 OS，其次是 IDH 和 TERT 联合突变，仅 IDH 突变和“三阴性”。仅 TERT 突变的患者中位 OS 最低，HR 为 11.74（$P < 0.05$）。然而，该组中的Ⅱ级胶质瘤很少，有 85% 被诊断为 GBM。Ⅱ级胶质瘤中仅 TERT 突变的比例为 10%[45]。

总之，患者的 OS 与 LGG 的诊断相关。预后因素包括年龄、切除范围及肿瘤特征等。分子亚型可以进一步分组，IDH 突变和 1p/19q 联合缺失的患者预后最好。在无 1p/19q 联合缺失的 IDH 突变患者中，TERT 突变似乎具有更好的预后。这些因素的预测作用及基于风险因素的最佳治疗方法尚不明确。

四、治疗策略：弥漫性 LGG 的多模式治疗

LGG 整体治疗策略在不断发展，目前仍需明确手术和辅助治疗的适应证。LGG 的自然病程相对较好，治疗策略的选择需根据风险评分系统，包括观察、单独手术和手术联合辅助治疗，如放疗（RT）、化疗（CT）或化放疗（CRT）。

（一）观察

LGG 患者的最佳治疗时机存在争议，因此对于部分患者，观察仍然是选择之一。在分子亚型有所进展之前，观察性研究显示 LGG 的自然病程具有显著的差异性。由于缺乏明确的证据支持包括手术切除，放疗在内的有创性治疗可使 LGG 有更好的预后，观察仍为一种治疗选择。然而，对于中位发病年龄在 30—40 岁的患者，所有病理类型和分子亚型的自然史均差于健康对照组[48]。回顾性分析还显示切除范围（EOR）与存活率相关。此外，最近的研究包括 RTOG 9802 提供了前瞻性证据，表明对高风险患者进行治疗干预可以提高生存率，然而何时开始治疗仍然值得进一步研究。

（二）手术

目前没有随机试验比较广泛切除、次全切除或活检在 LGG 中的作用。具有顽固性癫痫发作或其他继发于肿块占位效应症状的患者有手术指征。关于症状可控患者的最佳治疗策略仍然存在争议。许多回顾性分析及前瞻性试验表明，更大范围的手术切除可显著延长患者生存时间。

Jakola 等比较挪威采用不同治疗策略的两个临床中心数据，其中一个临床中心选择活检和观察等待，另一个临床中心选择最大安全切除。对于Ⅱ级星形细胞瘤，观察等待组的中位 OS 为 5.6 年，而最大安全切除组的中位 OS 为 9.7 年[49]。有回顾性研究将次全切（STR）与全切除（GTR）进行比较，发现更大范围的手术切除可改善 OS，并降低向高级别转化的概率[50, 51]。

对加州洛杉矶分校接受治疗的 216 名 LGG 患者进行分析，在 MRI 的 FLAIR 序列上测量术前和术后的肿瘤体积，根据 EOR 大于或小于 90% 进行分类。切除率 > 90% 组的 5 年和 8 年 OS 分别为 97% 和 91%，切除率 < 90% 组的 5 年和 8 年的 OS 分别为 76% 和 60%。值得注意的是，216 例病例中没有出现与手术相关的死亡，由手术导致的新发永久性神经缺陷不到 2%[51]。在校正年龄、KPS、肿瘤位置和肿瘤亚型等因素后，EOR 仍然可以预测 OS。Mayo 医学中心对 300 余名患者的长期随访数据，同样支持 GTR 能显著改善 OS[52]。

虽然切除范围相关的研究分析存在一定偏差，如与脑干等解剖部位相比，预后较好的病变所在位置更可能是可切除的，神经外科医生可能更倾向于给基线状况好的患者进行手术。前瞻性研究证实了上述回顾性研究的结果。RTOG 9802 针对 111 名低风险患者（年龄 < 40 岁且肿瘤全切除）术后只进行观察，发现 MRI 提示的术后肿瘤残留与复发风险相关。在中位随访 4.4 年时间内，肿瘤残留 < 1cm 的患者中 26% 复发，而残留 1～2cm 的患者复发率为 68%[53]。

目前的神经外科指南通常推荐手术切除而非观察，但因缺乏Ⅰ类证据，且活检为Ⅱ类证据，因此不能明确这样推荐。尽管没有前瞻性随机试验数据支持，上述研究证明更大范围的手术切除与生存获益相关，因此 LGG 可能更宜行最大安全切除。由于 LGG 的自然病程较好，还需考虑 LGG 的发病率和手术对生活质量的影响等[54]。

（三）放射治疗

对部分患者，术后放射治疗可以控制症状、延迟肿瘤复发和改善 OS（与化疗联合）。关于最佳放疗时机（手术后立即放疗或者复发后再放疗），剂量和靶区范围等仍存在争议。

EORTC 22845 对放疗时机进行了研究，将幕上 LGG 患者随机分为术后早期放疗与疾病进展后放疗两组，放疗剂量为 54Gy。该研究发现，两组的中位生存期无差异，早期放疗组为 7.4 年，延迟放疗组为 7.2 年。但术后早期放疗可将无进展生存期延长至 5.3 年，而延迟放疗组的 PFS 为 3.4 年。早期放疗组的 1 年癫痫发作控制率更佳。对于 2 年无疾病进展的患者，虽然没有评估总生活质量，但在体力状况或认知状态方面两组没有明显差异，因此无法判断延迟的 1.9 年中位进展时间是否能改善生活质量[27]。一项对 LGG 相关的难治性癫痫发作患者的研究发现，与基线相比，放疗后患者癫痫发作频率显著降低[55, 56]。放疗后的疾病恶性转化率也是 EORTC 22845 的研究内容之一，发现在疾病进展时两组之间的恶性转化率没有差异。虽然通过手术切除可以降低肿瘤恶性转化率，但放疗对疾病的恶性转化率没有影响[27]。

RTOG 9802 发现对于高风险患者，与单纯放疗相比，在放疗后加入 6 个周期的 PCV 化疗（丙卡苄肼、洛莫司汀、长春新碱）有明显的生存获益。高风险患者包括年龄≥ 40 岁的弥漫性Ⅱ级胶质瘤且接受任何切除程度的患者和 40 岁以下肿瘤次全切的成人。中位 OS 在 RT+PCV 组为 13.3 年，RT 组为 7.8 年，有统计学意义[25]。这项研究使得放疗联合 PCV 方案成为 LGG 高风险患者的治疗方案之一，也是首个Ⅱ级胶质瘤研究中 OS 有显著差异的研究。

有关替莫唑胺（TMZ）的研究正在进行，具体在化疗章节进行阐述。对低风险 LGG 进行观察仍存在争议，对于低风险患者，进展时是否用 RT+PCV 治疗仍不明确。RTOG 9802 的低风险组（年龄＜ 40 岁且肿瘤全切除），5 年 PFS 为 48%。研究同时分析发现，术前肿瘤直径＞ 4cm、星形细胞瘤组织亚型、MRI 显示＞ 1cm 的肿瘤残留与 PFS 降低有关[25, 53]。与 RTOG 9802 定义的低风险组相比，可能有更多 LGG 患者可以从 RT+PCV 方案中获益，但是这部分患者仍需要通过临床表现、病理学类型和分子标志物等因素加以鉴别。

（四）化疗

放疗联合化疗可改善高级别神经胶质瘤和高风险 LGG 中的 OS 已得到证实，如 RTOG 9802 中的放疗联合 PCV 化疗。尽管高风险组的定义明确（年龄≥ 40 岁或＜ 40 岁肿瘤次全切除），但化疗方案的选择，低风险患者的获益程度及是否可以对部分患者仅使用化疗等问题仍未明确（图 5–3）。

EORTC 22033–26033 是一项Ⅲ期随机临床试验，该研究纳入了 477 名高风险的患者（至少具有 1 个高风险因素，包括年龄≥ 40 岁、星形细胞瘤、肿瘤大小≥ 5cm、肿瘤越中线或伴有神经系统症状）。患者随机分为替莫唑胺单药组与放疗组。结果显示两组的主要研究终点 PFS 没有显著差异。亚组分析显示，对于 IDH 突变型 1p/19q 完整的患者，放疗组较替莫唑胺组 PFS 更长[57]。替莫唑胺组的相关毒性更多，主要为血液学毒性，但未影响生活质量或危及生命。通过简易精神状态检查表进行随访，36 个月时两组之间的认知功能没有差异[58]。无论何种治疗方案，具有 IDH 突变，1p/19q 联合缺失的肿瘤和 IDH 野生型肿瘤 PFS 没有统计学差异。该研究证实了 IDH 野生型是胶质瘤的独立不良预后因子[57]。

Stupp 等发现放疗和替莫唑胺的联合治疗在高级别胶质瘤中可改善 OS，Ⅱ期临床试验 RTOG 0424 对该方案进行了进一步研究[59]。该试验纳入具有三种及以上高危因素（年龄≥ 40 岁、星形细胞瘤、肿瘤跨中线、术前肿瘤直径≥ 6cm 或术前神经功能状态评分＞ 1）的患者。治疗方案为放疗同步口服替莫唑胺和 12 个周期的序贯化疗。该研究的 3 年 OS 为 73.1%，显著高于历史数据中采用单纯放疗的 54%[60]。

由于替莫唑胺或 PCV 联合放疗对低危组患者的生存有所改善需要更长时间的随访数据进行验证，在没有 1 级证据的情况下，LGG 的最佳治疗方案包括是否行辅助放疗与化疗需经过多学科讨论。此外，没有高级别的证据比较 PCV 和替莫唑胺，分

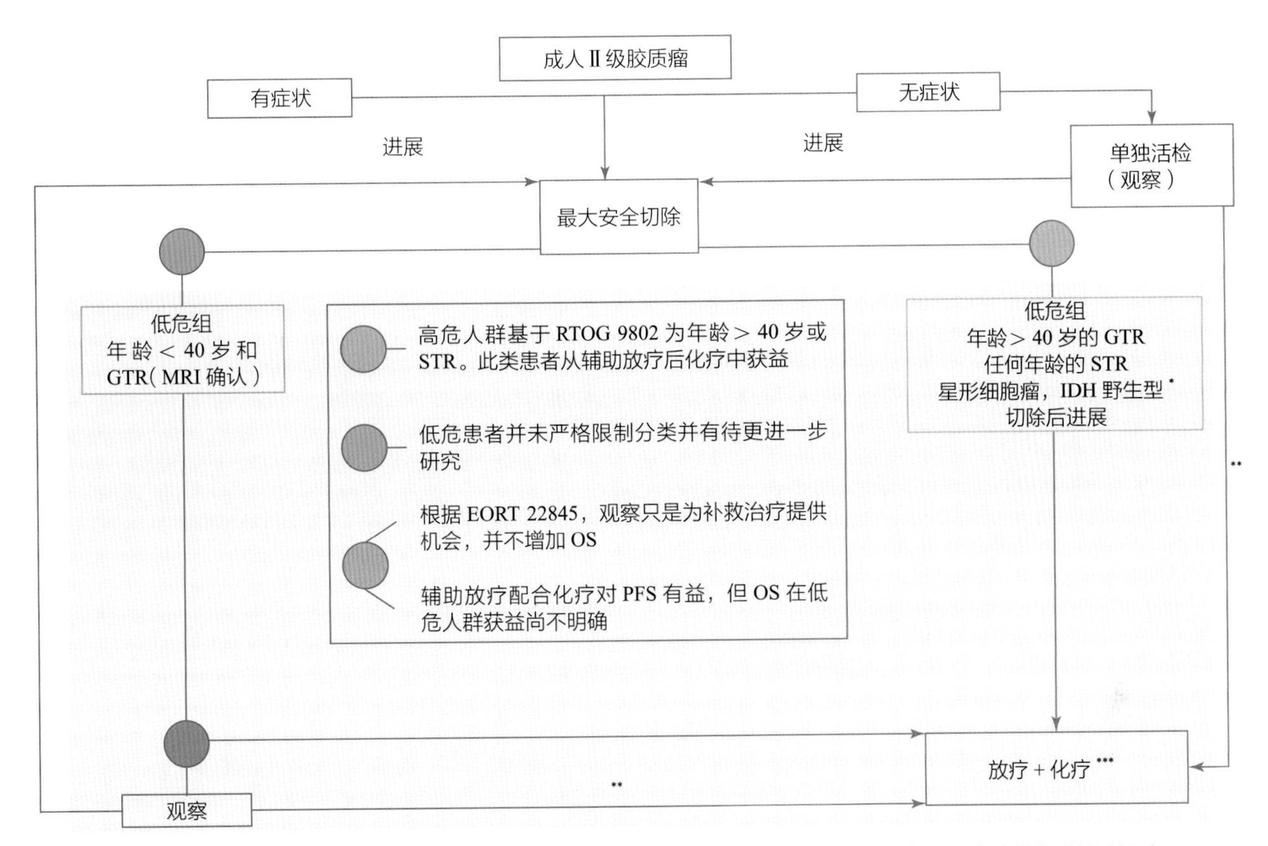

▲ 图 5-3 **根据 RTOG 9802 风险分层，成人弥漫性Ⅱ级胶质瘤的治疗包括最大安全切除后观察或辅助治疗**

HR. 高风险；LR. 低风险；GTR. 全切除；STR. 次全切除；OS. 总生存；PFS. 无进展生存；RT. 放疗；PCV. 丙卡巴肼、洛莫司汀和长春新碱；TMZ. 替莫唑胺。*. 通常预后较差，无 1 级证据；**. 进展且无法手术；***.PCV 或 TMZ

子分型与化疗药物单用或化放疗联用之间的作用关系也在研究中。

（五）正在进行的临床试验

CODEL 试验（NCT 00887146）是一项针对 1p/19q 联合缺失 LGG 或间变性胶质瘤（Ⅲ级）患者的Ⅲ期临床试验，患者随机接受放疗联合替莫唑胺或放疗联合 PCV 化疗。本研究最初的设计目标是比较单纯放疗、单纯替莫唑胺和放疗联合替莫唑胺在 1p/19q 联合缺失的Ⅲ级脑胶质瘤的疗效。由于在试验进行过程中，RTOG 9402 的结果显示放疗后序贯 PCV 化疗对比单纯放疗，改善了 1p/19q 联合缺失Ⅲ级神经胶质瘤的 OS [61]。这一发现与 EORTC 26951 相似，后者也显示辅助 PCV 化疗可以改善 OS [62]。鉴于这些发现，CODEL 试验停止了放疗组与替莫唑胺组的入组并暂时关闭了试验。

该研究将关闭前入组的患者数据进行分析，其中每组 12 名患者，与放疗组和放疗联合替莫唑胺组相比，替莫唑胺组的 PFS 和 OS 更差 [63]。研究人员后续重新设计了研究方案，而且开始纳入 LGG 患者（存在 1p/19q 联合缺失的Ⅱ级少突胶质细胞瘤），放疗联合 PCV 化疗为对照组，放疗联合替莫唑胺为实验组，主要研究终点是 PFS。希望通过该试验可以回答对于 1p/19q 联合缺失的神经胶质瘤，放疗联合哪种化疗方案能有更好的生存获益。如果两个治疗方案在疗效上没有差异，那么神经认知功能、治疗相关毒性和生活质量等次要终点将是重要的考量标准 [64]。

五、放疗剂量和靶区

推荐的放疗剂量为 45～54Gy，每次 1.8～2.0Gy。增加照射剂量并不能改善治疗效果。EORTC 22844 将患者随机分至 45Gy 组和 59.4Gy 组，结果显示两组 OS 无差异，但高剂量组患者的生活质量下降，包括乏力、精神萎靡和失眠。NCCTG 86-72-51 纳入 203 例患者，随机接受 50.4Gy 或 64.8Gy 照射，未发现两组的 PFS 和 OS 存在差异，但 64.8Gy 组的毒性更高。通过 EORTC 22844，NCCTG 86-72-51 与 EORTC 22845 的研究结果，NCCN 治疗指南推荐 LGG 的治疗剂量为 45～54Gy[65]。

分析 LGG 治疗失败模式发现大部分肿瘤在原部位进展，且常位于照射野内。基于此，扩大照射体积可能不会使患者受益，研究者也因此对提高照射剂量进行了研究。NCCTG 86-72-51 也证实了这种区域失败模式，92% 的复发病灶出现在照射野内[15]。因此，建议根据术后 T_2 和 T_1 增强提示的肿瘤范围和术后残腔确定 GTV，在 GTV 基础上外扩 1cm（CODEL 试验）或 1～1.5cm（EORTC 22033-26033）为 CTV[57, 64]。CTV 勾画时需考虑天然屏障并进行适当修回，如骨、小脑幕、脑膜和跨中线结构（如胼胝体）等。术后 MRI 有助于确定残留的病灶和术后残腔，如果可能勾画靶区时应进行图像融合。

六、放射治疗：模拟定位和靶区勾画的一般原则

(1) 使用热塑性塑料面罩进行 CT 模拟固定。

(2) 进行薄层 MRI 扫描，根据增强 T_1WI、T_2WI 和 FLAIR 序列进行靶区勾画。低级别神经胶质瘤多不增强，在 FLAIR 序列上显示更明显。

(3) 条件允许需融合术前和术后 T_2/FLAIR 和增强 MRI 以帮助勾画靶区（表 5-1）。

(4) 如果患者有 MRI 的禁忌证，使用平扫和增强 CT。

(5) 在部分或完全脑叶切除的情况下，切除边缘前没有脑组织的区域不一定需要包括在 GTV 或 CTV 中。

(6) 可以考虑三维适形、IMRT 或质子治疗。

七、放疗剂量、危及器官耐受量和放射毒性反应

放疗总剂量 50.4～54.0Gy，每次 1.8～2.0Gy。

表 5-2 给出了 1.8Gy/d 分割方案的推荐正常组织限制。

放射的急性和晚期毒性及并发症的预防

脑照射可引起许多急性和晚期的毒性反应（表 5-3）。急性不良反应通常可以解决，但晚期不良反应如神经认知功能下降、垂体功能减退和放射性脑

表 5-2　1.8Gy 每天常规照射的正常组织限量

危及器官	剂量限值
视神经和视交叉	＜ 54Gy[a]
脑干	＜ 55Gy
脑	＜总剂量的 50%～60%[b]
视网膜	＜ 40Gy[a]
晶状体	＜ 5Gy[a]
泪腺	＜ 30Gy，平均剂量＜ 25Gy[c]
海马	通过放疗技术等尽可能减少照射剂量
垂体	通过放疗技术等尽可能减少照射剂量

a. N0577（CODEL）试验；b. EORTC 22033-26033；c. 引自 Batth SS，et al.Clinical-dosimetric relationship between lacrimal gland dose and ocular toxicity after intensity-modulated radiotherapy for sinonasal tumors[66]

表 5-1　靶区建议

靶　区	范　围
GTV	术后 T_2/FLAIR 和 T_1 增强序列显示的肿瘤范围和切除腔，术前 MRI 有助于确定残留病灶和切除腔
CTV	GTV 外扩 1cm，需考虑天然屏障并进行适当修回，如骨和硬脑膜
PTV	CTV 外扩 0.3～0.5cm，需考虑机械误差、摆位误差等

GTV. 肿瘤区；CTV. 临床靶区；PTV. 计划靶区

表 5-3 低级别胶质瘤放射治疗的急性和晚期毒性

急性	脱发、乏力、头痛、恶心和脑水肿引起神经系统症状
晚期	神经认知下降和垂体功能低下
不常见的毒性	放射性坏死、假性进展引起的神经症状、视力减退、听力下降和继发性恶性肿瘤

坏死，可能导致严重的症状，并且在极少数情况下会导致死亡。如本章前面所述，尽管运用现代放疗技术给予 45～54Gy 的局部脑照射产生的认知功能下降程度仍有争议，但为了减轻放疗相关毒性在手术后延迟放疗时间是合理的。

LGG 疾病本身会导致认知功能下降并影响生活质量[67]。此外，手术可以进一步影响认知功能和体力状况。因此，研究放疗对神经认知的影响必须考虑放疗前患者的基线神经功能认知状态。有前瞻性临床试验对接受放疗患者进行长期随访，发现 5 年内患者的智力或记忆力没有显著下降[68, 69]。

放射性脑坏死发生率低但可能危及生命，其发生率与剂量相关，在 LGG 中的发生率为 1%～5%。NCCTG 86-72-51 研究中，50.4Gy 组中 2 年时发生Ⅲ级以上放射性坏死的比例为 2.5%，而 64.8Gy 组为 5%[15]。QUANTEC 发现将脑局部照射加量至 72Gy 会带来 5% 的放射性坏死风险[70]。随着大多数患者接受包括 MRI 在内的先进成像技术进行随访，与既往的试验相比，无症状性的放射性坏死检出率增加。质子治疗可以通过降低危及器官及正常脑组织的平均剂量，以减少部分 LGG 患者的放疗毒性。

八、质子治疗

质子治疗较光子治疗可降低危及器官剂量，减少晚期毒性及提高生活质量，鉴于许多接受放疗的 LGG 患者预计中位生存期在 10 年以上，因此质子治疗 LGG 具有重要意义。目前已有前瞻性研究评估质子治疗 LGG 的放射毒性和预后，包括神经认知功能和下丘脑 – 垂体功能障碍。Shih 等报道了 20 例接受质子治疗的 LGG 患者 5 年 OS 为 84%，与之前试验数据相仿。中位随访 3.2 年，接受质子治疗的患者没有出现明显的神经认知功能下降，包括智力、视觉空间能力、注意力、记忆力、执行能力、语言等。5 年时累积的新发下丘脑 – 垂体功能障碍为 30%。研究者分析了垂体的相对生物剂量（RBE，以 30Gy 为界限），14 例患者的剂量低于 30Gy，6 例患者因肿瘤组织接近垂体，质子治疗无法实现 RBE ＜ 30Gy 以减少相关毒性[71]。

在此试验基础上，NRG 的 David Grosshans 设计了对 IDH 突变型 LGG 和Ⅲ级胶质瘤进行质子或光子治疗的随机试验（图 5-4），认知功能是主要研究终点。质子治疗对 LGG 的影响需要长期的随访生存和相关毒性数据，如下丘脑 – 垂体功能障碍对患者生活质量的影响、生长激素分泌对放疗敏感，生长激素减少可引起明显的心血管、免疫和代谢反应，需进行替代治疗改善症状[72, 73]。

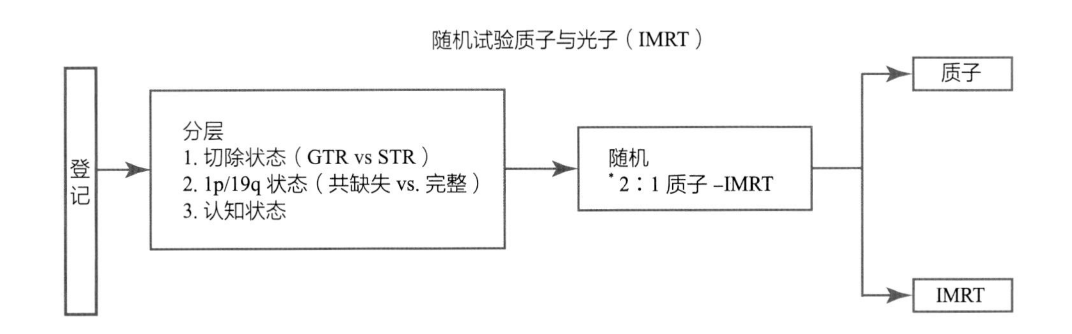

▲ 图 5-4 **NRG-BN005 实验方案**

比较Ⅱ级和Ⅲ级神经胶质瘤的质子与光子治疗。IMRT. 调强放射治疗；KPS. Karnofsky 功能状态。*. 入组标准：IDH 突变型 WHO Ⅱ级或Ⅲ级神经胶质瘤，KPS ≥ 70，年龄＞ 18 岁，无精神病或神经系统疾病史

九、随访和复发

（一）随访：影像学评估

MRI 是随访的金标准，手术后 24～72h 应进行 MRI 检查以确定切除范围[65]。在前期随访中，每 3～6 个月进行 1 次 MRI 检查，其后随访间隔时间可逐渐延长[74]。PET CT 包括 F DOPE 标记等方法可用于区分肿瘤与放射性坏死，肿瘤分级及确定活检的最佳位置[65]。MRS 和灌注 MRI 也具有一定应用价值。

（二）疾病复发

由于 LGG 的自然病程较长，大多数患者会在病程中的某个时间复发。复发可因出现进展性症状而被发现，也可能在影像学随访时被检出。治疗方案取决于患者的功能状态和之前曾接受的治疗。通常情况下，手术、放疗（包括再程放疗）和化疗仍然可行。

复发病灶多为更具侵袭性、更高级别的病变，预后较差。对于能手术患者，通常建议先组织活检后行最大安全切除。对于未接受过放疗的患者，建议行放疗联合辅助化疗。关于再程放疗，已有研究表明 35Gy（10 次）的照射方案在高级别病变中是有效和可耐受的，也可应用于 LGG[75]。

十、病例研究

42 岁男性，因持续性躯干部皮疹及脑病就诊，检查发现 C_3 沉积与白细胞性血管炎表现一致。患者进一步接受 MRI 检查，FLAIR 序列提示右上额叶前方的异常信号，大小约 1.4cm，未显示强化（图 5-5）。灌注图像提示与该病变相关的脑血容量轻度升高。

患者最初进行观察，当脑病有所改善，在 1 年后接受肿瘤全切术，病理为 WHO Ⅱ级弥漫性星形细胞瘤，1p/19q 完整，MGMT 启动子甲基化，当时未进行 IDH 检测。

患者术后第 1 年每 3 个月行 MRI 检查，病情稳定，第 2～3 年每 6 个月行 MRI 检查。第 39 个月，影像学发现瘤床边缘异常信号，提示疾病进展。

比较患者不同时期 MRI 图像，早期复查的 MRI 提示右侧额叶手术部位为术后改变，37 个月时 MRI T_2/FLAIR 序列发现瘤床边缘信号异常提示进展，该区域弥散信号不明显（图 5-6）。

再次手术前对病灶行活检，活检病灶 IDH1 R132H 阴性，ATRX 表达缺失，提示胶质瘤可能存在另一种不太常见的 IDH 突变。免疫组化提示病灶 IDH1 R132C 突变。病理报告显示，有丝分裂活动不明显，没有确定的微血管增殖或肿瘤坏死，支持

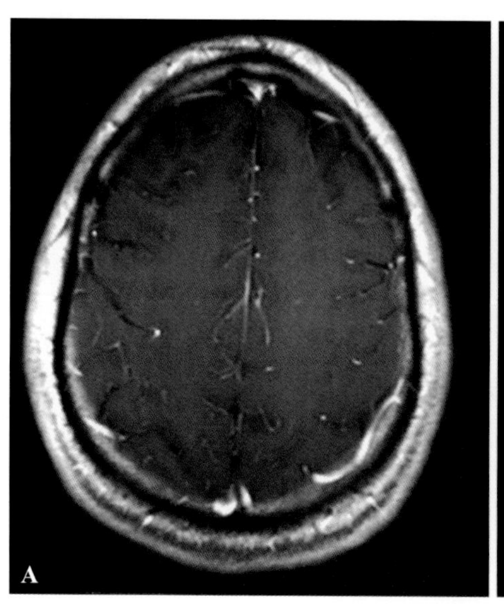

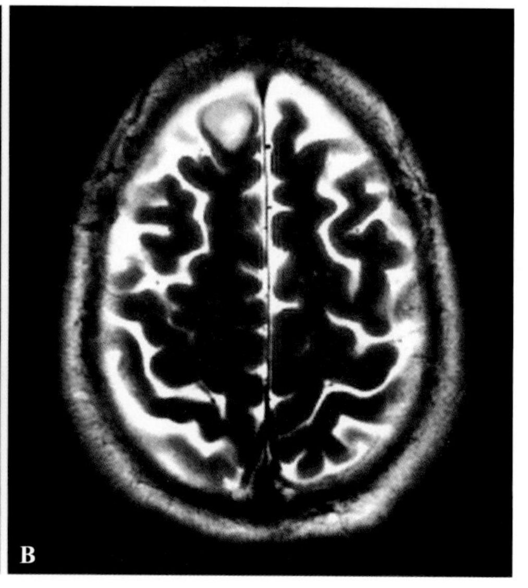

▲ 图 5-5　患者发病的原始 MR 图像

A. 增强 T_1WI 病灶无增强；B. T_2WI 提示前额叶区病灶伴水肿

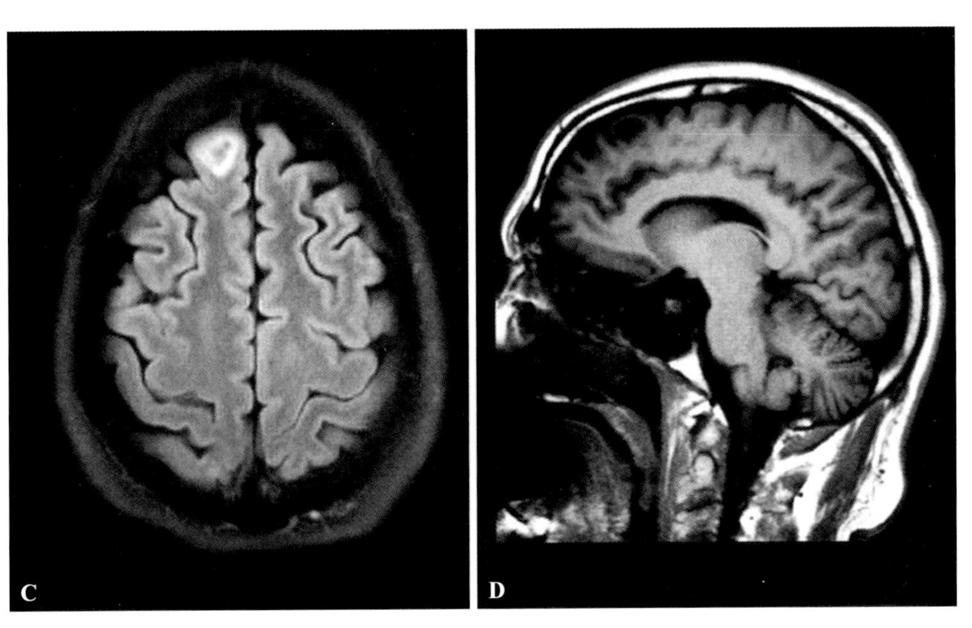

▲ 图 5-5（续）　患者发病的原始 MR 图像

C. T_2/FLAIR 序列；D. 矢状位

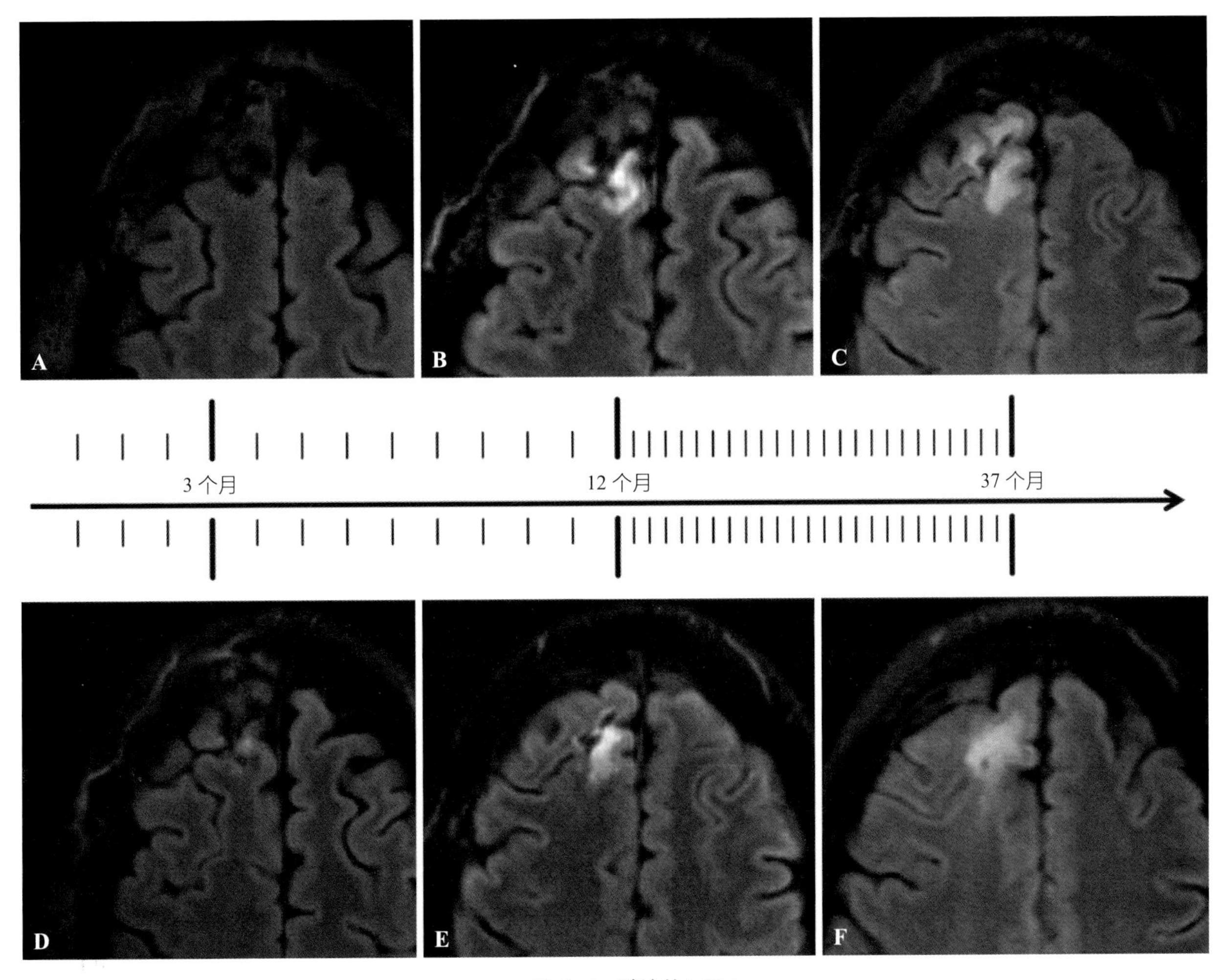

▲ 图 5-6　随访的 MRI

A 和 D. 术后 3 个月；B 和 E. 术后 12 个月；C 和 F. 术后 37 个月，T_2 高信号区提示复发可能

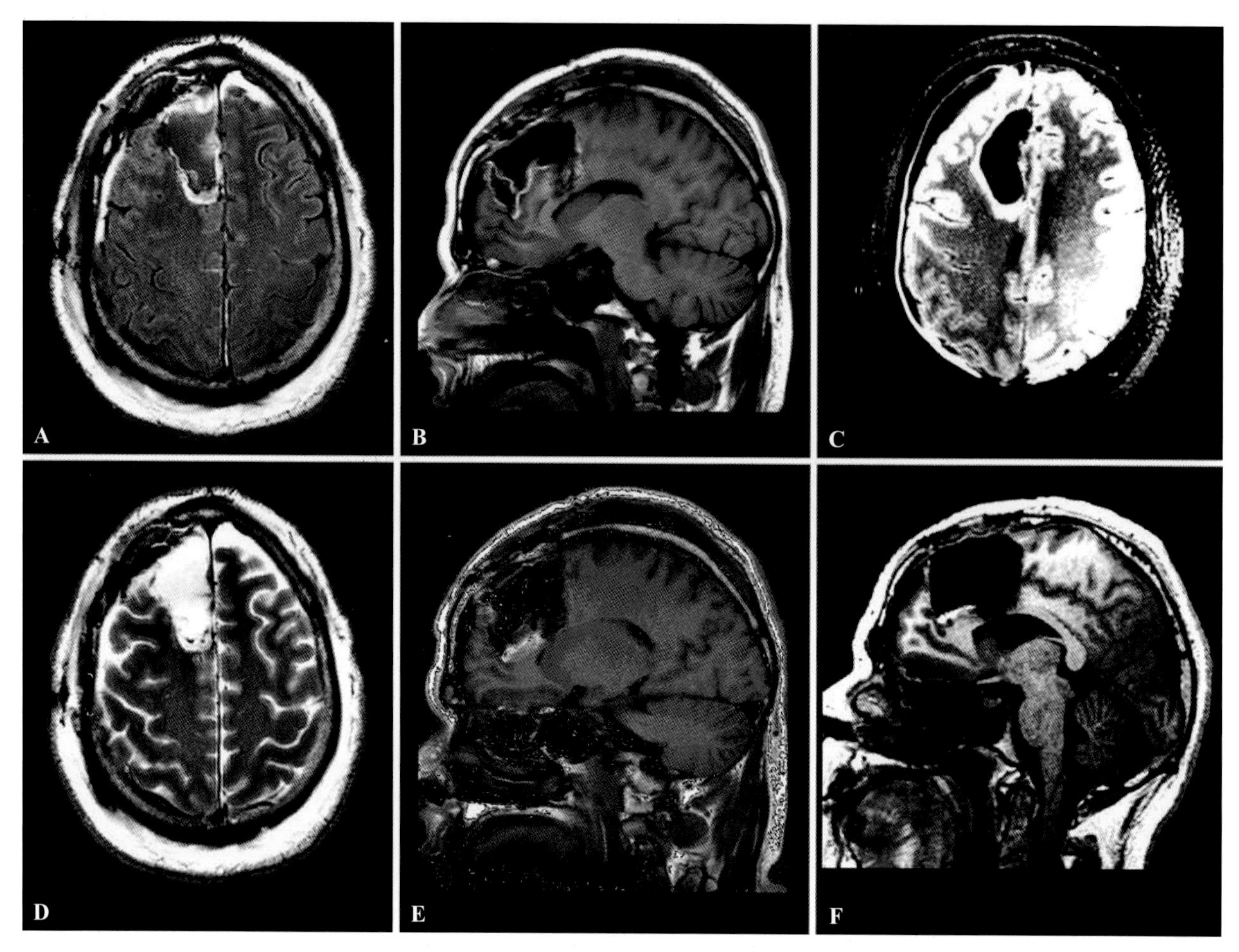

▲ 图 5-7　再次手术后立刻行 MRI 检查

A. T_2 FLAIR 序列；B. T_1 FLAIR 矢状位；D 和 E. T_2 增强和 T_1 FLAIR 矢状位，均显示手术切除腔；C 和 F. 术后 1 个月 MRI，T_2 FLAIR 和矢状位 MP-RAGE，显示再次手术后的切除腔

WHO Ⅱ级诊断。患者随后在初次手术后约 40 个月，即初次就诊后 52 个月再次行右额开颅肿瘤切除术（图 5-7）。

放疗科会诊后建议患者行质子放疗，剂量为 50.4Gy（28 次）。术后患者出现轻中度头痛和嗜睡，无局灶性神经功能缺损，脑神经无损伤，偶有麻木感，无明显感觉异常，双侧上下肢的肌力均为Ⅴ级。症状在放疗前有所改善。术后约 7 周患者开始行质子放疗，放疗前患者头痛、嗜睡等症状已明显改善。肿瘤内科医生会诊后建议患者在放疗后行 PCV 方案辅助化疗（图 5-8）。

十一、总结

- Ⅱ级胶质瘤的干预时间仍待进一步研究。
- 基于分子分型和风险因素的治疗模式在不断进展。
- Ⅱ级少突胶质细胞瘤多有 1p/19q 联合缺失，常伴有 IDH 突变型。
- Ⅱ级星形细胞瘤常有 IDH 突变型及特征性的 ATRX 和 TP53 突变。
- 低风险患者可选择观察，单纯最大安全切除或最大安全切除后辅助治疗。
- 虽然回顾性和前瞻性观察研究显示切除范围与 OS 相关，但没有随机试验证明早期手术干预有生存获益。
- 单纯放疗可改善 PFS 但不能改善 OS。
- 辅助放疗后序贯 PCV 化疗适用于年龄＞ 40 岁或＜ 40 岁肿瘤部分切除的高风险Ⅱ级脑胶质

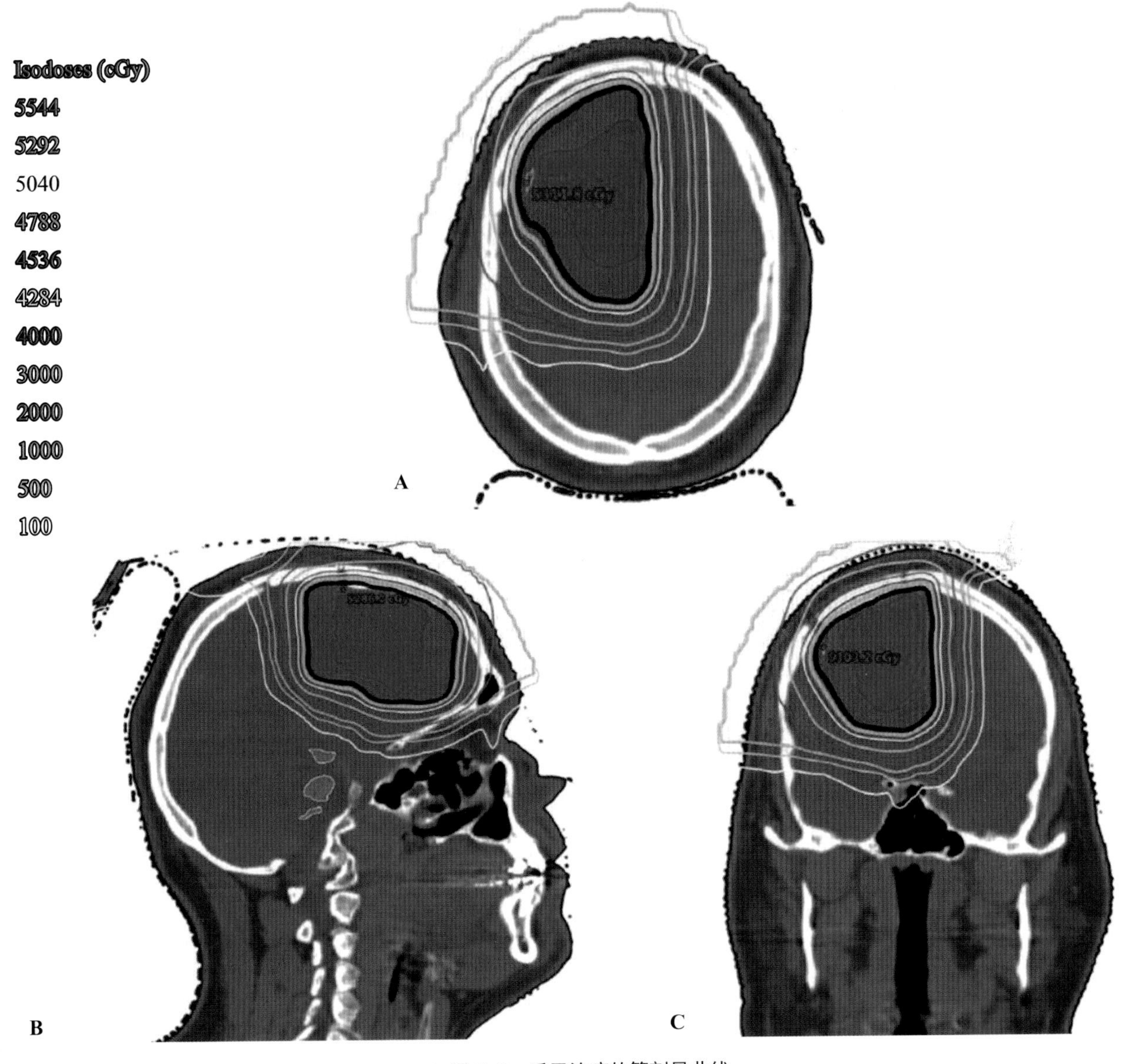

▲ 图 5-8　质子治疗的等剂量曲线

瘤患者，并有生存获益。

- 哪些低风险患者能从放疗序贯 PCV 化疗中获益及放化疗对长期生活质量的影响有待进一步研究。
- 放疗处方剂量为 50.4～54Gy，1.8～2.0Gy/ 次。
- GTV 包括术后 T_2/FLAIR 和 T_1 增强提示的肿瘤范围和术后残腔。
- CTV 一般为 GTV 外扩 1～1.5cm，外扩需考虑天然屏障并适当修回，如骨和硬脑膜。根据各家单位机械误差、摆位误差等不同，PTV 为 CTV 外扩 0.3～0.5cm。
- 质子治疗可以减少 OARS 的照射剂量，对于部分位置的肿瘤具有临床意义。
- 疾病复发的治疗取决于患者之前的治疗和体力状况，建议先行组织活检以评估恶性转化程度。
- 后续研究须评估基于分子标志物的不同治疗方案，并比较放疗联合 PCV 与放疗联合替莫唑胺两组方案的疗效。

本章自测题

1. 对于新诊断的低级别胶质瘤成年患者，正确的是（　　）。
A. 与疾病进展后放疗相比，术后放疗可以改善 PFS，但 OS 没有提高
B. 与较低剂量（如 45Gy）相比，较高剂量的照射（如 59.4Gy）有生存获益
C. 放疗在低级别胶质瘤患者中更常诱发癫痫发作
D. 放疗后的肿瘤进展多发生在高剂量区域之外
E. 对于高风险患者，放疗联合 PCV（如丙卡巴肼、洛莫司汀和长春新碱）与放疗相比，可以改善 PFS，但不能提高 OS

2. 关于低级别脑胶质瘤的 WHO 分子分型（2016 年版），正确的是（　　）。
A. 根据目前的标准，少突星形细胞瘤的诊断概率较前增加
B. 对于部分 IDH 突变型的弥漫性星形细胞瘤，同时存在 1p/19q 联合缺失和 ATRX 缺失
C. 诊断弥漫性星形细胞瘤需 IDH 突变型合并 TP53 突变
D. 只有少数低级别胶质瘤存在 IDH1 突变
E. 诊断少突胶质细胞瘤必须有 1p/19q 联合缺失

3. 关于低级别胶质瘤患者的手术治疗，正确的是（　　）。
A. 比较肿瘤全切与活检的随机试验提示全切手术有生存获益
B. 外科医生认为肿瘤全切是复发风险的最有力预测因子
C. 更大程度的切除与肿瘤向高级别转化的概率降低有关
D. 低级别胶质瘤的位置不影响切除范围
E. 低级别胶质瘤的全切手术为强化病灶的完全切除

4. 关于新诊断低级别胶质瘤的成人患者的体征、症状和体力状况，正确的是（　　）。
A. 平均年龄为 55 岁
B. 癫痫发作是最常见的症状
C. 大部分低级别胶质瘤是偶然发现的
D. 与神经认知缺陷或神经系统症状相比，单独癫痫发作预示较差的预后
E. 偶然发现的低级别胶质瘤预后较差

5. 对于新诊断低级别胶质瘤患者的治疗，正确的是（　　）。
A. 单纯使用替莫唑胺治疗的中位 OS 优于放疗
B. 有Ⅰ级证据表明，与放疗相比，替莫唑胺联合放疗可提高 OS
C. 与放疗相比，IDH 突变，1p/19q 非联合缺失的患者接受单纯的替莫唑胺化疗有更长的 PFS
D. 白细胞减少是脑部放疗期间和放疗后的常见毒性
E. 对于高风险患者，放疗联合 PCV（丙卡巴肼、洛莫司汀和长春新碱）与放疗相比，可改善 OS

答案

1. A [van den Bent 等在Ⅲ期试验中报道，与疾病进展后再放疗相比，手术后放疗改善了 PFS，但没有改善 OS。1 年随访时间内，放疗组癫痫发作的病例数几乎是观察组的一半。Karim 和 Shaw 等的Ⅲ期试验发现，与中等剂量（如 45Gy 和 50.4Gy）相比，更高剂量（如 59.4Gy 和 64.8Gy）的放疗并没有带来生存获益。多项研究均提示绝大多数（约 90%）失败发生在放射治疗的高剂量区域内。对于高风险患者，RTOG 9802 结果表明放疗联合 PCV 方案（丙卡巴肼、洛莫司汀和长春新碱）较单纯放疗可改善 PFS 和 OS。具体见参考文献 [15, 25–27]]

2. E（根据目前的标准，少突星形细胞瘤将成为一种罕见诊断。1p/19q 联合缺失和 ATRX 缺失不同时存在。虽然 TP53 是星形细胞瘤的特征，当 IDH 突变型的时候，TP53 不是诊断所必需的。高达 80% 的低级别胶质瘤有 IDH1 突变的表型。具体见参考文献 [28]）

3. C（迄今为止，没有随机试验低级别胶质瘤的全切除和活检进行比较。RTOG 9802 发现肿瘤全切术后 MRI 上的肿瘤残留量是复发风险的有效预测指标。在回顾性研究中有许多偏倚，如脑叶病变通常被完全切除，而浸润性脑干肿瘤不能完全切除。因为在低级别胶质瘤中有相当一部分肿瘤不强化，所以低级别胶质瘤的全切除术是依据 FLAIR 图像进行的。具体见参考文献 [49–51]）

4. B（平均发病年龄为 41 岁。不到 5% 的 LGG 是偶然发现，其较好的预后可能与提前发现有关。仅表现癫痫症状的患者预示着更好的预后。具体见参考文献 [6]）

5. E（在 EORTC 22033–26033 试验中，患者随机接受放疗或替莫唑胺化疗，目前尚未得到中位 OS 的数据，需要等待后续数据报道。与替莫唑胺组相比，接受放疗的 IDH 突变 / 非联合缺失肿瘤的 PFS 更长。在 EORTC 22033–26033 中，白细胞减少在放疗后很少见，只有 5% 的患者出现Ⅰ～Ⅱ级白细胞减少，没有出现Ⅲ～Ⅳ级毒性。Ⅱ期临床试验 RTOG 0424 发现，与传统数据相比，放疗联合替莫唑胺治疗高风险的低级别胶质瘤有生存获益。具体见参考文献 [25, 57, 60]）

第6章 高级别胶质瘤

High-Grade Gliomas

Gregory Vlacich　Christina I. Tsien　著

学习目标

- 了解高级别胶质瘤自然病史和预后因素、分子标志物在疾病亚组鉴别和分类中的新兴作用。
- 了解目前高级别胶质瘤总体治疗策略，以及在特殊临床情况（如老年人）和（或）具有特殊分子指标（如1p/19q共缺失）的疾病亚组中治疗模式的相应调整。
- 了解高级别胶质瘤放疗方式及具体实施方法。
- 了解高级别胶质瘤失败模式和复发治疗方法。

一、诊断与预后

高级别胶质瘤是中枢神经系统（CNS）最常见的恶性肿瘤，约占所有原发性脑肿瘤40%[1]。根据世界卫生组织分类系统，高级别胶质瘤包括WHO Ⅲ期肿瘤（如间变性少突胶质瘤和间变性星形细胞瘤）和Ⅳ期肿瘤（如多形性胶质母细胞瘤和弥漫性中线胶质瘤）[2]。高级别胶质瘤在北美成年人中的发病率约为每年5/10万，约占所有成人肿瘤的2%[3]，其中近80%是GBM。发病率随着年龄的增长而增加，Ⅲ期肿瘤的发病中位年龄约为45岁，Ⅳ期肿瘤发病中位年龄约为60岁[3]。男性发病率高于女性，比例为1.6∶1，高加索人发病率明显高于亚洲/太平洋岛民及其他种族[4]。高级别胶质瘤的病因还不明确。绝大多数病例是散发性的，可能与遗传和环境的综合作用有关。高级别胶质瘤有原发的，也有从低级别胶质瘤发展而来的。后者又称为继发性高级别胶质瘤，多见于年轻患者，通常预后稍好[5]。

最常见症状是头痛（50%）[6]。该症状主要是血管源性水肿引起的颅内压（ICP）升高所致。头痛往往在早上更严重，这是因为夜晚睡眠长时间卧床引起了ICP进一步升高，还可能伴有恶心、呕吐或视力改变等症状。30%患者会出现癫痫发作，少数患者会伴有局部神经功能障碍或精神状态改变，这取决于肿瘤具体位置[6]。额颞叶受累的老年患者更易出现神经认知功能下降和记忆障碍。一般只有在有明确的癫痫发作病史时才使用抗癫痫药物[7]。如有临床指征，在手术前后可以给予地塞米松，但应逐渐减量，并以最低剂量维持[7]。

在患者出现症状之后，首先应进行影像学检查。在CT上，高级别胶质瘤在平扫图像上通常表现为低密度病灶，增强后显示为不均匀强化。磁共振成像是肿瘤诊断的首选检查。在T_1序列上，高级别胶质瘤相对于周围脑实质呈低信号，增强后呈不均匀强化（图6-1）。肿块具有跨中线生长的倾向，可表现出“蝴蝶样”。T_2或FLAIR序列上通常会显示瘤周水肿（图6-2）。影像学表现有时会类似脑转

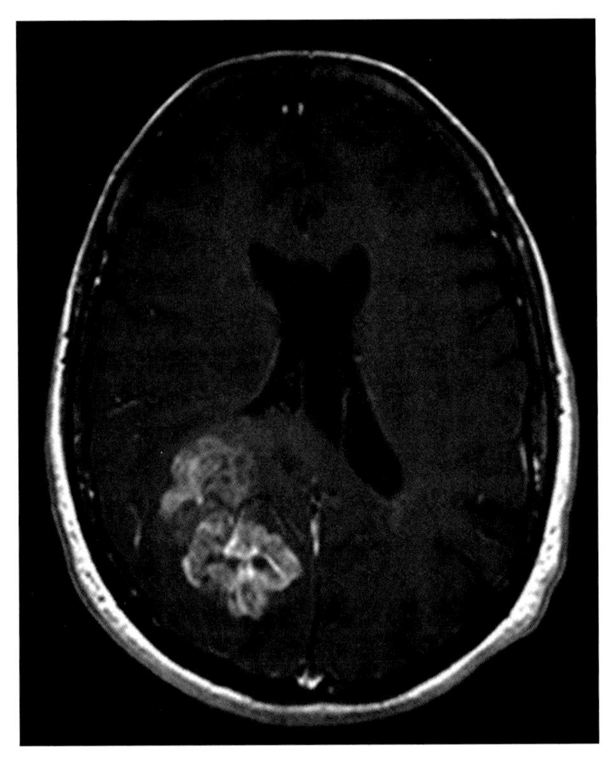

▲ 图 6-1　钆增强 T_1WI 显示右顶叶多形胶质母细胞瘤的不均匀强化

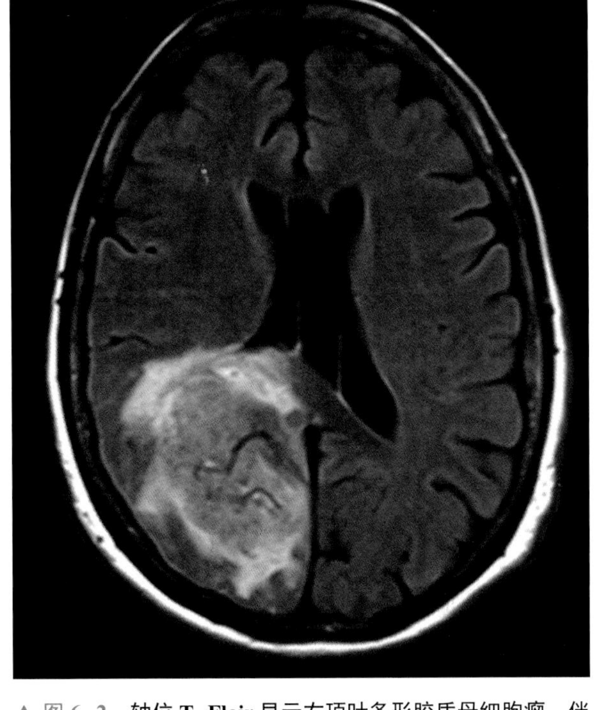

▲ 图 6-2　轴位 T_2 Flair 显示右顶叶多形胶质母细胞瘤，伴有血管源性水肿及右侧侧脑室受压变形

移瘤，因此如果怀疑有隐匿的颅外恶性肿瘤，应进行全身检查。

胶质瘤在病理上具有经典的组织学特征。首先，高级别胶质瘤是浸润性肿瘤，大多呈弥漫性生长，侵犯大脑半球的实质。这些肿瘤通常沿着白质生长，但也可能发生在灰质，甚至在中枢神经系统内扩散 [8]。除了浸润，高级别胶质瘤其他常见病理特征包括高度的分裂活性和微血管增生。Ⅳ期肿瘤还可具有坏死表现 [2]。

星形细胞肿瘤（包括间变性星形细胞瘤和 GBM），肿瘤细胞具有拉长的或不规则的深染细胞核。胶质纤维酸性蛋白（GFAP）染色阳性。少突胶质瘤的细胞核为圆形，伴有核周光晕，常被描述为"煎蛋"外观，常有钙化和"铁丝网"样的分支血管。高级别胶质瘤被认为起源于神经前体细胞，并含有多潜能肿瘤干细胞，具有肿瘤生长及再生能力 [9]。

尽管在过去几十年中进行了大量临床试验，但高级别胶质瘤预后仍然很差，间变性星形细胞瘤中位生存期为 3 年，而 GBM 中位生存期仅为 16 个月 [1]。临床预后因素包括患者年龄、病理类型、Karnofsky 行为状态评分（KPS）和症状持续时间 [7, 10]。为了更好预测高级别胶质瘤患者的生存，采用这些预后因素构建了 RTOG RPA 预后分类系统，表 6-1 中对此进行了总结。年轻、KPS 评分高、组织学上侵袭性较低的患者存活率更高。

表 6-1　高级别胶质瘤 RTOG RPA 分级

Ⅰ级和Ⅱ级	间变星形细胞瘤，年龄≤ 50 岁，正常 MS；或者年龄＞ 50 岁，KPS ＞ 70，症状＞ 3 个月	MS 40～60 个月
Ⅲ级和Ⅳ级	间变星形细胞瘤，年龄≤ 50 岁，不正常 MS；或年龄＞ 50 岁，症状＜ 3 个月。胶质母细胞瘤，年龄＜ 50 岁；或年龄＞ 50 岁且 KPS ＞ 70	MS 11～18 个月
Ⅴ级和Ⅵ级	胶质母细胞瘤，年龄＞ 50 岁且 KPS ≥ 70；或不正常 MS	MS 5～9 个月

手术切除范围也被确认为高级别胶质瘤的预后因素。先前研究已经证明，切除肿瘤范围越大（增强 T_1WI 上显示的强化肿瘤切除比例），患者预后越好。最近的建模数据表明，根据不同切除程度预估的生存获益，最大程度的安全切除是首选手术策略[10]。

分子标志物逐渐成为高级别胶质瘤临床预后判断的重要辅助指标，随着我们对已有标志物知识的扩展和新标志物的发现，分子标志物将继续发挥更大的作用。目前的临床试验也经常根据这些标志物对患者进行分层。甲基鸟嘌呤甲基转移酶（MGMT）启动子甲基化状态是比较明确的预后分子标志物之一。MGMT 是一种 DNA 修复酶，它从鸟嘌呤 O^6 位置去除烷基，当其启动子被甲基化时，这会导致基因的表观遗传沉默和表达丧失。甲基化的存在和随后 MGMT 表达的降低提高了烷化剂如替莫唑胺（TMZ）的有效性，可以延长患者的中位生存期[11-13]。

另一个重要预后分子标志物是 IDH1 和 IDH2 的突变状态。几项大型前瞻性研究表明，与野生型肿瘤相比，IDH 突变胶质瘤患者无进展生存和总生存显著延长[14]。这些突变常见于从低级别胶质瘤进展而来的继发性 GBM 的年轻患者。在间变性少突胶质细胞瘤中，1p/19q 染色体共缺失是一个重要的预后因素。1p/19q 共缺失预后较好，接受放疗联合烷化剂治疗会有更好的疗效[15, 16]。

二、WHO 病理分类标准（2016 年版）

经典的胶质瘤分类仅仅基于其临床和组织学特征，而最新的 WHO 病理分类系统（2016 年版）纳入了肿瘤的分子表型[17]。遗传特征并没有取代肿瘤的组织学评估，后者仍然是胶质瘤病理分级的主要决定因素，但分子表型作用日益突出。具体地说，IDH 突变状态在新的分类系统中非常重要。弥漫性胶质瘤包括 WHO Ⅱ级和Ⅲ级星形细胞瘤、Ⅱ级和Ⅲ级少突胶质细胞瘤及Ⅳ级 GBM。对于 WHO Ⅲ级间变性星形细胞瘤，IDH 突变状态（即野生型、突变型或 NOS，如果无法确定）已被添加到分类标准中。对 IDH- 野生型Ⅲ级间变性星形细胞瘤的诊断应谨慎，因为这种基因型 / 表型组合相对罕见，可能诊断为 IDH- 野生型 GBM 更合适[18]。新分类系统中，间变少突胶质细胞瘤的诊断需要同时评估 IDH 突变状态（野生型、突变型、NOS）和 1p/19q 共缺失状态（共缺失与否）。新分类系统极不支持少突星形细胞瘤的诊断，大多数情况下可以通过基因分子检测来实现分类[17]。对于Ⅳ级 GBM，IDH 突变状态（野生型、突变型、NOS）也已被添加到分类标准中。

三、总体治疗策略

虽然我们对高级别胶质瘤的认识在不断加深，但目前对这些患者的处理基本一致。标准治疗包括手术及辅助放化疗的综合治疗。

（一）手术

外科手术在高级别胶质瘤的治疗中有几个主要作用。首先，在治疗前通常需要进行病理组织确诊。病理诊断可以在肿瘤大体切除时获得，而对于病灶不适合手术切除，或者对于身体状态较差而不能耐受更广泛切除手术的患者，病理诊断也可以通过立体定向活检获得。CT 或 MRI 引导的立体定向活检是一种准确和相对安全的诊断手段[19]。最近，PET 和磁共振波谱在提高肿瘤定位和诊断能力方面也有了较多的应用[20, 21]。

其次，手术具有减症作用。手术可以迅速缓解由于肿块占位效应导致的临床症状，这个优势是其他疗法无法比拟的。对于出现任何危及生命的颅内压升高或严重症状，包括与肿块占位效应相关的中线移位，都应考虑手术。

最后，手术切除程度与高级别胶质瘤患者预后有关。几项回顾性研究表明，接受手术切除总体生存较仅行活检的患者明显延长，而接受完全切除的患者生存期则更长[22, 23]。

为了更好切除病变，术前 MRI 评估至关重要。一些研究还评估了 PET 成像在高级别胶质瘤手术治疗中的作用[24]。总之，术前肿瘤定位在患者外科治疗中必不可少，常用技术包括使用功能磁共振成像（fMRI）来显示肿瘤与关键皮质区域（如运动和语言功能区）及与其他重要功能区的相对位置关系，以及示踪图（diffusion tractography）技术等[25]。

术中采用 CT 和 MRI 影像引导技术可以提肿瘤完全切除率。此外，在预估术后神经损伤风险较高的情况下，可实施皮层刺激和重复神经评估的术中唤醒技术[26, 27]。术中使用内源性荧光增强剂显示恶性胶质瘤病变范围，可以提高肿瘤大体全切除的可能性。恶性胶质瘤细胞中天然氨基酸前体 5-ALA 水平的升高和血红素合成途径的上调导致荧光卟啉的产生增加。使用 5-ALA 的荧光引导手术可以在术中更好地显示这些肿瘤。术后增强 MRI 证实这种方法能显著提高了大体全切除的比例[28]。然而，尽管有这些努力，即使在完全切除的情况下，局部复发依然非常常见。

（二）放疗

由于高级别胶质瘤的浸润性，无论切除程度如何，术后均需进行辅助放射治疗。辅助放疗可以改善患者的局部控制率和生存率。20 世纪 70 年代，几项随机对照试验证实了全脑放疗（WBRT）在高级别胶质瘤中的疗效[29, 30]。而在近几十年里，更适形的放疗技术 [如三维适形放疗和适形调强放疗（IMRT）] 所实现的局部照射已经成为目前的标准治疗方式。

脑肿瘤研究小组（Brain Tumor Study Group）研究证明，最大限度的生存获益需要足够的照射剂量。一项回顾性研究纳入 91 例接受立体定向活检并随后进行放疗的高级别胶质瘤患者，研究显示放疗剂量为 50～60Gy 的患者中位生存期长于术后接受较低剂量放疗的患者（GBM19 周 vs. 11 周，间变性星形细胞瘤 27 周 vs. 11 周）[31]。然而，在使用三维适形放疗技术的临床试验中，照射剂量超过 60Gy 并未被证明是有益的，分割剂量是 2Gy 而总剂量达到 70Gy、80Gy 或 90Gy 没有给患者带来额外的生存获益[32]。而剂量递增至 75Gy（30 次）的 IMRT 联合同步替莫唑胺化疗已被证明是安全的[33]。一项大型Ⅱ期多中心随机研究 NRG Oncology BN001（NCT 02179086）已经接近完成，研究将回答该方案是否具有疗效。

此外，放疗照射范围近年来也发生了很大变化。虽然最初 WBRT 是标准治疗，但此后的研究表明，大多数肿瘤复发在距原发病灶边缘 2～3cm 的范围内，采用较小照射范围的局部照射可以获得与 WBRT 相同的疗效。

（三）化疗

化疗也被证明可使高级别胶质瘤患者有生存获益。最早被证明有效的化疗药物是亚硝基脲类药物，如卡莫司汀。Meta 分析表明，这种药物联合放疗能够改善患者 PFS 和 OS。因此，在临床试验证实替莫唑胺的有效性之前，亚硝脲类药物一直是一线化疗方案。

替莫唑胺是一种口服烷化剂，现在是高级别胶质瘤患者首选化疗药物。Stupp 等一项具有里程碑意义的Ⅲ期试验证实了同步及辅助 TMZ 化疗的疗效[12]。该研究纳入了 573 例 GBM 患者，随机分配到接受术后放疗剂量 60Gy（30 次）的受累野放疗（IFRT）组或 60Gy IFRT 联合 TMZ 组，联合组在放疗同步加用 TMZ 化疗（每天 75mg/m^2，最长 49 天），然后接受 6 个周期大剂量辅助 TMZ 化疗（150～200mg/m^2，共 5 天，每 28 天 1 次）。在中位时间超过 5 年的随访中，研究发现 TMZ 联合组 OS 显著延长（1 年 27% vs. 11%，5 年 10% vs. 2%）。进一步分析显示，MGMT 启动子甲基化是 OS 延长的重要预后因素，并能够预测化疗的获益。具体地说，MGMT 甲基化患者接受联合治疗后的 2 年 OS 为 49%，而单纯放疗后为 24%。非甲基化患者的 OS 在两组分别为 15% 和 2%[34]。最近，RTOG 0525 试验比较了 TMZ 的不同给药方案，OS 或 PFS 没有发现显著的统计学差异。这项前瞻性研究也再一次证实了 MGMT 甲基化是一个重要的预后因素[35]。鉴于 MGMT 启动子甲基化与生存改善有关，针对治疗后进展患者，尝试采用 MGMT 酶抑制剂，如 O^6- 苄基鸟嘌呤，来恢复患者对烷化剂敏感性的治疗方法，其有效性正在接受临床评估[36, 37]。

血管内皮生长因子抑制剂贝伐单抗也被用于 GBM 治疗。在一项针对新诊断 GBM 的多中心Ⅱ期研究中，70 例患者接受了贝伐单抗（每 2 周 10mg/kg）联合 TMZ 及放疗标准方案的治疗[38]。中位 OS19.6 个月，中位 PFS13.6 个月。Ⅲ期临床研究 RTOG 0825 试验评估了贝伐单抗联合标准辅助治疗的疗效。该研究纳入 978 例 GBM 患者，所有患者接受辅助放疗和 TMZ，随机分入接受贝伐单抗组和安慰剂组。初步结果显示贝伐单抗未能改善 OS 或 PFS，并且治疗组出现了更差的神经认知症状和生活质量评分。该结果不支持贝伐单抗在初治 GBM 中的早期常规应用。

关于间变性星形细胞瘤辅助化疗作用的相关研究已有报道。一项在间变性星形细胞瘤患者中比较放疗联合 TMZ 与放疗联合亚硝脲药物的Ⅲ期随机试验没有显示出 OS 或 PFS 显著差异。然而，放疗联合 TMZ 方案的耐受性具有显著优势。研究还证实，IDH1-R132H 突变是影响 OS 的重要预后因素[39]。针对间变性星形细胞瘤的回顾性研究表明，TMZ 辅助化疗与使用 PCV（如丙卡巴肼、洛莫司汀和长春新碱）方案一样有效，但毒性更小[40]。因此，正在进行的 EORTC 26053（NCT 00626990）被设计用以评估 TMZ 同步和辅助化疗在间变性胶质瘤患者中的作用。

这项前瞻性试验采用 2×2 随机分组，对比了放疗及 TMZ 辅助化疗与单纯放疗在无 1p/19q 共缺失的间变性胶质瘤中的疗效[41]。这项研究的四个治疗组包括：①单纯放疗；②放疗加 12 个月的辅助 TMZ；③放疗加同步 TMZ；④放疗加同步 TMZ 及 12 个月的辅助 TMZ。初步结果显示，与单纯放疗相比，在放疗后增加 12 个周期的 TMZ，有利于患者的生存。同步 TMZ 的作用则需要进一步的随访以确定。相关的分子分析结果也值得期待。

EORTC 26951 对比了单纯放疗与放疗序贯辅助 PCV 治疗间变性少突胶质瘤的疗效。长期随访结果表明，放疗（59.4Gy）后 6 个周期 PCV 化疗可显著提高 PFS 和 OS[42]。本研究证实 1p/19q 共缺失是预测治疗反应的重要分子标志物。与无 1p/19q 共缺失的肿瘤相比，1p/19q 共缺失间变性少突胶质瘤从 PCV 辅助治疗中获益更大[42]。与之类似，RTOG 9402 研究在间变性少突胶质瘤或间变少突星形细胞瘤中对比了放疗（59.4Gy）后序贯 PCV 与单纯放疗的疗效，该研究同样证实了 1p/19q 共缺失的临床意义。具体来说，在两个治疗组内 1p/19q 共缺失与无共缺失患者相比，生存率都有显著提高；而在 1p/19q 共缺失的患者中放疗序贯 PCV 辅助化疗组与单独放疗组相比，生存延长了约 7 年[15]。RTOG BR0131[43] 评估了在少突胶质瘤中用 TMZ 联合放疗来替代 PCV 方案的可行性。研究在放疗前给予 6 个疗程 TMZ 剂量密集方案化疗，放疗前的肿瘤进展率是可以接受的（10% vs. 20% RTOG 9402 报告数据），但其非预期的Ⅲ～Ⅳ期毒性发生率较高。

与 PCV 方案相比，另一支持使用 TMZ 的证据来自一项纳入 447 例单纯放疗后首次出现复发的高级别胶质瘤Ⅲ期试验。TMZ 组 PFS 和 OS 较 PCV 方案组未发现统计学差异[44]。TMZ 组两种剂量方案，200mg/m^2 连续口服 5 天，或 100mg/m^2 连续口服 21 天，每 4 周重复 1 次，持续 9 个月。与 21 天方案相比，5 天方案的中位 PFS 和 OS 明显更长[44]。然而，该结果是否适用于新诊断的间变性胶质瘤尚待证实。

（四）老年患者治疗

鉴于老年人通常一般状况较差且预后不佳，寻找适合老年人的最佳治疗方案尤为重要。从放射治疗的角度来看，老年人治疗应该在寻求疗效的同时尽量缩短治疗时间。为此，Roa 等将 100 例一般情况较差的（KPS ＜ 70）60 岁或以上年龄患者随机分配到 60Gy（30 次）组或 40Gy（15 次）组，研究发现两种方案的生存无差异[45]。而接受短疗程放疗患者较少需要使用激素治疗。针对老年患者的一系列后续研究证实了这一结果，40Gy（15 次）、30Gy（10 次）或 34Gy（10 次）这些分割方案疗效表现均不差于 60Gy 标准分割方案。有趣的是，来自 Roa 等最新研究提示在一个特定的不良预后亚组中，25Gy（5 次）大分割方案可能不差于先前提到的方案 [40Gy（15 次）]（中位生存期分别为 7.9 个月和 6.4 个月）[46]。

NOA-08 随机试验纳入了 373 例年龄＞ 65 岁且 KPS ≥ 60 的高级别胶质瘤患者，并将 60Gy 的单纯放疗与 TMZ 剂量密集方案化疗（100mg/m^2 连续口服 1 周，随后停止 1 周）对比。这项试验发现，两组患者总生存（分别为 8.6 个月和 9.6 个月）相似[47]。值得注意的是，在老年患者中，MGMT 甲基化是预测 TMZ 疗效的一个重要生物标志物。MGMT 甲基化患者仅口服 TMZ 化疗即可改善生存，而非 MGMT 甲基化患者放疗疗效更好。这一发现表明对于 MGMT 甲基化的老年或身体虚弱患者，不能耐受同步放化疗或无法接受放疗时，单用 TMZ 可能是一种治疗选择。可惜的是，无论是 Roa 还是 NOA-08 研究都未设置同步放化疗组。而来自 EORTC 26062-22061/NCIC CTG CE.6 Ⅲ期随机试验的最新数据显示，老年患者中低分次放疗联合同步和辅助 TMZ 与单纯低分次放疗相比，OS 和 PFS 均有改善[48]。其中，MGMT 启动子甲基化患者获益最大。归根结底，生活质量仍然是优化老年患者治疗策略的一个重要考虑因素。

四、放疗指征

高级别胶质瘤在最大限度安全切除后，除非一般状况差不允许，患者大多接受辅助放疗以提高局部控制率和生存率。间变性星形细胞瘤和少突胶质瘤常采用常规分割放疗序贯 PCV 化疗或联合 TMZ 化疗。对于 GBM，大多数患者接受常规分割放疗，联合同步 TMZ。对于老年 GBM 患者（＞ 70 岁）或一般情况差但能耐受短期治疗的高级别胶质瘤患者，可考虑低分次放疗。局部复发时，可考虑再次放疗以改善局部控制率，并对 PFS 和 OS 产生不同影响。治疗目的不同及治疗靶区与重要正常组织的比邻关系会影响放疗技术的选择。常用技术包括三维适形放疗、适形调强放射治疗、立体定向放射外科和近距离放射治疗，下面将详细介绍。

五、靶区勾画

一般来说，高级别胶质瘤放疗靶区由大体肿瘤体积、临床靶区和计划靶区构成。GTV 包括最大安全切除术后残留的肿瘤及术腔。CTV 在 GTV 基础上外扩一定范围以覆盖亚临床病灶，而 PTV 是考虑到摆位误差等因素后再次扩大的照射范围，以确保 CTV 得到规定的治疗剂量。无论放疗方式和目的如何，GTV 通常是一致的，而 CTV 和 PTV 的勾画可能存在更多的变异性。

对于Ⅲ级和Ⅳ级肿瘤的常规分割放疗，GTV 包括术后 MRI 上增强 T_1WI 病灶和术腔，在此基础上外扩成低剂量和高剂量 CTV。低剂量 CTV 首先包括 GTV 及术后 MRI T_2WI 或 FLAIR 序列上的高信号病灶，然后在此基础上外扩 2cm 而成。需要注意，靶区在外扩时应根据限制肿瘤扩散的天然屏障而适当调整缩小，包括脑室和大脑镰。对于 GBM，高剂量 CTV 在 GTV 上外扩 2cm（考虑天然屏障）而成，而Ⅲ级肿瘤外扩范围较小（1cm）。外扩范围是考虑到高级别胶质瘤的浸润特性和基于尸检结果的病理扩散程度[49]。如果在 T_2WI 或 FLAIR 图像上没有显示周围水肿，那么可以仅设置高剂量 CTV，或者可以使用 GTV 外扩 2.5cm 来代替低剂量 CTV。考虑到摆位误差等因素，PTV 通常在各个方向上外扩 0.3～0.5cm。文中展示了 GBM 典型靶区设置（图 6-3）。

对于低分次放疗，不使用低剂量 CTV，仅采用 GTV 外扩 1.5～2.0cm（考虑解剖边界）的单个 CTV。PTV 一般再外扩 0.3～0.5cm。

SRS 靶区勾画更为简单，通常与脑转移相似，即包括增强 T_1WI 病灶和术腔（如适用），无须外扩。

六、放疗处方剂量及危及器官剂量限制

（一）常规分割与低分次放疗

GBM 常规分割放疗，分次剂量为 2Gy 至总剂量 60Gy 一般分两步给予：首先给予低剂量 PTV46Gy，随后给予高剂量 PTV（如前所述）14Gy 的推量。RTOG 指南建议采用 MRI 图像融合技术进行靶区勾画。如伤口已经充分愈合，放疗通常在手术后 4～6 周内开始。

间变性少突胶质瘤放疗剂量通常与 GBM 相似。但考虑到这些患者预后较好，为了降低晚期不良反应的发生风险，放疗分次剂量一般较低（1.8Gy/ 次 vs. 2.0Gy/ 次）。根据最近的 RTOG 和 EORTC 临床试验，放疗方案为分次剂量 1.8Gy，总剂量 50.4Gy，共 28 次，然后局部推量 5 次，分次剂量 1.8Gy，总剂量达到 59.4Gy。

低分次放疗方案有很多，包括 40Gy（15 次）、30Gy（10 次）、34Gy（10 次）和 25Gy（5 次）[45-48]。如果同步采用 TMZ 化疗，常用方案为 40Gy/15 次[48]。

对于常规分割放疗，PTV 剂量覆盖目标（初始照射靶区和推量靶区）是 100% 处方剂量覆盖 ≥ 95% 体积和最大点剂量（$0.03cm^3$）≤ 110% 处方剂量。对于正常组织剂量限制，通常要求最大点剂量：视神经剂量≤ 54Gy，视交叉剂量≤ 54Gy，脑干剂量≤ 60Gy，脊髓剂量≤ 45～50Gy，晶状体剂

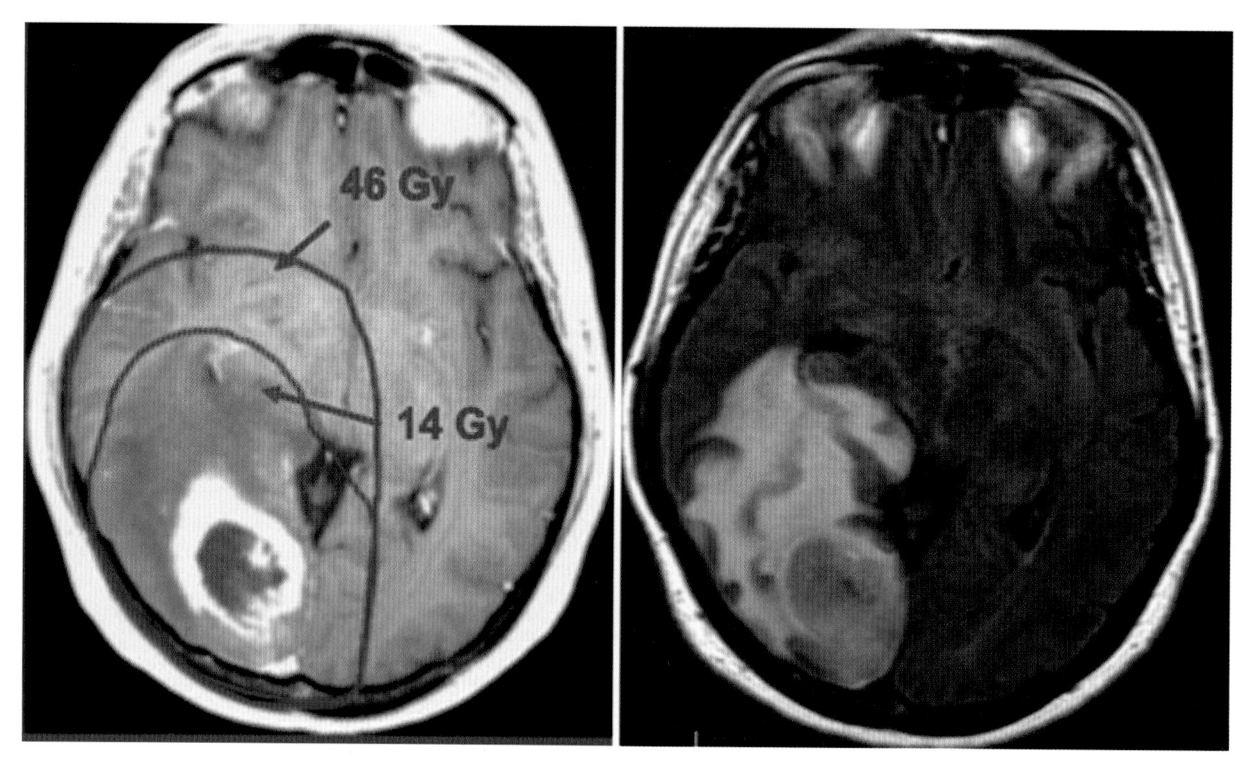

▲ 图 6-3 多形性胶质母细胞瘤术后常规分割放疗的靶区勾画
PTV1 以蓝色曲线表示，PTV2 以红色曲线表示。首先对 PTV1 照射 46Gy，随后对 PTV2 推量 14Gy，达到总剂量 60Gy

量≤ 7Gy，视网膜剂量≤ 45Gy。对于视神经和视交叉，剂量限制应针对计划危及器官（PRV），即在解剖结构基础上再外扩 3mm。治疗计划还应考虑泪腺剂量，目前其限制标准还不确定，但是将其最大剂量限制在 36～40Gy 或更低似乎可以降低严重干眼症的发生风险[50]。当 PTV 与重要正常组织结构重叠时，因正常组织限量要求需要适当调整靶区覆盖目标。在这种情况下，可以在 PTV 基础上除外正常结构形成新的 sub-PTV，计划设计保证该区域被处方剂量充分覆盖。

老年患者常采用 40Gy/（15 次）放疗方案，剂量限制尚无统一标准，不过在前瞻性临床试验中，危及器官（如脑干、视神经、视交叉）的剂量限制≤ 40Gy，而晶状体剂量＜ 4Gy。其他的计划设计目标还包括 PTV 或正常组织内热点剂量≤ 105%[48]。

（二）立体定向放疗

立体定向放射外科通过三维计划技术使用单次大剂量的窄束射线精确聚集于靶点。通过使用多束（通常为 9～12 束）会聚在单个靶区上的窄束射线，可在 PTV 中心形成消融剂量而在其周围实现陡峭的剂量梯度。立体定向放疗采用与之相似的技术，能够给予数个分次的大剂量照射（通常是 3～5 次，在 1～2 周内进行）。几项单中心病例系列研究显示新诊断 GBM，分次放射治疗后 SRS 推量存在生存获益[51]。然而，纳入了 203 例患者的随机试验 RTOG 93-05，其在同步卡莫司汀联合分次放疗之前采用 SRS 增量，却未证实生存获益[52]。目前，立体定向治疗主要用于既往接受过治疗的复发患者，一些单中心研究支持其安全性和有效性[53]。

SRS 处方剂量一般基于病灶大小。具体来说，以 50%～90% 等剂量线定义靶区，2cm 以下肿瘤常采用单次 24Gy、2～3cm 肿瘤 18Gy、3～4cm 肿瘤 15Gy 进行治疗[52]。这与 RTOG 90-05[54] 对脑转移瘤的剂量推荐相类似。根据 RTOG 指南，视神经、视交叉和脑干的最大点剂量不应超过 8Gy，运动功能区剂量不应超过 15Gy。再程放疗中 SRS 方案比较多，现有报道中有采用单次或多次照射的形式[55-57]。因此，处方剂量和正常组织限量在再程放疗中无明确标准。2005 年，ASTRO 发表了一篇基于循证医学证据的综述，评价了 SRS 在高级别胶质瘤的推量治疗和再程放疗中的作用。目前共识是采用 RTOG 93-05 中的治疗模式，在外照射前进行 SRS 增量没有生存率、局部控制率或生活质量方面的获益，但进一步研究替代的推量方法是必要的，如选择推量时机、剂量及联合更有效的同步化疗方案。此外，对于复发疾病采用 SRS 治疗，或者对于新诊断或复发疾病采用分次 SRS，目前尚没有充分的证据证明其风险和获益 [58]。

（三）近距离放疗

近距离放射治疗在高级别胶质瘤的治疗中被认为存在几个潜在优势。术中将放射性同位素（表面覆有 ^{125}I 或 ^{192}Ir 的放射粒子，或将含有 ^{125}I 的液体装入 GlanSite 球囊）植入肿瘤或术腔，可以对靶体积进行大剂量照射，同时剂量在周围正常组织发生快速衰减 [59]。它能够提供连续照射，减少亚致死性损伤的修复，增加肿瘤放疗敏感性。然而，尽管有这些理论上的优势并且有几项单中心报道结果疗效不错，近距离放射治疗在高级别胶质瘤的治疗中并未显示出很多优势。在一项纳入 299 例高级别星形细胞瘤临床试验中，患者接受 IFRT 联合卡莫司汀治疗基础上，随机分为近距离放射治疗组和无近距离放射治疗组，两组中位生存无统计学差异 [60]。

近距离放射治疗增加了放射性坏死的风险，在许多患者中是禁忌的，特别是当肿瘤靠近危及器官或近期进行了贝伐单抗治疗时 [61]。因此，相对于 3D-CRT、IMRT 和立体定向放疗技术，近距离放射治疗的受关注度不高。

七、计划设计

历史上，曾采用二维计划设计进行放疗，随后逐渐演变为基于 CT 的三维计划设计（或三维适形放射治疗）。将定位 CT 与 MRI 或 PET 图像融合有助于靶区勾画 [62]。6MV 光子线最常用，通常设置 3～4 个独立的射野角度。根据 PTV 位置，非共面光束可用于进一步保护危及器官。因此，与 2D 技术相比，3D-CRT 技术优势在于能够减少靶区外脑组织的照射剂量。3D-CRT 技术中，挡块边缘通常距离 PTV 边缘约 1cm，以确保足够的 PTV 覆盖。

IMRT 在 3D-CRT 基础上进一步提供额外的射野调整，从而可以改变每个治疗野的剂量强度（图 6-4）。由于 IMRT 具有减少放射相关并发症的优点，在高级别胶质瘤中的应用越来越普遍 [63]。当肿瘤与眼睛、视神经、视交叉、耳蜗和脑干等放射敏感结构毗邻时，IMRT 具有特别优势，它能够在这些结构周围根据形状调整剂量分布。但当肿瘤远离任何

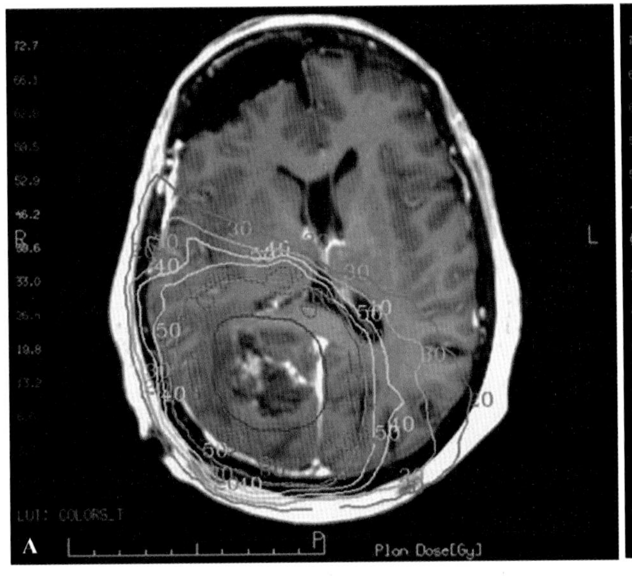

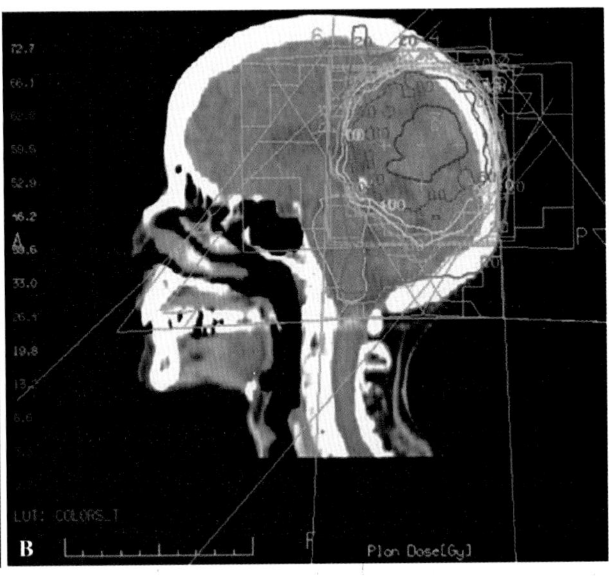

▲ 图 6-4　**IMRT 治疗计划图像**

术后胶质母细胞瘤，第一段 PTV1（紫罗兰色）照射剂量 46Gy，第二段 PTV2（红色）推量 14Gy 至总剂量 60Gy。A. 在用于治疗计划设计的术后 MRI 上显示的等剂量线；B. 显示等剂量线和射野的治疗计划 CT 矢状面图像

重要保护结构时，IMRT 优势会变得不突出。IMRT 还具有明显缺点：治疗费用增加、治疗计划复杂、直线加速器硬件的适应性、物理质量保证（QA）需要的额外计划时间及治疗时间增加。

容积旋转调强放疗（VMAT）是一种新的放疗技术，也适用于中枢神经系统肿瘤治疗。与 IMRT 相比，VMAT 采用单弧或多弧治疗，具有减少跳数（MU）和治疗时间的优势。该技术允许治疗过程中三个参数同时变化，即机架旋转速度、剂量率及通过多叶准直器（MLC）位置改变形成的照射野形状[64]。最佳放疗计划应根据最佳 PTV 覆盖、危及器官剂量及正常脑组织照射范围等因素进行个体化的选择。

八、急性及晚期放疗毒性反应

疲劳、头痛、恶心和呕吐是常见的急性放疗反应。患者也有发生短暂的神经症状恶化或脑水肿继发癫痫发作的风险，可能需要使用激素治疗[65]。照射靠近大脑表面的病变也可能导致斑片状脱发。同时接受化疗和激素治疗的患者有可能因免疫抑制发生感染，如口腔念珠菌感染、需要预防卡氏肺囊虫肺炎，以及使用 TMZ 可能导致的血象异常等不良反应。长期来看，所有患者都有发生认知功能下降和短期记忆障碍的风险，也有发生放射性脑坏死和脑垂体功能异常的风险。治疗视路、耳蜗或脑功能区附近的病变，如靠近初级感觉或运动皮层，可能导致这些区域永久性功能障碍。此外，放疗会有一定的发生继发性恶性肿瘤的远期风险。由于高级别胶质瘤预后不良，这些放疗不良反应通常很少受到关注。

九、预后：肿瘤控制及生存

尽管经过积极的多学科综合治疗，除了少数例外，高级别胶质瘤总体的长期肿瘤控制和预后都很差。Ⅲ级肿瘤通常比Ⅳ级肿瘤预后好，尽管两种肿瘤都有预后明显优于其他肿瘤的亚组。间变性星形细胞瘤的中位生存期为 3 年，GBM 中位生存期仅为 16 个月[1]。GBM 接受放疗和 TMZ 治疗中位 PFS 和 OS 分别为 6.9 个月和 14.6 个月[12]。MGMT 启动子甲基化患者接受标准治疗方案的生存获益更大，平均 PFS 和 OS 分别为 10.3 个月和 21.7 个月[11]。对于Ⅲ级肿瘤，少突来源的胶质瘤预后更好，特别是具有 1p/19q 共缺失。经过化疗和放疗后，无 1p/19q 共缺失患者中位 OS 约为 2.7 年，而共缺失患者中位 OS 为 14.7 年[15]。

十、随访：影像评估

经过标准治疗失败的患者大多出现原位或者原发肿瘤附近的复发。少数患者会复发在初始治疗区以外的脑实质，颅外转移却极为罕见。治疗后的随访监测包括定期的临床评估和颅脑影像学检查。影像学复查通常在放疗完成后 4～6 周内开始，此后每 2～3 个月进行 1 次，对罕见的无病生存期较长患者可以延长复查的间隔时间（图 6–5）。

假性进展是一个广为人知的现象，它通常在放化疗后 3 个月内发生，使治疗后的早期随访监测及疗效评价变得复杂。假性进展在影像上显示增强病灶扩大和 T_2 FLAIR 高信号范围增加，与肿瘤进展非常相似，但实际上只是治疗后的反应，无须进一步干预即可自行消退。在所有接受同步放化疗的 GBM 患者中，15%～30% 患者会出现假性进展，这常常导致不必要的治疗调整，可能会影响疗效。有证据表明增加放疗剂量会导致假性进展发生率增高[33]。支持假性进展的相关因素包括没有临床症状和存在 MGMT 甲基化，因为真性进展更常见于有临床症状的患者，并且在 MGMT 非甲基化状态的患者中常见。此外，研究表明多模态影像技术能够更好地区分假性进展和真性进展。灌注成像能够提供肿瘤存活的证据，对治疗后的肿瘤血管特性和转运动力学变化非常敏感[66]（图 6–6）。

一项研究结果初步显示，早期磁共振灌注的改变有助于放化疗患者的疗效评估[67]。磁共振波谱分析也有助于鉴别真性进展与假性进展，因为肿瘤复发具有较高的胆碱 / 肌酸和胆碱 /NAA（N– 乙酰天冬氨酸）比值[68]。如果怀疑有假性进展，建议继续进行化疗并且缩短影像复查间隔。

PET 能够对代谢和生化过程进行无创的定量检测，是 MRI 的重要补充。临床上最广泛使用的示踪剂是 2– 脱氧 –2–[^{18}F] 氟 –D– 葡萄糖（FDG），它能够对糖酵解进行测量，肿瘤糖酵解率会明显增加。

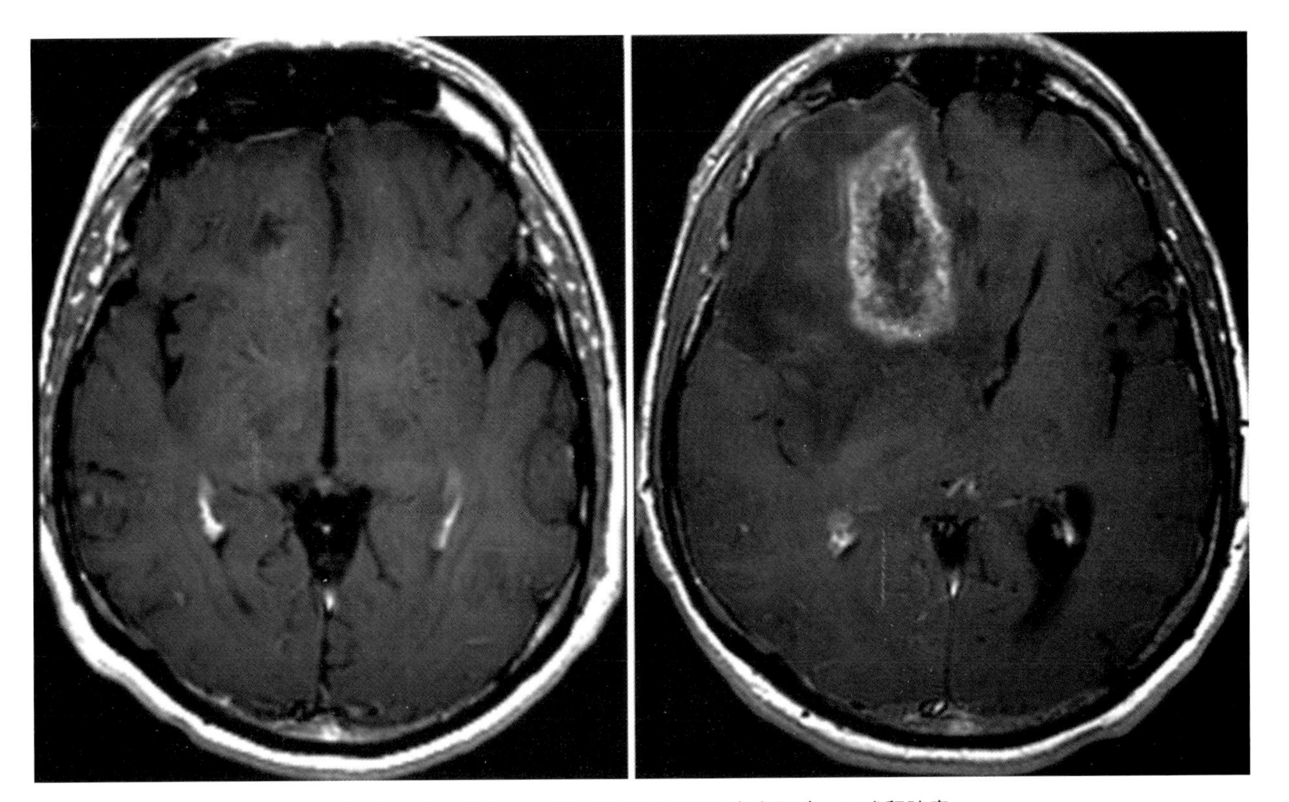

▲ 图 6-5　**术后 MRI 证实右额叶 GBM 完全切除，无残留肿瘤**

在放疗 60Gy（30 次）联合同步替莫唑胺化疗结束 1 个月后，复查 MRI 见明显强化，呈“波阵面”和“瑞士奶酪”样增强，提示治疗后改变。手术切除病理证实为胶质增生和放疗相关血管病变

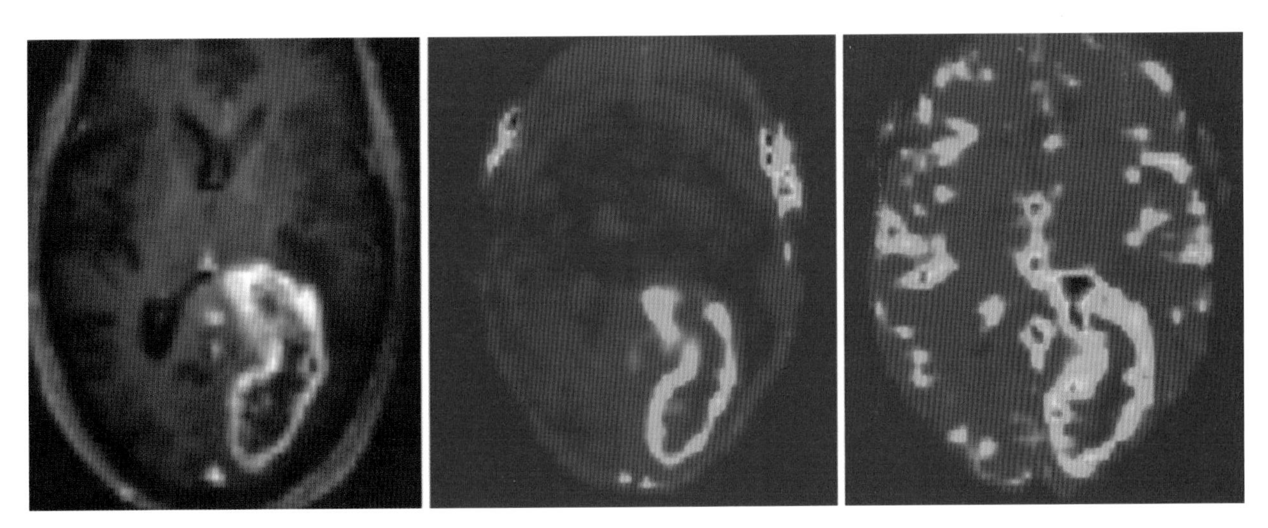

▲ 图 6-6　**传统钆增强 T_1WI 和生理磁共振成像**

传统钆增强 T_1WI（左图）显示强化的左顶叶胶质母细胞瘤。生理磁共振成像，包括利用 MR 容量转移常数（Ktrans）来测量血管通透性（中图）和利用相对局部血容量（rCBV）来测量灌注的变化（右图），是鉴别肿瘤复发和治疗相关改变的重要辅助工具。左顶枕部明显强化病灶，Ktrans 升高，rCBV 升高，符合肿瘤进展

磁共振灌注和 FDG-PET 常被用来区分放射性坏死和肿瘤复发，但因为正常脑组织对 FDG 的高生理摄取和炎症细胞摄取导致的假阳性结果，使诊断准确性受到限制。动态 PET 成像采集和动力学建模可以提供额外的生理信息，有助于提高影像生物标志物的特异性，进一步提高诊断肿瘤进展和放射性坏

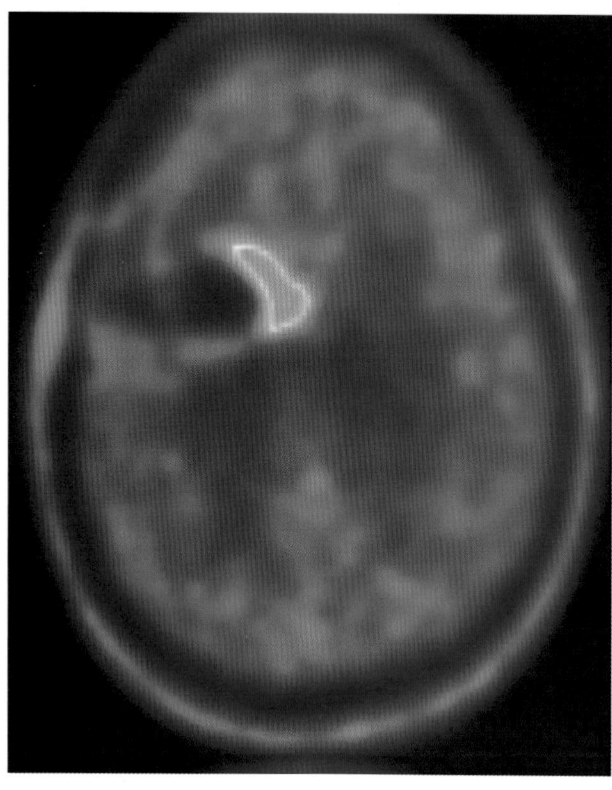
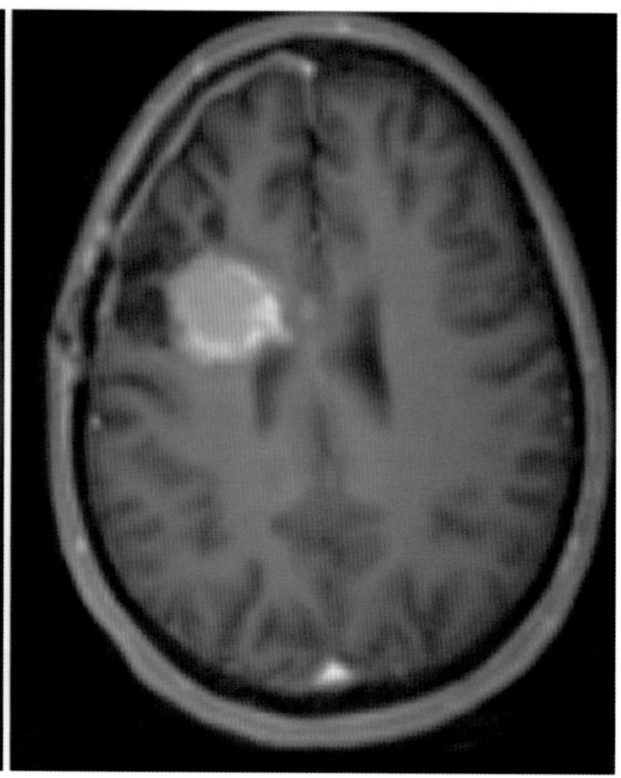

▲ 图 6-7 PET 成像和 MRI 上 rCBV 的升高为肿瘤复发提供了额外的代谢信息，有助于鉴别术后增强改变死的特异性（图 6-7）。

复发

复发性高级别胶质瘤治疗选择有限，且为姑息性的。复发后中位生存期小于 1 年。对于弥漫性或多发性复发病变，一般情况好的患者可以进行全身化疗。手术可用以减轻患者症状，尤其对于大病灶和（或）有症状的病变。否则，应为患者提供最佳支持治疗。对于仅局部复发患者，特别是初次治疗和复发间隔较长的患者，可以考虑局部治疗，如再切除或再放疗。

1. 化疗

复发胶质瘤经典常用化疗药物包括贝伐单抗、亚硝基脲和 TMZ。贝伐单抗单用或与伊立替康或洛莫司汀联合使用，能产生影像学上可评估的治疗反应，但还没有证实有生存获益。然而，前瞻性研究显示单药和联合治疗有潜在的减少激素使用的益处，联合治疗比贝伐单抗单药治疗更有助于改善 PFS[69, 70]。对于不适合贝伐单抗治疗患者，单药或亚硝基脲联合化疗是一种可选治疗方案。然而，单药洛莫司汀治疗的反应率和中位 PFS 并不高[71, 72]，联合治疗似乎与单药 TMZ 疗效相当[44]。最后，针对重复使用替莫唑胺治疗，研究评价了不同给药方案的疗效，结果不一致。但总体上讲，MGMT 启动子甲基化阳性及复发距治疗结束时间间隔较长者受益更大[73, 74]。

2. 再程放疗

挽救性再程放疗对复发性 GBM 来说是一种潜在可行的治疗方案[57, 75–77]。再程放疗会增加放疗晚期相关不良反应发生的风险，如神经认知功能损伤和放射性坏死。尽管存在这些风险，纳入超过 300 例 GBM 的研究结果显示 6 个月 PFS 能够达到 28%～39%，中位 1 年 OS 达 26%[78–80]。研究显示，总累积剂量低于 100Gy 时，放射性脑坏死的风险可接受[81]。与此同时，近期放射治疗技术的进步，质子、IMRT 和分次立体定向放射治疗能够为患者提供高度适形的放疗，显著降低晚期中枢神经系统毒性的发生[80]。一些研究也显示了再程放疗有利于患者功能状态改善和减少激素使用[57, 76, 79]。晚期中枢神经系统毒性并不常见，尤其是采用立体定向放射治疗后。

Combs 等报道了一项基于 172 例复发性胶质瘤接受 FSRT 采用 36Gy（18 次分割）方案的研究结果，再程放疗中位时间间隔为 10 个月，中位 OS 为 8 个月，中位 GBM 肿瘤体积为 47.7cm^3。与预后改善相关的因素包括初次手术切除的范围和年轻[78]。Fogh 等报道了 147 例采用 FSRT35Gy（10 次）分割模式治疗高级别胶质瘤的疗效。再程放疗中位时间间隔为 8 个月，中位生存期为 11 个月，中位肿瘤体积为 22cm^3。84 例患者接受了挽救性手术，48 例患者接受了同步化疗。多因素分析显示年轻和肿瘤体积较小患者预后较好[80]。Gutin 等报道了 25 例复发性胶质瘤（Ⅲ～Ⅳ级）患者采用 FSRT30Gy（6 次）及同步和辅助贝伐单抗治疗，其中位 OS 达 12.5 个月。再程放疗中位时间间隔为 15 个月，增强肿瘤体积≤ 3.5cm^3。没有报道出现晚期放射性坏死的病例[82]。RTOG 1205 是一项在之前未接受过贝伐单抗治疗的患者中比较贝伐单抗联合再程放疗与单独使用贝伐单抗治疗疗效的多中心Ⅱ期随机对照试验（NCT 0130950），最近研究已完成，研究主要研究目标是确认再程放疗对于复发性 GBM 的疗效和安全性。

再程放疗通常有较高的中枢神经系统放射性坏死风险。一项采用贝伐单抗治疗中枢神经系统放射性坏死的随机、双盲、安慰剂对照试验显示，只有接受贝伐单抗治疗的患者出现了影像学上可评价的治疗反应。这些初步试验结果已证实，贝伐单抗及激素和外科手术都是治疗放射性脑坏死的有效手段。

十一、重点研究

重点研究列举如表 6-2 至表 6-4。

十二、病例研究

一位 65 岁男性退休教师，3 周前开始出现轻微意识混乱、记忆和找词困难。磁共振成像显示右侧颞叶增强病变。服用激素后患者症状有所改善。神经外科评估后，患者接受了右颞部病灶开颅手术切除。病理提示 GBM、IDH 野生型、MGMT 甲基化和 EGFR 非扩增。在充分知情治疗的风险和益处后，患者选择 RT60Gy（30 次）联合同步替莫唑胺化疗（图 6-3）。

十三、总结

- 高级别胶质瘤是中枢神经系统最常见的原发性恶性肿瘤，占所有原发性脑肿瘤 40%。
- 多形性胶质母细胞瘤预后普遍较差，接受综合治疗的中位生存期 14.6 个月。间变性胶质瘤预后较好，根据病理组织学特征和分子亚型，中位生存期为 2～15 年。
- 最近更新的 WHO 病理标准将分子表型纳入组织学评价，特别是 IDH1 突变状态和 1p/19q 共缺失的存在与否。
- 胶质母细胞瘤的标准治疗是最大限度的安全切除，序贯替莫唑胺同步放化疗及辅助化疗。MGMT 启动子甲基化预后较好。老年或一般状况差的患者更常接受单纯低分次放射治疗或低分次放疗同时联合替莫唑胺治疗。
- 对于间变性胶质瘤，大多数研究推荐辅助放疗序贯 PCV 化疗。替莫唑胺疗效有待研究确认。不过，现有研究表明这是 PCV 的一个合理替代治疗。
- 高级别胶质瘤放疗靶区包括残余的强化肿瘤病灶和（或）术腔，外扩 1～2cm 并根据解剖学屏障调整以覆盖亚临床病灶。外扩一定范围照射是因为肿瘤存在浸润性，并且对于胶质母细胞瘤来说外扩范围会更大。
- 根据肿瘤位置，IMRT 通常被认为可以减少对邻近关键结构（包括视神经、视交叉和脑干）的照射剂量。
- 治疗后随访监测可能会因假性进展现象而变得复杂，假性进展在影像上与肿瘤进展非常相似。一些用来鉴别假性进展与真性进展的放射学方法具有不同的准确性。
- 大多数患者在初次治疗后会出现局部复发。复发性疾病的治疗选择是有限的，包括系统性治疗和（或）对于选择性患者的再程放疗。

表 6–2　胶质母细胞瘤

研　究	入组标准	随机分组	放疗剂量	化　疗	病例特征	预　后	备　注
常规分割放疗							
EORTC 26981/22981–NCIC CE.3（Stupp 等，NEJM，2005 年更新——Stupp 等，Lancet Oncol，2009 年）	18—70 岁；病理明确的初治胶质母细胞瘤；WHO PS 0～2	单纯放疗 vs. 同步放化疗序贯辅助化疗	60Gy（30 次）	同步替莫唑胺（每天 75mg/m^2），辅助替莫唑胺（150～200mg/m^2，每周 5 天，28 天一个疗程，共 6 个疗程）	573 例患者，中位年龄 56 岁，肿瘤全切 39%，次全切 44%，仅活检 16%	**中位 OS** • 单纯放疗：12.1 个月 • 放化疗：14.6 个月 HR=0.63（95%CI 0.52～0.75） **5 年 OS** • 单纯放疗 1.9% vs. 放化疗 9.8% **毒性：**替莫唑胺同步化疗期间Ⅲ / Ⅳ期血液毒性发生率 7%，辅助期间发生率 14%	除了仅活检患者及一般情况差的患者，其余各亚组都有生存获益 更新的研究结果提示 MGMT 甲基化患者预后更好且更容易通过替莫唑胺化疗获益
MGMT 分析——EORTC/NCIC 试验（Hegi 等，NEJM，2005 年）	EORTC/NCIC 研究中已知 MGMT 启动子甲基化状态	同上	同上	同上	206 例患者（占全组 36%）检测过 MGMT 甲基化状态。43%（92 例）MGMT 甲基化阳性	**中位 OS（全部 SS）** • 单纯放疗 甲基化：16 个月 非甲基化：11.8 个月 • 同步放化疗 甲基化：21.7 个月 非甲基化：12.7 个月 **中位 PFS** • 单纯放疗 甲基化：5.9 个月 非甲基化：4.4 个月 • 同步放化疗 甲基化：10.3 个月 非甲基化：5.3 个月	单纯放疗组＞70% 患者接受挽救性化疗
低分次放疗							
加拿大多中心研究（Roa 等，JCO，2004 等）	病理证实胶质母细胞瘤；年龄 ≥ 60 岁；KPS ≥ 50	标准放疗 vs. 低分次放疗	• 标准组：60Gy（30 次）（46Gy 分 23 次）后予 14Gy 推量） • 低分次组：40Gy（15 次）（无推量）	无	95 例患者；中位年龄 71—72 岁；中位 KPS70；肿瘤全切 9.5%，次全切 51.5%，仅活检 39%	**中位 OS** 标准组：5.1 个月 低分次组：5.6 个月（P=0.57） • 生活质量（KPS 及 FACT–Br）两组类似	

（续表）

研　究	入组标准	随机分组	放疗剂量	化　疗	病例特征	预　后	备　注
IAEA 试验（Rao 等，JCO，2015 年）	病理证实胶质母细胞瘤；虚弱患者（年龄 ≥ 50 岁，KPS 50~70）、老年患者（年龄 ≥ 65 岁，KPS 80~100），或两者同时（年龄 ≥ 65 岁，KPS 50~70）	15 分次辅助放疗 vs.5 分次放疗	对照组 40Gy（15 次） 试验组 25Gy（5 次）	无	98 例患者；38% 年龄 50—65 岁，62% 年龄 > 65 岁；肿瘤全切 16%，次全切 65%，仅活检 13%，6% 缺失数据	**中位 OS** • 15 分次组：6.4 个月 • 5 分次组：7.9 个月（P=0.988） **中位 PFS** • 两组皆为 4.2 个月（P=0.716）	放疗后生活质量评分相似
EORTC 26062/22061——NCIC CE.6——TROG 08.02（Perry 等，NEJM，2017 年）	病理证实胶质母细胞瘤；年龄 ≥ 65 岁；不适合常规分割放化疗；ECOG PS 0~2	单纯低分次放疗 vs. 大分割放疗联合同步及辅助化疗	40.05Gy（15 次）	同步替莫唑胺（每天 75mg/m^2），辅助替莫唑胺（150~200mg/m^2，每周 5 天，28 天一个疗程，共 6 个疗程）	562 例患者；中位年龄 73 岁；肿瘤全切或次全切 68%，仅活检 32%；47% MGMT 甲基化	**中位 OS** • 单纯放疗：7.6 个月 • 放化疗：9.3 个月（$P < 0.001$） **MGMT 甲基化患者** • 单纯放疗：7.7 个月 • 放化疗：13.5 个月（$P < 0.001$） • 放化疗组血液毒性发生率较好，Ⅲ / Ⅳ级淋巴细胞减少（27% vs. 10%），血小板减少（11% vs. 0.4%）	MGMT 状态在单纯放疗组无预后意义
靶向治疗							
RTOG 0825（Gilbert 等，NEJM，2014 年）	年龄 ≥ 18 岁；KPS ≥ 70；病理证实胶质母细胞瘤；影像学无明确颅内出血证据；没有活动性心脏病或新发脑中卒	标准替莫唑胺放化疗联合贝伐单抗 vs. 安慰剂	60Gy（30 次）（46Gy 分 23 次后给予 14Gy 推量）	• 两组：同步替莫唑胺（每天 75mg/m^2），辅助替莫唑胺（150~200mg/m^2，每周 5 天，28 天一个疗程，共 6 个疗程） • 试验组：放疗第 4 周开始贝伐单抗（每 2 周 10mg/kg）直至疾病进展，严重毒性，或辅助治疗完成	637 例患者；80% 年龄 ≥ 50；肿瘤全切 61%，次全切 36%，仅活检者未入组；28%MGMT 甲基化	**中位 OS** • 安慰剂：16.1 个月 • 贝伐单抗：15.7 个月（P=0.21） **中位 PFS** • 安慰剂：7.3 个月 • 贝伐单抗：10.7 个月（P=0.007） **毒性** • 贝伐单抗与血栓事件发生（7.7% vs. 4.7%）、肠穿孔（1.2% vs. 0.4%）及出血（1.5% vs. 0.9%）相关 • 贝伐单抗组更易出现神经认知功能及生活质量下降	治疗组在疾病进展时揭盲，贝伐单抗可以继续或者开始使用 无论治疗组如何，MGMT 甲基化状态有预后意义

表 6-3　间变性星形细胞瘤

研　究	入组标准	随机分组	放疗剂量	化　疗	病例特征	预　后	备　注
RTOG 9813，（Chang 等，Neuro Oncol，2016 年）	病理证实初治间变星形细胞瘤；年龄 ≥ 18 岁；KPS ≥ 60	替莫唑胺联合放疗 vs. 亚硝基脲联合放疗	59.4Gy（33 次）（50.4Gy 分 28 次后予 9Gy 推量）	替莫唑胺：放疗第 1 周起 200mg/m^2，每周 5 天，28 天一疗程，共 12 个疗程 亚硝基脲：放疗第 1 周起 BCNU（80mg/m^2）第 1～3 天，第 56～58 天；随后每 8 周一疗程，共 4 个疗程，CCNU（130mg/m^2）每 8 周一疗程，共 6 个疗程	196 例患者；中位年龄 42—43 岁；肿瘤全切或次全切 64%，仅活检 36%；IDH1-R132H 突变型 44.1%，野生型 48.6%，7.2% 未记录	**中位 OS** • 替莫唑胺：3.9 年 • 亚硝基脲：3.8 年（P=0.36） 中位 PFS 相似 **毒性**：亚硝基脲组 ≥ 3 级毒性反应较多（76% vs. 48%，P < 0.001），主要为血液毒性。只有 21% 亚硝基脲组患者完成既定化疗方案（vs. 60% 替莫唑胺组，P < 0.001）	研究未达到目标样本量 多因素分析提示 IDH1 突变患者 OS（HR=0.42；CI 0.25～0.72）及 PFS（HR=0.53，CI 0.32～0.86）较好

表 6-4　间变性少突胶质瘤

研　究	纳入标准	随机对照	放疗剂量	化　疗	患者特征	预　后	评　论
EORTC 26951（van den Bent 等，JCO，2006 年更新——van den Bent 等，JCO，2012 年）	组织学确认，新诊断的间变少突胶质细胞瘤（AO）或混合少突星形细胞瘤（AOA）（≥ 25% 少突成分）；年龄 16—70 岁；ECOG PS 0～2	辅助 RT 单独 RT vs. 放化疗贯序疗法	59.4Gy 分 33 次（45Gy 分 25 次，局部推量 14.4Gy）	PCV： 丙卡巴肼（60mg/m^2）8～21 天 环己亚硝脲（110mg/m^2）1 天， 长春新碱（1.4mg/m^2）8 天和 29 天 6 周一疗程，共 6 个疗程 在完成 RT4 周内开始	368 例；中位年龄 49—50 岁；GTR 36%，STR 50%，单独活检 14%；AO 72%，AOA 27%，1% 缺失；1p/19q 共缺失 21%（25% 的可评价的患者）	**中位生存** • 单独 RT 中位生存：30.6 个月 • RT → PCV：42.3 个月（SS） **中位 PFS** • 单独 RT：13.2 个月 • RT → PCV：24.3 个月（SS） • 1p/19q 共缺失：中位 OS 未达到 140 个月 PCV **组中位** f/u • 中位 PFS157 个月 vs. 50 个月 • 单独 RT（SS） **毒性**： • PCV 导致Ⅲ / Ⅳ级血液学毒性 • 中位周期：6 个疗程中的 3 个	单独 RT 组中，65% 在评价 MGMT 甲基化状态和 IDH 突变状态之后接受补救 PCV 化疗。 多因素分析显示 IDH1 和 1p/19q 为 OS 的独立预后影响因素，但并无 MGMT

（续表）

研　究	纳入标准	随机对照	放疗剂量	化　疗	患者特征	预　后	评　论
RTOG 9402（Cairncross 等，JCO，2006 年更新——Cairncross 等，JCO，2013 年）	组织学确认，新诊断的间变少突细胞瘤（AO）或混合少突星形细胞瘤（AOA）（≥ 25% 少突成分）；年龄 ≥ 18 岁；KPS ≥ 60	辅助 RT 单独 RT vs. RT 后辅助化疗	59.4Gy 分 33 次（50.4Gy 分 28 次局部推量 9Gy）开始于最后化疗的 6 周内	PCV： 丙卡巴肼（75mg/m^2），第 8～21 天，洛莫司汀（130mg/m^2）1 天，长春新碱（1.4mg/m^2）8 和 29 天 6 周为一个疗程，共 6 个疗程	291 例患者；中位年龄 43 岁；GTR 32%，STR 55%，单独活检 12%；AO 52%，AOA 48%，1p/19q 共缺失 43%（48% 的可评价的患者）	**中位生存** • 单独 RT：4.7 年 • PCV → RT：4.6 年（NS） • 1p/19q 共缺失：PCV 组中位 OS14.7 年 vs. 单独放疗 7.3 年（SS） 非共缺失：中位生存在两组间比较（2.6 年 vs. 2.7 年，P=0.39） **毒性反应**：PCV 导致 65% Ⅲ / Ⅳ级毒性 • 54% 接受 4 个周期化疗	• 单独 RT 组，79% 于疾病进展之时接受补救化疗（vs. PCV 组 41%，P < 0.001） • 相比于 EORTC 26951 混合性肿瘤比例更高，13% 星形细胞瘤占优势

本章自测题

1. 假性进展最常见的发生时间是（　　）。

A. 放疗开始时　　B. 放疗结束 3 个月内

C. 放疗结束 4～6 个月　　D. 放疗结束 1 年

2. 与间变少突胶质细胞瘤最相关的分子特征是（　　）。

A. IDH1 突变和 1p/19q 共缺失　　B. BRAF 突变

C. EGFR 扩增　　D. ATRX 突变

3. 前瞻性随机研究数据显示在胶质母细胞瘤手术中使用 5-ALA 的获益为（　　）。

A. 改善神经功能　　B. 改善总生存

C. 改善无进展生存　　D. 改善神经认知功能

4. 与 IDH1 阳性肿瘤有关的是（　　）。

A. 较差预后　　B. 强化肿瘤病灶

C. 诊断时肿瘤较小　　D. 继发胶质母细胞瘤

E. 对替莫唑胺化疗敏感

5. 除了激素和手术，对放射性坏死有效的治疗是（　　）。

A. 己酮可可碱　　B. 高压氧

C. 抗凝药　　D. 贝伐单抗

答案

1. B（具体见参考文献 [83, 84]）
2. A（具体见参考文献 [85–87]）
3. C（具体见参考文献 [28]）
4. D（具体见参考文献 [88]）
5. D（具体见参考文献 [89]）

第三篇　良性脊柱肿瘤

Spine: Benign

第7章 施万细胞瘤和神经纤维瘤

Schwannomas and Neurofibromas

Marcello Marchetti　Elena De Martin　Laura Fariselli　著

学习目标

- 了解脊柱神经鞘瘤和神经纤维瘤流行病学、病理学、解剖关系和预后。
- 探讨脊柱神经鞘瘤和神经纤维瘤典型临床表现和影像学特点。
- 了解脊柱神经鞘瘤和神经纤维瘤多模态诊疗。
- 了解脊柱神经鞘瘤和神经纤维瘤放射外科治疗计划，包括处方剂量、分割模式、靶区勾画。
- 了解脊柱神经鞘瘤和神经纤维瘤放射外科诊疗现状。

一、流行病学

脊柱硬膜内的肿瘤比较少见，约占成人中枢神经系统肿瘤10%。其中2/3肿瘤位于髓外，通常为良性病变，边界清楚。80%是脊膜瘤或神经鞘膜瘤[1-4]。

神经鞘肿瘤包括施万细胞瘤和神经纤维瘤，约占成人脊柱肿瘤1/3，占成人脊柱硬膜内肿瘤25%左右。其中主要为散发性神经鞘瘤[5-7]。神经鞘瘤通常发生在40—60岁，男女发病率均等。大多数为良性病变，可以治愈。

约2.5%神经鞘瘤为恶性，其中近一半发生在神经纤维瘤病患者中。肿瘤对任何治疗方式均无效，预后极差。必须与具有局部侵袭性但预后良好的细胞性神经鞘瘤区分开来[8]。

神经鞘瘤一般是孤立性的，但多发性神经纤维瘤在神经纤维瘤病患者中相对常见，并且代表了一个极具治疗挑战性的患病人群。

二、诊断

（一）病理、解剖注意事项和预后

神经鞘瘤包括施万细胞瘤和神经纤维瘤。电镜、组织培养和免疫组化显示神经鞘瘤和神经纤维瘤均起源于施万细胞，通常产生于覆盖神经的绝缘髓鞘。从形态学角度看，神经纤维瘤更加具有异质性，其他周围神经细胞和成纤维细胞可能参与了其发生过程。

施万细胞瘤和神经纤维瘤可能具有不同的组织学和生物学特征。

神经鞘瘤通常表现为平滑的球状肿块。它们由单根神经纤维偏心性生长。从组织学角度来看，神经鞘瘤（图7–1）具有细长的梭形双极细胞组成，染色较深的细胞核通常排列成紧密的交织束，呈栅栏状（Antoni A型）或者很少排列成星状（Antoni B型）[4]。

神经鞘瘤两种罕见类型是细胞性神经鞘瘤和丛状神经鞘瘤。

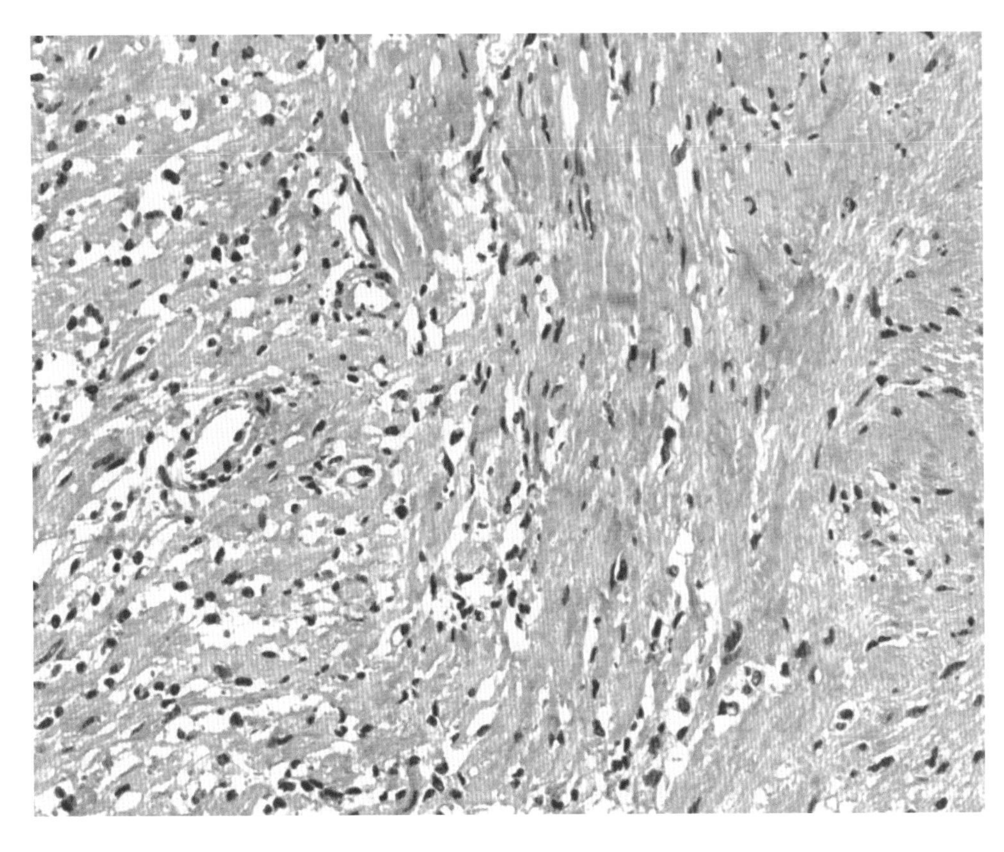

◀ 图 7-1　**神经鞘瘤：典型成分是向不同方向延伸的细长细胞核**
图片由 Bianca Pollo, MD, Neuropathology Unit, Foundation Neurological Institute, Milan, Italy 提供

细胞型也称为富于细胞性神经鞘瘤，是一种良性肿瘤，它可能有很高的有丝分裂活性（每10HPF ≥ 10 个有丝分裂）。对于这种类型的神经鞘瘤，复发和局部侵犯并不罕见，最常见的位置是椎旁。丛状神经鞘瘤通常累及多个神经束或神经丛。尽管肿瘤生长速度快，细胞密集，有丝分裂活性增加，但这些肿瘤的生物学行为是良性的。其伴随神经纤维瘤病 2 型罕见，沿脊柱部位受累不常见。

与神经鞘瘤不同，神经纤维瘤间质由丰富的纤维组织和神经纤维组成 [9]。此外，神经纤维瘤常引起受侵神经根梭状增大。一般来说，区分正常神经和肿瘤几乎是不可能的（图 7-2）。

神经纤维瘤预后一般较好，但有向恶性周围性神经鞘瘤发生转变的潜在可能性（约占总体的 5%）。尽管大多数神经鞘膜瘤来源于背根，但神经纤维瘤腹侧起源相对较多见。尽管这些肿瘤通常完全位于硬膜内，但 10%～15% 可能具有硬膜内外特征（即哑铃型肿瘤）[5]。

1% 神经鞘膜瘤位于髓内。此类肿瘤可能来源于伴随脊髓脉管系统的神经。约 10% 神经鞘膜瘤为硬膜外或椎旁。软膜下扩展罕见，但在丛状神经纤维瘤患者中相对多见。

（二）临床特征

脊柱神经鞘膜瘤症状和体征非常多变，患者没有症状的情况并不罕见。疼痛是比较常见的症状，其感觉平面和分布只有明确肿瘤部位的特征。神经系统症状较少发生，且通常伴随疼痛发展。

颈部肿瘤通常与颈部疼痛有关，疼痛部位沿着患侧的手臂呈放射状。手臂无力和麻木也可能会出现。胸部肿瘤可产生长束征，皮质脊髓束更常受累及。进行性下肢瘫痪、痉挛状态和感觉步态共济失调也可以观察到。胸髓受累时，疼痛具有典型的皮节区分布特征。无论是否存在腿部的放射痛，腰骶部肿瘤通常引起背部疼痛。一条腿远端无力和麻木通常是在初始疼痛之后。

（三）影像学

脊柱神经鞘膜瘤的诊断大多数基于磁共振成像。实际上，MRI 为神经和神经周围结构提供了最佳的空间分辨率和对比度。CT 图像可用于整合 MRI 图像（如为了区分脑膜瘤和神经鞘瘤而寻找钙化）。CT 在骨重建时可能有用，有助于诊断惰性类型神经鞘膜瘤。一般认为 X 线片和脊髓造影已经过时。

神经鞘膜瘤在 MRI T_1 加权像上相对于脊髓通常是低中信号，在 T_2 加权像上呈高信号。在钆注射后，它们通常表现为或多或少的均匀增强（图 7–3）。

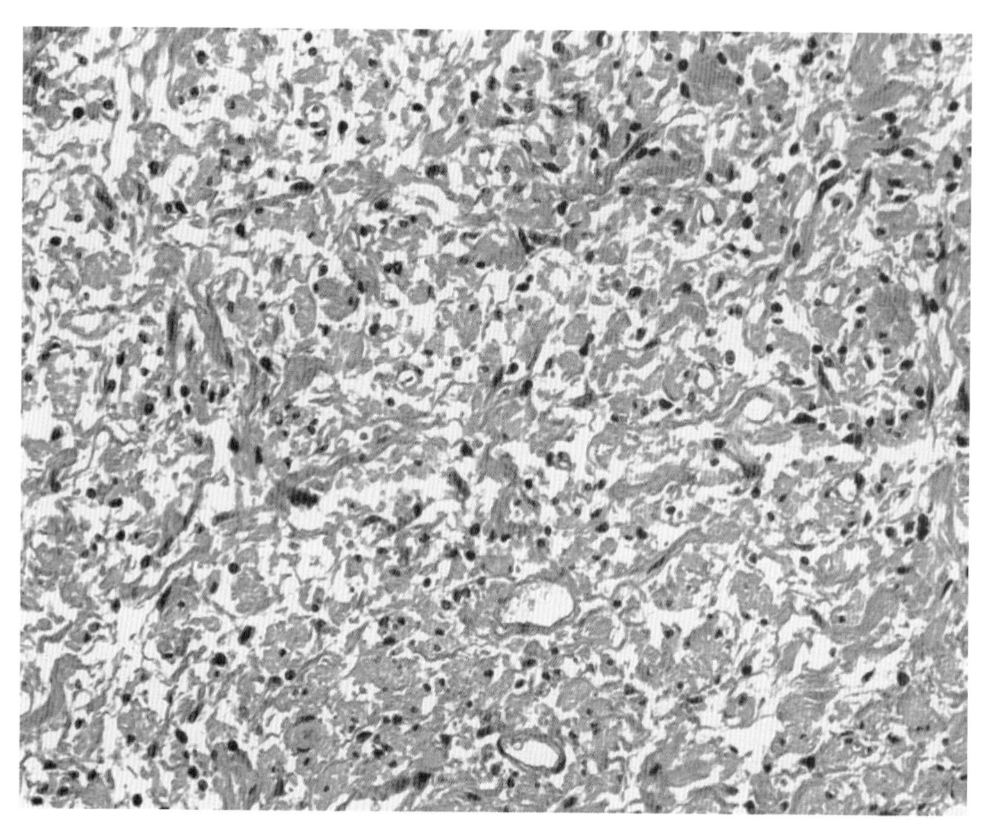

◀ 图 7–2　神经纤维瘤：从纺锤状核的细胞到相对圆形核的细胞，细胞学各不相同，可见一些胶原束
图片由 Bianca Pollo, MD, Neuropathology Unit, Foundation Neurological Institute, Milan, Italy 提供

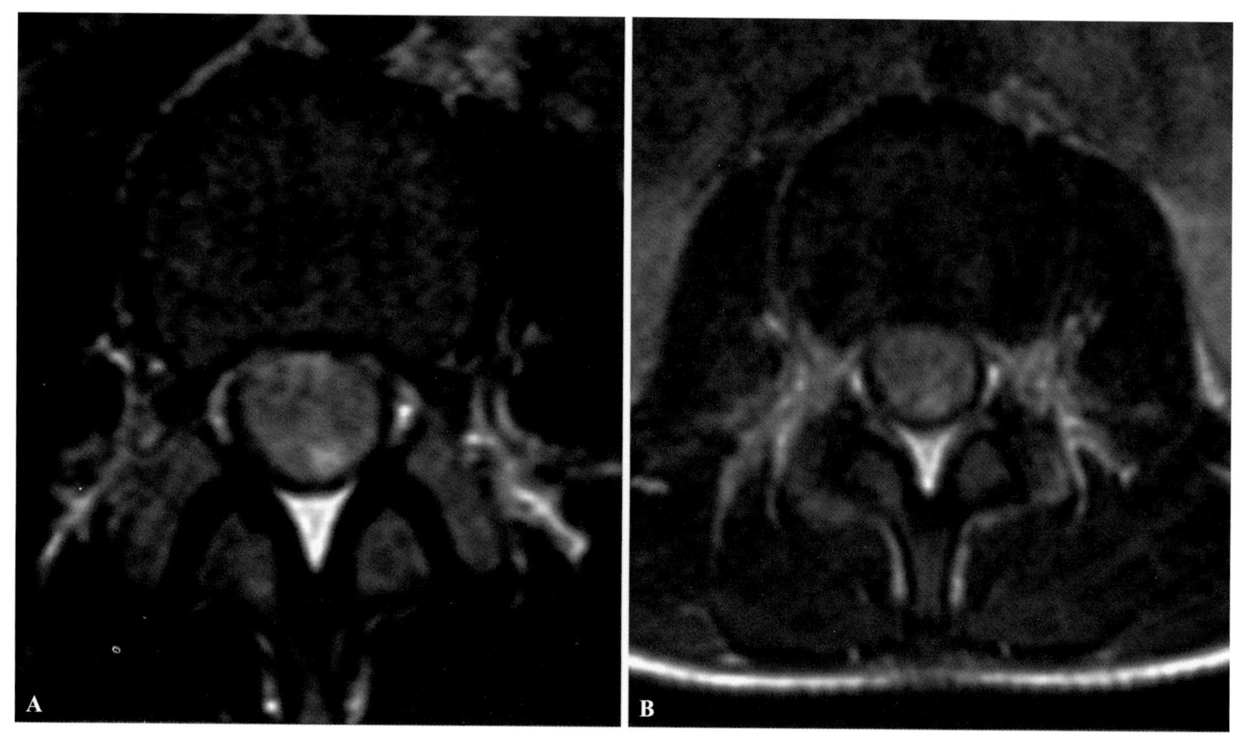

▲ 图 7–3　L_3 神经鞘瘤
A. 轴位 T_2 加权像，显示腰椎神经瘤呈相对高信号；B. 轴位 T_1 增强像，显示相对均匀的对比增强

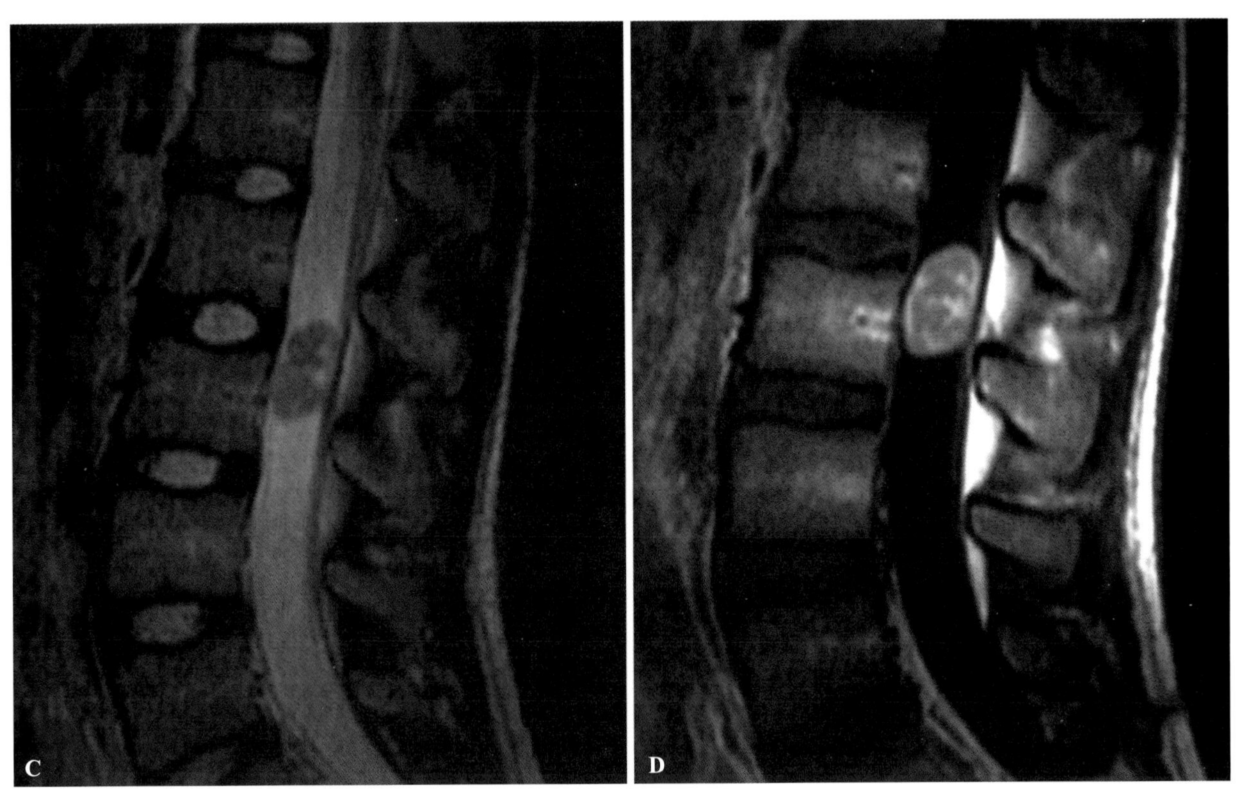

▲ 图 7-3（续） L_3 神经鞘瘤
C. 矢状位 T_2 加权像，显示腰椎神经瘤呈相对高信号；D. 矢状位 T_1 增强像，显示相对均匀的对比增强

神经鞘瘤和神经纤维瘤之间的区分仍然较为困难。囊肿、出血和不均匀对比增强在神经鞘瘤患者中更为常见。较均匀的对比增强，“靶环征”和多发病灶的存在提示神经纤维瘤可能性大。

其他需要考虑作为鉴别诊断的病理类型包括脊膜瘤、黏液乳头状室管膜瘤、脊膜膨出、挤压性椎间盘碎片和慢性炎性脱髓鞘性多发性神经病（CIDP），以及所有其他原因引起的脊神经多发增粗增强（图 7-4）。

三、治疗策略

脊柱神经鞘膜瘤治疗策略包括手术和放疗。目前还没有任何证据支持全身化疗，贝伐单抗等新型靶向药物的疗效只是推测阶段。

大多数良性髓外硬膜内脊髓病变，包括神经鞘膜瘤，首选显微外科切除，其安全性和有效性在文献中已有详细记载[7, 10–13]。尽管如此，在特定病例中，最佳治疗方案尚未确定。特别是在复发、残留或多发病灶（如家族性斑痣性错构瘤病）的情况下，或当患者以前接受过常规分割放疗时，手术治疗是否恰当可能存在争议。此外，由于存在并发症或一般状况较差，一些患者不太适合进行开放式手术。

在这些病例中，放射治疗和放射外科治疗可能是一种有意义的治疗选择。

（一）放射治疗

放射治疗对许多脊柱恶性肿瘤的作用已经得到很好的证实。同时，放射性脊髓炎一直是值得关注的问题，尤其是脊髓放射剂量耐受性，目前普遍认为放射性脊髓炎的风险较低（＜ 1%），特别是对于不需要将放疗剂量由 45Gy 提高至 54Gy（1.8Gy/d）的神经鞘膜瘤[14–20]。本书中有一章专门讨论辐射耐受性（见第 37 章）。然而，辐射诱发的继发性恶性肿瘤的风险一直令人担忧，特别是在年轻的良性肿瘤患者中。最后，辐射诱导恶变的风险很小，这可能与神经纤维瘤病更相关。

（二）放射外科

1994 年，Flickinger 将放射外科定义为一种利用立体定向的多个窄辐射束在精心定义的小体积靶

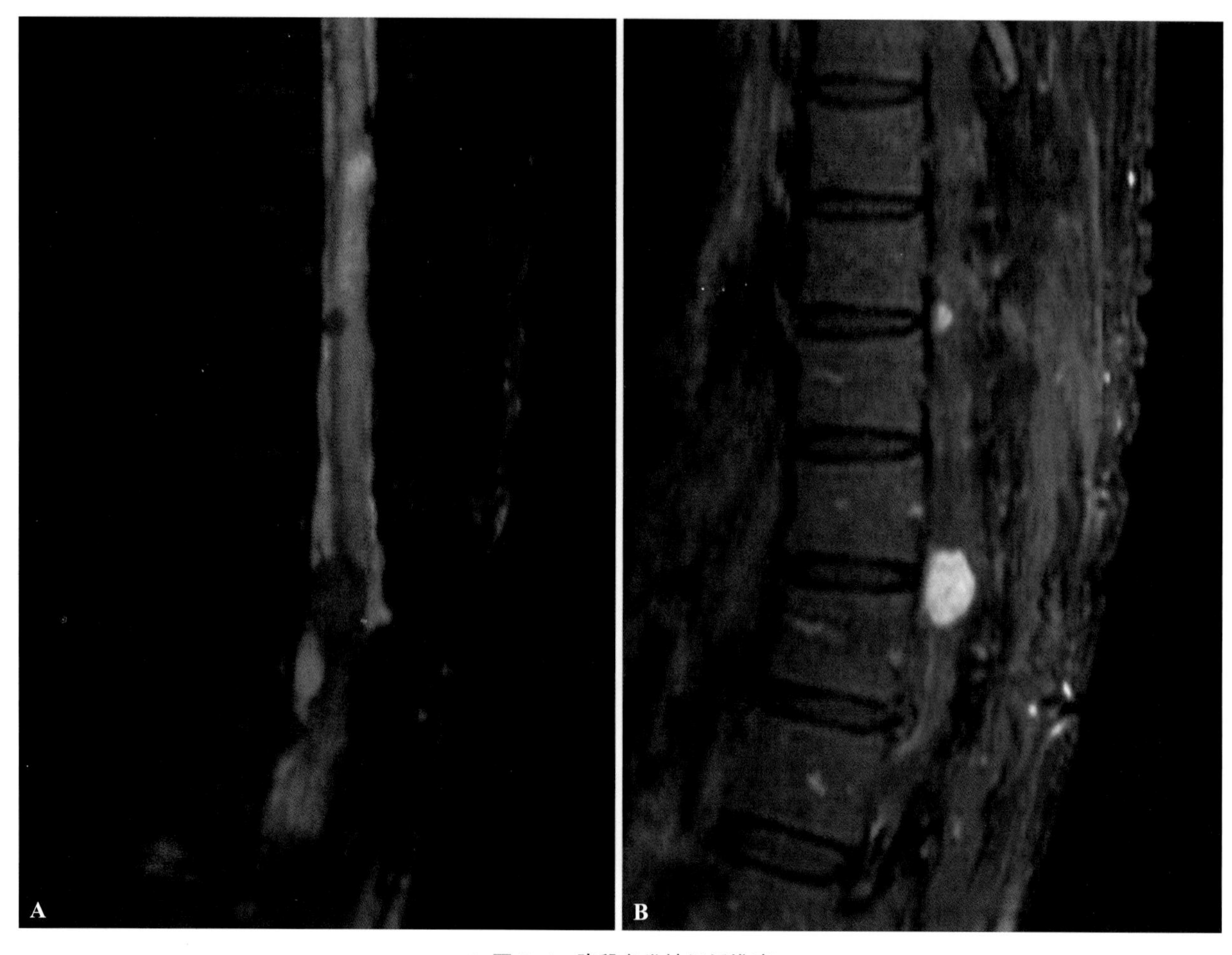

▲ 图 7-4 **胸段多发神经纤维瘤**

MRI 对神经鞘瘤和神经纤维瘤的鉴别非常困难。较均匀的对比增强和多发病灶的存在提示神经纤维瘤的可能性较大。A. T_2 加权像；B. T_1 增强像

区内直接产生放射生物学效应的技术[21]。放射外科可以向邻近放射敏感的重要危及器官的靶区提供高剂量的照射。立体定向放射外科已被证明能安全有效的治疗多种颅底良性肿瘤[22-25]。

从这个意义上说，对于不适合开放性手术或复发或残留的良性髓外硬膜内肿瘤患者，放射外科似乎是理想的治疗选择。在特定的病例中，放射外科也可以被认为是一种主要的治疗方式。在这些情况下，放射外科可能是一种有意义的治疗选择。

第一个放射外科照射系统基于框架，不能治疗颅外靶区，但是最近与患者定位 / 复位以及治疗精确度有关的问题，至少在一定程度上已被许多系统所取代。不同的放射外科设备所固有的精确度研究表明，所有这些设备都能够向脊柱提供高精确度的放射外科治疗[26-28]。脊柱放射外科也称为体部立体定向放射治疗（SBRT），在本书中也有介绍（见第 46 章）。

由于不是像大多数颅脑放射外科治疗过程那样基于有创固定框架，而且脊髓与肿瘤相邻，因此放射外科治疗脊柱良性髓外硬膜内病变较少受到关注，特别是很少有人知道脊髓对放射外科的耐受性及这些患者的预期寿命，这对迟发性放射性脊髓炎的关注最重要。随着对放射外科脊髓安全照射剂量的深入了解，脊柱神经鞘瘤和神经纤维瘤治疗的安全性和有效性都得到了提高，但对神经鞘膜瘤的治疗经验有限[29-37]。

1. 适应证

对于残留或复发的脊柱髓外硬膜内病变，可考虑放射外科。这也适用于由于并发症、既往放疗或年龄限制不适合进行开放式手术的患者。根据最近

的临床试验结果显示，如果肿瘤无法完全切除，经多学科讨论后，放射外科可被作为首选治疗方式，或者也应该考虑患者的治疗意愿。放射外科禁忌证是脊髓压迫和（或）明显的椎体不稳定导致的神经功能迅速恶化。

2. 靶区勾画和治疗计划

目前还没有治疗靶区和危及器官勾画的明确指南。通常，治疗计划是基于 CT，将一个或多个 MRI 序列与其相融合，以更好地确定肿瘤靶区、计划靶区和危及器官。在这种情况下，通常首选容积序列（图 7-5 和图 7-6）。

许多作者将 PTV 定义为肿瘤靶区而没有外扩，而另一些作者则倾向于肿瘤靶区外扩一个小的间距（1～3mm）形成 PTV 来补偿摆位误差。

治疗计划也没有统一的共识。目前治疗经验因单次放射外科（sRS）或多次放射外科（mRS）而异。sRS 可能有助于克服与复位相关的不确定性，而 mRS 能优化剂量与靶区和危及器官的比值。目

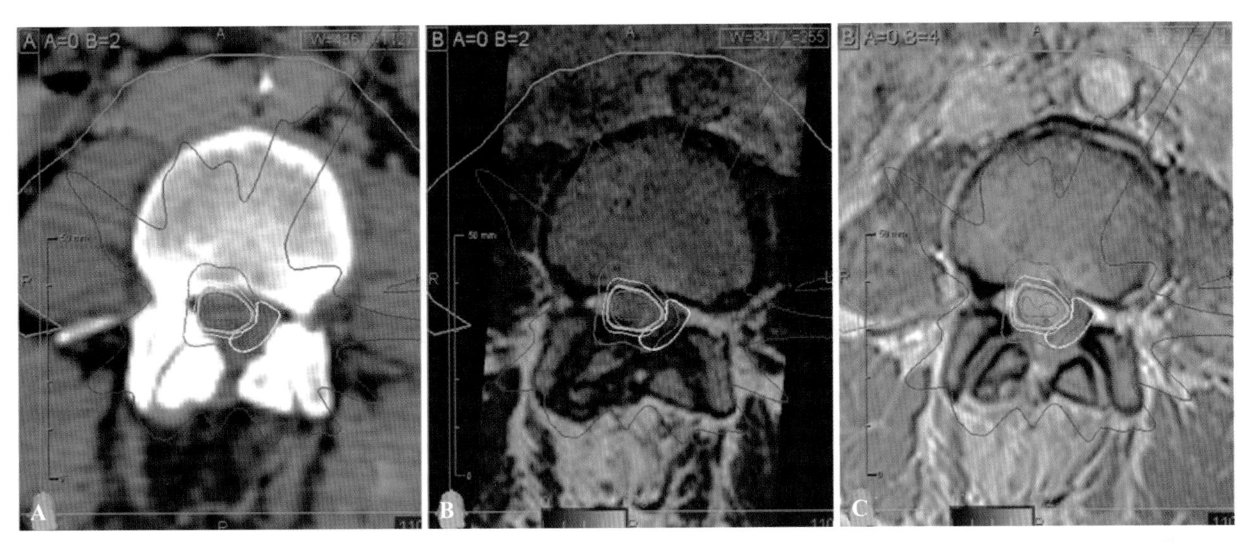

▲ 图 7-5　靶区和危及器官的定义

A. 治疗计划一般以 CT 为基础，通常将一个或多个 MRI 序列融合到初始检查中，以优化计划靶区和危及器官；B 和 C. 分别显示了 T_2 1mm 3D MRI 和 T_1 增强像 1mm 3D MRI 序列

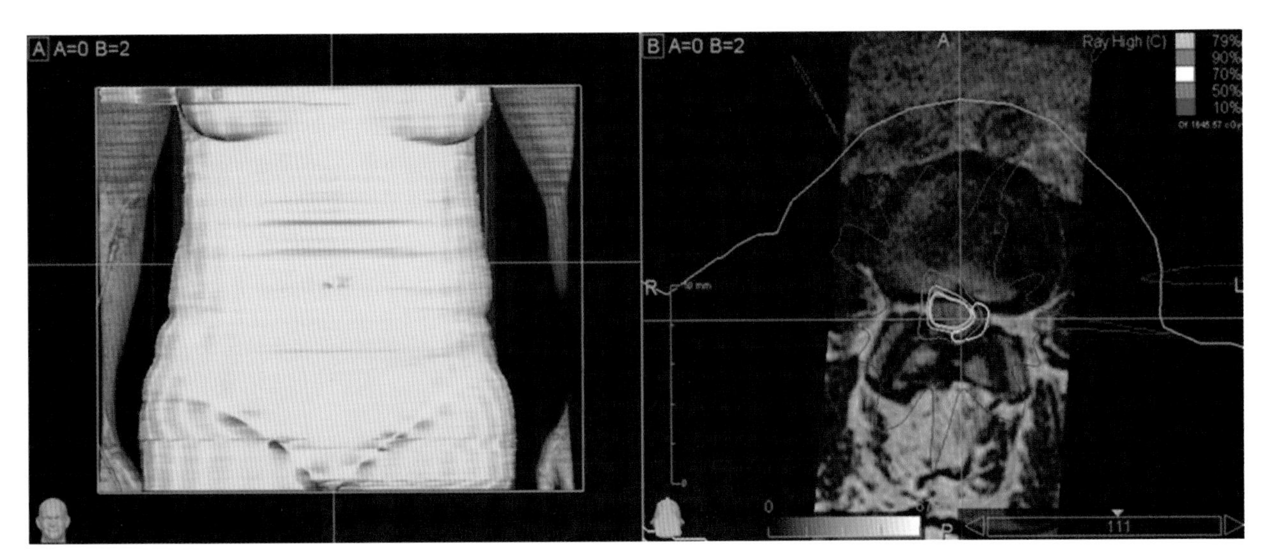

▲ 图 7-6　治疗计划

在 MRI T_2 序列三个方位上显示 L_3 神经鞘瘤的剂量分布

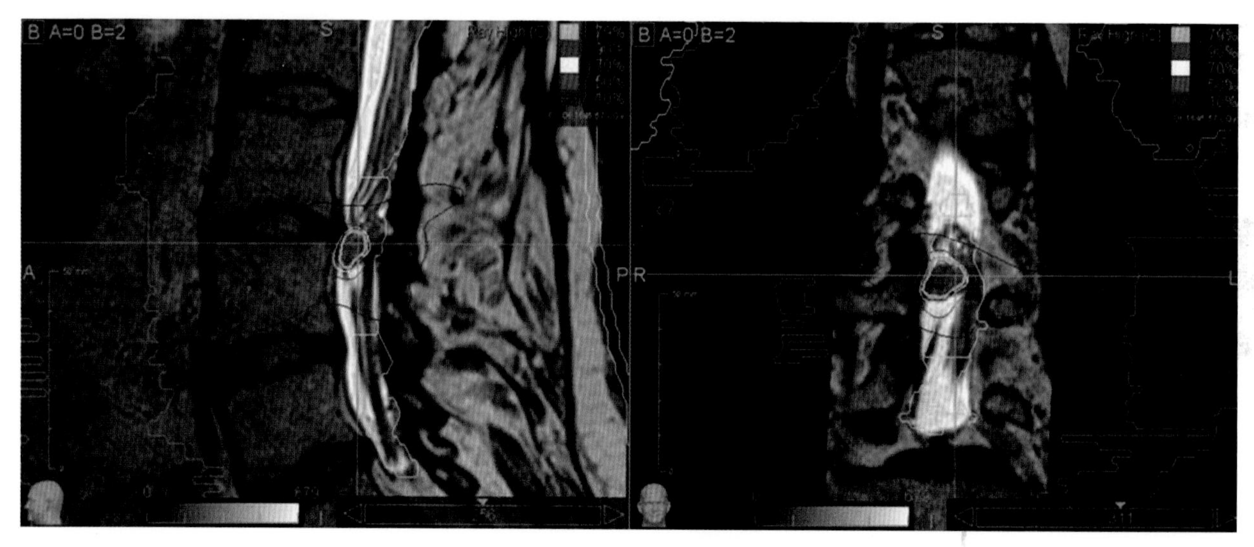

▲ 图 7-6（续） 治疗计划

前，还没有关于 sRS 和 mRS 的对比研究。

3. 临床经验

有关脊柱神经鞘瘤和神经纤维瘤放射外科治疗的文献仍然非常少。这些数据随访和病例数有限。此外，这些研究经常是包括良性髓外硬膜内肿瘤的混合队列，而不仅仅是神经鞘膜瘤，最初的经验证实了放射外科的短期疗效和安全性，并表明对长期结果也有潜在的获益。

2007 年，Sahgal 等[29] 报道了他们的第一个研究，包括 16 例患者 19 个良性脊髓肿瘤放射外科治疗的结果，其中 11 例神经纤维瘤。平均剂量 26～27Gy，分 1～5 次。中位随访 25 个月后，肿瘤控制良好。两例 I 型神经纤维瘤病患者均未得到控制，证实了这类患者预后较差。通过详细的剂量 / 体积分析，作者发现传统的脊髓剂量限制似乎过于严格，小体积的靶区最大剂量可以增加。

2008 年匹兹堡研究结果[30] 得到最佳的肿瘤生长控制水平。作者报道了 73 例良性肿瘤，包括 35 例神经鞘瘤和 25 例神经纤维瘤。除 1 例外，其他患者均接受单次大分割放疗，平均处方剂量 21Gy。在这个研究中，所有肿瘤在平均 37 个月后表现稳定或缩小。作者报道了以疼痛为主要症状的 17 例患者中，14 例在视觉模拟评分上有明显的疼痛改善。1 例由于优势手出现显著的麻木症状而手术切除 C_8 部位肿瘤。在以放射外科作为主要治疗手段的 7 个病灶中，1 例在 S_1 神经根分布区域出现明显麻木后，在另一家机构手术切除病灶。所有在手术切除后因影像学进展而接受治疗的病灶均未出现进一步的影像学进展。最后，有神经功能缺失治疗的 5 例患者中，3 例好转，1 例稳定，1 例 NF 患者因合并 C_1 段肿瘤而行开放手术切除。关于神经纤维瘤，作者报道 25 例中有 20 例与 NF1 有关。在单个病例中未证实肿瘤进展。13 例因特定神经纤维瘤引起的疼痛接受治疗的患者中，8 例患者的情况有所改善。3 例与 NF1 相关的患者中，两例患者的疼痛得到暂时缓解，一名患者随后接受了吗啡泵治疗。4 例因颈髓神经纤维瘤（均为 NF1）所致脊髓病而接受放射外科治疗患者中，2 例患者行走能力明显改善，2 例脊髓炎稳定。在这项研究和其他许多研究中，NF 预示着较差的预后。3 例患者（2 例神经鞘瘤）经历了放射性脊髓炎，但无法确定具体的预后因素。

Selch 等[32] 描述了加州大学洛杉矶分校（UCLA）对良性外周神经鞘膜瘤放射外科治疗的经验，中位随访期 18 个月。25 个肿瘤接受了单次平均边缘剂量为 12Gy 的放射外科治疗。作者虽然没有根据组织学对肿瘤进行分类，但指出有 8 例患者患有神经纤维瘤病（4 例 NF1 和 4 例 NF2）。此 8 例患者观察周期虽较短，但局部控制效果较好，毒性反应为短暂性的。

2011 年，斯坦福大学研究组[34]更新了他们之前的文章[33]。作者报道了 130 例脊髓良性髓外硬膜内肿瘤，其中神经鞘瘤 47 例，神经纤维瘤 24 例。照射剂量范围 14～30Gy，分 1～5 次。9 例 NF1，14 例 NF2，在平均 33 个月的随访中，只有 1 例神经鞘瘤在放射外科治疗 73 个月后出现影像学进展，并接受了开放手术。其他 7 例患者（1 例脑膜瘤、2 例神经纤维瘤和 4 例神经鞘瘤）主要因症状持续存在而行手术切除。其中有 4 例（1 例神经纤维瘤和 3 例神经鞘瘤）有一定程度的改善。1 例患者出现了暂时性脊髓炎。

2012 年，Gerszten 等[35]报道了另一项研究使用了另一种放射外科治疗设备。共 45 例肿瘤，神经鞘瘤 16 例，神经纤维瘤 14 例。sRS 治疗，剂量范围 11～17Gy；如果为 3 次分割模式，剂量范围 18～21Gy。9 例患者为 NF。平均随访 43 个月，无肿瘤进展。作者没有报道任何并发症。

2013 年，我们第一个脊髓良性病变研究进行了报道[36]。sRS 剂量范围 10～13Gy，mRS 20～25Gy。该研究包括 9 例神经鞘瘤和 1 例神经纤维瘤，这些患者（包括 5 例 NF 患者）均未出现肿瘤原位进展（平均随访 43 个月）。神经症状和疼痛的临床治疗结果较好，未观察到毒性反应。

2015 年 Shin 等[37]报道了 58 例患者（110 个肿瘤）SRS 治疗的研究结果。其中 92 例为良性神经源性病变（69 例神经鞘瘤和 23 例神经纤维瘤）。sRS 平均处方剂量 13Gy，mRS 平均处方剂量 25Gy（最多分 5 次）。92 个病灶中 65 个进行了影像体积评估，结果显示只有 3 个病灶在放射外科治疗后体积增加。在这 3 例患者中，有 1 例在 4 年内表现出良好的肿瘤控制，但最终在 8 年的随访期间发生了迟发性肿瘤内坏死性囊肿扩大。在其他病例中，病情进展较早。

表 7-1 总结了上述研究的主要特点。

4. 毒性反应

虽然我们还在等待关于脊髓耐受性更确切的数据，但临床研究结果（表 7-1）显示放射性毒性反应发生率很低。令人关注的是，既往研究经验表明毒性反应并不总是与高照射剂量有关。在这本书中有一章专门讨论了放射外科的放射性脊髓炎和剂量限制（见第 37 章）。

四、病例研究

2012 年，一位 38 岁女士因右侧 C_3 神经纤维瘤引起了我们的注意。MRI 表现为脊髓轻度受压，但 T_2 加权像未见脊髓改变（图 7-7A）。其他病变沿后组脑神经在 C_1 水平可见。神经系统评估表现为非常轻微的肢体轻瘫。巴宾斯基征阴性。考虑肿瘤体积相对较大（约 $1cm^3$）及病变与脊髓之间的关系，我们决定在没有明确的肿瘤进展证据的情况下也进行放射外科治疗。由于 C_1 水平小病灶相对邻近，我们决定同时治疗 2 个神经纤维瘤，以便更好地控制总剂量。

肿瘤和危及器官通过 CT 和 MRI 图像融合勾画。PTV 定义为肿瘤靶区而没有外扩间距（图 7-7B）。80% 剂量（25Gy 分 5 次）包括 95%PTV。脊髓每分次照射的最大点剂量为 4.9Gy；$D1.2cm^3$、$D1.0cm^3$ 和 $D0.25cm^3$ 的每分次照射分别为 1.2Gy、1.3Gy 和 3Gy。文中展示了治疗计划和剂量分布（图 7-7）。治疗 48 个月后，肿瘤体积稳定（图 7-7D），神经系统状况稳定。未见急性或迟发性不良反应。

五、总结

- 尽管证据水平较低，目前的文献表明，放射外科能有效地控制脊柱神经鞘瘤和神经纤维瘤。
- 需要进一步明确 sRS 和 mRS 的有效剂量。
- 虽然我们还在期待关于脊髓耐受性更确切的结果，但已发表的研究表明，放射性脊髓炎的发生率是可以接受的。
- 需要进行长期及更长久的研究（10 年和 20 年）才能明确支持有效性和安全性的结论。尽管如此，对于包括神经鞘瘤和神经纤维瘤在内的脊柱良性肿瘤治疗，放射外科是一种治疗选择，甚至可以作为主要的治疗方式。
- 几乎所有的研究都表明放射外科对控制这些肿瘤引起的疼痛是有效的。
- 必须更好地探索放射外科对神经系统症状的影响。众所周知，放射外科可以改善临床状况，肿瘤对治疗反应相对稳定。另一方面，我们不知道某些特定的预后因素是否有助于改善某些

表 7-1　报道的主要文献研究数据

作　者	神经鞘瘤神经纤维瘤	NF（例数）	平均随访时间范围（个月）	平均体积范围（cm^3）	治疗系统	平均处方剂量	分　次	局部控制（%）	毒　性
Sahgal 等（2007）[29]	0 例神经鞘瘤 11 例神经纤维瘤	NF1（3）	25	—	CK	26.7 （15.4～59.7）	1～5	3 例 PD（2 例神经纤维瘤合并 NF1）	—
Gerszten 等（2008）[30]	35 例神经鞘瘤 25 例神经纤维瘤	NF1（21） NF2（9）	37	10.5 4.11 0.3～93.4	CK	21（15～25）	1	100	3
Selch 等（2009）[32]	均是外周神经鞘膜瘤（PNST）	NF1（4） NF2（4）	18（中位） 12～58	— 2.1 0.9～4.1	Novalis	12（边缘剂量）	1	100（28%PR）	2（暂时性）
Sachdev 等（2011）[34]	47 例神经鞘瘤 24 例神经纤维瘤	NF1（11） NF2（20）	33	5.2 2.2 0.05～54.5	CK	19.4（14～30）	1～5	99 1 例神经鞘瘤	1（暂时性脊髓炎）
Gerszten 等（2012）[35]	16 例神经鞘瘤 14 例神经纤维瘤	9NF	26（中位）	13.2 5.1 0.37～94.5	Synergy	sRS 14（11～17） mSRS 18～21	1（或 3）	100	0
Marchetti 等（2013）[36]	9 例神经鞘瘤 1 例神经纤维瘤	NF1（2） NF2（3）	43 32～73	11.8 2.6 0.2～138	CK	sRS 10～13 mSRS 20～25	1～6	100 （25%PR）	0
Shin 等（2015）[37]	69 例神经鞘瘤 23 例神经纤维瘤	NF1（7）	43 12～137	12 0.03～340	Novalis	sRS 13 mRS 25	1～5	95.4	0

近年来，有关脊柱神经鞘膜瘤放射外科治疗的文献越来越多。但平均随访时间仍然较短（18～43 个月），无法得出结论性数据。尽管如此，初步结果至少是有意义的，局部控制始终高于 85%，不良反应非常有限或没有

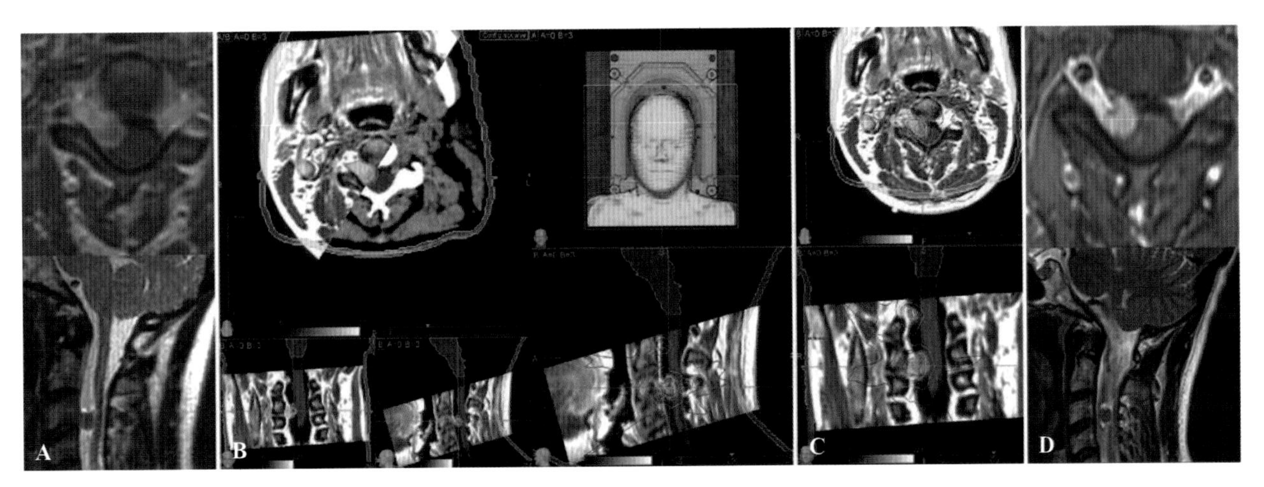

▲ 图 7-7　**给出病例的 MRI 图像及治疗计划**

MRI 示 C_3～C_4 和 C_1 神经纤维瘤。A. 主体肿瘤（C_3～C_4）以脊髓轻度受压为特征，但 T_2 加权像未见脊髓改变；B. 肿瘤和危及器官通过 CT 和 MRI 图像融合勾画，PTV 定义为肿瘤靶区而没有外扩间距；C. 治疗计划和剂量分布；D. 治疗 48 个月后，肿瘤显示稳定

患者的生存。此外，神经功能更难以描述。大多数患者可能在接受放射外科之前就已经接受了手术，这使得与疾病进展相关的症状、手术后遗症和放射外科并发症之间的区别更加复杂。其他患者（如神经纤维瘤病）患有进展性疾病和进展性神经系统症状，这使得鉴别神经系统恶化的原因更为困难。

- 神经纤维瘤病往往预后较差。放射外科治疗后的转归在不同的研究中存在一些差异，需要进行进一步研究。与开放手术相比，放疗总体上取得较好的治疗效果。放疗具有微侵袭性，放射外科特别适合治疗这些患者。

本章自测题

1. 神经鞘瘤好发的年龄段是（　　）。

A. 童年时期

B. 40—60 岁

C. 20—30 岁

D. ＞ 70 岁

E. 以上都不正确

2. 下列陈述正确的是（　　）。

A. 神经鞘膜瘤包括神经鞘瘤和神经纤维瘤

B. 神经鞘瘤由一根神经纤维异常生长。它们具有细长的梭形双极细胞组成，染色较深的细胞核通常排列成紧密的交织束，呈栅栏状（Antoni A 型）或很少排列成星状（Antoni B 型）

C. 丛状神经鞘瘤通常累及多个神经束或神经丛

D. 神经纤维瘤间质由丰富的纤维组织和神经纤维组成

E. 以上均正确

3. 细胞性神经鞘瘤（　　）。

A. 它们不存在

B. 它们是一种罕见的神经鞘瘤，属于良性肿瘤，它可能有很高的有丝分裂活性（每 10HPF ≥ 10 个有丝分裂）

C. 复发是不可能的

D. 它们是恶性神经鞘膜瘤

E. 它们通常位于髓内

4. 神经鞘瘤和神经纤维瘤的 MRI 表现不同点在于（　　）。

A. 神经鞘瘤 MRI 表现为 T_1 加权像是高信号，而神经纤维瘤表现为低信号

B. 神经鞘瘤在 MRI 可以强化，而神经纤维瘤不强化

C. 神经鞘瘤和神经纤维瘤在 MRI 上鉴别虽说不是不可能的，但也是非常困难的。较均匀的对比增强和多发病灶的存在可能更能提示神经纤维瘤

D. 如今，X 线平片和脊髓造影对神经鞘瘤和神经纤维瘤的鉴别更为特异

E. 以上都不正确

5. 脊柱神经鞘瘤和神经纤维瘤应考虑的治疗方法是（　　）。

A. 手术和放射外科

B. 只有多分次放射外科

C. 手术和辅助放射治疗

D. 不需要任何治疗

E. 以上都不正确

答案

1. B　2. E　3. B　4. C　5. A

第8章

脊膜瘤
Spinal Meningioma

Nima Alan　John C. Flickinger　Peter Carlos Gerszten　著

学习目标

- 了解脊膜瘤流行病学、危险因素和自然史。
- 评估脊膜瘤多模态诊疗。
- 了解脊膜瘤放射外科治疗计划，包括剂量、分割模式和靶区勾画。
- 评估脊膜瘤放射外科治疗相关并发症。

一、流行病学

脊柱肿瘤是根据其与硬脊膜和脊髓的解剖关系来分类。脊膜瘤是良性肿瘤，位于脊髓外硬膜内，占原发性脊髓肿瘤25%～46%[1]。同时它们也存在向硬膜外生长的可能性。脊膜瘤与颅内脑膜瘤类似，起源于蛛网膜帽状细胞，占所有脑膜瘤7.5%～12.7%[2]。它们通常发生在50—70岁，女性更常见，女男比例（3～4.2）∶1[3]。女性发病率较高归因于性激素，正如脑膜瘤中存在的各种激素受体[4]。考虑到胸椎相对于整个脊柱的比例较大，脊膜瘤主要发生于胸椎（高达75%），其次为颈椎（20%）。女性倾向于累及胸椎；在男性中，脊膜瘤发生在胸椎和颈椎位置的比例相近[5]。

据报道，脊膜瘤患者的22号染色体完全或部分缺失。虽然Ⅱ型神经纤维瘤病患者22号染色体上的*NF2*基因发生了突变或缺失，这些患者有发展为颅内脑膜瘤的倾向，但脊膜瘤在这类患者群体中相对罕见[6]。

二、诊断和预后

由于脊膜瘤生长缓慢，患者常出现持续时间不等的症状，平均症状持续1～2年[3, 6, 7]。脊膜瘤症状由局部神经压迫（如脊髓、马尾或神经根）造成，根据病变累及部位不同而表现为局部疼痛、脊髓病或感觉运动神经根病。

脊膜瘤常通过磁共振成像诊断。脊膜瘤在T_1WI和T_2WI上呈等信号，注入钆对比剂后均匀增强[8, 9]。细微的影像学特征便于我们区分脊膜瘤与神经鞘瘤及神经纤维瘤，如前者具有“硬膜尾征”，在冠状位上最容易观察到。与神经鞘瘤和神经纤维瘤不同，脊膜瘤很少穿过神经孔[6–8]。此外，与上述其他髓外硬膜内肿瘤相比，脊膜瘤的强化程度较弱[6–8]。

正如任何其他中枢神经系统肿瘤一样，脊膜瘤最终确诊依据是组织病理学检查。文中展示了WHO脑膜瘤分类（2016年版）（表8–1）。最新脑膜瘤分类系统并未做出任何改变[10]。值得注意的是，

表 8-1　WHO 脑膜瘤分类

WHO Ⅰ级良性	WHO Ⅱ级非典型	WHO Ⅲ级恶性
脑膜内皮细胞型	脊索样	乳突状
纤维型	透明细胞型	横纹肌样型
过渡型	非典型	间变型
沙粒体型		
微囊型		
分泌型		
富于淋巴浆细胞型		
化生型		

颅内脑膜瘤和脊膜瘤在组织学亚型上无区别[10]。脊膜瘤最常见的组织学亚型为脑膜内皮细胞型、纤维型、过渡型和砂粒体型，均为 WHO Ⅰ级[7, 8]。除非存在恶性特征，否则组织学亚型并不影响预后[11, 12]。如果手术全切除，脊膜瘤患者预后良好。这是由于脊膜瘤的恶性亚型相对较少，而且这些肿瘤往往能够在不引起神经功能缺损的情况下手术全切除[11–17]。

三、整体治疗策略

脊膜瘤治疗方法主要是开放性手术切除，目的是利用显微外科技术进行完全切除[12–15]。这类肿瘤是非浸润性的，因此 82%～99% 病例可以安全、完整切除[3, 11, 12, 16, 17]。肿瘤平均 5 年复发率 4%～8%[2, 11, 17, 18]。据报道，5 年、10 年和 15 年全切无进展生存率分别为 93%、80% 和 68%，次全切分别为 63%、45% 和 9%[19]。

四、放射治疗适应证

以全切为目的的手术是脊膜瘤初始治疗的标准和最佳策略。然而，由于年龄、并发症、肿瘤复发、肿瘤位于脊髓腹侧或存在多发肿瘤等原因，部分患者并不适合手术治疗[20–23]。在这样的临床背景下，放射治疗在脊膜瘤的多模态诊疗中可作为一个重要治疗手段。

国家综合癌症网络发布了脊膜瘤推荐治疗方法中包括传统分次放疗[24]。WHO Ⅰ级脑膜瘤可采用 45～54Gy 分次适形放射治疗。病变邻近关键组织结构时，建议使用立体定向或图像引导治疗。适形放射治疗（如 3D-CRT、IMRT、VMAT）推荐用于保护关键结构和未受累组织。WHO Ⅰ级脑膜瘤在合适时也可采用单次剂量分割模式为 12～16Gy 的 SRS 技术。

与 WHO Ⅰ级肿瘤相比，WHO Ⅱ级和Ⅲ级脊膜瘤更具有侵袭性，应给予相应的治疗措施。WHO Ⅱ级脊膜瘤，可直接放疗并瘤床外放 1～2cm，给予 54～60Gy 总剂量，1.8～2Gy/ 次。WHO Ⅲ级脊膜瘤应按恶性肿瘤治疗，直接放疗并瘤床外放 2～3cm，给予 59.4～60Gy 的总剂量，1.8～2Gy/ 次。

五、放射外科治疗适应证

放射外科在 WHO Ⅰ级脊膜瘤中的作用已得到探索。下面的讨论仅涉及 WHO Ⅰ级脊膜瘤。目前 SRS 放射外科治疗脊膜瘤适应证包括肿瘤位置特殊、手术切除后复发及有严重并发症而无法进行手术的患者。SRS 治疗脊膜瘤相对禁忌证包括肿瘤边界不清并累及脊髓，因脊髓或神经根受压而导致明显神经功能缺损而需要手术减压的患者，以及可通过手术安全切除的肿瘤[25, 26]。

从理论上讲，与颅内脑膜瘤情况类似，脊膜瘤初始放射外科治疗与开放性手术比较有一些显著益处。这只适用于较小的肿瘤，神经压迫轻，临床医生借助高质量影像检查可以确诊。放射外科治疗替代开放性手术，避免了手术风险，包括医源性脊柱结构不稳定、脊髓损伤、脑脊液漏和伤口愈合问题等。值得一提的是，放射外科是一种微创技术，完全可以在门诊进行，不需额外恢复时间，患者免受与开放性手术相关的长期疼痛、住院和康复期。对于脊膜瘤，放射外科治疗也比传统分次放疗有显著优势。只有肿瘤靶区受到照射，脊髓和相邻骨髓等正常组织的照射剂量有限。

六、靶区勾画

精确靶区勾画是放射外科治疗成功的关键。尽管脊膜瘤强化显著，但许多情况下，由于肿瘤体积较大且形状不规则使勾画靶区相对困难。如前所述，选择 MRI 作为诊断影像学检查。目前大多数放射外科治疗平台采用 MR 图像与定位 CT 图像融合来制订放射外科治疗计划，然而这同样面临着挑战。脊髓 MR 成像时往往要求患者的体位与治疗体位和在 CT 模拟过程中体位尽量吻合。如果将 MRI 直接用于肿瘤勾画，则需要考虑空间形变问题。由于 MR 图像的信号强度与电子密度没有直接关系，除非人工将衰减系数分配到合适的范围，否则空间形变会直接限制 MRI 在放射外科治疗中的准确性[25]。此外，脊膜瘤 CT 上有明显的强化，这也可以作为识别肿瘤的方法。然而，在这些病例中，MRI 对脊髓的显像仍然比 CT 有优势。在我们的机构中，MR 与 CT 图像融合是髓外硬膜内肿瘤放射外科治疗计划制订的首选方法。

七、放疗处方剂量

脊膜瘤放射外科治疗目标是考虑邻近脊髓、马尾和周围器官（如肠、食管、肾脏、咽喉和肝脏）放射剂量耐受限度同时给予肿瘤有效放射剂量。与颅内肿瘤放射外科治疗相似，脊髓放射外科治疗剂量一般为 12～16Gy 单次剂量分割模式和 18Gy（3 次），5 分次立体定向放射治疗计划中最高可达 30Gy[20, 22, 23, 27-30]。脊髓放射外科治疗经常使用单次照射技术，大分割放疗定义为不超过 5 分次的分割模式。线性二次方程仍然是电离辐射后细胞杀伤最普遍接受的计算模型[31]。鉴于脊膜瘤定义为硬膜内，而且常常毗邻脊髓或神经根，因此趋向于对这些患者行大分割放疗，以限制神经结构总剂量，避免不必要的毒性。

对于颈髓和胸髓脊膜瘤中脊髓通常是危及器官，它限制肿瘤靶区剂量。使用目前处方剂量，脊髓剂量可以成功被限制。一些数据指出，常规分割模式下脊髓接受 60Gy 剂量，放射性脊髓炎 5 年后发生概率＜ 5%[31]。大多数机构在分次放疗期间脊髓剂量控制在 50Gy 以内[32]。

与脊髓转移瘤和其他原发恶性肿瘤患者不同，接受脊膜瘤放疗患者预期生存时间更长，功能状态更好。因此，对脊膜瘤治疗计划应谨慎，不能低估脊髓耐受性，以免在未来几十年内可能出现放射性脊髓炎。

八、避免放疗毒性和并发症

对于脊髓放射外科，脊髓和马尾神经是最受剂量限制的危及器官。无论是良性还是恶性病变，脊髓损伤是最令人担忧的并发症且限制了脊髓肿瘤治疗剂量[33]。

Dodd 团队[20]报道了 1 例患有颈胸段脊膜瘤的 29 岁女性患者，在接受 24Gy 分 3 次放射外科治疗 8 个月后出现脊髓炎症状，这是最早放射性脊髓炎病例之一。作者认为，可能原因是剂量在 18Gy 以上照射体积相对较大（1.7cm^3）（每次照射剂量超过 6Gy）[20]。

斯坦福大学 Sachdev 等报道最新病例研究中，包括 103 例良性髓外脊柱肿瘤，其中 32 例为脊膜瘤，其中 1 例患者在治疗 9 个月后出现短暂放射性脊髓炎[30]。患者为 C_7～T_2 复发性肿瘤（7.6cm^3），治疗前曾行手术切除，术后未行该区域放疗，肿瘤复发后接受了 24Gy 分 3 次放疗，瘤内最大剂量为 34.3Gy。脊髓受照体积有 4.7cm^3 超过 8Gy 及 0.1cm^3 超过 27Gy。脊髓最大剂量为 29.9Gy。患者接受皮质类固醇治疗，稳定了神经症状。治疗后肿瘤体积减小，最后一次随访时肿瘤仍保持影像学稳定。Sahgal 等报道了一组 19 例良性脊柱肿瘤患者的研究，其中 2 例是脊膜瘤，没有出现包括脊髓病在内的晚期毒性[29]。

匹兹堡大学医学中心最初 73 例良性脊柱肿瘤研究显示，13 例脊膜瘤中，1 例患者在治疗 12 个月后发生脊髓损伤，表现为 Brown-Sequard 综合征[23]。患者接受皮质类固醇、维生素 E 和加巴喷丁治疗。患者曾接受外科手术切除，这可能使脊髓易受到放射线损伤。在我们最近连续 40 例良性脊柱肿瘤研究中，使用锥形束 CT 图像引导和更新的放射外科治疗设备治疗，中位随访 32 个月，没有发生亚急性或远期脊髓或马尾毒性[21]。这组病例包括 8 例脊膜瘤。39 例患者行单次放射外科治疗，肿瘤靶区平均最大剂量 16Gy（范围 12～24Gy），平均最低剂量 12Gy（范围 8～16Gy），平均体积 13.7cm^3（范围 0.37～94.5cm^3）。在大多数情况下，计划靶区外扩 2mm。辐射引起脊髓损伤的风险与初始剂量、分割次数、脊髓受照长度和治疗时间有关[34, 35]。应考虑这些因素以避免放射外科治疗的并发症。

我们机构所使用的技术可作为脊膜瘤治疗，特别是脊柱良性肿瘤的重要参考，具有较高的安全性。我们对良性脊柱肿瘤靶区给予的处方剂量逐步减小，是因为我们对这些良性脊柱肿瘤行低剂量照射可以获得长期控制且没有出现放射性毒性反应而感到更加放心。

本书为感兴趣的读者详细描述了常规分割放射治疗和放射外科治疗所导致的放射脊髓病和剂量限制。

九、疗效和影像学评估

与放射外科治疗脊柱恶性肿瘤相比，脊膜瘤临床疗效，特别是脊柱良性肿瘤的临床疗效的详细报道相对较少。其中一个因素是，与脊柱恶性肿瘤相比，评估脊柱良性肿瘤放射治疗疗效需要较长时间的随访，以确定持久的安全性和有效性。此外，脊柱转移瘤的发生率远高于脊柱良性肿瘤。

Dodd 等报道了 16 例脊膜瘤（平均剂量 20Gy，平均肿瘤体积 2.4cm^3，平均随访 27 个月），在 15 例影像学随访的患者中，67% 患者影像学稳定，33% 患者影像学肿瘤缩小（表 8–2）[20]。1 例患者需要手术，另 1 例患者出现了并发症。在本组治疗的脊膜瘤中，70% 患者症状稳定或有所改善。大多数患者在接受放射治疗后，疼痛和肢体肌力都有所改善。

我们机构最初发表的研究中[23]，13 例脊膜瘤采用单次治疗（平均剂量 21Gy，平均肿瘤体积 4.9cm^3）。13 例患者中有 11 例行放射外科治疗，作为手术切除后残留或复发肿瘤的辅助治疗。平均随访 17 个月后所有肿瘤获得影像学控制[23]。在 11 例接受过手术切除的患者中，接受放射外科治疗后的后续系列影像学上均未显示肿瘤进展。两例以放射外科治疗为初始治疗手段的患者在中位随访 14 个月后也证实肿瘤获得影像学控制。

Sachdev 等最新研究，32 例脊膜瘤患者平均随访 33 个月（范围为 6～87 个月）中均为影像学控制[30]。在最后一次随访中，47% 脊膜瘤稳定，53% 患者肿瘤体积缩小。在另一个研究中，Sahgal 等报道了用放射外科治疗 2 例脊膜瘤（平均剂量 23Gy，分 2 次，平均肿瘤体积 1.6cm^3），影像学未显示肿瘤进展[29]。Benzil 等[28]和 De Salles 等[27]也报道了他们各自治疗脊膜瘤获得良好长期影像学随访结果的经验。

十、病例研究

一个典型病例是一位 86 岁女性患者，患有 T_3～T_4 节段 WHO Ⅰ级脊膜瘤接受了开放性手术切除。第一次手术后 14 年，出现了脊髓压迫症状，导致行走困难。磁共振成像显示肿瘤复发。考虑到

表 8–2　放射外科治疗脊膜瘤的部分研究

研　究	例数（脊膜瘤）	总例数	平均年龄（岁）	适应证	剂量 / 分次	术后随访时间（个月）	疗　效
Dodd 等（2006）[20]	16	51	46	术后放疗	16～30Gy/1～5 次	25	96% 稳定 / 缩小 1 例再次手术 1 例脊髓病
Sahgal 等（2007）[29]	2	13	58	术后放疗	21Gy/3 次	25	稳定
Gerszten 等（2008）[23]	13	73	44	11 例术后 2 例初始治疗	12～20Gy/1 次	37	稳定
Sachdev 等（2011）[30]	32	87	53	手术禁忌证	14～30Gy/1～5 次	33	稳定 / 缩小
Gerszten 等（2012）[21, 22]	10	45	52	术后放疗或初始治疗	12～24G 次	32	100% 控制

年龄及并发症，不适合再次行开放性手术切除肿瘤和解除脊髓压迫，遂决定用大分割放射外科治疗肿瘤。

磁共振成像显示 T_3～T_4 脊膜瘤的复发位于先前手术切除椎板的节段（图 8-1 至图 8-4）。1.2mm 层厚 MR 轴位成像与定位 CT 图像融合，进行靶区勾画。肿瘤的勾画借助钆增强轴位磁共振成像。脊髓边缘通过轴位 T_2WI 像确定。该肿瘤的处方剂量 18Gy 分 3 次，77% 等剂量线。GTV3.7cm^3。GTV D_{max}23.4Gy，D_{min}16.7Gy（平均 20.7Gy，中位

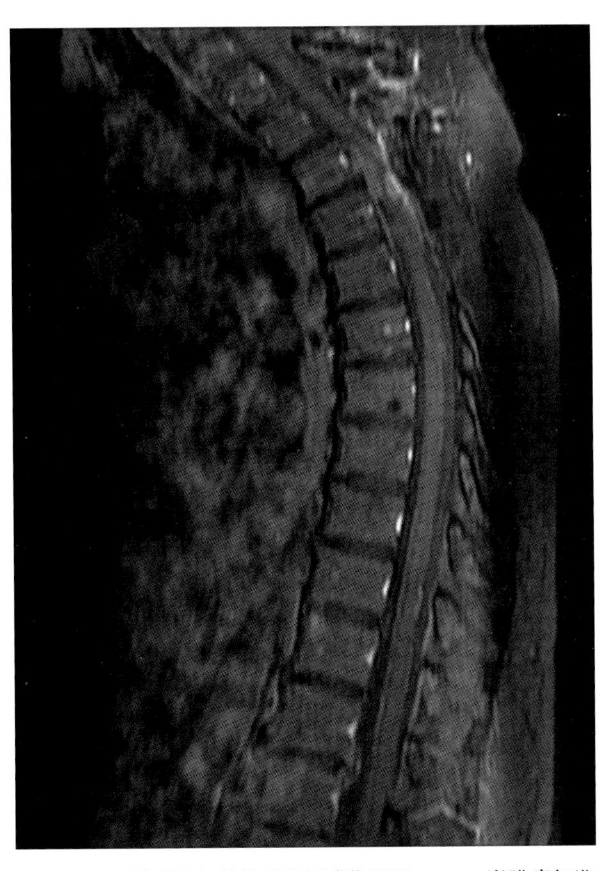

▲ 图 8-1　钆增强矢状位磁共振成像显示 T_3～T_4 脊膜瘤复发

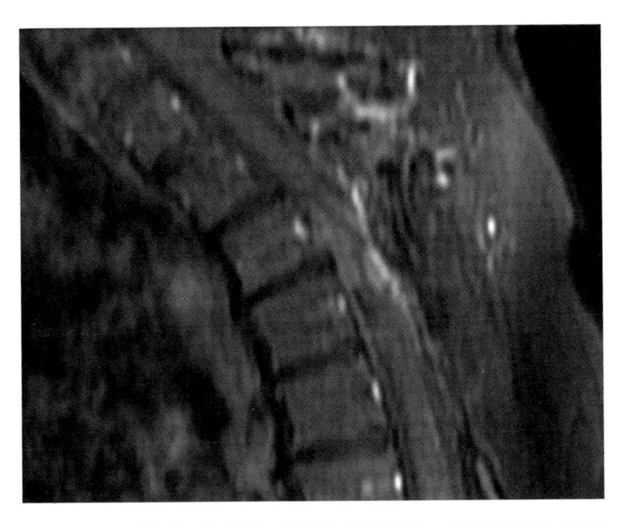

▲ 图 8-2　钆增强矢状位磁共振成像显示，复发肿瘤在椎板切除缺损的水平上向脊髓腹侧和背侧生长

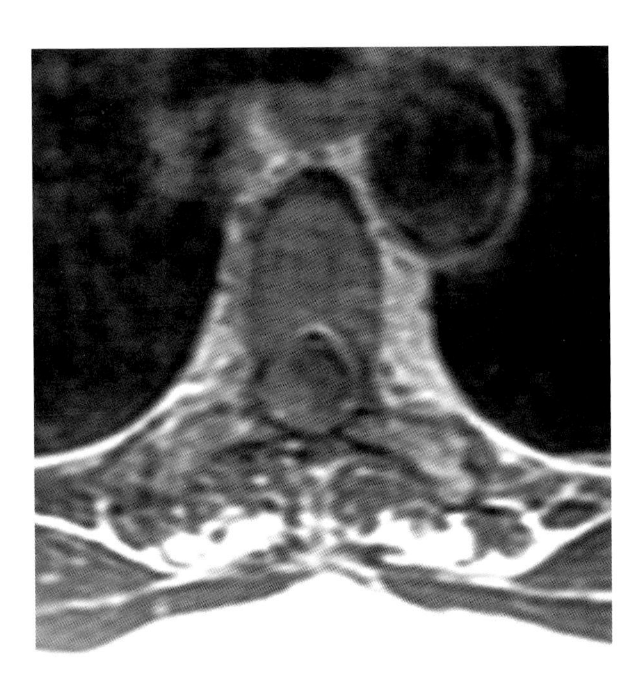

▲ 图 8-3　钆增强轴位磁共振成像显示肿瘤位于脊髓右侧

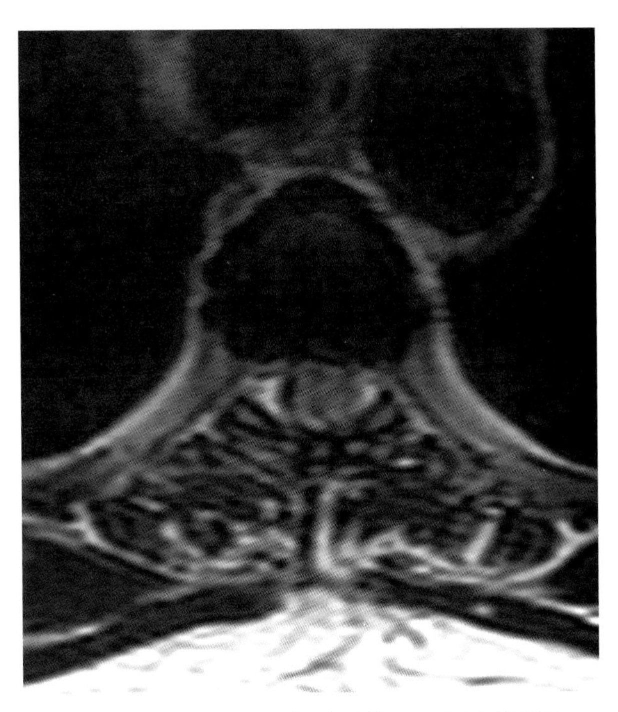

▲ 图 8-4　轴位 T_2WI 磁共振成像显示肿瘤压迫脊髓

21.0Gy）。没有 PTV。脊髓勾画体积 3.1cm^3。脊髓 D_{max} 为 18.1Gy，D_{min} 为 0.5Gy（平均 11.1Gy，中位 14.4Gy）。皮肤 D_{max} 为 4.0Gy。气管隆嵴也勾画为危及器官。隆嵴 D_{max}4.5Gy（图 8-4 至图 8-7）。

治疗采用双弧容积旋转调强放疗技术（图 8-8）。每次治疗持续时间均＜ 30min。全部治疗过程中患者耐受性良好，未发生急性或亚急性毒性反应。

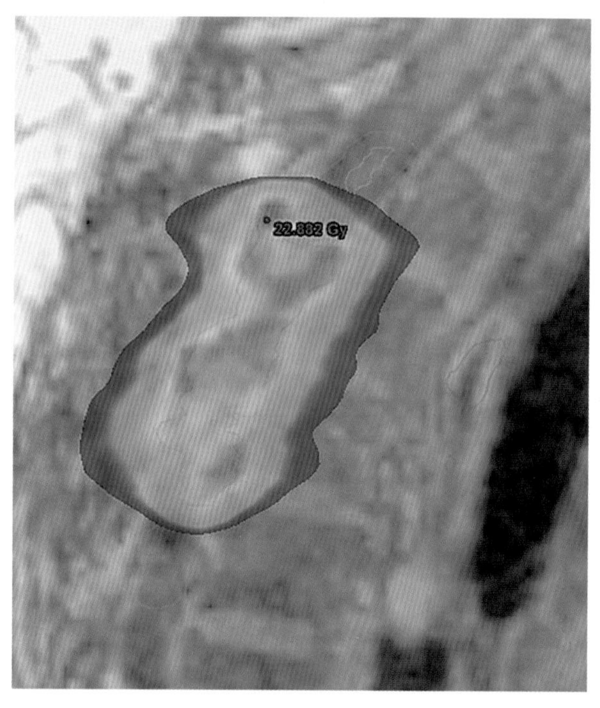

▲ 图 8-5　治疗计划等剂量线矢状位投影，肿瘤体积 3.7cm^3，处方剂量 18Gy（3 次）

十一、总结

- 脊膜瘤是良性髓外肿瘤，主要发生于 50—70 岁女性，主要发生部位是胸椎。
- MRI 影像学检查是一种诊断选择，表现为髓外均匀强化病灶，可累及硬膜内和硬膜外。
- 手术切除仍然是治疗脊膜瘤的主要方法。
- WHO Ⅰ级脊膜瘤可采用 45～54Gy 分次适形放射治疗。
- 当靶区适合，或对于残留或复发肿瘤患者，或肿瘤不适合手术切除，或不能手术者，放射外科治疗可作为推荐治疗手段。但这项技术的临床经验有限。
- WHO Ⅰ级脊膜瘤合适时可采用放射外科治疗，处方剂量为 12～16Gy/ 次、18Gy（3 次）、25～30Gy（5 次）。
- MRI 是制订放射外科计划的辅助成像方式。
- 通过长期的影像学评估，脊膜瘤放射外科治疗可使肿瘤体积稳定或缩小，但临床经验仍然有限。

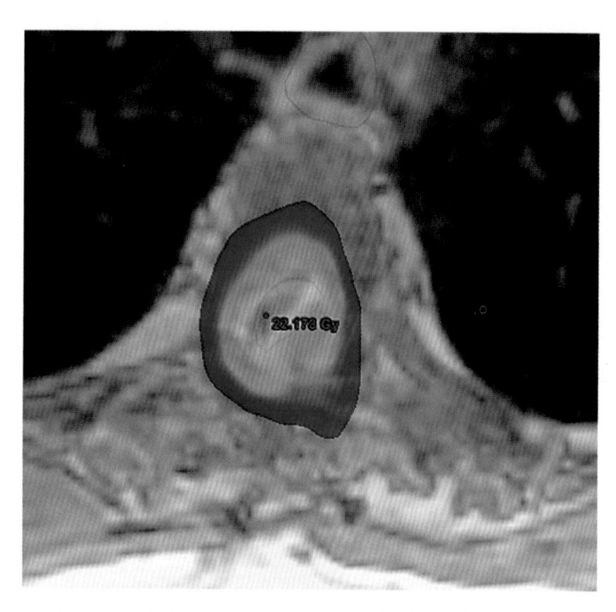

▲ 图 8-6　治疗计划等剂量线的轴位投影，脊髓 D_{max}18.1Gy

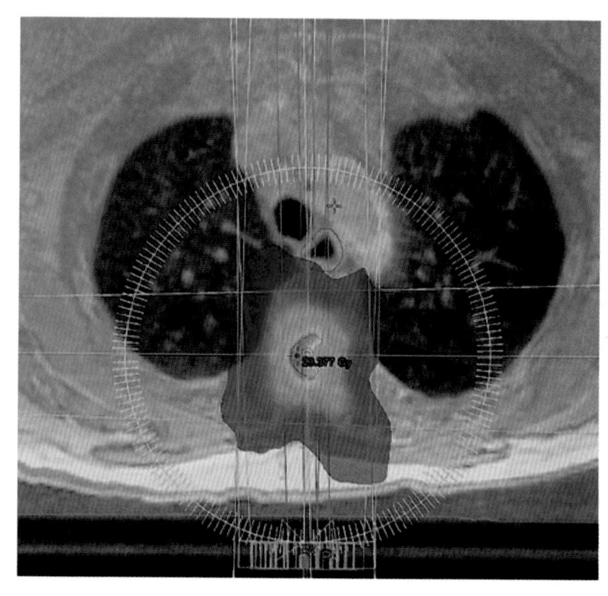

▲ 图 8-7　治疗采用双弧容积旋转调强放疗技术

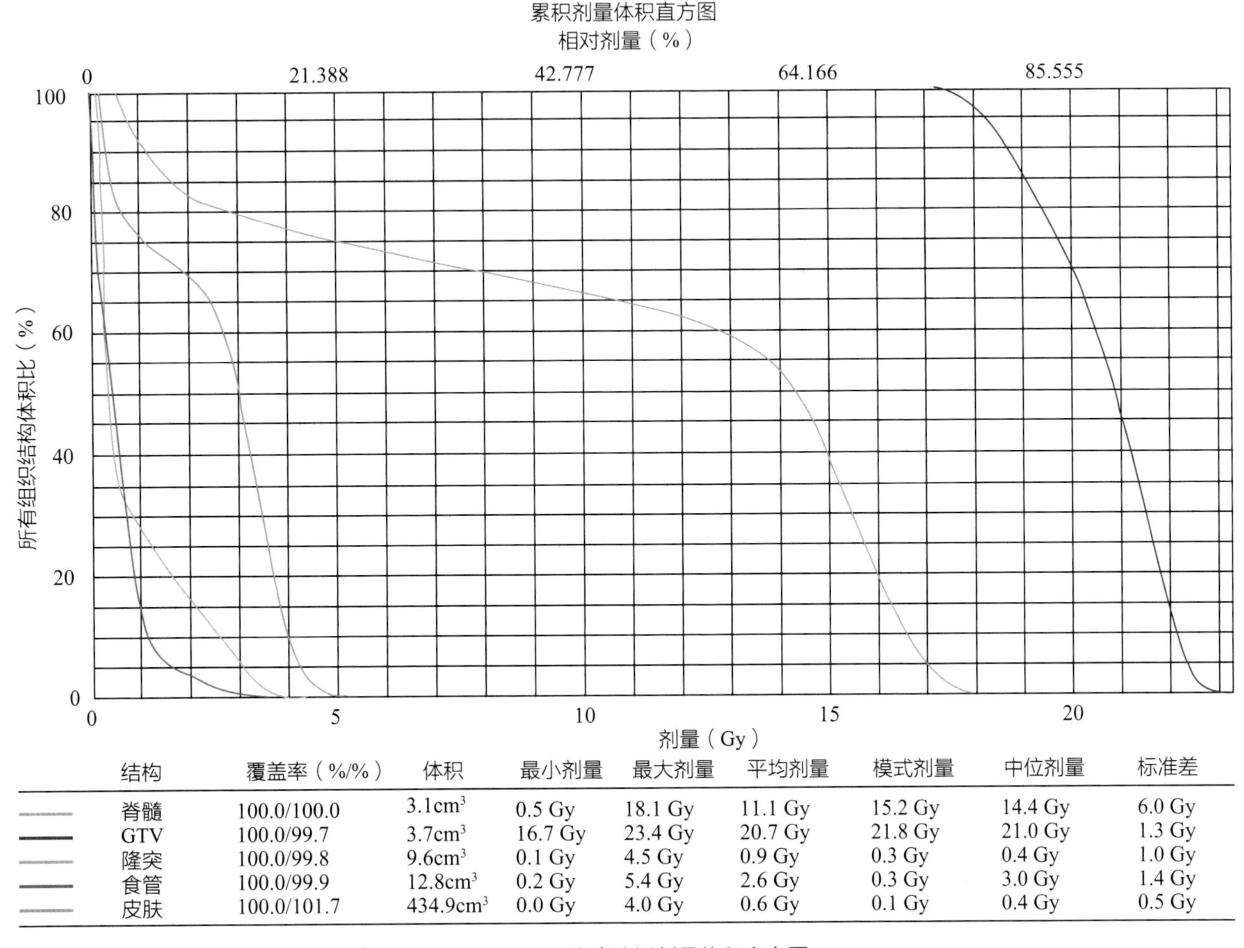

结构	覆盖率（%/%）	体积	最小剂量	最大剂量	平均剂量	模式剂量	中位剂量	标准差
脊髓	100.0/100.0	3.1cm³	0.5 Gy	18.1 Gy	11.1 Gy	15.2 Gy	14.4 Gy	6.0 Gy
GTV	100.0/99.7	3.7cm³	16.7 Gy	23.4 Gy	20.7 Gy	21.8 Gy	21.0 Gy	1.3 Gy
隆突	100.0/99.8	9.6cm³	0.1 Gy	4.5 Gy	0.9 Gy	0.3 Gy	0.4 Gy	1.0 Gy
食管	100.0/99.9	12.8cm³	0.2 Gy	5.4 Gy	2.6 Gy	0.3 Gy	3.0 Gy	1.4 Gy
皮肤	100.0/101.7	434.9cm³	0.0 Gy	4.0 Gy	0.6 Gy	0.1 Gy	0.4 Gy	0.5 Gy

▲ 图 8-8　**治疗计划剂量体积直方图**

本章自测题

判断下列说法的对错。

1. 手术完全切除现在已被放射外科治疗取代，成为症状性脊膜瘤的首选治疗方法。

2. 总剂量 45～54Gy，1.8Gy/ 次是 WHO Ⅰ级脊膜瘤的治疗方式。

3. 单次剂量分割模式为 12～16Gy 的放射外科治疗技术已被报道可安全有效地治疗 WHO Ⅰ级脊膜瘤。

4. WHO Ⅱ级脑膜瘤放射治疗应采取每天分次放疗技术直接治疗肿瘤和瘤床并适当外扩。

5. WHO Ⅲ级脑膜瘤被认为是恶性的，可采用与 WHO Ⅰ级和 WHO Ⅱ级脑膜瘤相似的治疗方法，即每天分次放疗。

答案

1. 错误　2. 正确　3. 正确　4. 正确　5. 错误

第四篇　恶性脊柱肿瘤
Spine: Malignant

第9章

脊髓星形细胞肿瘤

Astrocytic Tumors of the Spinal Cord

Tania Kaprealian 著

缩略语

2D	two-dimensional	二维
3D	three-dimensional	三维
AA	anaplastic astrocytoma	间变性星形细胞瘤
AP-PA	anterior/posterior-posterior/anterior	前后 - 后前
Cm	centimeters	厘米
CNS	central nervous system	中枢神经系统
CSF	cerebrospinal fluid	脑脊液
CT	computerized tomography	计算机断层扫描
CTV	clinical target volume	临床靶区
CTx	chemotherapy	化疗
GBM	glioblastoma	胶质母细胞瘤
GTV	gross tumor volume	大体肿瘤靶区
HGA	high-grade astrocytoma	高级别星形细胞瘤
IMRT	intensity-modulated radiation therapy	调强放疗
LGA	low-grade astrocytoma	低级别星形细胞瘤
MS	median survival	中位生存
MV	megavoltage	兆伏特
NR	not reported	未报道
OS	overall survival	总生存
PCV	procarbazine, lomustine, and vincristine	达卡巴嗪、洛莫司汀、长春新碱
PFS	progression-free survival	无进展生存
PTV	planning target volume	计划靶区
RFS	recurrence-free survival	无复发生存
RT	radiation therapy	放疗
RTOG	Radiation Therapy Oncology Group	肿瘤放射治疗协作组
TD	tolerance dose	耐受剂量
VEGF	vascular endothelial growth factor	血管内皮生长因子
WHO	World Health Organization	世界卫生组织

学习目标

- 了解脊髓星形细胞瘤发生率。
- 理解脊髓星形细胞瘤典型症状和体征，以及该肿瘤发生、发展的危险因素。
- 学习脊髓星形细胞瘤组织学和分级。
- 理解预后指标和分子标志物的相关性。
- 学习脊髓星形细胞瘤多模式治疗管理。
- 了解脊髓星形细胞瘤生存结果和局部控制情况。

一、流行病学背景

原发脊髓肿瘤占所有成人中枢神经系统肿瘤 2%～4%，其中星形细胞瘤占所有脊髓肿瘤的 6%～8%。星形细胞瘤是仅次于室管膜瘤的第二常见的成人原发性脊髓肿瘤[1, 2]。与此相反，儿童脊髓星形细胞瘤要多于室管膜瘤[1, 2]。星形细胞瘤和室管膜瘤是硬膜内髓内肿瘤的主要类型，常呈浸润性生长。髓内肿瘤（其中 30%～40% 为星形细胞瘤）占所有脊髓原发肿瘤的 8%～10%[1]。颅内与脊髓的星形细胞瘤发病率比例为 10∶1[3]。

脊髓星形细胞瘤包括毛细胞型星形细胞瘤（WHO Ⅰ级）、弥漫或低级别星形细胞瘤（WHO Ⅱ级）、间变性星形细胞瘤（WHO Ⅲ级）和多形性胶质母细胞瘤（WHO Ⅳ级），其中大多数由低级别弥漫性或纤维型星形细胞瘤组成（75%）[1, 4]。脊髓多形性胶质母细胞瘤侵袭性强，在所有脊髓星形细胞瘤中预后最差，常对任何治疗模式均无反应。与颅内恶性星形细胞瘤不同的是，脊髓恶性星形细胞瘤脑膜播散转移风险大，其原因可能是肿瘤靠近蛛网膜下腔和脑脊液。但幸运的是脊髓多形性胶质母细胞瘤很罕见。一般而言，原发性脊髓星形细胞瘤好发于男性和白种人[2, 5]，并且多发于颈髓和胸髓。

二、危险因素

目前还没有明确的脊髓星形细胞瘤的危险因素。有人认为 22 号染色体长臂上等位基因的缺失与该肿瘤的发生相关[6]。既往接受过脊柱放疗可能会增加脊髓星形细胞瘤的发病风险，但其相关程度还未明确。已知多种基因突变与颅内和脊髓星形细胞瘤相关[7]。下列突变与脊髓毛细胞型星形细胞瘤相关：*BRAF*（7q34）、*CDKN2A*（9q21）、*NF1*（17q11.2）和 *PTEN*（10q23.3）。下列基因突变与脊髓星形细胞瘤及胶质母细胞瘤相关：*H3F3A*（17q25）和 *IDH1*（2q33.3）。

三、分期

目前还没有明确的脊髓星形细胞瘤的分期系统。

四、诊断

患者能出现一系列症状，包括后背痛、神经根症状、直肠和膀胱功能紊乱、阳痿、步态困难或缓慢进展的运动和感觉障碍。通常感觉异常和疼痛比运动无力的发生要早几个月。然而，在一些病例中，根据肿瘤部位的不同，特别是当肿瘤发生在脊髓中央时，运动无力可能会早于其他症状出现。总之，低级别星形细胞瘤在确诊前，症状的发生和发展会持续几个月到几年。然而，高级别星形细胞瘤常常在几个月内快速恶化。我们用如下改良版 McCormick 脊髓神经功能评分量表去评估患者术前和术后的功能状态。

Ⅰ级：神经功能正常，步态正常，极其轻微的感觉障碍。

Ⅱ级：轻微的运动和感觉障碍，生活自理。

Ⅲ级：中等的运动和感觉障碍，功能受限，能借助拐杖等生活自理。

Ⅳ级：严重的运动和感觉功能受损，明显功能受限，生活不能自理。

Ⅴ级：截瘫或四肢瘫痪[4, 8]。

痉挛、反射亢进和巴宾斯基征是常见的体征，但不具有诊断特异性。

合适的影像学方法有助于准确诊断。平扫或增强磁共振成像是诊断髓内肿瘤的主要影像学手段。典型星形细胞瘤常不对称，边缘不规则，肿瘤内可有囊性成分，脊髓呈局灶性梭形膨胀[9]。肿瘤在 T_1WI 上可能表现为低信号或等信号，而在 T_2WI 上表现为高信号。脊髓空洞是充满液体的腔隙，通常与脊髓星形细胞瘤有关，尤其是毛细胞型星形细胞瘤[10]。脊髓内空洞称为脊髓空洞症。位于脊髓较高部位的星形细胞瘤更容易发生脊髓空洞症。T_2WI 有助于诊断脊髓空洞症[11]。增强扫描时，大多数星形细胞瘤有一定程度的强化。WHO Ⅰ级和Ⅱ级星形细胞瘤可表现为斑块状强化或完全没有强化（图 9-1）。仅依靠 MRI 很难将脊髓星形细胞瘤与其他髓内肿瘤，特别是室管膜瘤区分。因此，组织病理诊断是必需的。与室管膜瘤相比，星形细胞瘤边界不清晰，并且较少位于脊髓中央。

WHO 于 2016 年修订了中枢神经系统肿瘤的分级标准，使用组织学和分子病理特征来分级。肿瘤仍分为 WHO Ⅰ～Ⅳ级，但更加依靠分子病理检测结果。

分子标志物在脊髓星形细胞瘤中的作用比其在颅内胶质瘤中的作用更加不确定，需要进一步研究。Ⅰ级星形细胞瘤包括：毛细胞型星形细胞瘤和室管膜下巨细胞型星形细胞瘤。Ⅱ级星形细胞瘤包括：弥漫性星形细胞瘤，IDH 突变型；弥漫性星形细胞瘤，IDH 野生型；多形性黄色星形细胞瘤。Ⅲ级星形细胞瘤包括：间变性星形细胞瘤，IDH 突变型；间变性星形细胞瘤，IDH 野生型；间变性多形性黄色星形细胞瘤。Ⅳ级星形细胞瘤包括：胶质母细胞瘤，IDH 突变型；胶质母细胞瘤，IDH 野生型；弥漫中线胶质瘤，*H3K27M* 突变型（可以发生在脑干、丘脑或者脊髓）。对于一些分子标志物不明者，也可分类为：弥漫性星形细胞瘤，NOS；间变性星形细胞瘤，NOS；间变性少突星形细胞瘤，NOS；少突胶质细胞瘤，NOS；间变性少突胶质细胞瘤，NOS。对于分子标志物已知的，不再使用少突星形细胞瘤的分类了。现在将其分类为：Ⅱ级少突胶质细胞瘤，IDH 突变型，1p/19q 联合缺失；Ⅲ级间

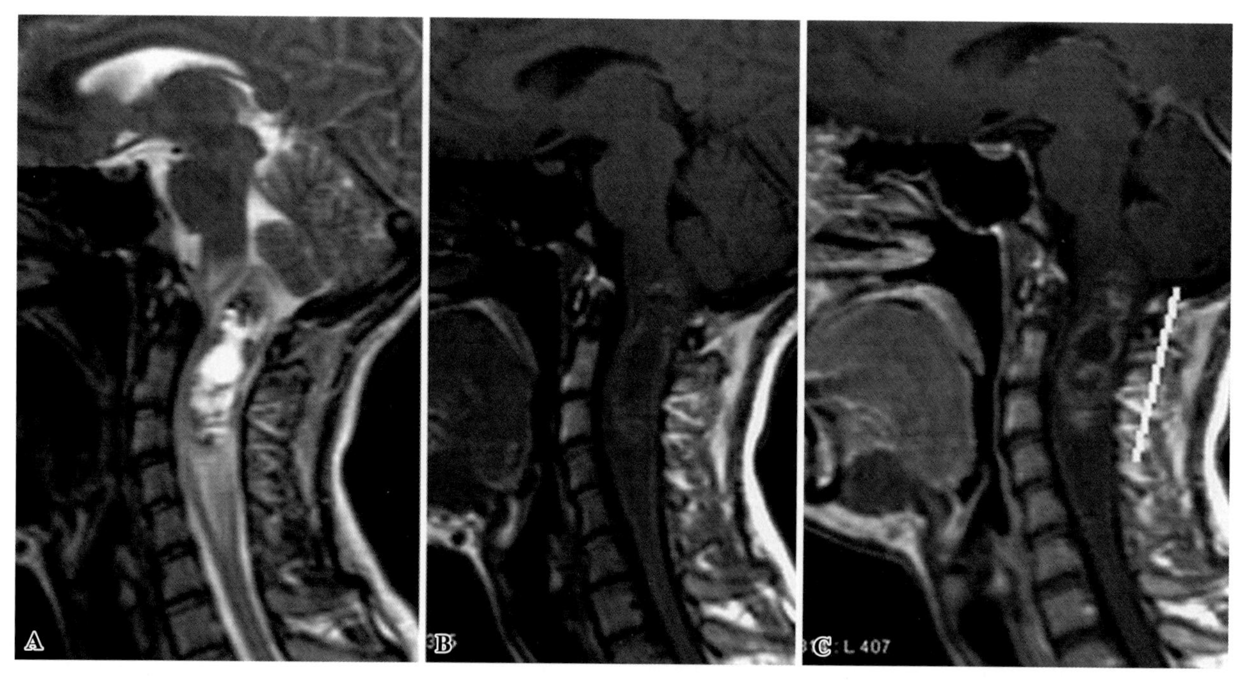

▲ 图 9-1 纤维型星形细胞瘤

A. 矢状位 T_2 加权图像显示在颈髓中可见一个不均匀高信号病灶；B. 平扫 T_1 加权图像显示一个等信号病灶，周边可见轻度不均匀的高信号影，代表出血；C. 增强 T_1 加权图像显示明显不均匀强化。组织病理确认是纤维型星形细胞瘤 [经 Springer 许可转载，引自 Abul-Kasim K, Thurnher MM, McKeever, Sundgren PC. Intradural spinal tumors: current classification and MRI features. Neuroradiology. 2008 April; 50(4): 301-14.]

变性少突胶质细胞瘤，IDH 突变型，1p/19q 联合缺失[12]。

五、预后和预测因素

肿瘤组织病理诊断和分级是原发性脊髓星形细胞瘤最重要的预后因素（图 9–2）[13–16]。毛细胞型和低级别肿瘤的预后较好。在Ⅱ级星形细胞瘤中，与纤维型星形细胞瘤和原浆型星形细胞瘤相比，肥胖细胞型星形细胞瘤的中位生存期更短（50 个月）[15]。表 9–1 列出了基于分级的星形细胞瘤的 5～10 年总生存情况[16]。在一些研究中男性患者的生存期较长[14, 17]。有数据提出年龄偏小[2]和年龄偏大都是不良预后因素[16, 18–22]。手术切除范围对患者预后的影响比较复杂：一些数据证实手术可以影响预后，肿瘤全切术后的患者死亡率更低，无进展生存期更长[4, 13, 14, 23–25]。另外有数据证实仅活检预示着更长的生存期[2, 15, 18, 26, 27]，而手术技术陈旧可能是研究结果不一致的原因。随着手术切除方式的改进，手术切除范围有可能给生存带来更加清晰的获益。不管是在术前还是术后，患者的体力状况均影响预后。体力状况更好者，有更长的生存期和更好的神经功能状态[4, 13, 15]。首发症状出现与诊断的时间间隔大于 6～12 个月的患者的生存期较长[2, 15]。首发症状出现与诊断的时间间隔长的患者 5 年总生存率为 71%，而时间间隔较短的患者只有 42%[15]。在大部分研究中，术后辅助放疗可带来较好的预后，特别是非毛细胞型肿瘤患者[2, 22]。但文献报道中存在混杂的结果，这些发现也是有争议的。

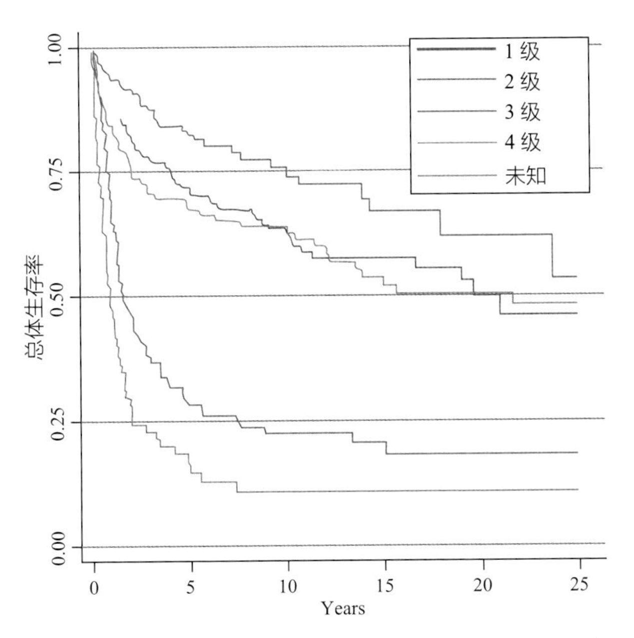

▲ 图 9–2　**基于分级的脊髓星形细胞瘤 Kaplan–Meier 总生存曲线**

超过 25 年后，处于风险中的患者总数目很少[31]，所以生长曲线仅显示 25 年的数据［经 Springer 许可转载，引自 Milano MT, Johnson MD, Sul J, Mohile NA, Korones DN, Okunieff P, et al. Primary spinal cord glioma: a Surveillance, Epidemiology, and End Results database study. J Neurooncol. 2010 May;98(1):83–92.］

表 9–1　基于分级的脊髓星形细胞瘤的总生存率

分级（根据 SEER 数据库）	5 年总生存率	10 年总生存率
高分化，Ⅰ级	80%	68%
中分化，Ⅱ级	71%	65%
低分化，Ⅲ级	36%	31%
未分化，Ⅳ级	23%	17%

数据引自参考文献 [16]

六、多模式治疗方案

（一）手术

一般来说，手术是治疗髓内肿瘤的主要手段，但是髓内星形细胞瘤手术治疗的证据并不充分。对于脊髓星形细胞瘤这类浸润性生长的肿瘤，由于肿瘤累及脊髓本身，手术很难做到肿瘤全切除，甚至次全切除也很困难。因此，为了降低脊髓损伤的风险，通常仅行活检术或有限的部分切除术。肿瘤组织学特征能预测切除可行性和复发风险[28]，术中如果可以看到清晰的肿瘤切除界面具有预后意义，患者获得长期神经功能改善的概率高[26]。一些研究发现手术切除肿瘤有利于星形细胞瘤的治疗，而另一些研究则发现在所有级别的星形细胞瘤中活检和手术切除之间没有差异。这可能是因为以前外科技术不先进导致的。在过去的数十年中，由于显微外科技术的引进、术中神经电生理监测和术中超声的使用及 MRI 技术的进步，髓内星形细胞瘤手术治疗的益处已经开始显示出来了。从以往的研究来看，术前 PS 评分良好的低级别星形细胞瘤患者，完全切除与较少的术后并发症和良好的预后相关[29]。高级别星形细胞瘤边界不清楚，很难完全切除。大多数研究表明，对于较高级别的星形细胞瘤，不可能进行完全切除[30]。即使Ⅱ级星形细胞瘤，完全切除肿瘤也并非容易，只有12%～20%的肿瘤得到完全切除。Ⅰ级毛细胞型星形细胞瘤的完全切除率可以达到80%（图9–3）[4, 7, 26, 27]。

考虑到这些肿瘤相对罕见，为了降低术后并发症并尽可能达到最佳切除效果，最好在患者出现严重神经功能障症状之前对其进行诊治，并让经验丰富的神经外科医生使用先进的技术为其手术。术后并发症包括疼痛、出血、伤口愈合不良、感染、脊髓栓塞和脑脊液漏。患者术后感觉障碍发生率高，包括轻触觉、痛温觉等感觉障碍。感觉障碍的程度取决于脊髓切开术的范围和位置及术中对躯体感觉电位监测的应用。感觉症状通常会有一定程度的改善，但一般不能完全缓解。患者也可能出现暂时性或永久性运动障碍、步态不稳、括约肌功能障碍及性功能障碍。暂时性运动功能恶化常见于老年患者和接受完全切除手术的患者，主要因为老年患者脊髓的可塑性较差和全切患者肿瘤边缘剥除的原因。这些症状改善需要时间，功能锻炼有助于症状改善，尽管文献中报道的改善速度和程度不尽相同。患者可能需要几天到几个月的时间才能恢复，一般来说，感觉障碍恢复先于运动障碍。所有手术切除的髓内肿瘤，发生永久性脊髓功能缺失的风险在

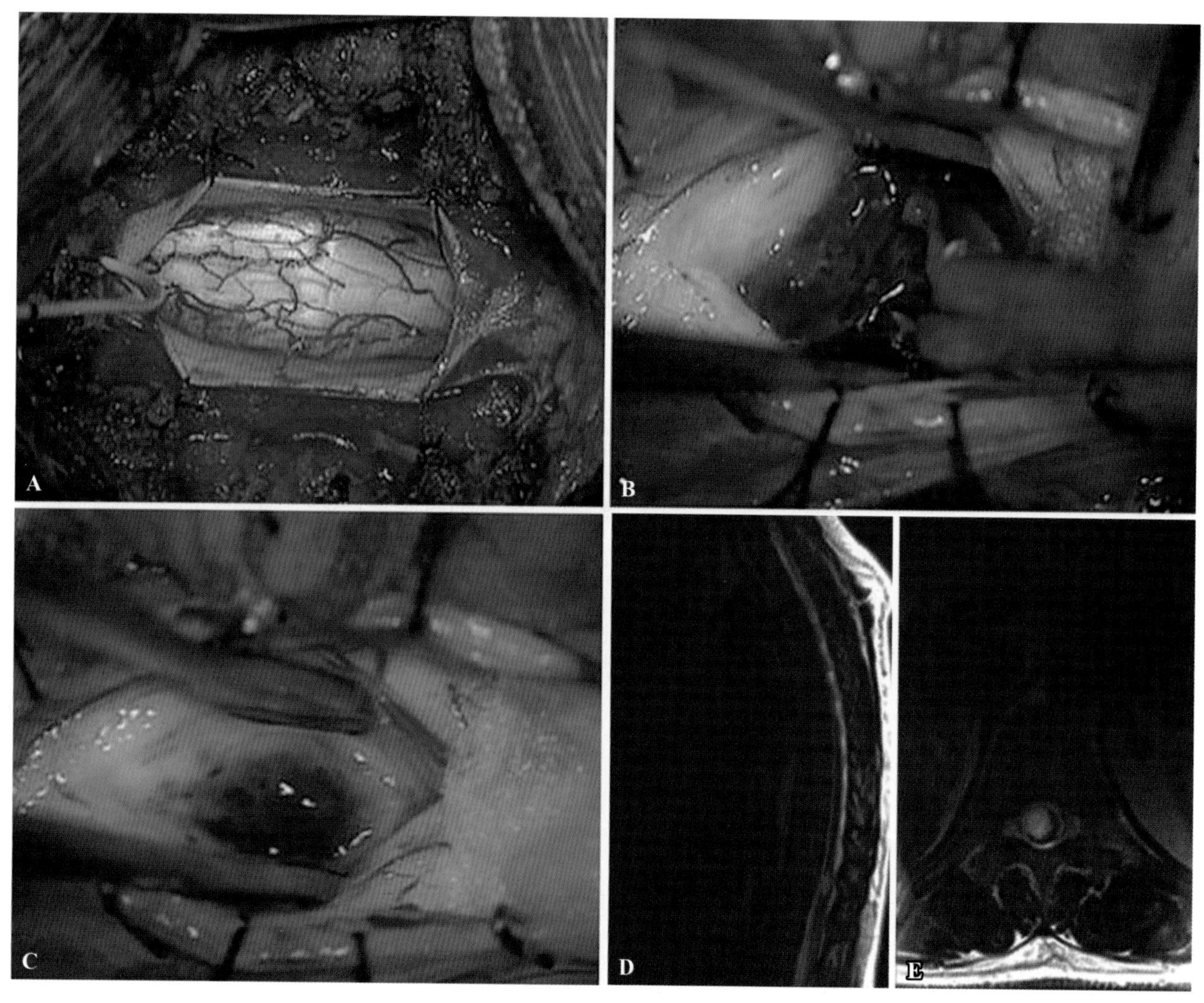

▲ 图 9–3 脊髓星形细胞瘤手术图像

A 至 C. 术中图像显示通过后入路方式切除弥漫性髓内星形细胞瘤。脊髓显示是膨胀的，因此手术路径从正中脊髓切开术开始，以分离背柱（A）；暴露肿瘤，仔细分离切除肿瘤（B）；在术腔中可见胶质增生和充血（C）。D 和 E. 术前矢状位（D）和横断位（E）T_2 加权 MRI 序列显示脊髓高信号和脊髓膨胀［经 Nature Publishing Group 许可转载，引自 Zadnik PL, Gokaslan ZL, Burger PC, Bettegowda C. Spinal cord tumors: advances in genetics and their implications for treatment. Nat Rev. Neurol. 2013 May; 9 (5): 257–66.］

20%～35%，60 岁以上患者永久性脊髓功能缺失的发生率是年轻患者的 2 倍 [26, 31]。出现术后并发症的风险受肿瘤所在的脊髓平面、术前神经功能状态、肿瘤出血、医生手术经验、使用较新的手术方式和再手术率的影响 [31, 32]。要注重患者问诊和检查，给予患者适当的术后康复治疗。

虽然外科医生已经在术中了解髓内肿瘤的切除程度，但术后 MRI 检查（平扫 ± 增强）对于确定切除范围仍有必要。即使在影像学上表现为完全切除，肿瘤组织也极有可能存在残留，尤其是浸润性生长和肿瘤边界不清的星形细胞瘤。

（二）放射治疗

由于脊髓星形细胞瘤的切除率较低，辅助放疗成为一种有效的治疗手段。然而，脊髓星形细胞瘤术后放疗的作用仍然存在一些争议。因为有些研究报道，在低级别和高级别脊髓星形细胞瘤中，采用术后放疗并未显示明确获益 [14, 16, 17, 20, 26]。

已经有诸多研究报道证明放射治疗具有明确益处 [2, 22, 24, 33, 34]。对于Ⅲ～Ⅳ级脊髓星形细胞瘤、进展性肿瘤和次全切除的患者，我们建议或鼓励采用术后放疗。对于肿瘤完全切除的Ⅱ级脊髓星形细胞瘤，放疗的作用具争议性。一些研究认为，在这种情况下，术后辅助放疗没有意义 [23, 29, 35]。而另外一些研究证明，术后放疗明显改善患者无进展生存和（或）总生存 [21, 36]。这些研究还表明，对于次全切除的Ⅱ级星形细胞瘤和一些次全切除的Ⅰ级星形细胞瘤，术后放疗是有益的。放射治疗在脊髓毛细胞型星形细胞瘤治疗中的作用是有限的，尤其是在完全切除的情况下 [22]。因此，放疗应在活检或肿瘤切除取得组织病理诊断后进行。术后放射治疗确实能够改善浸润性星形细胞瘤患者的生存率，尽管毛细胞型星形细胞瘤术后辅助放疗缺乏明确的益处。对于脊髓毛细胞型星形细胞瘤和完全切除的Ⅱ级脊髓星形细胞瘤，可以不立即行术后放疗而考虑术后观察，以尽量减少放疗相关并发症。有几项研究建议低级别脊髓星形细胞瘤患者，在接受最大限度的安全切除术后采取术后观察 [15, 21, 23, 29]。

（三）放射技术

与外科手术一样，放射肿瘤学领域近年来取得了显著进展。现在有更为精准的放疗手段，包括调强放射治疗、常规分割立体定向放射治疗、放射外科及质子放射治疗。文献报道中，大部分脊髓星形细胞瘤放射治疗的研究是二维放射治疗和三维适形治疗时代的。尤其对于二维放射治疗，会有更多的放射剂量累及周围组织器官。因为脊髓或马尾受剂量限制，往往不大可能会出现超出这些结构的耐受剂量给予剂量提升。

使用立体定向放射外科和质子治疗可能存在一定局限性，因为它们剂量跌落快。鉴于星形细胞瘤是浸润性肿瘤，边缘剂量可能变得至关重要。质子治疗进入靶区前正常组织剂量低，靶区之后几乎没有剂量，因此靶区周围正常组织受到的辐射剂量低。尽管还需要进一步的研究证实，但目前的结果显示，质子放射治疗尚未表现出更好的结果 [37]。立体定向放射外科通过 1～5 次分割照射，给予肿瘤更高的照射剂量，因为照射精准，肿瘤周围正常组织器官的照射剂量大大减低。在立体定向放射外科治疗中，热点通常位于肿瘤的 PTV 内。因此，部分肿瘤接受了高于处方剂量的照射。此外，立体定向放射外科受到治疗剂量和范围的限制。因此，在没有进一步研究证实的情况下，放射外科治疗可能不适合作为初始治疗手段用于脊髓星形细胞瘤的治疗。

脊髓星形细胞瘤常用放疗技术包括常规分割的立体定向放射治疗、调强放疗、动态适形放疗、三维适形放疗。应用适形技术可以得到更好的剂量分布，更好保护周围正常组织器官，从而降低不良反应。每天的图像引导放疗技术（如 CBCT）提升了放疗准确性，可以通过减小靶区外放和采用更好的适形放疗计划来减少周围正常组织的照射剂量降低不良反应。一般而言，术后放疗在手术后 4～6 周开始。

（四）处方剂量和剂量分割

研究认为，脊髓星形细胞瘤的放射治疗存在剂量依赖的治疗反应。图 9-4 显示，接受 35Gy 以上的放疗剂量的浸润性星形细胞瘤患者比接受更低照射剂量的患者有更好的生存获益 [22]。另外一个研究显示，髓内肿瘤（包括星形细胞瘤和室管膜瘤）接

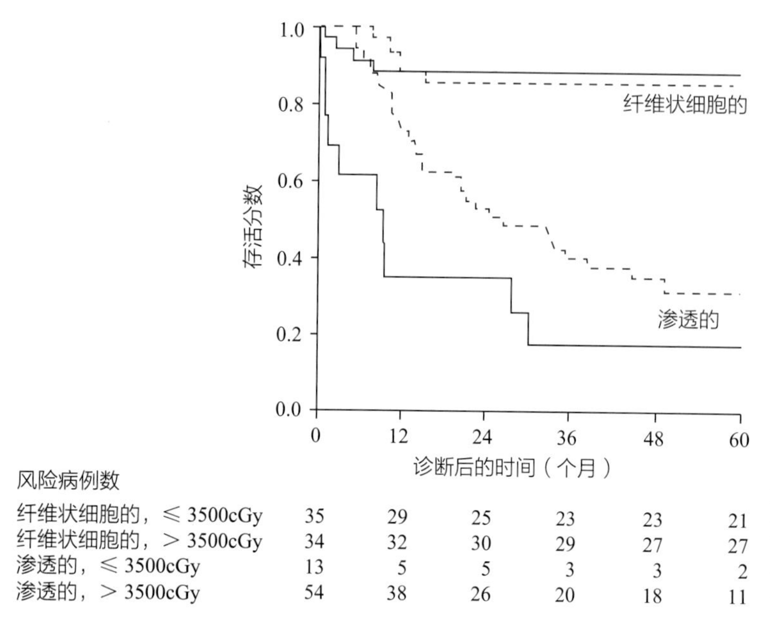

◀ 图 9-4 **Kaplan-Meier 生存预估**

纤维型星形细胞瘤和浸润性肿瘤患者接受术后放疗，剂量 0～3500cGy（实线）vs. ＞ 3500cGy（虚线）（纤维型星形细胞瘤，*P*=0.52；浸润性肿瘤，*P*=0.04）[经 Elsevier 许可转载，引自 Minehan KJ, Brown PD, Scheithauer BW, Krauss WE, Wright MP. Prognosis and treatment of spinal cord astrocytoma. Int J Radiat Oncol Biol Phys. 2009 March 1;73(3):727–733.]

受超过 40Gy 的放疗剂量有更好的局部控制 [38]。然而，也有研究发现，超过 50.4Gy 的放疗剂量没有带来更好的生存获益和局部控制 [34-37, 39]。

既往尝试过不同的剂量和分割方案，总剂量范围 30～55Gy，单次剂量 1～3Gy，每天 1 次或者每天 2 次。对于运动功能已经很差的胸腰段脊髓肿瘤患者，有作者尝试过给予超过脊髓耐受剂量的 65～100Gy 照射剂量（放射性脊髓切除术）[34, 40, 41]。尽管发现这样超高剂量的放射性脊髓切除术能够给这几例高级别脊髓星形细胞瘤患者带来长期生存，但因为病例数少，无法建立剂量 - 反应关系。而且，受到伦理问题的质疑，现在不会鼓励再尝试放射性脊髓切除术。

目前接受的分割方案为每天 1 次分割照射，单次分割剂量 1.8～2Gy，总剂量为 45～50.4Gy。考虑到脊髓和马尾神经的耐受性，马尾区域或高级别星形细胞瘤可高达 54Gy，每周 5 天照射。多种能量的光子线在各类文献中已有使用，包括钴（1.25MV）和光子能量为 4～25MV 的光子。现在最常用的能量是 4～10MV X 线光子。更重要的是，要考虑到计划靶区中整个脊髓的剂量。照射野长度及身体和脊柱轮廓上的差异可以产生脊髓剂量不均匀性和热点。

剂量 - 体积直方图（DVH）可以准确地计算正常危及器官（如脊髓）的剂量，并允许在治疗计划上进行相应剂量校正和调整（图 9-5）。

由于单次分割剂量降低，可以通过亚致死性损伤修复，超分割可能会增加脊髓耐受性。因此，可以在不增加毒性的情况下提升脊髓照射总剂量。几个回顾性研究使用了超分割放疗，然而，仍需要进一步的研究来阐明其使用的实际益处及是否可以采用更高的总剂量 [39]。

（五）治疗区域设计和靶区勾画

脊髓星形细胞瘤，通常采取局部放疗而不是全神经轴放疗。在传统的二维或三维放射治疗年代，患者通常取仰卧位或俯卧位，分别采用单一后野照射、前后或后前野（AP-PA）照射、三野技术、侧野或左右斜野楔形板照射，或包括斜野在内的多野联合照射方法进行放射治疗。照射野包括术前肿瘤体积向上和向下 1～2 个椎体或肿瘤周围 2～5cm 外扩 [42, 43]。平行对穿野照射通常用于颈段脊髓病灶患者，以减少对喉部和咽部的照射剂量。胸部肿瘤通常采用单一后野或后野楔形板照射，以尽量减少对受累区域周围正常结构的照射剂量。采用 AP-PA 野治疗腰段和马尾肿瘤。如需减少骨盆器官的照射剂量，则采用侧野进行照射。手臂需放置适当的位置以避免射线穿透手臂，使用楔形板可以有效保护卵巢和子宫等盆腔脏器。照射野宽度定义为，椎体侧突尖端之间或椎体两侧外放 2cm。这样，照射野平均宽度通常为7～8cm。在骶骨区域，照射野不需要外扩至骶髂关节之外，也不需要超过椎体S_3向尾侧延伸。骶骨区域采取更大照射野并未显示出获益[41, 43]。图9-6描绘了脊髓星形细胞瘤各种常规照射野设计[43]。

应用现代放射技术，患者取仰卧位或俯卧位，采用CT模拟定位技术。患者使用固定装置减少运动，包括应用于颈段病灶治疗的头颈部热塑模，热塑模可向下拉伸至上胸部。手术前后行增强T_1WI和T_2 FLAIR图像可融合到CT上进行放疗靶区勾画和治疗计划的制订。调强放射治疗或复杂的动态适形放疗技术是理想的治疗手段，因为它们能保证靶区内的照射剂量均匀分配，同时最大限度地减少周围正常器官（包括喉、咽、心脏、肺、肾、肝、食管和肠道）的照射剂量（图9-7）。大体肿瘤靶区包括增强T_1WI扫描显示的手术残腔和残留病灶及

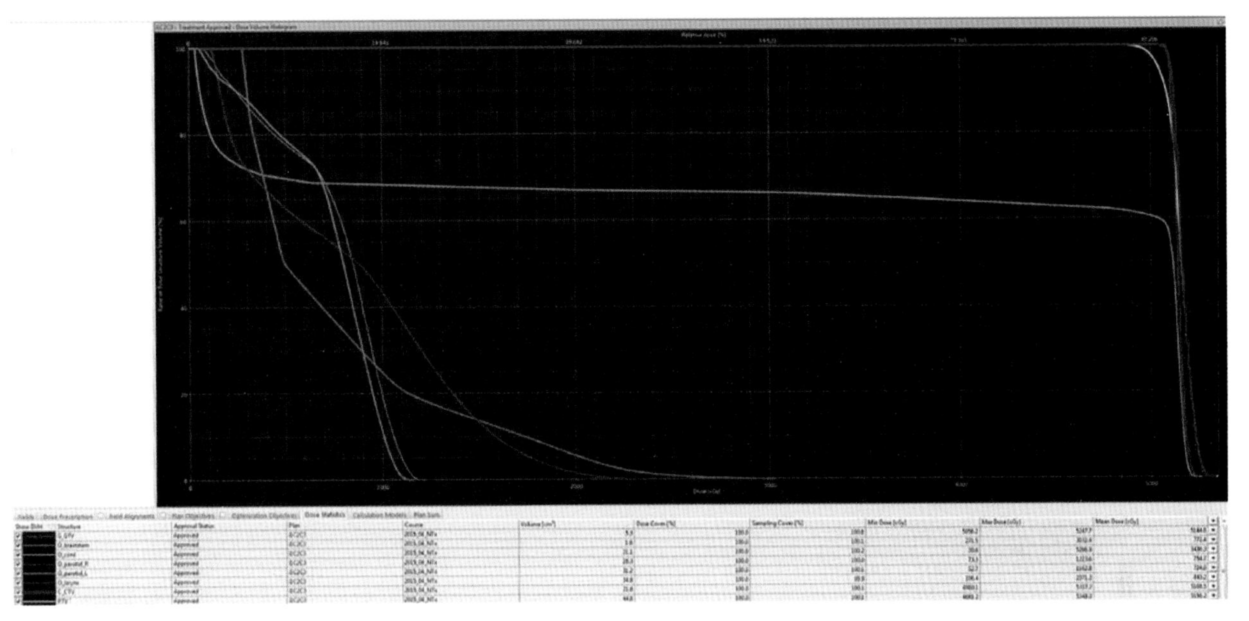

▲ 图9-5 **剂量－体积立方图显示正常结构、GTV、CTV和PTV的剂量**

GTV. 肿瘤靶区；CTV. 临床靶区；PTV. 计划靶区。GTV以红色曲线表示，CTV以蓝色曲线表示，PTV以黄色曲线表示（图片由University of California, Los Angeles Department of Radiation Oncology提供）

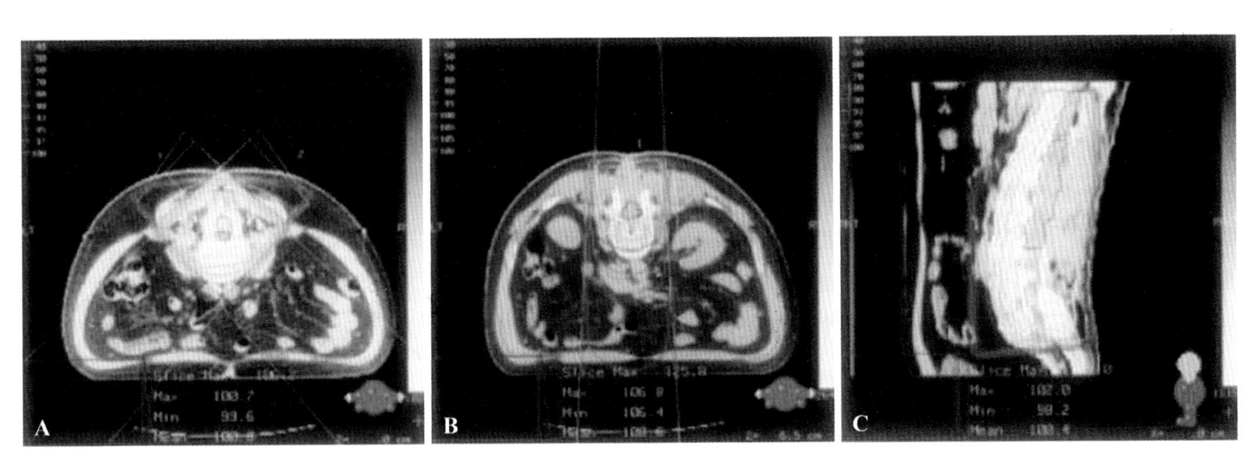

▲ 图9-6 **脊髓星形细胞瘤各种常规照射野设计**

A. 后斜野成对楔形板技术减少正常组织受量，脊髓靶区适形性更好；B. 直接后野照射技术操作简便方便，但增加了正常组织的受量；C. 颈部或者腰骶部病灶行直接左右对穿侧野可避免正常组织受照射［经Springer许可转载，引自Isaacson SR. Radiation therapy and the management of intramedullary spinal cord tumors. J Neurooncol. 2000 May;47(3):231–238.］

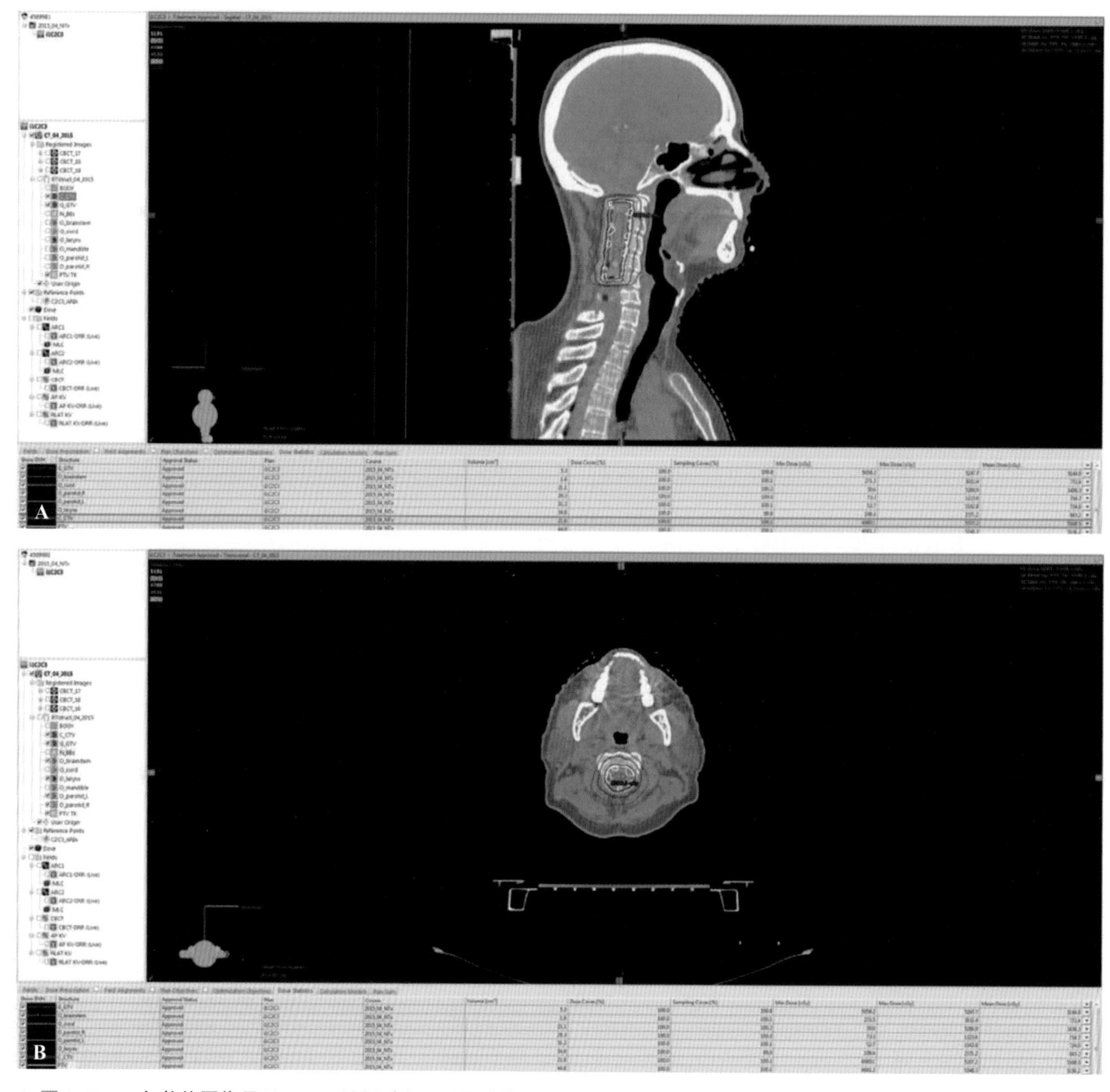

▲ 图 9-7 **A.** 矢状位图像显示 **IMRT** 计划避免了重要结构受照射，同时对靶区进行最大剂量照射；**B.** 横断位图像显示 **IMRT** 计划避免了重要结构受照射，同时对靶区进行最大剂量照射

GTV. 肿瘤靶区；CTV. 临床靶区；PTV. 计划靶区。GTV 以红色曲线表示，CTV 以蓝色曲线表示，PTV 以黄色曲线表示（图片由 University of California, Los Angeles Department of Radiation Oncology 提供）

T_2 FLAIR 显示的未强化肿瘤。术前和术后的图像均用于确定肿瘤的位置和范围。临床靶区范围包含镜下病变。一般情况下，根据摆位的准确性和是否每天应用影像引导放疗，低级别肿瘤 CTV 可以是 GTV 外扩 1～3cm，高级别肿瘤 CTV 为 GTV 外扩 2～4cm。通常 CTV 沿着头脚方向勾画，而在侧位则修回到自然的解剖边界（如椎体）。在某些高位颈髓病变的病例中，根据颈髓受累程度不同，CTV 可包括部分脑干。如前所述，脊髓空洞症在脊髓胶质瘤中常见，可以不包括在治疗靶区内。CTV 外扩 3～5mm 形成 PTV，以确保摆位的精确性。

尽管软脑膜转移非常常见，但由于肿瘤的局部控制非常困难，所以高级别星形细胞瘤不推荐使用全脑全脊髓照射。治疗失败原因通常为局部病灶进展或复发，因此，全脑全脊髓照射所致放射毒性作用远远超过控制微转移灶所带来的益处。

（六）正常邻近器官耐受剂量

脊髓星形细胞瘤放疗，需要限制剂量的结构是脊髓和马尾本身。与脊髓相比，马尾神经和周围神经能耐受更高的剂量且对放射毒性的抵抗力更强。

脊髓耐受程度取决于每日分割剂量、照射部位、照射长度及是否进行了化疗和手术治疗。通常脊髓耐受剂量为 45～50Gy（每天分割剂量 1.8～2Gy），5 年放射毒性为 5%（耐受剂量 5/5）[44, 45]。然而，数据显示，常规分割照射剂量为 45Gy 时出现脊髓病变的风险非常低，甚至零风险，TD5/5 更可能发生在照射剂量为 57～61Gy 时 [46–48]。因此，脊髓照射剂量可安全的增加至 55Gy，而不会增加脊髓病变风险。有报道称，常规分割照射剂量为 50Gy 时，脊髓病变发生率为 0.2%～0.5%，脊髓照射剂量为 60Gy 时发生率为 1%～6%[49–51]。

很少有数据支持增加脊髓照射体积时降低照射剂量的观点，也不支持颈、胸和腰段不同位置的脊髓存在耐受剂量差异的观点 [52, 53]。各部位脊髓采用相同的耐受剂量，不考虑照射体积大小。最大照射剂量为 50Gy 时，发生脊髓病变的风险为 2%，60Gy 时相应风险为 6%[54]。

根据肿瘤在脊髓内的位置，还会有其他危及器官存在。这些器官包括喉（平均剂量＜ 44Gy 或 V_{50} ＜ 27%）、咽（平均剂量＜ 50Gy）、食管（平均剂量＜ 34Gy）、心脏（V_{25} ＜ 10%）、双肺（V_{20} ≤ 30%）、肝（平均剂量＜ 30Gy）、肾（双肾平均剂量＜ 15Gy）和肠道（单个肠袢 V_{15} ＜ 120cm^3）[54]。随着现代适形放疗计划技术的应用，可以最大限度地降低这些结构的累及剂量，剂量远远低于其耐受剂量。

（七）急性和晚期放疗毒性反应

照射毒性取决于受照射的椎管部位。对于颈部和上胸部脊髓病变放疗，急性毒性反应可包括吞咽困难、吞咽疼痛及咳嗽。对于胸中段和腰段脊髓病变放疗，急性毒性反应包括恶心、呕吐和腹泻。对于各个位置的病变，放疗野皮肤的色素沉着或红斑、疲劳、骨髓抑制及神经症状的短暂恶化或由于水肿引起的疼痛都是可能出现的。类固醇药物有助于缓解各种神经症状短暂恶化或因水肿引起的疼痛。长期毒性反应比较罕见，主要包括放射性脊髓炎、神经功能障碍的持续恶化、放射性坏死、照射区域皮肤永久性色素沉着、椎体压缩性骨折、辐射诱导恶性肿瘤、甲状腺功能减退（颈段脊髓病变）、永久性吞咽困难（高节段脊髓病变）、放射性肺炎（胸段脊髓病变）和肝肾功能异常（较低节段的脊髓病变）。

（八）化疗

脊髓星形细胞瘤，化疗相关的数据十分有限。鉴于高级别脊髓星形细胞瘤患者手术和放疗的总体效果较差，而化疗治疗颅内星形细胞瘤，尤其是高级别星形细胞瘤的益处，高级别脊髓星形细胞瘤患者通常接受化疗。根据替莫唑胺（一种口服烷化剂）治疗高级颅内星形细胞瘤的获益数据，替莫唑胺已被用于治疗复发低级别或原发和复发高级别脊髓胶质瘤 [55–57]。复发低级别脊髓胶质瘤对替莫唑胺有一定的治疗反应，肿瘤中位进展时间为 14.5 个月（范围 2～28 个月），中位生存期为 23 个月（范围 4～39 个月）[57]。高级别脊髓星形细胞瘤对替莫唑胺的反应结果不一，一些患者治疗无效，而另一些患者的中位生存时间超过 9 个月，在多项研究中报道为 12～16 个月 [20, 24, 41, 56]。

高级别脊髓胶质瘤替莫唑胺用法：放疗同步给药，剂量为每天 75mg/m^2；辅助治疗 12 个周期，剂量为每天 150～200mg/m^2，连续 5 天，每 4 周为 1 个周期 [54–56]。如果进展发生在完成 12 个周期辅助化疗之前，患者可以采用替代性补救治疗。对于已经接受过放射治疗的复发低级别脊髓胶质瘤患者，替莫唑胺的剂量为每天 150～200mg/m^2，连续 5 天，每 4 周 1 次，中位治疗时间为 14 个周期 [57]。

一篇综述搜集了替莫唑胺治疗脊髓胶质母细胞瘤的多项数据进行分组：替莫唑胺治疗组和非替莫唑胺治疗组。替莫唑胺组共 19 例患者，源自 9 篇文章。非替莫唑胺治疗组共 45 例患者，源自 19 篇文章。尽管结果没有统计学意义，但替莫唑胺治疗组中位总生存期为 16 个月，而未接受替莫唑胺治疗的患者中位总生存期为 10 个月 [58]（图 9–8）。

同样，脊髓星形细胞瘤化疗研究的结果并不一致。其中一些研究表明化疗缺乏益处，而其他研究显示出一定的疗效，但通常不具有统计学意义。此

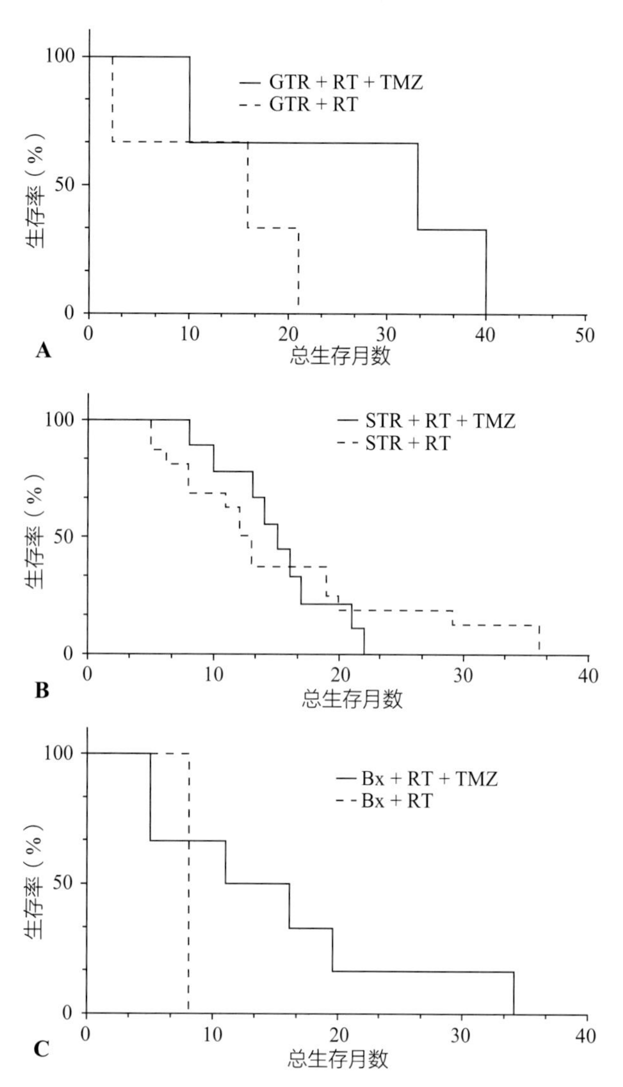

▲ 图 9-8 **Kaplan-Meier 曲线显示基于治疗方式的总生长期**

A. GTR+RT+TMZ 治疗与 GTR+RT 治疗的患者对比；B. STR+RT+TMZ 治疗与 STR+RT 治疗的患者对比；C. Bx+RT+TMZ 治疗与 Bx+RT 治疗的患者对比。Bx. 活检；GTR. 肿瘤全切术；RT. 放疗；STR. 次全切除术；TMZ. 替莫唑胺［经 Elsevier 许可转载，引自 Hernández-Durán S, Bergy A, Shah AH, Hanft S, Komotar RJ, Manzano GR. Primary spinal cord glioblastoma multi- forme treated with temozolomide. J Clin Neurosci. 2015 Dec; 22(12):1877-1882.］

外，成人患者的可用数据极少。这类肿瘤较少见，加上研究样本小，致使很难得出明确结论。但是，鉴于替莫唑胺毒性低，患者耐受性良好，并且缺乏其他可供选择的治疗方式，因此高级别脊髓胶质瘤和复发低级别和高级别脊髓胶质瘤通常选择替莫唑胺化疗。

替莫唑胺毒性包括：中性粒细胞减少、贫血、血小板减少、淋巴细胞减少、恶心、呕吐、疲劳、便秘，失眠、皮疹、瘙痒和脱发。

替莫唑胺治疗失败的高级别脊髓胶质瘤患者接受贝伐单抗治疗，总体中位无进展生存期 7 个月（范围 3～11 个月），总生存期为 9 个月（范围 5～13 个月）[59]。贝伐单抗是一种抗血管生成药物和血管内皮生长因子（VEGF）抑制剂（10mg/kg，每 2 周 1 次，2 次治疗为 1 个周期）。贝伐单抗减少瘤周水肿和占位效应的作用也使其成为脊髓胶质瘤治疗的理想选择，特别是与放疗同步运用时。它对肿瘤的直接影响及对缓解水肿和占位效应的作用，不仅有助于生存获益，还可以改善肿瘤本身或放疗引起的水肿和占位效应导致的神经症状。另一项综述评估了 8 例高级别脊髓星形细胞瘤，这些患者在前期和复发时以不同剂量和时间点接受替莫唑胺治疗，6 例患者在复发时接受了贝伐单抗治疗。替莫唑胺和贝伐单抗治疗都显示出影像学和临床症状体征的改善[60]。贝伐单抗（10mg/kg）也可与替莫唑胺和放疗同时用于治疗脊髓星形细胞瘤[61]。

贝伐单抗毒性包括贫血、白细胞减少、血栓形成 / 栓塞、肿瘤内出血、鼻出血、无中性粒细胞减少症的感染、疲劳、高血压、蛋白尿和可能的伤口开裂。

其他已在儿童中应用的药物有洛莫司汀、卡铂和长春新碱；PCV 化疗方案（达卡巴嗪、洛莫司汀和长春新碱）；八合一方案（长春新碱、卡莫司汀、达卡巴嗪、羟基脲、顺铂、阿糖胞苷、泼尼松和环磷酰胺）。尽管与 PCV 方案相比，八合一治疗没有显示出益处，但这些化疗方案的效应仍存在差异。在极少或没有其他治疗方案可选情况下，这些不同的药物可以在个别病例中尝试[1]。RTOG 9402 研究，评估 PCV 治疗颅内间变性少突胶质细胞瘤中的长期结果显示，PCV 联合放疗在治疗 1p/19q 联合缺失的肿瘤有优势[62]。一份病例报道提示，使用 PCV 治疗高级别脊髓星形细胞瘤可能有一定益处[63]。

PCV 化疗毒性更强，方案更难完成。不良反应包括骨髓抑制、认知或情绪变化、周围或自主神经病变、呕吐、肝功能障碍和皮疹[62]。

目前需要更大规模的前瞻性研究来确定化疗、放射增敏剂、靶向治疗或免疫治疗在脊髓星形细胞瘤治疗中的真正疗效。虽然有正在进行的研究评估各种药物在颅内高级别胶质瘤治疗中的作用，但仍需相应的研究来具体评估这些药物在脊髓胶质瘤治疗中的作用。评估可以跨越血脑屏障并将药物输送到脊髓病变特定区域的治疗方法，也可以通过系统治疗改善结果。化疗药物的鞘内给药或全身给药通过血脑屏障，但仍然存在穿透脊髓组织的问题 [64]。此外，因药物分布在整个中枢神经系统，鞘内给药可导致不必要的不良反应。

（九）失败模式

局部复发是主要失败模式 [65]。放射治疗或手术治疗区域外的复发是罕见的，通常仅见于高级别脊髓星形细胞瘤，这些病例确实有软脑膜播散的趋势。在一些研究中，高级别脊髓星形细胞瘤有 50%～60% 的远处播散率 [33]。颅内转移 [35, 41, 42] 及中枢神经系统外的肝脏和脾脏转移 [21] 也可见报道。

（十）结局：肿瘤控制和生存

低级别脊髓星形细胞瘤的肿瘤控制和生存率中等，但在高级别星形细胞瘤中，肿瘤控制和生存率相当差（图 9–9）[36]。间变性星形细胞瘤和胶质母细胞瘤的控制率和存活率也有显著差异，然而，文献中的许多报道在分析中并没有将这两种诊断区分开来。大多数接受活检、手术、辅助放射治疗的低级别脊髓星形细胞瘤 5 年生存率为 50%～60%（表 9–2），而大多数采用手术、放射治疗和化疗三种治疗方法的高级别脊髓星形细胞瘤中位生存期为 6～15 个月（表 9–3）。

（十一）随访

随访应包括放射检查评估和临床检查，在第 1 年内每 3～4 个月评估一次疾病进展情况。低级别星形细胞瘤可以间隔更长时间，而高级别星形细胞瘤由于其生存率低且复发率高，所以需要持续密切监测。

七、病例研究

患者，男性，42 岁，主诉左侧肢体麻木和感觉异常数月。颈椎 MRI 显示 C_4～C_5 水平脊髓内 1.0cm 不均匀强化影，伴 C_1～C_5 范围脊髓空洞。该患者接

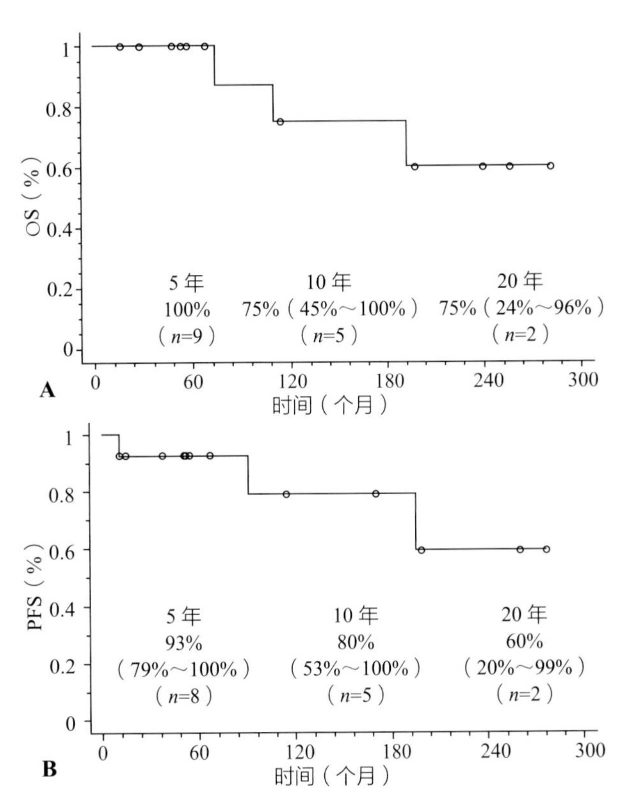

▲ 图 9–9　**Kaplan–Meier 生存曲线**

A 和 B. 低级别脊髓星形细胞瘤患者的总生存期和无进展生存期。所有患者 5 年、10 年、20 年生存率数据报道如图，括号内是 95%CI [经 Elsevier 许可转载，引自 Robinson CG, Prayson RA, Hahn JF, Kalfas IH, Whitfield MD, Lee SY et al. Int J Radiat Oncol Biol Phys. Sept 1;63(1):91–100.]

受了 C_4～C_5 双侧椎板完全切除术，并对肿瘤组织做显微镜下碎片切除。手术几乎是完全切除，术后病理浸润性星形细胞瘤，WHO Ⅱ级。免疫组化显示肿瘤细胞核少有 Ki–67 染色阳性。细胞多形性极低，有丝分裂不明显。Rosenthal 纤维少见。术后 2 个月 MRI 显示术后改变及手术残腔脊髓软化，无明显残留病变（图 9–10）。2 个月后，对脊柱其余部分和大脑进行影像学检查，未发现任何病变表现。

术后，患者左臂、躯干和腿部仍有一些麻木感，但无其他不适。该病例经过了肿瘤多学科讨论，考虑到肿瘤的浸润性，以及参考显微镜下结果，认为手术为次全切除，肿瘤复发风险很高。因此建议辅助局部放射治疗。采用调强放射治疗技术给予患者 C_1～C_6 位置 50.4Gy 分 28 次，1.8cGy/ 次照射（图 9–11）。患者对放疗耐受性良好，无任何不良反应。患者在随访的 7 年间，存在颈部紧张感

表 9-2 脊髓星形细胞瘤术后放疗预后

作者 / 研究	肿瘤组织学	5 年 OS 统计（%）	10 年 OS 统计（%）	5 年 RFS（%）	10 年 RFS（%）	5 年 PFS（%）	10 年 PFS（%）
Garcia（1985）[36]	LGA	60	50	NR	NR	NR	NR
Linstadt（1989）[37]	LGA	91	91	66	53	—	—
Chun（1990）[63]	LGA	60	40	40	25	—	—
Sandler（1992）[15]	LGA	57	57	44	30	—	—
Huddart（1993）[32]	Mixed LGA/HGA	59	52	—	—	38	26
Shirato（1995）[35]	Mixed LGA/HGA	50	NR	NR	NR	NR	NR
Jyothirmaryi（1997）[31]	Mixed LGA/HGA	55	39	—	—	75	55
Rodrigues（2000）[16]	Mixed LGA/HGA	54	45	—	—	58	43
Robinson（2005）[34]	LGA	100	75	—	—	93	80
AbdelWahab（2006）[18]	Mixed LGA/HGA	59	53	—	—	42	29
Minehan（2009）[19]	Mixed LGA/HGA	29	17	—	—	LGG–64 HGG–20	NR

OS. 总生存率；RFS. 无复发生存率；PFS. 无进展生存率；LGA. 低级别星形细胞瘤；HGA. 高级别星形细胞瘤；NR. 未见报道

表 9-3 高级别脊髓星形细胞瘤的预后

作者 / 研究	MS（个月）	治　疗	1 年 OS 统计（%）	5 年 OS 统计（%）
Cohen（1989）[39]	6	Surgery+RT+CTx	NR	NR
Linstadt（1989）[37]	＜8	Surgery+RT	—	0
Jyothirmaryi（1997）[31]	10	Surgery+RT	NR	NR
Kim（2001）[40]	AA：107 GBM：14	Surgery+RT	NR	NR
Santi（2003）[17]	10–13	Surgery+RT+CTx	NR	NR
Raco（2005）[4]	15.5	Surgery	NR	NR
McGirt（2008）[22]	43 AA：72 GBM：9	Surgery+RT+CTx	75 AA：85 GBM：31	45 AA：59 GBM：0

OS. 中位生存期；MS. 中位生存率；RT. 放射治疗；CTx. 化疗；NR. 未见报道；AA. 间变性星形细胞瘤；GBM. 胶质母细胞瘤

及左手中指、无名指远端麻木感。每年进行 MRI 复查，无疾病复发迹象。

八、总结

- 脊髓原发肿瘤占所有成人中枢神经系统肿瘤的2%～4%，其中星形细胞瘤占所有脊髓肿瘤的6%～8%。
- 髓内肿瘤占脊髓原发肿瘤的 8%～10%，其中星形细胞瘤占 30%～40%。
- 脊髓星形细胞肿瘤由青少年毛细胞型星形细胞

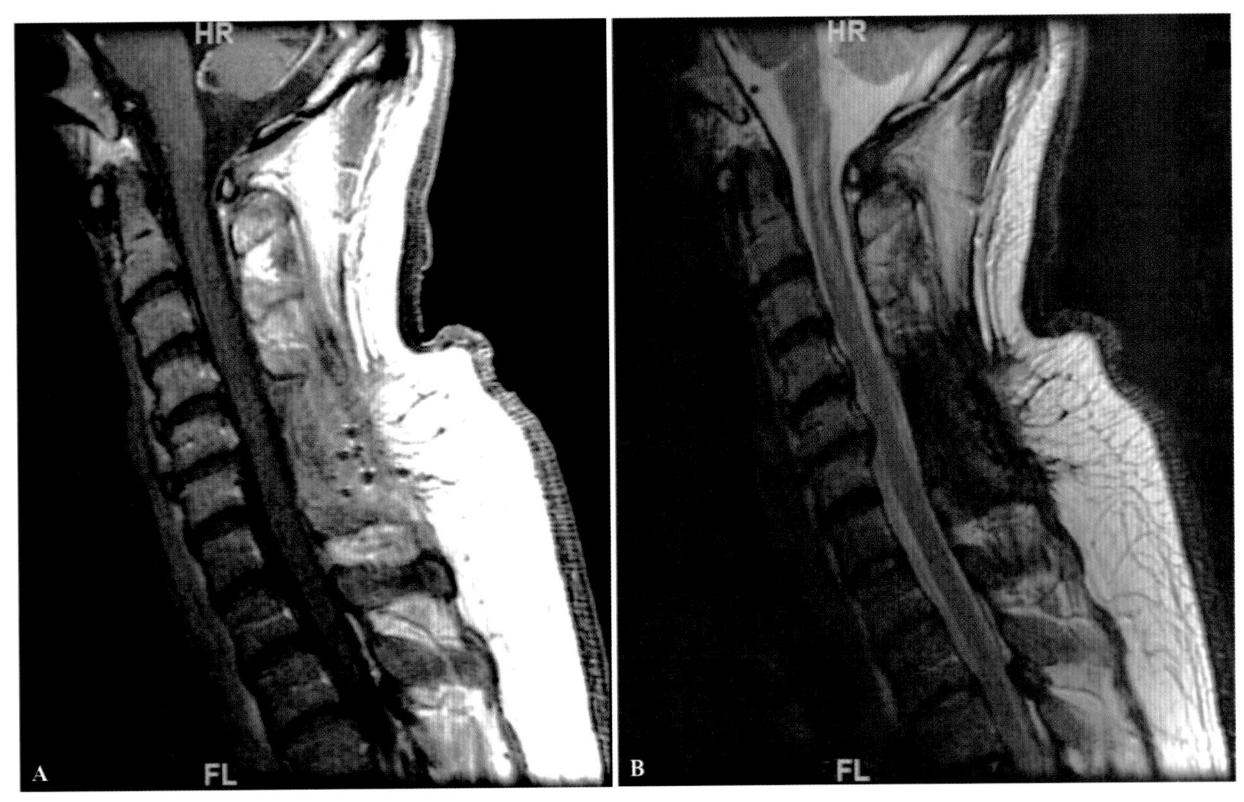

▲ 图 9-10　**A.** 术后 **2** 个月的矢状位 T_1 加权增强脊柱 **MRI** 显示脊髓软化，未见明显残留病灶证据；**B.** 术后 **2** 个月矢状位 T_2 加权脊柱 **MRI**

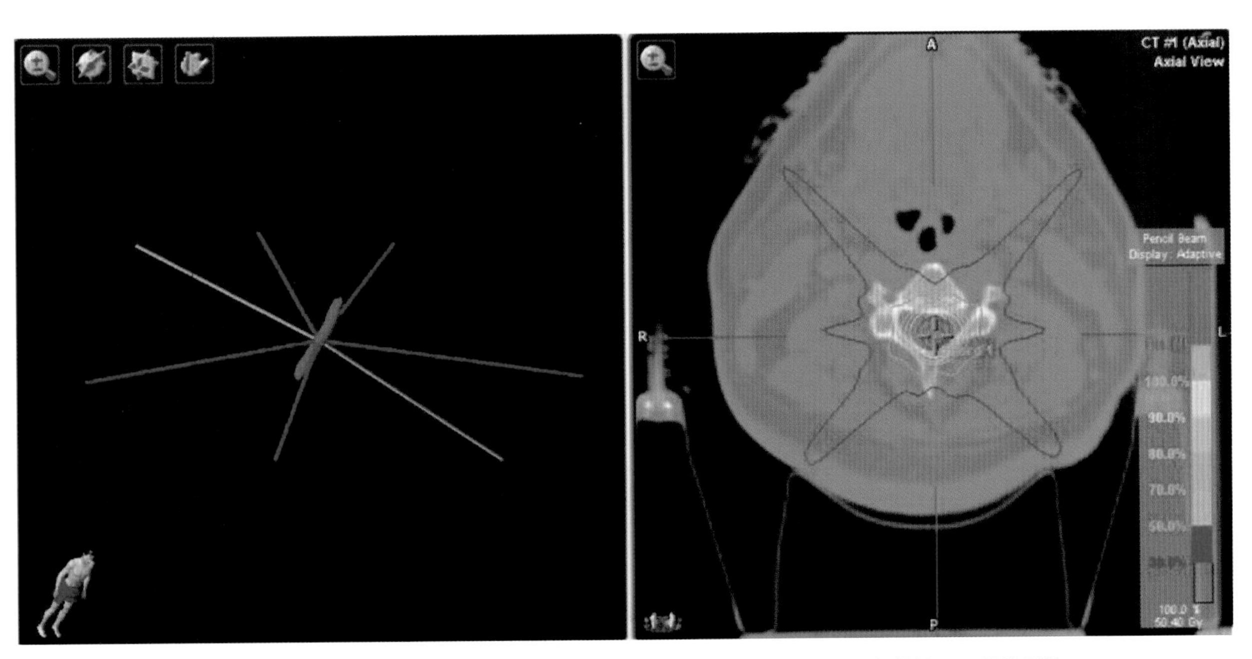

▲ 图 9-11　脊髓Ⅱ级星形细胞瘤近全切术后 **IMRT** 放疗计划的轴位、矢状位和冠状位图像
C_1～C_6 脊髓和椎管的剂量达到 5040cGy（28 次）（橙色等剂量曲线）

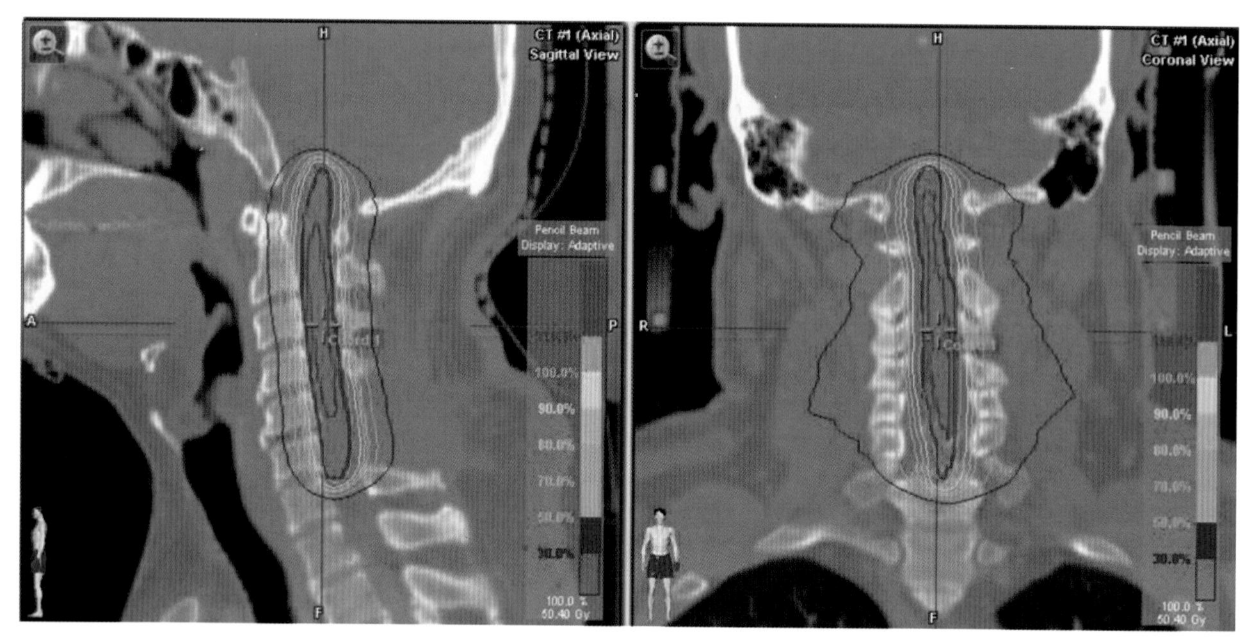

▲ 图 9-11（续） 脊髓Ⅱ级星形细胞瘤近全切术后 IMRT 放疗计划的轴位、矢状位和冠状位图像

瘤（WHO Ⅰ级）、弥漫性或低级别星形细胞瘤（WHO Ⅱ级）、间变性星形细胞瘤（WHO Ⅲ级）和胶质母细胞瘤（WHO Ⅳ级）组成，大多数由低级别（WHO Ⅱ级）弥漫性或纤维型星形细胞瘤组成。

- 目前还没有明确的脊髓星形细胞肿瘤的危险因素。
- 症状包括背部疼痛、神经根症状、肠和膀胱功能障碍、阳痿、步态困难、慢性进行性运动和感觉障碍。
- 改良的 McCormick 量表用于评估患者术前和术后的功能状态。
- 肿瘤组织学和分级是原发性脊髓星形细胞瘤最重要的预后因素。其他预后因素包括患者性别、年龄、切除范围、PS 评分和辅助治疗。
- 手术是髓内肿瘤的主要治疗方法，然而关于手术在脊髓星形细胞瘤治疗中作用的依据不足。对于如星形细胞瘤这样的浸润性生长的肿瘤，由于肿瘤累及脊髓本身，手术治疗很难做到肿瘤全切除，甚至次全切除也很困难。最大限度地安全切除或活组织检查可以诊断疾病，缓解症状，并可能改善某些患者的生存率。
- 肿瘤组织学特征能够预测肿瘤是否可切除和肿瘤复发风险，术中如果可以看到清晰的肿瘤切除边界具有预后意义，患者获得长期神经功能改善的概率高。
- Ⅲ～Ⅳ级脊髓星形细胞瘤、进展性肿瘤和次全切除肿瘤的患者，建议或鼓励接受放射治疗。
- 有数项研究建议并推荐，低级别脊髓星形细胞瘤患者进行最大程度的安全切除后进行观察。而其他研究显示，对次全切除的低级别脊髓星形细胞瘤患者进行术后放疗是有益的。脊髓毛细胞型星形细胞瘤切除术后建议进行观察。
- 常规分割立体定向放射治疗、调强放射治疗、动态适形放射治疗和三维适形放射治疗是现代脊髓星形细胞瘤放射治疗中最常用的技术。
- 考虑到脊髓和马尾的耐受性，目前接受的脊髓照射剂量为 45～50.4Gy，1.8～2Gy/ 次，每天 1 次，每周 5 次。马尾区肿瘤或高级别星形细胞瘤的处方剂量可达 54Gy。
- 根据治疗高级别颅内星形细胞瘤的数据，替莫唑胺和贝伐单抗已被用于治疗复发低级别脊髓胶质瘤或原发和复发高级别脊髓胶质瘤。需要进一步的研究来了解化疗在脊髓星形细胞瘤治疗中的全部潜能和获益。
- 局部复发是主要的复发模式。高级别星形细胞瘤具有软脑膜播散的倾向。

- 大多数低级别脊髓星形细胞瘤经过活检、手术切除和辅助放疗，5 年生存率为 50%～60%，而大多数高级别脊髓星形细胞瘤的中位生存期为 6～15 个月。
- 随访应包括影像学评估和临床检查，对于低级别星形细胞瘤，第 1 年每 3～4 个月评估一次病情进展情况，之后间隔时间相应延长，而对于高级别星形细胞瘤，最好持续每 3～4 个月监测 1 次。

本章自测题

1. 成人最常见的脊髓肿瘤为（　　）。

A. 室管膜瘤　　B. 星形细胞瘤
C. 血管母细胞瘤　　D. 脑膜瘤

2. 下列分子标志物不属于 WHO 对中枢神经系统肿瘤分级（2016 年版）的是（　　）。

A. IDH　　B. H3 K27M
C. PTEN　　D. 1p/19q

3. Ⅰ级脊髓星形细胞瘤 5 年总生存率为（　　）。

A. 90%　　B. 80%
C. 70%　　D. 60%

4. Ⅱ级脊髓星形细胞瘤总切除率为（　　）。

A. 达到 50%　　B. 达到 80%
C. 达到 20%　　D. 达到 10%

5. 下列对治疗脊髓星形细胞瘤最有效的放射治疗方式是（　　）。

A. 超分割　　B. 大分割
C. 立体定向放射外科　　D. 调强放射治疗

答案

1. A（具体见参考文献 [1, 2]）
2. C（具体见参考文献 [10]）
3. B（具体见参考文献 [14]）
4. D（具体见参考文献 [4, 7, 21, 24]）
5. D（具体见参考文献 [21, 36–41]）

第10章 脊髓室管膜瘤

Spinal Cord Ependymoma

Martin C. Tom　Ehsan H. Balagamwala　John H. Suh　Samuel T. Chao　著

学习目标

- 了解脊髓室管膜瘤流行病学和危险因素。
- 描述脊髓室管膜瘤临床现状和亚型。
- 回顾脊髓室管膜瘤相关预后和预测因素。
- 描述脊髓室管膜瘤总体治疗策略，包括放疗适应证及相关治疗计划。
- 总结脊髓室管膜瘤预期疗效。

一、流行病学背景

室管膜瘤是室管膜细胞发生的胶质瘤，最常发生于邻近脑室表面的白质区、脊髓中央管周围或脊髓终丝，通常分为幕上区、幕下区和脊髓三个部位。人口大数据库报告，52%室管膜瘤发生在脊髓[1]。这一结论在一系列病理确诊的成人室管膜瘤中得到了证实，室管膜瘤大多数发生在脊髓（46%），其次是幕下区（35%）和幕上区（19%）[2]。发生在脊髓的室管膜瘤，成人（50%～60%）比儿童（21.3%）更常见[1]。然而，在成人所有脊髓肿瘤中，室管膜瘤仅占第三位（20.5%），位列脑膜肿瘤（37.6%）和神经鞘肿瘤（23.1%）之后。在0—19岁所有脊髓肿瘤中，室管膜瘤是最常见的组织学类型（21.6%）[3]。

总体而言，脊髓室管膜瘤的年龄调整年发病率为0.22/100 000[1]。在中枢神经系统肿瘤中，室管膜肿瘤男性发病率高于女性（1.3倍），白人发病率高于黑人（1.7倍）[3]。最常见的诊断年龄是40—44岁[2, 4–6]。

黏液乳头型室管膜瘤（MPE）是室管膜瘤的一种形态变异亚群，具有独特性，已被独立研究。最近一项监测、流行和预后数据库分析报告，每年每百万人中有1人发病，男性和高加索人发病率更高。发病高峰年龄为25—29岁和45—59岁[7]，约2.2%出现脊髓播散[8]。

二、家族综合征与危险因素

神经纤维瘤病Ⅱ型是一种由*NF2*基因异常引起的显性遗传综合征，表现为多种神经系统肿瘤。除了标志性的双侧前庭神经鞘瘤外，许多患有该综合征的患者还会发生脊髓肿瘤。虽然背根神经鞘瘤是最常见的NF2脊髓肿瘤，但在影像学上，33%～53%患者可以发现室管膜瘤，最常见部位是颈段脊髓或颈髓延髓交界处[9–11]。与散发性脊髓室管膜瘤相比，NF2相关的脊髓室管膜瘤往往表现出惰性生长模式。因此，很多病例都在检查时偶尔发现[11]。目前还没有明确脊髓室管膜发生的危险因素。

三、临床表现和诊断

根据对成人脊髓室管膜瘤的调查，最常见主诉症状包括麻木 / 刺痛（67%）、背痛（58%）、无力（51%）和放射性背痛（46%）。其中 29% 患者有中度到重度症状，并且大多数在手术前持续 6 个月以上[12]。症状通常由肿瘤位于脊髓的位置决定，最常见于颈段（32%），其次是马尾圆锥（26.8%）、胸段（16.3%）、颈胸段（16.3%）、胸腰段（5.1%）和颈髓延髓交界区（3.4%）。四肢无力是上段脊髓（颈和胸）室管膜瘤最常见症状，而背痛在下段脊髓病变（胸腰椎和圆锥 / 马尾）更常见。肠或膀胱功能障碍和异常步态可见于不同脊髓节段的室管膜瘤。Ⅱ级室管膜瘤多见于上段脊髓，而黏液乳头型室管膜瘤占下段脊髓室管膜瘤的多数。Ⅲ级（间变性）室管膜瘤发生在脊髓各个部位的概率相当[13]。

四、分类、病理学和影像学

WHO CNS 肿瘤分类（2016 年版）中，根据肿瘤细胞密度、细胞多形性的变异程度、有丝分裂数目、肿瘤浸润程度及遗传标志物，对室管膜肿瘤分为室管膜下室管膜瘤、黏液乳头型室管膜瘤、室管膜瘤、RELA 融合基因阳性室管膜瘤和间变性室管膜瘤五种。Ⅰ级肿瘤是室管膜下室管膜瘤或黏液乳头型室管膜瘤。Ⅱ级肿瘤被称为室管膜瘤，并进一步细分为乳头型、透明细胞型和伸长细胞型。Ⅲ级肿瘤为间变性或恶性室管膜瘤。2016 年新分类提出一个室管膜瘤 RELA 融合阳性组，可以是Ⅱ级或Ⅲ级，与大多数儿童幕上室管膜瘤有关[14]。

室管膜下室管膜瘤（Ⅰ级）最常见于第四脑室，其次是侧脑室。在磁共振成像中，它们通常表现为边界清楚、无强化的结节状肿块。组织学特征包括神经胶质基质丰富，细胞核淡染且低细胞密度的细胞簇，通常伴有微囊性改变[15]。

黏液乳头型室管膜瘤（Ⅰ级）在生物学和形态学上与其他室管膜瘤不同。通常发生在脊髓圆锥、马尾和终丝区，不常见于颈髓或胸髓，很少发生在脑室或脑实质中。在 MRI 上，表现为局限强化的腊肠状肿块。组织学特征包括肿瘤细胞围绕血管黏液样基质为轴心排列成放射状乳头状结构[15]。

室管膜瘤（Ⅱ级）是髓内脊髓肿瘤中最常见亚型。根据组织病理学表现进一步细分为乳头型（形成乳头状结构为特点，血管周围围绕一层肿瘤细胞）、透明细胞型（肿瘤细胞排列规则，胞质透明）、伸长细胞型（密度不等的肿瘤细胞排列成宽窄不一的栅栏状，细胞细长，双极，缺乏典型室管膜菊形团，假菊形团仅依稀可见）[15]。传统分类中的细胞型已从 WHO 分类标准（2016 年版）中删除[14]。

间变性室管膜瘤（Ⅲ级）不太常见，具有间变性特征，如丰富的有丝分裂、细胞增生、染色质丰富和细胞核多形性、假栅栏样坏死、微血管增生和缺乏室管膜菊形团[15]。

五、预后和预测因素

脊髓室管膜瘤少见，有关其预后因素的数据仅限于基于人群的数据库及小样本的回顾性分析。小样本研究将肿瘤大小、临床病史长短、术前神经系统状态和是否发生转移作为预后因素[16-22]。更大样本的研究将肿瘤位置、病理分级和年龄确定为预后因素。预测因素包括切除范围及有争议的术后放射治疗。总结如表 10-1。

表 10-1　文献报道脊髓室管膜瘤预后及预测因素总结

作　者	*N*(例)	预后及预测因素
Vera-Bolanos 等[2]	129	与 STR+RT 比较，GTR 延长 PFS
Tarapore 等[6]	134	与 STR+RT 比较，GTR 延长 PFS。Ⅱ级室管膜瘤 PFS 最长，其次是Ⅰ级，最差是Ⅲ级
Abdel-Wahab 等[23]	126	肿瘤全切可改善 OS，年长患者 OS 和 PFS 延长
Lee 等[4]	88	切除范围可改善 PFS。组织类型为间变性室管膜瘤 PFS 较短
Oh 等[5]	348	与单纯 STR 比较，STR+RT 可改善 PFS。与 STR+RT 对比，GTR 可改善 OS。Ⅲ级室管膜瘤 PFS 较Ⅱ级短

GTR. 肿瘤全切术；OS. 总生存期；PFS. 无进展生存期；RT. 放疗；STR. 次全切除术

在所有室管膜瘤中，脊髓室管膜瘤5年中位无进展生存率（PFS）87%，好于幕上（38%）和幕下（78%）室管膜瘤[2]。分子研究表明，脊髓室管膜瘤的遗传学特征不同于颅内室管膜瘤[24, 25]。此外，在一项大型病理研究中，组织学特征可预测颅内室管膜瘤的预后，而这些特征在脊髓室管膜瘤中均未被发现具有预测价值[26]。上段脊髓室管膜瘤（即颈胸、颈段、颈髓延髓）的5年复发率（11%）似乎比下段脊髓（即马尾圆锥、胸腰段、胸段）病变（29.7%）低[13]。此外，肿瘤分级尽管无特异性，可能也是一个预后因素。中位无进展生存期最好的是Ⅱ级脊髓室管膜瘤（14.9年），其次是Ⅰ级（6年）和Ⅲ级（3.7年）[6]。此外，随着年龄增长，疾病进展风险似乎降低[23]。

手术切除范围是最强的预后因素。高达77%患者可达到肿瘤全切（GTR）。肿瘤全切提供了最佳的治愈机会，同时也改善了患者的PFS[2, 4–6, 23, 27]。此外，文献资料汇总也发现，肿瘤全切延长患者总生存[5]。这也解释了Ⅱ级室管膜瘤有较好预后的原因，因为它们更多地发生在上段脊髓，因此容易达到肿瘤全切。黏液乳头型室管膜瘤（Ⅰ级）好发于马尾，难以达到肿瘤全切。

术后辅助放疗的价值尚不明确。支持辅助放射治疗的证据来自于对348例患者的文献回顾汇总，这些资料排除了黏液乳头型室管膜瘤（及所有WHO Ⅰ级室管膜瘤）。在80例次STR的患者中，47例接受了术后放射治疗。与仅单纯STR组相比，STR术后接受辅助放疗组的5年无进展生存期有明显改善（65.3% vs. 45.1%），术后辅助放疗的作用在多因素分析中仍然有意义（HR=2.26，P=0.047）。但是STR联合RT组的无进展生存期仍低于GTR组，辅助放疗没有带来总生存的获益。表10–2对这些结果进行了总结。值得注意的是，与＜50Gy的照射剂量相比，≥50Gy的照射剂量并没有改善生存结果[5]，这与Shaw等先前的发现相反[28]。

相反，不管手术切除程度如何，一些单中心和多中心研究并没有证实室管膜瘤术后放疗的获益。罕见癌症网络回顾了129例脊髓性室管膜瘤患者（30例为黏液乳头型室管膜瘤），发现STR与那些STR后RT患者之间的无进展生存期没有差异。与此类似，GTR与GTR后RT患者的无进展生存期也无差异[2]。同样，韩国一项研究分析了88例脊髓室管膜瘤患者（24例为黏液乳头型室管膜瘤），STR或GTR后辅助放疗并没有显著降低复发率[4]。此外，加州大学旧金山分校回顾性分析了134例脊髓室管膜瘤患者，发现在Ⅱ级室管膜瘤中，STR后予以RT并不能显著改善PFS[6]。总的来说，这些数据不支持术后常规放疗，尤其是在GTR术后。

六、脊髓黏液乳头型室管膜瘤（一类特殊亚型）

黏液乳头型室管膜瘤（MPE）虽然常被纳入脊髓室管膜瘤的研究，但它有其独特的生物学特征。因此，脊髓MPE作为室管膜瘤的一个亚型进行专门研究。表10–3总结列出了已确定的预后和预测因素。

年龄似乎可以预测脊髓MPE预后。在包含183例患者的最大规模系列研究中，年龄在36岁及以上患者10年PFS更长（85%），而年龄在36岁以下患者10年PFS为40%左右[8]。Mayo Clinic一项

表10–2　Oh等报道脊髓室管膜瘤预后

项　目	GTR	STR	STR+RT	P 值
n	268（348）（77%）	33（41.3%）	47（58.8%）	NA
中位PFS	未获得相关数据	48个月	96个月	P=0.047（STR vs. STR+RT）
5年PFS	97.9%	45.1%	65.3%	
5年OS	98.8%	73.7%	79.3%	P=0.99（STR vs. STR+RT）

GTR. 大体全切除；NA. 不适用；RT. 放疗；STR. 次全切除；NA. 不适用

表 10-3　文献报道脊髓黏液乳头状室管膜瘤预后及预测因素

研　究	例　数	良好预后及预测因子
Weber 等[8]	183	全切 年龄≥ 36 岁 手术 +RT（对比只进行手术）
Kotecha 等[29]	59	全切 复发时补救放疗（对比只进行手术）
Klekamp 等[30]	42	全切 囊内切除 手术 +RT（对比只进行手术） 术前病程短
Sonneland 等[31]	77	全切 囊内切除 全椎切除

RT. 放疗

早期研究也证实了这一点，他们发现年轻患者更容易出现局部复发[31]。有趣的是，36 岁以下患者有更好的 OS 趋势[8]。SEER 分析同样显示，30 岁以下患者生存率更长[7]。这表明，尽管脊髓 MPE 在年轻患者中更易复发，但它不会显著影响身体状况更好的年轻患者的生存。

肿瘤全切除手术有显著的生存获益，且 54%～77% 患者能够实现 GTR[8, 29, 31]。Mayo 医学中心一项早期研究报道显示，GTR 患者总生存（19 年）明显优于 STR（14 年），治疗失败率也从 34% 降至 10%[31]。同样，来自 Cleveland 医学中心的数据表明，GTR 患者 5 年无复发生存率（RFS）（86.3%）优于 STR（50.3%）。GTR 患者中位 RFS 为 17 年，而 STR 患者为 5.5 年[29, 32]。在最大规模的脊髓 MPE 研究中，GTR 患者局部控制和 PFS 有显著提高[8]。

GTR 患者中，整块切除似乎也有益于提高局部控制。Mayo 医学中心 GTR 患者中，STR 肿瘤复发率（19%）高于整块切除（10%）[31]。另一项研究回顾了 107 例患者，发现包膜破坏与高复发率显著相关[33]。此外，无完整包膜的肿瘤有较高的蛛网膜下腔播散风险[31]。

术后放疗可能会降低脊髓 MPE 局部复发率，但其作用仍存在争议。2006 年，MD 安德森癌症中心最初报道了 35 例脊髓 MPE 患者，并发现无论切除范围如何，辅助放疗均可降低肿瘤进展率[34]。2014 年，他们更新了研究结果，得到了相似结论。STR 患者 10 年局部控制率为 0，而术后放疗患者 10 年局部控制率为 65%（P=0.008）。仅 GTR 组 10 年局部控制率为 56%，GTR 联合辅助放疗（GTR+RT）组 10 年局部控制率为 92%（P=0.14）。中位局部控制时间 GTR+RT 组 10.5 年，单纯 GTR 组 4.75 年（P=0.03）[35]。2009 年，罕见癌症网络分析报道了 85 例脊髓 MPE 患者，同样发现辅助放疗使 5 年 PFS 从 50.4% 提高到 74.8%。此外，高剂量辅助放疗（≥ 50.4Gy）是改善 PFS 的独立预测因素[36]。2015 年，这些研究小组汇总了数据库，共报道了 183 例脊髓 MPE 患者，接受辅助放疗可使单纯手术组 10 年无进展生存率从 40% 提高到 70%[8]。

与上述发现相悖，Cleveland Clinic 一项分析最初报道了 37 名脊髓 MPE 患者，STR 或 GTR 后辅助放疗并没有显著改善 RFS。后续，作者更新入组了 59 例患者，同样印证了初步研究结果。然而，对于复发患者，初次复发时接受辅助放疗可以明显延长 RFS（114.6 个月 vs. 18.9 个月）[29, 32]。最近一项 SEER 分析还发现，接受放疗与较差的 OS 相关。不过，接受放疗的患者往往肿瘤较大，放疗应用在更难治疗的患者中，存在选择偏倚[7]。

七、整体治疗策略

首先，强烈建议对整个中枢神经系统进行影像学检查，以期发现播散病灶。而后，手术切除是最主要的治疗手段。手术除了可以快速缓解症状，获得组织病理资料也是进一步治疗所必需的。因此，如果手术切除不可行，则强烈建议活检。即使获取了组织样本，仍有 7%～15% 患者被误诊[2, 18]。应尽量由经验丰富的外科医生做到肿瘤全部切除。对于脊髓 MPE，应尽量做到整块切除。通常，在术后 6～8 周进行 MRI（平扫或增强），以评估病灶是否残留，术后改变也可以在这段时间逐步消退。MRI 应该覆盖全脑和全脊髓，以评估远处种植转移情况。如果怀疑脑脊液播散或软脑膜扩散，可行腰椎穿刺术。术后放疗方面的内容将在下文继续讨论。目前没有确凿证据支持使用化疗。

八、放疗适应证

如前所述，术后放疗作用仍存在争议。室管膜瘤放疗的典型适应证包括肿瘤次全切除术后有残留、Ⅲ级（间变性）室管膜瘤或肿瘤复发再切除术后。如上文综述所示，脊髓 MPE 全切术后放疗可能有作用，因为切除 MPE 技术上有难度且往往分块切除，但这些数据有待解读。对于Ⅱ级室管膜瘤，现有数据提示 GTR 术后不需要常规进行放疗。尽管 MPE 有沿脊髓播散的可能，但室管膜瘤通常是局限性的，如果采用放疗，应局部照射。

九、靶区勾画

室管膜瘤病灶通常较局限，范围不超椎管 / 硬膜囊，过去采用二维放疗技术，适形放疗有一定优势。目前，调强放疗或容积旋转调强放疗更常用。由于这些技术允许更窄的边缘外扩，颈段和上胸段脊髓肿瘤患者可以使用头颈肩膜固定，中下胸段脊髓和腰骶部病灶患者可以使用真空垫固定。有条件者可以运用图像引导技术减小摆位误差。

关于肿瘤勾画和边缘外扩目前还未达成共识。通常结合术前和术后 MRI 来勾画肿瘤位置，界定瘤床范围（包括任何残留病灶），即肿瘤靶区。在 GTV 基础上边缘外放 1.5cm 形成临床靶区，允许 CTV 包括神经根，但在骨性结构修回到 0.5cm，因为骨性结构是扩散的天然屏障。考虑到摆位误差，在 CTV 基础上外放 0.5cm 作为计划靶区。建议日常采用锥形束 CT（CBCT）等图像引导技术。在制定治疗方案时，由于脊髓或马尾在靶区内，因此治疗靶区中的热点尽可能限制在处方剂量的 105% 以内。

十、处方剂量及危险器官耐受剂量

推荐处方剂量 50.4～54.0Gy，单次分割剂量 1.8Gy。由于脊髓和（或）马尾在靶区内，并将至少接受处方剂量的照射，因此作者建议通过限制热点来保持放疗剂量的相对均匀。采用单次剂量为 1.8～2.0Gy 的常规分割，5 年放射性脊髓病发生率 5%（TD5/5）的照射剂量为 57～61Gy，而 5 年放射性脊髓病发生率 50%（TD50/5）的照射剂量为 68～73Gy[37]。腰骶神经根具有更高耐受性，常规分割总照射剂量高达 70Gy 时的并发症发生率为 0[38]。综上，最佳剂量应限制在不超过 54Gy，因为没有强有力的证据表明更高剂量会带来更好的疗效。

根据照射野内脊髓长度，肺部难免会受到照射。为最大限度地降低放射性肺炎的风险，根据肺癌放疗时设置的肺耐受剂量，双肺受照剂量应限制在 V_{20} ＜ 35%。同样，肾脏照射也难以避免，尤其是使用 IMRT 或 VMAT 技术时。沿用腹部放疗中使用的剂量限制，双侧肾脏 V_{20} ＜ 50%。肠道通常不在 PTV 范围内，因此受照剂量不会超出其耐受剂量。同理，食管通常也在 PTV 之外，对该器官的受照剂量也应加以限制。

十一、并发症预防：急性和晚期放疗毒性

如前所述，由于大多数室管膜瘤不会延伸到椎管之外，因此现代适形放疗技术可以避开大多数危及器官。但根据肿瘤大小和位置，仍可预见某些毒性反应的发生。轻度急性胃肠道不良反应并非少见。如果患者出现恶心或呕吐，可使用 5-HT_3 拮抗药缓解，但一般不需预防使用。针对放射性食管炎可单用利多卡因胶浆，或与抑酸剂和抗胆碱能药物一起使用。腹泻可用非处方药或处方止泻药（即洛哌丁胺或复方苯乙哌啶片）处理。关于亚急性及慢性反应，如果确诊为放射性肺炎，典型处理包括糖皮质激素使用，后逐渐减量到停药。

脊髓放射病虽然非常罕见，但是一种令人担忧的晚期放疗反应。早期（脊髓照射后 2～6 个月）可能表现为自限性 Lhermitte 综合征（短暂无痛的低头触电感），且一般不认为是慢性脊髓炎的前兆[39]。一般而言，无须任何治疗，但要确保症状是暂时性的。与早期反应不同，晚期反应除非早期干预治疗（放疗后＞ 6 个月）通常不可逆。其症状往往隐匿并可表现为多种感觉或运动缺陷（如温度感受减弱、本体感觉减弱、麻木、腿部无力、尿失禁），其严重程度可趋于进展也可保持稳定。随着时间推移，由于较高解剖节段的脊髓受累，症状可能会加重。诊断基于特征性症状、受照剂量和潜伏期（6 个月）的一致性，并排除其他病因。目前还没有可靠的临床治疗数据，但通常会使用糖皮质激素治疗[37]。

十二、预后：肿瘤控制和生存

就脊髓室管膜瘤而言，基于人群的数据库报告，1 年、3 年、5 年和 10 年相对 OS 分别为 98.5%、96.1%、94.3% 和 91.0%[1]。表 10–4 总结了较大型回顾性研究的结果。总体而言，17%～30% 脊髓室管膜瘤会复发，在治疗后数年内并非少见[2, 4–6, 23, 27]。在这些复发患者中，67% 为局部复发，14% 为远处复发，10% 两者兼有[2]。

对于脊髓 MPE，SEER 数据显示 3 年、5 年和 9 年 OS 分别为 96.9%、95.4% 和 93.8%。3 年、5 年和 9 年病因特异性生存率（CSS）分别为 99.1%、98.6% 和 98.6%[7]。表 10–5 列出了较大型回顾性研究的结果。17%～37% 患者出现复发，最常见的失败部位是局部（26.8%），较少发生在远处的脊髓（9.3%）或大脑（6%）。在复发患者中，预计 10 年 OS 为 90.3%，与未复发（97.2%）无显著差异[8]。在儿童中，脊髓 MPE 更具侵袭性倾向，局部复发率更高[40]。

十三、随访：影像学评估

由于中位进展时间（TTP）长达数年，通常在完成放疗后 3 个月内对患者进行第 1 次随访，以评估治疗毒性。6 个月后进行第 2 次随访，前 5 年每年随访 1 次，后续考虑每 2 年随访 1 次。每次随访应做受累脊柱区平扫或增强 MRI，以评估局部复发情况。尽管 MPE 可以在脊髓的其他部位传播，但不建议常规行全中枢影像学检查。但是，一旦有任何可疑的神经系统症状，都应该做影像学检查以排除远处复发或播散。

十四、病例研究：突出运用神经影像学和思维过程的放疗管理

患者，女性，34 岁，主诉进行性下腰痛 3 个月，伴双侧下肢无力及偶发性大小便失禁。腰椎 MRI 显示圆锥周围 T_1WI 呈等信号，增强后呈不均匀肿块影，病灶 T_2WI 呈高信号，范围从 T_{11} 延伸至 L_3 水平，长度 12.6cm（图 10–1A）。患者接受了 T_{11}～L_3

表 10–4　脊髓室管膜瘤文献复习

发表年份	作　者	病例数	入组 MPE 数（百分数）	入组时间（年份）	诊断年龄（岁）	随访（年）	全切率	OS	PFS	治疗失败率	补救放疗是否提高预后
2014	Vera–Bolanos 等[2]	129	30（23%）	1972—2011	44（中位）	NA	74%	5 年；97%	5 年；87%	19%	否
2013	Tarapore 等[6]	134	28（21%）	1985—2010	41（中位）	NA	56%	NA	12.8 年（中位）	22%	否
2006	Abdel–Wahab 等[23]	126	17（13%）	1953—2000	NA	5.7	50%	5 年、10 年、15 年；91%、84%、75%	5 年、10 年、15 年；74%、60%、35%	30%	否
2013	Lee 等[3]	88	24（27%）	1989—2009	40.2（中位）	6.1	82%	NA	5 年、10 年；87%、80%	17%	否
2013	Oh 等[5]	348	0（0）	1965—2011	41（平均）	4	77%	表 10–2	表 10–2	NA	表 10–2

MPE. 黏液乳头型室管膜瘤；NA. 不适用；RT. 放射治疗

椎板切除和硬膜内肿瘤分块次全切除。病理表现为纺锤形细胞形状各异，围绕着血管呈菊形团样排列。无明显间变性，有丝分裂征象难以鉴别。这些表现支持室管膜瘤的诊断。术后6周MRI显示原肿瘤区多个异常强化区，可能是术后改变，但不能排除残留病灶（图10-1B）。脊柱其余部分无明显异常。予以会诊，并将手术病理重新评估，返回报道为WHO Ⅰ级黏液乳头型室管膜瘤。鉴于手术方式

表10-5　脊髓黏液乳头型室管膜瘤文献回顾

发表年份	作　者	入组数（百分数）	入组时间（年份）	诊断年龄（岁）	随访（年）	全切率	OS	PFS	治疗失败率	复发时间	补救放疗是否提高预后
2014	Weber等[8]	183	1968—2012	35.5（中位）	5（中位）	54.1%	10年，92.4%	5年、10年；69.5%、61.2%	31.7%	2.2年（中位）	是
2016	Kotecha等[29]	59	1974—2015	6.2（中位）	6.2（中位）	66.1%	NA	5年、10年；74.5%、54.7%	34%	NA	仅限复发时
2015	Klekamp等[30]	42	1980—2014	10（平均）	10（平均）	77.7%	20年，88.9%	NA	37%	NA	是
1985	Sonneland等[31]	77	1924—1983	36.4（平均）	NA	58.4%	17.1年（平均）	NA	17%	5.8年（平均）	NA

NA. 不适用；RT. 放疗

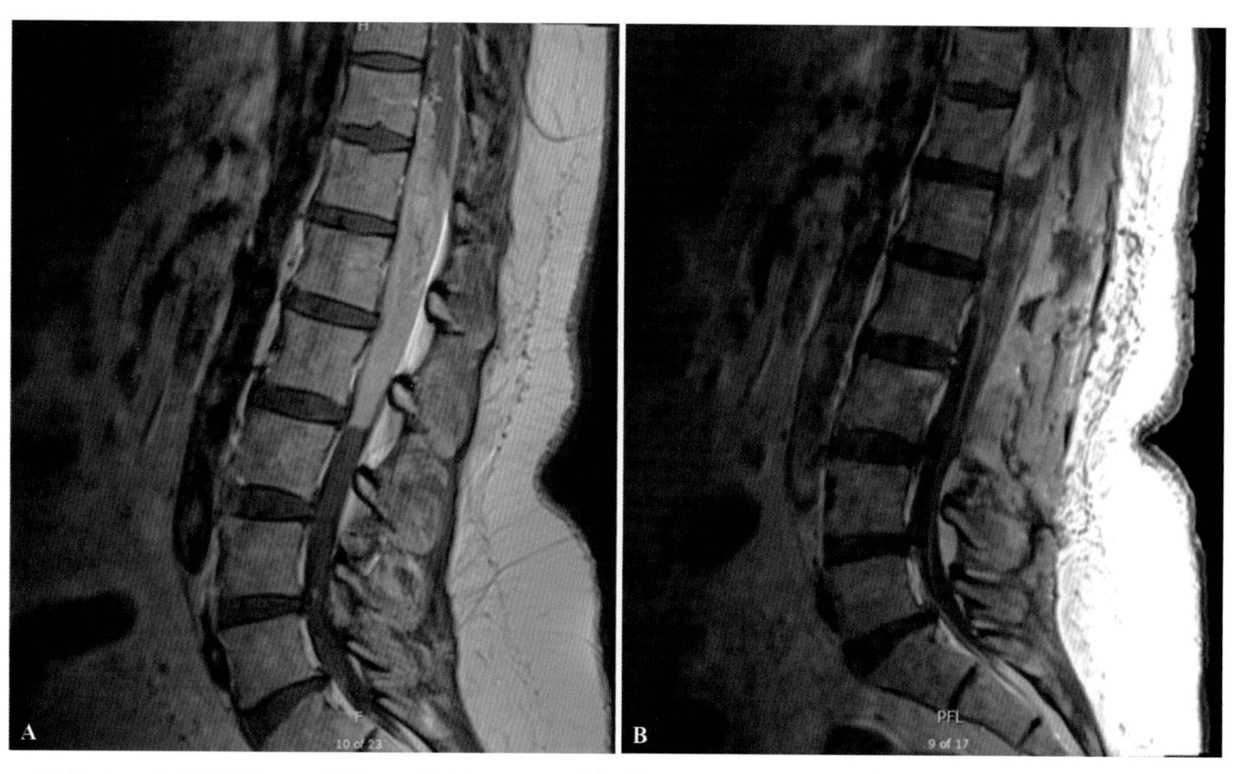

▲ 图10-1　**A.** 矢状位增强T_1WI脊椎MRI显示在$T_{11}\sim L_{2/3}$椎间隙水平之间的圆锥中心处见一强化肿物，黏液乳头状脊髓室管膜瘤的典型表现；**B.** 术后6周矢状位增强T_1WI脊椎MRI显示原瘤区多发异常强化区域，最明显区域位于$T_{11/12}$，可疑残留病灶

为分块次全切除且影像上可见残留病灶，建议患者接受术后放疗，以提高局部控制。

患者同意接受治疗，对 T_{10}～S_2 水平的脊髓和椎管进行 27 次常规分割放疗，总剂量 4860cGy，单次分割剂量 180cGy，残留病灶区域同步加量至 5130cGy（190cGy/ 次分割）（图 10-2）。患者耐受性好，只有轻微的疲劳和恶心，恶心可通过服用昂丹司琼片控制。经过治疗和康复，其最终完全恢复

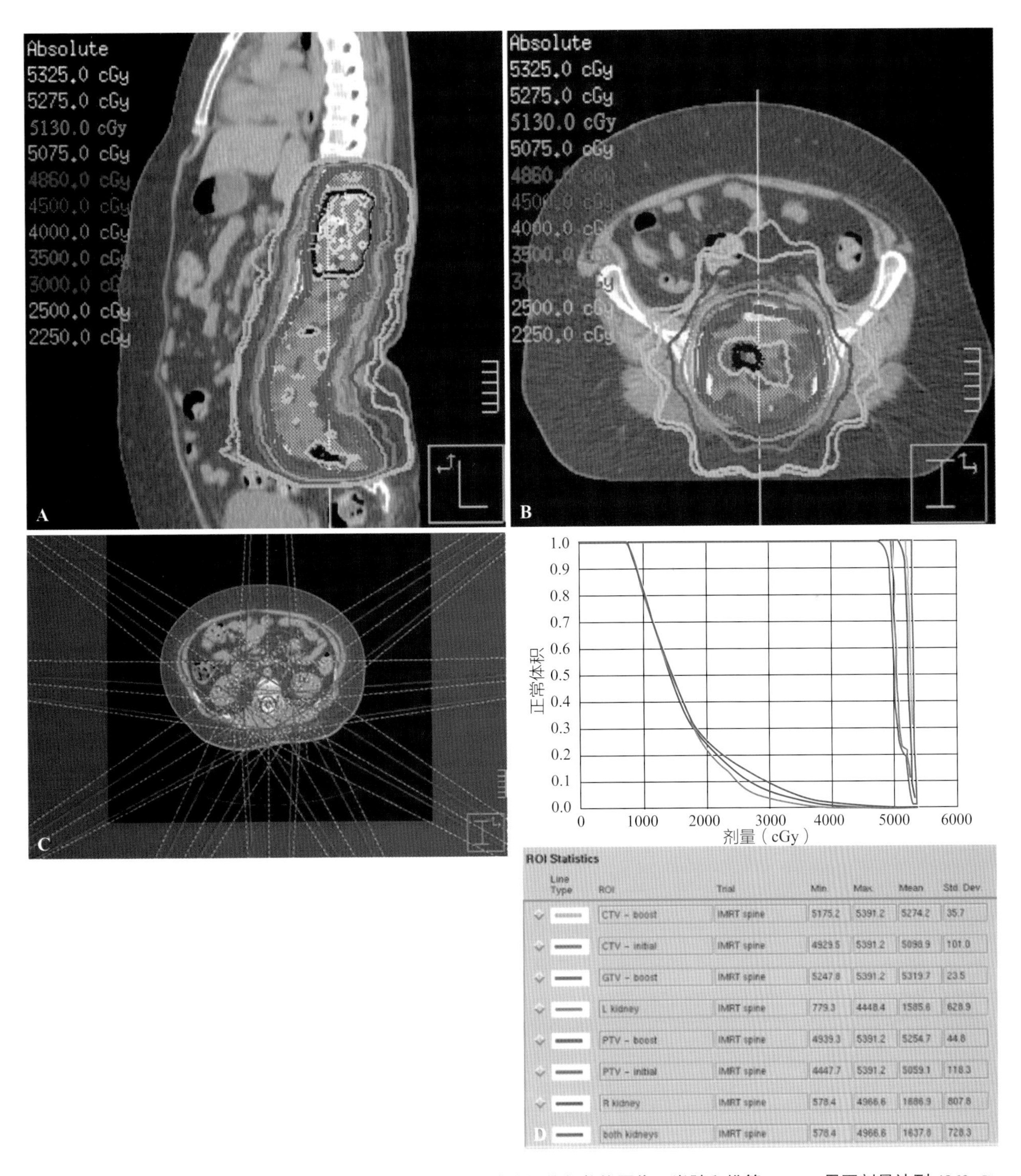

Line Type	ROI	Trial	Min.	Max.	Mean	Std. Dev.
	CTV - boost	IMRT spine	5175.2	5391.2	5274.2	35.7
	CTV - initial	IMRT spine	4929.5	5391.2	5098.9	101.0
	GTV - boost	IMRT spine	5247.8	5391.2	5319.7	23.5
	L kidney	IMRT spine	779.3	4448.4	1585.6	628.9
	PTV - boost	IMRT spine	4939.3	5391.2	5254.7	44.8
	PTV - initial	IMRT spine	4447.7	5391.2	5059.1	118.3
	R kidney	IMRT spine	578.4	4966.6	1686.9	807.8
	both kidneys	IMRT spine	578.4	4966.6	1637.8	728.3

▲ 图 10-2　**A. 黏液乳头状脊髓室管膜瘤 STR 后 IMRT 放疗计划的矢状位图像，脊髓和椎管 T_{10}～S_2 层面剂量达到 4860cGy（27 次）（藏青色等剂量曲线），肿瘤残留病灶同步加量至 5130cGy（27 次）（黑色等剂量曲线）；B. IMRT 放疗计划横断位层面，残留病灶区域予以同步加量；C. IMRT 放疗布野；D. 剂量体积直方图**

了神经功能，只有偶尔轻微的下腰痛。随访 5 年，每年 MRI 监测未发现任何病灶。

十五、总结

- 脊髓室管膜瘤通常比颅内室管膜瘤进展缓慢。
- 肿瘤大体全切除与更好的局部控制相关。
- 由于缺乏强有力数据，放疗作用仍存在争议。对于肿瘤次全切除术后有残留、Ⅲ级（间变性）室管膜瘤或肿瘤复发再切除术后，可考虑术后放疗。
- 脊髓室管膜瘤放疗推荐剂量为 50.4～54Gy，单次分割剂量 1.8Gy。

本章自测题

1. 累及脊髓和（或）马尾的室管膜瘤放疗区域是（　　）。
A. 全脑全脊髓
B. 不包括 CTV 切缘的单独残留病灶
C. 包括 CTV 和 PTV 边缘在内的残留病灶及瘤床
D. 不需放疗，因为放疗作用有限

2. 黏液性乳头型室管膜瘤最常见的发生部位在（　　）。
A. 脑　　B. 颈髓
C. 胸髓　　D. 马尾

3. 在脊髓室管膜瘤切除术后只需观察随访的患者是（　　）。
A. 肿瘤全切除的 WHO Ⅱ级脊髓室管膜瘤
B. 次全切除的 WHO Ⅰ级马尾室管膜瘤
C. 肿瘤全切除但累及颅后窝的 WHO Ⅱ级室管膜瘤
D. 脊髓黏液乳头型室管膜瘤术后复发再次切除，术后影像学无残留病灶

4. 患者于脊髓室管膜瘤切除术后行术后 MRI 平扫和增强检查的时间是（　　）。
A. 24～72h　　B. 2 周内
C. 6～8 周　　D. 6 个月后

5. 在脊髓室管膜瘤患者中，最好的预测预后的因素是（　　）。
A. 确诊时年龄　　B. 接受辅助放射治疗
C. 肿瘤位置　　D. 切除范围

答案
1. C　2. D　3. A　4. C　5. D

第五篇 脊柱转移瘤

Spine: Metastatic

第11章

转移性硬膜外脊髓压迫的常规放疗

Metastatic Epidural Spinal Cord Compression: Conventional Radiotherapy

Dirk Rades Steven E. Schild 著

学习目标

本章仅关注转移性硬膜外脊髓压迫（metastatic epidural spinal cord compression，MESCC）的常规放射治疗。立体定向放射治疗的作用将在另一章讨论。本章从不同的方面总结了其预后因素，包括放疗对运动功能、活动状态、MESCC的局部控制和总生存的影响。介绍了除放射治疗外其他的治疗方法和潜在的适应证。提出了从单分次到长疗程多分次的最常用的放疗剂量分割方案。为评估MESCC患者生存期而建立了评分系统，强调个体化治疗，对适合常规放疗的MESCC患者提出最佳治疗建议。

一、背景

（一）流行病学

1925年，转移性硬膜外脊髓压迫（metastatic epidural spinal cord compression，MESCC）第一次被提出[1]。它定义为包裹脊髓和马尾神经的硬膜囊受到全面的挤压、移位或包绕（由硬膜外转移病灶引起的）。如果转移病灶尚未导致神经功能障碍（主要是运动功能），那么称作即将发生的MESCC更合适。

近10%的成人癌症患者在其整个病程中会出现MESCC[2–4]。随着年龄增加，MESCC发病率降低。40—50岁患者发病率为4.4%，70—80岁发病率为0.5%[3]。与MESCC相关的三个最常见的原发肿瘤是乳腺癌、前列腺癌和肺癌，各占MESCC病例的20%～25%[2, 4]。其中，不超过10%的患者累及颈髓，60%～80%患者累及胸髓，15%～30%患者累及腰髓。大约50%患者中，MESCC会累及两个或以上节段的脊髓[2–4]。因为MESCC被认为是肿瘤急症，治疗要尽早，最好在MESCC导致的神经症状出现的24h内开始[3]。

（二）病理生理学

超过80%的病例，MESCC是由于椎体转移，转移灶破坏椎体后缘，向后生长导致的（图11–1）。这种病灶能够压迫硬膜囊、脊髓或硬膜外静脉丛。另外，椎体病理性骨折导致的椎体塌陷或骨碎片脱位进入硬膜外腔也可以引起MESCC。

30～40年前进行的动物研究结果提示，与MESCC相关的病理生理过程包括白质水肿和轴突肿胀，导致白质坏死和神经胶质细胞增生[5–7]。随着MESCC的进展，脊髓动脉和脊髓静脉的血液循环出现障碍。据报道，MESCC快速进展常与动脉血流的紊乱有关，其导致脊髓缺血甚至脊髓梗死。特别是在后一种情形下，出现运动障碍通常是

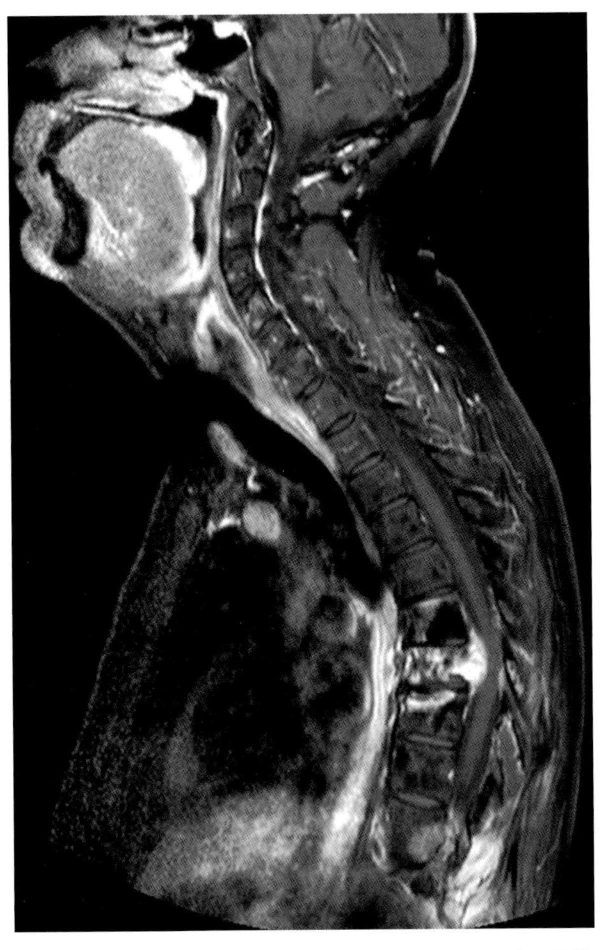

▲ 图 11-1 在胸髓的两个节段（T_6～T_8 和 T_{10}～T_{11}），转移灶破坏椎体后缘，向后侵犯，导致 MESCC

不可逆的。如果 MESCC 进展缓慢，则运动障碍通常是可逆的，因为 MESCC 对功能的影响主要是因为静脉充血和白质水肿导致的。20 世纪 50 年代进行的动物研究证实了这些病生理学过程 [8, 9]。快速进展的 MESCC，需要在 10h 内迅速对脊髓进行减压，而缓慢发展的神经功能障碍即使病程超过 7 天也能成功治愈。两项临床研究探讨了运动障碍发展时间对放疗改善运动功能作用的影响，其研究结果也支持了先前动物试验的发现。2001 年，一项回顾性 131 例研究根据运动障碍进展时间分为三组，即 1～7 天、8～14 天和 14 天以上 [10]。照射后 2 周，分别有 4%、32.5% 和 65% 的患者出现运动障碍的改善（$P < 0.001$）。随后一项前瞻性非随机研究把 98 例患者也分为相同的 3 组，放疗开始前运动障碍进展时间超过 14 天比 8～14 天和 1～7 天的患者具有更高的改善率 [11]。改善比例分别为 86%、29% 和 10%（$P < 0.001$），放疗后可以走动患者分别为 86%、55% 和 35%（P=0.026）。

（三）临床表现

最常见临床表现是疼痛（70%～96%）和运动障碍（61%～91%）[12–15]。少见症状包括感觉缺失（46%～90%）和括约肌功能障碍（40%～57%）。运动功能障碍被认为是 MESCC 的典型表现。MESCC 放疗的主要目的包括维持或恢复患者行走能力及缓解疼痛。大约 20 年前，超过 50% 的 MESCC 患者在治疗前无法行走 [16, 17]。随着对 MESCC 认知的提高，确诊时能够走动的患者比例显著增加。

患者活动状态最受关注，采用在 Tomita 等 [18] 建立的评分量表基础上改进的五级评分表，对 MESCC 患者的运动功能进行分级：0 级为正常强度活动；1 级为可以活动，不需要帮助；2 级为可以活动，但需要助行器；3 级为不能活动；4 级为完全瘫痪。对美国脊髓损伤协会和国际瘫痪医学会提出的评分表 [19] 进行修改和发展，提出一个八级评分表：0 级为完全瘫痪；1 级为可触及或可见的肌肉收缩；2 级为下肢自主活动，不能克服重力；3 级为自主活动，能克服重力；4 级为自主活动，能抵抗轻度阻力；5 级为自主活动，能抵抗中等阻力；6 级为自主活动，能抵抗重度阻力；7 级为肌力正常。

（四）诊断

MRI 是首选诊断方法 [20–22]。如果不能行 MRI 检查，可以采用其他的检查来确诊 MESCC，包括 CT 和（或）PET。1988 年，一个早期研究报道了 MRI 诊断 MESCC 的敏感性和特异性分别为 93% 和 97% [20]。在该研究中，MRI 区分脊髓压迫的良性病变（主要是椎间盘炎）和 MESCC 的敏感性、特异性分别为 98% 和 100%。不可忽视椎间盘炎的可能性，它可能造成放射肿瘤学家的误诊。一项回顾性研究中，170 例患者仅根据 X 线片和 CT 诊断为 MESCC 而在肿瘤放射治疗科进行治疗，但 MRI 检查发现其中 10 例（6%）为良性的椎间盘炎 [22]。

二、预后和预测因素

（一）放疗改善运动障碍和活动状态的预后因素

20 年前，早期研究明确了两个与常规放疗治疗运动障碍效果显著相关的预后因素：原发肿瘤类型和治疗前活动状态[16, 23, 24]。1993 年，Kim 等进行了一项回顾性研究，25 例由椎旁肿块导致的 MESCC 患者分别给予 20Gy（5 次）、30Gy（10 次）或 40Gy（16 次）照射[23]。放射敏感性非常高的肿瘤（即淋巴瘤）导致的 MESCC 患者功能恢复明显优于其他类型的患者。此外，15 例卧床的患者中，没有 1 例在照射后能够行走；而 6 例能活动的患者中，5 例仍然保留行走功能。Leviov 等报道了 70 例患者接受单纯放疗 30～45Gy[24]。在这项回顾性研究中发现，治疗前的活动状态是最重要的预测因子。治疗前能够活动的患者中，66% 患者放疗后能行走，而放疗前轻度瘫痪卧床和完全截瘫患者中，分别只有 30% 和 16% 患者能够行走。原发肿瘤类型是另一个重要预测因子；70% 淋巴瘤患者和 46% 乳腺癌患者能达到完全反应。1995 年，Maranzano 等[16]在 209 例患者中 2 周照射 30Gy（10 次），或分段治疗 15Gy（3 次），每天 1 次，休息 4 天，然后 15Gy（5 次），每天 1 次。放疗前活动不需要帮助患者中，全部（100%）能够活动，36 例活动需要帮助的患者，34 例（94%）恢复了活动能力，82 例卧床患者，49 例（60%）恢复了活动能力，18 例截瘫患者只有 2 例（11%）恢复了活动能力。此外，淋巴瘤、骨髓瘤、乳腺癌或前列腺癌组织学类型的麻痹或截瘫的患者预后较好，治疗反应明显好于其他患者。51 例重新获得行走能力的卧床或截瘫的患者中，36 例（71%）患者为上述预后良好的肿瘤类型。最大的一项有关 MESCC 放疗效果预后因素的研究报道在 10 年后的 2005 年发表[25]。作者回顾了 1304 例患者放疗结果，分别给予 8Gy/次（n=261）、20Gy（5 次）（n=279）、30Gy（10 次）（n=274）、27.5Gy（15 次）（n=233）或 40Gy（20 次）（n=257）。多因素分析显示，更好的功能恢复与下列因素显著相关：年龄≤ 63 岁（P=0.026）、美国东部肿瘤协作组（ECOG）评分 1～2（P < 0.001）、只有 1～2 个椎骨出现 MESCC（P=0.001）、预后良好的肿瘤类型（骨髓瘤 / 淋巴瘤、乳腺癌和前列腺癌；P < 0.001）、放疗前的活动状态（P < 0.001）、放疗开始前运动障碍进展的时间＞ 14 天（P < 0.001）、首次确诊肿瘤和 MESCC 放疗间隔时间＞ 24 个月（P < 0.001）。对于接受治疗的 MESCC 患者，放疗后能够活动是非常重要的。

一项包含 2096 例 MESCC 患者的回顾性研究中，多因素分析表明，ECOG 评分 1～2（RR=14.28，95%CI 4.38～46.54，P < 0.001）、预后好的原发肿瘤类型（RR=7.75，95%CI 3.48～16.06，P < 0.001）、肿瘤确诊时间与 MESCC 间隔＞ 15 个月（RR=1.81，95%CI 1.29～2.54，P=0.001）、放疗时无内脏转移（RR=1.58，95%CI 1.14～2.20，P=0.007）、放疗前活动状态（RR=21.41，95%CI 7.72～59.40，P < 0.001）、放疗前运动障碍进展缓慢（＞ 14 天）（RR=8.20，95%CI 5.59～12.05，P < 0.001）与放疗后的活动状态具有显著相关性[26]。基于这些预后因素，建立了一个能预测 MESCC 放疗后活动状态的评分系统。然而，ECOG 评分没有包括在内，因为运动功能（活动状态）和 ECOG 评分被认为是混淆变量。对于这 5 个预后因素中的每一项，其放疗后活动概率百分数除以 10 即为分数。每个患者的评分为 5 个预后因素评分的总和。患者评分在 21～44 分，即 21～28 分（n=389）、29～31 分（n=278）、32～34 分（n=303）、35～37 分（n=366）、和 38～44 分（n=760）。相对应的放疗后活动概率：21～28 分为 6%，29～31 分为 44%，32～34 分为 70%，35～37 分为 86%，38～44 分为 99%（P < 0.001）。这个评分系统已在 MESCC 患者的前瞻性研究中得到验证[27]。两个研究中，不同预后组放疗后的活动概率是相似的[26, 27]。此外，预后分组从 5 个减少到 3 个，简化了评分系统。在验证研究中，放疗后活动概率在 21～28 分组为 11%，29～37 分组为 71%，38～44 分组为 99%（P < 0.001）。前述的回顾性研究中，活动概率分别为 6%、86% 和 99%（P < 0.001）。

（二）MESCC 局部控制预后因素

一项包含 1852 例患者的回顾性研究，单因素分析显示，MESCC 局部控制（定义为既往部分照射的脊柱无照射野内 MESCC 复发）的改善与预后好的原发肿瘤类型（即乳腺癌、前列腺癌或淋巴瘤/骨髓瘤）（$P<0.001$）、放疗时无内脏转移（$P<0.001$）、长的放疗周期（每 2～4 周 30～40Gy，分 10～20 次）（$P<0.001$）显著相关[28]。随后进行多因素分析，MESCC 局部控制与没有内脏转移（RR=2.64，95%CI 1.76～3.90，$P<0.001$）和长放疗周期（RR=1.85，95%CI 1.54～2.22，$P<0.001$）具有显著相关性。预后好的原发肿瘤类型不再具有显著性，但显示出趋势性（RR=1.09，95%CI 0.97～1.21，P=0.14）。

（三）总生存预后因素

一项包含 1852 例 MESCC 患者的回顾性研究，确立了几项生存预测因子[28]。单因素分析显示，生存改善与女性（$P<0.001$）、ECOG 评分 1～2（$P<0.001$）、预后好的原发肿瘤类型（骨髓瘤/淋巴瘤、乳腺癌、前列腺癌）（$P<0.001$）、MESCC 只累及 1～2 个椎骨（$P<0.001$）、放疗时无其他骨转移（$P<0.001$）、放疗时无内脏转移（$P<0.001$）、首次确诊恶性肿瘤和 MESCC 之间间隔＞15 个月（$P<0.001$）、放疗前能行走（$P<0.001$）、放疗开始前运动障碍发展缓慢（＞14 天）（$P<0.001$）等具有相关性。多因素分析显示，预后好的原发肿瘤类型（RR=1.23，95%CI 1.18～1.29，$P<0.001$）、无其他骨转移（RR=1.29，95%CI 1.04～1.59，P=0.018）、无内脏转移（RR=4.89，95%CI 4.26～5.60，$P<0.001$）、初次确诊恶性肿瘤到出现 MESCC 的间隔＞15 个月（RR=1.25，95%CI 1.18～1.33，$P<0.001$）、放疗前行走能力（RR=2.13，95%CI 1.79～2.56，$P<0.001$）、放疗开始前运动障碍发展缓慢（RR=1.39，95%CI 1.30～1.47，$P<0.001$）仍然具有显著性，因此它们是生存的独立预测因子。

在这些与 6 个月生存率相关的独立预后因素的基础上，人们开发了一个评分系统，可以预测 MESCC 患者生存[29]。每一项预后因素评分为相应的 6 个月生存率百分数除以 10。六项预后因素得分相加即为每个患者总分，范围为 20～45 分。分为 5 个预后组，即 20～25 分、26～30 分、31～35 分、36～40 分和 41～45 分。5 个预后组 6 个月生存率分别为 4%、11%、48%、87% 和 99%（$P<0.001$）。该评分系统已在 439 名患者中得到验证[30]。在这个群体中，6 个月生存率分别为 7%（20～25 分）、19%（26～30 分）、56%（31～35 分）、73%（36～40 分）和 90%（41～45 分）（$P<0.001$）。测试组和对照组之间比较，没有显著差异，证明了评分系统的可重复性和有效性[30]。另外，将预后分组从 5 组减到 3 组，可以简化评分系统。三个新的分组为 20～30 分、31～35 分和 36～45 分。相对应的 6 个月生存率分别为 14%、56% 和 80%（$P<0.001$）。同样，三个预后分组中的每个分组和先前报道中相对应的分组之间没有观察到明显差异[29, 30]。

除了包括不同原发肿瘤 MESCC 患者的评分系统外，大多数肿瘤都设计了单独的生存评分，占所有疾病过程中发生 MESCC 患者的 5% 以上，如乳腺癌、前列腺癌、肺癌、骨髓瘤、原发灶不明的肿瘤（CUP）、肾细胞癌和结直肠癌[31-37]（表 11-1）。

表 11-1 特定原发肿瘤类型生存评分：与总生存显著相关的预后因素，包含在相应的评分系统中

原发肿瘤类型	放疗前活动状态	放疗时其他部位骨转移	放疗时内脏转移	从肿瘤确诊到 MESCC 的间隔时间	放疗前运动障碍进展时间
乳腺癌[31]	×	×	×	×	×
前列腺癌[32]	×	×	×	×	
非小细胞肺癌[33]	×		×		×
骨髓瘤[34]	×	×			
原发灶不明的肿瘤[35]	×		×		×
肾细胞癌[36]	×		×	×	×
结直肠癌[37]	×		×		×

发生 MESCC 最多的四种肿瘤评分系统将在下面的章节逐个介绍。

510 例患者数据发展和验证了乳腺癌患者评分工具，全部患者分为测试组（n=255）和验证组（n=255）[31]。测试组进行多因素分析，ECOG 评分 1～2、放疗前具有行走能力、放疗时没有更多骨转移、放疗时无内脏转移、确诊乳腺癌和 MESCC 放疗之间间隔＞ 15 个月、放疗前运动障碍发展缓慢（＞ 7 天）被证明是生存独立预测因子。这六项因素的 6 个月生存率除以 10 相加即为患者的总评分，范围为 30～50 分（图 11-2）。分为 4 个预后组：30～35 分、36～40 分、41～45 分和 46～50 分。在测试组，相对应 6 个月生存率分别为 12%、41%、74% 和 98%（P ＜ 0.001）（图 11-3）。在验证组，6 个月生存率非常相似，分别为 14%、46%、77% 和 99%（P ＜ 0.001）。因此，该评分被证实是有效和具有重复性。

一项包含 436 例前列腺癌 MESCC 患者的研究建立了生存评分 [32]。其中，218 例为测试组，218 例为验证组。测试组进行多因素分析，ECOG 评分 1～2、放疗前具有行走能力、放疗时没有更多骨转移、放疗时无内脏转移、确诊乳腺癌和 MESCC 放疗之间间隔＞ 15 个月与 6 个月生存率的改善显著相关。计算评分过程和前面描述的生存评分计算相同。该计算工具包括 3 个预后组，即 20～24 分、26～33 分和 35～39 分（图 11-4）。在测试组，6 个月生存率分别是 7%、45% 和 96%（P ＜ 0.001）（图 11-5）。在验证组，6 个月生存率同测试组几乎相同，分别为 7%、45% 和 95%（P ＜ 0.001）。因此，该评分系统也被认为是有效和可重复的。

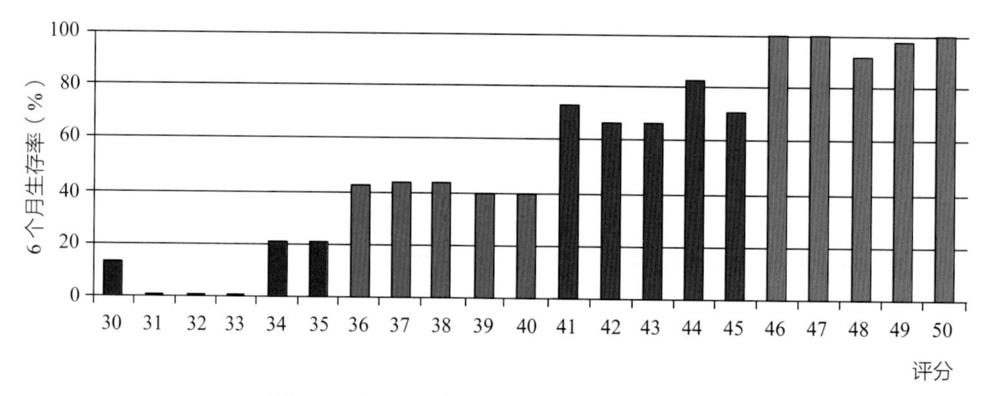

▲ **图 11-2 评估乳腺癌 MESCC 患者生存评分系统**

评分分数范围为 30～50 分，相应 6 个月生存率以百分数表示。产生 4 个预后组，30～35 分（红色）、36～40 分（绿色）、41～45 分（蓝色）和 46～50 分（橙色）（经 Springer Verlag 许可转载，改编自 Rades D et al. A validated survival score for breast cancer patients with metastatic spinal cord compression. *Strahlenther Onkol* 2013;189:41-46.）

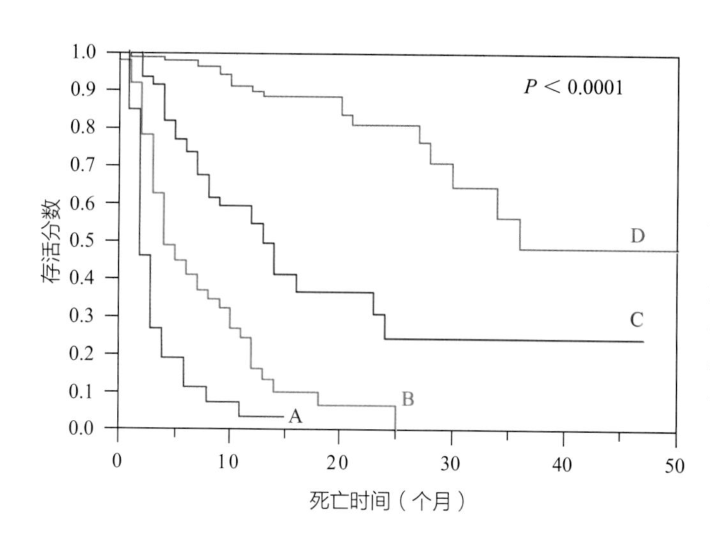

◀ **图 11-3 评估乳腺癌 MESCC 患者生存的评分系统**

4 个预后组的 Kaplan-Meier 生存曲线，30～35 分（A）、36～40 分（B）、41～45 分（C）和 46～50 分（D）（经 Springer Verlag 许可转载，改编自 Rades D et al. A validated survival score for breast cancer patients with metastatic spinal cord compression. *Strahlenther Onkol* 2013;189: 41-46.）

另一项研究在 356 例非小细胞肺癌患者中进行[33]。与为乳腺癌和前列腺癌患者建立的评分工具相似，患者平均分为测试组（n=178）和验证组（n=178）。在测试组中进行多因素分析，ECOG 评分 1～2、放疗前能够行走、放疗时无内脏转移、放疗前运动障碍发展缓慢（＞ 7 天）显示与 6 个月生存显著正相关。4 个独立生存预测因素的评分（6 个月生存率除以 10）相加得到总评分，在 6～19 分（图 11-6）。测试组中，6～10 分、11～15 分和 16～19 分这三个预后组的 6 个月生存率分别为 6%、29% 和 78%（$P < 0.001$），验证组分别是 4%、24% 和 76%（$P < 0.001$）（图 11-7）。因为测试组和验证组的 6 个月生存率非常相似，所以该评分工具也被认为是有效和可重复的。

第四个大型有关 MESCC 的研究入组了 216 例骨髓瘤患者[34]。这个研究分为测试组（n=108）和验证组（n=108）。测试组多因素分析结果，ECOG 评分 1～2 和放疗前活动状态是生存独立预后因子。另外，无其他骨骼病灶也存在改善生存的强烈趋势。因此，这三个因素包含在评分工具中。由于骨髓瘤 MESCC 患者的预后明显优于实体瘤 MESCC 患者，因此该评分工具旨在预测 12 个月生存率而不是 6 个月生存率。因此，通过 12 个月生存率（百分数）除以 10 来计算三个预测因素的得分。当三

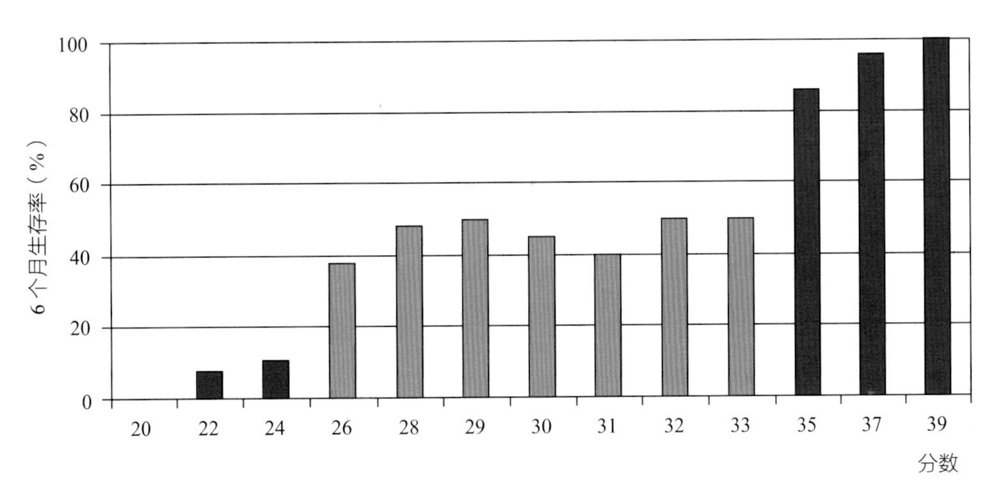

▲ 图 11-4 评估前列腺癌 MESCC 患者生存的评分系统

评分分数范围 20～39 分，相应的 6 个月生存率以百分数表示。分 3 个预后组，20～24 分（红色）、26～33 分（绿色）、35～39 分（蓝色）（经 Springer Verlag 许可转载，改编自 Rades D et al. A survival score for patients with metastatic spinal cord compression from prostate cancer. *Strahlenther Onkol* 2012;188:802–806.）

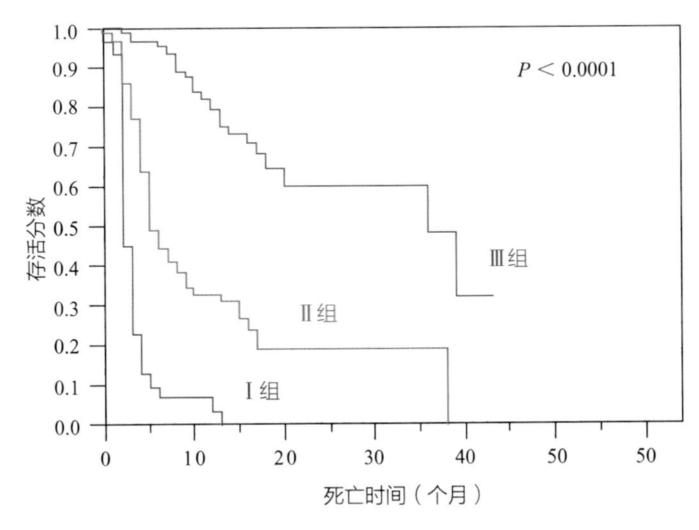

◀ 图 11-5 评估前列腺癌 MESCC 患者生存的评分系统

3 个预后组的 Kaplan-Meier 生存曲线，20～24 分（Ⅰ组）、26～33 分（Ⅱ组）和 35～39 分（Ⅲ组）（经 Springer Verlag 许可转载，改编自 Rades D et al. A survival score for patients with metastatic spinal cord compression from prostate cancer. *Strahlenther Onkol* 2012;188:802–806.）

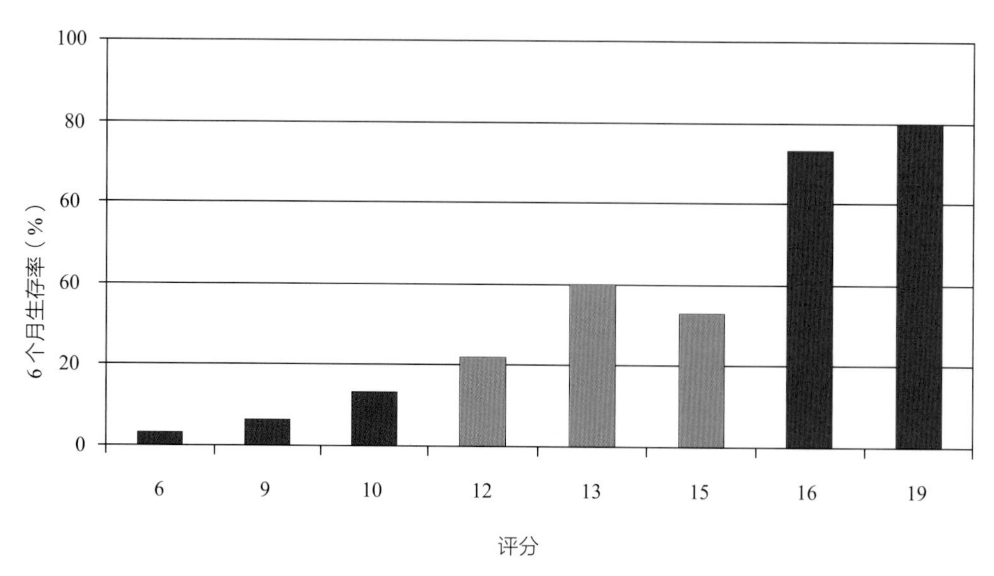

▲ 图 11-6 评估非小细胞肺癌（NSCLC）MESCC 患者生存的评分系统

评分分数范围为 6～19 分，相应 6 个月生存率以百分数表示。分为 3 个预后组，6～10 分（红色）、12～15 分（绿色）、16～19 分（蓝色）（经 Creative Commons：https://creativecommons.org/licenses/by/2.0/ 许可转载，改编自 Rades D et al. A validated survival score for patients with metastatic spinal cord compression from non-small cell lung cancer. *BMC Cancer* 2012;12:302.）

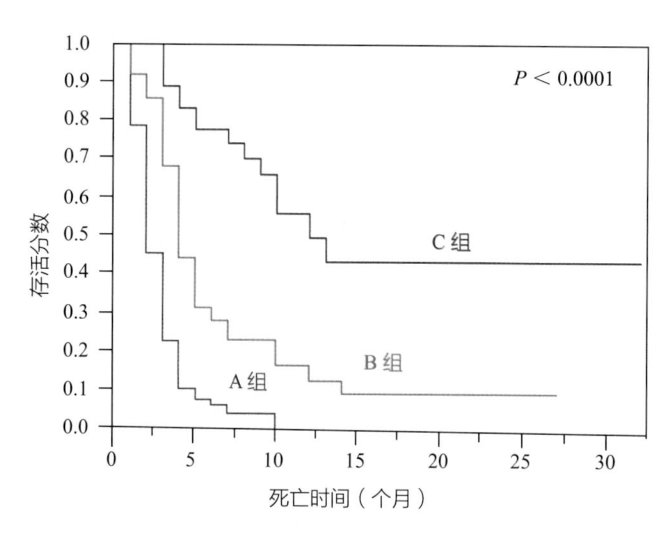

◀ 图 11-7 评估非小细胞肺癌（NSCLC）MESCC 患者生存的评分系统

3 个预后组的 Kaplan-Meier 生存曲线，6～10 分（A）、12～15 分（B）和 16～19 分（C）（经 Creative Commons: https://creativecommons.org/licenses/by/2.0 许可转载，改编自 Rades D et al. A validated survival score for patients with metastatic spinal cord compression from non-small cell lung cancer. *BMC Cancer* 2012;12:302.）

个因素的分数相加时，得到 19～24 分的总分数[8]。根据得分分为三个预后组，即 19～20 分、21～33 分和 24 分。对应的 12 个月生存率分别为 49%、74% 和 93%（P=0.002）（图 11-9）。验证组中，生存率分别为 51%、80% 和 93%（$P < 0.001$）。如前所述的评分系统一样，预测骨髓瘤 MESCC 患者生存的工具是有效和可重复的。

所有这些预后评分有助于医生评估每个患者的预期生存期，并有助于改进 MESCC 的个体化治疗方案。个体化治疗包括单独放疗或放疗联合其他治疗，如皮质类固醇、二膦酸盐或地诺单抗、化疗和减症手术。

三、多学科管理方法

（一）放疗辅助皮质类固醇药物

皮质类固醇药物的一个重要作用是减轻血管性水肿[38]。另外，皮质类固醇药物能减轻脂质过氧化和水解、缺血及细胞内钙的聚集。在 MESCC 患者中，最常用皮质类固醇药物是地塞米松，据报道其能持续改善或维持患者的运动功能。地塞米松最佳给药方案存在争议。来自丹麦的一个小型随机试验（n=57）比较了每天高剂量地塞米松和不用皮质

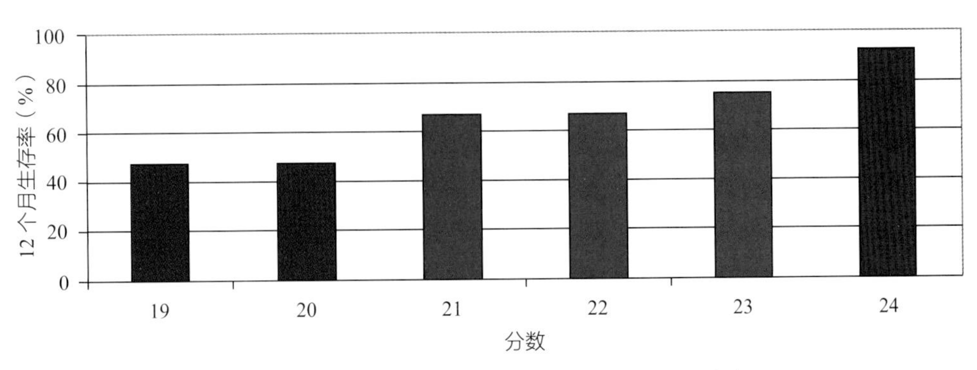

▲ 图 11-8　评估骨髓瘤脊髓压迫患者生存评分系统

评分分数范围为 19～24 分，对应的 12 个月生存率以百分数表示。分为 3 个预后组，19～20 分(红色)、21～23 分(绿色)、24 分(蓝色)（经 Creative Commons：https://creativecommons.org/licenses/by/2.0/ 许可转载，改编自 Douglas S et al. A new score predicting the survival of patients with spinal cord compression from myeloma. *BMC Cancer* 2012;12:425.）

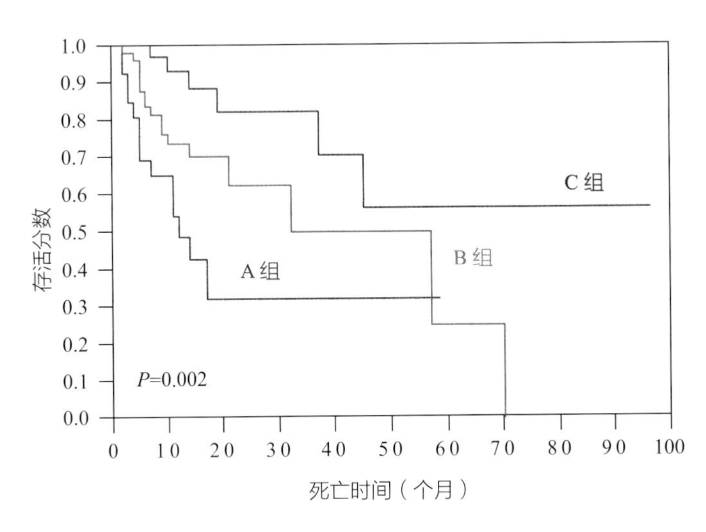

◀ 图 11-9　评估骨髓瘤脊髓压迫患者生存评分系统

3 个预后组 Kaplan-Meier 生存曲线，19～20 分（A）、21～23 分（B）和 24 分（C）（经 Creative Commons：https://creativecommons.org/licenses/by/2.0/ 许可转载，改编自 Douglas S et al. A new score predicting the survival of patients with spinal cord compression from myeloma. *BMC Cancer* 2012;12:425.）

类固醇药物的效果[39]。最初，静脉推注 96mg 地塞米松，然后每天口服 96mg（如果可能，分 4 次口服）共 3 天，然后在 10 天内将剂量逐渐减少到零。放疗总剂量 28Gy（7 次），连续 7 天。治疗后，放疗期间接受地塞米松治疗患者和未接受皮质类固醇药物患者的下床活动比例分别为 81% 和 63%。治疗后 6 个月，下床活动比例分别为 59% 和 33%。3 例（11%）患者出现严重的地塞米松相关毒性反应。1 例患者出现轻度躁狂，1 例患者出现明显精神症状，1 例患者出现需要手术干预的穿孔性胃溃疡。后两名患者不得不停止使用地塞米松，另一名患者因全身感染而停用地塞米松。另一项包含 32 例患者的前瞻性研究比较了首先静推高剂量（100mg）地塞米松然后每天口服 16mg 和首先静脉应用 10mg 然后每天口服 16mg 之间的差别，两组患者运动功能改善比例分别为 25% 和 8%（*P*=0.22）。

既往一项 MESCC 患者行放疗的病例对照研究显示，28 例患者初次静脉应用地塞米松 96mg 后在 14 天内逐渐减少到 0，38 例患者初次应用地塞米松 16mg 后在 14 天内逐渐减少到 0mg[40]。高剂量地塞米松组，8 例（28.6%）患者出现地塞米松相关毒性反应，4 例（14.3%）患者的毒性反应被认为是严重的（1 例致死性溃疡伴出血，1 例直肠出血，2 例胃肠穿孔）。低剂量地塞米松组中，3 例（7.9%）患者观察到地塞米松相关毒性反应，但无严重的不良反应发生（0%）。两组在总体毒性反应和重度毒性反应的差异是显著的，而治疗后下床活动比例没有明显差异。

为 MESCC 放疗患者选择合适的地塞米松剂量时，必须考虑对运动功能的影响和地塞米松相关毒性反应。开始时，地塞米松采用每天 12～32mg 的中等剂量，并在几周内逐渐减少剂量，这似乎是合适的用法。强烈建议至少在地塞米松用药期间使用质子泵抑制剂进行预防性治疗。

（二）二膦酸盐和地诺单抗作用

2002年，一项包含643例既往有骨转移的激素难治性前列腺癌患者的随机安慰剂对照试验，比较了4mg唑来膦酸（n=214）、8mg唑来膦酸随后减至4mg（n=221）和安慰剂（n=208）的效果，每3周1次，共15个月[41]。主要终点是"骨相关事件"发生比例（病理性骨折、MESCC、需要放疗或手术）。在这三个对照组中，分别有38%、28%和31%患者完成了研究。安慰剂组44%患者观察到骨相关事件，4mg唑来膦酸组为33%（与安慰剂组比较，P=0.21），8mg/4mg唑来膦酸组为39%（与安慰剂组比较，P=0.22）。2004年随访报道，2年内至少发生一次骨相关事件的患者比例，4mg唑来膦酸组是38%，安慰剂组是49%（P=0.028）[42]。因此，每3周给予4mg唑来膦酸能显著减少骨相关事件包括MESCC的风险。2011年，一项前瞻性非随机研究比较了不同放疗方案对MESCC局部控制效果。结果表明，应用二膦酸盐（主要是唑来膦酸）具有改善局部控制的趋势[43]。应用和不用双膦酸盐1年局控率为79%和68%（P=0.068）。然而，该研究并没有提示二膦酸盐有显著优势。在随后的配对研究中，入组294例MESCC放疗患者，根据10个潜在的因素按照1∶2的比例配对，94例给予唑来膦酸和放疗，196例单纯放疗[44]。MESCC的1年局控率分别为90%和81%（P=0.042）。对于白细胞异常、口腔疾病或甲状旁腺激素升高的患者，应谨慎使用二膦酸盐[2]。潜在的不良事件包括发热、暂时性白细胞减少、低钙血症、甲状旁腺激素升高、眼部炎症、肾功能衰竭、骨痛、皮疹和下颌骨坏死。

最近，地诺单抗，即一种IgG_2–抗–RANKL抗体（RANKL，核因子κB受体活化因子配体）已经开始应用于癌症患者的治疗。该抗体抑制RANKLRANK复合物的形成，其导致破骨细胞活化，增加骨吸收和肿瘤细胞刺激生长因子的释放[45]。多项随机试验比较了地诺单抗和二膦酸盐延迟首次骨相关事件发生时间的效果。在其中两项试验中，乳腺癌（HR=0.82，P=0.01[46]）和前列腺癌患者（HR=0.82，P=0.008[47]）应用地诺单抗效果明显优于唑来膦酸。第三项试验对象是乳腺癌和前列腺癌以外的肿瘤，发现地诺单抗存在提高疗效的趋势（HR=0.84，P=0.06[48]）。亚组分析显示，非小细胞肺癌患者（HR=0.84，P=0.20）和前列腺癌患者（HR=1.03，P=0.89）中，两药效果没有显著差异，但对于其他肿瘤，两者疗效存在明显差异（HR=0.79，P=0.04）。在三个随机试验中，二膦酸盐组发生下颌骨坏死的概率在1.1%～1.4%，而地诺单抗组为1.3%～2.3%[46-48]。三项试验中，两药之间的差异均不显著。

因此，二膦酸盐和地诺单抗均能有效延迟骨相关事件的发生时间。至少在乳腺癌或前列腺癌中，已经证实地诺单抗效果更好。

（三）放疗联合化疗

全身化疗对治疗MESCC的作用非常有限。包括淋巴瘤、骨髓瘤和生殖细胞瘤在内的化疗敏感的肿瘤出现脊髓压迫，可以考虑在放疗中加入化疗。Aviles等在48例脊髓压迫的淋巴瘤患者中比较了单独放疗、单独化疗和两种方法联合治疗的效果，三组神经功能损伤的恢复是相似的[49]。然而，10年局控率没有显著差异，联合组略好一些（联合组为76%，单独放疗为50%，单独化疗为46%）。另一项小型研究入组了48例淋巴瘤或骨髓瘤出现脊髓压迫的患者，比较放疗联合或不联合化疗的效果[50]。75%的放化疗联合治疗患者和58%的单独放疗患者出现神经功能障碍进展，考虑是治疗反应。差异不显著可能是由于患者数量较少。需要更大规模的前瞻性随机试验来确立化疗在恶性脊髓压迫中的作用。

（四）减压术后放疗

MESCC患者减压手术适应证包括骨性碎片损伤脊髓、转移的脊柱节段不稳定、即将发生或已存在的自主神经功能紊乱、放疗无效和长疗程放疗后6个月内照射野内MESCC复发且再程放疗的安全性无法保证[2, 4, 51]。

减压手术包括简单的椎板切除和更复杂的方法，包括MESCC所涉及脊柱节段的固定和椎体置换（图11–10）。引起MESCC最常见的情况是由椎体转移灶向后生长导致的，如果为此种情况，则没有固定侵犯椎体的单纯椎板切除是不适合的[51-53]。因为椎板和棘突是构成相应脊椎节段稳定性的三个支柱中的其中之一，椎板切除术（包括切除这些结构）可能导致更大的不稳定性。而且在椎板切除和短暂改善后，神经功能可能变得更差。手术方法应包括减压，然后直接固定和在合适时机进行椎体置换，而不是椎板切除。如果进行脊柱手术，必须对残余肿瘤进行术后放疗。

前期减压术联合放疗的获益是有争议的。1980年，一项包含 29 名患者的小型随机试验比较了单纯放疗（n=13）和椎板切除术后放疗（n=16）[54]。治疗后的活动率分别为 38% 和 38%（无显著差别）。1990 年，一项来自丹麦的 345 名患者的回顾性研究比较了单纯放疗（n=149）、单纯椎板切除减压术（n=105）和椎板切除术后放疗（n=91）[55]。治疗后的活动率分别为 38%、34% 和 53%。然而，当考虑到开始治疗之前的运动功能时，并没有观察到三种治疗之间对功能结果的影响存在显著差异。2003 年，Klimo 等发表综述，把 MESCC 治疗后的活动状态作为治疗成功的标准[56]。他们报道了 1957—1990 年 MESCC 患者的治疗效果，单纯放疗后的平均成功率为 47%（11 篇报道，n=841），术后联合放疗为 47%（9 篇报道，n=866），单纯手术为 30%（13 篇报道，n=1003）。然而，手术是椎板切除，而不是减压手术加直接固定。同一小组在 2005 年发表的 Meta 分析包含了对受侵脊柱节段手术固定的患者[57]。作者比较了来自 24 个研究的减压术后绝大多数接受放疗的 999 例患者和来自 4 个研究的单纯放疗的 543 例患者之间的效果。在这项 Meta 分析中，单纯放疗治疗 MESCC 的活动率是 64%，减压术后有或没有放疗的活动率是 85%。治疗前无活动能力的患者，手术组中 59% 患者（384 例中的 228 例）和单纯放疗组中仅 30%（265 例中的 79 例）患者在治疗后能够活动。然而，这个结果可能受到一些偏倚因素影响，因为更多的接受减压手术患者具有很好的状态，包括治疗前活动状态、更好的一般状态、更年轻和 MESCC 累及的椎体更少。其他重要的功能结果预测因素包括 MESCC 治疗前运动障碍进展时间、首次确诊肿瘤和 MESCC 间隔时间

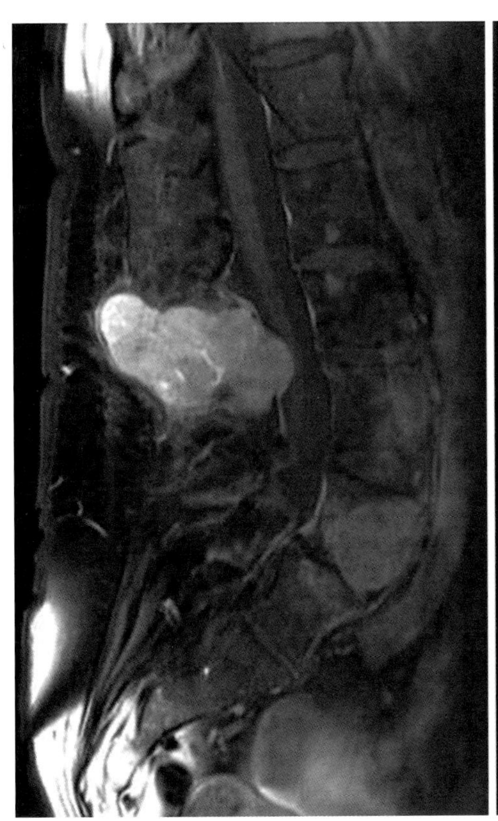
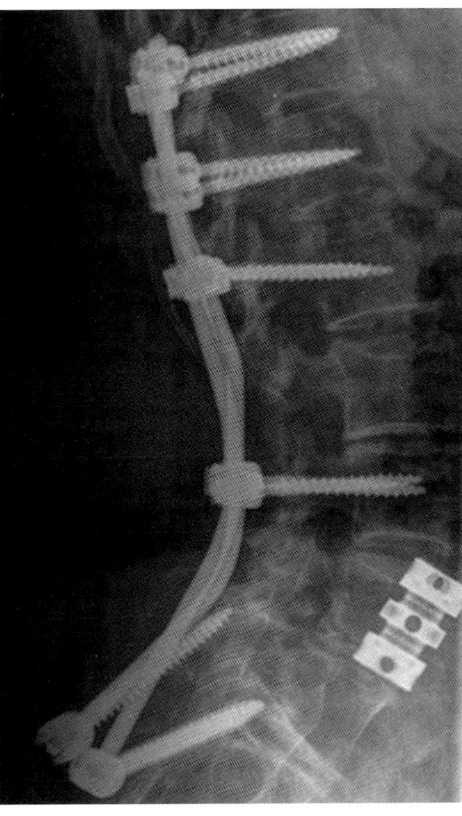

◀ 图 11-10 椎体固定和腰椎椎体置换的手术示例

等并没有纳入分析。因此，这项 Meta 分析得出结论：减压手术加放疗效果更优需谨慎对待[57]。需要进行随机试验以更好地确定前期减压手术加放疗在 MESCC 治疗中的作用。

在 2005 年，Patchell 等比较了单纯放疗 30Gy（10 次）和前期减压手术包括受侵脊椎直接固定后放疗 30Gy（10 次）[51]。根据这个试验结果，与单纯放疗相比，联合治疗组中治疗后能活动的患者比例更高（84% vs. 57%，P=0.001）。此外，接受额外手术的患者保持行走能力的时间更长（122 天 vs. 13 天，P=0.003）。治疗前不能活动的患者，联合治疗组中 10/16 例和单纯放疗组中 3/16 例分别恢复了活动状态（P=0.01）。而且，联合治疗患者总生存期显著长于单纯放疗患者（126 天 vs. 100 天，P=0.033）。然而，本试验方法学存在疑问[58, 59]。历经 10 年的时间才入组 101 例患者，意味着每年只能招募 10 名患者，似乎选择性很高而且并非所有符合条件的患者都入组了。此外，单纯放疗组的结果似乎远不如其他报道。入组标准并没有纳入 MESCC 的一般患者群体，仅包括预计寿命 3 个月以上、Karnofsky 评分 70 或以上、MESCC 仅累及 1 个脊椎的患者。而且，排除了放疗很敏感的肿瘤（如骨髓瘤、淋巴瘤或生殖细胞瘤）、脑转移、完全瘫痪超过 48h 或马尾神经受压的患者。因此，该试验选择的合格人群只占 MESCC 患者的 10% 左右，而且该发现无法解决大多数 MESCC 患者的治疗问题。但是，这是一项随机试验，证实了前期手术加放疗明显获益。另外，样本量更大且选择性较低的随机试验将很难解释合理性并实施。

与其他随机试验不同，2010 年发表了一项大型配对研究，纳入 324 名低选择性的 MESCC 患者[60]。在这项研究中，108 名患者接受减压手术和术后放疗，按照 1∶2 比例配对，216 名患者接受单纯放疗。患者按照 11 个特性进行匹配：年龄、性别、ECOG 评分、原发肿瘤类型、MESCC 侵犯椎体数目、放疗开始时是否有其他骨转移、放疗开始时是否有内脏转移、恶性肿瘤初诊时和 MESCC 的时间间隔、治疗前活动状态、运动障碍进展时间和放疗分次剂量方案。每个配对的 3 个患者要至少配对 11 个特性中的 10 个。治疗方案为手术加放疗和单纯放疗，在改善运动功能（27% vs. 26%，P=0.92）、治疗后活动比例（69% vs. 68%，P=0.99）、恢复行走能力（30% vs. 26%，P=0.86）、MESCC1 年局控率（90% vs. 91%，P=0.48）和 1 年总生存率（47% vs. 40%，P=0.50）等方面没有显著不同。因为减压手术加直接固定是合适的手术方法，因此进行了亚组分析，70 名接受这类型手术的患者按照 1∶2 配对 140 名接受单纯放疗的患者。亚组分析也是如此，两种治疗方案之间，治疗后运动功能（P=0.65，改善率 29% vs. 29%）、治疗后活动状态（84% vs. 78%，P=0.68）、恢复行走能力（42% vs. 34%，P=0.81）、MESCC 1 年局控率（97% vs. 91%，P=0.64）和 1 年总生存率（55% vs. 49%，P=0.53）无差异。

2011 年，随后报道了一项配对研究，仅限于原发肿瘤预后不利的 MESCC 患者，即 NSCLC、原发灶不明肿瘤、肾癌和结直肠癌[61]。67 例患者接受减压手术加放疗，按照 1∶2 配对，134 例患者接受单纯放疗，按照 10 个特性进行配对，即除了剂量分次方案外，与前述研究[60]的特性相同，因为所有患者都接受 30Gy（10 次）、37.5Gy（15 次）或 40Gy（20 次）的长疗程放疗。在这项额外研究中，两个治疗方案在运动功能改善（27% vs. 26%，P=0.92）、治疗后活动比率（69% vs. 68%，P=0.99）、恢复行走能力（30% vs. 26%，P=0.86）、MESCC 1 年局控率（90% vs. 91%，P=0.48）和 1 年总生存率（47% vs. 40%，P=0.50）均没有显著差异。如同前面的配对研究，进行了亚组分析，43 例患者接受联合手术（减压加固定），按照 1∶2 配对，86 例患者接受单纯放疗。亚组分析中，两个治疗方案在治疗后活动状态（86% vs. 67%，P=0.30）、恢复行走能力（45% vs. 18%，P=0.86）、MESCC1 年局控率（94% vs. 88%，P=0.78）和 1 年总生存率（45% vs. 29%，P=0.18）均没有显著差异。然而，联合治疗组运动功能改善的发生率明显高于单纯放疗组（28% vs. 19%，P=0.024）。治疗后活动状态包括恢复行走能力，手术加放疗组更加常见，虽然未达到显著差异，可能是因为用于亚组分析的患者数量相对较少。比较减压手术加放疗和单纯放疗的研究结果相互矛盾，显示需要进一步的随机试验，其具有适当大小的样本量，以确立前期减压手术加固定术和放疗在 MESCC 患者最常见亚组中的作用[51, 54, 55, 60, 61]。

四、常规放疗的照射技术和剂量分次

（一）放疗技术

目前，MESCC 放射治疗最常用的是直线加速器产生的光子束。由于 MESCC 是肿瘤急症，需要紧急开始放疗，因此基于 CT 或 MRI 的治疗计划通常是不可行的。耗时少且简单的技术包括单个后野或水平对穿野，根据患者体表和脊髓的距离进行选择。如果距离超过 5.5cm，单后野的最大剂量能超过处方剂量的 115%。总剂量和单次剂量均增加，导致 2Gy 分次的等效剂量（EQD2）显著增加[62]。这部分患者中，水平对穿野照射具有更佳的剂量分布，最大剂量值更低，因此降低了放射性脊髓炎和皮下组织纤维化的风险。在肥胖患者中，体表和脊髓的距离可能超过 11.5cm。这部分患者中，水平对穿野的光子能量要超过 10MV 或使用多个的照射野。剂量参考点通常选在椎体后部（单个后野）或中间（水平对穿野）。通常，治疗体积包括 MESCC 侵犯椎体的上下各一个正常椎体。如果紧邻 MESCC 侵及椎体的正常椎体是颈椎，那么治疗体积除了 MESCC 侵及的椎体外还要包括两个颈椎。

如果时间充裕，放疗将采用更复杂的方式实施，采用三维适形放疗和基于 CT 和 MRI 的治疗计划（图 11-11）或甚至采用现代技术，如 IMRT 和 VMAT（图 11-12）。然而，靶体积的勾画没有绝对标准。在许多机构，临床靶区包括计划 CT 和诊断 MRI 图像上看到的椎骨上的肿瘤和软组织肿瘤、椎管、整个受侵的椎骨和 MESCC 侵及椎体的上下各半个椎体。计划靶区应包括 CTV 外加 0.8cm 边界，理想情况下由 95% 等剂量线覆盖。根据总剂量和分次剂量换算的 EQD2 不应超过脊髓的耐受剂量，通常为 45～50Gy[63, 64]。MESCC 可能影响脊髓的单个或多个部位。所有部位的治疗都应遵循这些处方剂量要求。

（二）常规放疗剂量分次方案

世界上有许多剂量分次方案，包括单次 8～10Gy，1 周内 4～6 次的短疗程方案，更高总剂量的长疗程方案，如每 2～4 周 30～40Gy，分 10～20 次[2, 4]。对于患者个体而言，合适的剂量分次方案取决于治疗目的。

MESCC 治疗最重要的目的是改善运动功能，从而维持或恢复行走能力。一些前瞻性研究探讨了不同放疗方案对运动功能和行走能力的影响。将近 20 年前，意大利一项前瞻性研究比较了分段放疗 15Gy（3 次）、休息 4 天再照射 15Gy（5 次）与 16Gy（2 次）、2 次之间休息 1 周的效果[65]。这项

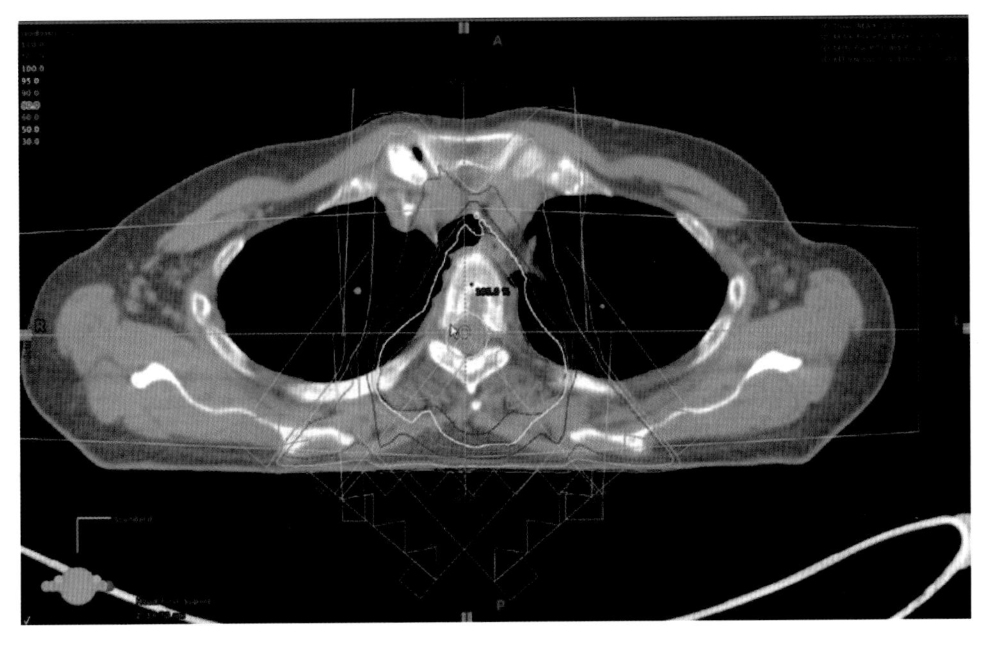

图 11-11 MESCC 三维适形放射治疗的照射野布置和等剂量分布

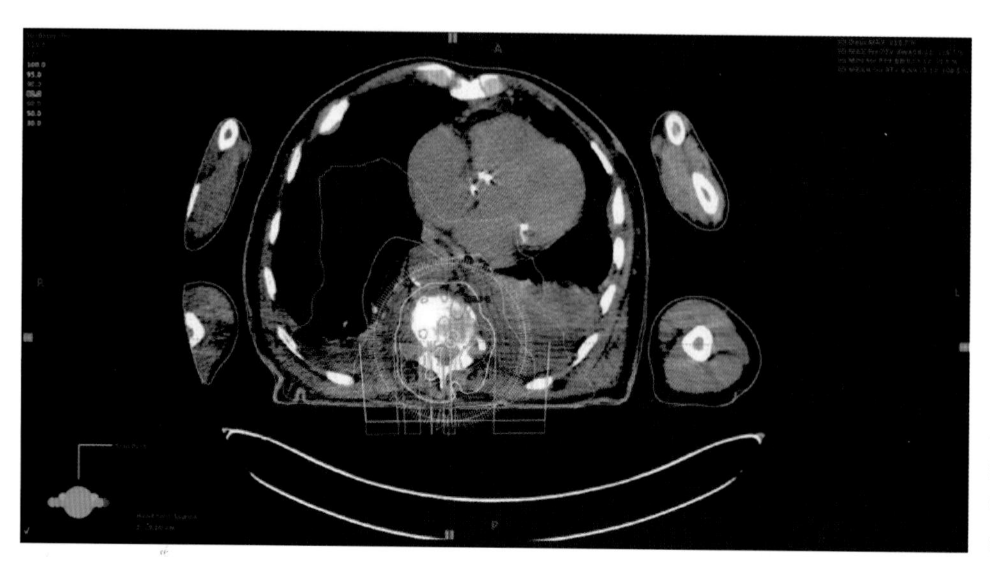

◀ 图 11-12 MESCC 容积旋转调强的等剂量分布，脊髓的最大剂量仅为处方剂量的 101%

非随机研究中，入组 44 例出现 MESCC 的前列腺癌患者，两组的有效率（即运动功能紊乱改善或不再进展）没有显著差异。一项前瞻性多中心研究，入组 214 例患者，比较了长疗程放疗即 30Gy（10 次）（n=110）和 40Gy（20 次）（n=104）的效果[66]。放疗结束时，30Gy 组运动功能改善、无进展和恶化的比例分别是 43%、30% 和 27%。40Gy 组分别是 41%、36% 和 23%。应用 Ordered Logit 模型分析，两种方案对运动功能的影响没有显著差异（P=0.799）。放疗后 3 个月，30Gy 组中 93 名患者和 40Gy 组中 91 名患者可评价。分别有 49% 和 46% 患者观察到运动功能的改善，28% 和 36% 患者没有进一步发展，23% 和 18% 患者出现恶化（P=0.580）。放疗结束时，30Gy（10 次）组活动率为 60%，40Gy（20 次）组为 64%（P=0.708）。放疗后 3 个月，活动率分别为 68% 和 71%（P=0.791）。1 年后，来自意大利一项随机Ⅲ期临床实验入组了 276 例 MESCC 患者，采用先前包含 44 例前列腺癌伴 MESCC 患者的非随机研究照射方案[65]，即分段治疗 [15Gy（3 次），休息 4 天，然后 15Gy（5 次）] 和 16Gy，分 2 次、中间休息 1 周[67]。放疗后活动率分别是 71% 和 68%（P 未说明），两组运动功能改善的持续时间为 3.5 个月。因为短疗程方案（16Gy，分 2 次）并不劣于更耗时的分段治疗方案，随后开展了另一项随机试验，进一步减少了治疗时间，从 8 天（16Gy，分 2 次，中间休息 1 周）减少到 1 天（单次 8Gy）[68]。这项新Ⅲ期试验包括 303 名符合条件的患者，于 2009 年报道。该试验未能证明两个放疗方案在功能结果方面存在显著差异。放疗作用的中位持续时间，16Gy（2 次）组为 5 个月，8Gy/ 次组为 4.5 个月（P=0.4）。2011 年，报道了 SCORE-1 研究的最终结果，这是一项前瞻性非随机双向研究，患者来自荷兰和德国[43]。研究比较了短疗程放疗（n=131）[定义为 8Gy/ 次或 20Gy（5 次）] 和长疗程放疗（n=134）[包括 30Gy（10 次）、37.5Gy（15 次）或 40Gy（20 次）]。本研究次要终点之一是放疗疗程对运动功能的影响，两组之间没有显著差异（P=0.95）。短疗程放疗组 28% 患者出现运动功能改善，长疗程组是 29%。分别有 56% 和 55% 患者运动功能障碍未再进一步发展，而分别有 15% 和 16% 患者出现运动功能进一步恶化。在 2016 年，发表了另一项Ⅲ期随机试验，即 SCORE-2 试验[69]。该试验仅限于根据之前开发的生存评分确定的生存预后较差或中等患者[29, 30]，比较每周 20Gy（5 次）（n=101）和每 2 周 30Gy（n=102）的效果。主要终点是放疗 1 个月后总有效率，定义为运动障碍改善或没有进一步发展。照射 20Gy 总有效率是 87.2%，照射 30Gy 总有效率是 89.6%（P=0.73）。运动功能改善患者分别占 38.5% 和 44.2%，没有进一步发展分别占 48.7% 和 45.5%，运动功能恶化分别占 12.8% 和 10.4%（P=0.44）。放疗后 1 个月，分别有 71.8% 和 74% 患者能够行走（P=0.86）。

因此，所有前瞻性研究和试验比较了治疗 MESCC 的各种放射治疗方案，在总有效率、运动功能改善和放疗后活动状态等功能结果，无法证明某个方案更优越。

MESCC 常规放疗另一个重要目的是延长最初照射的脊柱部位 MESCC 野内复发的时间。由于放射性脊髓病的发生，正常脊髓耐受剂量为 45～50Gy（常规分次），局部复发的 MESCC 已经接受足够 EQD2，通常不能再次照射[63, 64]。MESCC 局部控制非常重要。然而，MESCC 野内复发风险取决于 MESCC 首次（初次）治疗的剂量分次方案。一项包括 1304 例 MESCC 患者的大型回顾性研究给予单纯常规放疗和地塞米松，比较 5 种剂量分次方案，包括 8Gy/ 次、20Gy（每周 5 次）、30Gy（每 2 周 10 次）、37.5Gy（每 3 周 15 次）和 40Gy（每 4 周 20 次）[25]。在本研究中，分别有 24%、26%、14%、9% 和 7% 患者在 MESCC 初次放疗 2 年后出现野内复发（$P < 0.001$）。两个短疗程单次 8Gy 与 5 次 20Gy 之间（P=0.44），三个长疗程 10 次 30Gy、15 次 37.5Gy 和 20 次 40Gy 之（P=0.71）均没有显著差别。这项回顾性研究结果促进了前瞻性 SCORE-1 研究的产生，在 265 例 MESCC 患者中比较短疗程（单次 8Gy 或 5 次 20Gy）和长疗程（10 次 30Gy、15 次 37.5Gy 或 20 次 40Gy）的效果[43]。短疗程 1 年局控率为 61%，长疗程为 81%（P=0.005）。在 MESCC 照射后预测 6 个月生存率的评分系统[29, 30, 70]预测生存较好的患者中，进行了另一项回顾性研究，比较了 10 次 30Gy 和两个具有较高总剂量的长疗程方案（15 次 37.5Gy 和 20 次 40Gy）。该研究是配对研究，191 例接受 10 次 30Gy，根据 10 个预后因素按照 1∶1 配对，191 例患者接受更高剂量照射（15 次 37.5Gy 或 20 次 40Gy）[70]。两年局控率分别为 71% 和 92%（P=0.012）。

如果 MESCC 野内复发需要再照射，而首程放疗和再次照射的总剂量没有超过 $100Gy_2$，那么治疗将是安全的[71]。如果累积 BED 为 $135.5Gy_2$ 或更低且 2 次治疗之间的间隔时间为 6 个月或更长，则放射性脊髓病的风险很小[72]。BED 用下列公式计算：$BED=D \times [1+(d/\alpha/\beta)]$[62]。公式中，$D$ 代表总剂量，d 代表分次剂量，α 代表线性部分，β 代表细胞杀灭的二次方部分，α/β 比值代表两种细胞杀伤成分相等时的剂量。α/β 比值取决于参考终点，放射性脊髓病为 2Gy。有兴趣的读者可以参阅本书中专门介绍脊髓耐受性的章节。

MESCC 野内复发通常仅在放疗后几个月内发生。它的风险随患者生存时间而增加[28, 43]。因此，预后较差患者应给予短疗程放疗，以避免患者在放疗上耗费太多的生存时间。因为随着生存时间延长，MESCC 局部控制变得更加重要，而且应用长疗程放疗可以改善局部控制，因此这部分患者不应接受单次或短疗程多分次的放疗。具有中等预后患者似乎更适合世界上最常用的 10 次 30Gy 方案。预后很好的 MESCC 患者更好的局部控制似乎受益于增加放疗剂量超过 30Gy，这些患者似乎更适合 15 次 37.5Gy 或 20 次 40Gy 的治疗方案。这些因素表明，尽可能准确地预测每个接受常规放疗的 MESCC 患者生存预后是非常重要的。应用生存评分系统有助于评估一个患者剩余的时间。

五、病例研究

6 个月前，一名 74 岁男性首次诊断为非小细胞肺癌Ⅳ期伴肺和肾上腺转移。目前患者出现严重背部疼痛和双下肢进行性运动功能缺陷（10 天前发病）。患者不再能够行走，ECOG 评分为 4。临床检查，患者双下肢存在抵抗重力的自主活动。脊柱 MRI 显示播散性椎体转移，T_4～T_5 和 T_{10}～T_{11} 出现 MESCC。患者接受地塞米松治疗，并被送往神经外科，神经外科医生认为前期手术不合适。患者继而接受姑息放疗。根据生存评分，患者生存 6 个月的概率仅为 5% 左右。因此，患者接受单次 8Gy 的短疗程放疗。放疗后 4 周，疼痛和运动功能均得到改善。之前卧床的患者变得能够走动，在步行器帮助下能步行 100m。不幸的是，患者 6 周后死于内脏转移。

六、总结

- 大多数 MESCC 患者接受放疗，并辅助皮质类固醇治疗。
- 典型分次方案包括短疗程方案（如单次 8Gy 或 5 次 20Gy）和长疗程方案（如 10 次 30Gy、15 次 37.5Gy 或 20 次 40Gy）。
- 与长疗程方案相比，短疗程方案在运动功能方面具有相似的效果，倾向用于预期生存时间较短的患者。

- 与短疗程方案相比，长疗程方案具有更好的局部控制，倾向用于生存预后更好的患者。
- 放疗前应用可得到的评分工具评估每个患者的生存预后，选择最佳的个体化治疗。

本章自测题

1. MESCC 标志性症状是（　　）。

A. 疼痛　　B. 疲劳

C. 感觉缺陷　　D. 运动缺陷

E. 括约肌功能障碍

2. MESCC 首选诊断方法是（　　）。

A. 平片　　B. 脊髓造影

C. 增强 CT　　D. PET

E. MRI

3. 下列有关 MESCC 脊柱手术正确的是（　　）。

A. 适用于绝大多数 MESCC 患者

B. 一般不需要术后放疗

C. 理想情况下可以简单椎板切除，不用直接固定

D. 用于骨性碎片损伤脊髓或受侵脊椎节段不稳定

E. 通常在放疗疗程中进行

4. 为了给 MESCC 患者选择最佳的放疗方案，应考虑的因素是（　　）。

A. 预期生存时间短的患者，短疗程对于运动功能改善的效果不及长疗程

B. 由于毒性反应，通常不加用皮质类固醇药物

C. 需要加用双膦酸盐类药物，特别是预后差的患者，因为二膦酸盐和放疗对改善运动功能具有显著的协同作用

D. 与短疗程和单次治疗方案相比，长疗程方案具有更少的 MESCC 野内复发

E. 特别是在实体瘤和生存预后差的 MESCC 患者中，强烈推荐放疗联合化疗

5. 如果 MESCC 野内复发需要再照射，则（　　）。

A. 初次放疗和再照射的累积生物等效剂量（BED）不应超过 $50Gy_2$

B. 如果累积 BED 是 $50Gy_2$ 且 2 次治疗之间间隔超过 6 个月，放射性脊髓病的风险是无法接受的

C.BED 可以用下列公式计算：BED=$D\times[1+（d/\alpha/\beta）]$

D. 单次 8Gy 照射后的 MESCC 再照射必须应用立体定向放射治疗

E. 再照射一般联合姑息性减压手术

答案

1. D　2. E　3. D　4. D　5. C

第12章 椎体转移瘤

Vertebral Body Metastasis

Amol J. Ghia　Anussara Prayongrat　著

缩略语

AAPM	The American Association of Physicists in Medicine	美国医学物理学家协会
ASTRO	American Society for Radiation Oncology	美国放射肿瘤学会
BED	biological equivalent dose	生物等效剂量
CBCT	cone beam CT	锥形束 CT
cEBRT	conventional external beam radiation treatment	常规外照射放疗
CT	computed tomography	计算机断层成像
CTV	clinical target volume	临床靶区
EPID	electronic portal imaging device	电子射野成像装置
GTV	gross target volume	大体肿瘤靶区
IGRT	image-guidance radiotherapy	图像引导放射治疗
KPS	Karnofsky performance status	Karnofsky 一般状态评分
KV	kilovoltage	千伏
LINAC	linear accelerator	直线加速器
LQ model	linear-quadratic model	线性二次方程
MESCC	metastatic epidural spinal cord compression	转移性硬膜外脊髓压迫
MLC	multileaf collimator	多叶光栅
MRI	magnetic resonance imaging	磁共振成像
MV	megavoltage	兆伏
OAR	organs at risk	危及器官
OS	overall survival	总生存
P_{max}	maximal point dose	最大点剂量
PRISM	prognostic index for spine metastasis	脊柱转移预后指数
PRV	planning organ-at-risk volume	计划危及器官
PTV	planning target volume	计划靶区
QUANTEC	quantitative analysis of normal tissue effects in the clinic	临床正常组织效应定量分析
RCC	renal cell carcinoma	肾细胞癌
RM	radiation myelopathy	放射性脊髓病

RPA	recursive partitioning analysis	递归分区分析
RT	radiotherapy	放射治疗
RTOG	Radiation Therapy Oncology Group	肿瘤放射治疗协作组
SBRT	stereotactic body radiotherapy	体部立体定向放射治疗
SINS	spine Instability Neoplastic Score	脊柱不稳定性肿瘤评分
TPD	time from primary diagnosis	初次诊断时间
VCF	vertebral compression fracture	椎体压缩性骨折

学习目标

- 根据个体化的预后和预测因素，概述椎体转移患者的治疗方法。
- 确立放疗在椎体转移中的作用，发现能从体部立体定向放射治疗中获益的患者。
- 描述放射治疗技术，包括模拟定位和体位固定、靶区勾画、处方剂量和分次、正常组织限量。
- 评估体部立体定向放射治疗可能的毒性反应。

一、流行病学

骨转移是排在肺和肝转移之后第三常见的播散形式。由于血液循环和宿主因素，脊柱是最常见骨转移部位[1]。事实上，尸检发现，30%～90% 的患者出现脊柱转移，5%～30% 患者出现神经功能受损[2]。脊柱转移最常见的临床症状是进行性轴性疼痛，夜间发作频繁。神经损害包括偶发性神经根压迫和脊髓压迫。

二、危险因素

没有椎体转移相关的危险因素。

三、预后和预测因素

结合原发肿瘤特性、内脏转移数目、骨转移数目、一般状态和神经功能状态等预后因素，设计病史评分系统，旨在为脊柱转移的每个患者选择合适的治疗方法[3-6]。预后良好的患者可能更适合局部强化治疗，而预后较差的患者则选择相对温和局部治疗。预后评分系统允许外科医生和肿瘤学家更好地评估患者预后和选择合适的治疗方法。

四、多学科管理

目前，多种治疗方法可用于治疗脊柱转移的患者，多学科决策对于优化治疗方法至关重要。1 类证据支持手术减压在有脊髓压迫症状患者中的作用，以改善运动能力。现代外科技术包括使用器械固定脊柱的脊柱减压和清除硬膜外病变结合固定的分离手术。历史上，手术指征包括对非手术措施无效的难治性机械性疼痛，对放疗、化疗或激素治疗抗拒的不断生长的肿瘤，既往放疗后脊髓已达到耐受量的患者，表现为病理性骨折，进行性畸形或神经功能缺陷等脊柱不稳定性，以及（或者）临床表现出明显压迫症状，特别是骨骼或骨碎片压迫[7]。

除了外科手术，局部放疗也是一种无创性治疗方法，可以作为主要治疗手段、术后治疗及姑息治疗，下面将详述。此外，还应考虑其他的医学治疗，包括全身化疗、激素治疗、皮类固醇、二膦酸盐和止痛药[4]。显然，由脊柱外科医生、神经放射学家、肿瘤内科学家、疼痛专家和放射肿瘤学家组成的团队开展多学科治疗是首选。

纪念斯隆凯特林癌症中心为转移性脊柱疾病、NOMS（神经学、肿瘤学、机械不稳定型和系统疾病的评价）制订了多学科决策框架，有助于医生为每个患者制订最佳的治疗方案[8]。神经系统评价包括临床和放射学评价肿瘤范围。Bilsky 等提出 MRI 分级系统，适用于转移性硬膜外脊髓压迫（ESCC）的患者[9]。一般情况下，低级别 ESCC 患者，如 0 级（仅有骨转移）、1 级（硬膜外侵犯，没有脊髓压迫，分为 1a 级到 1c 级），没有机械不稳定的情况下，考虑放疗。高级别压迫患者，如 2 级（部分 ESCC）和 3 级（完全 ESCC），可能适合手术减压，然后放疗。最近，Ryu 等提出一个评分系统，用于决定手术还是使用基于放射影像（MRI）和神经系统评分标准的体部立体定向放射治疗的先进放疗技术[10]。伴有明显硬膜外转移性病变的神经功能进行性恶化的患者将考虑手术减压，然后在适当时机放疗。

肿瘤学评估侧重于肿瘤对治疗的反应性、控制持续时间及原发肿瘤病理类型的自然病程，通常取决于肿瘤内在的放射敏感性。放射敏感的实体瘤包括乳腺癌、前列腺癌、卵巢癌和神经内分泌肿瘤，而肾细胞癌（RCC）、肉瘤和黑色素瘤被认为是放射抗拒的肿瘤，可能需要更高的剂量才能达到局部控制。

机械不稳定性可作为手术干预的指征，并且需要临床和放射学评估。脊柱不稳定性肿瘤评分（SINS）可通过一系列综合因素包括肿瘤位于脊柱的位置、疼痛、骨骼病变、脊柱排列、椎体塌陷和椎体后部受侵等评估脊柱的不稳定性，经过验证，具有很高的可靠性。SINS 超过 7 分，表示脊柱可能不稳定，可考虑手术固定[11, 12]。

全身性疾病评估肿瘤播散范围、可用的系统治疗方法、医学并发症和肿瘤病理类型等，决定了患者治疗的耐受性。

五、放射治疗

美国放射肿瘤学会（ASTRO）提供了骨转移（包括但不限于椎体转移）治疗的循证指南，总结了骨转移的姑息性放疗的作用[13]。伴有硬膜外侵犯症状的和无硬膜外侵犯症状的椎体转移患者，无论行或未行手术减压 / 固定，均建议放疗作为其治疗选项之一。椎体局部病变的联合治疗取决于下列因素：病变内在的放射敏感性、神经系统稳定性、硬膜外软组织病灶压迫脊髓的程度、不能手术的医学状况、疾病全身播散的情况或较差的生存等。

六、常规放疗

常规外照射（cEBRT）成为脊柱转移主要的治疗方法已有数十年，能够缓解骨转移的疼痛，预防转移性脊髓压迫的进展。常规外照射可以应用不同的放疗方案和剂量分次，包括单次 8Gy、5 次 20Gy、10 次 30Gy、15 次 37.5Gy 和 20 次 40Gy。不同方案之间的姑息治疗的效果相似，但短分次方案中再次治疗的概率和病理性骨折发生率似乎更高[14-17]。在术后治疗中，10 次 30Gy 是常用的分次方案，并且在姑息治疗中也是经常使用的方案。

七、体部立体定向放射治疗

SBRT 是一种新兴的治疗方式，结合了先进的技术，如计算机计划软件、先进的影像技术（如 MRI）、刚性固定装置、射束强度和射束角度调制及图像引导放射治疗。SBRT 治疗脊柱转移瘤的目的是缓解疼痛，改善局控，预防或改善神经功能障碍，保持良好的生活质量，同时尽可能减少可能的毒性反应。SBRT 优势可以从物理学、生物学和临床方面进行描述。

1. 物理学方面

通过复杂的射束设置、射束强度调制及先进的图像引导和治疗传送系统实现精准的靶区定位，有助于增加肿瘤剂量和保护正常组织，实现优异的剂量适形度，在距脊髓毫米的距离内给予消融剂量（如单次 24Gy）的放疗，同时保护神经功能。

2. 生物学方面

SBRT 通常分 1～5 次完成，产生一个比 cEBRT 更高的生物等效剂量，目的是改善局部控制率，而毒性反应最轻。应用线性二次模型进行估算，SBRT（单次照射 16～24Gy 至 3 次 24～27Gy）的生物等效剂量为 41.6～81.6Gy_{10}，而外照射（单次照射 8Gy 至 10 次 30Gy）的生物等效剂量为 14.4～39Gy_{10}。这可能是通过放射线的直接效应（即 DNA 损伤）

和间接效应来改善肿瘤局部控制。虽然尚未完全确定 SBRT 导致肿瘤细胞死亡的确切的生物学机制，但有人提出血管环境和免疫环境的改变可能有助于提高 SBRT 的疗效，甚至超过 LQ 模型所预测的疗效[18-21]。

3. 临床方面

使用 cEBRT 可以达到暂时有效地缓解。然而，特定患者中，使用 IGRT 和 SBRT 技术可以达到持久缓解和进一步改善局控。图像引导的 SBRT 可以在最小毒性反应的情况下给予一个消融剂量，可能改善肿瘤局控，特别是放射抗拒的肿瘤。然而，仍然缺少对正常组织长期毒性反应的进一步了解[22]，必须权衡 SBRT 的潜在风险和上述的潜在获益。优异的剂量适形度在挽救性照射中极为重要。此外，治疗时间短和定位准确可以保护骨髓，有益于全身治疗的不良反应最小化[23]。总之，SBRT 是无创治疗，作为外科或多分次放疗之外的另一个消融治疗的选择，可以在门诊患者中使用单次照射。

八、脊柱 SBRT 适应证

拟行脊柱 SBRT 时，不能忽视患者选择。在特定的患者和疾病特性的基础上，采用多学科模式进行临床思考和判断。必须权衡脊柱 SBRT 的风险和潜在的长期获益。几个指南和综述总结了许多已发表的试验的入组和排除标准[13, 24-29]。在 MD Anderson 癌症中心（MDACC），病变寡转移 / 缓慢进展的、放射抗拒的或同一部位既往放疗过的患者，考虑给予脊柱 SBRT。

两个研究小组评估了椎体转移 SBRT 后的生存情况，提出 SBRT 特定预后模型：递归分区分析（RPA）指数和脊柱转移预后指数（PRISM）[30, 31]。

Chao 等开发的脊柱 SBRT 患者的 RPA 指数，将患者分为 3 级：1 级定义为初次诊断时间（TPD）＞ 30 个月，并且 KPS ＞ 70；2 级定义为 TPD ＞ 30 个月且 KPS ≤ 70，或 TPD ≤ 30 个月且年龄＜ 70 岁；3 级定义为 TPD ≤ 30 个月，且年龄≥ 70 岁。1 级、2 级、3 级的总生存时间分别为 21.1 个月、8.7 个月和 2.4 个月[30]。最近，Tang 等开发了脊柱转移预后指数（PRISM），利用 7 个治疗前参数把患者分为 4 组，预后优良的（1 组）患者和预后较差的（4 组）患者行脊柱 SBRT 后中位总生存时间分别为＞ 70 个月和 9.1 个月[31]。迄今为止，两个预后模型都没有经过别的研究验证。

九、脊柱 SBRT 临床应用

根据不同的患者、治疗性质和预期治疗结果，脊柱 SBRT 在临床实践中分为以下三类[24]。

1. 未接受照射的患者首次治疗

寡转移或有症状的放射抗拒的患者可以考虑脊髓 SBRT。研究报道，未接受照射的患者采用 SBRT 治疗脊柱转移，肿瘤和（或）疼痛控制率为 80%～100%（表 12-1）[32-38]。肿瘤 / 疼痛控制的中位时间为 6.5～13.3 个月。放射抗拒的肿瘤也能从 SBRT 中获益，之前来自 RCC、黑色素瘤和肉瘤的研究报道了一些值得期待的研究结果，脊柱转移 SBRT 后疼痛控制率达 89%～96%[33, 42, 49]。与转移性放射抗拒肿瘤使用分次照射的历史数据比较，这个结果令人满意[50]。

2. 既往接受照射的患者的挽救性治疗

脊柱转移放疗后，局部复发是一个非常具有挑战性的临床情形[51, 52]。以前，这些患者的治疗目的是在不引起脊髓放射病（RM）的情况下缓解和预防由于肿瘤进展引起进一步的并发症。因此，以前的治疗方法包括单纯手术减压或单纯低剂量 cEBRT，有关局控时间的数据很少。脊柱 SBRT 可以提供一个安全有效无创的挽救治疗方法。许多研究表明脊柱 SBRT 再照射对肿瘤和（或）疼痛控制的效果为 77%～100%[39-44, 53]（表 12-1）。

3. 联合手术治疗

基于根治性治疗的结果，SBRT 已经有选择地应用于术后治疗，通常用于放射抗拒的或既往照射过的患者，肿瘤控制率达 81%～94.4%[45-47]，而 cEBRT 患者为 60%[54, 55]。SBRT 通常在术后 1～2 周内进行。系统性的综述表明，SBRT 和手术至少间隔 1 周以尽量减少伤口并发症[56, 57]，这通常早于常规放疗。与 cEBRT 不同，SBRT 使用多个不同方向的射束，高度聚焦、精确照射受侵的椎体，皮肤的累积剂量很低（图 12-1）。基于此，复发患者 SBRT 后的挽救性手术也是安全的。

对于具有明显硬膜外病变的患者，脊髓的耐受

表 12-1 SBRT 治疗椎体转移的效果

研 究	病例数	中位随访时间（个月）	放射治疗	疼痛缓解率[a]	肿瘤控制率	总生存时间（个月）	毒性反应
未照射患者的首次治疗							
Ryu[32]	49	6.4	单次 10～16Gy	85% TPR14 天 DPR13.6 个月	NA	1 年：74.3%	No RM
Gerzten[33]	48 例 RCC	37	单次 20Gy（中位剂量）	89%	87.5%	NA	NA
Yamada[34]	93	15	单次 18～24Gy	NA	15 个月：100%	15	No RM
Chang[35]	63	21.3	27Gy（3 次）（中位剂量）	NA	1 年：84%	16.3	No RM
Grag[36]	61	17.8	单次 16～24Gy	78%	1 年：100% 18 个月：88%	30.4	RM：3% VF：3%
Guchenberger[37]	301	11.8	24Gy（3 次）（中位剂量）	76.8%	1 年：89.9% 2 年：83.9% TLF：9 个月	19.5	No RM VF：7.8%
Bishop[38]	285	19	27Gy（3 次）（中位剂量）	NA	1 年：88% 3 年：82% TLF：6 个月	23	NA
放疗患者的挽救性治疗							
Milker[39]	18	12.3	39.6Gy（中位剂量）（首程剂量 38Gy）	81.3%	1 年：94.7% TLF：17.7 个月	10.5	No RM
Yamada[40]	35	7	20Gy（5 次）（首程剂量 30Gy）	90%	81% TLF：5.5 个月	7	No RM
Wang[41]	149		27～30Gy（3 次）	92.9%	1 年：80.5% 2 年：72.4% TLF：13 个月	23	No RM
Gerzten[42]	36 例黑色素瘤，64% 患者再程放疗		单次 21.7Gy（中位剂量）	96%	75%	NA	NA
Gerzten[43]	393 例，68% 患者再程放疗	21	单次 12.5～25Gy	86%	1 年：90%	NA	No RM
Gibbs[44]	74 例，74% 患者再程放疗	9	16～25Gy（1～5 次）	83.9%	NA	11	RM：4%
联合治疗							
Gerzten[45]	26	16	单次 16～20Gy	92%	NA	NA	NA
Rock[46]	18	7	单次 6～16Gy	NA	NA	NA	RM：5.6%
Moulding[47]	21		单次 18～24Gy	NA	90.5%	10.3	No RM
Laufer[48]	186		24～30Gy（1～3 次）	NA	95.9%	NA	NA
			18～36Gy（5～6 次）	NA	77.4%	NA	NA

TPR. 疼痛缓解时间；DPR. 疼痛缓解持续时间；TLF. 局部失败时间；RM. 放射性脊髓病；VF. 椎体骨折；RCC. 肾细胞癌；NA. 不适用。
a. 疼痛缓解率：可定义为疼痛完全缓解或部分缓解，或疼痛改善，或疼痛控制，根据研究而不同

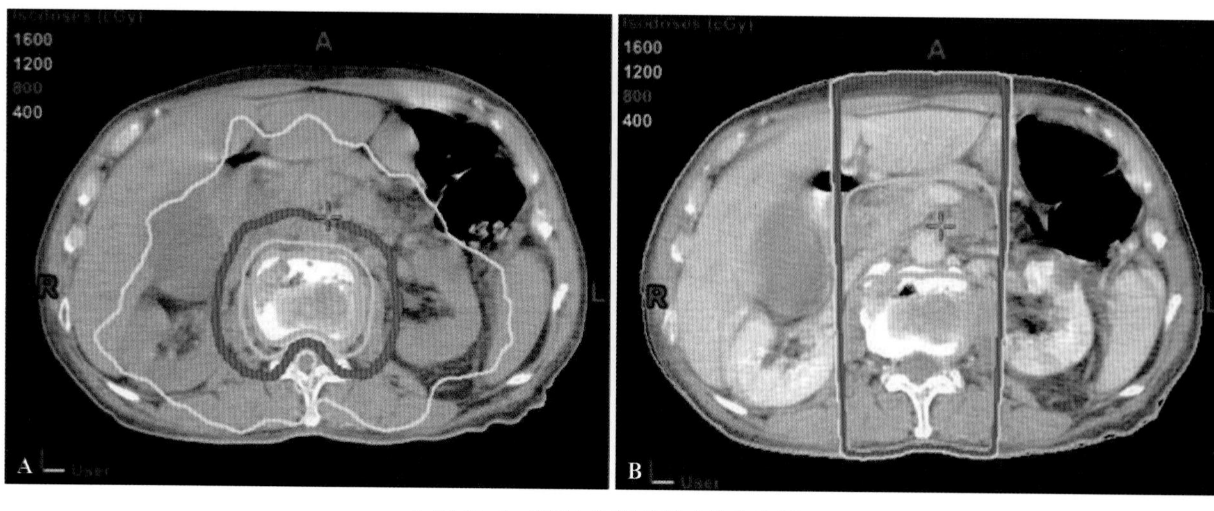

▲ 图 12-1 两种不同放疗技术的皮肤剂量

体部立体定向放疗（A）和常规放疗（B）。16Gy 等剂量线以绿色曲线表示，12Gy 等剂量线以青色曲线表示，8Gy 等剂量线以紫色曲线表示，4Gy 等剂量线以黄色曲线表示

剂量限制了脊髓周围肿瘤的剂量覆盖。事实上，脊柱 SBRT 的一个常见失败部位就是硬膜外腔。"分离手术"作为一个治疗策略而提出，选择性地切除部分硬膜外肿瘤，剩余的部分肿瘤给予脊柱 SBRT 治疗。该治疗策略的手术范围最小，SBRT 给予剩余肿瘤最佳的照射剂量。研究报道，采用多学科治疗方法，1 年的局部失败率为 9.5%～16.4%（6.3%～9% 的患者单次照射 24Gy），没有患者出现脊髓病变[47, 48]。

十、放疗技术

（一）模拟和固定

需要 CT 模拟定位，扫描层厚 1～2mm。患者必须在舒适的体位下采用立体定向固定装置进行体位固定，以确保位置的重复性和治疗中不必要的活动度最小化（图 12-2）。Li 等报道了使用图像引导、负压垫近刚性的体部固定可以使分次间的活动最小，摆位误差为 2mm[58]。临床实践中，PTV 的边界范围为 0～2mm。然后将 CT 模拟图像传送到治疗计划计算机。

（二）靶区勾画

建议在 MRI 图像上进行勾画肿瘤和重要正常组织，如脊髓。采用平扫和增强 T_1WI 和 T_2WI。肿瘤区定义为 CT 或 MRI 等放射影像学上可见的肿瘤。临床靶区勾画是根据肿瘤扩散途径而确定解剖学潜在的侵犯范围[35, 59]。出现椎旁软组织侵犯的患者，软组织侧的边界为 5mm[60]。只有 5% 患者出现侵犯邻近的椎体[59]，因此，放疗靶区没有必要包括邻近椎体[24]。RTOG 0631 研究和国际脊柱放射外科联盟提出了相似的勾画方法[29, 61]。对于术后 SBRT，GTV 包括术后影像中残留的肿瘤区域。CTV 包括 GTV 和根据术前影像和术中发现确定的瘤床。不建议包括手术通路和瘢痕，其在常规 EBRT 中经常包括在内的。PTV 边界范围为 0～2mm，包括摆位误差、图像融合误差、勾画的不确定性、分次间的活动度及 IGRT 系统相关的机械误差[60]。

（三）危及器官勾画和剂量体积限值

脊椎 SBRT 计划中，脊髓是最常见的剂量限制器官。剂量限值在不同机构和研究中略有不同。临床正常组织效应定量分析（QUANTEC）研究证实常规照射（每次 1.8～2Gy）整个脊髓截面 54Gy 和 61Gy 导致脊髓病的估计风险分别为＜1% 和＜10%，脊椎 SBRT 治疗时，建议脊髓的最大剂量为单次 13Gy[62]，与 RTOG 0631 研究中的 14Gy 脊髓限量[29]、美国医学物理学家协会 101 工作组[63]、Sahgal 等的研究[64, 65]相似。部分脊髓体积，定义为增强 T_1WI 和 T_2WI 上靶区椎体上下 5～6mm 范围内的脊髓，剂量限制为单次 10Gy 或 3 次 18Gy 照射的

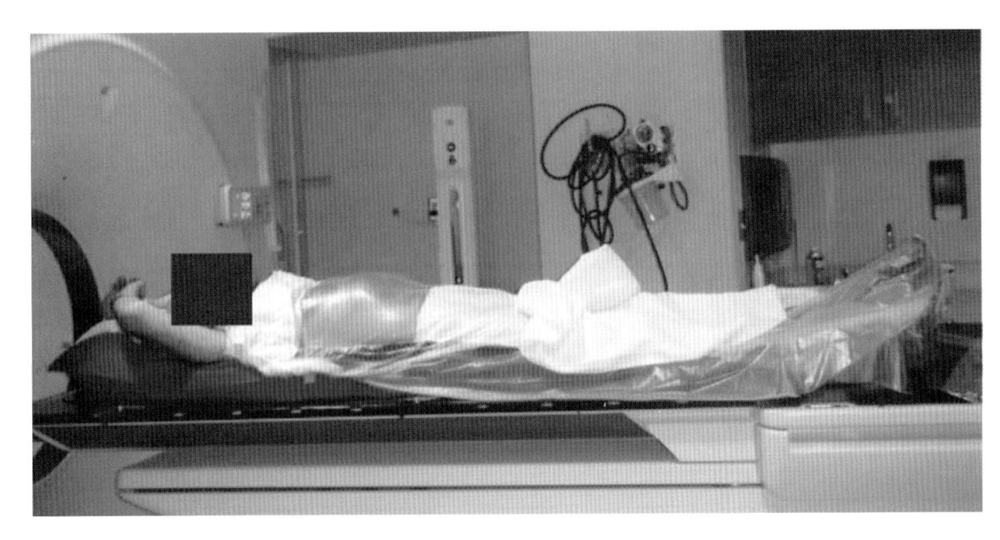

◀ 图 12-2 使用身体固定装置进行刚性固定

体积不超过 10%[29, 63]。在 MDACC，我们目前的做法是当 SBRT 单次照射时允许 $0.01cm^3$ 的脊髓接受 10～12Gy 的照射剂量。与 PTV 外扩边界的原因相同，考虑到患者体位变化，OAR 也外扩 1.5～2.0mm 边界，称为计划危及器官（PRV）[66]，但是这并不是必需的，而由治疗机构自行决定。表 12-2 总结了 RTOG 0613[29] 和 AAPM TG 101[63] 推荐的正常危及器官的耐受剂量。

再程照射的情况下，考虑到累积剂量耐受性，脊髓耐受剂量必须更加保守。动物和人类的再程照射数据表明，辐射诱导的脊髓亚临床损伤的部分修复发生在放疗后 6 个月至 2 年后 [62]。有关再程照射患者出现和未出现放射性脊髓炎的临床研究提出以下建议：①再程治疗的硬脊膜最大点剂量（P_{max}）≤ $25.5Gy_{2/2}$（按照 α/β=2，换算为单次 2Gy 的等效剂量）；②硬脊膜累积 P_{max} ≤ $70Gy_{2/2}$；③再程治疗的 P_{max} 与硬脊膜累积 P_{max} 的比值≤ 0.5；④再程照射的最小间隔时间≥ 5 个月 [67]。我们目前的临床实践是再程照射中脊髓 D_{max} 限制在 3 次 10Gy，这一领域为当前研究热点。

（四）处方剂量

已经报道了各种不同的脊柱 SBRT 处方剂量。常见分次方案包括单次 16～24Gy 或 3 次 24～27Gy 和 5 次 30～35Gy 的多次大分割方案。决定因素包括肿瘤组织学类型、侵犯范围、病灶部位和既往治疗。大于 23～24Gy 的剂量可达到近 90% 的局控，这证实了剂量 - 效应的相互关系 [34]。在我们机构，一般采用同步加量，如单次方案中，CTV 处方剂量 16Gy，GTV 处方剂量 18～24Gy。根据 RTOG 0631 研究，最佳的治疗计划要满足处方剂量至少覆盖 90% 的靶区，并且满足 OAR 的剂量限值。GTV 单次照射最少 14～15Gy，与最佳的局部控制相关 [38]。在 MDACC，通常使用同步加量技术，GTV 接受比 CTV 更高的剂量（图 12-3）。

（五）治疗计划的制订和实施

脊柱 SBRT 剂量优化有各种不同的治疗计划系统和实施方式，包括直线加速器、螺旋断层治疗系统和射波刀等系统。关于术后 SBRT，一个特殊的挑战是金属伪影导致勾画肿瘤和正常器官的图像质量很差。因此，在这种情况下，CT 脊髓成像比 MRI 更有益于勾画。我们机构使用直线加速器，采用 9 个后方照射野和步进式调强技术 [68]。

（六）治疗验证

in-room 和 OBi 成像系统的最新进展提高了 IGRT 靶区定位的准确性，以确保治疗开始前（摆位和分次间）和治疗过程中（分次中）的准确性。图像引导技术可分为以下两种技术。

(1) 基于 X 线立体定向系统，包括：①使用治疗用的兆伏级 X 线的电子射野成像装置（EPID）；②千伏级 X 线源和与其相对的安装在治疗室地板 / 天花板上的成像平板。根据当前影像和参考影像中的标志物位置，通过治疗床或射波刀的机械臂的活动来调整患者的位置。

表 12-2　RTOG 0613[29] 和 AAPM TG 101[63] 推荐的耐受剂量

正常器官	最大剂量	RTOG 0631	AAPM TG 101		
		单　次	单　次	3 次	5 次
		D_{max}（Gy）	D_{max}（Gy）	D_{max}（Gy）	D_{max}（Gy）
脊髓	≤ 0.35cm^3	10	10	18	23
	≤ 10% 部分脊髓	10	10	18	23
	< 1.2cm^3	—	7	12.3	14.5
	点剂量[a]	14	14	21.9	30
马尾神经	< 5cm^3	14	14	21.9	30
	点剂量[a]	16	16	24	32
骶丛神经	< 5cm^3	14.4	14.4	22.5	30
	点剂量[a]	18	16	24	32
食管	< 3cm^3	11.9	11.9	17.7	19.5
	点剂量[a]	16	15.4	25.2	35
气管 / 喉	< 4cm^3	10.5	10.5	15	16.5
	点剂量[a]	20.2	20.2	30	40
臂丛神经	< 3cm^3	14	14	20.4	27
	点剂量[a]	17.5	17.5	24	30.5
皮肤	< 10cm^3	23	23	30	36.5
	点剂量[a]	26	26	33	39.5

a. 点剂量：RTOG 0631 中指的是体积 0.03cm^3 的点接受的剂量，AAPM TG 101 中指的是体积 0.035cm^3 的点接受的剂量

(2) 基于 CT 系统，包括安装在加速器上的锥形束 CT（CBCT），使用 KV 级 X 线采集和重建图像；螺旋断层治疗机器内使用治疗射束的 MV 级螺旋 CT；治疗室内使用同一个治疗床的诊断品质的（KV）CT，称为轨道 CT。

为了确定分次治疗期间的活动度，每次放疗之前，每个患者固定在治疗床上并进行图像验证。在照射期间，安装多叶光栅的直线加速器系统使用一个 6D 的机器人床和立体定向 X 线和（或）CT 成像系统进行图像引导检测治疗中的活动度。立体定向 X 线图像可能具有旋转误差，进一步的 CT 验证可以纠正这个误差[68]。X 线图像能够在几秒内拍摄，可以采集接近实时的图形并校正，而 CT 图像可以提供高品质的容积成像，代价是增加了图像采集时间和辐射量。

与安装 MLC 的 LINAC 不同，射波刀根据安装

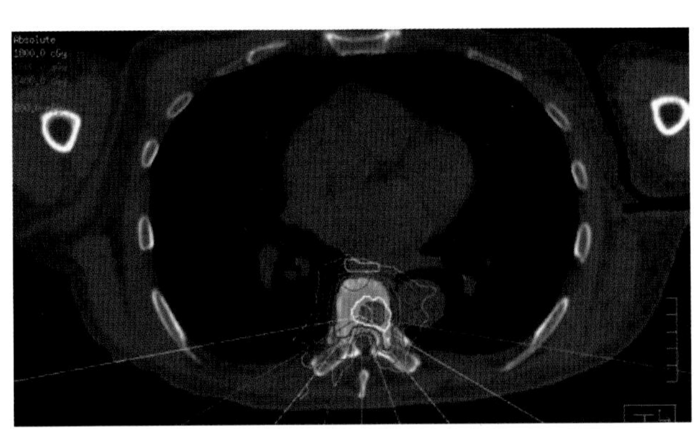

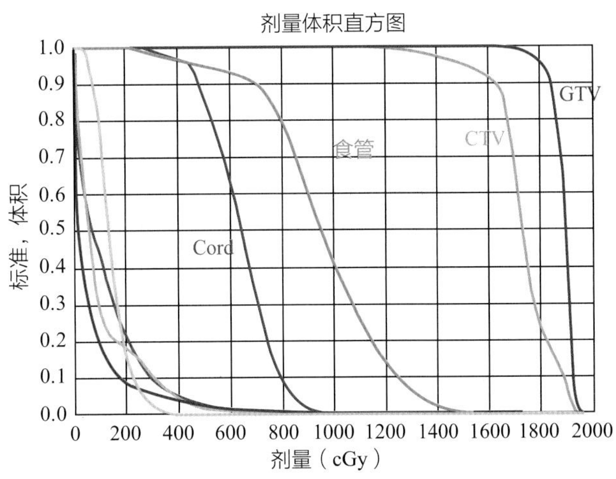

▲ 图 12-3 68 岁甲状腺乳头状癌患者 T_8 椎体寡转移给予脊柱 SBRT 治疗

在治疗室天花板的立体定向 KV 级 X 线球管接近实时采集的正交图像，应用机器人臂操纵 LINAC 的位置。因此，射波刀具有在出束的同时校正靶区位置的能力[60]。

十一、SBRT 毒性反应

脊柱 SBRT 的急性毒性反应相对少见。爆发痛定义为照射后即刻出现疼痛暂时加重，23%～68.3% 的 SBRT 治疗患者出现爆发痛[69, 70]。爆发痛的机制尚不清楚，但有人认为与水肿导致神经压迫或炎性细胞因子的释放有关，因此可以根据需要给予地塞米松（逐渐减量）[69]。在这类患者群体中预防性使用类固醇是一个研究热点。

脊柱 SBRT 晚期毒性反应总体并不常见，但患者存在发生放射性脊髓病和椎体压缩性骨折（VCF）的风险。RM 发生在治疗后 3～25 个月，但非常罕见，＜ 1% 患者会出现。肿瘤诱导的脱钙会造成 VCF，这通常是由于异常的骨质流失和结构改变，放射诱导的胶原损伤，放射性骨坏死和肿瘤组织所致[71]，VCF 在 SBRT 患者中最常见，发生率为 11%～39%，而常规放疗后发生率约 5%。骨折的高峰期在治疗后 3～4 个月，第二个高峰期在治疗后约 14 个月[72-75]。许多研究报道了骨折的预测因素，包括肿瘤位于 T_{10} 或以下、溶骨性病变（特别是侵犯椎体超过 40%）、脊柱后凸畸形、单次剂量≥ 20Gy、年龄＞ 55 岁、既往骨折、疼痛[72-75]或 SINS 评分较高[11, 12]。大多数放射性骨折不需要侵袭性干预。VCF 的手术治疗包括经皮骨水泥加固术，如椎体成形术和椎体后凸成形术，1/3 放射性骨折的患者需要开放式固定。然而，对于高危患者是否进行预防性脊柱固定尚未达成共识，目前为研究热点。

十二、病例研究

患者 57 岁，男性，转移性肾细胞癌，出现颈部疼痛和颈部活动受限。MRI 扫描显示侵犯 C_1 弓的转移灶，明显强化（图 12-4）。接受单次椎体 SBRT 治疗，GTV24Gy，CTV16Gy。

治疗后，疼痛完全消失，活动恢复正常。患者在治疗后没有出现毒性反应。治疗后 4 个月，MRI 扫描显示影像学完全消失。

十三、总结

- 椎体转移在癌症患者中很常见，需要包括外科手术、放射治疗和内科治疗在内的多学科治疗。
- 体部立体定向放射治疗可以应用于三种情况：①未接受放疗患者的首程治疗；②既往照射过患者的挽救性治疗；③术后治疗，具有良好的疗效和最小的毒性反应。
- 要达到良好的肿瘤控制和最小毒性反应，选择合适的患者和放疗技术至关重要。

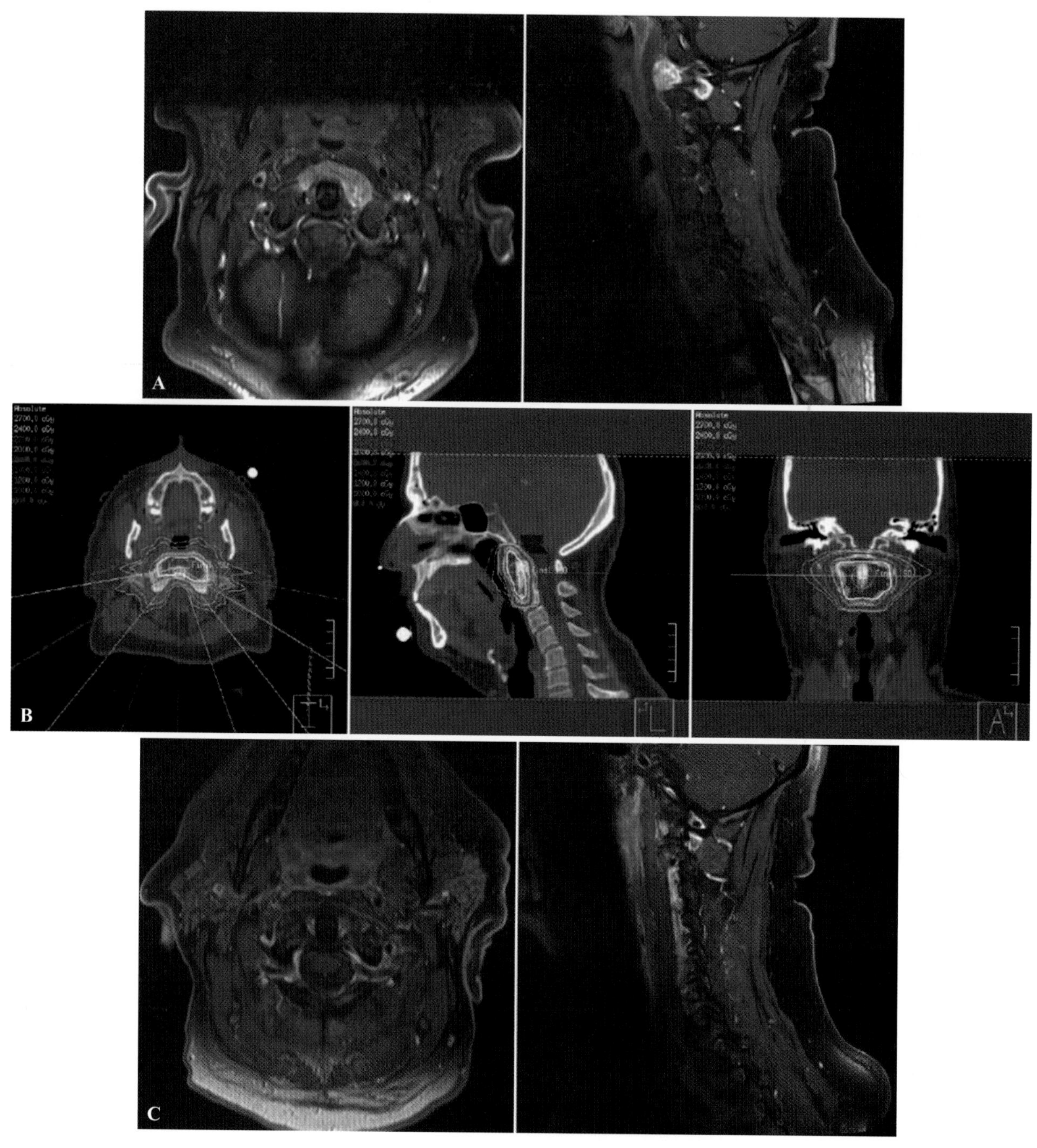

▲ 图 12-4 **患者 57 岁，男性，转移性肾细胞癌**

有症状性 C_1 椎体转移，给予单次 SBRT 治疗，GTV24Gy，CTV16Gy。4 个月后，影像监测显示影像学完全消失

本章自测题

1. 决定脊柱转移最佳治疗方式时，至少应该参考的因素是（　　）。

A. 原发肿瘤组织学类型

B. 肿瘤播散的程度

C. 椎体转移时间

D. MRI 对肿瘤范围进行放射学评价

E. MRI 对脊柱不稳定性进行放射学评价

2. 对具有明显硬膜外转移病变并伴有进行性神经功能恶化的患者，为了最大限度控制肿瘤，应考虑的方式是（　　）。

A. 手术

B. 常规放疗

C. 体部立体定向放射治疗

D. 手术和术后放疗

E. 手术和术后全身治疗

3. 根据 ASTRO 循证指南更新：骨转移的姑息性放射治疗[76]。下列错误的是（　　）。

A. 疼痛性外周骨转移，单次照射（单次 8Gy）与多次照射（5 次 20Gy、6 次 24Gy、10 次 30Gy）对疼痛的缓解效果是相同的

B. 疼痛性椎体转移，单次 8Gy 缓解疼痛的效果不劣于长疗程放疗

C. 首次治疗 1 个月后，骨转移残留或复发的患者可行再程放疗

D. 体部立体定向放射治疗强烈建议用于外周骨和脊柱转移的再程治疗

E. 以上都不是

答案

1. C　2. D　3. D

第六篇　柔脑膜病
Leptomeningeal Disease

第13章

柔脑膜病评估与处理

Evaluation and Workup of Leptomeningeal Disease

Sushma Bellamkonda　David M. Peereboom　著

学习目标

- 描述柔脑膜病发病率和病理生理学。
- 确定在评估和处理柔脑膜病中涉及的关键因素和步骤。
- 了解用于评价柔脑膜病可用技术的优缺点。
- 确定诊断柔膜病潜在的困难和挑战。

一、概述

柔脑膜病（leptomeningeal disease，LMD）是由癌症扩散到柔脑膜引起的，可以来自实体肿瘤，也可以来自血液系统的恶性肿瘤，如淋巴瘤或白血病。LMD是肿瘤性脑膜炎的同义词。柔脑膜癌或癌性脑膜炎特指来源于癌——即上皮恶性肿瘤（如乳腺癌或肺癌）的柔脑膜疾病。淋巴瘤性脑膜炎或柔脑膜淋巴瘤是指由淋巴瘤引起的LMD，而类似的术语——白血病性脑膜炎或柔脑膜性白血病，是指来自白血病的LMD[1]。其表现通常为亚急性和多样性，因此很容易被忽略。该疾病及时诊断并治疗，虽然不能治愈，但可以保护机体功能，维持生活质量。

二、发病率

癌症患者LMD发生率为3%～5%[2]。由于癌症治疗的进步，患者生存时间延长，发病率正在增加[3]。LMD最常见于乳腺癌、肺癌（特别是小细胞肺癌）和黑色素瘤[4]。原发性脑瘤很少会引起LMD，这很可能是由于肿瘤要么浸润柔脑膜，要么播散进入CSF[5, 6]。在儿童，视网膜母细胞瘤和胚胎性横纹肌肉瘤可能偶尔也会扩散到柔脑膜。大多数患者出现LMD症状时都有原发病的癌症诊断，但在极少数情况下，LMD可以是初始表现，而没有其他全身性疾病证据[7]。

三、解剖学

覆盖大脑的三层膜是硬脑膜、蛛网膜和软脑膜（图13–1）。硬脑膜的另一个术语是硬脑脊膜，而蛛网膜和软脑膜一起被称为柔脑膜。恶性细胞通过CSF侵入柔脑膜导致柔脑膜病或肿瘤性脑膜炎。

四、发病机制

肿瘤细胞可以通过各种机制向软脑膜的扩散[8, 9]，主要包括以下四种：①血源性转移；②脑实质、硬脑膜或骨骼病变直接侵犯；③沿神经传播，播散到脑脊液；④脑转移瘤切除术中蛛网膜下腔播散。

五、临床表现

由于LMD可以影响任何水平的神经轴，所以表现可以是多病灶的，其诊断具有挑战性，需要高

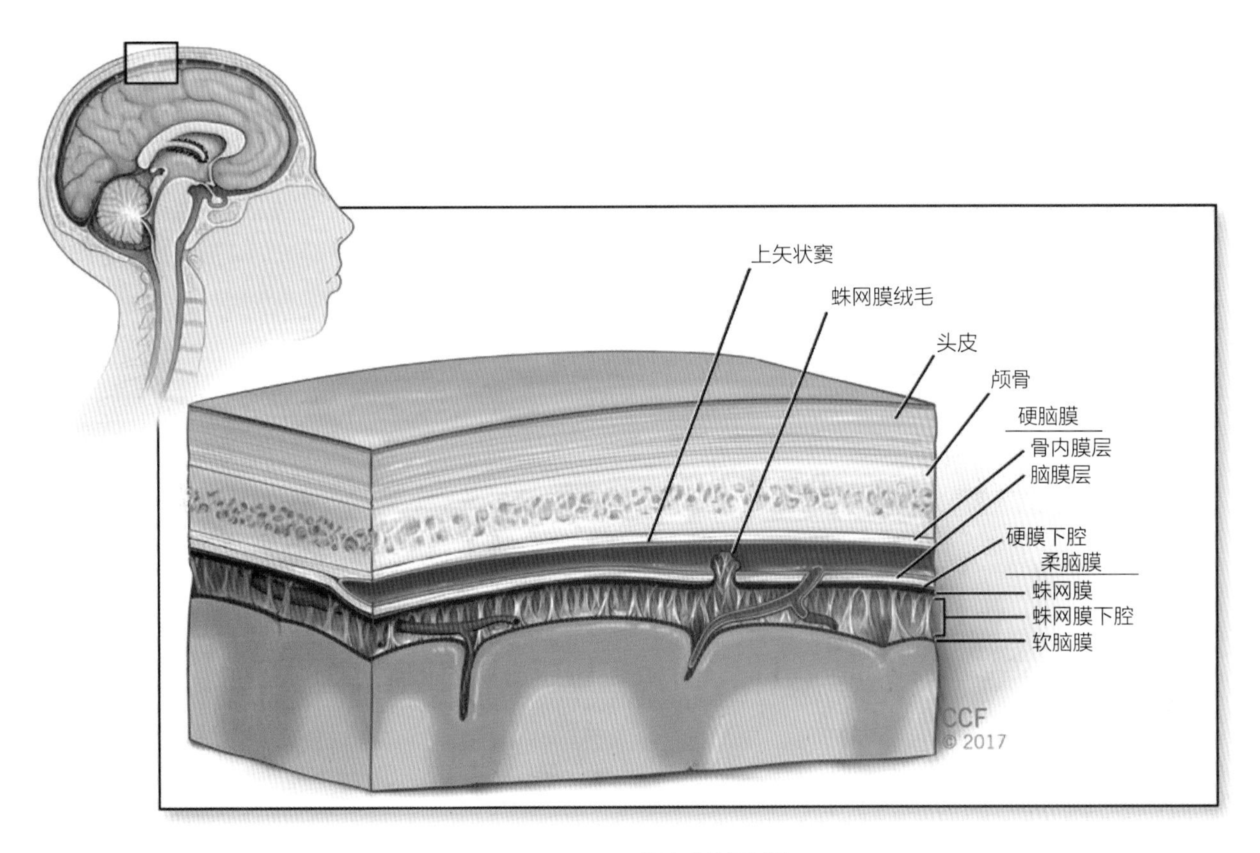

▲ 图 13-1　软脑膜的解剖学

引自 Cleveland Clinic Center for Medical Art & Photography © 2017 版权所有

度怀疑[7, 10]。

常见的受累部位是基底池、颅后窝和马尾。脑脊液在这些部位的缓慢流动及重力导致肿瘤细胞在这些部位的沉积[4]。

症状和体征（表 13-1）可归因于局部肿瘤浸润导致的局部神经功能缺损和癫痫发作、CSF 流动受阻导致的颅内压（increased intracranial pressure，ICP）增加和 CNS 新陈代谢的改变导致精神状态改变，其表现形式从思维迟缓到各种脑病。可以注意到，体征比症状的表现更明显[4, 5, 7, 11-14]。

表 13-1　LMD 临床特征

大脑和小脑半球	头痛、脑病、癫痫发作、运动性肌无力、共济失调、高原波（在高颅压状态下的阵发性神经症状，通常伴有体位变化）、视盘水肿
脑神经	复视（Ⅲ、Ⅳ、Ⅵ）、面部无力（第Ⅶ对）、听力障碍（Ⅶ）、"下巴麻木综合征"（V_3）、舌无力（Ⅻ）
脊髓根部和神经	疼痛、无力、马尾综合征

数据来自 [4, 5, 7, 11-14]

六、预后

如果不治疗，LMD 中位生存时间为 4～6 周，经过治疗，中位生存时间提高至 3～6 个月[3]。继发于淋巴瘤和白血病的 LMD 预后最好，建议对这些患者积极治疗[15, 16]。与实体肿瘤相关的 LMD 中，乳腺癌比肺癌和黑色素瘤有更好的预后[17, 18]。一般状态、全身性疾病程度、组织学和分子特征及既往治疗史都是影响预后的因素[18-21]。是否需要治疗和如何治疗往往是一个挑战。治疗目标是缓解症状、维持功能和延长生存期。根据美国国立综合癌症网络（NCCN）指南，可将患者分为预后差和预后好的一组。预后差的患者 KPS ＜ 60，神经系统功能缺损严重，存在几乎没有治疗选择的广泛全身性疾病、巨块型 CNS 病变和脑病。推荐预后差的患者进行姑息治疗，而对于预后好的患者推荐进行对柔

脑膜的针对性治疗 [22]。

七、评估

LMD 评估包括神经影像、CSF 分析。总体评估（图 13–2）如文中所示。神经影像学比 CSF 分析更敏感，而后者对 LMD 的诊断特异性更高 [23, 24]。CSF 细胞学检查特异性接近 100%，敏感性 75%，而钆增强 MRI 特异性 77%，敏感性 76%[24]。

八、神经影像

推荐使用脑和脊柱增强 MRI。如果 MRI 是禁忌，推荐使用增强 CT，增强 CT 敏感性较低 [11, 25]。脊髓造影在 LMD 的评估中没有作用。

^{18}F–FDG PET/CT 是初始成像和脑脊液分析阴性患者诊断 LMD 的替代方法 [26]。但是，我们不建议将其作为 LMD 常规评价的一部分。

九、MRI 脑成像

典型表现是沿着脑回和脑沟部薄的弥漫性柔脑膜增强病变，形成“磨砂”样外观。常见受累部位是小脑镰和基底池，包括腹侧脑干和大脑皮质表面（图 13–3）。脑干脑神经可能有增强和增厚表现。可见阻塞性脑积水或交通性脑积水和蛛网膜下腔肿块 [4, 16]。

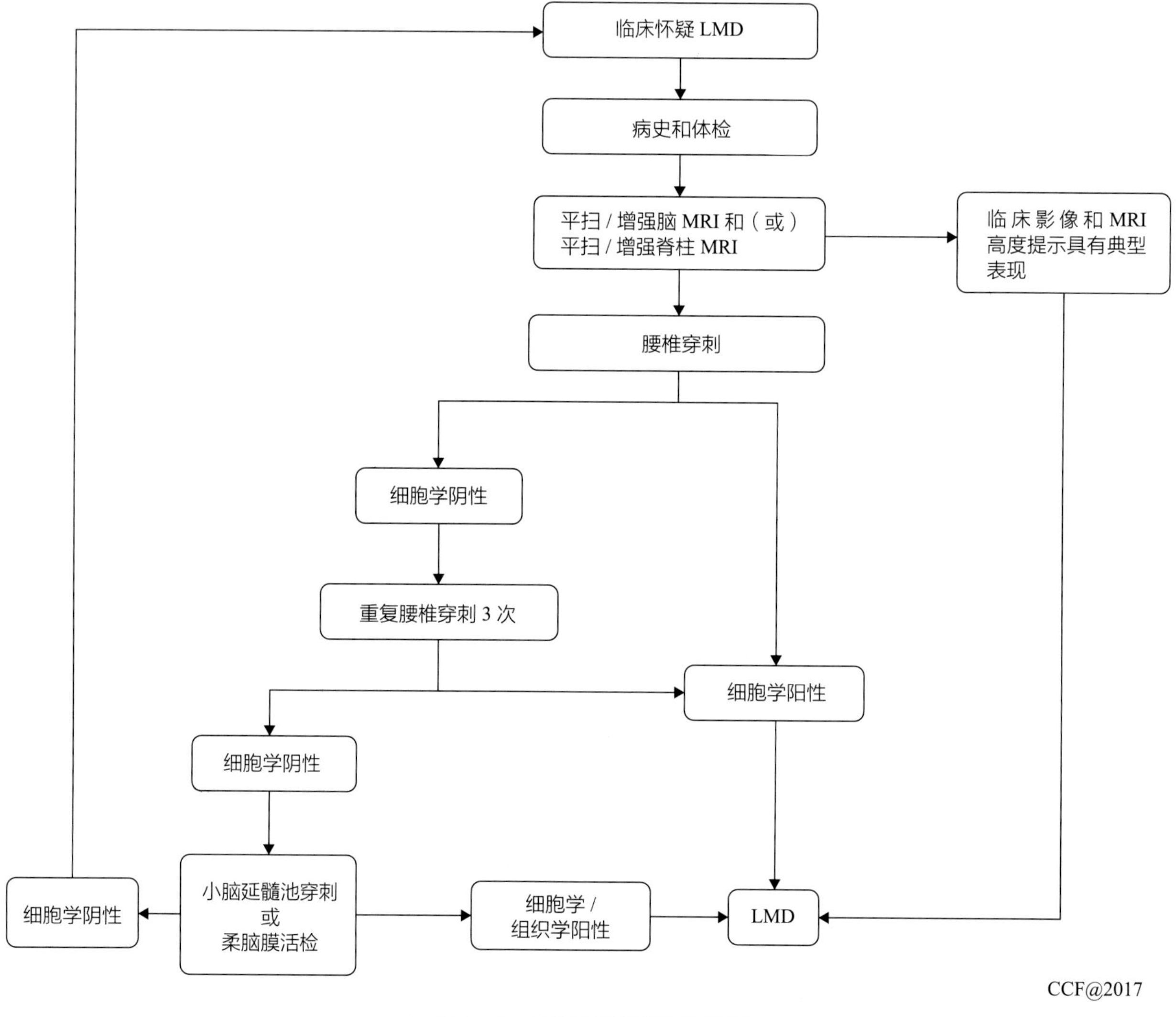

▲ 图 13–2 评估疑似柔脑膜疾病流程

LMD. 柔脑膜病

引自 Cleveland Clinic Center for Medical Art &Photography © 2017 版权所有

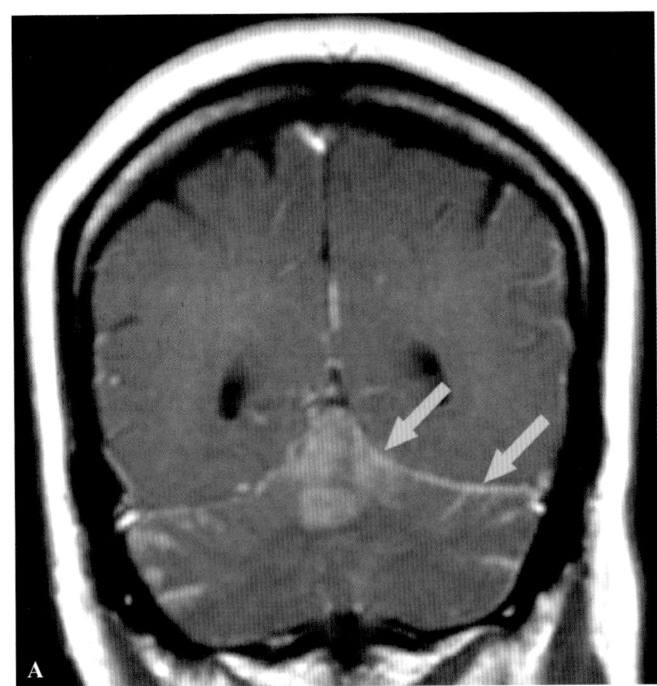

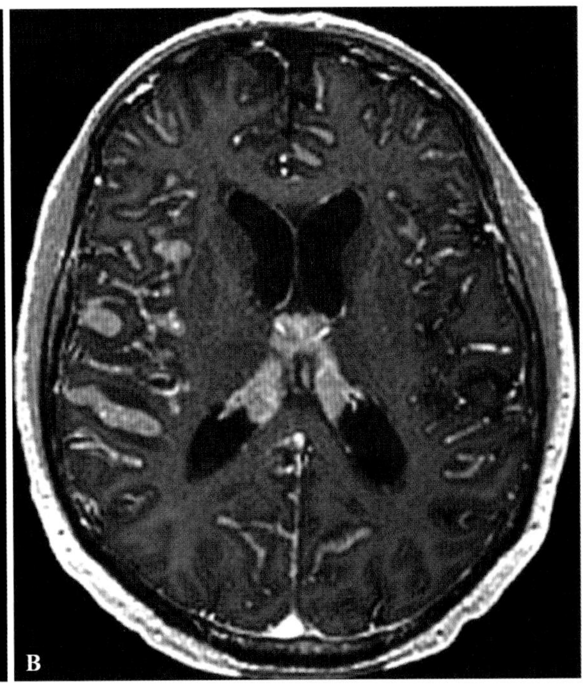

▲ 图 13-3　柔脑膜病的放射影像表现

A. 钆增强冠状位 T_1WI，注意小脑镰“磨砂”外观（箭）；B. 钆增强轴位 T_1WI，注意增厚的柔脑膜增强图像

十、MRI 脊髓成像

沿着脊髓或马尾神经的线性或结节样增强，神经根增厚，脊髓膨大，神经根聚集和脊髓软脊膜增强（Kramer 等描述为“糖衣”）提示 LMD（图 13-4）[27, 28]。

十一、诊断干扰

最好在腰椎穿刺前进行神经影像学检查避免腰椎穿刺后成像伪影。腰椎穿刺有时可以导致柔脑膜增强，这可能会干扰诊断评估 [16]。

贝伐单抗是一种抗血管生成药物，可以减少或消除预期的柔脑膜增强，使 MRI 不那么敏感 [29]。

十二、脑脊液循环研究

CSF 循环具有复杂的流动模式，其中几个部位易受大肿块型 LMD 阻塞（图 13-5）。建议在鞘内给药之前进行 ^{111}In- 二亚乙基三胺五乙酸酯（DTPA）CSF 循环研究，以检测 CSF 流动的任何中断。高达 70%LMD 患者可见 CSF 循环障碍，而这还不局限于那些大肿块转移的患者 [11]。它最常见于脑底部、脊柱或皮质凸起处。这些部位的阻塞会降低化疗疗效并增加潜在的化疗毒性反应。累及野照射可以改善由 CSF 阻塞引起的循环异常 [11, 16, 30–32]。

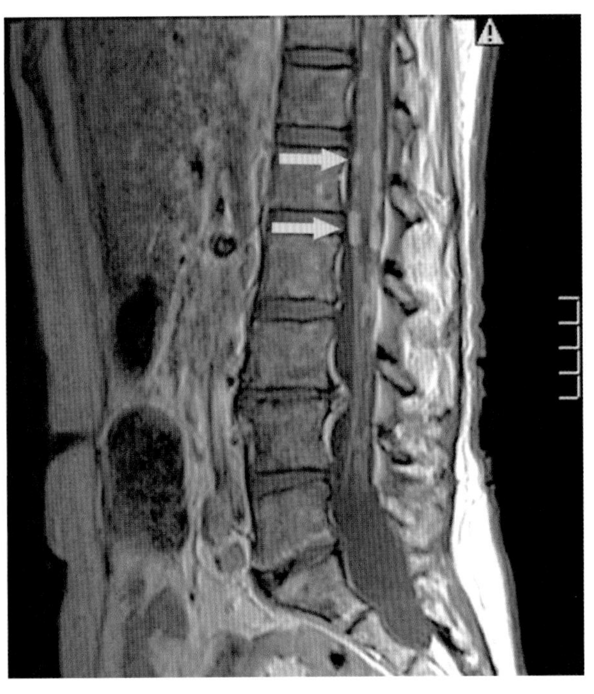

▲ 图 13-4　脊髓 **MRI** 示增强的柔脑膜结节（箭）

引自 Cleveland Clinic Center for Medical Art &Photography © 2017 版权所有

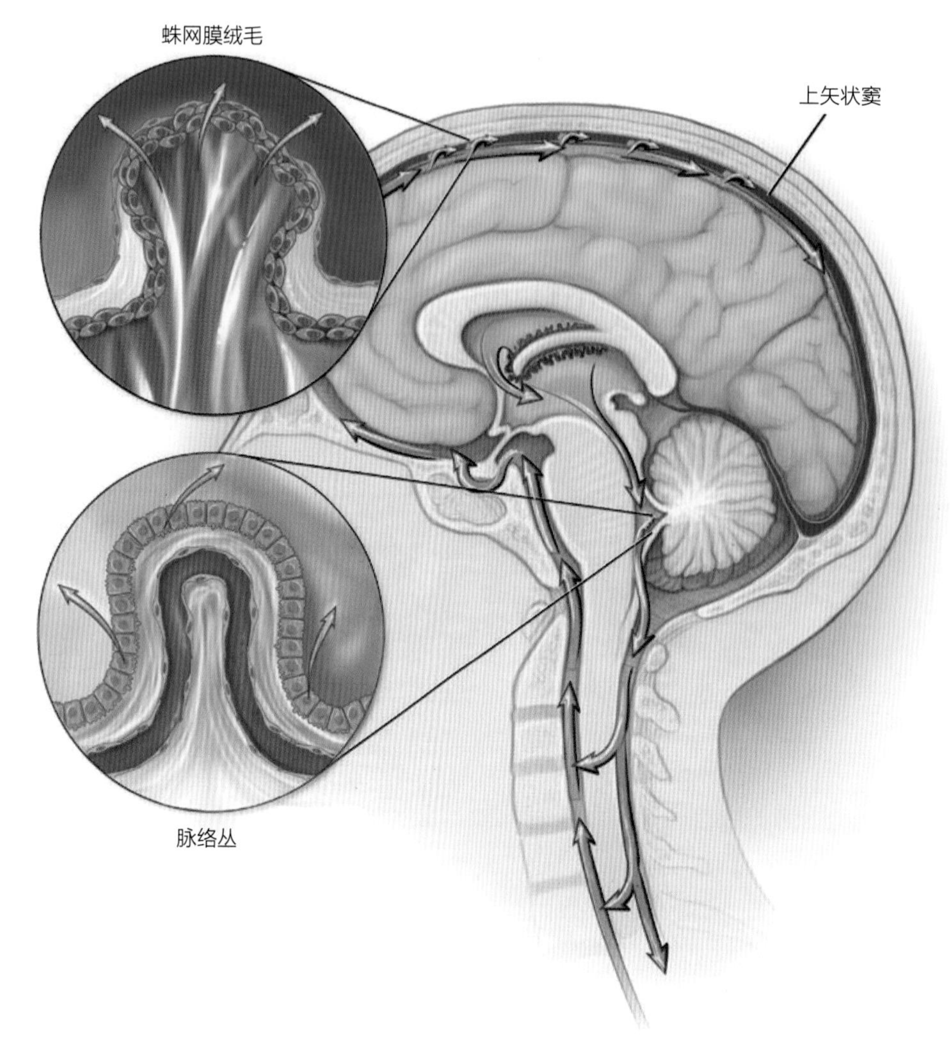

▲ 图 13-5　**CSF 循环图**

由脉络丛产生的 CSF（黄箭），流经脑脊液间隙，并被蛛网膜绒毛重新吸收（引自 Cleveland Clinic Center for Medical Art &Photography © 2017 版权所有）

十三、脑脊液分析

CSF 分析通常在腰椎穿刺中进行。获得合适样本对帮助诊断十分重要。CSF 分析应该包括一些基本参数，如压力、细胞学计数（包括分类、葡萄糖、蛋白质和细胞学）（图 13-6），标本 HE 染色，以及血液系统恶性肿瘤中的流式细胞术。流式细胞术显著提高了 LMD 相关血液系统恶性肿瘤中传统细胞学检查的敏感性，尤其是在寡细胞样本中[33]。虽然收集了几个试管用于不同的分析，但为了最大限度地提高产能，一个试管中至少要有 10ml 专门用于细胞学分析是至关重要的。

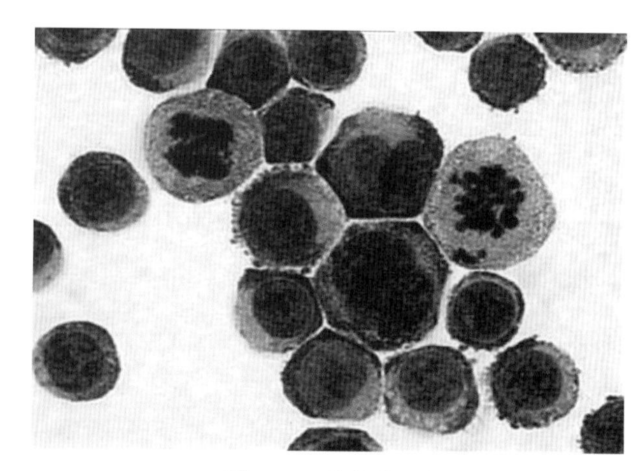

▲ 图 13-6　**脑脊液细胞学**

注意大细胞核和两个有丝分裂相（引自 Cleveland Clinic Center for Medical Art &Photography © 2017 版权所有）

这种疾病的多病灶和扩散性质使广泛取样成为

诊断的必要条件[13]。

十四、LMD 典型 CSF 图片

文中展示了 LMD 典型 CSF 图片（表 13–2）。

CSF 分析具有高度特异性，但敏感性低，且假阴率高（表 13–3）。

表 13–2　LMD 中 CSF 特点

特点	意义
初始压力升高	非特异性，非诊断性
白细胞轻度升高计数，通常是淋巴细胞	
蛋白质升高	
葡萄糖减少	
细胞学发现恶性细胞	特异性，诊断性
流式细胞术	特异性，诊断性（血液系统恶性肿瘤）

数据来自文献 [7, 12, 13]

表 13–3　提高敏感性并降低假阴性的实用经验

细胞学检查容量高（＞ 10ml）
立即处理标本。即使冷藏，也避免让标本静置过夜
CSF 取样部位很重要，因不同部位 CSF 产生量不同。从已知软脑膜疾病部位获取 CSF 增加阳性结果的可能性[a]
重复 LP 最多 3 次，L_3 穿刺可以将成功率提高到 90%[7]
在鉴别诊断中，如果患者患有淋巴瘤，应该在 LP 之前停用类固醇

数据来自文献 [7, 10, 12, 14, 34]。a. 如果体征 / 症状是颅内的，脑室取样更有可能为阳性，如果体征 / 症状是脊髓相关的，腰椎穿刺更有可能是阳性的[35]

不建议重复腰椎穿刺超过 3 次。如果 LP 在 3 次穿刺后为阴性，对于那些表现为颅内或颈段脊髓症状的患者，推荐进行脑池穿刺，如果仍无法确定，柔脑膜活组织检查是下一个推荐的选择[10, 36]。

尽管采用了所有这些方法，CSF 研究可能仍然不确定。如果是这样，具有典型的临床症状时，神经影像学检查阳性足以诊断柔脑膜转移[23, 24]。

十五、CSF 生物标志物

虽然没有作为常规，但 CSF 生物标志物可有助于早期发现 LMD。在实验室值高于血清水平的情况下，CSF 中的肿瘤标志物（如 CEA、AFP、β–HCG 和 CA125）可能是有用的，并且可以认为是诊断性的[37]。但是，肿瘤标志物的水平值应该是同时从血清和脑脊液中获得以确定升高是由于 LMD 还是由于被动扩散[16]。随着细胞在恶变过程中更加依赖无氧代谢，可以注意到 LDH 同工酶的异常模式，LDH–5 片段的升高和 LDH–1 片段的相对减少[38]。在没有感染的情况下，LDH–5 同工酶占总 LDH 的百分比升高可以提示 LMD，并且如果联合其他生物标志物如 β– 葡萄糖醛酸酶可以帮助早诊继发于实体瘤的 LMD[39]。在血液系统恶性肿瘤中，$β_2$ 微球蛋白是一个有用的标志物。希望在未来，这些 CSF 生物标志物除了帮助早期诊断，也将有助于评估对治疗的反应和预测疾病进程[40, 41]。

十六、新兴技术

（一）循环肿瘤细胞（CTC）

血液中 CTC 的检测（Veridex CellSearch 技术）用于乳腺癌、前列腺癌、结肠直肠癌和肺癌的随访和预后，这些肿瘤表达上皮细胞黏附分子（EpCAM）标志物。目前正在努力改进这种方法使其识别 CSF 中的 CTC。即使延迟处理或是小样本，这种策略可能会带来早期诊断[40–44]。最近的数据表明，这项技术阳性预测值为 90%，阴性预测值为 97%。

（二）细胞稳定剂

建议立即处理 CSF 样本，特别是对于流式细胞术，因为细胞在体外似乎迅速减少，优选在脑脊液抽出后 60min 内进行[45, 46]。但是，这种方法在许多机构中并不实际。一些研究已经评估了细胞稳定剂如 Transfix ™和含血清培养基。含血清培养基可以防止细胞储存损失长达 5h，但它不是市面上可买到的，保质期有限，为 3 个月[45, 47]。Transfix ™ CSF 存储管可以在市面上买到，并且其保质期长达 1 年。Transfix ™和血清培养基、本体脑脊液之间的对比研究表明，即使在 18h 的储存后，Transfix ™也可以提高 LMD 的流式细胞术检出率[47]。

十七、病例研究

一名 41 岁女性转移性乳腺癌患者，ER/PR 阴性，HER2 阳性，接受了化疗，随后通过曲妥单抗和帕妥单抗维持治疗。4 年后，患者癫痫发作，并在 MRI 上发现脑实质多发转移灶，右小脑柔脑膜转移灶（图 13–7）。当时，她进行了一次正常的神经病学检查，KPS90 分。柔脑膜病诊断是基于沿右侧小脑叶沟的增强。鉴于这种典型的柔脑膜病表现，细胞学检查被认为没有必要。钆增强的脊椎 MRI 没有显示可见的柔脑膜病灶。患者接受了 10 分次、3000cGy 全脑放射治疗。4 个月后 MRI 显示出良好的治疗反应，神经系统功能完好，KPS 为 90。柔脑膜病可以通过放射学诊断，但如果临床存在怀疑，需要组织学确认。

十八、总结

- LMD 是一种复杂疾病，其发病率正在上升。临床医生高度怀疑 LMD 时需要启动恰当的诊治流程。及时诊治可以减轻症状，维持生活质量，延长生存期。
- 伴有多灶性神经系统症状和体征的亚急性发作是 LMD 的典型表现，其体征可能比症状更突出。
- 脑和脊髓的钆增强 MRI 和脑脊液分析是评估 LMD 的基石，虽然它们的作用不同。有时仅凭一项检测就做出明确诊断是很具有挑战性的。
- MRI 应在 CSF 分析之前进行，避免 LP 后成像伪影。
- 钆增强 MRI 显示柔脑膜呈弥漫性线状或结节状增强，尤其在小脑镰、基底池、皮质表面和马尾。在某些高度怀疑 LMD 的病例中，具有典型特征的 MRI 可能足以进行诊断。
- 脑脊液在 LMD 中具有非特异性但提示性的特征，如初始压力升高、轻度脑脊液细胞增多、蛋白升高和葡萄糖减少。
- 如果怀疑血液系统恶性肿瘤，建议使用 CSF 流

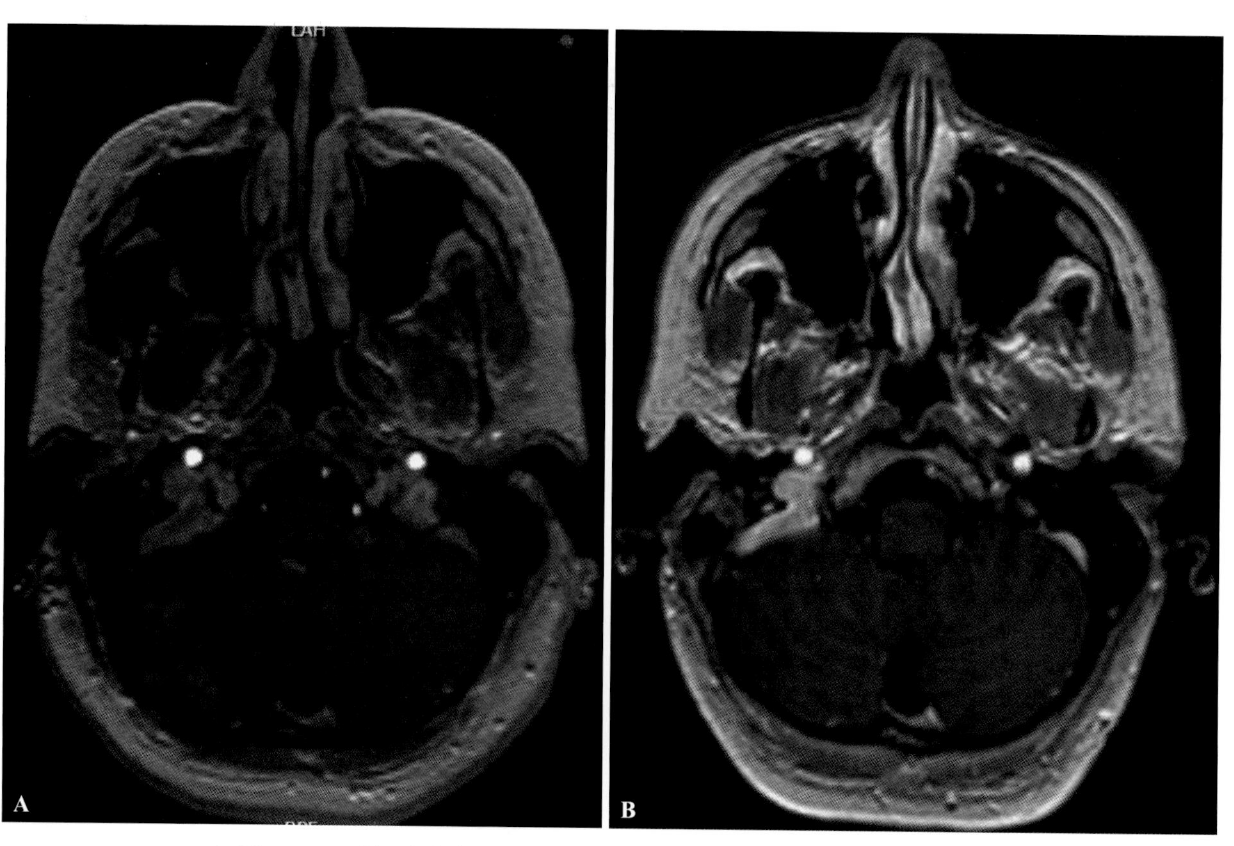

▲ 图 13–7 **A.** 累及右小脑的柔脑膜病；**B.** 4 个月后 MRI 显示对全脑放疗反应良好

式细胞术。
- 脑脊液细胞学检查是一种特异性较强的检查方法，传统上被认为是诊断 LMD 的金标准。
- 脑脊液生物标志物，虽然不是常规检查，但可能有助于在细胞学反复阴性和影像不典型的情况下诊断。然而，由于假阴性率高，腰椎穿刺可能需要重复 3 次。建议足够量的取样并且立即处理样本。
- 鉴于目前检测诊断的不确定性，对有助于早期诊断和预后评估的检测需求增加了。在这方面有很多有前途的研究，希望这些新技术有助于改善 LMD 患者的评估和管理。

本章自测题

1. 引起 LMD 病因的频率顺序，下列正确的是（　　）。
A. 乳腺癌、肺癌和黑色素瘤　　B. 肺癌、乳腺癌和结肠癌
C. 乳腺癌、结肠癌和黑色素瘤　　D. 肺癌、结肠癌和乳腺癌

2. 诊断 LMD 的推荐评估方法是（　　）。
A. 钆增强 MRI 和 ^{18}F–FDG PET/CT
B. 脑脊液分析，然后是钆增强 MRI 检查
C. 钆增强 MRI 检查然后进行 CSF 分析
D. CSF 分析和 ^{18}F–FDG PET/CT

3. 怀疑 LMD 时下列 CSF 分析，正确的是（　　）。
A. 重复 3 次 LP 可以提高灵敏度
B. 脑脊液样本应立即冷冻以提高产量
C. 收集的样本量不影响测试的敏感性
D. 类固醇可以继续使用并且不会改变 CSF 表现

4. 下列陈述错误的是（　　）。
A. 具有典型临床症状，阳性钆增强 MRI 功能足以明确诊断 LMD
B. 脑脊液流式细胞术有助于继发于血液系统恶性肿瘤 LMD
C. 血液系统恶性肿瘤的 LMD 预后优于实体恶性肿瘤 LMD
D. 脑脊液取样部位对 LMD 的诊断不重要

5. 在 LMD 中，典型 CSF 的表现是（　　）。
A. 葡萄糖升高，蛋白质升高，初始压力降低
B. 葡萄糖降低，蛋白质升高，初始压力升高
C. 葡萄糖减少，蛋白质减少，初始压力降低
D. 葡萄糖升高，蛋白质减少，初始压力正常

答案
1. A　2. C　3. A　4. D　5. B

第14章 柔脑膜病姑息性放疗

Palliative Radiation Therapy for Leptomeningeal Disease

Alysa M. Fairchild 著

学习目标

- 回顾姑息性放射治疗在治疗柔脑膜转移中的潜在作用和技术。
- 回顾柔脑膜转移姑息性放疗的预期结果，包括不良反应。

一、背景

柔脑膜转移性（leptomeningeal meta static，LM）病变是指来自实体瘤或血液系统肿瘤的恶性细胞在柔脑膜多处的种植播散[1]。一旦肿瘤细胞通过血行、淋巴或直接扩散到达脑脊液，它们就会通过动态循环扩散到整个神经轴[1]。脑脊液内的恶性细胞常通过重力作用在凹陷处、网状结构和淤滞区沉降，这解释了脑神经和马尾神经受累的高发生率[2, 3]。容易累及到下肢的情况反映了这种重力效应及马尾神经根在蛛网膜下腔中走行较长[4]。

有两种不同类型的LM扩散形式：没有形成明确的结节灶、自由漂浮的非黏附细胞，通常难以辨别成像（弥漫，非黏附型）和强化的肿瘤结节（结节型），后者可在无肿瘤区域间呈多灶性跳跃模式[3, 5]。来自实体瘤的LM可能倾向于后者[6]。即使没有可见的结节，也可能存在微浸润[7]，最终导致脱髓鞘和轴突变性[8]。

尸检研究显示，有神经系统症状或体征的癌症患者中19%有脑膜受累[9]。对小细胞肺癌（SCLC）合并LM患者的尸检研究中，柔脑膜受累中30%为局灶性，70%为弥漫性[10]。局灶性LM是由于潜在的转移直接侵犯柔脑膜所致[10]。弥漫性LM累及颅内和（或）脊髓内脑脊膜，包括马尾、背神经根、室管膜、脉络丛和半月神经节[10]。

5%～10%的癌症患者在生前诊断为LM，尤其是乳腺癌、SCLC、非小细胞肺癌（NSCLC）、黑色素瘤、白血病和淋巴瘤[6, 7, 10–16]，且LM可能是这些恶性肿瘤患者的最初表现[3, 8]，其中80%随后被确诊有原发性肿瘤[3]。在所有中枢神经系统受累的恶性上皮肿瘤中，5%的LM是孤立存在的，在脑、脊髓或周围神经等其他部位没有肿瘤表现[17]。

中枢神经系统是水溶性药物的避难所，这些药物无法穿透血脑屏障[18]。随着生存期延长和神经影像学进步，LM诊断率越来越高[1]。大多数患者（65%～90%）诊断LM时同时有全身性疾病的复发或进展[3, 10, 15]。小部分患者（< 5%），在诊断恶性肿瘤后10年或更长时间发生LM[3]。2%～13%病例在诊断时无症状[3, 6, 11, 19]，这表明尽管增加了MRI使用，偶然发现的LM仍然很少见[6]。30%～80%患者同时存在脑实质转移（BM）[3, 10, 19–21]，而这在确定治疗方案时必须考虑。表14–1总结了LM发

表 14–1　LM 发展的风险因素

危险因素	发病率	参考文献
小细胞肺癌		
• 诊断后的时间	初诊时 0.5%，3 年后 25%	[10]
• 大脑 / 脊髓受累	3 年时 54%，无受累 22%（$P \leqslant 0.02$）；35% 同时脊髓压迫和 LM	[10]
• 肝转移	有肝转移时 LM 发生风险 36%vs 无肝转移时 21%（$P \leqslant 0.02$）	[10]
• 骨转移	有骨转移时 LM 发生风险 38%vs 无骨转移时 17%（$P \leqslant 0.02$）	[10]
• PCI 后复发	6%～10% 复发为 LM 或脊髓疾病	[22]
乳腺癌		
• 三阴性乳腺癌	风险增加（非特指）	[12]
混合组织学类型		
• 切除脑转移后	幕上 BM 切除后 3%～6%，颅后窝 BM 切除术 16%～33%[a]	[11, 23–25]
脑内新发病灶转移	诊断 LM 的 HR=2.0（P=0.007）	[11]
• 同时伴有 BM	在 LM 诊断 1 个月内 30%～67% 患者出现 BM	[3, 10]
• 腺癌	LM 病例中比例高达 75%～95%	[4, 19, 21]
• 年龄	年轻与 LM 相关（HR=0.9，P=0.0006）	[11]
• 原发灶组织学	原发性乳腺癌（HR=1.6，P=0.05），原发性结直肠癌（HR=4.5，$P < 0.0001$）	[11]

BM. 脑转移；HR. 风险比；PCI. 脑预防照射。a. 部分原因是颅后窝内蛛网膜下腔面积大[23]

生的危险因素。

二、诊断

如果考虑诊断为 LM，患者需要对整个颅脊髓轴进行对比剂增强神经影像学检查，最好是 MRI（表 14–2）。确定 LM 侵犯程度的目的是为了精确定位症状的部位，确定可能需要局部治疗的肿块病灶区域，发现是否并发脑转移，排除脑积水的可能，评估腰椎穿刺发生疝的风险[6, 8, 14, 18]。MRI 检查应在 LP 前进行，LP 可能会诱发硬脑膜增强，尤其是当出现低颅压时[23, 28]，而且可能持续数周至数月[18]。然而，在没有 LP 后头痛[29]的情况下，该风险仅约为 1%。

不到 20% 患者会接受常规增强 CT 扫描[14, 26]。CT 扫描灵敏度约为 30%，而 MRI 灵敏度约为 70%[14]。在没有肿块型病变情况下，增强 CT 假阴性率 40%，而增强 MRI 假阴性率 20%～30%[18, 30, 31]。48 例（35 例为实体肿瘤，13 例为血液肿瘤）同时

表 14–2　关于诊断 LM 的临床经验

如果出现以下情况，请考虑完成 LM 的诊断检查	参考文献
在缺乏清晰影像学解释的情况下，患者神经多个水平出现神经功能障碍	[3, 8, 26]
脑脊液细胞学检查呈阳性（因为这几乎与脑实质转移无关）	[8, 9]
脑积水，但无阻塞肿块	[26]
多个小的脑转移灶位于皮质表面或脑沟底部	[18]
血管造影术可观察到软脑膜血管痉挛、狭窄或串珠状	[3]
影像学检查发现脑室 LM	[1, 15]
发现神经学体征提示比神经学症状更广泛的功能障碍	[10, 27]
发现脊髓内恶性肿瘤（有研究显示 100% 同时发生 LM）	[10, 22]
新发病因不明的尿崩症	[18]

进行脑脊液取样和整个神经轴MRI检查的患者中，只有54%患者获得了一致的阳性结果[6]。实体肿瘤患者MRI阳性率较高，血液性肿瘤患者脑脊液细胞学阳性率较高。无法计算真实的敏感性和特异性[6]。然而，肿瘤侵及柔脑膜范围越广，细胞学阳性可能性就越大[8, 9]。

如果高度怀疑，且没有全身性癌症的证据，脑脊液检查无定论，则可能需要脑膜活检[5, 26, 32]。如果从MRI增强的区域取标本，活检的检出率会增加[32]。FDG-PET价值还在研究中[14]。

由于肿瘤细胞黏附，脑脊液循环的损害可能发生在神经轴的任何水平[33]。肿瘤细胞有沉积在基底池的倾向，经常干扰脑脊液从脑室系统流入或流出[3]。所有蛛网膜下腔有肿块占位性病灶的患者脑脊液流动受损，但也有部分神经影像学正常的患者出现脑脊液循环异常[18]。在脑脊液流动扫描中，^{111}In-二乙烯三胺五乙酸被注入脑室导管，立即、第4h和第24h对大脑和脊柱进行成像。30%～75% LM患者，脑脊液流动异常，阻塞通常发生在颅底、椎管和大脑凸面上[33-35]。

过去的文献对LM筛查和预防一直存在争议，通常发生于SCLC中，传统上SCLC有很高柔脑膜受累率。之前的一项研究，要求无症状SCLC患者进行常规基线LP，所有患者细胞学检查结果均为阴性[22]。LM筛查基本上已经被放弃[15]。此外，由于LM作为唯一失败部位是罕见的、治疗整个神经轴固有的毒性和获得生存受益的可能性低，在实体肿瘤中不建议预防性治疗[3, 15, 34]。

三、多学科管理方法

治疗目标是稳定或改善症状，延缓神经系统恶化，维持或改善生活质量和延长生存期。另外的目标是保持活动和功能，预防未来的并发症和尽量减少住院的需要。最佳姑息性干预应具有较高的获益可能性，安全、无明显急性毒性、治疗时间最短，最小或无创且恢复时间短，并具有成本效益。

大部分LM治疗数据是非随机单中心回顾性研究，研究对象为不同组织学和预后特征各异的患者，这些患者没有得到统一治疗，并在不同的终点和反应评价标准下进行评估[36-38]。没有标准化诊断标准，目前诊断方法的敏感性和特异性有限，传统的试验终点(如RECIST)难以应用，进展难以定义，使得试验之间的交叉比较存在挑战性[39]。

因此，从文献中可以获得的关于最佳治疗策略的指导很少[1, 37]。应向所有患者提供支持治疗。考虑到即使采用积极的治疗效果也很差，在诊断LM时应强烈考虑姑息治疗。

方法选择主要是基于体能状态（PS）、疾病发展轨迹、对先前治疗的反应、全身和中枢神经系统肿瘤负荷、年龄、预期寿命、目前症状、治疗反应概率、颅外肿瘤控制程度及患者意愿[1, 5, 13, 14, 18, 23, 28]。

一些作者提出风险分层（表14-3）。积极全身和（或）鞘内（IT）治疗将用于低危组患者，通常结合放疗[1]。高危组患者可以对有症状的部位进行局部放疗[1, 14]。如果在放疗后观察到明显的反应，则可以考虑化疗[18]。然而，在实践中，许多患者同时具有高风险和低风险特征，临床判断决定了治疗方法[1]。

手术的作用在很大程度上局限于用于鞘内化疗的Ommaya囊的放置，对有症状的脑积水进行脑室－腹腔引流管的放置（VP），或者在极少数情况下，切除大的占位性柔脑膜沉积物或BM[5]。

表14-4总结了预后和预测因素。关于乳腺癌

表14-3 治疗决策风险分层

高　危	参考文献	低　危	参考文献
• KPS ＜ 50 • 多发、重度、持续或主要神经功能缺损 • 广泛的全身性疾病，几乎没有其他的治疗方案 • CNS肿块 ± 脑脊液流动障碍 • LM引起的脑病	[1, 3, 23, 28, 33, 34]	• KPS ≥ 60 • 没有主要的神经系统功能缺陷 • 全身性疾病很轻微 • 合理的全身治疗方案 • 没有CSF阻塞	[1, 3, 23, 33]

CNS. 中枢神经系统；CSF. 脑脊液；KPS. 卡氏评分；LM. 软脑膜转移

表 14-4 预后和预测因素

预后不良因素	参考文献	生存不良的预测	参考文献	提高生存率的可选方案	参考文献
脑脊液循环障碍/ICP 升高，反映了蛛网膜下腔的疾病负担	[6, 33, 35, 40]	脑脊液循环障碍与治疗反应呈负相关	[34, 35, 40]	鞘内注射化疗	[19]
一般状态不佳	[12, 13, 36]	一般状态不佳	[6, 19, 20, 41]	使用 EGFR 酪氨酸激酶抑制剂治疗	[19]
CT/MRI 上脑膜的播散程度	[13]	脑脊液蛋白、乳酸和白细胞高	[5, 19]	WBRT	[19]
年龄 [a]	[42]	基线脑神经功能障碍	[43]	脑室腹腔分流术	[19]
肺转移 [a]	[42]	同期脑转移 [b]	[20]	脑脊液循环障碍的纠正	[34, 35, 40]
腰椎脑脊液蛋白质和葡萄糖 [a]	[42]	原发病诊断和 LM 诊断之间的间隔更短 [b]	[20]	无活动性全身疾病	[6]
脑神经损伤 [a]	[42]			原发性血液系统肿瘤与实体瘤	[6]

ICP. 颅内压；WBRT. 全脑放疗。a. 仅包括乳腺癌；b. 仅包括非小细胞肺癌

预期寿命的估计，我们构建了一个预后指数（PI），为下列各项的总分：≥ 55 岁，评分 1.3；肺转移，评分 1.2 分；CN 受累，评分 1.5 分；腰椎 CSF 蛋白 0.51～1.0g/L，评分 2 分；腰椎脑脊液葡萄糖 < 2.5mmol/L，评分 1 分。总分 < 1.4 分，预计中位生存期（MS）为 299 天；评分为 1.4～2.6 分，预计 MS 值为 157 天；评分 2.6～3.6 分，预测 MS 为 76 天；> 3.6 分，预示 MS 值为 19 天 [42]。

四、支持疗法

（一）药物治疗

内科治疗应该最大化，包括镇痛药、止吐剂、抗抑郁药和抗焦虑药 [24]。无须预防性使用抗癫痫药物，因为癫痫发作并不常见，而且这些药物需要监测，并可能与其他药物相互作用 [8, 28, 33]。10%～25% 的患者最终会出现癫痫发作，如果有必要，可在癫痫发作开始时使用抗癫痫药 [8]。

有意思的是，糖皮质激素在 LM 相关症状的支持治疗方面作用有限，因为神经组织的严重水肿并不常见的 [18]。然而，在治疗与同步脑实质内 BM 或硬膜外转移相关的血管源性水肿依然有效，也可用于颅内压增高、恶心呕吐的对症治疗，预防放疗的不良反应，且可以作为血液恶性肿瘤的抗肿瘤药物 [2, 3, 18, 20, 23, 33, 43]。

（二）脑积水和 VP 分流置入

即使在没有阻塞性肿块或脑室扩张的情况下，颅内压也会升高 [3]，在这种情况下，可以注意到 LP 处初始压力升高 [44]。这意味着蛛网膜下腔通路在微观层面上被阻断 [18]。

即使脑积水在影像学上不明显，VP 分流术也能立即显著改善生活质量 [8, 18, 23]，应在适当的时候考虑将其作为姑息性治疗（体位性头痛、持续性恶心、脑病、步态失调、认知障碍、尿失禁）。10%～15% 患者需要 VP 分流 [3, 19, 21, 45]。腹膜种植虽然很少见，是一种理论上的并发症 [11]。

VP 分流器的一个缺点是，它妨碍通过 Ommaya 囊进行鞘内化疗 [6, 18, 21]。然而，颅内压升高是鞘内化疗的相对禁忌证 [6]。带有开关阀的分流器可以与储液器串联放置，但许多患者无法忍受将分流器连续关闭数小时 [6, 18]。可调开关很容易打开和关闭，阀门由磁铁控制，磁共振成像可能会与磁铁发生相互作用 [18]。

韩国研究人员回顾性分析了71例实体瘤（2005—2012年）伴BM和LM患者，探讨脑积水对预后影响[45]。33.8%患者同时诊断LM与BM，其余为异时诊断（＞3个月）。45/71例患有肺癌，14/71例患有乳腺癌。63.4%患者少于5处BM，14.1%患者为5～10处，22.5%患者大于10处BM。症状性脑积水18/71例，其中7例有分流。25/71例仅行全脑放疗（中位剂量30Gy，分10次），2/71例仅行脊柱放疗（中位剂量20Gy），4/71例两者皆有，2/71例行鞘内化疗，18/71例行全身化疗，其余未治疗。治疗组中位总生存时间（2.1 ± 0.3）个月，未治疗组中位总生存时间1.4个月，放疗组中位总生存时间3.1个月。脑积水的中位总生存时间差异无统计学意义：经手术治疗脑积水患者中位总生存时间5.7个月，无脑积水患者中位总生存时间2.3个月，未治疗脑积水患者中位总生存时间1.7个月（P=0.12）[45]。

五、柔脑膜转移放射治疗

最佳的姑息性放疗方案是在最小毒性和患者不便的情况下，提供及时有效的症状缓解。鉴于临终决策的复杂性往往胜过治疗计划的复杂性，Mackillop根据著名的伦理原则，列出了指导姑息性放疗处方的10条规则[46]。其中包括一些常识性指导方针，提醒人们注意，如“生命短暂，时间宝贵”“姑息放疗不应消耗超过必要的资源”“疗程不应超过实现其治疗目标所需的时间”[46]。

（一）累及野放疗

WBRT通常用于大脑区域受累，尤其是合并BM患者，局部放疗用于脊髓受累区域（表14–5）[1, 5]。对明显症状的定位有助于指导放疗计划，因为LM浸润强度一般与之对应[4]。即使是无法通过神经影像定位到特定位置的症状，如癫痫，也可能在WBRT治疗中获益[18]。射线能穿透脑沟和Virchow–Robin空间，这些区域可能不容易通过IT治疗达到[3]。

表14–5 累及野放射治疗的适应证

适应证
改善症状，如马尾综合征
缓解脑脊液循环受阻问题
颅内压增高，即使影像上没有肿块
缩小局部较大病灶的体积，促进鞘内化疗，即使无症状

局部放疗可恢复30%～35%脊髓和50%颅内脑脊液梗阻[34, 40, 47, 48]。恢复正常脑脊液流动后，放疗不仅缓解症状性脑积水，并有可能避免VP分流，还可启动鞘内治疗[23]。如果仍存在明显的脑脊液循环异常，应视为高风险[1, 33]。

对于脑脊液细胞学阳性但无症状、脑肿瘤负荷低、无脑转移或有颅内压增高证据的患者，WBRT可暂不使用[3, 5]。

立体定向放射外科和立体定向体部放疗目前不被认为是标准治疗[5]，但其适用性可根据具体情况进行评估[36]。

如治疗目标是清除脑脊液里的肿瘤细胞，治疗必须针对整个蛛网膜下腔，包括脑室系统、脑底部、脑池和脊髓[18, 23]。因此，如果使用局部放疗，则需要鞘内和（或）大剂量全身化疗作为附加治疗[3]。

（二）累及野治疗计划

WBRT应该使用能量为6MV的光子水平对穿野照射，并进行适当地固定和屏蔽[20, 43]（图14–1）。三维立体计划将确保包括眶后区、颅底、脑膜和基底池（表14–6）[5]。放置于眼眶外侧不透射线的标志物是有用的[20]。可接受的剂量不均匀性为95%～107%[20]。全脑和脊髓照射使用相同的剂量[28]（图14–1）。经常报道的剂量方案为8次24Gy、10次30Gy和12次36Gy[5, 10, 14, 18, 20, 28]。对于预计生存期＞1年的患者，20次40Gy认为可降低晚期脑毒性，而对于预后较差患者，5次20Gy也是一种选择[5, 20, 28]。目前尚不清楚在某些组织学类型中，剂量增加或其他方案是否有益[36]。

（三）全脑全脊髓放射治疗

因根治实体肿瘤所需的剂量会抑制骨髓，影响随后全身化疗，CSI还没有被广泛使用[3, 8, 10]。CSI其他并发症显著，包括黏膜炎、肺和胃肠道毒性[23]，尤其是在与以前放疗区域重叠的情况下[36]。在一些明确情况下可考虑CSI，如多发性斑块或

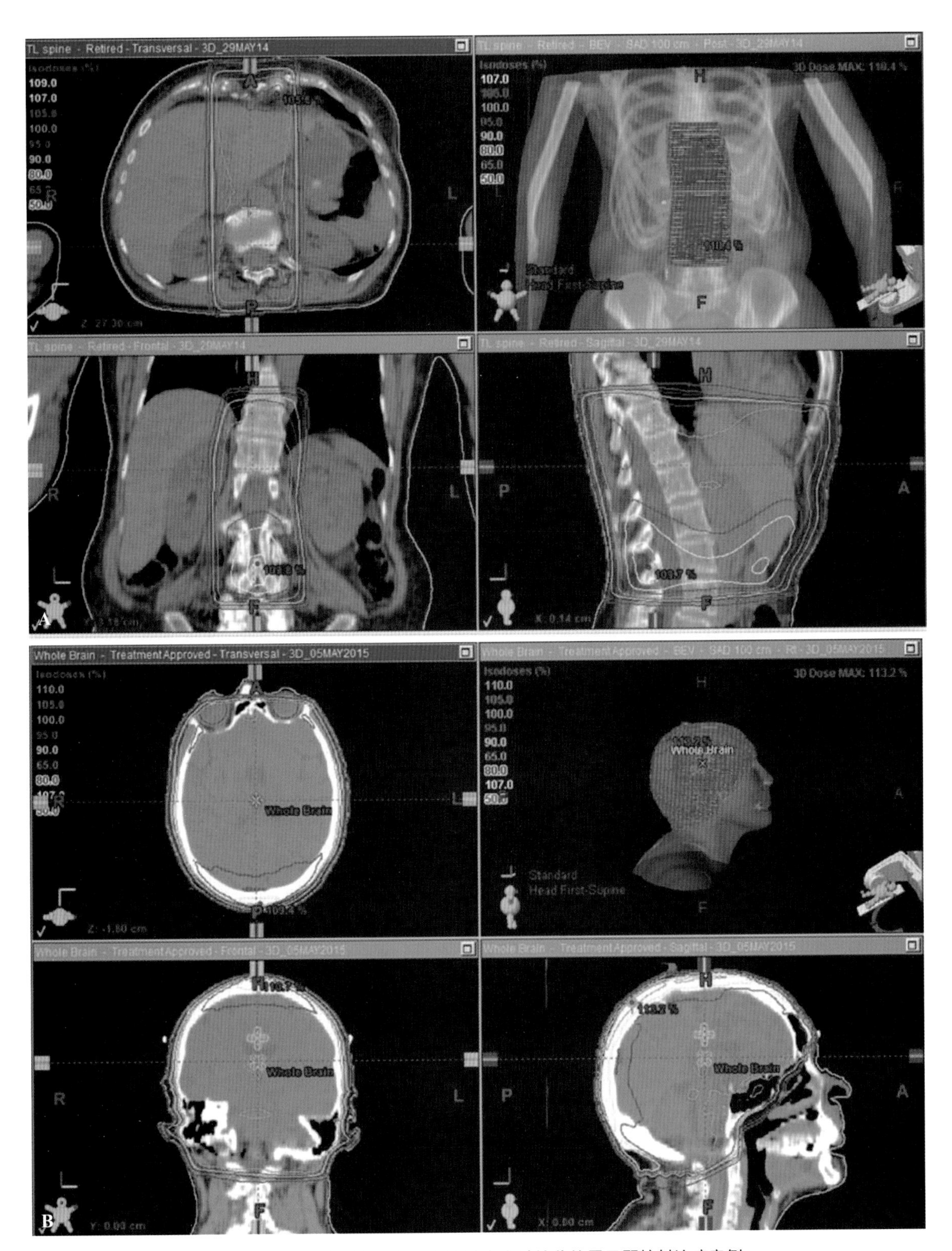

▲ 图 14-1　有症状的柔脑膜和髓内脊髓转移的累及野放射治疗案例

患者女性，69 岁，乳腺癌伴广泛转移，接受全身姑息性治疗。A. 最初发现，整个神经轴上肿瘤弥漫性种植灶，主要集中在脊髓而不是大脑，主要症状是单侧下肢无力。她接受 T_{10}～L_4，5 次 20Gy，APPA POP 野 15MV 光子放疗（2014 年 6 月）。2 个月后随访，MRI 无改变，治疗后近 5 个月时 MRI 可见沿颅后窝、脊髓表面及马尾均有明显缓解。脊髓放射治疗后 8 个月，常规影像学检查中发现右侧小脑半球出现明显进展的单发病灶（无症状），后考虑立体定向放射治疗，但没有提供。B. 3 个月后行 WBRT（5 次 20Gy，水平对穿野，6MV 光子，2015 年 5 月）。3 个月和 6 个月后的脑 / 脊柱 MRI 随访显示病情稳定。WBRT 治疗后 9 个月，MRI 显示脊髓前后侧进行性强化，最明显地表现在之前脊髓区以外，脑内无进展。患者否认有偏侧性神经症状。当时全身治疗已经停止

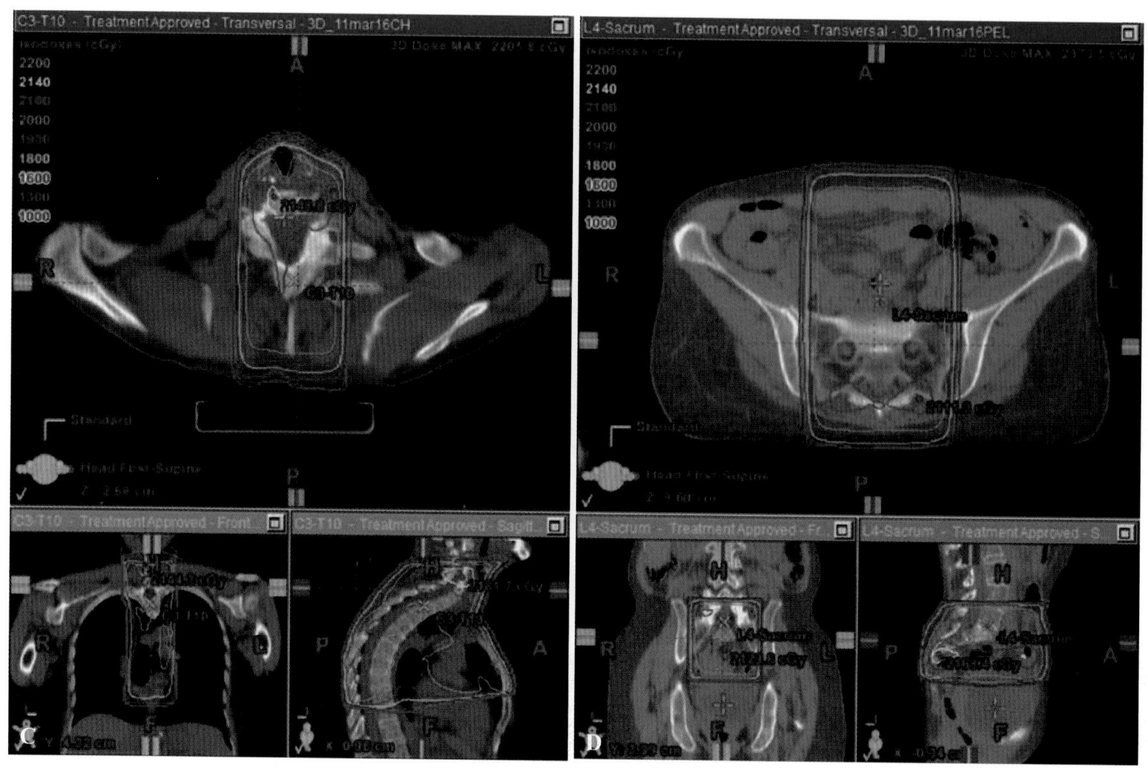

▲ 图 14-1（续） 有症状的柔脑膜和髓内脊髓转移的累及野放射治疗案例

C 和 D. 考虑到先前局灶性放疗持续缓解和全身疾病进展缓慢，对剩余未照射的神经轴进行进一步放射治疗。照射野包括 C_3～T_{10} 和 L_4～S_5，均给予 15MV 光子的对穿野照射 5 次 20Gy（2016 年 3 月）。8 周后患者去世

表 14-6 关于 WBRT 规划文献指南

治疗计划	参考文献
下界：C_1 或 C_2 下缘 计划靶区：整个颅内内容物，边界为颅骨周围 1cm，包括眶后区、颅底和脑膜间隙（即筛板和基底池），小脑前部有足够的边距 最常见剂量分割方案：10 次 30Gy	[5, 8, 20, 28]

结节，或接近放射敏感性组织[1, 3, 28]（图 14-2）。此外，CSI 可用于没有其他中枢神经系统或全身性恶性肿瘤的罕见 LM 患者[17]，也可用于原发性中枢神经系统恶性肿瘤导致的柔脑膜胶质病患者[5]。

六、放射治疗毒性反应

使用地塞米松可很大程度上预防颅内压升高引起的急性不良反应[3]。虽然会发生轻微的白细胞减少，但放射治疗对脊柱产生的不良反应仍然很小[3]。即使同时进行 WBRT 和鞘内化疗，也不会出现明显的骨髓毒性[5]。一个研究中 2 例患者（6.4%）在经历了短暂的放疗后亚急性 L'hermitte 现象[49]。目前还没有关于实体肿瘤 CSI 的毒性报道。

接受积极治疗的患者 1/3～1/2 有晚期并发症，包括局灶性或弥漫性脑白质病（LEP），平均诊断时间在治疗后 8 个月[49, 50]。大约 2/3 有症状，1/3 无症状[49]。局灶性 LEP 在 CT 上表现为局部低密度，它会引起对侧局灶性症状和（或）局灶性癫痫[49]。弥漫性 LEP CT 扫描显示脑室周围白质密度降低[49]。MRI 显示脑萎缩，在 FLAIR 和 T_2WI 上弥漫性白质信号异常及脑室扩张[23]。弥漫性 LEP 症状包括认知改变、嗜睡、易怒、尿失禁、神经功能障碍、癫痫、共济失调、痴呆和震颤。如患者脑部放疗后，鞘内化疗尤其有可能出现这种情况[3, 5, 18, 28]，但单独鞘内化疗也可能出现[5, 50]。值得注意的是，LEP 通常不会在单纯 WBRT 后出现[3, 49]。LEP 是弥漫性脱髓鞘和轴索丢失导致的不可逆、进行性病变[5, 23]。LEP 晚期 Siegal 系列反应的唯一预测因子是诊断时脑脊液压力升高[49]。

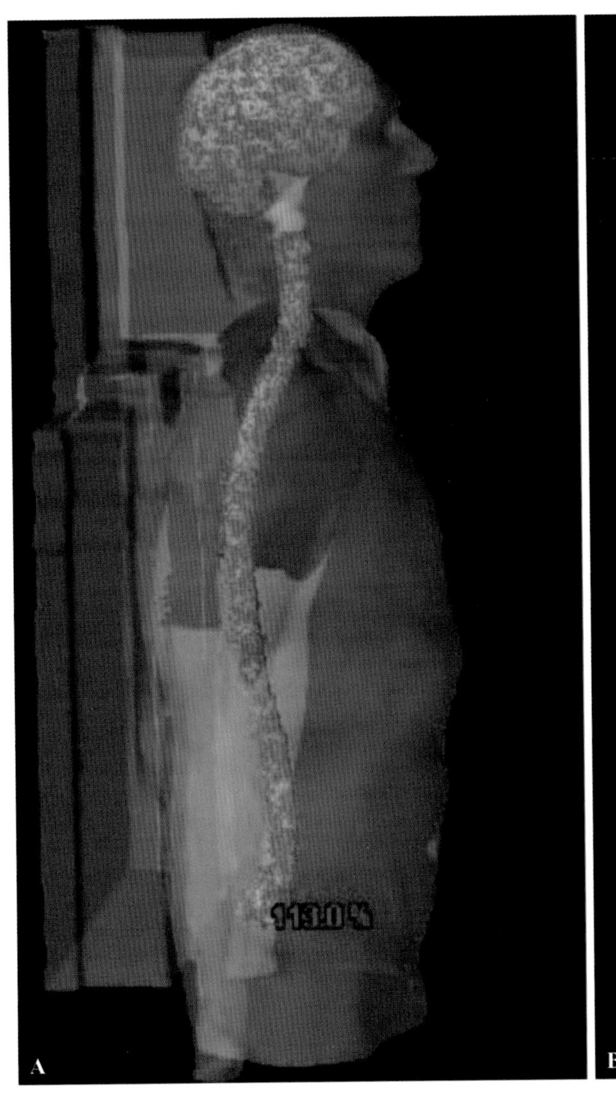

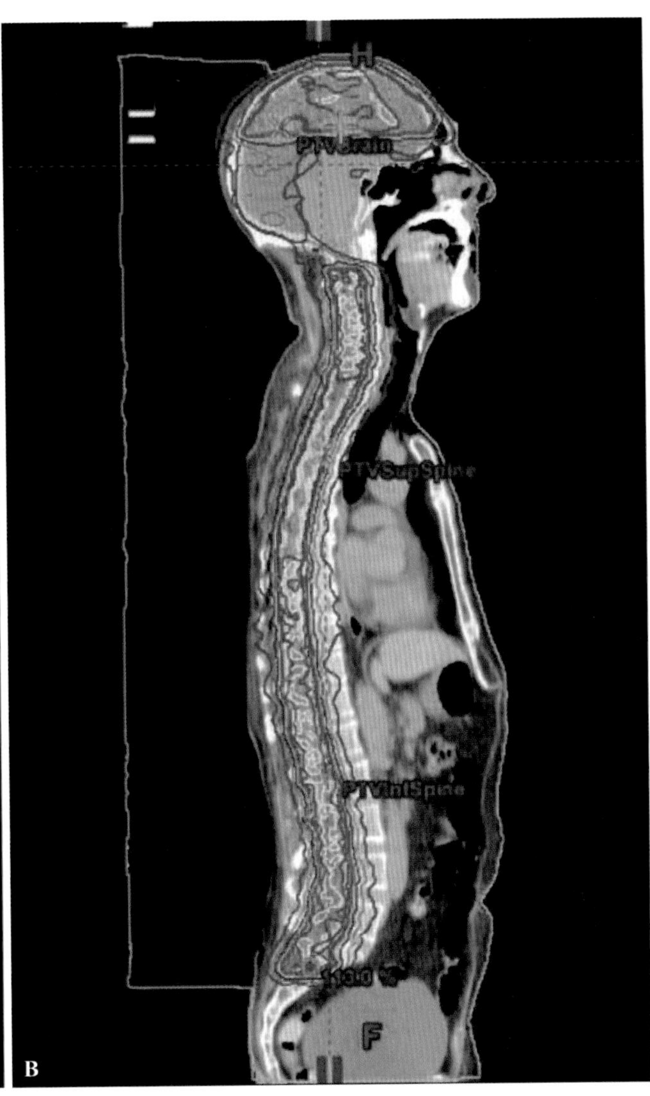

▲ 图 14-2　**1 例 60 岁男性鞍区腺癌患者，全脑全脊髓放疗后复发，患者可能为小涎腺源性肿瘤**

诊断为脑干、脊髓和马尾的柔脑膜转移，以及鞍上区疾病进展。照射技术：容积旋转调强放疗，6MV 光子。处方剂量：10 次 30Gy。A. 计划靶区（脑、脊髓上段和脊髓下段 / 尾段）；B. 剂量分布。110% 等剂量线以粉色曲线表示，107% 等剂量线以黄色曲线表示，105% 等剂量线以紫色曲线表示，100% 等剂量线以橙色曲线表示，95% 等剂量线以红色曲线表示，90% 等剂量线以亮绿色曲线表示，80% 等剂量线以深蓝色曲线表示，65% 等剂量线以深绿色曲线表示，50% 等剂量线以浅蓝色曲线表示

回顾性分析继发性于乳腺癌（20 例）或肺癌（7 例）的 LM 患者进行 WBRT（2004—2010 年），重点研究治疗毒性反应 [43]。由于一般状态差、病变体积大、年龄、药物禁忌证或拒绝化疗等原因，本研究队列仅采用 WBRT。11 例合并 BM，21/27 例给予 10 次 30Gy 照射。其他 WBRT 计划为 12 次 24Gy、13 次 26Gy、14 次 35Gy 和 20 次 40Gy。1 例患者需要脊柱放疗。从诊断 LM 到开始 WBRT 的中位时间为 10 天（范围为 0～47 天）。除 1 例患者外，所有患者均接受地塞米松治疗（每天最低剂量为 6mg）。21/27 例完成治疗，3 例死亡，3 例在放射治疗中进展。无急性 3～4 级毒性反应。26% 患者出现 1 级急性毒性（红斑、脱发、恶心、头痛、疲劳），3 例患者出现 2 级毒性（脱发、耳鸣、嗜睡），1 例患者在 22 个月时出现严重 LEP。本队列的 MS 为 8.1 周 [43]。

七、WBRT 对 LM 的后续发展有保护作用吗

WBRT（或预防性脑照射）是否能预防后期

的LM，尤其是考虑到颅内BM潜在的混杂因素，数据是矛盾的[11]。在连续两项研究中137例小细胞肺癌患者，12例最终被诊断为LM细胞学阳性[51]。其中7例在诊断为LM之前因脑转移行WBRT（10次30Gy）。诊断LM的中位时间52周，而另外5例中位时间为28周（*P*=0.018）。此外，接受PCI患者没有出现LM[51]。另一份病例报道描述了另一例患者，她在确诊LM前接受了WBRT[8]，随后出现马尾综合征，局部放疗1次后死亡。尸检显示，脊髓肿瘤脊髓浸润较颅内蛛网膜下腔更为严重[8]。另一项研究表明WBRT对LM具有保护作用（或至少具有延迟作用）[52]，而其他研究则没有发现这种作用[11, 53, 54]。

八、治疗结果：症状控制

LM自然病程是一种进行性的多部位神经功能障碍[4, 27]。一旦开始治疗，症状往往稳定而不是改善，因此在症状变得具有破坏性之前进行诊断是至关重要的，类似于脊髓受压的情况[3, 33]。此外，症状改善（相对于稳定）更可能发生在早期开始治疗[8]。除了对放射非常敏感的肿瘤，如白血病和淋巴瘤，神经功能的恢复并不典型[18]。

20%～30%患者在基线状态下时因身体状况较差而被排除在积极治疗之外[49]。在接受治疗的患者中，另有10%～40%将在1个月内死亡。因此，最多可能评估2/3患者的治疗反应[41, 43, 49, 55]。在大多数队列中，随访患者数量是有限的，因此很难评估结果[10]。

LM导致高达40%的患者出现疼痛，主要有头痛（伴有或不伴有颈部僵硬）和腰背部/臀部疼痛[56]。疼痛往往对放疗反应迅速[18, 33]，降低随后的药物需求[5]（表14–7）。肿瘤浸润引起的症状更有可能是不可逆的，如肿瘤侵入脊髓实质[3, 4, 18]。

与单纯鞘内化疗相比，联合鞘内化疗和局部放疗可能会更有效地改善症状[10]。单纯累及野放疗不能消除LM，也不可能显著降低未来发病风险[22]。这是因为肿瘤会从治疗外区域重新播散到辐射区[3, 18]。Chamberlain表示，脑脊液中有相当一部分恶性细胞处于非分裂状态，由于放射敏感性是细胞周期依赖性的，因此治疗失败并不令人惊讶[2]。因此，目前尚不清楚局部放疗将在多大程度上延缓进一步神经功能障碍的发展[3, 33]。很少有文献详细描述生活质量[57]。

表14–7　症状控制结果

RT后通常会改善	参考文献	RT后通常不会被改善	参考文献
神经根痛	[18]	严重的神经功能缺陷，如脑神经麻痹或截瘫	[1, 18, 33]
继发于脑积水的症状	[3]		
与血管损害有关的症状	[3]		
脑病	[1]		
认知障碍[a]	[50]		

RT. 放疗。a. 40%改善，50%稳定

Elmore等报道了2008—2014年，通过MRI±腰穿诊断为继发于实体肿瘤的症状性LM在姑息性放疗后的症状改善结果（*n*=117），该研究仅以摘要形式发表[41]。其中48%乳腺癌，19%肺癌，8%黑色素瘤，6%前列腺癌；中位ECOG PS为2。全脑和（或）脊柱放疗的照射剂量30Gy，分10次。放疗后4周评估了改善率、稳定性和进展情况。在步态障碍、头痛、恶心/呕吐、认知功能改变和脑神经症状方面，17%～35%患者得到改善，52%～56%病情稳定，12%～28%病情进展，41%放疗后4周内死亡。放疗后中位生存时间为57天（IQR 32～158）（ECOG 0～1，75天；ECOG 2～4，47天，*P*=0.03）。作者建议使用短疗程放疗和临终关怀[41]。

九、治疗结果：复发

据报道，29%～52%患者复发[3, 49]，原发实体瘤比血液系统肿瘤更常见[49]。在一项研究中，复发患者的无复发间隔为8～22个月，与初始治疗的反应无关[49]。2/3仅出现柔脑膜复发，1/3出现LM和全身复发[49]。8/9例再治疗是全身治疗。5/9例出现第2次完全缓解（CR），4/9例恶化，复发后不久死亡。对于复发性LM，重复WBRT无明显改善[8]。

一般来说，进展性 LM 治疗方案是对症放疗、全身化疗或最佳支持治疗[1]。

十、治疗结果：脑脊液细胞学转归

现有的治疗方法很少能根除蛛网膜下腔的肿瘤[18]，脑脊液中的肿瘤细胞转阴也不一定与神经症状和体征的缓解有关。临床反应和生存期似乎都不依赖于细胞学反应[50]。事实上，治疗结果与症状改善的相关性似乎比脑脊液清除更大[42]，尽管细胞学检测结果持续呈阳性，但仍有可能看到患者长期生存[50]。大多数 LM 接受治疗的患者在尸检中发现了残留肿瘤细胞[10, 22]。例如，19 例对 WBRT 有临床反应的患者进行了尸检，其中 17 例患者的脑脊液中发现了肿瘤细胞[22]。持续的柔脑膜反应也可能需要控制颅外疾病[49]，但这可能是无法实现的，因为患者对以前的全身治疗产生获得性耐药[34]。

十一、治疗结果：生存

未经治疗的 LM 中位生存期为 4～6 周[4, 8, 33]（表 14-8）。中枢神经系统单个区域的局灶性放疗不太可能改变生存期[4, 21, 38]。同时或异时性脑实质转移的潜在影响使 WBRT 疗效的解释复杂化[38]。

积极治疗的患者预期生存通常为 2～6 个月[7, 57]。然而，尚不清楚生存率的提高是治疗所致，还是（更有可能）患者选择的结果[37]：只有那些具有最佳一般状态、最少并发症和最长预期寿命的患者才会接受潜在的侵袭性和具有毒性的治疗[57]。此外，通过积极治疗改变 LM 的自然病程，可能只会改变以脑膜受累为唯一发病部位或复发患者的生存率[15]。

除了生存获益问题，一些研究表明，接受 LM 治疗患者死于神经系统疾病的可能性更小，更有可能死于进展性全身性恶性肿瘤[3]。

十二、重要和近期研究结果

SWOG 8102 试验于 1981—1985 年调查了同时使用甲氨蝶呤（MTX）（每周 2 次，持续到脑脊液转阴）和 10 次 30GyWBRT 的实体瘤 LM 患者的有效率[55]。脊髓有症状的部位也可以接受相同剂量的放疗，但不允许 CSI。入选标准包括脑脊液细胞学检查阳性，无脑转移，无既往 WBRT。完全缓解是脑脊液细胞学检查阴性且神经学检查正常，部分缓解是达到两者之一。患者 26 例（乳腺癌 17 例，肺癌 4 例，黑色素瘤 3 例，膀胱癌 1 例，卵巢癌 1 例），中位年龄 54 岁，19/26 例为女性。中位总生存时间为 3.1 个月（乳腺癌 3.7 个月，其他组织学 1.7 个月，*P*=NS）。总体而言，8/26 例有效（3 例 CR，5 例 PR），其中 6 例患有乳腺癌。1 个月时，5/26 例死亡，6/26 例有治疗反应。排除 1 个月前死亡的患者，有效者 MS 值为 5.7 个月，无应答者 1.8 个月（*P*=NS）。唯一报道的 3～4 级毒性反应是血液学肿瘤。作者的结论是：无法确定患者的特征，这将鼓励制定更积极的治疗方案[55]。

Boogerd 等报道了他们的随机试验：鞘注 MTX 同步全身治疗与单纯全身治疗；两组患者均接受“临床相关部位”放疗（10 次 30Gy）[50]。纳入基于颅外疾病评估预期生存＞ 3 个月的乳腺癌患者，同时病变＜ 15mm 且与蛛网膜下腔连续。排除进展性或未经治疗的 BM 患者。主要终点是总生存期，目标样本量 50 例，该试验在 7 年后提前结束，入组了 35 例患者。鞘注 MTX 中位周期数为 8（范围 1～21）。随机化后 4 周内，鞘注组 6/17 例、非鞘注组 9/18 例接受放疗治疗，未标明放疗部位。鞘注组 MS18.3 周，非鞘注组 30.3 周。鞘注组 59% 受益（改善或稳定），41% 无反应；76% 患者最终进展。最初有效的患者中位进展时间（TTP）43 周（范围 25～63 周），而整组 TTP23 周。6 例脑脊液细胞学缓解，中位生存时间为 52 周。在非鞘注组，67% 受益，33% 无反应；56% 最终进展。未接受鞘注化疗患者 TTP64 周（范围 16 周至未达到），整个组 24 周。急性致死性 LEP1 例，亚急性短暂性 LEP1 例，迟发性 LEP3 例，均在鞘注组，均未接受 WBRT。1 例未鞘注患者在接受大剂量 MTX 和 WBRT 治疗复发 LM 后诊断为 LEP。8/17 例鞘注患者有治疗相关的神经并发症，而 1/18 例非鞘注患者出现并发症（*P*=0.007），证实 LEP 可在没有 WBRT 的情况下发生[50]。

Clarke 等回顾性研究了 187 例患者（2002—2004 年），这是现代最大的队列研究，目的是研究 MRI 成像是否影响诊断或预后[6]。入选标准包括实

表 14–8　文献报道治疗结果的案例

治　疗	RT 剂量	时间（年份）	病例数	组织学	诊断标准	治疗结果	参考文献
CSI	40Gy[a]	1948	1	未分化癌	根据临床表现诊断	有症状的 PR “几乎同时发生”，但复发需要 3 次以上的 RT 过程；CSI 后存活 28.3 个月	[58]
RT[b]	NS	1967—1971	13	多种实体肿瘤	脑脊液阳性和（或）尸体解剖	乳腺癌：37.5% 改善，平均生存 5.3 个月 淋巴瘤：0 改善，平均生存 3.3 个月 肺癌：50% 改善，平均生存 4 个月	[7]
RT[b]+IT：MTX	NS	1967—1971	10	多种实体肿瘤	脑脊液阳性和（或）尸体解剖	乳腺癌：75% 改善，平均生存 3.3 个月 淋巴瘤：100% 改善，平均生存 4.5 个月 肺癌：50% 改善，平均生存 3.5 个月	[7]
WBRT	NS	1979 年之前	4	SCLC[c]	在 LC 诊断前 1～6 个月诊断为 BM，并行 WBRT	BM 平均生存：4.3 个月 诊断 LC 后平均生存期：44 天	[16]
RT[b]	20～24Gy/NS	1969—1980	3	SCLC	需要脑脊液或尸检细胞学阳性	脑脊液清除 0% 症状明显改善 0%	[10]
RT[b]+IT MTX	20～24Gy/NS	1969—1980	24	SCLC	需要脑脊液或尸检细胞学阳性	33.3%（8/24）CSF 清除 8.3%（2/24）症状完全缓解或接近完全缓解 20.8%（5/24），治疗前死亡 治疗后 MS：7 周	[10]
RT[b, d]+IT MTX	24Gy（8 次）	1975—1980	90	多种实体肿瘤	诊断要求：典型临床表现或脑脊液阳性或 CT/ 脊髓造影阳性	乳腺癌：61%（28/46）临床受益[e]，中位生存期 7.2 个月（范围 1～29 个月） 肺癌：39%（9/23）临床受益，中位生存期 4 个月（范围 1～10 个月） 黑色素瘤：18%（2/11）临床获益，中位生存期 3.6 个月（范围 1～12 个月） 其他：30%（3/10）临床受益，中位生存期 6.3 个月（范围 2～12 个月） 总体：47%（42/90）临床受益，中位生存期 5.8 个月（范围 1～29 个月）	[3]

（续表）

治　疗	RT 剂量	时间（年份）	病例数	组织学	诊断标准	治疗结果	参考文献
WBRT+IT MTX ± 脊髓 RT[f]	30Gy（10 次）	1981—1985	26	多种实体肿瘤	排除 BM CSF 细胞学阳性可选骨髓造影	中位总生存期 3.1 个月（乳腺癌为 3.7 个月，其他为 1.7 个月；*P*=NS） 30.8% 有效：3/8 完全缓解，5/8 部分缓解 6/26 有效，5/26 在治疗开始后 1 个月死亡	[55]
RT[b] ± IT 化疗 ± 全身化疗	24～50Gy （8～25 次）	1980—1991	31[g]	多种实体瘤，原发性中枢神经系统肿瘤和淋巴瘤	CSF 阳性	NHL：6/13 例接受 RT；所有 NHL 均有完全缓解；NHL 组 MS 未达到 乳腺癌：9/10 例接受 RT；MS 为 21 个月 其他：8/8 例接受 RT；MS 为 31 个月 总之，19/31 例接受 WBRT ± 脊柱 RT；79% 接受 RT 治疗的患者达到 PR 治疗结束时，神经功能改善 68%，SD 为 32%；总 CR 为 65%，PR 为 35%；总 MS 为 23 个月	[49]
RT[b]+IT 化疗	NS	1988—1999	18	AA,GBM[h]	CSF 阳性	11/18 例接受 RT：1/11 例部分脑 RT，8/11 例限于脊柱 RT，2/11 例两者皆有 9/11 例因巨大占位接受 RT：8/9 例 SD，1/9 例 PR 3/4 例因脑脊液阻塞接受放疗的患者恢复了正常的脑脊液循环 平均组术后生存期：4 个月（2～8 个月）	[2]
RT[b]+C ± IT 化疗	30Gy（10 次）	1991—1998	35	乳腺癌	脑脊液细胞学阳性（97.1%）或特征性 MRI 表现（2.9%）	RT+C：41%；平均生存 30.3 周 RT+C+IT 化疗：33%；平均生存时间为 18.3 周 COD：42% 神经系统，28% 全身，18% 两者都有，6% 神经毒性，6% 与疾病不相关	[50]
WBRT+IT 化疗	30Gy（10 次）	1997—2005	85	多种实体肿瘤	CSF 阳性；64%MRI 或 CT 呈阳性	肺癌：4/36 例接受 IT 化疗，4/36 例单独接受 WBRT；MS 为 43 天（范围 3～375 天） 乳腺癌：19/33 例接受 IT 化疗，5/33 例单独接受 WBRT；MS 为 79 天（范围 13～759 天） 其他：8/16 例接受 IT 化疗，0/16 例单独接受 WBRT；MS 为 30 天（范围 4～523 天） 45/85 例未接受治疗	[13]

（续表）

治　疗	RT 剂量	时间（年份）	病例数	组织学	诊断标准	治疗结果	参考文献
Mixed	NS	2002—2004	187	多种实体肿瘤（n=150）和血液系统肿瘤（n=37）	脑脊液细胞学（23.0%）、MRI（52.9%）、脑脊液及MRI（24.1%）或医生的临床判断（3.2%）	27/150 例实体肿瘤和 1/37 例的血液系统肿瘤接受单纯 BSC；67/187 例接受单纯 RT[b] 治疗；46/187 例单纯化疗，36/187 例接受化疗和 RT[b]，10/187 例接受 UNK 治疗 实体瘤总 MS2.3 个月，血液系统肿瘤 4.7 个月（P=0.0006）；乳腺癌：MS2.8 个月；肺癌：MS2.2 个月；白血病：MS5.8 个月；淋巴瘤：MS 为 4.6 个月	[6]
WBRT ± IT MTX	NS	2005—2010	7	胃癌[i,j]	增强 CT ± MRI ± 脑脊液	4/7 例接受 RT，1/4 例接受 IT MTX，1/4 例全身化疗；1/4 例有效，3/4 例死亡，1/3 例为 LM；RT 后的平均生存期为 88 天	[59]
Mixed	20～30Gy	2005—2012	71	多种实体肿瘤，均伴有 BM	MRI ± CSF 细胞学检查	Ⅱ级 RPA 为 40.8%，Ⅲ级 RPA 为 59.2% 组织学：肺癌 45 例，乳腺癌 14 例，其他 12 例 25/71 例接受 WBRT，2/71 例接受脊柱 RT，4/71 例接受 WBRT+ 脊柱，2/71 例 IT 化疗，18/71 例全身化疗，33/71 例无治疗 总 MS（2.1 ± 0.3）个月 未经治疗患者 MS1.4 个月 RT 患者 MS3.1 个月	[45]
WBRT ± IT 噻替派	16～30Gy	NA	7	食管癌	脑脊液细胞学检查 ± 影像学检查	4/7 例行 WBRT，1/7 例行 IT 化疗，平均生存 6.3 周（WBRT 术后 4.9 周）；2/4 例没有继续 WBRT	[60]

AA. 间变性星形细胞瘤；avg. 平均值；BM. 脑转移；BSC. 最佳支持治疗；C. 化疗（全身性）；COD. 死亡原因；CR. 完全缓解；CSF. 脑脊液；CSI. 全脑全脊髓照射；d. 天；GBM. 多形性胶质母细胞瘤；IT. 鞘内；LC. 柔脑膜癌；MS. 中位生存期；MTX. 甲氨蝶呤；NS. 未明确；pCR. 病理完全缓解；PR. 部分缓解；RT. 放疗；SCLC. 小细胞肺癌；SD. 稳定疾病；undiff. 未分化；UNK. 未知；WBRT. 全脑放射治疗。a. 深部 X 线；b. 放射治疗大肿块区域和（或）症状最严重的区域；c. 均联合化疗后复发；d. 4/90 例未接受 RT；e. 临床益处 = 改善或稳定；f. 研究者偏好允许使用类固醇；g. 可获得至少 6 个月的治疗后随访数据；h. 所有患者在最初诊断时均接受了 60Gy 头颅放疗；i. 均伴有腹膜转移或恶性腹水；j. 所有患者均接受联合化疗，包括腹腔注射紫杉醇

体肿瘤（*n*=150）或血液学原发肿瘤（*n*=37），脑脊液细胞学检查阳性（23.0%）、MRI 提示病变（52.9%）、两者（24.1%）、医生临床判断（3.2%）诊断 LM，以及足够长的随访。乳腺癌是最常见的原发肿瘤（43.3%），其次是肺癌、淋巴瘤、白血病和黑色素瘤。总的来说，81% 的患者在诊断 LM 时伴有转移性疾病，70% 实体瘤患者和 11% 血液病患者有脑转移。42% 实体肿瘤患者曾因 BM 接受过颅内放射治疗（97%WBRT，3%SRS）。对于实体肿瘤，从初次诊断到诊断 LM 的中位时间 2 年，而血液肿瘤 11 个月（*P*=0.004）。在治疗方面，28 例患者仅接受了最佳支持治疗（BSC）（27 例实体肿瘤，1 例血液系统肿瘤），67/187 例患者接受了单纯放疗（WBRT 占 40%，脊柱放疗占 19%），46/187 例患者接受了单纯化疗（IT ± 全身），36/187 例患者接受了化疗和放疗。10/187 例患者治疗情况不明。全组 MS 为 2. 个月：实体瘤 2.3 个月，血液系统肿瘤 4.7 个月（*P*=0.0006）。乳腺癌的 MS 为 2.8 个月，肺癌为 2.2 个月，白血病为 5.8 个月，淋巴瘤为 4.6 个月。实体瘤和血液系统肿瘤间 MS 无统计学差异。诊断时无活动性全身疾病的 LM（*n*=20）患者 MS 3.8 个月，有活动性全身疾病患者 MS 2.4 个月（*P*=0.18）。20 例患者生存时间超过 1 年：10 例血液肿瘤和 10 例实体肿瘤患者。在这 20 例患者和其他患者之间没有发现明显的差异。作者的结论是，MRI 广泛应用没有显著影响生存[6]。

Wake Forest 大学的 Huang 等回顾了 SRS 治疗过的 BM 患者（*n*=795，1999—2012 年），以确定 LM 后续进展的风险[11]。手术切除患者给予瘤腔 SRS，＞ 90% 的肿瘤切除为减瘤术，WBRT 一般用于 4 或 4 处以上 BM，或用于短期内脑内复发。通过 MRI、CT 和（或）脑脊液细胞学阳性诊断 LM，49/795 例进展为 LM，都发生在第 1 次 SRS 后的 38 个月内。1 年累积发病率 3.9%，2 年 5.5%，3 年 5.9%。13.3% 无症状，通过常规影像学诊断。继续进展为 LM 的患者明显更年轻，更有可能是乳腺癌，肺癌可能性小且有更高比例的脑内失败。幕下和幕上切除术后发生 LM 的相对风险为 2.7（16.4% vs. 6.1%，*P*=0.024）。多变量分析，结直肠原发部位（HR=4.5，*P* ＜ 0.0001）、脑内失败（HR=2.0，*P*=0.007）、原发性乳腺癌（HR=1.6，*P*=0.05）、初始 SRS 时颅内 BM 数量（HR=1.1，*P*=0.009）和年龄（HR=0.9，*P*=0.0006）是 LM 的独立预后因素。接受过治疗（CSI、IT 化疗或卡培他滨）患者的生存（MS 3.4 个月）比未接受任何干预的对照组（MS 1.6 个月，*P*=0.01）长。乳腺癌患者的 MS 较其他原发部位患者的 MS 长（MS 4 个月 vs.1.8 个月，*P*=0.03）。LM 患者中，69.6% 死于神经系统疾病，没有 LM 患者中 39.7% 死于神经系统疾病（*P* ＜ 0.0001）。LM 组从 SRS 到死亡的中位时间较无 LM 组更长（11.3 个月 vs. 7.3 个月，*P*=0.12）。作者结论是，没有证据表明 SRS 前的手术切除显著改变了 LM 的风险，尽管事实上大多数肿瘤是零碎地切除的。他们认为 LM 更可能是由进行性全身疾病引起的中枢神经系统重新播散的结果，因为它与远处的脑内肿瘤治疗失败有关[11]。

Lee 等[19]回顾了 2001—2009 年 149 例韩国单中心 NSCLC 且脑脊液阳性的 LM 患者，95% 为腺癌。对有神经体征、症状或脑成像异常者，按当地临床指南进行脑脊液采样，治疗决策由治疗医生决定。患者中位年龄 58 岁，86% 为 ECOG 0～2，79.9% 为 NSCLC Ⅳ期疾病。41.6% 曾接受 SRS 或 WBRT。该试验中的 13/23 例患者 EGFR 激活突变。26 例（17.4%）NSCLC 患者早期诊断为 LM。73.2% 患者进行了 IT 化疗，其中 15/109 例发生细胞学检查结果的转变。在 IT 化疗外，31.5% 的患者接受 WBRT 治疗（10 次 30Gy）。18/149 例接受无 IT 方案的 WBRT，其中 3 例接受全身化疗。41/149 例接受细胞毒性药物化疗、酪氨酸激酶抑制剂（TKI）或两者兼用，12% 的患者接受了所有三种治疗方式，13% 的患者仅接受了支持性治疗，全组 MS 为 14 周。多变量分析，较差 ECOG 评分（*P*=0.026，HR=1.36）、较高 CSF 蛋白水平（*P*=0.027，HR=1.69）和较高 CSF 白细胞计数（*P*=0.015，HR=1.69）与较差预后相关。使用 IT 化疗（*P* ＜ 0.001，HR=0.396）、EGFR-TKI（*P*=0.018，HR=0.511）、WBRT（*P*=0.009，HR=0.546）和 VP 分流术（*P*=0.013，HR=0.448）均可提高生存率。脑部疾病、细胞毒性药物化疗和细胞学转化并不是独立的预测因子。值得注意的是，EGFR 突变者中位生存期是未突变者的 2 倍[19]。

Grommes 等进行了一项 NSCLC 患者伴 EGFR 突变的病例研究（n=9），这些患者每周接受大剂量厄洛替尼 ± WBRT（5/9）治疗 LM，而这些病例在之前接受 EGFR TKI 治疗后病情改善（3/9）或恶化（6/9）[61]。5/9 例同时存在 BM，6/9 例有颅外转移，厄洛替尼单药治疗每周 1 次，中位剂量 1500mg（范围 900～1500mg）。6/9 例有效，1/9 例稳定，2/9 例进展。最佳效果的中位时间 3.3 个月（范围 0.8～14.5 个月），MS12 个月（范围 2.9 个月至未达到）[61]。相比之下，EGFR 突变的 NSCLC 脑转移无 LM 仅行 WBRT 后的 MS 为 14.5 个月[62]。另一篇病例报道描述了 1 例继发于 EGFR 突变的肺腺癌且对 WBRT 无效的 LM 患者，该患者对厄洛替尼有显著的临床和放射学反应[63]。Hata 等建议，在 EGFR 突变人群中，TKI 甚至应该在 WBRT 之前就开始使用[63]。

另一项单中心回顾性研究聚焦于 NSCLC 合并 LM，既往无 BM 或脊柱转移瘤[20]。通过 MRI ± CSF 明确诊断，所有患者（n=51）均行 WBRT（2007—2014 年）。入选标准包括 ECOG 0～ 3、组织学确诊和无既往 WBRT 或手术史。EGFR 和 ALK 状态不明。WBRT 剂量为 10 次 30Gy（60.8%）或 5 次 20Gy（39.2%）。70.5% 合并 BM。诊断肺癌后确诊 LM 的中位时间为 13.2 个月。84.3% 死于神经系统疾病，15.7% 死于全身进展。MS 为 3.9 个月，半年生存率为 19.6%，1 年生存率为 5.9%。多因素分析，较差的 PS、较短的 LM 诊断时间和并发 BM 是生存期较差的独立预测因子[20]。

来自 MSKCC 的 Morris 等对 125 例（2002—2009 年）NSCLC 和 LM 患者（78% 为腺癌）进行了里程碑式的分析，试图解释选择偏倚的影响[21]。在广泛检测驱动基因突变和使用 TKI 之前，也对这一人群进行了治疗。诊断需要脑脊液细胞学阳性和（或）MRI 多灶性增强的蛛网膜下腔结节。然而，只有当患者在确诊后的一段时间内接受了治疗，并在治疗后的预定时间（WBRT 后 30 天和 IT 化疗后 45 天）存活，并随访 45 天或更长时间，才可以纳入研究。54/125 例之前已接受针对 BM 的 WBRT。中位 KPS 为 70（范围 30～100），平均年龄为 59 岁，女性为 80/125 例。38/125 例仅接受 BSC，56/125 例 WBRT（30～37.5Gy，分 10～15 次），7/125 例 IT 化疗，20/125 例全身化疗，18/125 例 EGFR-TKI。中位生存期为 3.0 个月（95%CI 2～4 个月）。纳入里程碑分析中的接受 WBRT 与 30 天内未接受 WBRT 患者（n=59）进行比较，OS 无差异（P=0.84），接受 IT 化疗并至少随访 45 天（n=6）的患者比未接受 IT 化疗的患者存活时间更长（n=83，P=0.001）。9 例 EGFR 突变患者在原发病诊断后平均 12 个月出现 LM，MS 为 14 个月（范围为 1～28 个月）。作者最后对 WBRT 的常规使用提出了质疑，因为 WBRT 缺乏生存获益的证据，但他们承认，由于数据的限制，不能排除使用 WBRT 可改善症状和生活质量[21]。

十三、随访

随访中使用了各种标准来评估治疗的成功，包括脑脊液转阴、神经体征或症状改善、影像学改变或脑脊液流动障碍的逆转[33]。QOL 很少被报道[57]。在 Boogerd 的随机试验中，脑脊液没有常规复查，因为转化率与临床反应或生存率都没有很强的相关性[19, 50]。虽然 MRI 可以显示病灶稳定或对比度增强降低[20, 43]，但由于缺乏支持与症状反应相关的数据，目前还没有将序列成像视为标准成像[13, 20, 50]。治疗后糖皮质激素的剂量也不常规报道，可能与缺乏证据表明 LM 症状对类固醇治疗有反应有关[2]。

十四、结论

由于现有数据的局限性，在缺乏标准方法的情况下，患者群体异质性较大，目前既不能区分出每种治疗方式对症状控制和生存的相对贡献，也不能分离出选择偏倚的影响。根据 MacKillop 关于最佳姑息性放射治疗规则，以及 2 周（10 次）的治疗益处并没有被证实，如果要进行放射治疗，应该考虑较短疗程的累及野放疗方案。目前还没有证据支持实体瘤患者全脑全脊髓照射。在诊断时应向所有患者提供支持性治疗，因为大多数患者在诊断时将面临极其糟糕的预后。文献中未报道患者的效果，这应该被视为未来研究的一个领域，承认研究这种疾病的挑战。最后，分子生物标志物和驱动基因突变，如肺腺癌中的 EGFR 的潜在影响仍有待阐明。

十五、病例研究

1 例 78 岁亚裔女性，无吸烟史，因双额头痛、恶心、呕吐、复视、吞咽困难、听力下降、咳嗽 2 周和体重减轻约 4.5kg 送入急诊。平扫 CT 提示颅内恶性肿瘤病变，磁共振成像证实多个幕上和幕下脑实质内强化病变，最大 3cm，位于左侧颞叶。有片状柔脑膜增强（图 14-3），无脑积水、中线移位或疝。胸部 / 腹部 / 盆腔 CT 示右肺上叶 2cm × 2cm 针状空洞性肿块，多发性纵隔淋巴结肿大，少量心包积液及骨转移。在 CT 引导下支气管镜肺活检后，进行了脑脊液细胞学检查，证实腺癌。组织细胞标本较少难以进行分子标记检测。使用地塞米松后症状有所改善，但状态仍然很差，需要 1～2 人协助。患者完成了 5 次 20Gy 姑息性全脑放疗（图 14-4），随后住进了临终关怀医院，在被诊断为柔脑膜癌后 8 周去世。

十六、总结

- 随着时间推移，柔脑膜转移的发病率越来越高，但其临床研究仍很薄弱，目前的结果并不比 20 世纪 70 年代好。
- 将患者分为低风险组和高风险组可有助于治疗决策，但很多患者同时具有两种类型的特征。

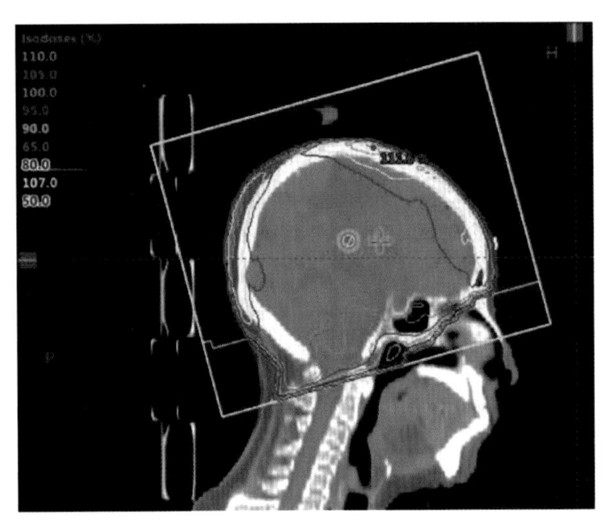

▲ 图 14-4　全脑照射的数字重建照片

- 姑息性放射治疗最常用于症状最严重的部位，其目的是维持或改善生活质量。然而，没有数据支持延长生存期，甚至不知道其对神经系统作用是延迟恶化还是预防性治疗。
- 使用传统技术和剂量对全脑和（或）部分脊髓的姑息性放疗毒性最小。
- 与实体肿瘤相比，CSI 更常用于血液系统和原发性中枢神经系统恶性肿瘤。然而，支持其改善治疗结果的文献有限。

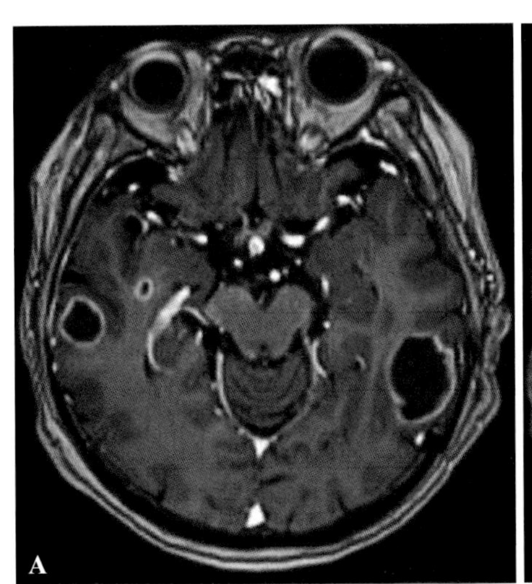

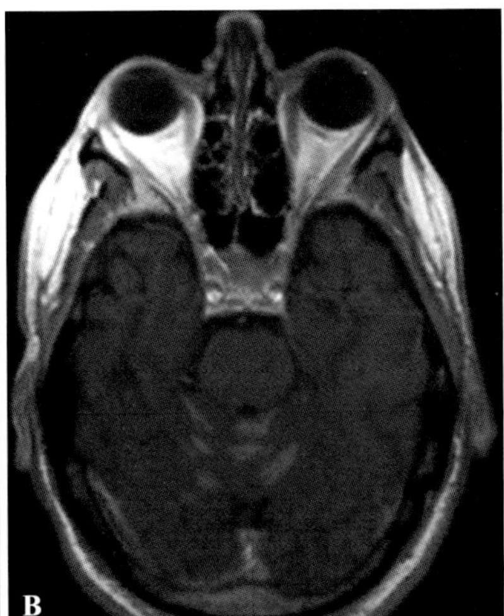

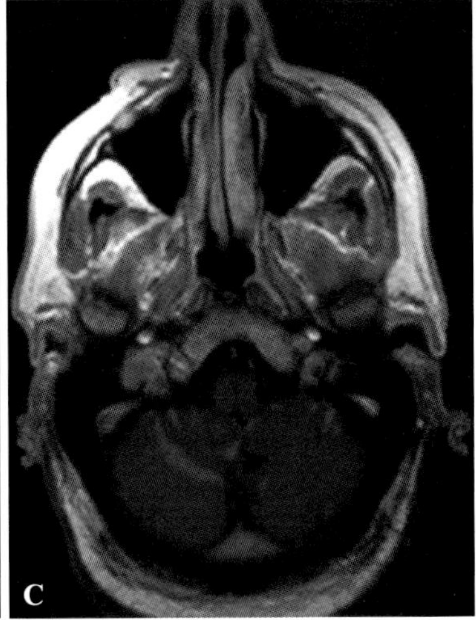

▲ 图 14-3　A. 脑实质转移轴位 T_1WI 血管成像图像；B 和 C. 钆增强后轴位 T_1WI 显示斑片状柔脑膜增强

本章自测题

1. 判断：局部放疗更有可能逆转颅内与脊髓 CSF 阻塞。

2. 判断：如果患者对初始治疗表现为部分临床缓解，与初始治疗后症状稳定相比，无复发间隔更长。

3. 以下不是预后不良和预测不良的因素是（　　）。
A. 一般状态差
B. 肺转移
C. 脑神经功能障碍
D. 脑脊液循环障碍

4. 患者出现继发于实体肿瘤柔脑膜转移的脑神经病变，累及野（全脑）放疗的预期结果最有可能（　　）。
A. 症状稳定，生存率提高
B. 症状改善，生存率提高
C. 症状稳定，不影响生存率
D. 症状改善，不影响生存率

5. 与 LM 治疗后的长期生存有关的是（　　）。
A. 症状改善
B. MRI 上柔脑膜增强程度降低
C. 降低糖皮质激素的剂量
D. CSF 细胞学从阳性转为阴性

答案
1. 正确（逆转颅内 50% 和脊柱 30%～35%）
2. 错误（在一项研究中，复发患者的无复发间隔为 8～22 个月，与初始治疗效果无关。具体见参考文献 [49]）
3. B（具体见表 14–4）
4. C（具体见参考文献 [41] 和表 14–7）
5. A（结果与症状改善的相关性似乎比脑脊液转阴更大。具体见参考文献 [42]）

第七篇　视路肿瘤
Optic Pathway Tumors

第15章 视路胶质瘤

Optic Pathway Gliomas

Arnold C. Paulino 著

学习目标

- 明确视神经通路胶质瘤最常见的组织学类型、危险因素和临床表现。
- 定义观察、手术、化疗和放疗的治疗地位。
- 描述不同治疗模式的结果，包括生存率、无进展生存率和视觉保留等。
- 明确放疗并发症的风险及周围正常器官的耐受剂量。

一、流行病学

视神经通路胶质瘤（OPG）是一种相对罕见的肿瘤，占颅内肿瘤 1%，约占原发性视神经通路肿瘤的 2/3[1]。在儿童中，OPG 约占脑肿瘤 5%，通常发生在 7 岁以下，约 90% 病例＜ 20 岁[2]。男女发病率相近。成人 OPG 分两种情况，第一种是儿童 OPG 存活到成年，第二种是成年时期诊断的 OPG。

视神经通路包括视网膜、视神经、视交叉、视辐射和枕叶。根据肿瘤部位，OPG 通常被划分为视交叉前型、视交叉型和视交叉后型。视交叉和视交叉后型 OPG 在散发病例中更为常见，而伴有神经纤维瘤病 1 型的儿童 OPG 更常发生在视神经（视交叉前型）。一项研究表明，NF1 患者最常见受累部位是视神经（66%），其次是视交叉（62%），在非 NF1 患者中，视交叉是最常见的受累部位（91%），而视神经受累仅占 32%[3]。

二、危险因素

NF1 是一种常染色体显性遗传病，发病率 1/2000～1/2500，15%～20%NF1 患者会发生 OPG[4, 5]。NF1 主要表现牛奶咖啡斑、皮褶雀斑（腋窝和腹股沟区域）、虹膜错构瘤（又称 Lisch 结节）、OPG 和骨骼畸形。Cincinnati 一项研究显示，826 例 NF1 患者中 18% 发生 OPG，确诊中位年龄为 3 岁。15%OPG 患者因临床或影像学进展而需要治疗[6]。相反，OPG 系列报道中，20%～58% 的患者同时伴有 NF1[7, 8]。

三、诊断

（一）临床表现

许多 OPG 患者无症状，特别是 NF1 患者[6]。OPG 症状以视力下降或失明是最常见的症状。肿瘤位于视神经者，典型表现为单侧慢性视力丧失，伴有相对传入性瞳孔障碍，视盘水肿或萎缩、斜视，眼部疼痛并不常见，但可能会表现为突眼。视交叉受累者，可表现为双颞侧视野缺损。肿瘤向颅内生长，还会导致下丘脑和内分泌异常。文献报道 70%～80% 成人恶性视路胶质瘤可突然出现视力丧失[9]。

（二）影像诊断

脑 MRI 肿瘤表现为 T_1WI 低信号和 T_2WI 高信号，增强较均匀，而体积较大肿瘤可呈现不均匀强化，这可能与脑积水有关。MRI 抑脂像可以显示整个视觉通路。

（三）病理诊断

大多数 OPG 属于低级别星形细胞瘤，其中毛细胞星形细胞瘤是主要亚型，很少恶变。典型的视神经胶质瘤呈膨胀性生长，可以突破软脑膜。显微镜下可见视神经被肿瘤性星形胶质细胞包绕，肿瘤整体局限在硬脑膜内。毛细胞黏液型星形细胞瘤、纤维型或弥漫性星形细胞瘤和神经节细胞瘤也有报道，但没有毛细胞星形细胞瘤常见。

四、总体治疗策略

（一）组织诊断

目前，如疑似 OPG 大多数推荐组织学诊断。一项研究显示 MRI 诊断视交叉 – 下丘脑胶质瘤的敏感性为 83.3%，特异性为 50%[10]。然而，大多数学者认为对于患有视交叉 – 下丘脑病变的婴儿和伴有 NF1 的儿童，通过影像学表现即可诊断 OPG[11]。

（二）观察

一般而言，OPG 治疗方案包括观察、手术、化疗和放疗。OPG 呈惰性表现，特别是伴有 NF1 的儿童 OPG 变化很大，可观察到个别情况肿瘤自行消退[12]。决定何时进行干预治疗是难点之一。当神经功能受损时，如视觉功能受损，应考虑进行干预。无 NF1 的 OPG 出现神经轴索播散或间脑综合征，要考虑治疗干预[13]。

（三）手术

对于病变局限于视神经且视力完全丧失的患者，建议行肿瘤全切术。对于其他类型 OPG，有报道称可行活检或减瘤术。一项包含 42 例儿童 OPG 的研究中，22 例进行了减瘤术，术后均无视力下降，但有 6 例患尿崩症（3 例永久性，3 例一过性），1 例出现短暂轻度偏瘫，康复后有所改善。17 例单纯手术，其中 13 例得到控制。手术能够缓解占位效应，并在某些情况下推迟放疗。该作者得出结论，谨慎挑选 OPG 患者进行减瘤术是安全有效的[14]。有些研究报道手术切除能够提高肿瘤控制，而其他研究则未见[15-17]。

（四）化疗

化疗通常用于儿童 OPG 次全切除或活检后，以推迟放疗。儿童低级别胶质瘤推迟放疗可能是有益的，当儿童年龄较大时再接受适形放疗可获得更好的神经认知结果[18]。标准化疗方案包含长春新碱和卡铂（Packer 方案）。Packer 等报道了 78 例儿童新诊断进展性低级别胶质瘤，平均年龄 3 岁，接受卡铂联合长春新碱化疗。大多数有间脑肿瘤，客观有效率 56%。2 年和 3 年 PFS 分别为 75% 和 68%[19]。儿童肿瘤协作组（POG）一项Ⅱ期临床试验旨在评估卡铂在≤ 5 岁儿童进展性视神经通路肿瘤（OPT）中的活性。该实验共纳入 50 例儿童，其中 21 例出现疾病进展（化疗期间 15 例，化疗之后 6 例）[20]。HIT–LGG 1996 研究中，198 例患者中位年龄 3.6 岁，包括视交叉 – 下丘脑肿瘤 144 例、视交叉肿瘤 34 例和下丘脑肿瘤 20 例，其中 98 例首发症状为视力严重受损。共有 123 例（中位年龄 3.7 岁）接受长春新碱和卡铂化疗，其中 105 例完全缓解、部分缓解或稳定。全组 5 年总生存率 93%，化疗组 5 年 PFS61%，5 年无放疗生存率 83%[21]。成人 OPG 化疗的文献报道很少。加拿大一项针对青少年患者的研究表明，化疗可作为进展期 OPG 的一线治疗，而不是放疗。10 岁以上儿童 OPG 一线化疗的 PFS 与小于 10 岁患者相当，从而避免了潜在的放疗相关毒性[22]。许多医疗机构认为放疗是 10 岁以上儿童和成人进展期 OPG 的标准治疗[23]。

（五）放疗

大多数 OPG 患者存活期较长，所以降低治疗相关性后遗症至关重要。放疗是成人进展期 OPG 的标准治疗，大多数学者认为化疗是＜ 10 岁 OPG 的标准治疗。尽管缺少共识，但是我们医疗机构认为 10 岁以上且需要治疗的儿童应接受放疗[11, 22-25]。

（六）靶区定义和处方剂量

OPG 的病理类型通常决定了使用何种影像来勾画靶区。对于毛细胞星形细胞瘤，肿瘤通常强化，

故使用增强 T_1 图像勾画大体肿瘤体积。对于其他低级别胶质瘤，肿瘤常不增强，故使用 FLAIR 勾画大体肿瘤体积。GTV 以外 0～10mm 范围定义为临床靶区。CTV 外扩 3mm 产生计划体积。St.Jude 儿童医院在 GTV 基础上外扩 10mm 产生 CTV，而儿童肿瘤学组 ACNS 0221 使用 5mm 的外扩距离勾画 CTV[26]。既往一项研究未发现 5mm 和 10mm 边界的 CTV 有区别[27]。Dana-Farber 癌症研究所使用立体定向放疗，GTV 和 CTV 基本相同，外扩 2mm 产生 PTV[28]。对于毛细胞星形细胞瘤，处方剂量范围为 45～50.4Gy，对于非毛细胞低级别神经胶质瘤，则为 50.4～54Gy。

对于视神经通路的罕见恶性神经胶质瘤，使用增强 T_1WI 和 FLAIR 图像来勾画 GTV 和 CTV。我们医院通常要求 50Gy 等剂量线覆盖 FLAIR 异常区域，而增强 T_1WI 的肿瘤区域需要更高的剂量，由于视神经和视交叉的耐受性，剂量限制到 54Gy。

（七）危及器官和耐受剂量

表 15-1 列出了作者在治疗视路胶质瘤时使用的正常组织限量参考。

（八）急性和远期放疗毒性

急性放疗反应有照射野内皮肤红斑和瘙痒、局部脱发、疲劳和结膜炎。放疗远期反应和可能的并发症有白内障、认知功能障碍、内分泌紊乱、烟雾病、眼睛干燥和继发恶性肿瘤[29]。当视神经和交叉 D_{max} < 54Gy、视网膜 D_{max} < 50Gy 时，失明发生率 < 5%。伴有 NF1 患者，放疗后烟雾病和第二原发肿瘤更常见[30, 31]。

质子可以降低累积剂量，从而减少第二原发肿瘤的发生[32]，还可以最大限度地减少海马和下丘脑的低剂量区域。有研究显示，质子相比光子更能降低对侧视神经、视交叉、垂体和双侧颞叶和额叶的剂量[33]。

表 15-1　正常组织限量

组织器官	限制剂量
晶状体	$D_{max} \leqslant 6Gy$
视网膜	$D_{max} \leqslant 50.4Gy$
视神经	$D_{max} \leqslant 54Gy$
视交叉	$D_{max} \leqslant 54Gy$
海马	$D_{max} \leqslant 16Gy$，$V_9 \leqslant 100\%$
脑干	$D_{max} \leqslant 54Gy$
耳蜗	$D_{mean} < 37Gy$
泪腺	$D_{mean} < 36Gy$
垂体	$D_{max} \leqslant 45Gy$

D_{max}. 最大剂量；D_{mean}. 中等剂量

五、放疗疗效

（一）肿瘤控制和生存

表 15-2 列出了多个研究机构放疗治疗 OPG 的结果。在一些研究中，20%～40% 患者是青少年或成年。5 年和 10 年 OS 分别为 90%～100% 和 79%～94%，而 10 年 PFS 从 69% 到 100% 不等[8, 34-38]。以上放疗数据明显优于初治接受化疗的结果，后者 5 年 PFS 为 30%～40%[11]。因此，许多接受初始化疗的儿童需要不止一种化疗方案。尽管如此，年龄 < 10 岁进展期 OPG 仍然是首先接受化疗。因为放疗可能对认知和内分泌功能产生影响[39]。因为放疗会增加 NF1 患者罹患继发性肿瘤和血管疾病的风险，所以化疗通常是进展期 NF1-OPG 患者的一线治疗方案[30, 31]。

（二）视力

表 15-2 列出了放疗患者视力结果。总体而言，大约 1/3 患者视力有所改善，而另一半患者视力稳定[8, 34-38]。与初始放疗相比，初始化疗后视力结果似乎更差。在 20 例 OPG 放化疗研究中，先化疗后放疗患者比首选放疗患者视力差[40]。另一项 OPG 研究显示，年龄较大的 OPG 儿童初始放疗视力改善较低龄儿童更好[41]。已发表的一项儿童低级别胶质瘤研究未显示化疗可以改善大多数低级别 OPG 儿童的视力[42]。

（三）随访：影像评估

伴有 NF1 的 OPG 患者选择观察，通常第 1 年每 3 个月进行脑 MRI 检查，此后每 6～12 个月检查 1 次。这类肿瘤会倾向“萎缩”，比非 NF1-OPG 恶性程度低。

OPG 放疗患者，最初 2 年中每 4 个月检查脑

表 15-2 视神经胶质瘤患者放疗后总体生存率、无进展生存率和视力疗效

第一作者研究机构	例 数	年 龄	总生存率	无进展生存率	视力疗效
Combs 等[38] Heidelberg 大学	15	中位 6.9 岁 （8 个月—33 岁）	90%（5 年）	92%（3 年） 72%（5 年）	40% 改善 47% 稳定
Erkal 等[36] Ankara 大学	33	中位 13.6 岁（0.5—16.1 岁）	93%（5 年） 79%（10 年）	82%（5 年） 77%（10 年）	34% 改善 54% 稳定
Grabenbauer 等[37] Erlangen-Nurnberg 大学医院	25	40% 大于 15 岁	94%（10 年）	69%（10 年）	36% 改善 52% 稳定
Horwich 等[35] Royal Marsden 医院	29	21% 大于 15 岁	100%（5 年） 93%（10 年）	86%（10 年）	43% 改善 48% 稳定
Khafaga 等[8] King Faisal 专科医院	22	22% 大于 10 岁	79.5%（10 年）	80%（5 年）	15% 改善 71% 稳定
Tao 等[34] Harvard 大学	29	中位 6.6 岁 （1.3—19 岁）	89%（10 年）	100%（10 年）	27% 改善 54% 稳定

MRI 和视力，之后 3 年内每 6 个月检查 1 次。

六、病例研究

患者 19 岁男性，最初表现右眼失明，在 9 岁时进行组织活检诊断为下丘脑 – 视交叉胶质瘤，随后接受长春新碱和卡铂化疗 80 周，病情稳定，直到 18 岁才出现疾病进展。文中（图 15-1A 至 C）为典型层面的 MRI 图像。患者接受质子治疗，剂量达到 50.4CGE。CTV 为 GTV 外扩 5mm，不超过解剖边界（图 15-1D 至 F）。

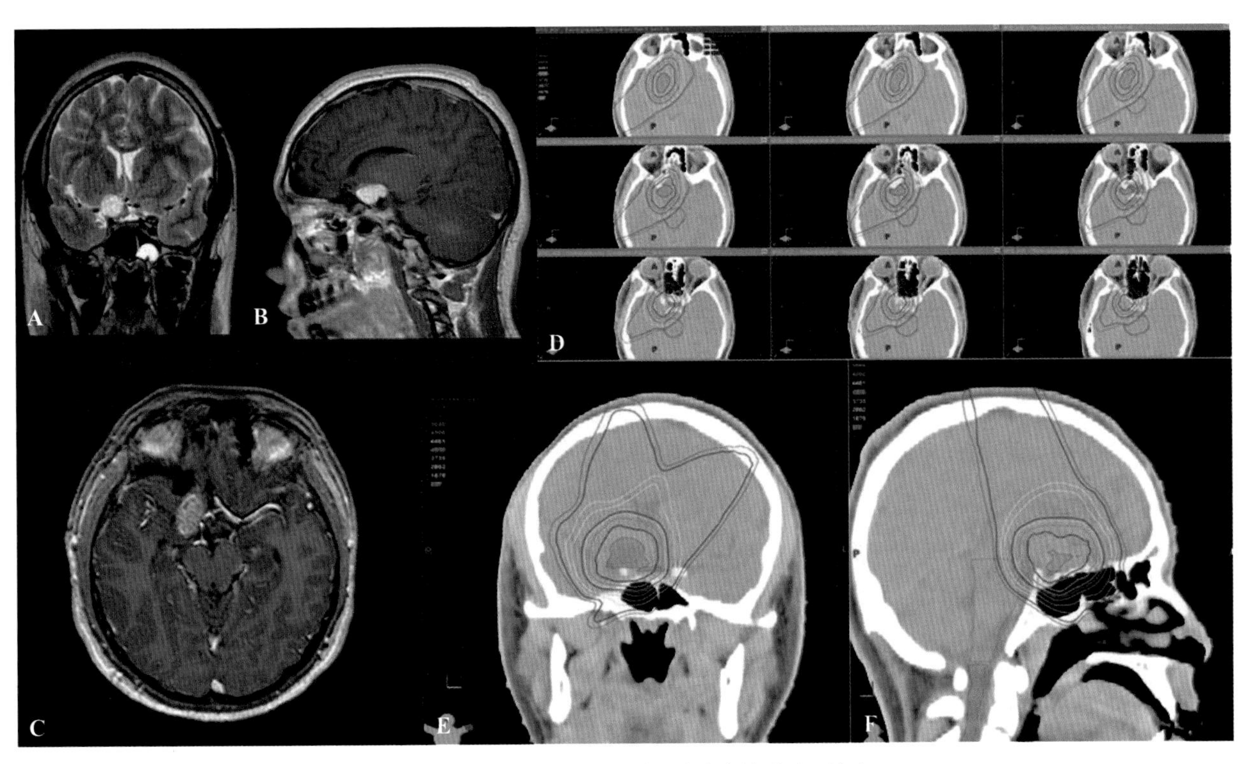

▲ 图 15-1 19 岁视神经胶质瘤患者接受质子治疗

A 至 C. 右下丘脑进展期视神经毛细胞星形细胞瘤的冠状位、矢状位和轴位磁共振成像；D 至 F. 质子放疗计划的轴位、冠状位和矢状位展示。处方剂量 50.4CGE。红褐色区域是肿瘤体积，黄褐色区域是临床靶区

七、总结

大多数视神经胶质瘤是毛细胞星形细胞瘤，但已报道了其他类型的低级别和恶性神经胶质瘤。手术的作用是获得组织诊断，或者切除仅限于视神经并导致失明的肿瘤。卡铂和长春新碱是 10 岁以下儿童常用的化疗方案，以延迟放疗并且保留神经认知功能。对于 NF1 患者，由于放疗后发生烟雾病和继发性肿瘤的可能性较高，一般不宜放疗。放疗是 ≥ 10 岁非 NF1 患者的主要治疗方法，放疗 10 年总生存率和无进展生存率分别为 80%~95% 和 70%~85%。此外，超过 70% 放疗患者视力稳定和改善。

本章自测题

1. NF1 患者中，患者会出现视路胶质瘤的比例是（　　）。

A. ＜ 1%　　B. 15%
C. 50%　　D. 85%

2. 视神经胶质瘤最常见的组织类型是（　　）。

A. 神经节胶质瘤
B. 多形性黄色星形细胞瘤
C. 毛细胞型星形细胞瘤
D. 室管膜下巨细胞星形细胞瘤

3. 对于完全失明且肿瘤局限于单侧视神经的患者，最合适治疗方法是（　　）。

A. 立体定向放射外科
B. 卡铂和长春新碱化疗
C. 调强放射治疗
D. 手术切除

4. 视神经胶质瘤放疗后 10 年，预期局部控制率是（　　）。

A. 20%　　B. 40%
C. 60%　　D. 80%

5. 视神经胶质瘤放疗后，预期视力稳定或改善比例是（　　）。

A. 20%　　B. 40%
C. 60%　　D. 80%

答案

1. B　2. C　3. D　4. D　5. C

第16章

视神经鞘脑膜瘤
Optic Nerve Sheath Meningioma

Balamurugan A. Vellayappan　Lia M. Halasz　Yolanda D. Tseng　Simon S. Lo　著

学习目标

- 明确 ONSM 临床特征，包括流行病学、症状和影像学特征。
- 了解可选的治疗方法，如观察、手术和放疗，以及它们各自的优缺点。
- 熟悉放疗实施内容，包括治疗技术、处方剂量和危及器官剂量限制。

一、流行病学

脑膜瘤起源于蛛网膜的脑膜上皮细胞，是最常见的原发性中枢神经系统肿瘤。大约 36% 的原发性脑和脊髓肿瘤是脑膜瘤，年龄调整后年平均发病率为 7.86/10 万 [1]。发病率随年龄的增长而逐渐升高，发病高峰在 65 岁左右 [1]。女性较多，男女比例 1∶3[1]。脑膜瘤可发生在硬脑膜的任何部位，最常见于颅内 [2]。然而 ONSM 罕见，占所有颅内脑膜瘤 1%～2%[3]。ONSM 是继视神经胶质瘤之后的第二常见的眼眶肿瘤 [4]。ONSM 分为原发（pONSM）和继发（sONSM）。pONSM 占 10%，起源眶内或颅内段的视神经，其余 90%（sONSM）源自蝶骨脊或蝶鞍并侵入眼眶。左右比例相当，5% 为双侧 [3]。

近些年 ONSM 发病率是否升高尚不清楚。然而，临床上经常使用影像检查其他神经系统疾病，有助于意外发现无症状 ONSM[5]。

二、风险因素

同其他脑膜瘤相似，ONSM 常见于中年女性。儿童 ONSM 没有性别倾向，经常与 NF2 有关。伴有 NF2 者，更常见双侧发病且侵袭性更强 [3, 6]。

三、临床表现

自 20 世纪 70 年代以来，ONSM 相关的典型三联征是视觉障碍、视神经萎缩和视神经睫状静脉分流 [3, 7, 8]，然而只有 1/3 的病例伴有三联征 [9]。此外，这些症状并非特异性，曾有报道胶质瘤和蝶骨翼膜脑膜瘤伴有过上述特征 [7, 10]。

大多数 ONSM 长期伴有无痛的渐进性视力丧失，平均在诊断前 3～4 年出现视力损害 [3, 11]，并非所有病例都有视野改变。Dutton 报道 1/3 患者伴有中心或中心旁视野缺损。ONSM 病例的眼球突出症（轻中度）没有窦 – 眼眶脑膜瘤显著。尽管复视只有 4%[12]，向上凝视障碍有 40%～50%[3, 12]。眼底检查可以明确视神经病变，包括视盘肿胀和（或）视神经萎缩。大多数患者表现出同侧瞳孔相对传入性障碍 [4]。虽然疾病进展缓慢，但影响严重，许多患者治疗前失明。表 16–1 总结了临床症状和体征 [3]。

（一）生长方式

肿瘤通常在视神经周围生长而无侵犯神经。肿瘤沿着阻力最小的路径持续生长，累及视神经颅内段、视交叉和对侧视神经，偶尔会通过纤维血管间隔侵入神经[13, 14]。肿瘤环绕生长，对神经的压迫越来越大，并且阻塞视网膜中央静脉和（或）动脉。进一步发展可能突破硬膜，侵犯其他眶内结构。由于视神经管内空间狭小，视神经管 ONSM 通常在压迫发生前出现早期视力丧失和视神经萎缩。

表 16–1　视神经鞘脑膜瘤的临床症状和体征

症　状	汇总患者总例数	症状患者的百分比
视力下降	380	96
视野缺损	135	83
外周视野缩小	112	39
中央型、哑铃型、旁中心型暗点	112	29
垂直视野缺陷	112	16
盲点扩大	112	13
色觉减弱	45	73
突眼	241	59
视盘萎缩	177	49
视盘肿胀	208	48
动眼减弱	258	47
视神经分流	238	30

（二）影像学特征

鉴于活检定位困难及其严重并发症，ONSM 诊断主要依靠高分辨率薄层 MRI，CT 起补充作用。图 16–1 展示了一位患者的影像检查。与其他脑膜瘤一样，病变呈现明显且均匀强化，薄层 CT 可见微小 / 巨大钙化。典型影像表现是“电车轨道”征[15]，即在强化的视神经鞘复合体中看到视神经的中央透明带。此特征并非特异性，也可出现在淋巴瘤、结节病和软脑膜转移瘤等[16]。视神经胶质瘤的神经直径是增大的，而 ONSM 是缩小的。Saeed 和 Rootman 根据影像特点将 ONSM 分为管状、球状、梭形和丛集四种生长模式[12]，其中向眶尖延伸的管状模式对视力损伤严重。

增强抑脂 T_1WI 对于诊断 ONSM 最关键。与正常视神经和脑组织相比，肿瘤 T_1WI 和 T_2WI 上是等信号，但是增强图像呈现明显的均匀强化[16]。最近有报道功能成像能协助诊断，如 ^{68}Ga–DOTA–TATE PET/CT[17]、生长抑素受体 PET/CT[18]。

（三）病理学

ONSM 与中枢其他部位的脑膜瘤组织学相同，但是组织活检很少，相关文献报道也很少。根据“WHO 中枢神经系统肿瘤分类”[19]，采用三级分级系统，预测自然病程和预后（表 16–2）。

超过 80% 脑膜瘤属于 WHO Ⅰ级，生长缓慢，复发率较低。有病理诊断病例，大多数是上皮型或

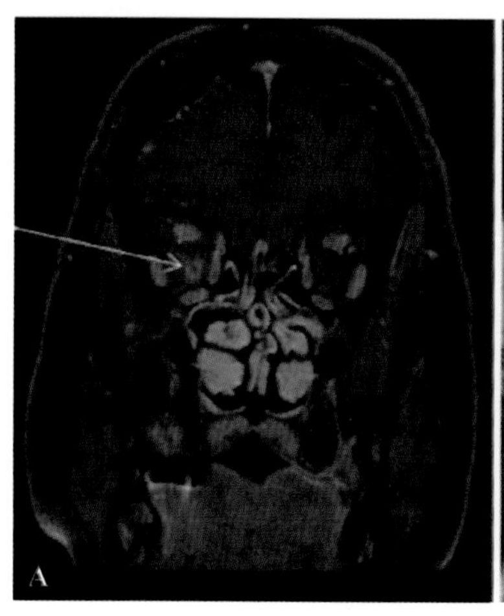

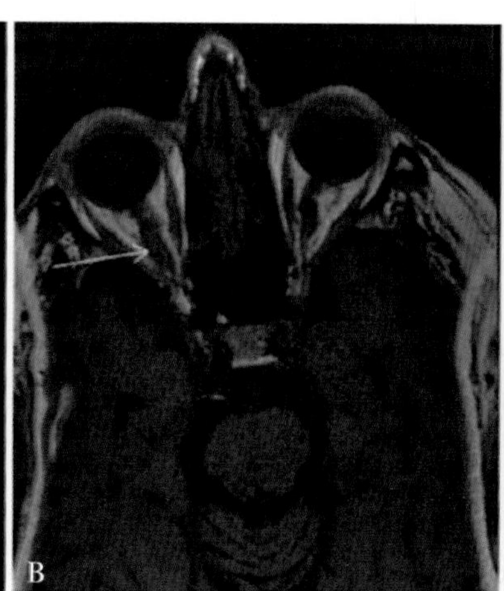

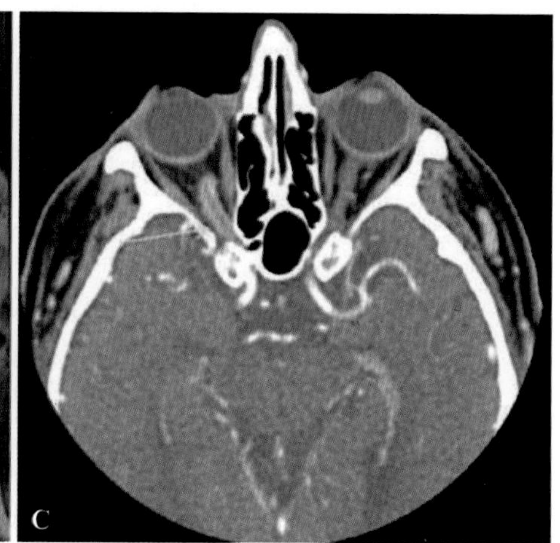

▲ 图 16–1　**A.** 冠状位 T_1 增强：视神经周围明显增强（黄箭），而视神经没有增强；**B.** 轴位 T_1 增强：“电车轨道”征（黄箭）；**C.** 轴位 CT 增强：“电车轨道”征（黄箭）

表 16-2　脑膜瘤 WHO 分级标准

良性脑膜瘤 WHO Ⅰ级	除透明细胞、脉络膜、乳头状或横纹肌外的任何组织学变异 未达到非典型或间变性脑膜瘤的标准
非典型脑膜瘤 WHO Ⅱ级 （三个标准中的任何一个）	1. 有丝分裂指数升高（4～19 有丝分裂 /10 倍镜） 2. 以下五个参数至少包含三个：①细胞增多；②高核质比；③大而突出的核仁；④不间断无图案或片状生长；⑤自发性坏死灶 3. 侵犯脑组织
间变性（恶性）脑膜瘤 WHO Ⅲ级 （两个标准中的任何一个）	有丝分裂指数高（≥ 20/10 倍镜） Frank 发育不全（肉瘤、癌或黑色素瘤样组织学）

移行型。

50% 散发病例和所有 2 型神经纤维瘤病族系患者伴有 *NF2* 突变 [20]。*NF2* 抑癌基因位于 22q 染色体上，等位基因中突变通常与 22 号单体性相关，或者涉及另一个等位基因大片段缺失。除了杂合性缺失，表观遗传（如高甲基化 [21]）可能降低 *NF2* 基因表达。

四、总体治疗策略

ONSM 预后很好，文献未曾报道 ONSM 相关的死亡 [3]。因此治疗首要目的是恢复或保存视觉功能，其次是控制局部病变，两者是一致的。

关键问题在于是否治疗，以及何时开始治疗。尽管大多数病例表现为非常缓慢的视力丧失和边缘进展 [23, 24]，但是生物学行为仍不可预测 [22]。

因此必须依靠临床和影像学密切随访确定是否进展。在视觉功能丧失和（或）临床进展之前开始治疗。Saeed 等 [12] 强调初治时视力是重要的预后因素，视力 20/50 或更高的患者能够保持较长时间的视力。

Kenerdall 等 [25] 建议在视力低于 20/40 或视野收缩时开始治疗。所有患者诊断时立刻治疗，毒性风险可能会超过潜在获益，所以必须权衡利弊。

治疗策略的发展历史是从观察到外科手术，再演变为分次放疗。以下综述这些治疗模式和临床证据。

（一）观察

在治疗历史上，曾经担心放疗毒性、尚存视功能的患者通常会选择“观察等待”，然而数据显示大多数患者最终会进行性视功能丧失。此外，肿瘤还可能累及视交叉和对侧视神经。随着症状持续时间的延长，治疗改善视力的机会也减少 [12]。然而，对于能够密切眼科随访的患者，观察可以是一种选择。预期寿命有限的患者，如果短期内不会出现肿瘤进展，也可以选择观察。

（二）手术

与其他颅内脑膜瘤不同，手术并非 pONSM 的主要治疗方法。即使把肿瘤从视神经上剥离下来 [26]，大多数病例仍会术后失明。因为肿瘤和视神经血供相同，切断软脑膜血管会造成视神经缺血性损伤。

外科手术包括活检、视神经鞘开窗和手术切除。

由于活检有一定风险，典型病例不要求活检，而是通过病史、体格检查和高质量影像检查来诊断。

历史上曾用视神经鞘开窗术来减轻肿瘤对视神经的压迫。然而据报道，此术式可导致眼眶广泛侵犯而需要手术切除，因此备受争议 [11]。历史上曾对年轻 pONSM 患者曾做手术摘除术 [11]。虽然侧向入路可以切除前部和中部的肿瘤，但是到达顶端具有挑战性。颅内入路（额骨开颅术）可以完全切除肿瘤达到视交叉，但是手术并发症仍高达 30%，复发率接近 25%[3, 27]。如果肿瘤不能完全切除，经常导致弥漫性眼眶侵犯和颅内扩散。有个别报道手术后视功能改善。这些可能是因为肿瘤较小而且位于前方，并且没有引起明显的神经侵犯 [12, 27, 28]。

尽管手术容易导致视功能损伤，但手术可用于高选择的病例。pONSM 一般适应证包括 [29]：①组织活检确认临床或影像学表现为典型的病例；②颅内扩散威胁到对侧视神经，并且同侧视功能丧失，可行手术摘除；③突眼严重，预计放疗和（或）糖皮质激素疗效差；④放疗后视神经间隙综合征，引起视神经和黄斑水肿，可行视神经鞘手术。

一般而言，脑膜瘤手术目标是完全切除。然而，当没有明确手术切除方案时，次全切除使视功能损伤最小化。在这些情况下，辅助放疗（作为综合治疗的一部分）降低复发率。Turbin 等[30]发表了观察、手术、放疗或手术 + 辅助放疗的经验。该研究中 59 名患者的视力好于“无光感”，平均随访 105 个月（范围 51～516 个月）。各组基线视力没有差异，观察、单纯手术和手术 + 放疗各组，视力损伤逐渐加重。单纯放疗组的视力没有显著降低。41% 单纯放疗和 31% 手术 + 放疗患者的视力得到持续提高。相比只有 8% 无放疗的患者视力提高。此外，单纯手术组（66.7%）和手术 + 放疗组（62.5%）的治疗并发症是单纯放疗组（33%）的 2 倍。其他研究[31]也表明，与单纯放疗相比，手术 + 放疗的患者视力改善较小。因此，次全切除手术 + 放疗并非 pONSM 的首选治疗。

相比之下，sONSM 通常需要手术治疗[29]，如通过手术切除颅内病变而保留视力功能。这些患者通常需要对瘤床放疗和颅内、眶内病变的根治性放疗。蝶眶脑膜瘤压迫视神经，也可以通过外科手术解决。

（三）放射治疗

Smith 等[32]于 1981 年首次提出 ONSM 放疗。有报道放疗能有效缓解压迫症状，视力从 11/200 提高到 20/60。另一项较早期的报道显示，一名拒绝手术患者接受 55Gy 放疗，视力很快提高，并且持续 2 年[33]。

Dutton[3]综述报道了初治放疗使得 75% 患者视力提高、8% 保持稳定，17% 视力下降。

同样，Turbin[30]研究表明单纯放疗（6 周内 2D 和适形放疗混合照射 40～55Gy）保存长期视觉功能效果最佳。虽然放疗并发症的发生率相对最低（33%），但仍然被认为很高。放疗相关并发症包括视网膜病变、视网膜血管闭塞、虹膜炎和颞叶萎缩。基于骨性解剖标志的 2D 放疗技术（如横向射野或楔形板照射）照射大量正常组织而导致上述损伤。

然而，由于缺少放疗长期疗效和相关毒性的研究报道，放疗的应用发展滞后。随着时间推移，出现更多的报道，如果剂量低于 54Gy（1.8～2Gy/ 次），脑坏死[34]和视神经病变[35]风险低于 2%。此外，诸如基于 CT 的放疗计划和高级剂量测定模型等技术能够实现三维适形放疗，同时保护正常脑组织和其他关键结构。影像和放疗技术的进一步发展，产生了调强放疗和 SFRT。最近 Saeed 等[36]研究显示常规放疗和 SFRT 的视力改善效果相似，但是采用 Snellen 视力表评估的方法相对粗糙。常规放疗组并发症发生率较高（视网膜病变、白内障、眼睛干涩）。诸如新加坡国立大学癌症研究所（NCIS）和华盛顿大学（UW）等大多数综合性癌症中心经常使用高度适形技术，如 SFRT、IGRT/Vmat 和质子放疗。

ONSM 被推定为低 α/β 肿瘤[37]，对大分割放疗敏感。但是与肿瘤邻近的视觉器官属于串联反应组织，对大分割也非常敏感，据报道单次照射 8～12Gy 会对视觉器官造成永久性损伤[38-40]。因此，常规分割模式（1.8～2Gy/ 次）优于单次或多次大分割模式。

（四）放疗适应证

一般来说，放疗适应证包括：①影像学诊断 ONSM，出现任何视觉症状（如视力 / 视野 / 色觉下降、眼痛、眼球突出或眼眶疼痛）；②预期肿瘤会进展而且患者有保存视功能的愿望。

五、靶区勾画

患者应使用刚性可重复的热塑面罩进行模拟定位。患者闭上眼睛，向前凝视并且保持眼球不动。薄层扫描（1～2mm）CT 模拟图像配准轴位 T_1 增强图像。如上描述，T_1 增强图像眶内和骨髓脂肪会使病变显像模糊，抑脂序列图像非常有助于勾画病变轮廓（图 16-2），注意向视神经管方向纵向伸展至少 5mm。大多数 ONSM 属于 WHO Ⅰ级亚型，边界光滑清晰，因此 CTV（用于微浸润）不必包括

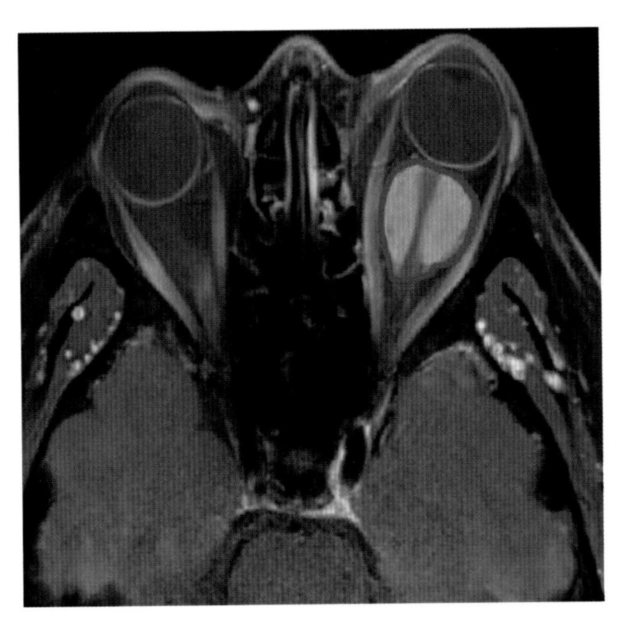

▲ 图 16-2 钆剂增强的肿瘤外轮廓定义为 GTV，以红色曲线表示

眶内脂肪。PTV 外扩边界则依据固定装置和图像引导的类型。如果使用立体定向辅助设备和每次图像引导，PTV 边界通常 2mm，如果仅使用热塑性面罩而无图像引导，可能需要 3～5mm。多个非共面射野（或弧）有助于制订适形放疗计划。应避免射线穿过对侧眼，特别要限制同侧视网膜、泪腺、视交叉和对侧眼（晶状体、眼球和视神经）的剂量。

六、放疗处方剂量和危及器官耐受剂量

推荐放疗剂量 50.4～54Gy（1.8Gy/ 次），主要是受限于视神经的耐受性，这与表 16-1 中的大多数研究一致。然而有学者建议更低的剂量，如 Richards 等[41] 报道 4 例放疗剂量为 43.4～45Gy（1.67Gy/ 次），视力和视野改善率 65%。是否采用低剂量有待更多的研究数据证实。

文中列出了 OAR 限制剂量（表 16-3）。

在新加坡国立大学癌症研究所和华盛顿大学，视神经和视交叉最大耐受剂量为 54Gy（1.8Gy/ 次），而大多数患者放疗处方剂量是 50.4Gy（1.8Gy/ 次）。

表 16-3 建议放疗计划 OAR 的限制剂量

危及器官	参考限制剂量	临床表现
视网膜	D_{max}50Gy[42]	视网膜病变
晶状体	D_{max}7Gy[42]	白内障
视神经和视交叉	D_{max}[39]	视神经病变风险
	＜ 55Gy	≤ 3%
	55～60Gy	3%～7%
	＞ 60Gy	7%～20%
垂体	D_{max}45Gy[43]	垂体功能障碍
泪腺	D_{max}40Gy[44]	干眼病

七、SFRT 并发症预防

恰当的定位技术允许缩小 PTV 边缘，如可重复固定的立体定向头架，以及每次图像引导（立体成像或 CBCT）。指导患者在 CT 模拟定位和治疗期间眼球直视前方。

配准高分辨率轴位 MRI 对于勾画靶区和危及器官至关重要。立体 MRI 可以转换成平面图像。当配准有疑问时，薄层的增强 CT 模拟图像（1～2mm）有一定帮助。

高度适形的放疗计划（如非共面容积弧形调强）有助于实现陡峭的剂量梯度。避免视网膜、视神经和视交叉等危及器官内的剂量热点。晶状体通常会有超量，需告知患者放疗会诱发白内障。

放疗期间使用滋润功能的滴眼液。低剂量地塞米松可以改善眼球突出症。

八、治疗毒性

急性毒性反应较轻微可耐受，包括皮肤红斑、角膜炎和片状脱发（通常是可逆的）。视网膜、视神经和垂体等重要器官与肿瘤非常接近，不可避免会受到一定照射，如 Krishnan[45] 和 Subramanian[46] 报道肿瘤邻近眼球的患者会发生放射性视网膜病变。其他晚期毒性反应可能有白内障、视网膜血管闭塞、持续性虹膜炎、颞叶萎缩和垂体功能障碍。

九、疗效：肿瘤控制和生存

表 16-4 总结了 ONSM 放疗的较大样本（n ＞ 10）研究。

表 16-4 ONSM 放疗研究总结

作者（年代）	病例 / 灶数	中位随访时间(月)	剂量和技术	视功能改善	视功能稳定	视功能下降	肿瘤控制	治疗毒性（%）	总生存率
Tsao（1999）（abstract）[47]	15	32（11～102）	3DCRT 50.4～54Gy（1.8Gy/ 次）	67%	20%	13%	87%	放射性视网膜病变 13%	NR
Turbin(2002)[30]	64，其中 16 手术 + 放疗，18 单纯放疗	150（51～516）	2D 和 3DCRT 混合 40～55Gy（6 周）	44%	NR	NR	89%	单纯放疗 33%（视网膜病变、虹膜炎、颞叶萎缩）[a] 手术 + 放疗 62.5%（视网膜病变、新生血管性青光眼、脑梗死、脑脊液漏、运动缺陷、虹膜炎、眼眶出血）	NR
Andrews（2002）[48]	30（33）	22（2～71）	SFRT 51Gy（50～54Gy）	42%	50%	8%	100%	13%（2 例视力丧失，1 例视神经炎，1 例一过性眼眶疼痛）	NR
Pitz(2002)[49]	15（16）	37（12～71）	SFRT 54Gy（1.92Gy/ 次）	40%	60%	0	100%	无严重毒性反应	100%
Narayan（2003）[50]	14	51.3（8.9～80.9）	3DCRT 53～55.8Gy（1.8～2Gy/ 次）	36%	50%	14%	100%	无严重毒性反应	NR
Baumert（2004）[51]	23（23）	20（1～68）	SFRT 50.4Gy（45～54Gy，1.8～2Gy/ 次）	73%	22%	4%	100%	4%[a]（1 例出现视网膜病变和玻璃体积血）	NR
Schroeder（2004）（摘要）[52]	22	20（2～71）	IMRT 49.3～50.4Gy（1.8～2Gy/ 次）	71%	24%	5%	100%	4%（1 例失明）	NR
Sitathanee（2006）[53]	12，其中 5 手术 + 放疗	34	SFRT 55.7Gy（1.8Gy/ 次） 1 例 SRS15Gy	33%	59%	8%	100%	无严重毒性反应	NR
Arvold（2009）[54]	25（25）	30（3～168）	CFRT（光子、质子） 50.4Gy（45～59.4Gy，1.8Gy/ 次）	63%	32%	5%	95%	13% 视网膜病变	NR
Milker-Zabel（2009）[55]	32，其中 10 手术 + 放疗	54（7～204）	SFRT 54.9Gy（50.4～57.6Gy/1.8Gy）	NR	97%	3%	100%	无严重毒性反应	NR
Smee（2009）[56]	15（16）	86.4（5.5～157）	SFRT 50.4Gy（45～56Gy/1.8Gy） 3 例 SRS20Gy	NR	93%（提高或稳定）	7%	100%	无严重毒性反应	NR

（续表）

作者（年代）	病例 / 灶数	中位随访时间（月）	剂量和技术	视功能改善	视功能稳定	视功能下降	肿瘤控制	治疗毒性（%）	总生存率
Saeed（2010）[36]	34	55（51～156）	45～54Gy/1.8Gy 22 例常规放疗 12 例 SFRT	41%	50%	9%	NR	远期毒性：干眼症（15%）、白内障（9%）、视网膜病变（18%）	NR
Liu（2010）[57]	30，其中 9 手术 + 放疗	56（38～108）	SRS（伽马刀） 13.3GY（10～17Gy），分 1～2 次	37%	43%	20%	93%	无严重毒性反应	NR
Lesser（2010）[58]	11	89.6（61～156）	分次适形（大部分 3DCRT） 45～54Gy（1.8Gy/ 次）	NR	91%	9%	100%	无严重毒性反应	NR
Adeberg（2011）[31]	40（41），其中 21 手术 + 放疗	60（4～228）	SFRT 54Gy（25～66Gy/1.8～5Gy）	44%	47%	9%	100%	无严重毒性反应	100%
Marchetti（2011）[59]	21	30（11～68）	Cyberknife SFRT 25Gy/5 次	35%	65%	0	100%	无严重毒性反应	NR
Solda（2012）[60]	45（51）	30（1～156）	SFRT 50Gy，分 30～33 次	32%	58%	10%	100%	6%[a]（3 例视网膜病变或视网膜动脉栓塞）	NR
Abouaf（2012）[61]	10	51（5～139）	2D、3DCRT 和 IMRT 混合，大部分 3DCRT 58Gy（50～64Gy/1.8～2Gy）	80%	10%	10%	100%	20%（2 例远期 3 级视网膜损伤）	NR
Paulsen（2012）[62]	109（113），其中 37pONSM	50.5（0.05～131.6）	SFRT 54Gy（50.4～54Gy/ 分割不详）	13%	75%	12%	90%	无严重毒性反应，5 年垂体功能保留 81%	NR
Adams（2013）[63]	17（18）	74（11～160）	3DCRT 46.8～55.8Gy/1.8Gy	NR	89% 改善或稳定	11%	100%	远期反应：干眼症 29%、白内障 24%、视盘萎缩 12%	NR
Brower（2013）[64]	15	144（48～228）	SFRT（87%） 50.4Gy（49.4～54.4Gy/1.8Gy）	27%	60%	13%	100%	4 级视网膜病变 13%	100%
Moyal（2014）[65]	15	22.4（8～79）	适形质子 52.2Gy/1.8Gy	20%	73%	7%	100%	无严重毒性反应	NR

NR. 无具体数据；a. 未明确严重程度

虽然大多数是回顾性研究，并且样本量较小，但是我们可以得出适形放疗的一些结论。中低剂量45～54Gy的分次放疗，有86%～100%患者视力稳定和（或）改善。如果局部控制定义为无影像学进展，放疗几乎控制所有的局部病变。此外，现代适形技术的并发症很低（0～13%）。在某些情况下，SFRT可能早期改善视野，如托马斯杰斐逊大学的病例所示（图16-3）。ONSM总生存率的报道不一，现有数据显示100%，估计无肿瘤相关死亡。

十、推荐随访计划

指南未明确随访频次。

一般由眼科和放射肿瘤科医生随访。NCIS和UW建议每4～6个月进行临床和眼科检查，每6～12个月进行MR检查。鉴于远期可能复发和毒性，建议终身随访。

十一、病例研究

患者男性，43岁，左眼视物模糊1年，就诊前1个月出现眼球突出症。查体发现3级相对性瞳孔传入障碍，左眼视力严重下降，仅能感知光线和手动，左眼明显的眼球突出症，Hertel测量值：左眼26mm、右眼21mm。图16-4展示了CT和MRI检查图像。患者接受放疗30次54Gy（1.8Gy/次）。所示靶区和放疗计划（图16-5）如下。

日期和SRT剂量	视力
6-23-05 咨询	20/50
7-13-05 10.8 Gy	20/200
7-20-05 19.8 Gy	20/50
7-27-05 28.8 Gy	20/70
8-3-05 37.8 Gy	20/30
11-22-05 FU 3个月	20/20

▲ 图16-3　某病例放疗后视力早期改善的情况

经Springer-Verlag许可转载，引自Jeremic B, Werner-Wasik M, Villà S, et al. Stereotactic Radiation Therapy in Primary Optic Nerve Sheath Meningioma. In: Jeremic B, Pitz S (eds). Primary Optic Nerve Sheath Meningioma. Heidelberg Germany: Springer; 2008:105-127.

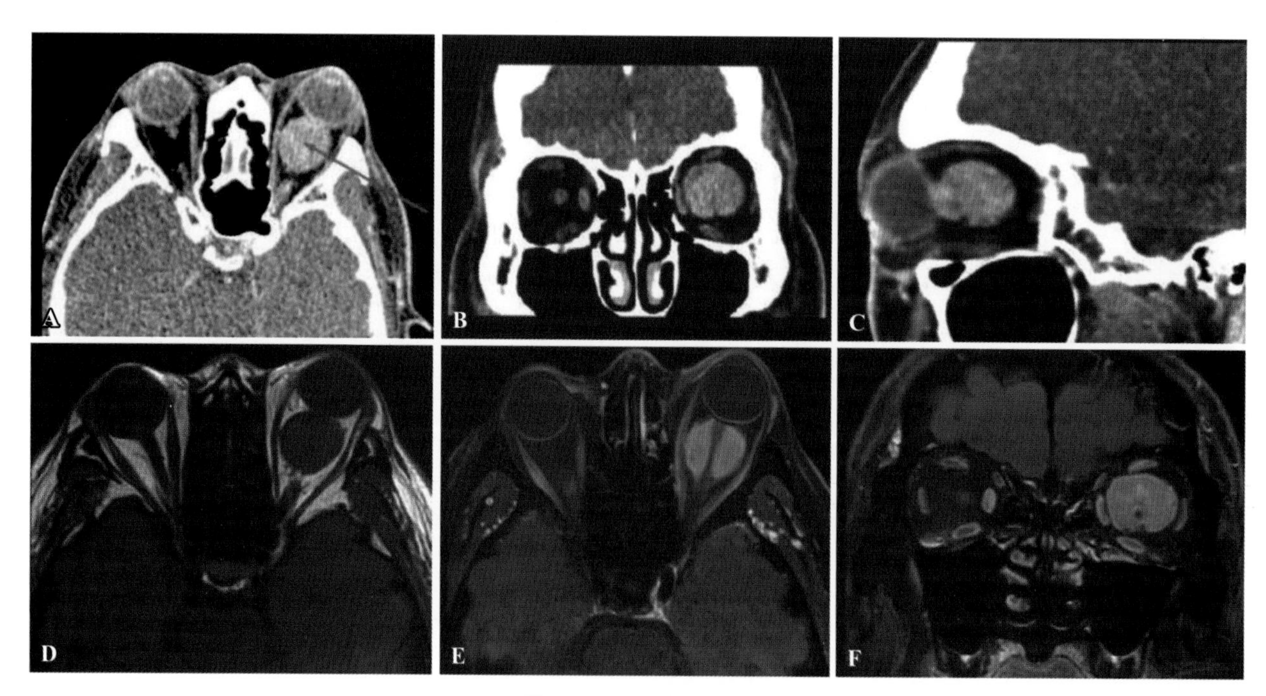

▲ 图16-4　治疗前诊断图像

A. 轴位CT，“电车轨道”征（蓝箭）；B. 冠状位CT；C. 矢状位CT；D. 轴位T_1平扫；E. 轴位T_1增强抑脂序列，可见分叶状病变明显增强和左眼突眼症；F. 冠状位T_1增强抑脂序列

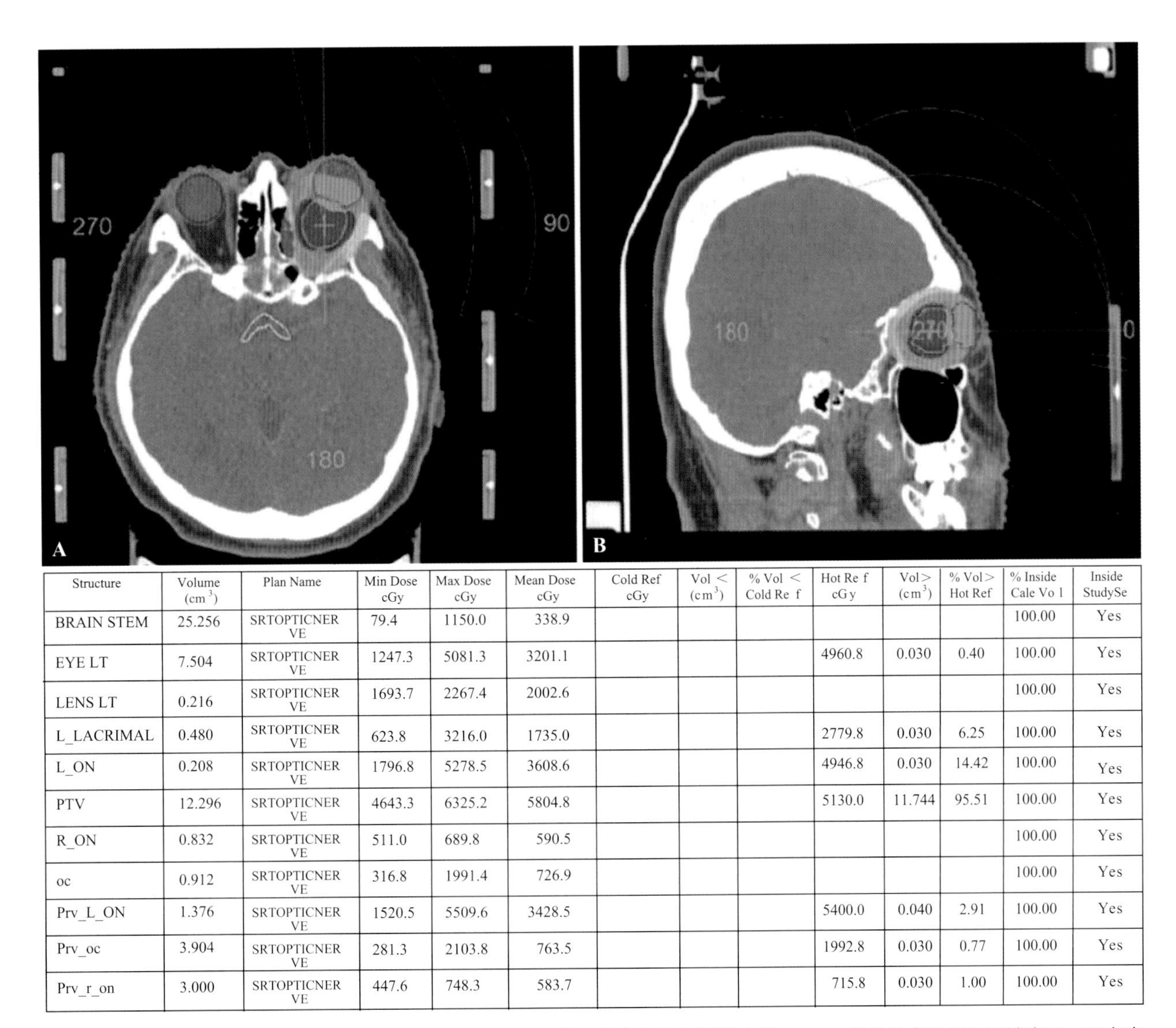

Structure	Volume (cm^3)	Plan Name	Min Dose cGy	Max Dose cGy	Mean Dose cGy	Cold Ref cGy	Vol < (cm^3)	% Vol < Cold Ref	Hot Ref cGy	Vol > (cm^3)	% Vol > Hot Ref	% Inside Calc Vol	Inside StudySe
BRAIN STEM	25.256	SRTOPTICNERVE	79.4	1150.0	338.9							100.00	Yes
EYE LT	7.504	SRTOPTICNERVE	1247.3	5081.3	3201.1				4960.8	0.030	0.40	100.00	Yes
LENS LT	0.216	SRTOPTICNERVE	1693.7	2267.4	2002.6							100.00	Yes
L_LACRIMAL	0.480	SRTOPTICNERVE	623.8	3216.0	1735.0				2779.8	0.030	6.25	100.00	Yes
L_ON	0.208	SRTOPTICNERVE	1796.8	5278.5	3608.6				4946.8	0.030	14.42	100.00	Yes
PTV	12.296	SRTOPTICNERVE	4643.3	6325.2	5804.8				5130.0	11.744	95.51	100.00	Yes
R_ON	0.832	SRTOPTICNERVE	511.0	689.8	590.5							100.00	Yes
oc	0.912	SRTOPTICNERVE	316.8	1991.4	726.9							100.00	Yes
Prv_L_ON	1.376	SRTOPTICNERVE	1520.5	5509.6	3428.5				5400.0	0.040	2.91	100.00	Yes
Prv_oc	3.904	SRTOPTICNERVE	281.3	2103.8	763.5				1992.8	0.030	0.77	100.00	Yes
Prv_r_on	3.000	SRTOPTICNERVE	447.6	748.3	583.7				715.8	0.030	1.00	100.00	Yes

▲ 图 16-5　**A 和 B.** 为 SFRT 计划的三个非共面弧，**54Gy** 剂量分布以红色区域表示，**27Gy** 剂量分布以绿色区域表示。下方表格为靶区和危及器官受照射剂量

十二、总结

- ONSM 是一种罕见肿瘤，分为原发性和继发性。
- 通常呈现慢性视觉症状，具有视神经病变的特征。
- 可以根据临床和影像学特征诊断，增强抑脂 T_1WI MRI 最有助于诊断。大多数情况不需要组织活检。
- 大多数属于 WHO Ⅰ级，进展缓慢。
- 手术损伤视功能发生率高，治疗价值有限。
- 分次适形放疗（如 SFRT）是主要的治疗方法。建议剂量范围 50～54Gy（1.8～2Gy/ 次），预期大多数患者获得局部控制及视功能稳定和（或）提高。

本章自测题

1. 下列不是脑膜瘤高危因素的是（　　）。
A. 女性
B. 电离辐射暴露史
C. 神经纤维瘤病 2 型
D. 长期使用移动通信设备

2. 以下不是 ONSM 症状或体征的是（　　）。
A. 视力下降
B. 视野受损
C. 上睑下垂
D. 色觉减弱

3. “电车轨道”征是指在视神经鞘复合体中观察到视神经的中央透明带，并且是 ONSM 特异的，这是（　　）。
A. 对的
B. 错的

4. ONSM 可能的播散方式是（　　）。
A. 径向进入眶后脂肪间隙
B. 沿视神经纵向播散
C. 血源扩散到远处器官
D. 软脑膜播散

5. ONSM 放疗的最佳剂量是（　　）。
A. 立体定向放射外科 18Gy
B. 适形放疗 40Gy，1.8～2Gy/ 次
C. 适形放疗 50～54Gy，1.8～2Gy/ 次
D. 适形放疗 60Gy，1.8～2Gy/ 次

答案
1. D（具体见参考文献 [66]）
2. C（具体见参考文献 [3]）
3. B（具体见参考文献 [16]）
4. B（具体见参考文献 [67]）
5. C（具体见参考文献 [62]）

第八篇　眼部肿瘤

Ocular Oncology

第17章 葡萄膜黑色素瘤

Uveal Melanoma

Richard L. S. Jennelle　Jesse L. Berry　Jonathan W. Kim　著

学习目标

- 了解葡萄膜黑色素瘤分子分型及各分型对预后的重要性。
- 掌握葡萄膜黑色素瘤临床诊断标准。
- 理解葡萄膜黑色素瘤流行病学及自然发展史。
- 熟悉治疗葡萄膜黑色素瘤各种保留眼球的手术方案。
- 掌握目前已用于治疗葡萄膜黑色素瘤的各种放射治疗方法，并对比分析不同技术特点。
- 葡萄膜黑色素瘤各种治疗方法中，寻求支持保留眼球的依据。
- 了解对于不同分期的葡萄膜黑色素瘤，保守治疗可达到怎样的预期效果。
- 了解应用于近距离放射治疗葡萄膜黑色素瘤的各种同位素。
- 了解葡萄膜黑色素瘤放疗远期效应。
- 着重关注治疗计划对贴敷近距离照射发展过程的影响。

一、流行病学

原发葡萄膜黑色素瘤（UM）是包括虹膜、睫状体和脉络膜肿瘤在内的一类眼内肿瘤。在美国，黑色素瘤主要来源于皮肤，葡萄膜黑色素瘤仅占黑色素瘤 5%[1]。然而，黏膜和结膜作为黑色素瘤第二好发部位 [2]，也是成人原发眼内恶性肿瘤及脉络膜转移性肿瘤最常见的部位 [3]。在美国，UM 发病率约为 6/100 万，总发病率约为每年 1500 例 [2]。葡萄膜黑色素瘤好发于 55—60 岁，有浅蓝色或绿色眼睛、金色或红色头发的白种人 [4]。男性和女性患病率大致相同 [5]。脉络膜、皮肤和虹膜色素痣均是 UM 的发病诱因 [6–8]。紫外线照射（包括焊接）[9–11] 和家族史 [12–14] 也被视作高危因素。亦有多种易诱发 UM 的高危疾病可将患病风险提高至 1/400[25]，包括发育不良性痣综合征 [15, 16]、1 型神经纤维瘤病 [17–20]、乳腺癌相关蛋白（BAP1）突变 [21, 22] 和眼黑素细胞增多症 [21–24]（GNAQ/11 突变）等，这些有高危因素的患者需密切随访。脉络膜色素痣存在恶变为黑色素瘤的风险，亦需密切随访，恶变高危因素包括脉络膜痣顶点高度超过 2mm，视网膜下积液，出现视觉症状如视力下降，伴有闪光感或者飞蚊症，橘红脂样色素改变，瘤体边缘接近视盘，超声检查提示瘤体内呈挖空表现和周边晕消失等。如出现上述情况提示有恶变可能 [26–29]。

二、诊断

目前临床上通过间接检眼镜及 B 超检查对 UM 的诊断准确率可达 99%[30]。临床检查结果一般提示为强化的，伴有表面橙色色素沉着及视网膜下积液的脉络膜类圆形色素痣改变[28, 31]。大部分实体肿瘤偶尔可能会出现表面出血，但是对于葡萄膜黑色素瘤来说，一般不会出现广泛的视网膜下及玻璃体积血[32-34]。无色素性病变并不罕见，但也不常见[35, 36]。此外，较大肿瘤来出现广泛性的视网膜下积液易导致完全渗出性视网膜脱落[37-39]。

脉络膜黑色素瘤如果穿破玻璃膜（Bruch 膜），在 B 超下常表现为类圆形（图 17–1）或纽扣状（图 17–2）[28, 40]。通常 B 超也可用于测量肿瘤大小[41]。虽然没有直接的检测手段用于判断是否为黑色素瘤，但一般来说，根据临床特征划分，基底直径 < 5mm 且病变顶点高度 < 1mm 的色素性病变考虑为脉络膜色素痣，而基底直径 > 10mm 且病变顶点高度 > 2.5mm 的则考虑为脉络膜黑色素瘤[29]。基于眼黑色素瘤协作研究（COMS）结果，将基底直径为 5～10mm 且顶点高度为 1～2.5mm 的脉络膜黑色素瘤定义为小型脉络膜黑色素瘤，基底直径为 10～15mm 且顶点高度 2.5～10mm 的脉络膜黑色素瘤定义为中型脉络膜黑色素瘤，大于这些尺寸的脉络膜黑色素瘤统称为大型脉络膜黑色素瘤[42]。有时我们无法确诊是脉络膜色素痣还是小型脉络膜黑色素瘤，它既可以是具有高风险恶变特征的脉络膜痣，也可以是小型脉络膜黑色素瘤，对此我们统称为不确定脉络膜病变。对于这些案例，病变临床特征，尤其是在短暂的监测间隔内病变有无增长，对最终的诊断至关重要[27]。在诊断过程中标准化 A 超亦占有一定的地位，如脉络膜黑色素瘤 A 超常表现为陡高峰的正 Kappa 角，同时内反射较低，声衰减

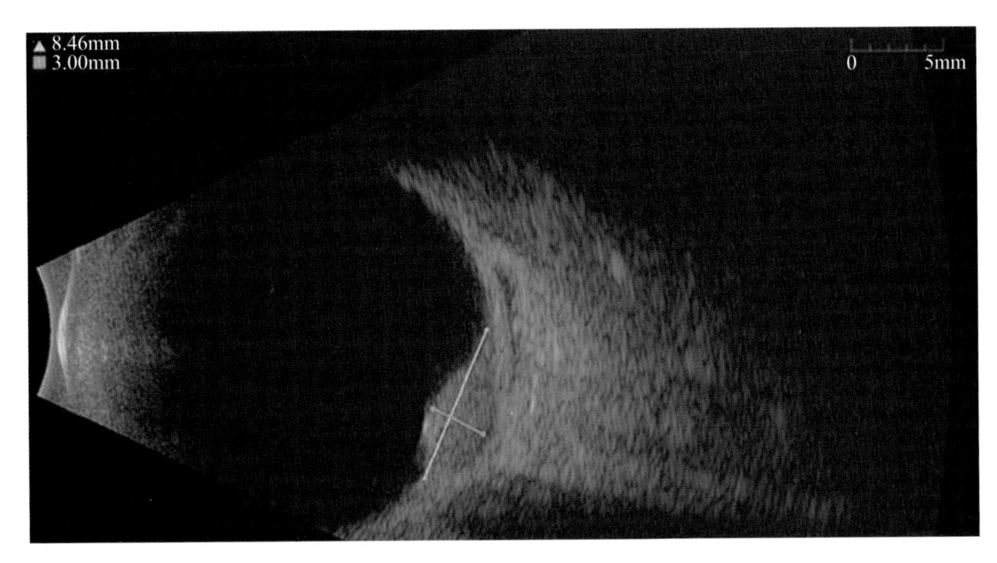

◀ 图 17–1　超声显示典型的类圆形肿块

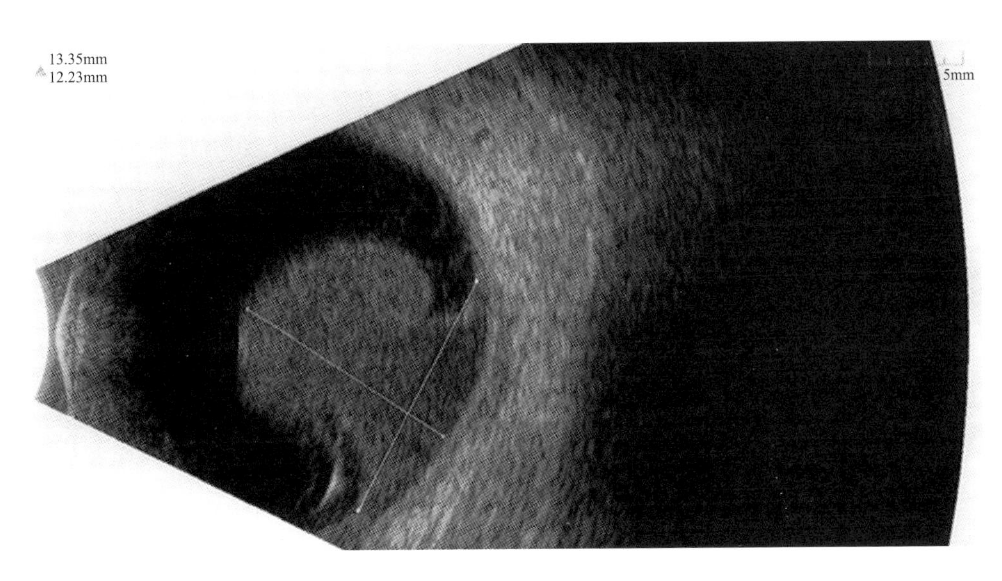

◀ 图 17–2　超声显示“蘑菇状”或“纽扣状”脉络膜黑色素瘤

明显[40]。

在我们所展示的病例中，患者肿瘤顶点高度为3.1mm，根据COMS研究结果及分类方法，我们将其归为中型脉络膜黑素瘤。然而，因肿瘤距离视盘较近，无法接受近距离放疗。但是根据AJCC分期，该患者T分期则为T_{1a}（图17-3）。表17-1中概述

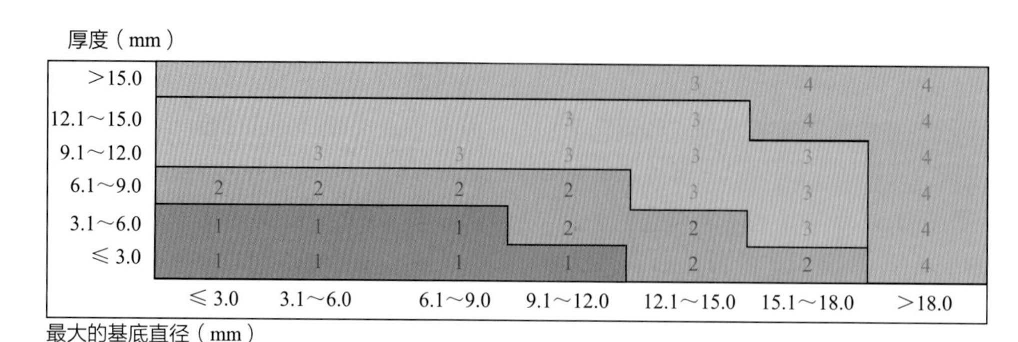

▲ 图17-3　AJCC第八版量径分析

经 the American Joint Committee on Cancer (AJCC), Chicago, IL 许可转载，引自 AJCC Cancer Staging Manual，Eighth Edition (2017) published by Springer International Publishing

表17-1　AJCC第八版葡萄膜黑色素瘤分期

T分期(脉络膜)	T分期(镜下)	N分期	M分期
T_1	a（无睫状体侵犯或眼外生长）	N_0（无区域淋巴结转移或跳跃性的眼眶转移）	M_0（无确切远处转移临床依据）
T_2	b（睫状体侵犯）	N_{1a}（区域淋巴结转移）	M_{1a}（最大远处转移灶直径≤3cm）
T_3	c（眼外生长范围≤5mm）	N_{1b}（跳跃性的眼眶转移）	M_{1b}（最大远处转移灶直径3.1～8cm）
T_4	d（睫状体侵犯同时眼外生长范围≤5mm）		M_{1c}（最大远处转移灶直径≥8.1cm）
T_{4e}	眼外生长范围＞5mm的任何大小的肿瘤		
总分期	TNM		
Ⅰ	$T_{1a}N_0M_0$		
ⅡA	$T_{1b\sim d}N_0M_0$ $T_{2a}N_0M_0$		
ⅡB	$T_{2b}N_0M_0$ $T_{3a}N_0M_0$		
ⅢA	$T_{2c\sim d}N_0M_0$ $T_{3b\sim c}N_0M_0$ $T_{4a}N_0M_0$		
ⅢB	$T_{3d}N_0M_0$ $T_{4b\sim c}N_0M_0$		
ⅢC	$T_{4d\sim e}N_0M_0$		
Ⅳ	任何TN_1且（或）M_1		

经 American Joint Committee on Cancer (AJCC), Chicago, Illinois 许可转载，引自 AJCC Cancer Staging Manual，Eighth Edition (2017) published by Springer International Publishing

了脉络膜黑色素瘤 AJCC 第八版分期（不包括虹膜黑色素瘤分期）[43]。影像学检查未发现明确淋巴结转移或者远处转移，因此该患者右眼脉络膜黑色素瘤分期为 $T_{1a}N_0M_0$（ⅠA 期）（表 17–1）[43]。活检对该肿瘤的诊断不是必需的，但是偶尔也会需要利用活检进行确诊 [44]。活检方式取决于肿瘤在眼部的位置，如可以利用细针抽吸活检法（FNAB）穿过玻璃体对后方肿瘤进行活检，也可以穿过巩膜对其前部的肿瘤进行活检 [45]。虽然活检不作为常规诊断手段，但是常用于诊断高度恶性的转移性癌，因为就目前的治疗手段来说，如出现转移性癌，则提示预后极差 [46–48]。

脉络膜黑色素瘤鉴别诊断包括脉络膜痣、黑色素细胞瘤、视网膜和视网膜色素上皮（RPE）联合错构瘤、先天性色素上皮肥大、脉络膜骨瘤、脉络膜血管瘤、脉络膜转移性肿瘤、盘状脉络膜病变和脉络膜出血等 [49]。

三、病理学

UM 病理多为核质比高，有丝分裂率及增殖指数增高的梭形细胞或上皮样黑色素细胞。梭形细胞型黑色素瘤预后较上皮细胞型要好。混合细胞型也是常见病理类型，预后介于两者之间 [50, 51]。

四、预后

UM 预后取决于是否发生转移，远处转移最常见部位是肝脏（93%），其次是肺（24%）或骨骼（16%）[52]。可以通过肿瘤临床特征进行转移风险的评估，如肿瘤大小、睫状体受累程度及患者年龄等 [53, 54]。基于 COMS 研究，5 年内肿瘤相关性死亡率，较小肿瘤 < 1%，中等大小肿瘤 10%，较大肿瘤 35%[52, 55–57]。目前，肿瘤基因表达分析可预测转移性疾病的发生发展及预后，但对治疗方案的选择并无太多的指导作用。

许多研究中心现在进行各种各样的临床测试及 FNAB 活检，用于检测评估基因表达谱和第 1、3、6 和 8 号染色体异常（如 1p、3 和 6q 缺失，6p 和 8q 或 8 获得性异常）[58–64]。已被发现的 *GNA11*、*GNAQ*、*BAP1*、*EIF1AX* 和 *SF3B1* 基因频发突变，可能是导致 UM 进展的驱动因素 [22, 65]。

通过基因表达谱将肿瘤基因亚型分为 1A、1B 和 2 级，其对应 5 年转移风险分别为 2%、21% 和 72% [66]。从未有研究证明不同治疗方式会对疾病的转移风险存在影响，然而事实上仍然存在治疗后的眼内复发 [67, 68]，且相对应的转移风险明显提高 [69]。我们的患者未进行活检，不过总体预后尚可，15 年预期总生存率可达到 85%（图 17–4）[43]。

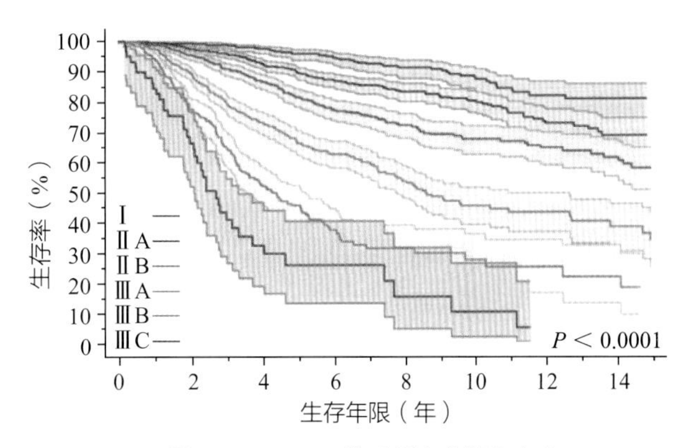

▲ 图 17–4 **AJCC 第八版各分期生存率**

经 the American Joint Committee on Cancer (AJCC), Chicago, IL 许可转载，引自 AJCC Cancer Staging Manual, Eighth Edition (2017) published by Springer International Publishing

五、治疗方式

在此部分，我们将讲述包括经巩膜局部切除术、经瞳孔热疗和近距离放射治疗在内的葡萄膜黑色素瘤治疗方法。

经巩膜局部切除术

在美国，经巩膜局部切除葡萄膜黑色素瘤的治疗方法并不常见，该方法起源于英国，主要用于肿瘤较大且不能耐受钌贴敷近距离放射治疗的患者 [70]。局部切除术后的局部复发率、全身转移率和眼部并发症发生率要远高于近距离治疗，但是这种差异可能与局部切除术所治疗的肿瘤较大有一定的相关性。大面积的葡萄膜黑色素瘤行局部切除术后，40% 患者眼内存在肿瘤残留或局部复发，其中 53% 患者需要进一步行眼球摘除术 [71, 72]。这项技术涉及薄片状巩膜瓣的形成，以达到完全暴露并移除连接着薄层巩膜的脉络膜肿瘤的目的，同时还要保证视网膜不受影响。经睫状体扁平部玻璃体切割术所达到的局部眼球减压被认为能在减少视网膜脱落的同时更容易到达后方的脉络膜区域，从而更有利于局部切除手术。位于视网膜积液上方且未侵犯视网膜的前部肿瘤更适合采用局部切除术。虽说睫状体－脉络膜分离超过3h可导致低眼压，但是在手术过程中，部分睫状体可以与脉络膜组件一并切除。大面积眼外延、弥漫性葡萄膜黑色素瘤或视盘受侵的患者均不适合行局部切除术。局部切除术没有绝对的肿瘤尺寸要求，但是直径超过15mm的患者手术后复发率更高[71]。对于使用钌贴敷治疗的大型葡萄膜黑色素瘤，相对于摘除手术，局部切除术可能会是一个可行替代方案。

手术切除中有一个重要的问题是，大部分葡萄膜黑色素瘤常伴有局部巩膜或者视网膜侵犯，这往往导致了局部切除术无法完全切除肿瘤。此外，为了减少术中出血及眼眶种植转移，手术过程中的低压麻醉是必不可少的。无法切除的肿瘤可通过局部切除后常规采用近距离放疗得以解决，此方案适应于巩膜或视网膜处术后残留3～5mm厚度的局部切除术[71, 73]。对术中是否必须行低压麻醉仍存在争议，不过达成一致的是要尽量控制术中出血以避免眼眶种植。局部切除术前应详细告知患者存在视网膜脱落、玻璃体积血和肿瘤局部复发等重要的眼内并发症可能。

如上所述，将收缩压降至50mmHg以下的深度低压麻醉可大大降低术中出血风险。低压麻醉通常从深巩膜切开开始到巩膜瓣关闭结束，持续约1h。过程中同时使用脑电图（EEG）监测脑电波，并严密监测动脉血压波动。在标记好肿瘤边缘后，在肿瘤边界外扩3～5mm处勾勒出矩形薄层巩膜瓣，深度应超过肿瘤的后缘。薄层巩膜瓣的厚度通常为巩膜总厚度2/3左右。通过睫状体扁平部玻璃体切割术所形成的局部减压可以使视网膜远离肿瘤部位和手术区域，有利于后续手术的进行。深巩膜切口要恰好位于先前勾勒出的巩膜瓣的边缘内，然后使用角膜剪沿肿瘤边缘扩大深巩膜切口，将肿瘤基底部的薄层巩膜与周围巩膜进行分离。然后切开脉络膜层，进入视网膜下，通常我们从前面开始并从侧面向后进行。一旦脉络膜层被完全切开，我们就可以切除肿瘤基底部上的薄层巩膜从而将整个肿瘤从眼内移除。通常此过程中我们需要用钝性解剖工具将视网膜从脉络膜上剥离下来，一旦肿瘤被移除，我们需要使用新的器械进行手术闭合，并使用气囊或者玻璃体内注射盐水来升高眼压以防止出现视网膜下血肿。首先我们需要使用8-0号尼龙线间断缝合巩膜瓣，从边角处开始依次缝合。然后需向玻璃体内注射液体以将眼压升高至正常范围。在关闭巩膜瓣及眼压正常化的过程中，可进行近距离放射治疗以防止巩膜及视网膜肿瘤局部复发。更多的局部切除术细节介绍已超出本章的范围，在此不一一赘述，不过我们在引用文献中罗列了详细的文献介绍，可自行查阅[71, 73]。

六、经瞳孔热疗法（TTT）

使用二极管激光经瞳孔加热肿瘤而引起细胞坏死的技术被称为经瞳孔热疗法（transpupillaty thermotherapy，TTT）[74]。可以借助裂隙灯或间接能量传输系统利用810nm二极管激光器对脉络膜黑色素瘤采用TTT技术。该技术使得二极管激光器可以稳定在一个间隔45～60s就引起可见的颜色变化（如白化）的功率水平，它可以产生使肿瘤维持在45～60℃的温度。目前已证实用TTT治疗脉络膜黑色素瘤时，在组织病理学上可使3.9mm深度内的肿瘤细胞坏死[75, 76]。

最初的一系列临床试验表明，厚度＜4mm的肿瘤在使用TTT治疗时退缩率很高，因此TTT被认为是治疗小型后位葡萄膜黑色素瘤的首选治疗方式[77, 78]。虽然其总体视觉症状的改善要好于近距离放射治疗[78, 80]，但是仍会存在血栓及视网膜牵拉等并发症[79]。TTT在治疗上具有改善视觉症状的优势，究其原因可能是因为TTT治疗野边缘要比近距离放疗或质子放疗更加清晰。然而，随着治疗后随访时间的延长，也渐渐出现了肿瘤复发，最终研究统计显示TTT治疗在肿瘤长期控制成功率上可达76%～78%[81, 82]。此外，我们还观察到在TTT治疗多年后仍可出现肿瘤复发[82]，且部分患者一旦复发就是大面积复发并可侵犯至整个眼球。经TTT治疗后一般会出现视网膜及脉络膜的完全萎缩，瘢痕收缩后可导致巩膜外露。然而，有研究发现黑色素瘤细胞可侵入巩膜或视网膜周边血管，并且这些残留肿瘤细胞可能是肿瘤复发的主要原因。因此，即使在治疗小脉络膜黑色素瘤，TTT 也不被认为是唯一可选的治疗方式。

目前，TTT 仅用于有特定临床症状的脉络膜黑色素瘤。例如，TTT 首先可用于控制高危脉络膜痣的进一步生长，其次对于很多老年患者，如果肿瘤位于视盘附近，尽量避免选用近距离放疗时，TTT 将是很好的选择。TTT 也经常与近距离放疗联合进行（俗称“三明治”疗法），TTT 用来治疗肿瘤的表面位置，近距离放疗则治疗肿瘤的基底部 [83-85]。TTT 也可以用于黄斑部肿瘤的后缘，以确保在黄斑附近的近距离放疗可以缩小治疗野来保护视力。最后，TTT 在治疗近距离放疗后边缘复发肿瘤方面亦有较高的成功率 [82]。使用 TTT 治疗黑色素细胞瘤，均需要对患者进行仔细而长期的随访，以监测有无并发症及局部复发。TTT 治疗后如出现肿瘤复发，可采取近距离放疗或者眼球摘除术进一步治疗，治疗方式的选择取决于视力水平、复发灶大小及患者全身转移的状态。

关于 TTT 治疗脉络膜黑色素瘤技术，已经介绍了裂隙灯（3mm 孔径）和间接能量传输系统（1.4mm 孔径）的应用。由于间接能量传输系统孔径较小，达到所需温度的功率要求也比较低。一般而言，调节功率在 45～60s 达到所需的颜色变化（如温和增白）为最佳，如果在 45s 之前发生颜色变化，则需要降低功率。应在肿瘤边界外扩 1.5mm 的范围内对整个肿瘤表面进行反复烧灼治疗。色素性肿瘤是 TTT 治疗的最佳适应证，但是即便是黑色素瘤，通常也需要不止一个疗程才能实现肿瘤的完全消退。据报道，尽管目前我们尚未掌握这种技术，但是在治疗非黑色素肿瘤时，通过静脉注射 ICG 可以提高 TTT 吸收率 [86]。治疗需重复进行 2～3 个疗程，直到肿瘤明显消失到肉眼几乎不可见残存病灶为止。应牢记的是，在最后 1 次激光治疗后几个月内仍可以观察到肿瘤的持续消退，并且治疗部位会逐渐形成萎缩性瘢痕。

七、近距离放射治疗

从历史数据看，葡萄膜黑色素瘤的标准疗法是眼球摘除术。然而，从 20 世纪初期开始，各大医疗机构逐渐开始对近距离放射治疗葡萄膜黑色素瘤进行评估 [87]。敷贴近距离放疗技术（plaque brachytherapy）发展至今，需要解决几个关键问题。在第一批贴片制作中，首先选择使用了 ^{60}Co[87, 88]。这种具有高放射比活性的同位素是令大家非常感兴趣的，它可以被制作成敷贴样式以便于准确地放置在肿瘤附近，但是过程中需要屏蔽过多的高能量光子以防止眼眶附件受量过高。后续很多的同位素都被列入了研究，最终 COMS 研究中发现 ^{125}I 是最合适该项治疗使用的同位素 [89]，并且从那之后 ^{125}I 就成为美国近距离放疗中最常用的同位素。^{125}I 可以被制作成具有足够高放射性的粒子，但是其所对应的光子能量较低，以便于对眼眶附件进行屏蔽防护。近距离放射治疗主要适应于平方反比定律，这就便于在所有的光子近距离放疗过程中确定肿瘤剂量及周围正常组织剂量 [89]。多年来，虽然已经发现了许多具有相同特征的其他同位素，但是受到 COMS 研究的影响，^{125}I（通过电子俘获衰变，同时发射出 35.5keV γ 光子）仍是最主要应用的同位素。类似情况还有，部分人主张使用 ^{103}Pd，因为它也是通过电子俘获衰变，但是同时发射更柔和的 21keV γ 光子。至于较弱的 γ 光子到底是有利于治疗还是有害于治疗仍是目前眼科肿瘤学术讨论的主题。

在此值得一提的是常见的同位素钌，它是 β 射线源。这类同位素所产生的 β 射线在穿过相当短的穿透区域后可出现能量急剧衰减，通常用于治疗厚度较小的肿瘤 [90]。但是存在的一个缺点是 β 射线如果用来治疗厚度较大的肿瘤时，在达到治疗剂量下会导致巩膜受量过高。

虽然基于多个单一机构的报道显示有越来越多的证据证明，近距离放射治疗可能是治疗葡萄膜黑色素瘤的一种可行方法，但很多眼科医生不愿冒着可能会出现转移的风险去保住眼球 [91]。COMS 研究提出针对中型黑色素瘤，实行前瞻性随机对照试验来分析贴敷近距离放疗在葡萄膜黑色素瘤保守治疗中的有效性。最终 COMS 研究表明，中等大小葡萄膜黑色素瘤治疗中，可使用贴敷近距离放射治疗代替眼球摘除术，而不会对转移率或总体生存率产生任何的影响 [55]。该研究的第二个部分是针对大型葡萄膜黑色素瘤，在眼球摘除术前进行短期术前放疗，观察是否会比单纯眼球摘除术后转移风险要低。结果发现术前行短期放疗并不能降低远处转移风险，因此该方法未再使用[57]。

近距离放疗仍是葡萄膜黑色素瘤最常见的保守治疗方法，前部和后部肿瘤均可采用。随着部分技术的调整，近距离放疗已成功用于靠近视神经部位的后部肿瘤，以及侵犯虹膜和睫状体的前部黑色素瘤[92–94]。无论使用包括 ^{125}I、^{106}Ru 和 ^{103}Pd 在内的哪种同位素，所使用的手术方式都是相似的。然而，在定位肿瘤中心的方法上有很大不同。但是使用本章中所提到的技术好像可以提高成功率。眼部近距离放疗在全麻下进行，也可在清醒状态下行球后阻滞。在此我们的偏好是全身麻醉，因为球后阻滞可能会因为出现肿胀而缩小手术野的暴露区域。此外，在手术过程中可随时根据患者状态及时调整麻醉剂量及手术方式。

在手术开始之前，外科医生可以通过扩张的瞳孔进行间接检眼镜检查以确认肿瘤位置，以及观察眼内有无出血或视网膜下积液。对患侧眼睛进行消毒铺巾后，从肿瘤中心所对应的角膜边缘行 180° 球结膜环状切开，然后从巩膜上剥离开 Tenon 囊，以确保附在肿瘤表面的巩膜被完全剥离。通常需要切断一根眼直肌以确保留下足够的空间用于准确放置贴片放射源，但是如果肿瘤较小或者局限在一个象限内，可以选择不切断眼直肌。通常选用标准双臂 5–0Vicryl 缝合线对眼直肌进行分离结扎和离断，保证其在缝合线的作用下可以远离巩膜。同时使用 5–0Mersilene 的牵引缝合线穿过肌肉插入部位或者角膜边缘处，以保证在手术过程中可以调整眼球位置。通常眼斜肌比较薄，常规不进行离断。我们也不建议手术过程中去触碰任一象限内的静脉网，使用小的牵引拉钩尽量轻柔地拨开眼直肌和眼眶脂肪，以使整个巩膜表面完全暴露，来确保贴片放射源在巩膜上的定位附近没有软组织的干扰。完全暴露巩膜表面是保证贴片能完全覆盖肿瘤的关键步骤，同时也可观察巩膜的延伸区域，如发现任何厚度＜ 2mm 的巩膜外小结节均可以使用近距离放疗贴片覆盖，并且不需要对治疗方案或者技术进行重大调整。

一旦巩膜表面完全暴露，就要开始着重定位肿瘤边界。在我们研究中心，术前我们利用三维建模来确定贴片的放置坐标（Plaque Simulator，Eye Physics LLC）。分别用曲面标记和卡尺标记测量肿瘤及角膜边缘之间子午距和直线距离。或者可以在术中使用透照或间接检眼镜或者两者结合的方式来确定肿瘤边界。透照法适用于伴有色素沉着的前部肿瘤，而间接检眼镜较常用于后部肿瘤的边界确定。对于位于黄斑部位或视神经附近肿瘤，可能难以看到后缘，这些患者可能需要进行术前超声评估。进行透照的时候需在光源上安装橡胶适配器，使光束正好穿过瞳孔，从而可以在巩膜上清晰地看到肿瘤投影边界。在此需要提醒的是，高位肿瘤会因透照光束入射角度的不同从而在巩膜上产生可变的投影范围，并且使用该技术很难观察到无色素性肿瘤。间接检眼镜可以借助巩膜凹陷处和记号笔及透热疗法的小窍门进行，这项技术最有效的装置之一是具有巩膜透照电极的透热透射单元（MIRA1 电极手柄）。使用光纤灯标记肿瘤周边（用间接检眼镜观察），可以在巩膜前侧、内侧、外侧和后侧边缘处形成低强度透热标记。一旦外科医生确认巩膜上肿瘤边缘标记无误后，就会放置仿真贴片。

仿真贴片被放置在巩膜上，并在局部较厚的巩膜位置上打两个小孔，用两根 5–0Mersilene 缝合线将贴片进行固定。在将针穿过贴片上的针眼之前，一定先要将针穿过局部较厚的巩膜。该项技术中由于针头穿过巩膜针眼的角度问题，可能会导致巩膜穿孔。随后将穿过巩膜的缝合线暂时用环结固定在仿真贴片的孔眼上。让外科医生随身携带间接检眼镜（保持无菌状态），通常使用金属巩膜压迫器将贴片边缘压低以保证能完全覆盖肿瘤，过程中需要助手通过调整眼球牵拉线以保证压迫器可以与仿真贴片形状一致。MIRA 单元上的光纤光源也可用于此操作。越来越多医生选择再次使用超声确认贴片是否完全覆盖肿瘤外缘，并且似乎此项操作也可以提高近距离放疗的准确性[95–98]。通过 B 超可以观察到贴片与巩膜表面之间是否发生后倾。但是，肿瘤厚度不均的地方都应在检眼镜检查中注明，并使用超声波进行确认。此外，超声波探头必须从手术开始就要一直保持无菌状态。

一旦确认位置无误后，就需要用放射源贴片

替代仿真贴片的位置，两根 Mersilene 缝合线将用死结再次绑在一起，然后可以用长头环结或者永久性缝线将眼直肌重新缝合回其肌肉插入部位。使用环结缝合的优势在于移除放射源贴片的时候不需要重新缝合眼直肌，但是，如果环结可调节长头未能正确的塞进结膜下，就会引起眼睛的刺激不适。如果贴片前部遮挡住了眼直肌的肌肉插入位置，可将其缝合在角膜边缘的浅层巩膜上，待近距离放疗全部结束后再将其重新缝合回正确的肌肉插入部位。最后，附在贴片表面的结膜要使用可吸收线进行缝合。

完成治疗后，需要进行二次手术来移除放射源贴片（3～7 天后），重新打开结膜以暴露包括小孔在内的贴片前缘。小心使用 Westcott 剪刀剪断两根 Mersilene 缝合线，注意不要对下面的巩膜造成任何牵引或损伤。一旦贴片可以自由滑动，需小心地将其从巩膜表面取下并交给放射肿瘤学专家进行检查，还应仔细检查巩膜是否有异常，如血肿或者是否有遗漏的粒子等。移除贴片的时间需记录到手术记录中。至关重要的一点是，需反复确认贴片中粒子数量是否正确以确保没有任何粒子遗漏。此外，还必须使用探测器检测患者及其眼部以确定手术部位的所有放射性粒子已完全去除。如果眼直肌仍是离断状态，需将其缝合回到插入部位，使用可吸收线缝合结膜。间接检眼镜在此过程中也需要用来确保没有发生意外事件，如偶发的巩膜穿孔等。通常嘱咐患者在移除贴片 1 周后复诊，以确保伤口正常愈合。3 个月后行近距离放疗后的第 1 次超声复查。后续治疗则根据临床症状进行调整制定。

（一）手术并发症

术中偶有并发巩膜穿孔，其实只要进行正确的操作步骤，就不会出现明显并发症。如果针头穿刺引起巩膜穿孔位置在肿瘤边缘以外，应进行间接检眼镜检查以排除是否出现了视网膜穿孔。如果发现了视网膜损伤，应立即在损伤周围进行激光光凝术尝试补救。如果巩膜穿孔位于肿瘤区域内，巩膜损伤很小并且即将在穿孔部位进行近距离照射时，则不需要对该穿孔进行处理。如果在损伤附近发现了少量视网膜下积液，则建议行冷冻疗法对视网膜损伤进行修复。

近距离放射治疗剂量

既往剂量的选择主要基于经验。根据前期工作结果，COMS 研究选择了 100Gy 作为处方剂量[99]。虽然部分回顾性研究数据支持降低剂量具有可行性，但尚未有系统研究给出最佳的近距离放射治疗剂量[100]。目前，正在使用的剂量 85Gy，但是这并不是规定剂量的降低，而是与 20 世纪 90 年代中期之前 ^{125}I 剂量计算方式的系统误差有关[101]。就所有治疗结果来看，目前规定的 85Gy 与之前使用的 100Gy 完全相同，不存在剂量的下调。

与之类似的是选择带电粒子和立体定向放疗的剂量来模拟近距离放射治疗的剂量[102-104]。在不同形式的辐射之间进行剂量比较非常困难，已经超出我们本章探讨的范围。与近距离放疗不同的是，已有很多文献报道了质子治疗[105]和立体定向治疗[106]过程中的剂量衰减规律。这些研究表明，处方剂量的减少对葡萄膜黑色素瘤控制率没有太大影响，反而明显降低了并发症发生率。

最初，近距离放疗仅应用于位于后方的中型葡萄膜黑色素瘤治疗，从而避免视神经损伤。纳入 COMS 研究的肿瘤至少要距离视神经 2mm。因为 COMS 研究中所使用的贴片没有设置凹槽或者其他适应性形状来允许其可以靠近视神经放置。这就需要保证在肿瘤边界以内要能达到足够的治疗剂量。现在很多贴片加入了凹槽设计，与视神经之间的距离不会再成为近距离放疗的限制条件。

现在专业的近距离放射治疗仪器可以用更精确的技术来治疗具有挑战性的肿瘤[107]。凭借经验和技术的结合创新，现在已经很少再有眼睛无法进行放射治疗。利用这些更先进的技术，可以在患者中使用带有凹槽的贴片来完全覆盖肿瘤，同时减少对周围组织的影响（图 17-5 和图 17-6）。事实上，只要有证据表明近距离放疗可以在成功保留眼球的同时，也不会出现难以耐受的不良反应，那么应用近距离放疗来治疗 T_{4e} 期的肿瘤也是可以接受的[108]。眼球摘除术主要用于那些几乎没有抢救机会的眼睛，无论是否可能因放疗而引起视力的改变。

近距离放疗治疗计划是在间接检眼镜和超声检查结果的基础上制订的。结合这些测量方法，

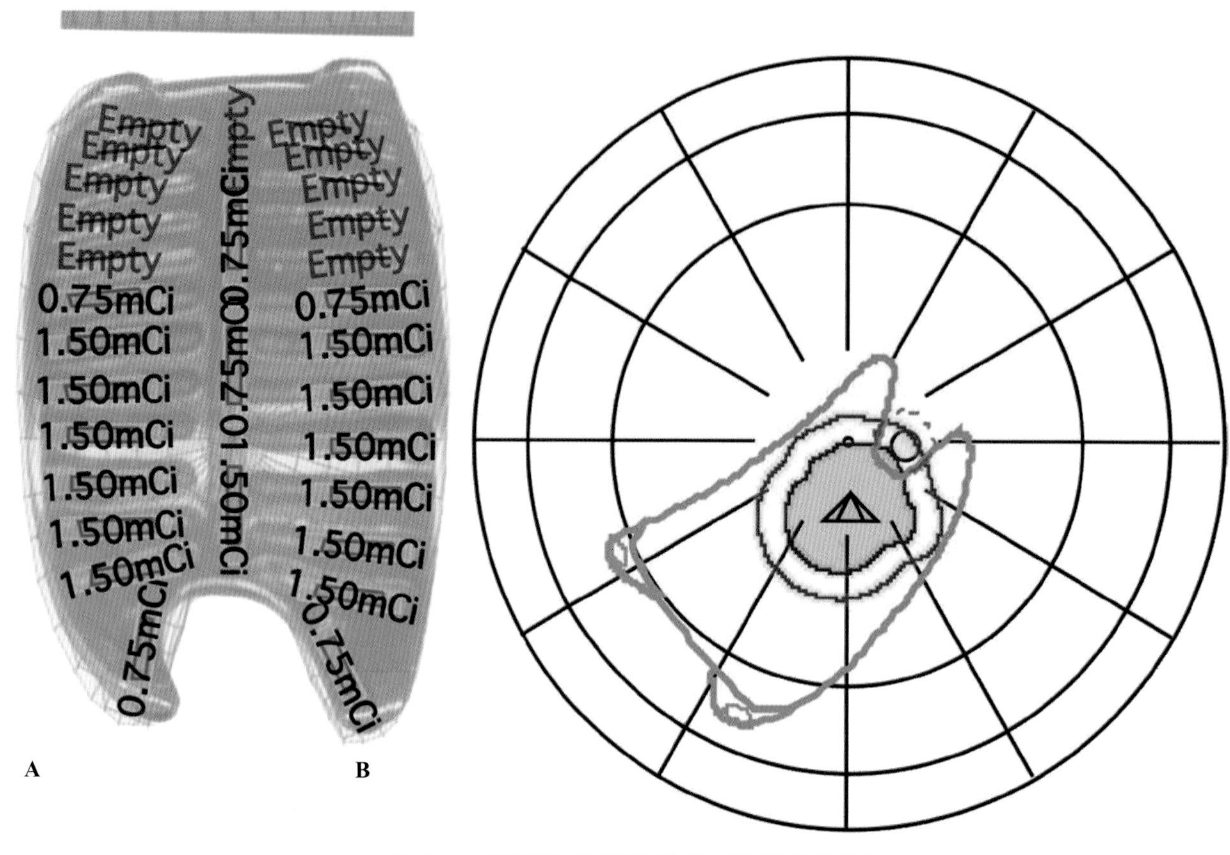

▲ 图 17-5　病例研究患者所用的贴片模型和放置位置

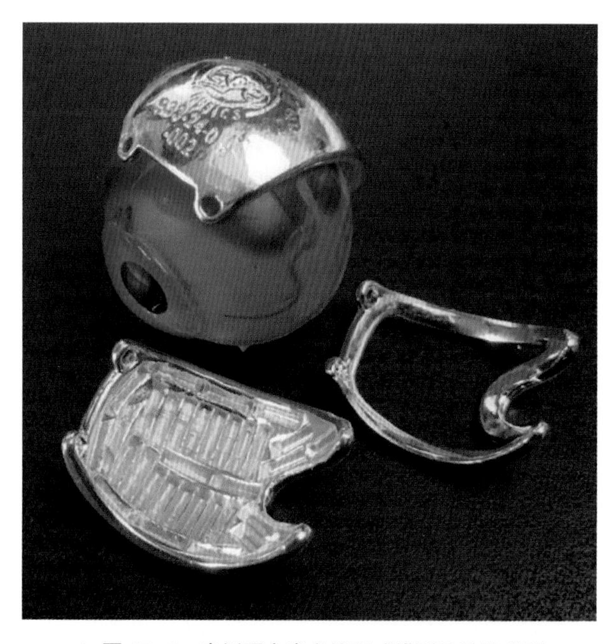

▲ 图 17-6　病例研究患者的眼球模型及贴片模型
经 Eye Physics，LLC 许可转载

COMS 技术几乎可以为所有的放射肿瘤学提供计算方法和所需的治疗方案。处方剂量覆盖范围一般是肿瘤边界外扩 2mm，通常处方剂量取决于肿瘤的顶点高度，因为可以通过改变放射源的数量来进行基底部覆盖从而进一步确保肿瘤被完全覆盖。重要的是要确保等剂量线可以完全覆盖肿瘤基底部，同时边缘剂量也在可接受范围内。剂量一般控制在 70～100Gy，剂量率约为 0.6Gy/h。这将导致粒子植入时间为 5～7 天。图 17-7 显示了预计划的等剂量线叠加在我们前面提到的患者的融合成像上。图 17-8 显示了肿瘤及各重要器官剂量面积直方图。

涉及 β 射线源的治疗方式可能有所变化。由于 β 射线源（通常为 ^{106}Ru 和 ^{90}Sr）具有更长的半衰期，因此这些放射源通常在几年之内进行重复使用。因此，治疗时间长度及所需的处方剂量需要根据放射源当前的活度来决定。使用新放射源，治疗时间可能会缩短，相反，老放射源可能会延长治疗时间。

所有形式的贴敷近距离放射治疗都固定在眼球上，贴片不相对移动基本没有难度。贴片可作为眼

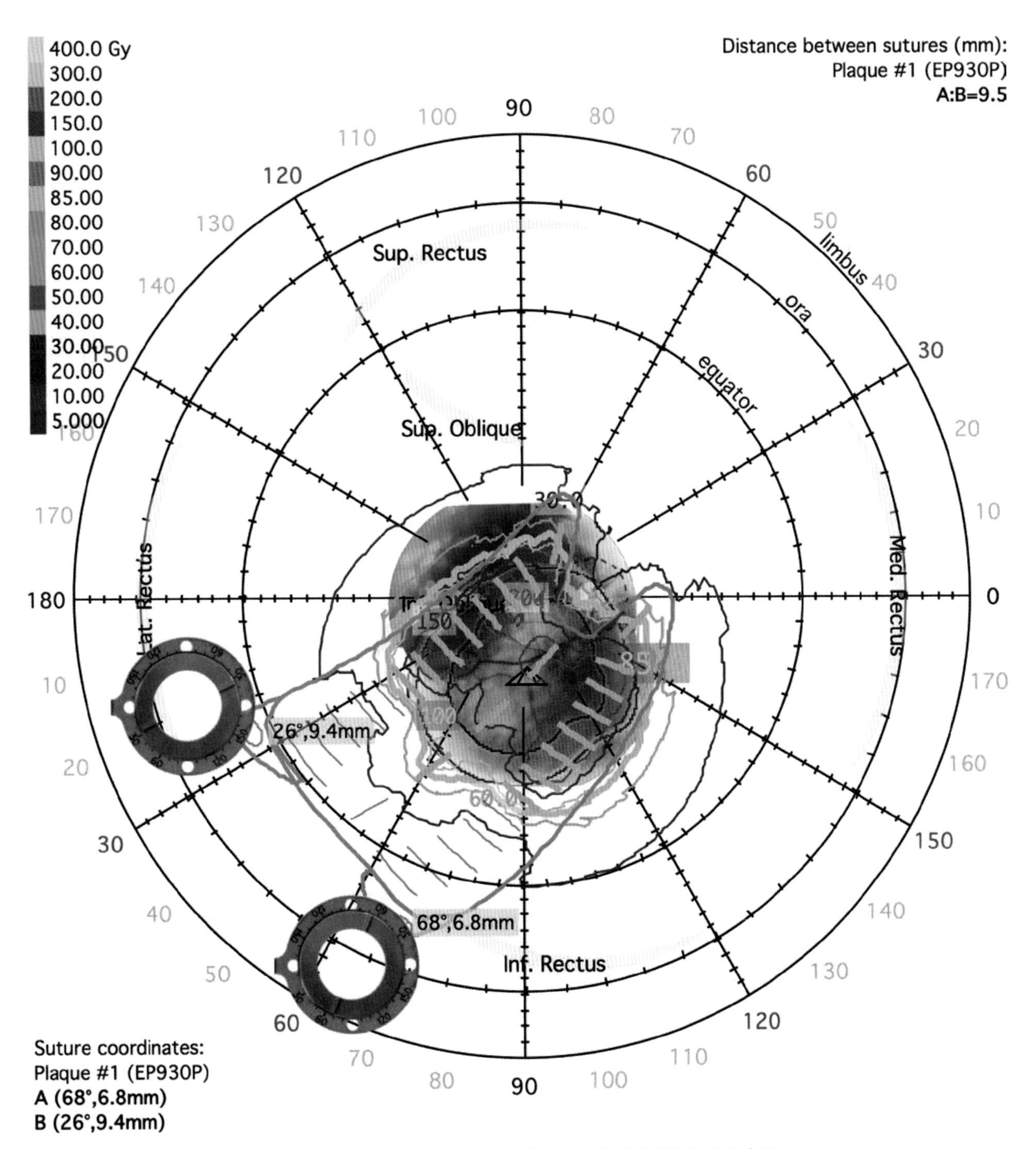

▲ 图 17-7　病例研究患者的肿瘤及各重要器官的等剂量线分布图

睛的一部分与其一起移动。然而，贴敷近距离放射治疗的治疗计划可存在很大差异。治疗计划可以是标准 COMS 贴片的简单点源计算，也可以是术前结合超声，眼底照相和 CT/MRI 图像结果而进行的高度精准的剂量建模。但目标均是给予肿瘤足够剂量的同时可尽量降低邻近重要器官的剂量。更先进的计划和治疗传送系统可将正常结构的剂量显著降低（图 17-9），并可简化手术流程，但是手术期间不可再进行参数修改[107]。与传统的 COMS 贴片相比，先进的贴片输送系统主要优点是通过利用开槽的金属板来增加定位的准确性（图 17-10）。虽然没有随机对照试验表明哪一种技术更优，但是美国近距离放射治疗学会将降低正常组织剂量定为 1 级重要性，这将有利于进行更多先进的放射性贴片设计的研究[108]。

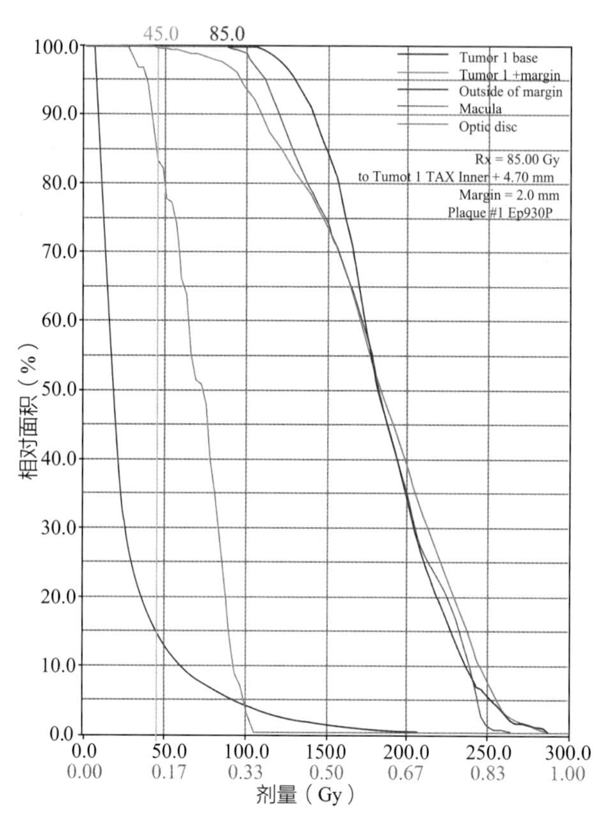

▲ 图 17-8 案例研究患者的剂量体积直方图

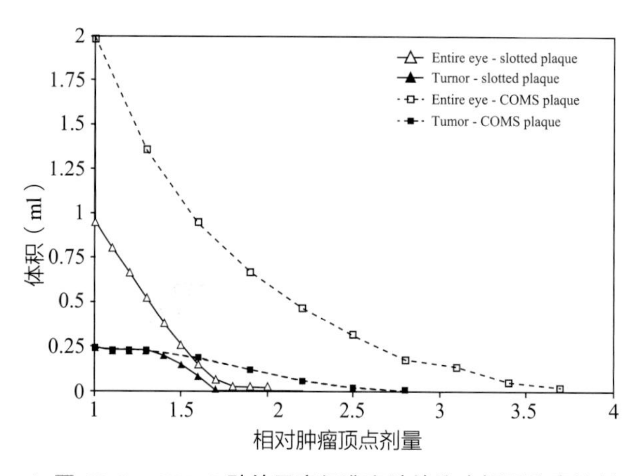

▲ 图 17-9 **COMS 贴片及高级准直贴片治疗相同肿瘤的剂量体积直方图对比**

经Elsevier许可转载，引自International Journal of Radiation Oncology Biology Physics. 1997;39:505–19. Astrahan MA, Luxton G, Pu Q, Petrovich Z. Conformal episcleral plaque therapy

（二）带电粒子照射

在开始使用近距离放射治疗的同时，有些机构评估了带电粒子外照射在葡萄膜黑色素瘤治疗中的应用。大多数情况下，都是通过质子进行的，但是

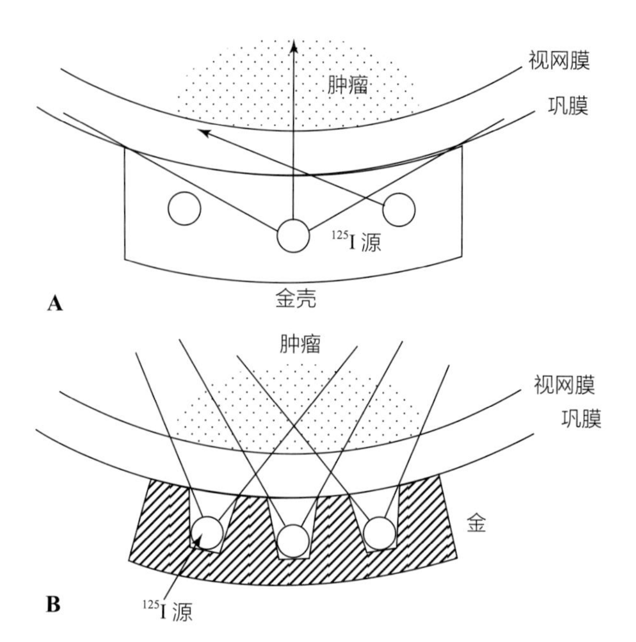

▲ 图 17-10 **与传统的 COMS 型贴片（A）相比，开槽贴片结构对光子准直性（B）的影响**

经Elsevier许可转载，引自International Journal of Radiation Oncology Biology Physics. 1997; 39: 505–19. Astrahan MA，Luxton G, Pu Q, Petrovich Z. Conformal episcleral plaque therapy

氦离子也被纳入了评估范围[102, 109]。带电粒子辐射需要借助 Bragg 峰来计算从而将辐射限制在目标区域内。简而言之，Bragg 峰限制了光束的有效范围，因此在超出 Bragg 峰物理位置的任何点处基本没有射线射出。由 UCSF 主持进行的唯一一项前瞻性随机对照试验将近距离放射治疗与氦离子形式的带电粒子疗法进行了比较。该研究认为带电粒子治疗肿瘤的控制率更高[110]，但是，其所带来的并发症发生率明显升高[111]，在治疗眼前部肿瘤中尤为明显。在一系列更先进的贴片技术治疗的结果统计中提示其对肿瘤的控制率要优于 COMS 或上文报道的 UCSF 研究[112]。质子照射尽管不受类似于 COMS 研究的支持，但仍然受益于 COMS 研究，是因为该研究基于这样的假设，即类似的局部控制率是否会同样达到相似的总生存率和远处转移率。

（三）立体定向外照射

还有第三种技术，即立体定向放疗。这是一个类似于治疗中枢神经系统疾病的方法。简而言之，多小野照射可以使目标靶区剂量精确的同时，并在野区范围外出现明显剂量跌落。大多数形式的立体定向放疗是将设备严格的设定为目标靶区的形状，并通过该设备引导一系列集束以达到非常精确的照射。立体定向放疗利用多小野照射来模拟 Bragg 峰对带电粒子照射的作用，或者平方反比定律对近距离放射治疗的作用。

带电粒子或立体定向照射的治疗计划和处方剂量的制定必然涉及所选装置的计划系统。对于带电粒子，通常放置基准标记来帮助进行治疗对准。而使用立体定向技术时，则需要进行某种形式的运动管理。运动管理可以从使用各种手术设备的硬性固定到使用各种系统进行运动检测，从而达到瞄准目标靶区的目的 [113-116]。对于质子，标准剂量范围为 50～70CGE（钴当量），通常要超出 5% 左右 [105]。对于任一立体定向放疗来说，肿瘤边界以内的剂量在 25～50Gy [106]。正如预期的一致，照射剂量越低，并发症发生率就越低。

（四）放疗并发症

眼部很多重要器官的位置比较集中，因此，并发症发生不仅仅与照射剂量有关，而且和肿瘤与这些重要器官的解剖位置有关。例如，最终影响到视敏度的因素就有很多，包括视神经、黄斑、晶状体或视网膜损伤等。典型放疗并发症有放射性视网膜病、青光眼（包括新生血管性青光眼）、视神经炎、角膜炎和虹膜新血管形成等。意料之中的是，近距离放射治疗和带电粒子治疗所报道的并发症范围较为广泛 [102, 117]。表 17–2 总结了文献中所报道的各并发症发生率。肿瘤生长在眼球前区或者位于重要器官附近均会增加并发症发生率 [118]。根据射野分布特征，即使是治疗位于眼球后区的肿瘤，带电粒子治疗也可能增加前房并发症的风险 [111]。

表 17–2　不同治疗技术所引起的放疗不良反应汇总

并发症	带电粒子 [109]	近距离放射治疗 [117]
青光眼（非特异性）	17%～29%	6%～11%
虹膜炎	13%	4%～23%
新生血管性青光眼	12%	2%～45%
黄斑病	67%	13%～52%
白内障	32%～68%	8%～83%
角膜炎	12%	4%
视网膜病变	28%	10%～63%
视神经病变	8%	0～46%

八、病例研究

患者为 27 岁白人男性，初步诊断为视网膜脱落，可能继发于眼部肿瘤，4 天前进行转诊评估。否认既往史，否认家族史。

体格检查提示右眼视力仅为手指计数，左眼视力正常。双眼眼压正常。间接检眼镜检查提示右眼有色素性病变，累及黄斑，邻近视盘。病灶位于颞下缘外展大约 6 点钟到 9 点钟位置（图 17–11）。病变伴有橙色色素沉着及视网膜下积液。B 超提示病变大小约为 8.4mm × 8.5mm，顶点高度为 3.1mm。随后患者接受眼眶薄层 CT 扫描、胸腹盆 CT 扫描。所有结果均提示未出现远处转移。临床诊断为右眼脉络膜黑色素瘤，建议患者行巩膜外贴敷近距离放射治疗。

九、总结

UM 是一种罕见疾病，治疗管理规范均来源于 COMS 的前瞻性研究。治疗手段发展至今，除了晚

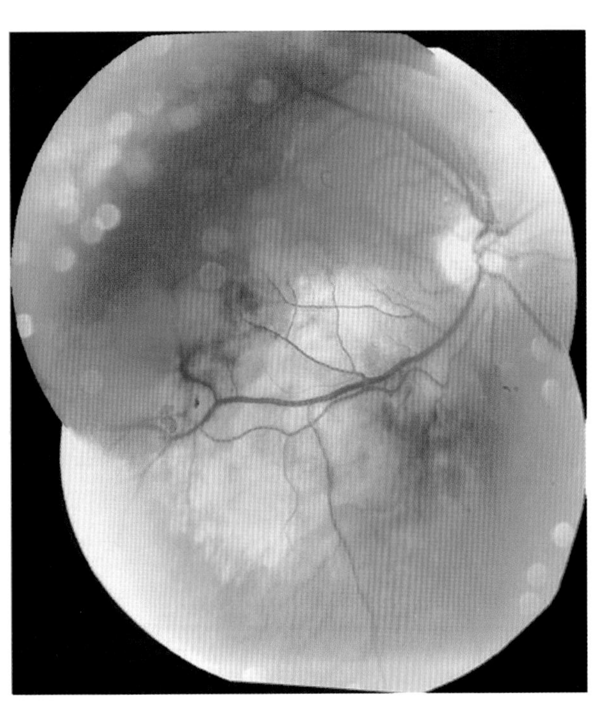

▲ 图 17–11　案例所提患者的眼底照片

期病例，我们基本已经实现了保住所有患侧眼球的可能性。分子遗传学研究已验证部分肿瘤亚型可能会引起明显的预后差别，但对该疾病的治疗与管理并无影响。目前治疗上有许多外科手术和放射治疗方案可供选择，但是巩膜贴敷近距离放射治疗仍是最主要的治疗方法。

本章自测题

1. 以下不是诊断葡萄膜黑色素瘤的常用手段的是（　　）。

A. 间接检眼镜检查　　B. B 超

C. 活检　　D. 连续观察增长率

2. 在中型脉络膜黑色素瘤的 COMS 研究中，如果肿瘤位于视盘附近 2mm 范围内，则将患者排除在外。这是一个排除标准的原因是（　　）。

A. 由于视神经影响，无法用 COMS 型贴片充分覆盖肿瘤体积

B. 将不可避免的导致视神经损伤

C. 不良反应会导致黄斑损伤

D. 与视神经非常接近的肿瘤无法通过外科手术切除

3. 下列未成功用于治疗葡萄膜黑色素瘤的治疗技术是（　　）。

A. 巩膜贴敷近距离放射治疗　　B. IMRT

C. 立体定向放射治疗　　D. 带电粒子处理

4. 对于顶点高度 9mm，基底大小 12mm × 8mm，未侵犯睫状体或巩膜的黑色素瘤，预期 10 年总生存率是（　　）。

A. 95%　　B. 85%　　C. 75%　　D. 50%

5. 下列不能通过巩膜外贴敷近距离放射治疗来治疗葡萄膜黑色素瘤的同位素是（　　）。

A. ^{125}I　　B. ^{106}Ru　　C. ^{90}Sr　　D. ^{60}Co

答案

1. C（活检尽管可用于帮助诊断，但不是常用标准。间接检眼镜和 B 超检查的结果常用于诊断葡萄膜黑色素瘤。对于性质难以确定的小病灶可采用连续观察有无生长的方式进行诊断）

2. A.（由于视神经干扰，COMS 样式贴片不能完整覆盖视盘 2mm 范围内的肿瘤。在 COMS 试验中没有对视敏度毒性的限制。手术进入后球体没有困难）

3. B.（贴敷近距离放射治疗，立体定向放射治疗和带电颗粒治疗均已被证明在治疗该疾病方面是有效的。IMRT 因没有特殊的固定装置及类似其他技术的剂量迅速衰减，缺乏治疗这种疾病的精确性）

4. B.（该脉络膜黑素瘤分期为 $T_{2a}N_0M_0$ Ⅱ$_A$ 期。根据 AJCC 分期系统，10 年总生存率为 85%）

5. D.（所有列出的同位素都用于治疗葡萄膜黑色素瘤。碘仍然是美国最常见的同位素，而欧洲仍经常使用钌或锶 β 射线源。虽然钴是常规使用的放射源，但在眼眶附件部位对高能光子的屏蔽还存在问题，因此不再使用）

第九篇 颅底肿瘤
Skull Base Tumor

第18章

颅底肿瘤

Skull Base Tumors

Ugur Selek　Erkan Topkan　Eric L. Chang　著

学习目标

本章将使读者熟悉颅底肿瘤，包括嗅神经母细胞瘤（olfactory neuroblastoma，ONB）、脊索瘤、软骨肉瘤和颈鼓室副神经节瘤。颅底肿瘤具有相似的症状和体征，相同的预后和预测因素，共同的影像学表现，需要综合治疗方式。

本章目的是衡量放射治疗获益和潜在危害。通过限制神经危及器官剂量，在保护危及器官的同时，保证正常组织限量在可接受范围内，安全地针对肿瘤实施根治性照射剂量。

本章重点关注直接累及颅底结构的嗅神经母细胞瘤、脊索瘤、软骨肉瘤和颈鼓室副神经节瘤。

一、概述

颅底毗邻重要的危及器官，如晶状体、眼、视神经、视交叉、耳蜗和脑干，这些器官耐受剂量比颅底肿瘤根治性放疗或者辅助放疗所需的照射剂量低。因此对放疗来说，颅底是一个具有挑战性的解剖部位。

随着放疗技术发展，包括图像引导的调强放射治疗、容积调强放疗、立体定向放射外科、分次立体定向放射治疗和质子治疗，可以更好地保护危及器官，使颅底肿瘤放疗更安全有效。

二、临床表现、发病率和流行病学

（一）危险因素

无研究证明特定的环境因素与嗅神经母细胞瘤、脊索瘤、软骨肉瘤及颈鼓室副神经节瘤的发生有关。

（二）常见症状和体征

前颅窝底包括嗅神经、视神经及额叶等重要结构，这些部位一旦受累，可能出现嗅觉丧失、鼻衄、视觉改变和额叶相关症状。中线/中线旁颅底病变可表现为视神经病或垂体相关的视神经和视交叉损害，垂体功能障碍或蝶骨海绵窦综合征。侧颅底起源的肿瘤，累及颞叶或额叶或三叉神经的2、3支可能导致眼球突出、面部疼痛或面部感觉障碍、牙关紧闭。颅后窝底包括桥小脑角（第Ⅴ、Ⅶ、Ⅷ对脑神经、脑桥、小脑），斜坡/颞骨岩尖（第Ⅲ～Ⅹ对脑神经）和颈静脉孔（第Ⅸ～Ⅻ对脑神经）。这个区域的病变主要表现为病变部位相关脑神经功能缺失，如面部麻木或无力、听力丧失和外展神经麻痹。

前额头痛可能与硬脑膜侵犯/牵拉有关。视觉障碍可能与视觉器官或穿经海绵窦的神经受累有关，包括与颅中窝侧方、颞下窝或蝶骨翼受侵相关的复视或者单侧视力丧失。听觉障碍可能与内听道或桥小脑角受累有关。

下面根据肿瘤位置列出几种综合征：嗅觉缺失综合征，出现如鼻衄、鼻塞、味觉丧失和鼻漏，可能与额叶底部和鼻旁受压 / 侵犯有关；额叶综合征，出现如癫痫、颅内压增高和性格改变，可能与额叶底部受压 / 侵犯有关；下丘脑综合征可能有内分泌症状，如闭经、尿崩症、阳痿。垂体卒中，可能与蝶鞍和蝶窦侵犯有关；前组神经功能障碍（Ⅲ、Ⅳ、Ⅴ、Ⅵ）可能与岩骨斜坡、包括海绵窦或 Meckel 腔的颅中窝内侧受侵有关；副癌综合征通常与 ONB 有关，如异位促肾上腺皮质激素综合征（ectopic ACTH syndrome，EAS）、异常抗利尿激素分泌综合征（syndrome of inappropriate ADH secretion，SIADH）、恶性体液性高钙血症（humoral hypercalcemia of malignancy，HHM）、肌阵挛运动失调症（opsoclonus-myoclonus-ataxia，OMA）及儿茶酚胺分泌导致的高血压[1]。

（三）体格检查要点

颅底肿瘤评估包括神经缺损的体格检查。

第Ⅱ对神经：由于每侧眼睛收集到的视觉信息会通过视交叉到达另外一侧，发生在视交叉前的颅底病变如果压迫或侵犯眼或视神经可以引起单侧眼睛的视觉缺陷，而影响到视束、丘脑、白质或视觉皮层的病变则会导致双眼出现相似的视野缺损。

瞳孔反应（第Ⅱ或Ⅲ对神经）：如果照射瞳孔时直接反应受损，考虑病变影响到同侧视神经或顶盖前区，或者同侧第Ⅲ对神经的副交感神经病变。如果照射对侧瞳孔时间接反应受损，考虑是对侧视神经或顶盖前区病变，或者是同侧第Ⅲ对神经的副交感神经病变。如果在观察向眼睛移动的物体时调节受损，考虑同侧视神经或同侧第Ⅲ对神经的副交感神经病变，或者双侧视束到视觉皮层的视觉通路病变。肿瘤影响顶盖前区也会影响眼的调节功能。

眼部运动（第Ⅲ、Ⅳ和Ⅵ对脑神经）：眼睛在静止时如果发生自发性眼球震颤或不良共轭凝视时会导致复视。在不移动头部的情况下，眼球向各个方向运动也会产生复视。通过让患者眼球跟随一个物体做整体水平 / 垂直范围内移动来测试汇聚运动。通过要求患者眼睛注视向两眼之间缓慢移动的物体来测试辐辏运动。

面部感觉和运动功能（第Ⅴ对神经）：使用柔软的绵缕或尖锐物体测试面部感觉，并通过咬紧下颌感受咬肌来测试咀嚼肌。

面部表情肌和味觉（第Ⅶ对神经）：通过要求患者做皱眉、闭眼、微笑、鼓腮等动作来观察面部形状的不对称、自发性面部表情、眨眼及皱纹深度（如鼻唇沟）不成比例。

听觉和前庭感觉（第Ⅷ对神经）：单侧听力丧失通常是由于神经或机械传导的周围缺陷所致。颅底肿瘤可能损伤内耳前庭器官、第Ⅷ对神经前庭部分、脑干前庭核或小脑。

关节肌肉（第Ⅴ、Ⅶ、Ⅸ、Ⅹ和Ⅻ对神经）：颅底肿瘤可损害第Ⅴ、Ⅶ、Ⅸ、Ⅹ或Ⅻ对神经的外周或中央部分，从而导致关节肌肉功能障碍并导致呼吸困难、口齿不清或声音嘶哑等。

（四）发病率与流行病学情况

1. 嗅神经母细胞瘤

嗅神经母细胞瘤（鼻腔神经胶质瘤、神经内分泌癌）是一种罕见的神经外胚层肿瘤，起源于鼻中隔上端、上鼻甲、筛板的嗅上皮[2-4]，占鼻腔恶性肿瘤 1%～5%[5, 6]。

肿瘤部位编码在美国脑肿瘤注册中心的国际疾病分类为 C30.0（9522-9523）[7]。鼻腔嗅觉器官肿瘤发病率最低（0.004‰）。

诊断时患者中位年龄 51 岁，60—79 岁发病率最高[8]。

确诊后患者 5 年生存率＞ 70%，5 年和 10 年相对生存率估计分别为 72%（95%CI 65.8%～77.8%）和 62%（95%CI 54.3%～69.5%）[8]。＜ 65 岁患者 10 年生存率优于 65 岁以上患者。

男性多于女性，诊断时平均年龄为 45 岁[9]。

除了嗅觉减退、鼻出血或流鼻涕外，主要症状是鼻塞。影响生存的主要预后因素是改良的 Kadish 分期、年龄、治疗方式和淋巴结受累情况[10]。诊断时常见淋巴结受累（17%～47%）[11]。尽管在初诊时血行转移并不常见，但已有报道骨、肺、骨髓或皮肤转移[6]。

2. 脊索瘤

脊索瘤是由残余脊索引起的，缓慢进展、具有局部侵袭性的肿瘤，约占所有恶性骨肿瘤1%。蝶骨斜坡是脊索的最上端，是颅底脊索瘤主要发生部位，而颅底是脊索瘤的第二好发部位（骶尾部占50%，颅底占35%，脊柱占15%）[12]。颅底脊索瘤诊断年龄30—50岁，较骶尾部脊索瘤发病年龄轻，男性发病率略高于女性[12, 13]。

脊索瘤有三种病理学亚型，其中软骨样脊索瘤是颅底脊索瘤最常见的病理类型（整体发病率：典型脊索瘤＞软骨样脊索瘤＞未分化脊索瘤）[12, 14]。软骨样和典型脊索瘤预后相近，比未分化型脊索瘤预后好；未分化型脊索瘤主要是异倍体，存活率较低[14–16]。

Brachyury是脊索瘤的一种特异和敏感的免疫组化生物标志物，它是脊索发育的关键转录因子，常用于区分脊索瘤与软骨肿瘤[17]。

自从开展全外显子组和（或）全转录组测序后，最近已经鉴定出颅底脊索瘤具有1p、7、10、13和17q的染色体畸变。T基因、rs2305089和一些重复性改变包括*MUC4*、*NBPF1*、*NPIPB15*突变和*SAMD5-SASH1*新基因融合等功能性单核苷酸多态性的发生频率很高[18]。

与骶骨和脊椎脊索瘤相比，颅底脊索瘤罕见远处转移，远处转移可能发生在外科切除后的硬脑膜内[19]，也可能转移到淋巴结、肺、肝、骨和皮肤[20–22]。

3. 软骨肉瘤

软骨肉瘤是罕见的恶性软骨肿瘤，占所有颅底肿瘤6%和原发恶性骨肿瘤11%，主要发生在中、后或者颅前窝[23, 24]。

世界卫生组织2013年分类系统将软骨肉瘤分为3级，即Ⅰ级（高分化病变，未见有丝分裂，更名为“非典型软骨肿瘤”，ACT/CS1）[25]、Ⅱ级（中分化软骨肉瘤，有广泛散在有丝分裂）和Ⅲ级（低分化肿瘤，有显著有丝分裂，比Ⅱ级肿瘤明显有更多的细胞和核多形性）[25]。高级别间叶型（骨外黏液样）软骨肉瘤很少出现在颅底。颅底软骨肉瘤大部分为Ⅰ级，AST/CS1[26]。

4. 脊索瘤和软骨肉瘤鉴别

鉴别诊断非常重要，因为软骨肉瘤预后明显优于脊索瘤，除脊索瘤外，还应与黏液乳头状室管膜瘤和腺癌鉴别。在鉴别诊断中，免疫组化起重要作用。软骨肉瘤和黏液乳头状室管膜瘤除了在超微结构检查中没有发现细胞桥粒外，细胞角蛋白和上皮膜抗原表达均为阴性，而脊索瘤表达呈阳性[26–28]。胶质纤维酸性蛋白（glial fibrillary acidic protein，GFAP）仅在黏液乳头状室管膜瘤中表达，而软骨肉瘤和脊索瘤均不表达GFAP而表达S–100蛋白[26, 28]。脊索瘤和腺癌的鉴别非常困难，因为两种肿瘤的细胞角蛋白和上皮膜抗原皆为阳性，波形蛋白和S–100蛋白阳性有利于脊索瘤的诊断，但需注意腺癌中可能存在罕见的S–100蛋白阳性[26, 28]。

5. 颈鼓室副神经节瘤（jugulotympanic paraganglioma，JTP；颈静脉球瘤，glomus jugulare tumor，GJ）

JTP是一种副神经节细胞瘤，它是一种罕见的产生于肾上腺外自主神经副神经节的神经内分泌肿瘤，起源于胚胎神经嵴，发病率约为1/100万[29, 30]。JTP是中耳最常见的肿瘤，其次是听神经瘤[31, 32]。

虽然副神经节瘤发生在交感神经和副交感神经的副神经节概率相似[33, 34]，但大多数来自副交感神经的副神经节细胞瘤位于沿着舌咽和迷走神经走行的颅底和颈部，好发于颈动脉体，其次是颈鼓室副神经节和迷走神经副神经节[34, 35]。大约50%患者存在已知的遗传综合征[36, 37]。GJT这个术语已经演变为“颈鼓室副神经节瘤（JTP）”，指的是颈副神经节（颈静脉球瘤）和鼓室副神经节（鼓室球瘤）的肿瘤[35, 38]。

血管球体可能像颈动脉体一样作为化学感受器，对血液中氧气、二氧化碳饱和度和pH的变化做出反应[39, 40]。颈鼓室副神经节瘤的旧称化学感受器瘤已经不再使用，因为事实上只有颈动脉体副神经节有受体感受器的作用[34]。大部分JTP与儿茶酚胺分泌没有关系，仅大约5%有症状的患者与儿茶酚胺分泌过多有关[41–45]。

散发型副神经节瘤以女性多见[46, 47]，而遗传型则没有性别倾向[48]。一般情况下，JTP于50—60岁发病[46]。

由于JTP病变中心在颈静脉球，症状可能与舌下神经管、颈静脉孔和颞骨内的神经血管结构（第Ⅶ、Ⅷ、Ⅸ、Ⅹ、Ⅺ和Ⅻ对神经）损伤直接相关，表现为头晕、耳鸣、头痛、听力丧失、听觉减退或听觉过敏。

三、诊断

（一）影像诊断[49, 50]

神经影像需要详细评估病变的强化特点、矿化基质、钙化、骨质增生、流动效应和富血管情况，CT 和 MRI 可优势互补。CT 在确定钙化和轻微骨皮质破坏上更有优势。MRI 在软组织病变细节方面能更详细地显示出神经周围肿瘤蔓延、硬脑膜受累、颅内侵犯、神经穿行孔道受累和血管周围包绕情况。

骨性结构的重塑和（或）移除提示肿瘤呈现缓慢生长的过程，而骨质严重受侵和损坏说明更具侵袭性的生长。如果骨髓受侵，则正常的骨髓（MRI T_1WI 信号稍高）被等信号的肿瘤所取代。伴有软组织肿块的骨质增生提示是脑膜瘤或者嗅神经母细胞瘤。

JTP 可以表现为起源于颈静脉孔的肿块，在 CT（图 18–1）上表现为“虫蚀样”骨质破坏，在增强 T_1WI 上显示为“胡椒盐征”[51]。

脊索瘤大部分表现为斜坡旁正中的溶骨性改变，伴骨质碎片，增强 T_1WI（图 18–2）上表现为蜂窝状不均一强化，T_2WI 上表现为高信号[52–56]。

软骨肉瘤 CT 上表现为伴有不均匀钙化的中线病变，MRI（图 18–3）上表现为蜂窝状不均一强化影[57]，脑桥受压时表现为特征性的“拇指征”[52, 54, 58, 59]。

嗅神经母细胞瘤（oflactory neuroblastoma，ON）是发生在鼻穹隆的一种均质性肿瘤，影像学上没有特征性表现。增强 CT 表现为较均匀的强化影，可显示筛板、筛骨小凹和筛板的骨质受侵和重塑，罕见有散在斑片状钙化[60]。MRI 可用于显示软组织的受累范围和评估颅底侵犯、硬脑膜受累和神经周围、眼眶及颅内的肿瘤侵犯，在增强 T_1WI（图 18–4A 和 B）上表现为肿瘤强化程度低于大脑灰质，在 T_2WI 上表现为稍高或等于大脑灰质信号。^{18}F–FDG PET/CT 标准化摄取值的最大值可帮助鉴

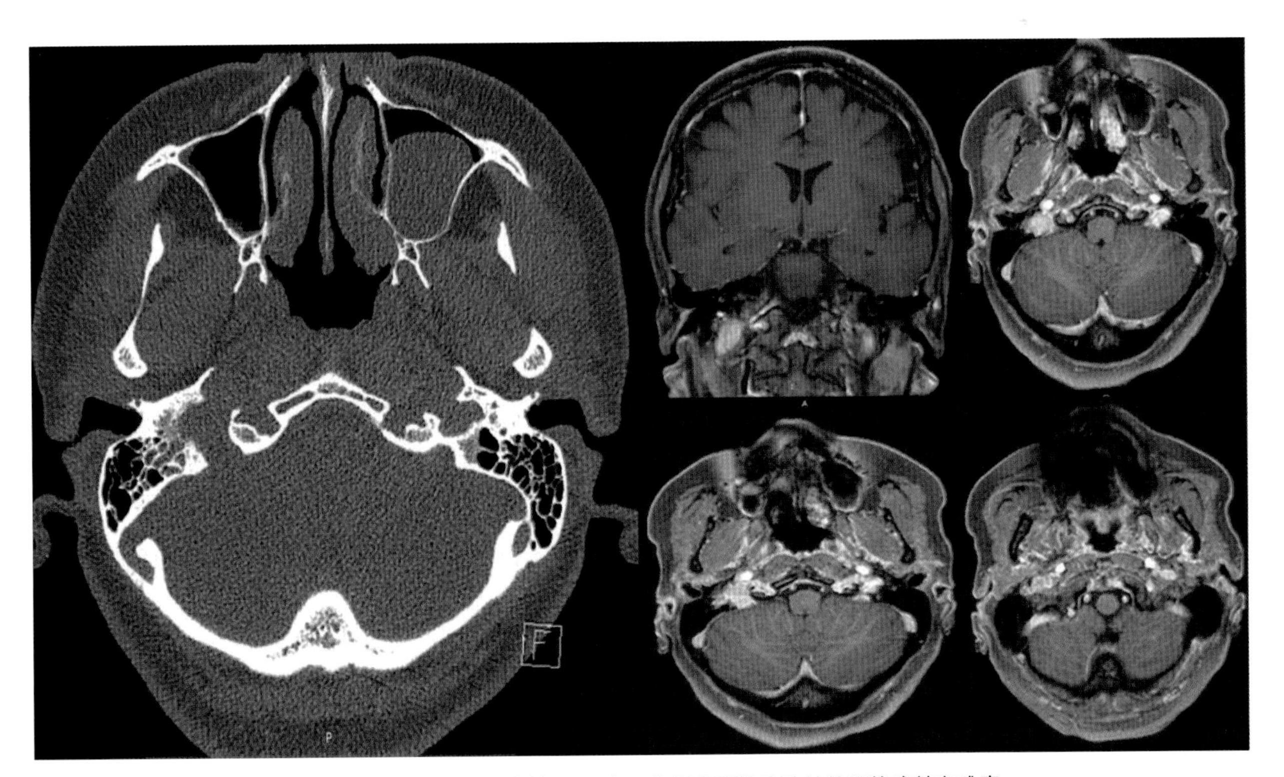

▲ 图 18–1　位于颈动脉管和 C_1 水平之间右颈静脉孔处的颈静脉鼓室球瘤
大小约 17mm × 17mm × 20mm，CT 中表现为颈静脉孔扩大，并延伸至下鼓膜和乳突部

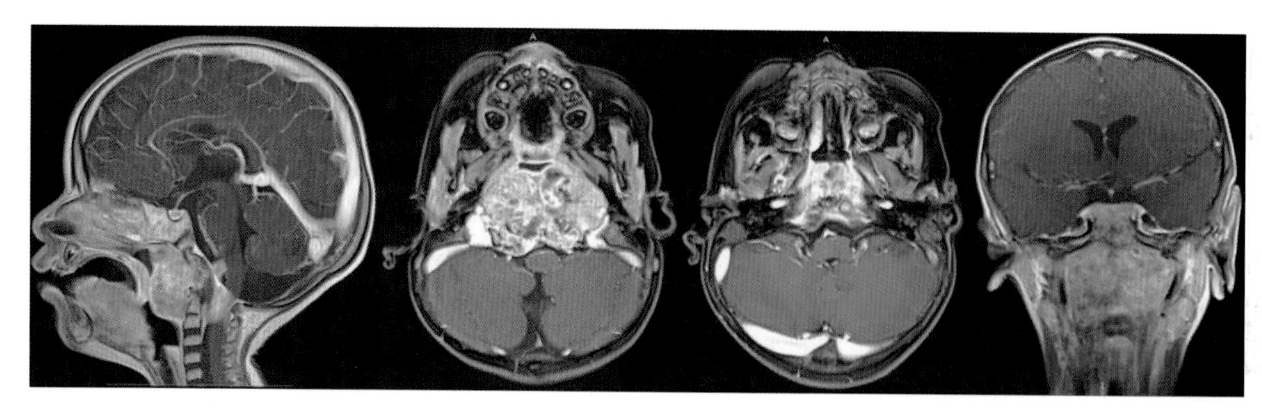

▲ 图 18-2 **颅颈交界处，包括斜坡下部和 C_1、C_2 椎骨的巨大脊索瘤（58mm×47mm×58mm）**

肿瘤造成鼻咽后壁增厚，堵塞呼吸道并压迫脊髓，同时肿瘤软组织成分延伸至脊髓前间隙，压迫延髓并破坏舌下神经管和左侧颈内动脉远端颅外段

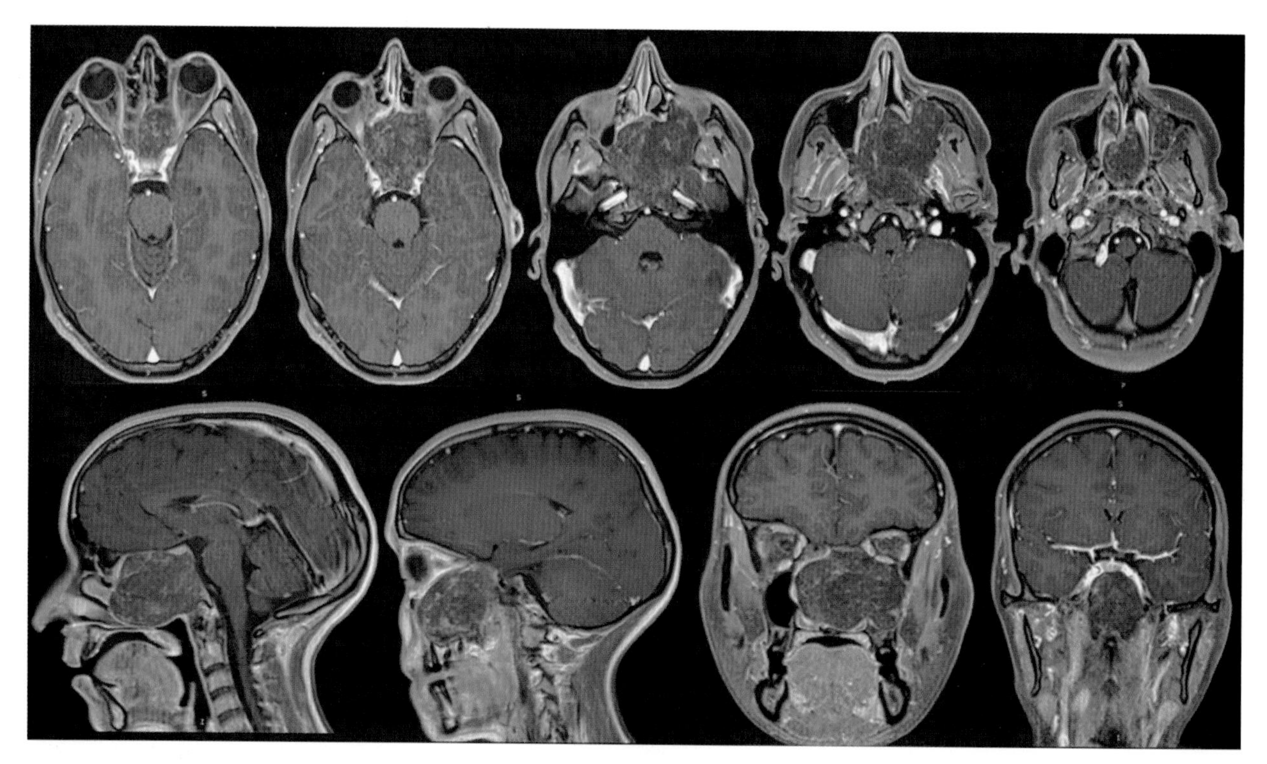

▲ 图 18-3 **软骨肉瘤**

63mm×55mm×50mm，源于颅底，破坏斜坡，填满鼻腔和左上颌窦，延伸至筛窦，向上延伸至蝶鞍，未侵犯垂体，造成左眶底和眼眶顶端的视神经管狭窄，严重压迫眼眶后肌

别 ON 和鼻腔鼻窦未分化癌（SNUC）[61, 62]。

软骨肉瘤与脊索瘤的区别是，在常规磁共振成像中大多数软骨肉瘤呈现偏心性生长方式[63]。另外，磁共振扩散加权成像还提供了额外信息，软骨肉瘤的最高平均 ADC 值 [（2051 ± 261）× $10^{-6}mm^2/s$]（明显高（$P < 0.001$）于典型脊索瘤 [（1474 ± 117）× $10^{-6}mm^2/s$] 和低分化脊索瘤 [（875 ± 100）× $10^{-6}mm^2/s$] [64, 65]。

（二）病例研究

一位 10 岁男孩急诊就医，头痛、呼吸急促和言语不清逐渐加重 1 个月，曾有昏厥病史。体格检查发现关节肌肉功能障碍，鼻咽肿块并延续到口咽。

MRI 用于判断肿瘤性质及显示骨和软组织扩散

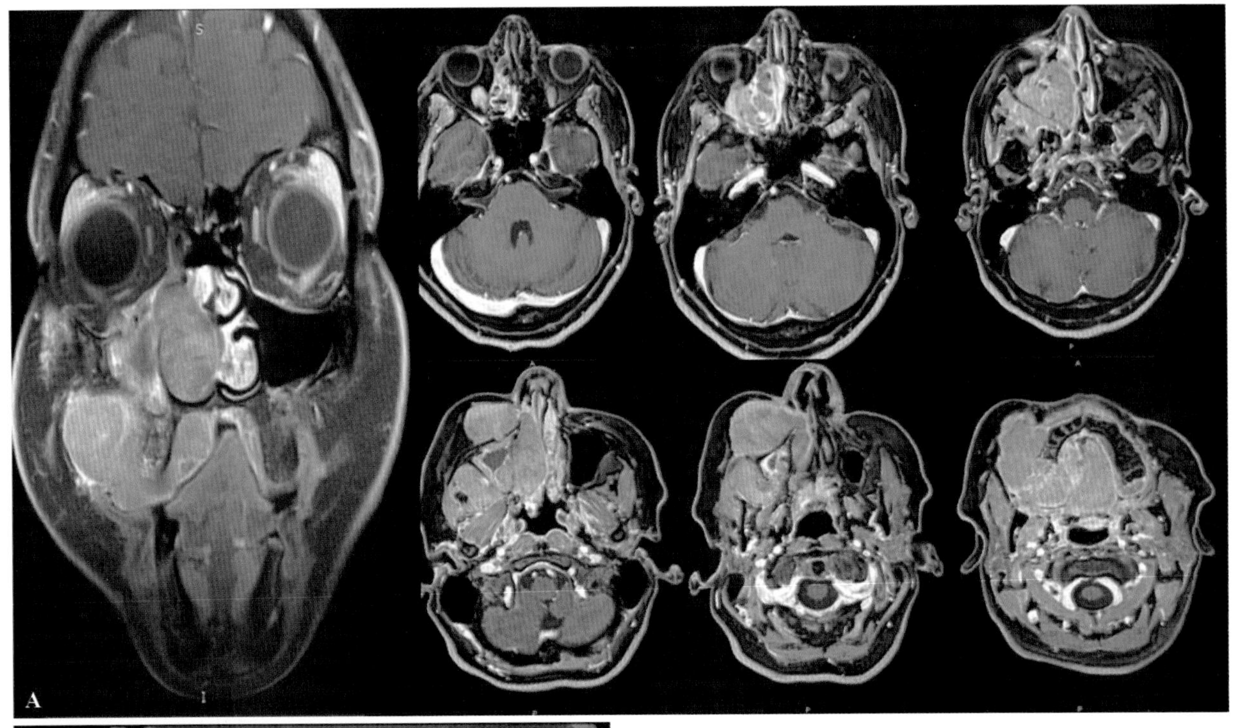

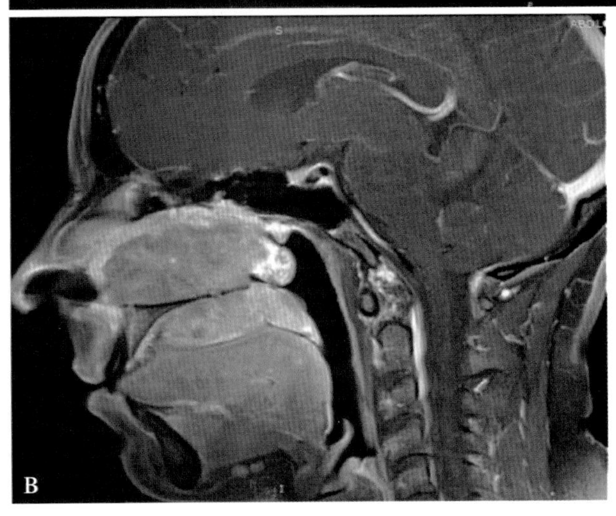

▲ 图 18-4 嗅神经母细胞瘤

A 和 B. 62mm × 52mm × 63mm，填满了右上颌窦，扩散至右上颌骨到中线位置，充填鼻腔，压迫外耳道，向前破坏窦壁至距上颌窦前方浅筋膜约 25mm，填充眶下管和孔，累及周围神经，扩散至翼腭窝，嵌入翼内肌，侧面侵犯右侧咬肌，侵蚀眶底和下直肌，累及右上颌骨下方和腭骨至舌部。即使病变部分毗邻翼腭窝上水平三叉神经 V_2 分支，仍没有迹象表明圆孔受累

范围。MRI 图像（图 18-2）显示位于颅颈交界水平的大肿块（58mm × 47mm × 58mm），累及斜坡下部和 C_1、C_2 椎体，引起鼻咽后壁增厚和颈髓受压。软组织肿块延伸至脊髓前间隙、压迫延髓、破坏舌下神经管和包绕左侧颈内动脉颅外段的远端。影像学诊断脊索瘤可能性最大。

处理措施第一步建议经口腔活检。尽管该肿瘤不可能达到切缘阴性的整块切除，多学科团队仍然建议进行减压减瘤手术，术后进行辅助放射治疗。

（三）分期

嗅神经母细胞瘤：目前分期是由 Kadish 等根据肿瘤超出鼻腔的解剖范围首先提出[66]，后来 Morita 等做出了修订[9]（表 18-1）。

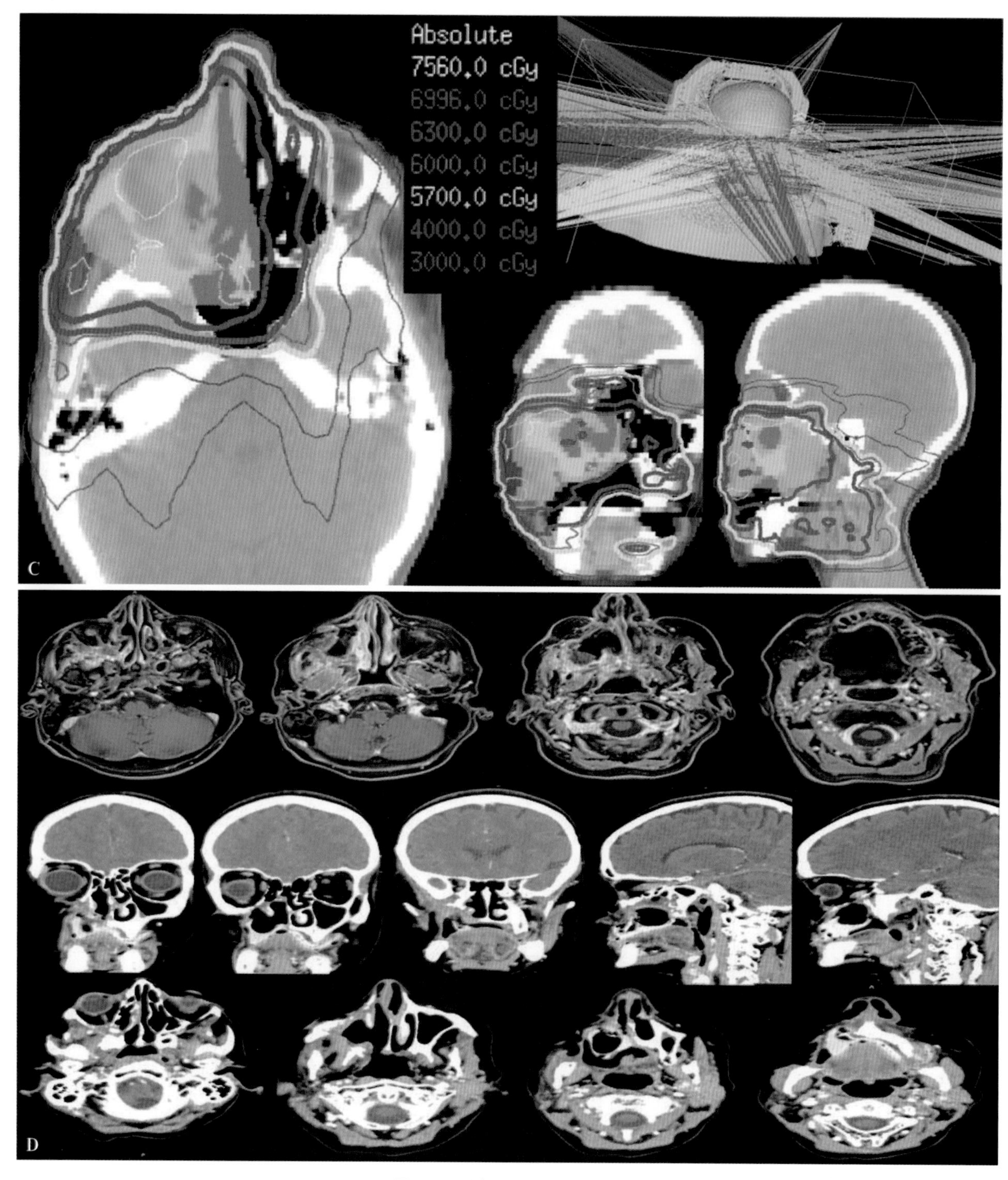

▲ 图 18-4（续） 嗅神经母细胞瘤

C. 2013 年 1 月，图像引导的 9 野 IMRT，剂量为 70Gy（CTV70=GTV+1mm）和 63Gy（CTV63），33 次。D. 嗅觉神经母细胞瘤在诱导化疗后同步放化疗，在最初骨质破坏和牙齿脱落的情况下 5 年无病生存

脊索瘤：根据肿瘤发生部位分为斜坡型、鞍旁型和蝶鞍型[67]者枕骨基底尾端和蝶骨基底头端型[68]。根据外科手术方法将脊索瘤分为上、中、下斜坡三种类型[69]。

颈鼓室副神经节瘤：目前最广泛使用由 Fisch 和 Glasscock/Jackson 提出的基于肿瘤发生部位和侵犯范围的分期系统[70, 71]（表 18-2）。

表 18-1 改良 Kadish 嗅神经母细胞瘤分期

A 期	肿瘤局限于鼻腔
B 期	肿瘤局限于鼻腔和鼻旁窦
C 期	肿瘤超出鼻腔和鼻旁窦范围，包括筛板、颅底、眼眶或者颅内侵犯
D 期	肿瘤伴有颈部淋巴结或远处转移

表 18-2 血管球瘤 Fisch 分型

A 型	肿瘤局限于中耳腔（鼓室）
B 型	肿瘤局限于鼓室乳突区，颞骨迷路下区，无骨质破坏
C 型	肿瘤累及迷路下区并侵犯岩尖
D 型	颅内扩散，肿瘤直径小于 2cm
E 型	颅内扩散，肿瘤直径大于 2cm

四、综合治疗手段

（一）嗅神经母细胞瘤

边界清楚的 ENB 推荐包括肿瘤、筛板和附着硬脑膜的整块颅面切除术[72-76]。多年来内镜手术也应用于颅面切除，其局部控制率与开放手术相当[77-79]。肿瘤学基础概念和外科手术原则要求清晰的肿瘤边界和硬膜内切除，内镜切除术具有相似的肿瘤控制率[80, 81]。手术是关键，在过去经验中发现手术切缘阳性是肿瘤进展和降低总生存率的最重要预测因子[82-85]。

单纯手术难以避免局部复发，需要结合辅助放疗才能达到满意的局部控制率[73, 85-87]。最近 Villano 等从 SEER 数据库分析中发现单纯手术和手术联合辅助放疗两组间的生存没有差别（P=0.62），但是由于在分析时包括了所有分期的患者，单纯手术组大多数病例（63%）为 A 期，而辅助放疗组主要为 C 期（43%）或 D 期（20%）[8]，因此结果并不可信。由于目前缺乏不同分期患者手术联合辅助放疗的研究结果，因此，联合辅助放疗的晚期病例似乎与未联合辅助放疗的早期病例有着相近的生存率[8]。

由于颈部淋巴结转移在入院时或随访过程中都是一个重要的临床因素，局部晚期患者首先需要考虑颈部的选择性治疗，同时，除原发病灶外颈部的长期随访也至关重要[88]。

晚期 ENB 需要掌握各种治疗方法，如新辅助化疗或放疗 ± 同步化疗联合手术，或最大范围切除联合术后放疗 ± 同步化疗[89-92]。部分不适合手术切除患者可以直接给予根治性放疗[93]。

同步放化疗采用的药物通常是环磷酰胺、长春新碱和阿霉素，而以铂类为基础的化疗用于晚期、高级别肿瘤。SEER 数据库分析了 311 例患者，发现改良 Kadish 分期为 A、B、C 和 D 期的 10 年总生存率和疾病特异生存率分别为 83.4% 和 90%、49% 和 68.3%、38.6% 和 66.7%、13.3% 和 35.6%[10]。

我们建议采取积极、多模式治疗方式，如肿瘤根治性手术联合新辅助放化疗或辅助放化疗，在满足危及器官剂量阈值要求下，尽可能达 60～66Gy 照射剂量[85, 89-91, 94-97]。图像引导的精确放疗如调强适形放射治疗、容积旋转调强放疗或质子治疗是目前标准放疗方式，在给予靶区合适剂量同时保护危及器官[98-111]。

目前没有统一的随访方案，然而迟发性复发很常见（约 50% 患者发复发生在 5 年之后）。患者终身都需要随访，包括临床体格检查和完整头颅及颈部的连续扫描[112, 113]。

（二）脊索瘤

颅底脊索瘤需手术切除，以最大限度减少肿瘤体积和明确组织诊断。颅底脊索瘤因复发率高而生存率低[114]。

年龄小（≤24 岁）是颅底脊索瘤预后良好因素，无进展生存时间长，随访时神经功能状态良好。颈枕部脊索瘤好发于年轻患者，倾向积极手术切除[115]。有趣的是，不超过 24 岁的脊索瘤在 T_2 加权像中信号较高，而在 T_1 增强像中信号较低[116]。

Wang 等基于 PFS 独立预测因子的列线图分析发现入院时的视野障碍、骨侵犯程度、术前 KPS 评分、病理亚型、围术期 KPS 评分变化对 3 年和 5 年 PFS 具有良好的区分度（调整 Harrell C 指数为 0.68）[114]。该列线图应用于初诊患者 PFS 和 OS 的危险因素分层，包括术前和围术期功能状态，而边缘切除术（P=0.018）和辅助放疗（P=0.043）证实是肿瘤复发的保护性因素[114, 116]。Wang等报道了一组238例患者（男性140例，女性98例，平均年龄38岁）的数据，最常见初始症状为头颈部疼痛（33.2%）和复视（29%），平均随访43.7个月。最常见发病部位为蝶骨斜坡（59.2%），最常见骨侵犯类型为内生型脊索瘤（81.5%）。对有明显复发风险或肿瘤体积较大（≥ 40cm^3）的患者，边缘切除术66%（全切除率11.8%，近全切除率54.2%），而边缘切除是预后良好的主要预测因子。肿瘤复发或病灶内切除患者的长期预后较差[117]。Wang等还报道了他们单中心在2005—2014年治疗的229例（原发183例，复发46例）颅底脊索瘤患者。原发患者5年无进展生存率（PFS）51%，平均5年PFS66.9个月，而复发后PFS为14%，平均PFS为29.5个月[114]。

虽然手术边缘阴性的完全切除很少见，首选治疗方法仍然是尽可能做到最大安全范围的手术切除。手术切缘呈镜下阳性或大体肿瘤残留都需要辅助放疗[118-121]。术后放疗计划体积需要考虑手术入路相关的种植风险[122]。

与未接受放疗相比，术后伴有肿瘤残留患者接受60～70Gy常规分割放疗可显著延长无复发生存[123, 124]。

Munzenrider等鼓励采用带电粒子束治疗，因为它能在准确地给予靶区高剂量照射同时很好保护OAR[125]。单中心回顾性研究显示术后质子放疗比常规光子放疗有更好的10年生存结果[126, 127]。Uhl等在德国Darmstadt重离子研究学会上发表了他们的研究成果，包括1998—2008年采用光栅扫描技术碳离子治疗155例颅底脊索瘤患者（平均总剂量60Gy RBE，3Gy/次），该研究显示这是一个安全有效的治疗方式。中位随访时间72个月，3年、5年和10年局部控制率分别为82%、72%和54%，3年、5年和10年总生存率分别为95%、85%和75%[128]，并且碳离子治疗没有增加晚期毒性。

McDonald等最近报道了一个回顾性研究，在2004—2014年接受手术和质子治疗的39例斜坡脊索瘤患者，中位处方剂量77.4Gy（相对生物有效剂量，relative biological effectiveness，RBE；70.2～79.2Gy）[121]。中位随访51个月，5年局部控制率和总生存率分别为69.6%和81.4%。肿瘤的组织学类型、GTV体积和处方剂量与局部控制有显著相关性，超过1cm^{3}GTV（D1cm^3）的照射剂量与总生存率有显著相关性。治疗计划目标建议D1cm^3 ≥ 74.5Gy（RBE）[121]。Weber等发表了他们用笔形束扫描质子治疗151例脊索瘤和71例软骨肉瘤患者，平均照射剂量72.5Gy ± 2.2Gy RBE，平均随访时间50个月（4～176个月）[129]。脊索瘤7年局部控制率（70.9%）明显低于软骨肉瘤（93.6%），视通路或脑干受压、组织类型和GTV体积是其独立预后因素[129]。

近年来，IMRT已被广泛接受，它可以在保护周围正常结构的同时实施精确高剂量照射。Sahgal等分享他们的初步研究结果，在2001年8月—2012年12月，42例颅底脊索瘤（24例，中位随访时间36个月）和软骨肉瘤患者（18例，中位随访时间67个月）接受高剂量图像引导调强放疗（中位照射剂量，软骨肉瘤70Gy，脊索瘤76Gy；2Gy/次），结果发现具有良好的生存率、局部控制率和不良反应情况[130]。脊索瘤5年总生存率和局部控制率分别为85.6%和65.3%（8例局部进展），软骨肉瘤为87.8%和88.1%（2例局部进展分别为Ⅱ级和Ⅲ级患者，Ⅰ级的患者没有疾病进展），肿瘤完全切除和年龄是主要预测因素[130]。Kim等回顾分析了2005—2013年14例斜坡脊索瘤患者接受术后同步加量调强放射治疗（intensity-modulated radiotherapy with simultaneous integrated boost，IMRT-SIB），中位随访41个月，达到局部控制而且没有明显并发症[131]。三个计划靶区PTV1指大体肿瘤残留灶/高危区域（前2例患者给予总剂量58.5Gy分15次照射，3.9Gy/次，其余患者总剂量为62.5Gy分25次照射，2.5Gy/次），PTV2指术后瘤床外扩3～5mm（前2例患者给予总剂量47.25Gy分15次照射，3.15Gy/次，其余患者总剂量55Gy分25次照射，2.2Gy/次），PTV3指PTV2外扩5～10mm（前2例患者给予总剂量42Gy分15次照射，2.8Gy/次，其余患者总剂量45Gy分25次照射，1.8Gy/次）。5年无进展生存率和总生存率均为92.9%[131]。

Jahangiri等回顾性研究报道了1993—2013年

50 例斜坡脊索瘤患者（术后质子治疗 19 例，射波刀 7 例，调强适形放疗 6 例，外照射 10 例，术后未放疗 4 例），结果显示与光子治疗相比质子放疗没有获益，这与传统的假设相矛盾[132]。他们强调了肿瘤完全切除对局部控制的重要性，肿瘤完全切除后大部分进展发生在斜坡下 1/3。

近年来有研究评估脊索瘤的全身治疗和靶向治疗及其影响的信号通路，如 EGFR、PDGFR、mTOR 和 VEGF[133]。

我们推荐综合治疗模式，即最大安全切除联合和满足危及器官限量的术后辅助放疗。图像引导高精度放射治疗（IMRT、VMAT、质子或碳离子治疗）是目前的标准放疗手段。

（三）软骨肉瘤

颅底软骨肉瘤需手术切除以最大限度地减少肿瘤体积和明确组织诊断，5 年肿瘤控制率超过 80%，总生存率超过 90%[134]。

考虑到颅底软骨肉瘤手术切除难度大，手术难以完全改善脑神经损害，还可能出现额外的手术损伤[135-137]。Samii 等报道 18 例患者中 55% 术前症状没有得到改善，且 25% 患者出现了新的脑神经损伤[135]。Sekhar 等也报道了 22 例患者中有 41% 出现新的神经损伤[136]。由于软骨肉瘤根治性手术并发症发生率高，选择积极进行肿瘤完全切除手术（完全切除率为 50%～60%[135, 137]）或最大限度安全减瘤术联合辅助放疗[137]仍存在争议。如果进行辅助放疗，肿瘤切除范围并没有显示对局部控制或总体生存率的影响[26, 135, 138, 139]。5 年累积无复发生存率为 78%，总生存率为 88%[134, 140, 141]。明确的预后预测因子是肿瘤组织类型和分级，间叶型肿瘤 5 年死亡率大约是其他类型的 5 倍，普通型中肿瘤分级越高生存率越低。幸运的是，间叶型和高级别普通型肿瘤总比例低于 11%，Bloch 等报道辅助放疗将 5 年死亡率从 25% 降低到 9%[134, 140, 141]。

在应用现代高度适形放疗技术之前，常规分割光子辅助放疗对颅底软骨肉瘤的作用已得到肯定，处方剂量 55～65Gy[138, 142]。早期或晚期不良反应少有报道，5 年无进展和总生存率分别超过 80% 和 90%[138, 139, 142]。

Schultz-Ertner 等报道德国一组 54 例低级别和中级别颅底软骨肉瘤术后肿瘤残留患者，于 1998—2005 年使用光栅扫描技术碳离子放疗，中位照射总剂量 60CGE（每周 7 次 ×3.0CGE）[143]。他们认为碳离子放疗是一种有效的治疗方法，在 33 个月的中位随访期中只有 2 例局部复发，3 年和 4 年局部控制率为 96.2% 和 89.8%，5 年总生存率为 98.2%。Nikoghosyan 等发起一项Ⅲ期非劣效性试验比较碳离子治疗和质子放疗软骨肉瘤 5 年局部无进展率的差别[144]，计划靶体积照射的生物等效剂量为碳离子照射 60Gy（E ± 5%），质子线照射 70Gy（E ± 5%）。

Martin 等发表了匹兹堡大学对 10 例软骨肉瘤患者术后接受辅助立体定向放疗的初步经验，中位边缘照射剂量 16Gy，5 年局部控制率达到 80%[145]。Iyer 等对 22 例患者资料进行了更新，其中 7 例接受根治性立体定向放射外科治疗，中位边缘照射剂量 15Gy，结果显示放射毒性反应 22%，累积局部控制率 72%，5 年生存率 70%[146]。Kano 等认可 SRS 是颅底软骨肉瘤重要的辅助治疗手段，他们研究了来自北美伽马刀协会 7 个中心的 46 例患者（36 名接受术后治疗），中位随访 75 个月[147]；中位肿瘤体积 8.0cm³，中位边缘剂量 15Gy（范围 10.5～20Gy），3 年、5 年和 10 年总生存率分别为 89%、86% 和 76%，无进展生存率分别为 88%、85% 和 70%，并且 SRS 减轻了神经损害情况（外展神经麻痹 61%，动眼神经麻痹 50%，后组脑神经功能障碍 50%，视神经病变 43%，面神经病变 38%，滑车神经麻痹 33%，三叉神经病变 12%，听力丧失 10%）。

我们推荐综合治疗模式，即最大安全切除联合满足危及器官限量的术后辅助放疗。图像引导高精度放射治疗（IMRT、VMAT、质子或碳离子治疗）是目前标准放疗手段。

（四）颈鼓室副神经节瘤

在过去的 20 年中，颈鼓室副神经节瘤的治疗从单纯手术发展到包括常规分次放疗和放射外科治疗在内的个体化治疗。目前存在的主要争议在于，手术完全切除肿瘤或通过分次外照射或单次 / 分次立体定向放射外科治疗来控制肿瘤生长，以避免神经症状和损害进展。由于手术风险大、发病率和死亡率高[148-152]，手术完全切除率在40%～80%[153-155]。

据报道，常规外照射有较高的局部控制率（85%～100%），可以阻止GJT进展、改善某些患者的症状且没有严重并发症[156-159]。Pemberton等报道了1965—1987年治疗的49例GJT，患者伴有耳聋（27例）、耳鸣（25例）、脑神经麻痹（18例）。患者均采用2D模拟楔形板的治疗技术，中位照射剂量45Gy（37.5～50.0Gy），15～16次（21天完成，20～26天），中位随访7.4年（2.0～23.4年）[160]。在放疗后6个月，38例患者获得临床完全缓解（部分缓解4例，稳定1例，无数据分析6例）。5年和10年无复发肿瘤特异性生存率为96%和92%，且未发现放射性坏死。

分次立体定向放射外科治疗也是一种有效选择，其不良反应较小，尤其适用于肿瘤体积大、有严重并发症或不完全切除术后复发的情况[161, 162]。Henzel等报道了他们治疗的17例患者，中位随访40个月，5年无进展生存率和总生存率为100%和93.8%[161]。Wegner等也分享了18例GJT患者接受立体定向放射治疗的经验（15例单侧，3例双侧；10例原发，8例术后残留），处方剂量80%等剂量线20Gy，大部分3次完成（16～25Gy，1～5次），中位随访22个月，局控率100%，未发现新出现或加重与治疗相关的神经功能障碍[162]。

JTP在单次或多次SRS后，最初的影像学肿瘤控制情况基本相仿[163]。SRS是GJT一种无创性可供选择的治疗手段[164-169]。Ibrahim等报道了Sheffield国家立体定向放射外科中心应用伽马刀治疗75例患者（包含76个GJT肿瘤）的长期局部控制和并发症资料，中位影像随访51.5个月，临床随访38.5个月[165]。肿瘤边缘中位照射剂量18Gy（12～25Gy），局部控制率93.4%，脑神经并发症发生率低。16%患者出现新症状或原有症状进展，20%患者原有症状获得缓解，64%患者无明显变化。5年和10年实际肿瘤控制率分别为92.2%和86.3%[165]。El Majdoub等也报道了对32例GJT患者应用直线加速器的放射外科治疗，包括初次治疗和挽救治疗[169]。肿瘤表面单次中位照射剂量15Gy（11～20Gy），5年、10年和20年总生存率分别为100%、95.2%和79.4%，27例患者中有10例神经症状明显改善，12例无变化[169]。

尽管没有随机对照，大多数患者接受放射治疗时肿瘤体积更大更有侵袭性，且普遍存在神经损伤，手术和放射治疗者是合适的治疗手段，两者长期局部控制率相似。因此，在知情同意情况下，个体化治疗是必要的。如果没有明显的神经损害，对容易切除的年轻患者可能会选择手术治疗。在任何手术治疗可能导致神经系统后遗症的情况下，都应考虑行放射治疗。

对于靠近放射敏感正常组织且形状不规则体积大的肿瘤，推荐行图像引导IMRT或VMAT。这些患者应基于危及器官的剂量体积直方图采用常规分次或低分次照射。对于小病灶，推荐行仅包含影像可见肿瘤的单次或多次分割立体定向放射治疗。

五、放射治疗

（一）放射治疗适应证

嗅神经母细胞瘤：所有确诊患者都需要进行放射治疗，包括综合治疗时作为最大安全范围切除术后的辅助治疗，或者根治性放疗。

脊索瘤：如果接受足够边缘的R0整块切除术，无须放射治疗。但几乎所有颅底脊索瘤都需要进行放射治疗，包括综合治疗时作为最大安全范围R_1～R_2切除术后的辅助治疗，或者没有手术的根治性放疗。

软骨肉瘤：如果接受足够边缘的R_0整块切除术，不用放射治疗。颅底软骨肉瘤通常不可能做整块切除术。除姑息治疗外，两种情况可考虑放射治疗：不完全切除肿瘤术后放疗，和无法切除或因并发症发生率高不适合手术切除的情况。

颈鼓室副神经节瘤：对于临床和影像学随访发现肿瘤进展的患者，可能会面临根治性手术带来严重神经后遗症或不能进行具有阴性切缘的肿瘤完全切除，应考虑放疗。

（二）靶区定义和勾画指南

由于紧贴PTV的剂量梯度陡峭，为了避免靶区低剂量或危及器官高剂量，合适的体位固定至关重要。颅底肿瘤放疗必须采用图像引导放射治疗技术。RTOG研究方案中的IMRT通常推荐：处方剂量至少包括 95%PTV，低于处方剂量 93% 的 PTV 不超过 1%，大于处方剂量 110% 的 PTV 体积不超过 20%。

大体肿瘤体积：包括 CT、MRI、PET-CT 和临床体检发现的原发病灶或任何受累淋巴结（＞ 1cm 或中心坏死或 PET 阳性淋巴结）。完整的靶区勾画必须依据实际的肿瘤扩散方式（图 18-5A 至 D）。

前界：如下。

- 鼻腔受累或经蝶腭孔累及翼腭窝（图 18-6）。
- 侵及至圆孔，圆孔内有通向颅内的上颌神经（V_2）。
- 累及眶下裂可能进一步扩散到眶尖，或经眶上裂累及颅内。

侧界：如下。

- 鼻咽结构受累，导致淋巴结扩散。
- 侵犯咽旁间隙包括脂肪间隙消失。
- 延伸至茎突后间隙，包括颈动脉鞘和第Ⅸ、Ⅹ、Ⅺ和Ⅻ对脑神经。
- 累及颈静脉孔至颅后窝和第Ⅸ、Ⅹ、Ⅺ对脑神经。

后界：如下。

- 累及椎前肌。

下界：如下。

- 通过黏膜下扩散到口咽。

上界：如下。

- 累及破裂孔和第Ⅵ对脑神经。
- 累及卵圆孔和下颌神经（V_3）
- 累及海绵窦及其相关第Ⅲ、Ⅳ、Ⅴ对脑神经眼支和第Ⅵ对脑神经。

临床靶体积包括 GTV 和亚临床病灶边缘，需要个体化，不能完全依靠影像。

CTV1：如下。

- 颈鼓室副神经节瘤：GTV=CTV1。
- 嗅神经母细胞瘤、脊索瘤、软骨肉瘤：CTV1，GTV 外扩≥ 5～8mm，但靠近脑干或视交叉等危及器官处可外扩≤ 1mm（图 18-5A 至 D）。
- 术后放射治疗：CTV1 包括残留 GTV 和手术瘤床，如有可能需与术前影像融合。

CTV2：如下。

- 颈鼓室副神经节瘤：无。
- 嗅神经母细胞瘤、脊索瘤、软骨肉瘤：包括亚临床病灶（图 18-5A 至 D），如可能的镜下病变或潜在的扩散路径 [鼻咽顶受累的海绵窦、斜坡、双侧卵圆孔和圆孔（图 18-6）、翼状窝、经蝶窦下部和鼻腔上颌窦后 1/3 受累的翼腭窝、双侧颈上深和咽旁间隙]。
- CTV2 必要时需包括神经周围的路径 [170]。
- 如果双侧颈部受累，CTV2 需包括双侧淋巴结引流区；如对侧颈部淋巴结未受累，可以只包括同侧颈部淋巴结引流区。

计划靶体积：PTV 需要在 CTV 基础上外扩足够宽边距，以弥补定位和器官运动的不确定性。在严格的图像引导治疗下，分次放射治疗的 PTV 建议 CTV 外扩 3～5mm，同时鼓励各单位通过图像引导的临床质量检测来制定适合的 PTV 外扩值（图 18-7A 至 C）。立体定向放射外科或分次放射外科的 PTV 通常为 CTV 外扩 1～2mm，具体视立体定向系统的摆位精度而定（表 18-3）。

1. 治疗计划评估步骤

第一步：检查靶区是否充分覆盖：CTV1 目标为 100% ＞ 95%、V95% ＞ 99%、V105% ＜ 10%、D_{max} ＜ 120%。虽然评估 CTV1 基础上严格扩边得来的 PTV1 靶区覆盖很重要，但由于保护重要危及器官导致 PTV1 和 PTV2 轻微剂量不足是可以接受的。

第二步：检查大的剂量热点（不超过 PTV1 处方剂量的 20%）。

第三步：检查危及器官限量是否符合要求（图 18-7）。

第四步：逐层检查剂量热点 / 冷点，以确保热点落在 GTV 中，而不在 CTV 中的神经上。

(1) 正常重要组织耐受性限制：颅底根治性或辅助放射治疗的主要受照射野内各种危及器官的耐受性限制，尤其是神经和脑干。表 18-4 总结了所有头颈部危及器官的剂量限制，这些数据需要根据分次剂量和总剂量计划方案进行调整，以避免出现意外损伤 [171-174]。

(2) 放射毒性：颅底放疗可以导致急性黏膜毒性反应，这是由于鼻咽、口咽及下咽黏膜是常见毗邻结构。严格的危及器官限量来保护泪腺、腮腺和

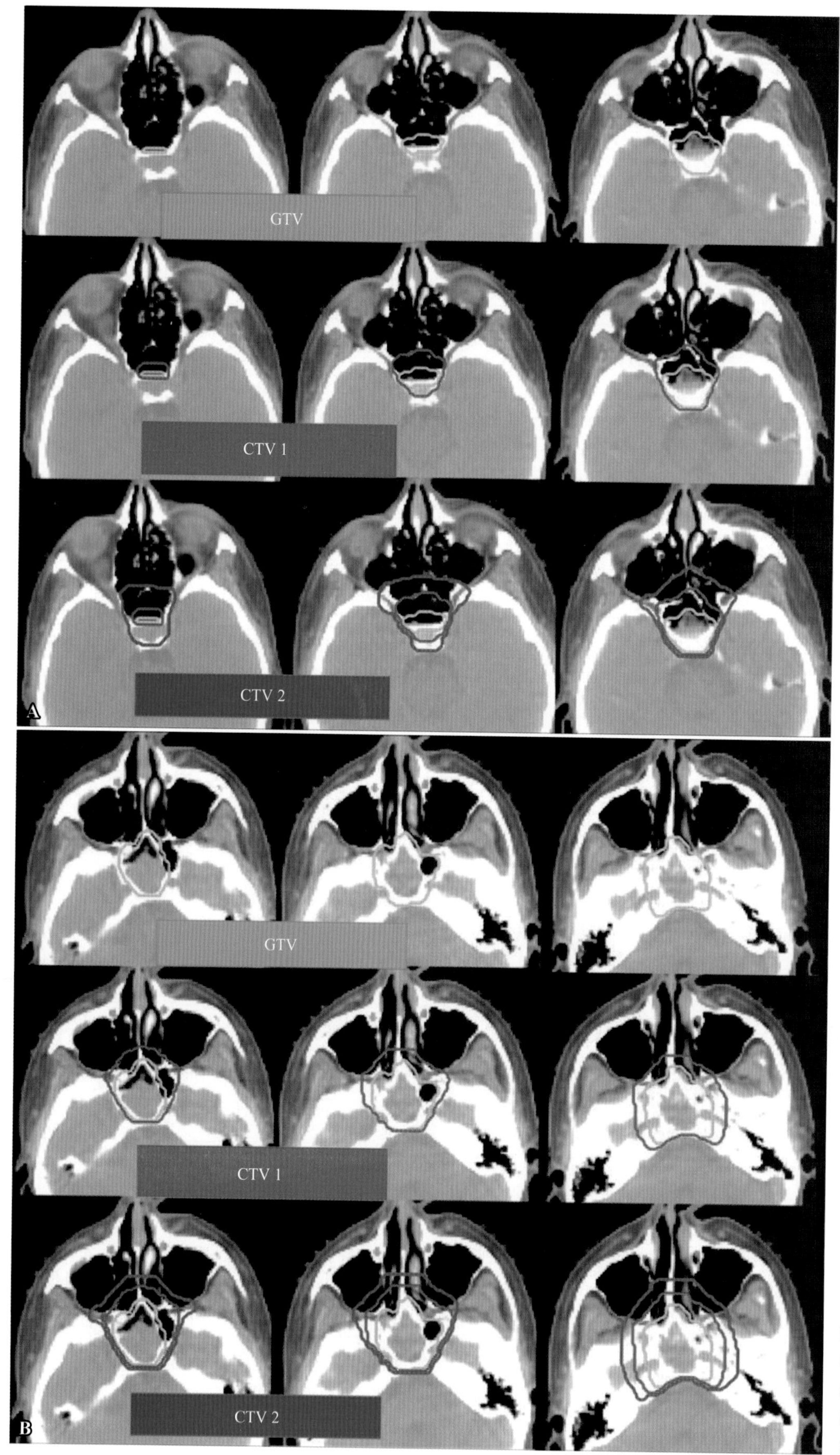

◀ 图 18-5 **A 至 D.** 嗅神经母细胞瘤、**GTV**、**CTV1**（**GTV** 外扩 **8mm**，靠近脑干和大脑处外扩 **1mm**）和 **CTV2** 勾画

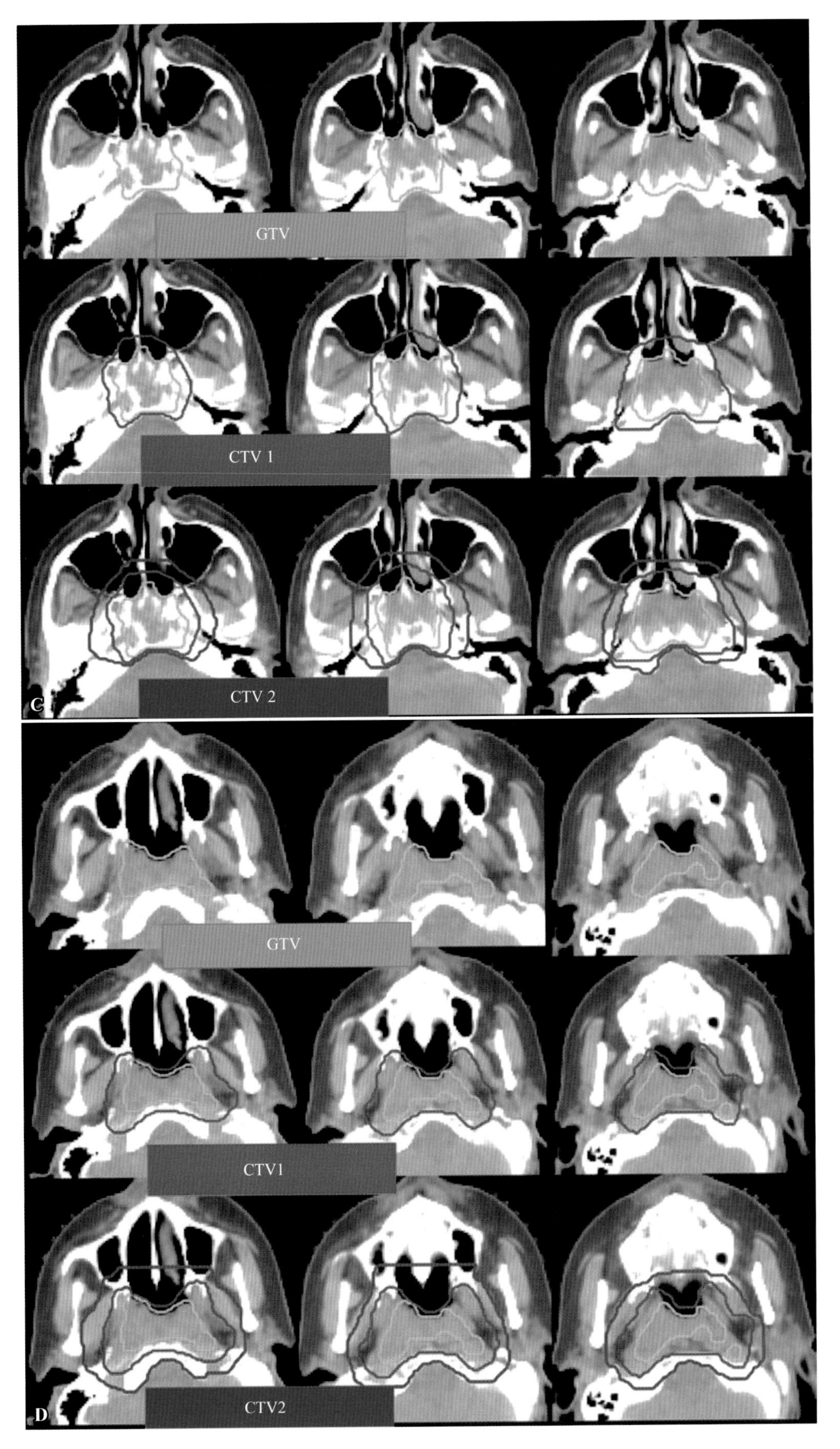

◀ 图 18-5（续）
A 至 D. 嗅神经母细胞瘤、**GTV**、**CTV1**（**GTV** 外扩 **8mm**，靠近脑干和大脑处外扩 **1mm**）和 **CTV2** 勾画

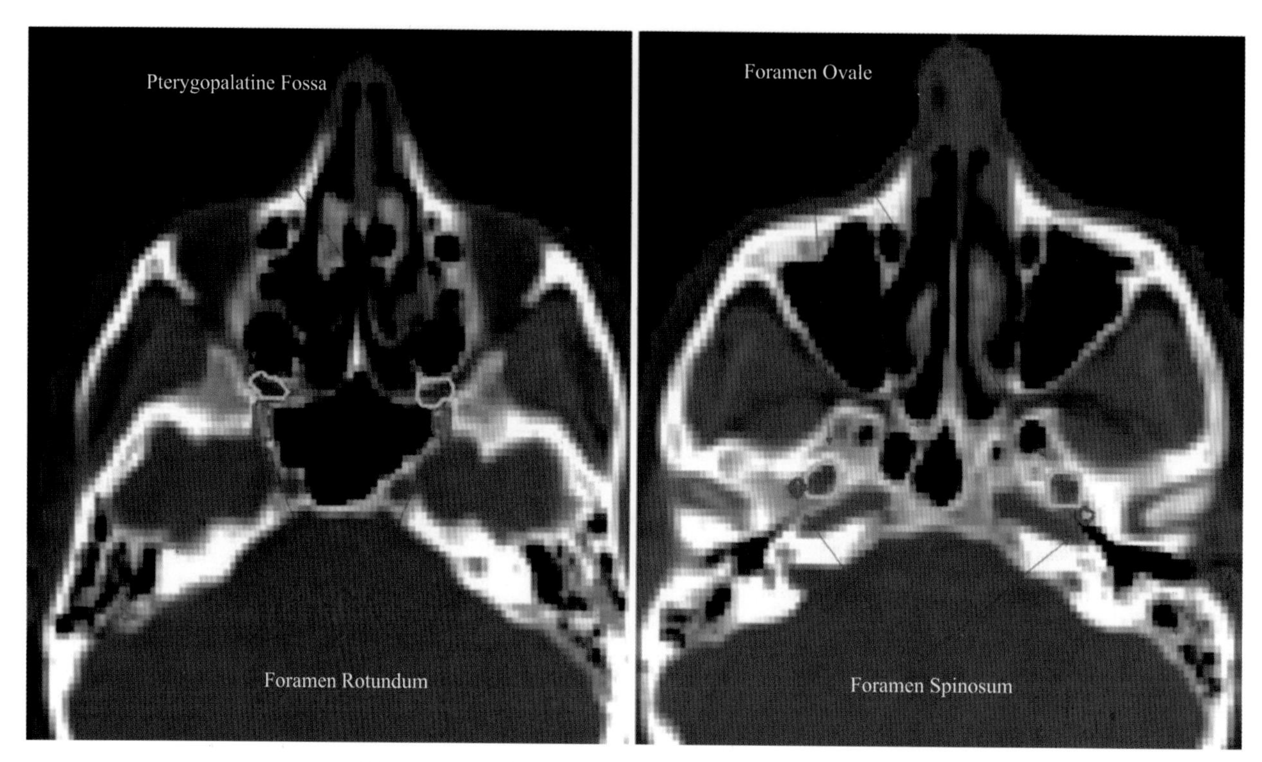

▲ 图 18-6 翼腭窝、圆孔、卵圆孔和棘孔分别位于头端和尾端

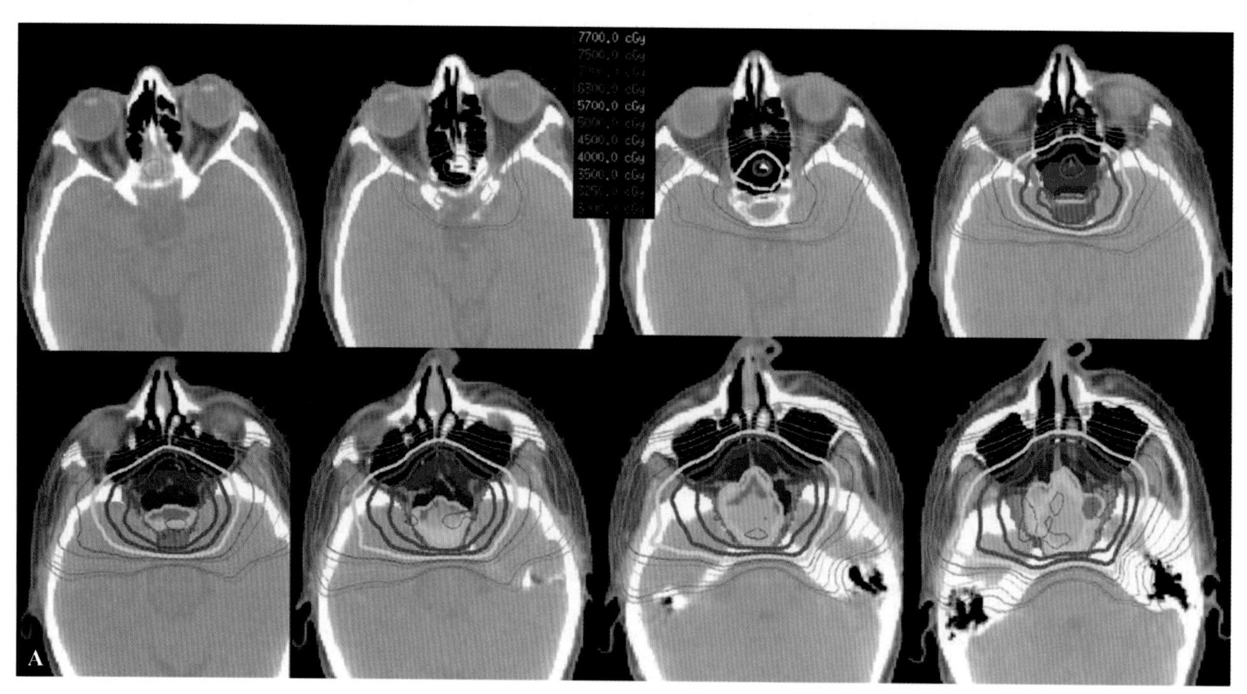

▲ 图 18-7 A 至 C. 应用 IGRT 和 VMAT 技术同步加量放疗，70Gy（CTV1）和 63Gy（CTV2），分 33 次完成，危及器官剂量体积直方图细节

颌下腺，与膳食调整（避免辛辣和无水分的食物等）有利于它们恢复。止痛药，多喝水和保持口腔卫生（小苏打或盐水冲洗和漱口等）也是常用支持治疗。

颅底肿瘤最常见的晚期放射治疗毒性反应是照射野内的脑神经损伤，为给予肿瘤足够照射剂量，就难以避免 OAR 毒性 [174-176]。因此，对于永久性放

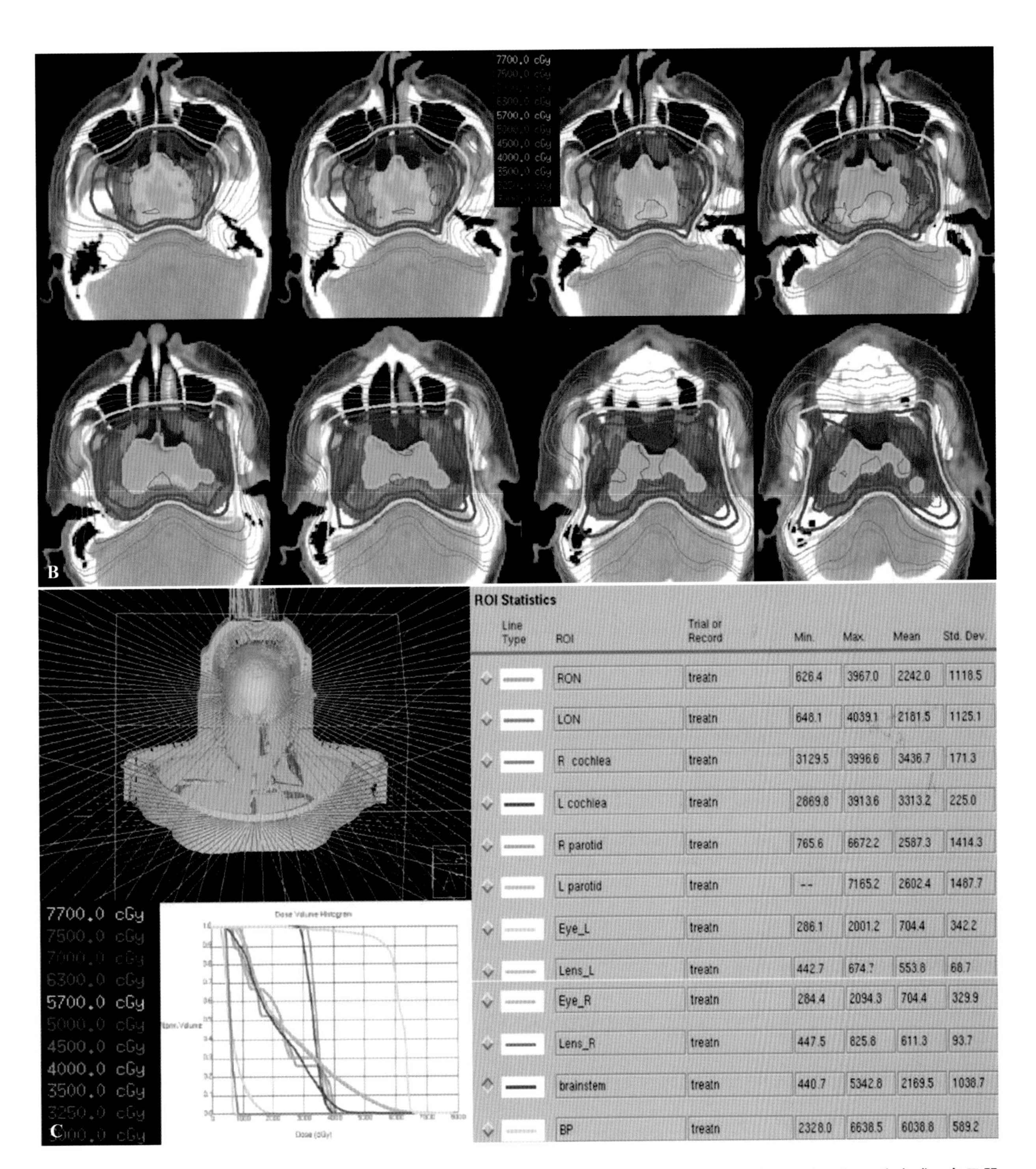

Line Type	ROI	Trial or Record	Min.	Max.	Mean	Std. Dev.
	RON	treatn	626.4	3967.0	2242.0	1118.5
	LON	treatn	648.1	4039.1	2181.5	1125.1
	R cochlea	treatn	3129.5	3996.6	3436.7	171.3
	L cochlea	treatn	2869.8	3913.6	3313.2	225.0
	R parotid	treatn	765.6	6672.2	2587.3	1414.3
	L parotid	treatn	--	7165.2	2602.4	1487.7
	Eye_L	treatn	286.1	2001.2	704.4	342.2
	Lens_L	treatn	442.7	674.7	553.8	68.7
	Eye_R	treatn	284.4	2094.3	704.4	329.9
	Lens_R	treatn	447.5	625.8	611.3	93.7
	brainstem	treatn	440.7	5342.8	2169.5	1038.7
	BP	treatn	2328.0	6638.5	6038.8	589.2

▲ 图 18-7（续） **A 至 C. 应用 IGRT 和 VMAT 技术同步加量放疗，70Gy（CTV1）和 63Gy（CTV2），分 33 次完成，危及器官剂量体积直方图细节**

射损伤，患者必须充分知情同意。

六、总结

由于颅底肿瘤数量少，不足以开展随机试验，因此前瞻性研究资料有限。对于颅底肿瘤的辅助、根治或姑息性放疗来说，应用和优化现有知识很重要，包括在满足关键 OAR 剂量阈值的同时完成靶区剂量覆盖来平衡临床获益和潜在的放射损伤。放疗最好是应用 IMRT、VMAT、SRS、FSRT 和质子治疗。

表 18-3 脊索瘤、软骨肉瘤、嗅神经母细胞瘤和颈鼓室副神经节瘤处方剂量方案

	CTV1	CTV2	CTV3
脊索瘤、软骨肉瘤和嗅神经母细胞瘤	70Gy 2.1Gy/ 次 33 次	63Gy 1.9Gy/ 次 33 次	57Gy 1.72Gy/ 次 33 次
	66Gy 2.2Gy/ 次 30 次	60Gy 2Gy/ 次 30 次	54Gy 1.8Gy/ 次 30 次
	55Gy 2.2Gy/ 次 25 次	50Gy 2Gy/ 次 25 次	45Gy 1.8Gy/ 次 25 次
颈鼓室副神经节瘤	12～15Gy 1 次	NA	NA
	25Gy 5Gy/ 次 5 次	NA	NA
	37.5～45Gy 2.5～3Gy 15 次	NA	NA
	45～50Gy 1.8～2Gy 25 次	NA	NA

表 18-4 常规分割放射治疗的危及器官剂量限制推荐 [174-176]

结 构	限制剂量
脑	$V_{30}Gy \leqslant 50\%$
脑干	最大剂量≤ 54Gy；如果临床允许的话 $V_{60}Gy \leqslant 0.01cm^3$，$V_{55}Gy \leqslant 0.5cm^3$，$V_{30}Gy \leqslant 33\%$
脊髓	最大剂量≤ 45Gy，$V_{50}Gy \leqslant 0.01cm^3$
视神经重要	最大剂量≤ 54Gy，单次最大剂量≤ 8Gy
视交叉	最大剂量≤ 54Gy，单次最大剂量≤ 8Gy
垂体	平均剂量≤ 36Gy
泪腺	平均剂量≤ 26Gy
海马	$D_{100\%} \leqslant 9Gy$，最大剂量≤ 16Gy
下颌骨 （颞下颌关节）	最大剂量≤ 69Gy，$V_{75}Gy \leqslant 1cm^3$
臂丛	最大剂量≤ 66Gy
口腔	尽可能低，平均剂量＜ 40Gy

（续表）

结　构	限制剂量
颌下腺	尽可能低
腮腺	如果没有照射颈部，平均剂量≤ 10Gy 其余情况则平均剂量＜ 26Gy 双侧照射总体积中至少 $20cm^3$ ＜ 20Gy 单侧腺体的 50% ＜ 30Gy（至少一侧腺体）
食管，环状软骨后咽部	平均剂量＜ 45Gy
每一侧耳蜗	最大剂量≤ 45Gy 平均剂量≤ 30Gy
每一侧眼睛	最大剂量≤ 40Gy 平均剂量≤ 30Gy
每一侧晶状体	最大剂量≤ 5Gy（尽可能低）
声门	平均剂量＜ 36～45Gy

视神经和视交叉放射剂量体积效应显示常规分割照射 50Gy 时并发症发生率“接近 0”，但是常规分割照射（每天 1.8～2.0Gy/ 次）的视神经病变发生率在 D_{max} ≤ 55Gy 时很少见，但是当 D_{max} 达 55～60Gy 时为 3%～7%，＞ 60Gy 时为 7%～20%[174]。对于单次立体定向放射治疗，剂量＜ 8Gy 时似乎可以耐受，剂量在 8～12Gy 有可能发生危险，剂量在 12～15Gy 时则发病率＞ 10%。

本章自测题

1. 严重的颈部疼痛，CT 扫描提示颅底中心部位有一个边界清楚的溶骨性破坏病变，伴膨胀性软组织大肿块，向后压迫脑桥。最可能的影像学诊断是（　　）。

2. 以下描述错误的是（　　）。
A. 广谱细胞角蛋白（panCK）和上皮膜抗原（EMA）在软骨肉瘤中不是阳性表达
B. 脊索瘤中 panCK 和 EMA 为阳性
C. 脊索瘤中波形纤维蛋白和蛋白 S-100 为阳性
D. 软骨肉瘤不表达胶质纤维酸性蛋白（GFAP）
E. 脊索瘤表达 GFAP

3. 鼠短尾突变体表型作为敏感而特异免疫组织化学标志物见于（　　）。
A. 软骨肉瘤
B. 脊索瘤
C. 嗅神经母细胞瘤
D. 颈鼓室副神经节瘤

4. 颅底脊索瘤最重要的预后因子是（　　）。
A. 肿瘤在 T_2 加权像上的信号强度
B. 视觉障碍
C. 骨质侵犯程度
D. 软组织肿块的大小
E. 外科切除范围

5. 下列肿瘤中，淋巴结转移最常见的是（　　）。
A. 软骨肉瘤
B. 脊索瘤
C. 嗅神经母细胞瘤
D. 颈鼓室副神经节瘤

答案
1. 具有“拇指征”的脊索瘤
2. E（脊索瘤表达 GFAP）
3. B（脊索瘤）
4. E（外科切除范围）
5. C（嗅神经母细胞瘤）

第十篇　原发性中枢神经系统淋巴瘤

Primary Central Nervous System Lymphoma

第19章 原发性中枢神经系统淋巴瘤

Primary Central Nervous System Lymphoma

Sarah A. Milgrom　Joachim Yahalom　著

学习目标

- 了解对疑似原发性中枢神经系统淋巴瘤（PCNSL）患者的临床评估。
- 了解 PCNSL 预后相关因素。
- 认识 WBRT 在 PCNSL 诊疗中的作用。
- 了解 WBRT 在 PCNSL 管理中的潜在风险。
- 熟知减轻 WBRT 毒性反应的临床策略。
- 优化 PCNSL WBRT 的照射设计。

一、流行病学

原发性中枢神经系统淋巴瘤（PCNSL）是一种结外非霍奇金淋巴瘤，在没有全身受累情况下，累及大脑，或偶有累及眼睛、软脑膜或脊髓。据估计，PCNSL 占淋巴瘤 1%，占结外淋巴瘤 4%～6%，占中枢神经系统肿瘤 3%[1]。其美国年发病率为 0.47/10 万[2]。20 世纪 80 年代至 90 年代，在发达国家其发病率与获得性免疫缺陷综合征流行有关。从那时起，人类免疫缺陷病毒（HIV）阳性人群的发病率有所下降，这可能是由于抗反转录病毒疗法的进步所致。相反，老年人和免疫功能正常的患者发病率持续上升。目前，这一人群体占受累人群大多数[2]。

二、风险因素

PCNSL 主要风险因素为免疫缺陷。PCNSL 是一种获得性免疫缺陷综合征诱发疾病。如上所述，其在获得性免疫缺陷综合征患者中的发病率在 20 世纪 80—90 年代有所增加，但自那时起由于控制 HIV 传播而减少[2]。遗传性免疫缺陷病患者，如 Wiskott–Aldrich 综合征、严重联合免疫缺陷和 X 连锁免疫缺陷，患病风险也会增加[3]。同样，免疫抑制与 PCNSL 发生率增高相关，例如，它影响 1%～5% 接受过实体器官移植的患者[4]。在免疫功能正常患者中，PCNSL 在老年人群中最常见，50—70 岁为发病率高峰[5]。

三、诊断和预后

患者通常表现为局灶性神经系统功能紊乱，神经认知功能障碍和（或）颅内压增高[6]。如果疑似诊断 PCNSL，必须进行神经影像学检查。通常选择钆增强 T_1WI 和脑 FLAIR MRI。MRI 通常显示一个或多个对比增强病变，通常出现在脑室周围。

确诊 PCNSL 需要组织病理学确认，通常通过原发病灶细针穿刺活检。检查应包括腰椎穿刺（如果没有禁忌）和眼底评估与检眼镜检查及裂隙灯检查。识别脑脊髓液或玻璃体液中淋巴瘤细胞可避免对原发肿块进行活检。理想情况下，直到获得组织病理前应该避免使用类固醇，因为它可能会干扰病理结果。

绝大多数（＞ 95%）涉及中枢神经系统的淋巴瘤病例是弥漫性大 B 细胞淋巴瘤（DLBCL）。然而，其他淋巴瘤可以影响中枢神经系统，包括 T 细胞淋巴瘤、Burkitt 淋巴瘤和边缘区淋巴瘤。根据 WHO 分类系统，术语 PCNSL 特指涉及中枢神经系统的 DLBCL[7]。因此，必须排除其他组织学以进行 PCNSL 诊断。可用于诊断 DLBCL 免疫组织化学研究包括 B 细胞标志物，如 CD19、CD20 和 CD79a。另外，MUM1 和 BCL6 表达也很常见[8]。

多因素与 PCNSL 预后相关。年龄＞ 60 岁且状态不佳与生存率下降有关[9-12]。其他预后因素包括血清乳酸脱氢酶（LDH）水平升高、脑脊液蛋白浓度升高和脑深部区域受累[13]。

四、治疗方法

（一）手术

鉴于 PCNSL 的侵袭性，人们早就认识到手术切除在其管理中起不到作用。然而，这一信念最近受到德国 PCNSL 研究组 -1 试验的二次分析的挑战，该试验是一项包含 526 名 PCNSL 患者的Ⅲ期临床研究。作者发现完全手术切除与改善无进展生存期相关[14]。但此结果需要验证。然而，根据这份报道，可以考虑在非重要区域（non-eloquent areas）进行手术切除。

（二）单独放射治疗

放射治疗曾是用于 PCNSL 首选治疗策略。PCNSL 通常是多灶性和弥漫浸润性的，因此使用全脑放射治疗而不是局部治疗来确保所有疾病都包含在受照射区域内。RTOG 83-15 是一项早期前瞻性多中心试验，其中 41 例新诊断 PCNSL 患者接受 WBRT 治疗，总剂量为 40Gy，然后对肿瘤进行 20Gy 局部治疗。一组患者（*n*=26）在开始 WBRT 后 4 个月进行治疗后 CT 检查。其中，16 例患者（62%）完全缓解，另外 5 例患者（19%）经历了“几乎完全缓解”。

然而，这种缓解反应并未持续。在研究完成后 3.3 年，41 例患者中有 27 例（66%）出现疾病复发，所有患者均死于淋巴瘤。大多数复发发生在大脑中（*n*=25，61%），通常位于照射区域内（*n*=22）。中位总生存期 11.6 个月。≥ 60 岁的患者预后极差，中位总生存期仅 7.6 个月[10]。

一项类似研究 NCCTG 96-73-51 研究了 WBRT 和高剂量类固醇治疗在新诊断≥ 70 岁 PCNSL 患者中的应用前景。该试验统计了 19 例患者，中位年龄为 76 岁。患者 WBRT 治疗 41.4Gy，后局部增加 9Gy 以治疗严重疾病，然后使用高剂量类固醇治疗。用 MRI 进行神经影像学评估显示 42% 的缓解率（16%CR）。根据中期研究分析，6 个月总生存期为 33%。由于患者预后不良，试验提前终止[15]。因此，RTOG 83-15 和 NCCTG 96-73-51 都显示单独使用放射治疗后总生存期较差，这一现象在老年患者中尤其显著。

（三）联合化疗和放射治疗

为改善上述现象，化疗添加到 WBRT 配伍治疗中。最初，RTOG 和英国医学研究委员会从中枢神经系统外非霍奇金淋巴瘤的效果推测，将环磷酰胺、阿霉素、长春新碱和泼尼松（CHOP）或 CHOP 方案化疗与 WBRT 配伍。然而，与仅用 WBRT 治疗效果相比，加入 CHOP 样化疗并未改善 PCNSL 生存结果[12, 16]。治疗效果不理想归因于这些化疗药中枢神经系统渗透性差。

相反，将高剂量甲氨蝶呤（HD-MTX）纳入化疗方案可以显著改善预后。在早期单中心研究中，52 例患者接受 HD-MTX，鞘内注射 MTX，丙卡巴肼和长春新碱治疗 PCNSL。随后，他们接受 WBRT 至 45Gy，治疗结束后再接受高剂量阿糖胞苷。中位 OS 60 个月，明显优于前方案。年龄＜ 60 岁患者预后更加良好：在 50 个月中位随访时间时，他们尚未达到整体中位数或无进展生存期[17]。

鉴于这些喜人结果，该方案在多医疗机构中得到进一步评估。在 RTOG 93-10 中，102 例患者接受 HD-MTX、IT-MTX、丙卡巴肼和长春新碱治疗，然后接受 WBRT 治疗。最初，WBRT 剂量为 45Gy（25 次）。然而，在一项修正案中，对于那些对诱导化疗完全缓解的患者，剂量改为 36Gy（30 次），每天 2 次。在这项研究中，中位 OS 为 36.9 个月，中位 PFS 为 24 个月[9]。这些结果证实当将基于 MTX 化疗加入 WBRT 时生存获益。

尽管 WBRT 和 MTX 组合改善预后，但延迟神经毒性仍是该方案潜在不良反应并发症（特别对于 60 岁以老年患者）。因此，研究人员试图降低前期治疗的强度，目的是在保持疾病控制的同时尽量减少毒性。

（四）省略全脑放射治疗

已经进行研究的一种方法是从前期治疗设计中完全省略 WBRT。德国 PCNSL 研究组报道了一项Ⅲ期非劣效性研究，其中实现 CR 的 HD-MTX 化疗后患者被随机分配：①立即巩固性 WBRT（45Gy）；②如果疾病复发，WBRT 仅作为补救治疗。未达到 CR 患者用 WBRT 或高剂量阿糖胞苷继续治疗。该试验存在多种方法学限制，包括大量退组或失访患者以及高比例严重违反协议患者。在按照方案治疗组中，接受 WBRT 患者（18.3 个月）PFS 较观察患者组（11.9 个月）改善（P=0.1），但 OS 无改善（32.4 个月 vs. 37.1 个月，HR=1.06，95%CI 0.80～1.40，P=0.7）[18]。重要的是，尽管登记患者数量很多，但作者并未满足其预先设定的非劣效性终点（non-inferiority endpoint），因为 OS 95%CI 包括 0.9。因此，可能仍然存在由于省略（omission）WBRT 导致对生存不利的可能性。尽管如此，一些临床医生建议参考该试验结果，从前期管理中摒弃 WBRT。

（五）改变全脑放射治疗剂量和分隔

在研究中的另一种方法是在诱导化疗完全缓解患者中选择性减少 WBRT 剂量。例如，一项关于化学免疫疗法和选择性减量 WBRT 前瞻性单中心研究产生了极好结果。在这项研究中，52 例 PCNSL 患者接受 5～7 个周期利妥昔单抗、HD-MTX、丙卡巴肼和长春新碱（R-MPV）。CR 患者用减量放疗（rdWBRT）治疗至 23.4Gy，其他所有人都接受标准 WBRT 至 45Gy。在 WBRT 后，所有患者都接受了高剂量阿糖胞苷。该队列（cohort）2/3 患者接受了 rdWBRT。在该亚组中，中位 PFS 为 7.7 年（低于 60 岁患者未达到，超过 60 岁患者为 4.4 年），未达到中位 OS。在随访期间，12 例 rdWBRT 患者接受了详细的神经认知测试，其中 3 例不低于 60 岁。除运动速度外，没有证据表明认知能力显著下降（$P<0.05$）。因此作者得出结论，选择性减量 WBRT 导致优异的 PFS 和 OS，具有最低神经认知发病率[19]。

除剂量减少外，还研究了超分割放疗（hyperfractionation）。在 RTOG 93-10 中，患者最初用 WBRT 治疗至 45Gy；随后该方案进行了修订，患者在 3 周内接受了 36Gy（30 次）放疗。二级分析评估了化疗达到 CR 的患者采用常规与超分割 WBRT 治疗的认知功能。治疗 8 个月后，所有患者 MMSE 评分均有所改善。在 2 年时，接受超分割 WBRT 与常规分割患者 MMSE 评分下降较少；然而，这个概率在第 4 年达到等效，这表明超分割放疗延迟但不能消除神经认知不良反应[20]。在 RTOG 02-27 中，患者接受利妥昔单抗、MTX 和替莫唑胺治疗，接着是超分割 WBRT（hWBRT）至 36Gy，1.2Gy/ 次，每天 2 次。中位随访时间 3.6 年，2 年 OS 和 PFS 分别为 80.8% 和 63.6%。所有患者在治疗前，hWBRT 完成时和随访期间通过简易精神状态检查（MMSE）进行评估。总体而言，hWBRT 后认知功能得到改善或稳定。在 hWBRT6 个月后，38 例可评估患者中仅有 1 例（2.6%）观察到 MMSE 评分明显下降，降低＞ 3 分[21]。虽然这些结果令人鼓舞，但仍需要更长时间跟进。

（六）自体干细胞移植

目前进行的研究寻找可能替代 WBRT 的方案。其中一种策略是清髓性高剂量化疗和自体干细胞移植（HDC-ASCT）。例如，在一项单中心Ⅱ期临床研究中，32 例年龄低于 67 岁新诊断 PCNSL 患者接受了 R-MPV 诱导治疗，接着是使用噻替哌、环磷酰胺和白消安 HDC-ASCT 治疗。3 例患者（9%）由于对化疗反应不理想，需要 WBRT，2 年 PFS 和 OS 分别为 79% 和 81%[22]。这些患者虽然没有神经毒性报道，但后续随访时间很短。虽然这些结果是积极的，但必须指出存在 3 例 ASCT 相关性死亡报道。此外，预后良好的患者可能被纳入这项研究中，因为他们不得不选择需要 HDC-ASCT 的患者。因此，比较 WBRT 与其他方案相对困难，需要未来更加合理的随机对照研究。

五、多药联合化疗

对于新诊断 PCNSL 另一个处置策略为不联合干细胞移植（ASCT）及全脑放疗多药化疗。例如，CALGB 报道了 44 例应用 HD-MTX、替莫唑胺及利妥昔单抗（MT-R）4 个周期后给予依托泊苷和高剂量阿糖胞苷（EA）达到 CR 的患者中位随访时间为 4.9 年，2 年 PFS 率为 57%[23]。

六、正在进行的研究

一些正在进行的随机试验将阐明 WBRT 在 PCNSL 前期管理中的作用。在 RTOG 11-14 中，患者被随机分组接受 R-MPV 和阿糖胞苷化疗，加或不加减量全脑放疗（23.4Gy），本试验将探讨是否可以在不影响接受化学免疫治疗患者生存的前提下，在前期设计避免使用 WBRT。在国际结外淋巴瘤研究 32 组（IELSG-32）试验中，年龄低于 70 岁患者被随机分为 2 组，一组接受诱导治疗，另一组接受巩固治疗。第一个随机化组接受：①甲氨蝶呤 + 阿糖胞苷；②甲氨蝶呤 + 阿糖胞苷 + 利妥昔单抗；③甲氨蝶呤 + 阿糖胞苷 + 利妥昔单抗 + 噻替派。随后，病情缓解或稳定患者被随机分为 WBRT 组和 HDC-ASCT 组。第一次随机试验结果显示，接受所有四种药物治疗的患者 CR 率更高[24]。第 2 次随机试验最终结果还没有出来。ANOCEF 和 GOELAMS 也在进行类似的试验。患者将接受利妥昔单抗、甲氨蝶呤、BCNU、依托泊苷和甲泼尼龙（R-MBVP）诱导治疗，然后随机分为 WBRT 和 HDC-ASCT 组。这两项研究将直接比较 WBRT 与 HDC-ASCT 作为巩固策略的疗效。

七、补救治疗

WBRT 在 PCNSL 治疗中的另一个潜在适应证是复发或难治性疾病的治疗。围绕这一话题国际上已经发表了两项回顾性研究。其中一项显示，48 例 PCNSL 患者接受了挽救性 WBRT 治疗，HD-MTX 的化疗难治性或复发各占 50%。中位剂量为 40Gy。WBRT 后，28 例患者（58%）达到 CR，10 例患者（21%）为 PR。WBRT 中位 OS 为 16 个月，中位 PFS 为 10 个月。22% 患者伴发神经毒性反应[25]。在第二份报道中，27 例接受了基于 HD-MTX 化疗后挽救性 WBRT。中位剂量为 36Gy。10 例（37%）达到 CR，10 例（37%）达到 PR。12 例（44%）状态改善，6 例（22%）状态稳定。WBRT 中位 OS 为 10.9 个月，中位 PFS 为 9.7 个月。15% 患者存在神经毒性反应[26]。

八、放疗指征

在 PCNSL 治疗中，WBRT 可用于甲氨蝶呤为基础化疗达到 CR 后的巩固治疗。而目前正在进行的研究将阐明 WBRT 在这种情况下的价值。此外，WBRT 还可用于难治性或复发性 PCNSL 抢救治疗、不适合化疗患者的替代治疗或有症状患者的姑息治疗。

九、靶区勾画

对于 WBRT，应使用同等权重的左右对侧光束。野的形状应该使用自定义挡块或多叶准直器。在设计颅底野时应注意避免在前颞叶和筛板区域不慎遮挡脑膜。视神经和视网膜是中枢神经系统的组成部分，有存在受累的风险，因此，即使在诊断时没有眼部受累证据，也必须将眼眶后部纳入 WBRT 中（图 19-1A）。如果在最初裂隙灯检查中有明确眼球受累证据，应将双侧眼球全部纳入治疗范围。靶区下界可以放置于 C_1～C_2 或 C_2～C_3。对于有影像学显示脊髓受累证据的患者，可以考虑累及部位的局部治疗。

十、放疗剂量和危及器官耐受量

当 WBRT 用于原发病灶巩固治疗时，MRI 显示基于甲氨蝶呤化疗免疫治疗达到 CR 后，剂量应为 23.4Gy。当放疗用于治疗局部病变时，则需要更高剂量。对于化疗未达到 CR，复发性疾病抢救治疗，或不适合化疗的患者，应考虑全脑剂量 23.4～36Gy，局部推量至 45Gy。通常情况下，PCNSL 使用的处方剂量不会超过危及器官耐受量。我们推荐视网膜和视神经最大剂量不超过 45Gy，脑干不超过 54Gy，腮腺不超过 26Gy。

十一、并发症预防

在 PCNSL 治疗中，晚期神经毒性反应是 WBRT

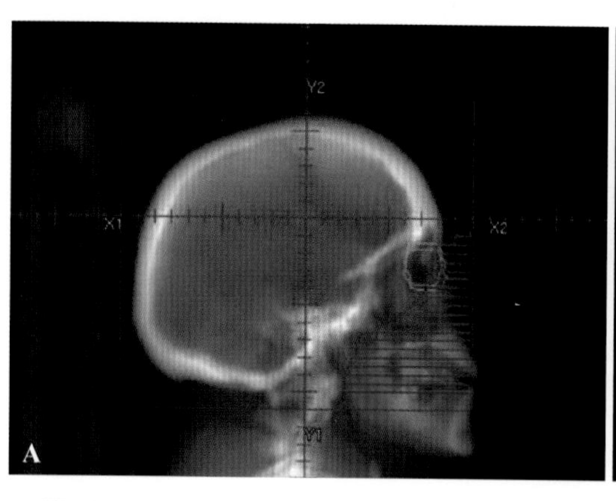
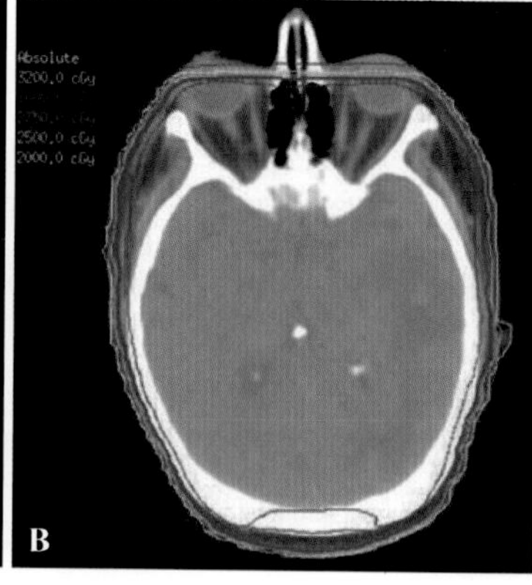
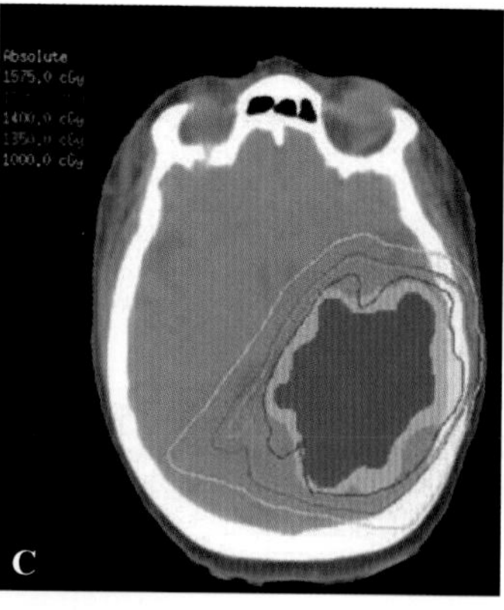

▲ 图 19-1 **A. 针对全脑和球后区的对穿 6MV 光子野。眼球区域标注为绿色；B. 横轴位 CT 图像显示等剂量线的 WBRT 处方剂量为 30Gy；C. 横轴位 CT 图像显示左颞病灶区的 IMRT 等剂量线局部推量为 15Gy（总剂量 45Gy）**

最令人担忧的并发症。在保持疗效的同时，人们已多次尝试降低其发生率。例如，上述 RTOG 93-10 中，患者最初接受常规分割 45Gy，随后方案修改，患者在 3 周内接受 36Gy（30 次）放疗。一项对认知功能的评估表明，超分割放疗延迟了（但未消除）常规模式治疗下的神经认知功能下降 [20]。

另一种降低放射性神经毒性的方法是选择性降低剂量。如上所述，R-MPV 方案达到 CR 的患者，可使用 rdWBRT（23.4Gy）。通过这种方法，研究人员发现减量放疗的神经毒性反应的发生率最低 [19]。

同时，神经毒性反应的药物预防也是一个值得关注的领域。脑转移瘤 WBRT 治疗中，美金刚胺可以延缓记忆力、执行功能和运算速度的下降 [27]。虽然美金刚胺在 PCNSL 患者中的作用还没有专门的研究，但是通过这些研究成果可以推演到 PCNSL 群体中，直到数据被报道再做详述。

十二、放疗毒性反应

急性治疗相关毒性反应包括脱发、皮肤红斑和（或）头皮干燥脱屑和倦怠感。眼球受到照射可能导致结膜炎、角膜炎和干眼症。对于放疗晚期反应，特别是眼球放疗过的患者，白内障风险大大增加。WBRT ＞ 35Gy 时可能会出现一定程度的永久性脱发。中耳＞ 45Gy 时，可发生神经性耳聋。另外，如上所述，晚期神经认知功能下降也可能发生。一项研究表明，高剂量 WBRT（45Gy）对认知功能和生活质量有消极作用 [28, 29]。神经毒性反应症状轻重不一，从步态异常到尿失禁、甚至痴呆等。RTOG 93-10 试验显示，在以甲氨蝶呤为基础的联合化疗并 WBRT（45Gy）患者中，12 例（15%）出现严重迟发性神经毒性反应，其中死亡 8 例。WBRT 开始后出现症状平均时间 504 天（范围为 80～1540 天）。年龄在 60 岁以上患者最好发 [9]。在另一项以甲氨蝶呤为基础的联合化疗并 WBRT（45Gy，推量 10Gy）研究中，幸存 8 例年龄＞ 60 岁患者中有 5 例在影像学上表现出脑萎缩和脑白质病，最早出现在治疗后 16 个月 [30]。

然而，前瞻性数据表明，rdWBRT 神经毒性风险显著降低。对 12 例（中位年龄 58 岁，3 例超过 60 岁）接受 R-MPV 方案化疗达到 CR 且同时接受 rdWBRT（23.4Gy）的无进展患者在治疗结束后 48 个月进行神经认知测评，除了运动速度外无其他认知能力下降的迹象。虽然这些结果令人兴奋，但仍需要对患者进行更多长期随访，以充分了解与治疗方案相关的神经毒性反应发生率 [19]。

十三、预后

表 19-1 列举了靶区剂量。单独 WBRT，1 年 OS 仅为 48% [10]。另一项研究显示，以 MTX 为基础的化疗将 2 年随访 OS 提高到 64%～80% [9, 17, 19]。对 R-MPV 化疗而达到 CR 的患者同时给予 rdWBRT，随后叠加高剂量的阿糖胞苷，中位 PFS 7.7 年，年龄＜ 60 岁的患者未采集到中位 PFS，年龄＞ 60 岁的患者中位 PFS4.4 年。而年龄＜ 60 岁和年龄＞ 60 岁的患者均未达到中位 OS [19]。

表 19-1　评估 WBRT 在 PCNSL 管理中的应用的关键研究

研　究	例　数	中位年龄（岁）	化　疗	WBRT/ 推量剂量（Gy）	PFS	OS	神经毒性
RTOG 83-15[10]	41	66	None	40/20	NS	中位 12 个月	NS
Abrey 等 [17]	52	66	MTX（IV 和 IT）、Vin、Pro、Cyt	45	NS	中位 60 个月	13
RTOG 93-10[9]	102	56.5	MTX（IV 和 IT）、Vin、Pro、Cyt	45 或 36[a]	中位 24 个月	中位 37 个月	12 例发生严重的迟发性神经毒性反应，8 例死亡
Morris 等 [19]	30	57	RTX、HD-MTX、Pro、Vin、Cyt	23.4 或 45[b]	中位 3.3 年	中位 6.6 年	中位 6.6 年
RTOG 02-27[21]	53	57.5	HD-MTX、TMZ、RTX	36	2 年 63.6%	2 年 80.8%	NS
G-PCNSL-SG-1[18]	551（318 符合方案集）	63	HD-MTX ± Ifos[c]	45 vs. 无 [d]	中位 18.3 个月（放疗组）vs. 11.9 个月（未放疗组）	中位 32.4 个月（放疗组）vs. 37.1 个月（未放疗组）	中位 32.4 个（放疗组）vs. 37.1 个月（未放疗组）

CR. 完全应答；Cyt. 阿糖胞苷；HD-MTX. 大剂量甲氨蝶呤；Ifos. 异环磷酰胺；IT. 鞘内注射；IV. 静脉注射；MTX. 甲氨蝶呤；NS. 未声明；OS. 总生存率；PFS. 无进展生存率；Pro. 丙卡巴肼；RTX. 利妥昔单克隆抗体；Vin. 长春新碱；WBRT. 全脑放疗。a. 早期所有患者均采用常规分割将 WBRT 治疗至 45Gy，然后将试验改为 36Gy 超分割；b. 诱导化疗完全应答者为 23.4Gy，其他 45Gy；c. 所有患者均接受单纯 HD-MTX 治疗，然后对试验进行修正，所有患者均接受 HD-MTX+ 异环磷酰胺治疗；d. 对化疗完全应答的患者随机分 45Gy WBRT 组和观察组。持续或复发性疾病患者接受 45Gy WBRT

十四、随访

治疗结束后，每 3 个月对患者进行 1 次头 MRI 随访持续 2 年，然后每 6 个月随访持续 3 年，每年随访 1 次至少持续 5 年，并建议同时进行眼科检查。对于既往脊髓受累患者，应进行脊髓 MRI 检查和脑脊液检查。正在参与临床试验的患者建议进行正式的神经认知检查。

十五、病例研究

62 岁女性因记忆力下降数周就诊。头 MRI 显示左侧颞叶见一个 4cm × 2cm 强化病灶（图 19–2A）。FLAIR 信号异常，考虑为血管源性水肿（图 19–2B）。

肿瘤的立体定向活检显示 CD20 阳性的 DLBCL 具有活化的 B 细胞（ABC）表型，Ki–67 为 90%。荧光原位杂交相关研究显示 *BCL2* 和 *MYC* 重排基因呈阴性。PET–CT 成像和骨髓活检显示没有颅外病变，眼科检查没有发现眼内淋巴瘤证据。腰穿结果显示脑脊液阴性，提示无脑脊液播散。患者开始接受 R–MPV 化学免疫治疗。在完成第 1 个周期后，该患者局灶性癫痫发作，头 MRI 显示颅内淋巴瘤明显缩小（图 19–2C），该患者抗癫痫治疗同时继续化疗。在完成第 2 周期 R–MPV 化疗后，该患者精神状态变化显著。头 MRI 检查显示病灶体积增大至 4cm × 3cm，疑似疾病进展（图 19–2D），随后她接受了 3 个周期依托泊苷、阿糖胞苷和利妥昔单抗抢救治疗，头 MRI 显示左侧颞叶肿瘤缩小，但依旧残存强化病灶（图 19–2E）。2 周后患者诉头痛和精神状态异常。头 MRI 显示左颞肿瘤明显进展，FLAIR 显示明显瘤周水肿（图 19–2F 和 G）。该患者接受

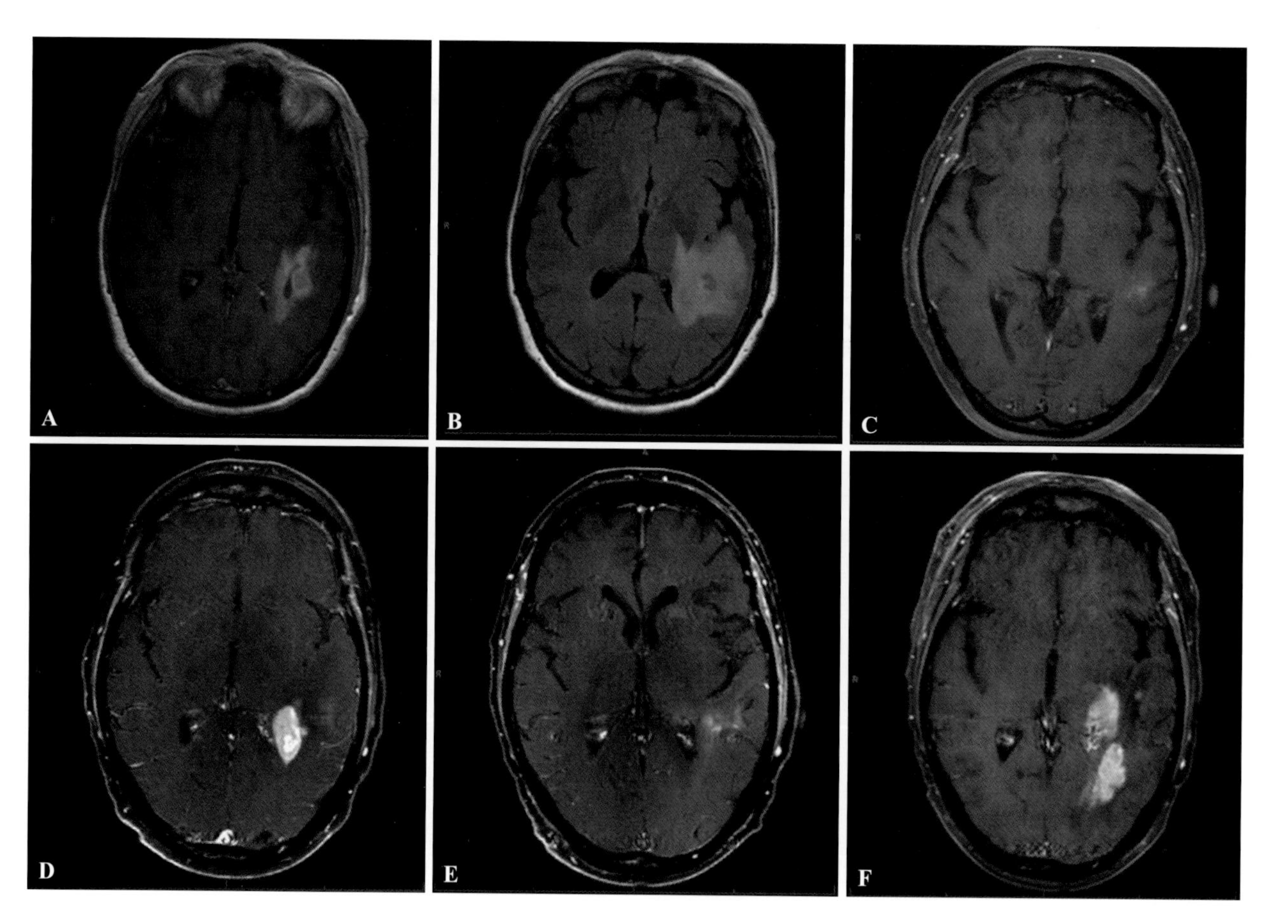

▲ 图 19–2 **PCNSL 患者的脑磁共振影像**

A. 轴位 T_1WI 增强扫描示左侧颞叶团块状强化灶；B. 轴位 T_2 FLAIR 示该病灶周围高信号考虑为血管源性水肿；C. 轴位 T_1WI 增强扫描图像示 R–MPV 方案第 1 周期后病灶明显缩小；D. 轴位 T_1WI 增强扫描图像示 R–MPV 第 2 周期后肿瘤进展；E. 轴位 T_1WI 增强扫描图像示经过 3 周期依托泊苷、阿糖胞苷、利妥昔单抗补救治疗后，肿瘤体积及强化范围明显缩小；F. 轴位 T_1WI 增强扫描图像示疾病间断进展

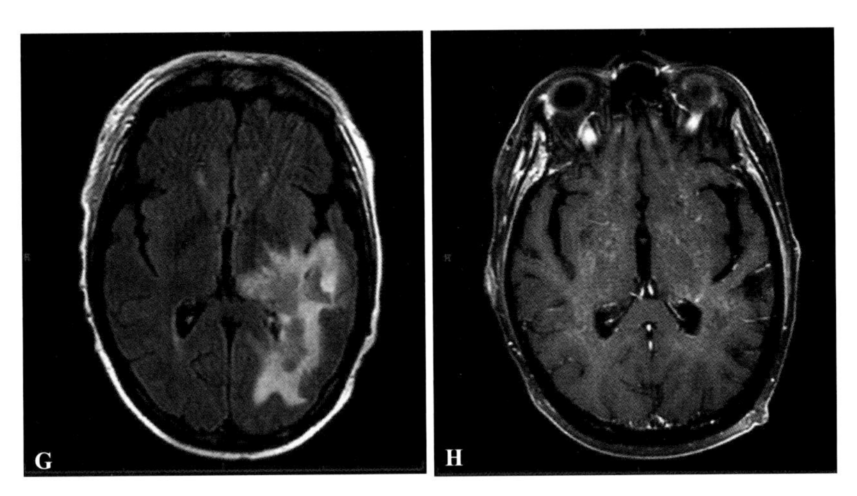

▲ 图 19–2（续） **PCNSL 患者的脑磁共振影像**

G. 对应 FLAIR 图像示病灶周围水肿；H. 轴位 T_1WI 增强扫描图像示放疗结束后 1 个月未见肿瘤复发迹象

补救低剂量全脑放疗（15 次 30Gy，6MV），局部推量至 45Gy。双侧眼球后部纳入照射野（图 19–1A），并将热点减少到 107% 以下（图 19–1B）。全脑放疗完成后，瘤区 15Gy 推量，采用 IMRT 技术，左侧颞叶累积剂量 45Gy（图 19–1C）。在治疗期间，患者症状有所改善。术后 1 个月头 MRI 示左侧颞叶增强病灶消失（图 19–2H）。

十六、总结

- PCNSL 为进展性淋巴结外非霍奇金淋巴瘤。
- PCNSL 好发于老年及免疫缺陷患者。
- 在最近几十年中 PCNSL 的预后较前提升。
- 以 HD–MTX 为基础的化疗联合 WBRT（45Gy）相对于单独使用 WBRT 有更好的预后，但受限于晚期神经毒性反应，特别是对于超过 60 岁的老年患者。
- 早期数据显示选择性应用 rdWBRT（23.4Gy）联合化疗有助于提高预后而减少神经毒性反应。
- 研究者们正在探索其他的联合治疗方案，如自体干细胞移植（ASCT）和多药联合化疗替代全脑放疗的可行性。
- 正在进行的研究将有助于阐述其他可供选择的联合治疗方案。

本章自测题

1. 58 岁男性，发现右侧额叶 2cm 强化病灶，病灶周围伴有 FLAIR 异常高信号水肿。活检显示弥漫大 B 细胞淋巴瘤。没有眼内或脑脊液受累证据。该患者接受了 5 周期 R–MPV 化疗，MRI 显示达到 CR。希望使用放疗进行巩固治疗，下列描述了适当的 RT 目标的是（　　）。

A. 病灶强化部位外扩 1.5～2cm

B. 病灶强化部位及周围 FLAIR 异常信号范围外扩 1.5～2cm

C. 全脑放疗

D. 全脑加眼眶后区放疗

E. 全脑加整个眼眶放疗

2. 下列可应用于 PCNSL 治疗的是（　　）。

A. 多柔比星

B. 甲氨蝶呤
C. 环磷酰胺
D. 博莱霉素
E. 达卡巴嗪

3. 以下与 PCNSL 好发于老年患者有关的因素是（　　）。
A. 病程更惰性
B. 甲氨蝶呤联合全脑放疗增加神经毒性
C. 老年患者与年轻患者的疾病相关死亡率相似
D. 老年患者甲氨蝶呤耐受性较年轻患者好

4. 下列有数据支持使用总剂量为 23.4Gy 全脑放疗的是（　　）。
A. 新诊断 PCNSL 且不适合化疗者
B. 完成甲氨蝶呤化疗后 2 个月复发 PCNSL 患者
C. 完成 5 个周期的 R–MPV 在 MRI 上显示 CR 的 PNCSL 患者
D. 完成 5 个周期的 R–MPV 在 MRI 上显示 SD 的 PNCSL 患者
E. 对 R–MPV 方案达到 CR，并接受了自体干细胞移植，经高剂量化疗者

5. 一患者因神经功能异常被送至急诊室，脑 MRI 显示增强肿块伴周围血管源性水肿，临床怀疑诊断 PCNSL。下列最好的诊疗流程是（　　）。
A. 类固醇激素治疗减少水肿→神经外科活检→腰椎穿刺（如果安全）→眼科评估
B. 给予 MTX 为基础的化疗
C. 眼科检查→腰椎穿刺（如果安全）→神经外科手术活检→类固醇激素治疗
D. 类固醇治疗治疗以减少水肿→复查 MRI →神经外科活检→眼科评估→腰椎穿刺（如果安全）

答案
1. D　2. B　3. B　4. C　5. C

第十一篇　罕见肿瘤
Rare Tumors

第20章

脉络丛肿瘤

Choroid Plexus Tumors

Christina Snider　John H. Suh　Erin S. Murphy　著

学习目标

- 探讨脉络丛肿瘤流行病学。
- 探讨脉络丛肿瘤生存预后及预测因素。
- 了解脉络丛肿瘤组织病理学类型、诊断和影像学特征。
- 基于组织学和病理分级，了解脉络丛肿瘤现有的治疗手段及其依据。
- 回顾分析脉络丛肿瘤放射治疗剂量及靶区。

一、流行病学

脉络丛是大脑脑室中产生脑脊液的神经上皮组织。脉络丛肿瘤在成人中的发病率非常低，为0.3/1000万；在儿童更为常见，尤其是出生2年内[1]，占儿童肿瘤的2%～4%。一项基于SEER数据库的回顾性研究发现，186名儿童脉络丛肿瘤中脉络丛乳头状瘤（CPP）和脉络丛癌（CPC）的中位年龄分别为4岁和1岁[2]。在成人中这些肿瘤最常位于第四脑室和桥小脑角，而侧脑室肿瘤在20岁以下患者中更为常见[3-5]（图20-1）。

二、高危因素

一些罕见的基因变异与脉络丛乳头状瘤（CPP）

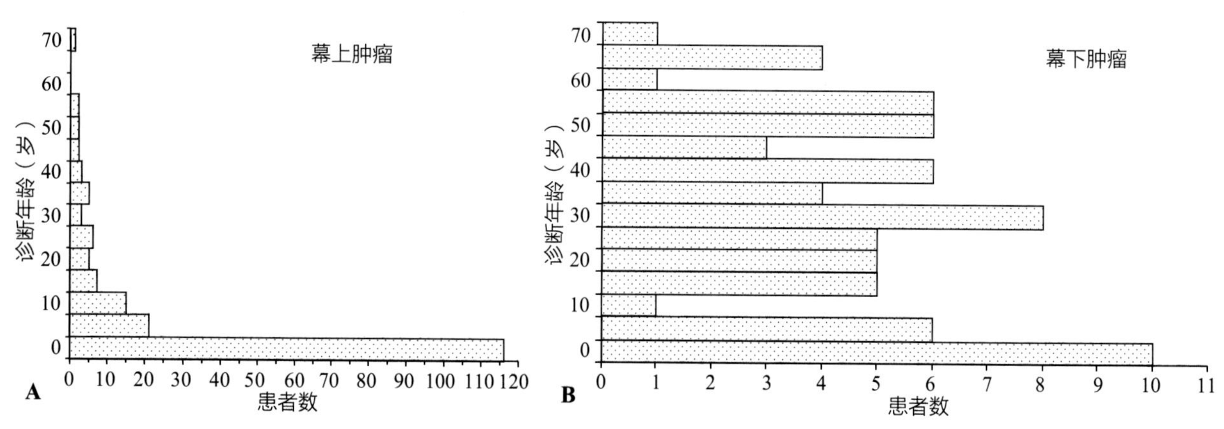

▲ 图20-1　**A和B. 幕上（A）和（B）幕下肿瘤的年龄分布**

经Nature Publishing Group许可转载，引自Wolff JEA, Sajedi M, Brant R, Coppes MJ, Egeler RM. Choroid plexus tumours. Br J Cancer. 2002;(10):1086-91.

易感性增加有关。脉络丛乳头状瘤是 Aicardi 综合征的特征之一，这是一种与 X 染色体相关的非家族性遗传疾病[6]。有临床病例报道脉络丛乳头状瘤还与伊藤黑色素减少症（一种罕见的神经皮肤综合征）和 9 号染色体短臂重复相关[7, 8]。

大多数 CPC 病例是散发的，但其与 *TP53* 基因胚系突变 /Li–Fraumeni 综合征（LFS）之间存在关联。已有大量证据表明 CPC 与 *TP53* 胚系突变相关，这种突变在 LFS 儿童的 CPC 中更为常见[9, 10]。正因为 CPC 与 LFS 间的紧密联系，建议对所有 CPC 患者进行 *TP53* 突变检测，而不必考虑其家族史[9]。

三、预后和预测因素

根据 WHO 标准（2016 年版），脉络丛肿瘤分为脉络丛乳头状瘤（CPP，WHO Ⅰ级）、不典型脉络丛乳头状瘤（ACP，WHO Ⅱ级）和脉络丛癌（CPC，WHO Ⅲ级）[11]。其中脉络丛乳头状瘤最常见，其次为脉络丛癌和不典型脉络丛乳头状瘤[12]。组织学特征是脉络丛肿瘤重要的预后因素[2, 5]。

CPP 分化良好，组织学良性，有丝分裂活性低或无[4]。少数情况下，CPP 会有肿瘤细胞扩散到脑脊液，导致其沿着脑脊液通路种植[13]。一项 Meta 分析显示，CPP 的 1 年、5 年和 10 年预期生存率分别为 90%、81% 和 77%[5]。ACP 是一种有丝分裂活性增强的脉络丛乳头状瘤，但达不到 CPC 的诊断标准。ACP 相较于 CPP 更易复发[4]。

CPC 具有明显的恶性肿瘤特征，并在以下五项组织学特征中至少显示四项：①有丝分裂活跃；②细胞密度增加；③核多形性；④乳头状结构模糊；⑤肿瘤细胞团结构紊乱并有坏死区域[4]。CPC 具有高度侵袭性，预后差，一项 Meta 分析显示其 1 年、5 年和 10 年的预期生存率分别为 71%、41% 和 35%[5]。超过一半的脉络丛癌病例具有体细胞 *TP53* 突变，其与肿瘤遗传不稳定性及更差的预后有关[14]。

针对脉络丛肿瘤分子特征的评估，脉络丛肿瘤的甲基化检测揭示了疾病的三个不同亚组（即儿童低风险脉络丛肿瘤、成人低风险脉络丛肿瘤和儿童高风险脉络丛肿瘤），并且除了可提供组织病理学特征外，还提供有价值的预后信息[15]。

例如，该团队发现甲基化聚类 3 型的 ACP 常出现疾病进展，而聚类 1 和 2 的 ACP 没有观察到肿瘤进展。

脉络丛癌特征还表现在患者年龄和预后与复杂的染色体异常相关。一项研究发现染色体 9、19p 和 22q 缺失在 36 个月以下的儿童中更为常见，而染色体 7 和 19 及染色体臂 8q、14q 和 21q 出现扩增在老年患者中多见。该研究除了识别 45 个与生存显著相关的染色体区域外，还发现染色体臂 12q 缺失与低生存率相关[16]。

除了组织病理学，手术切除程度也是重要的预后因素[2, 5, 12, 17]（图 20–2）。一项包含 168 例儿童

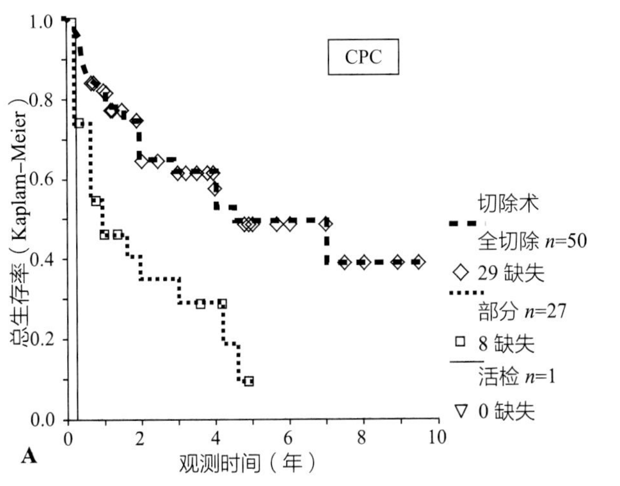

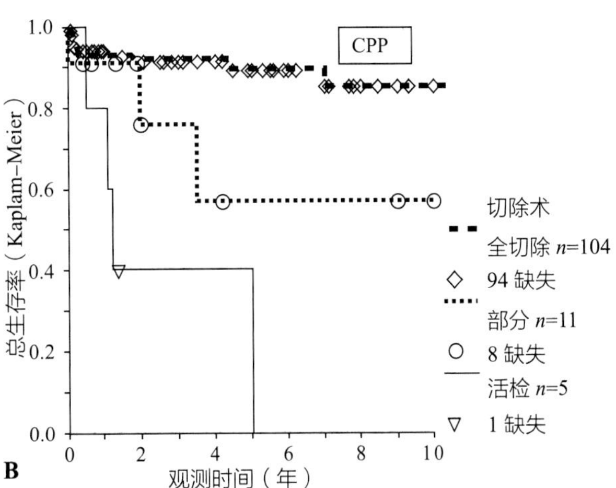

▲ 图 20–2　手术切除程度对不典型脉络丛乳头状瘤（A）和脉络丛癌的生存（B）都有重要意义[5]

经 Nature Publishing Group 许可转载，引自 Wolff JEA, Sajedi M, Brant R, Coppes MJ, Egeler RM. Choroid plexus tumours. Br J Cancer. 2002;87(10):1086–91.

脉络丛肿瘤的 SEER 数据库回顾性研究发现：对于 CPC 患者，肉眼全切（GTR）与死亡率显著降低相关（HR=0.21，95%CI 0.07～0.66，P=0.007）[2]。GTR 后疾病的 5 年总生存率为 70.9%，明显优于次全切术后的 35.9%（P=0.012）及非手术后的 30%（P=0.003）[2]。此外，针对 102 例儿童脉络丛癌的 Meta 分析发现，GTR 是一个独立预后因素，与患者年龄、性别、肿瘤位置和辅助治疗方式无关[17]。

四、疾病分期

脉络丛肿瘤患者常出现颅内压改变症状，因此需行头部 CT 或 MRI 检查（平扫 ± 增强）。在患者病情稳定后需完善脊柱 MRI 检查（平扫 ± 增强）；排除禁忌证后，应行腰椎穿刺脑脊液细胞学检查。

五、影像学检查

在 CT 和 MRI 上，CPP 通常表现为脑室内信号不均强化肿块影，边界清晰。病变通常呈等信号、高信号、T_1WI 等信号和 T_2WI 高信号[3]。如果疾病已经播散，肿瘤边界可不规则。脉络丛癌 MRI 通常为脑室内较大病变，边缘呈不规则强化影，T_2WI 及 T_1WI 上信号不均，伴有邻近脑实质水肿、脑积水和肿瘤播散[3]。CPC 和不典型 ACP 在影像学上鉴别困难。由于很难区分这些肿瘤类型，因此需要进行更多的影像学检查，一项研究显示动脉自旋标记（ASL）可能有助于区分脉络丛癌和乳头状瘤[18]。

六、以放疗为重点的多学科诊治方式（处方剂量与分割模式）

由于肿瘤的罕见性，脉络丛肿瘤的治疗方法仍然未确立。对于 CPP，最大范围安全切除是经典的根治性手段，完全切除术后很少复发。对于 ACP，外科治疗可能根治，但复发率比 CPP 要高很多。一项研究表明 CPP 复发率为 6%，而 ACP 为 29%[19]。ACP 完全切除术后行辅助放化疗的必要性目前存在争议。

CPC 治疗通常包括手术切除及放疗、化疗[20]和二次手术等其他治疗方式。完全切除被认为是最重要的生存预后因素，但是由于这些肿瘤血供丰富，不一定可以完全切除[21-23]。一项病例报道强调了术前栓塞具有潜在的治疗获益，但前提是要了解脉络膜前后动脉的解剖结构，从而对这些肿瘤进行安全栓塞[24]。一项回顾性研究表明，相比于未接受新辅助化疗的患儿，接受者术中失血较少，切除程度增加[25]。

辅助放疗的生存获益有争议[2, 5, 17, 20, 26, 27]。此外，CPC 最佳治疗获益的放疗靶区也存在争议，范围从肿瘤 / 切除后残腔到全脑到全中枢轴不一[27]。化疗在 CPC 的治疗作用尚不明了，但基于 Meta 分析，有研究认为化疗可提高总生存率，尤其是未能完全切除的 CPC 患者[20]。

对于非常年幼的患儿，目前临床上会努力避免或延迟放疗。在一项研究中，12 名脉络丛癌患儿（中位年龄 19.5 个月）接受了 Head Start 治疗计划，包括手术切除及术后 5 周期强化诱导治疗，随后行巩固性清髓化疗和自体造血干细胞挽救[28]。7 名患者病情进展，其中 5 名接受放射治疗。3 年和 5 年无进展生存率分别为 58% 和 38%，总生存率分别为 83% 和 62%。

对于复发性病灶，高剂量化疗和干细胞挽救 / 移植治疗也可能具有一定地位[29, 30]。

（一）放射治疗适应证

鉴于脉络丛乳头状瘤的良性特征，肉眼完全切除后具有极高的生存率，辅助放疗并不作为脉络丛乳头状瘤的初始治疗。在少数临床报道中，伽马刀治疗用于深部的或复发性 CPP[31]。然而，目前有限的研究结果并不能说明放射外科在这些肿瘤中的作用。由于 ACP 预后更差，术后密切监测十分重要。在出现局部复发、进展或恶性进展的情况下，可考虑放疗或化疗等辅助治疗[32]。

CPC 预后不佳，通常需要进行积极的多学科治疗。多项研究表明，相比于仅接受完全切除的患者，接受完全切除 + 术后放疗的 CPC 的总生存期与无进展生存期均有所改善[20, 26, 27]。一项回顾性研究表明，仅用完全切除治疗 CPC 虽然可行，但由于未接受辅助治疗的患者较少，无法进行统计学比较[22]。此外，Meta 分析表明，与接受局部放疗（包括全脑或累及野靶区）相比，接受全中枢轴放疗的 CPC 患者总生存期和无进展生存期显著改善[27]。另有回顾性研究表明，携带 *TP53* 突变的 CPC 患者有新生肿瘤形成倾向，因此需采用不含放疗的治疗方案[33]。

（二）照射野设计与靶区勾画

对于 CPC 患者，可采用全脑全脊髓、全脑和肿瘤 / 瘤床照射。在一项含有 54 例 CPC 患者的回顾性分析中，接受全脑全脊髓放疗的无进展生存率优于接受全脑或肿瘤 / 瘤床放疗（5 年无进展生存率：44.2% vs. 15.3%）[27]。根据该研究结果，全脑全脊髓放疗可改善 CPC 患者的无进展生存期，特别是对于疾病播散的患者。

放疗中，其治疗剂量受周围危及结构的约束。目前临床上参照其他疾病的常规限制剂量，建议 54～60Gy 的总剂量。例如，临床试验 RTOG 0539（NCT 00895622）入选的中危组脑膜瘤患者放疗总剂量为 54Gy，该试验的以下剂量限制亦适用于脉络丛肿瘤：体积＞ $0.03cm^3$ 的晶状体最大剂量限制为 5Gy，视网膜为 45Gy，视神经为 50Gy，视交叉为 54Gy，脑干为 55Gy。

（三）放疗处方剂量与危及器官耐受剂量

临床试验 CPT-SIOP-2000 在第二周期化疗后对年龄＞ 3 岁的患者进行放疗，并根据患者预后对放射野进行分层[34]。对于化疗不敏感的 CPC（稳定或疾病进展）和伴有转移的 CPC 及 ACP 患者，采用 1.6Gy/ 次进行全脑全脊髓照射，总剂量 35.2Gy，局部加量至 54Gy。对于其他脉络丛肿瘤患者，局部给予 54Gy 放疗，1.8Gy/ 次。目前使用 50～60Gy 放射剂量来治疗成人 CPC 和不典型 ACP 患者，通常建议 CPC 患者采用 54～60Gy 总剂量[1]。

在临床试验 CPT-SIOP-2000 项目中，临床靶区包括磁共振 T_2 加权成像中可见肿瘤范围加上 0.5cm 的外扩边界。计划靶区包括 CTV 及外扩边界，后者取决于各单位治疗精度。对于 CPP 和 ACP 患者，GTV（译者著：原著有误已改）外扩 1～2cm 是合理的。当 CPP 患者需要进行放疗时，更小的 CTV 范围能够被考虑。

（四）并发症的回避

由于成人脉络丛肿瘤罕见，目前采用其他原发性脑肿瘤的治疗策略，以使治疗效益最大化。周围危及器官包括眼睛、晶状体、视神经、视交叉、耳蜗、脑干、垂体和下丘脑。整个脑体积都应进行勾画设计，以评估平均脑部剂量。此外，对于海马的勾画可以用于评估患者神经认知功能受损的风险，也可通过调强放疗尽可能保护这些正常结构[35]。

（五）急性及晚期放疗毒性

放疗引起的急性不良反应包括脱发、皮肤改变、头痛、恶心、食欲下降和疲劳。类固醇可用于减轻这些症状。早期迟发性并发症包括嗜睡综合征，在成人不常见，但在放疗结束后 2 个月内有时可见。皮质类固醇可起到预防作用，在 1～3 个月内症状消失[36]。迟发性并发症可能包括局灶性放射性坏死、神经认知功能改变、垂体功能减退、血管病变及引发其他恶性肿瘤。在接受治疗的前 2 年，放射性坏死的风险最高。鉴于常规 MRI 在鉴别放射性坏死和肿瘤复发方面尚显不足，通常需增加额外成像如脑血容量（CBV）成像等。

七、治疗结果：肿瘤控制与生存

治疗结果如图 20-3 至图 20-5。

八、病例研究

64 岁女性，出现体重下降、疲劳、行走困难、头晕、耳鸣、右侧脸部及脸颊下方麻木及步态不稳。影像学检查，显示右侧桥小脑角大肿块（图 20-4）。患者接受了近全切除手术，病理学结果与脉络丛癌表现一致，诊断为脉络丛癌Ⅲ级。由于有多重并发症，不符合化疗条件。因此，她接受了辅助性全脑全脊髓放射治疗（图 20-5）。放射治疗接受后 3 年，病情无进展，但仍有持续性平衡困难。

九、总结

- 脉络丛肿瘤是罕见的肿瘤，幼儿最常见。
- 脉络丛肿瘤的部位随着年龄的增长而变化；在儿童中，侧脑室最常见，而在成人则第四脑室最常见。
- 脉络丛肿瘤的三种组织病理学分类从最佳到最差预后分别为脉络丛乳头状瘤、不典型脉络丛

年份	作者	患者例数	平均年龄（岁）	部位			病理			随访时间	复发率	V-P分流（*n*）	预后
				LV	3rdV	4thV+CPA	CPP	ACPP	CPC				
1996	Tacconi 等	33	30	14	1	18	32	–	1	13 年	9%	6	OS:51% Mor:27% Morb：8%
1998	Talacchi 等	12	39.5	–	–	12	12	–	1	8.2 年	25%	4	OS:67% Mor:33% Morb：25%
2011	Boström	14	46	1	1	12	12	2	–	4.8 年	14%	4	OS:100%(CPP) Mor:0 Morb：21%
2013	Safaee 等（Meta 分析）	193	39.9	18	7	158	n.a.			4.4 年	23%	n.a.	OS:72%(GTR), 32%(STR) Mor:37% Morb：n.a.
2014	Turkoglu 等	15	33.7	4	2	9	9	4	2	5 年	14%	5	OS:100%(CPP, ACPP), 0(CPC) Mor: 13% Morb: 27%

ACP. 不典型脉络丛乳头状瘤；CPA. 桥小脑角；CPC. 脉络丛癌；CPP. 脉络丛乳头状瘤；GTR. 全切除；LV. 侧脑室；mor. 死亡率；morb. 发病率；*n*. 数量；n.a.. 不可用；OS. 总生存；STR. 次全切除；V. 脑室

▲ 图 20-3 成人脉络丛肿瘤相关文献综述

经 Springer Verlag 许可转载，引自 Turkoglu E, Kertmen H, Sanli AM, Onder E, Gunaydin A, Gurses L, et al. Clinical outcome of adult choroid plexus tumors: retrospective analysis of a single institute. ActaNeurochir (Wien). 2014 Aug 1;156(8):1461-8.

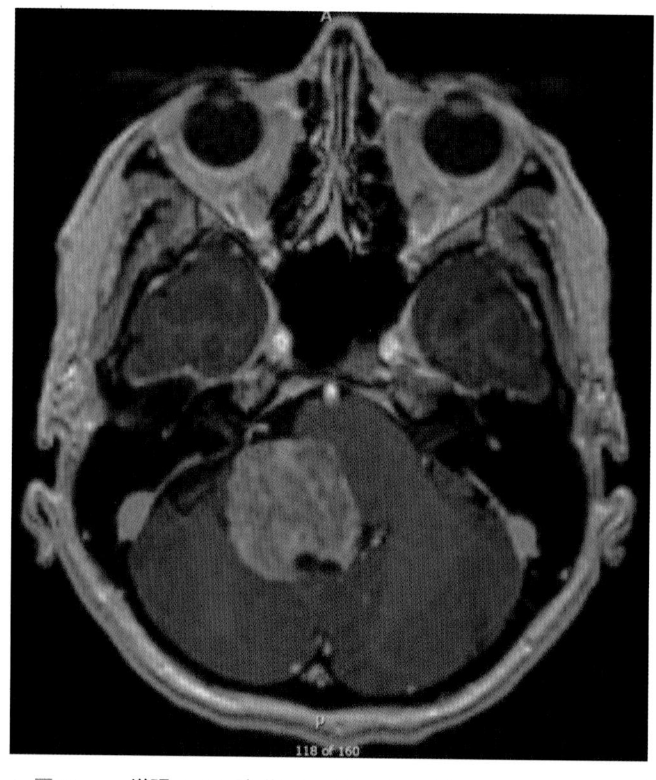

▲ 图 20-4 增强 T_1WI 脑磁共振成像显示右侧桥小脑角区脉络丛癌

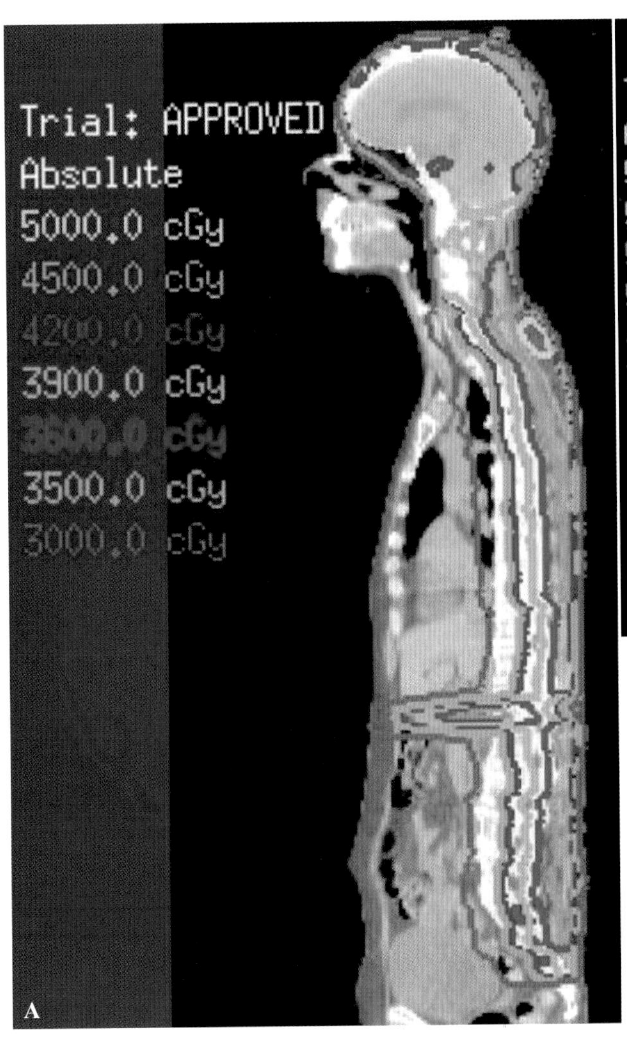

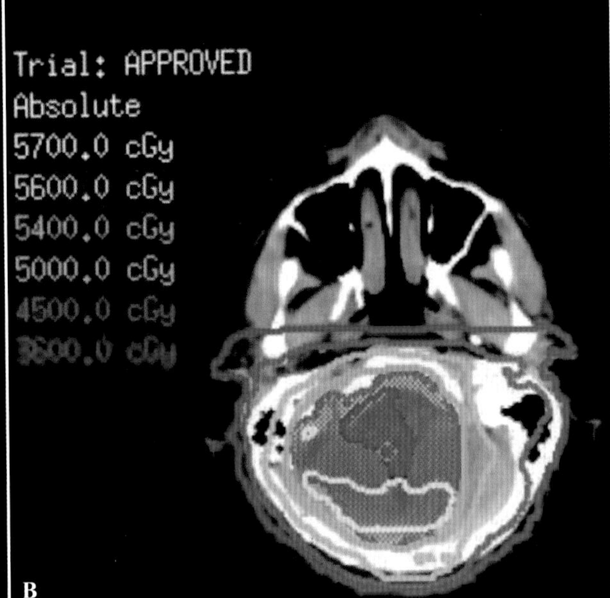

▲ 图 20-5　**A.** **36Gy** 全脑全脊髓放射治疗计划矢状位图像：患者接受过肿瘤近全切除，但因并发症不能接受化疗；**B.** 右侧桥小脑角轴位图像：瘤腔 **IMRT** 加量至总剂量 **54Gy**

乳头状瘤和脉络丛癌。
- 组织学分型及手术切除程度是影响预后的关键因素。
- 脉络丛乳头状瘤和不典型脉络丛乳头状瘤的根治性治疗通常为最大限度地手术切除，但不典型脉络丛乳头状瘤的复发率较高。

本章自测题

1. 脉络丛肿瘤最常见于的年龄组是（　　）。
A. 幼儿
B. 青年
C. 老人
D. 婴儿

2. 脉络丛肿瘤最常伴有（　　）。

A. 平衡失调

B. 颅内压增加

C. 癫痫发作

D. 乏力

3. 以下与预后不良相关的组织病理学分类是（　　）。

A. 脉络丛乳头状瘤

B. 不典型脉络膜丛乳头状瘤

C. 脉络丛癌

4. 脉络丛乳头状瘤的根治方法通常是（　　）。

A. 完全切除

B. 完全切除加辅助放疗

C. 完全切除加辅助化疗

D. 完全切除加辅助放化疗

5. 下列不是脉络丛肿瘤预后因素的是（　　）。

A. 手术切除范围

B. 组织学

C. 诊断时的年龄

答案

1. A　2. B　3. C　4. A　5. C

第21章

血管周细胞瘤

Hemangiopericytoma

Vincent Bernard　Amol J. Ghia　著

学习目标

- 描述 HPC 鉴别诊断。
- 认识 HPC 临床过程和转归。
- 介绍 HPC 总体治疗和随访策略。
- 介绍 HPC 放射治疗方法。

一、流行病学背景

血管周细胞瘤（HPC）是一种罕见的间质肿瘤，占原发颅内肿瘤 0.4%，脑膜肿瘤 2.5%[1]。作为一类疾病，中枢神经系统外的其他部位包括肌肉、肌腱、脂肪组织和血管等也会发生 HPC。这些肿瘤来源于血管内皮细胞周围的周细胞。虽然最初 HPC 由于附着于硬脑膜的特点而被归为脑膜瘤的一种变异型，而在 1993 年，WHO 认识到 HPC 是一种源于周细胞独特的病理类型，具有神经外转移趋势、高复发率及独特的临床、免疫组织化学和分子学特征[2–5]。最近，世界卫生组织在 2016 年对中枢神经系统肿瘤进行分类，由于 HPC 和孤立性纤维肿瘤（SFT）的分子学相似性，将它们重新分为一类。值得注意的是，SFT 和 HPC 在 12q13 中均存在染色体倒位，导致 *NAB2* 和 *STAT6* 基因融合，引起免疫组化可检测到的 *STAT6* 核内表达[6, 7]。

HPC 发病不分人种且在男性和女性中发病率相同，患者年龄通常都在 40—50 岁[8]。尽管之前也有脑室内病变的报道，但 HPC 颅内分布中幕上占 70%，颅后窝占 15%，此外还有脊柱占 15%[9]。

二、危险因素

尚无已知的危险因素与 HPC 相关。

三、诊断：病理学和影像学

HPC 最初表现取决于肿瘤位置，例如对于颅内幕上的 HPC，其症状包括周围神经病变、颅内压升高相关的体征和症状，如头痛、眩晕、恶心、呕吐及视觉障碍等，癫痫发作也有报道。这些症状持续时间通常少于 1 年。1993 年，世界卫生组织根据 HPC 预后特点进行分类，因为据报道其局部复发和转移比例高达 91% 和 64%[10, 11]。

HPC 存在多种组织学和影像学表现，需要与脑膜瘤、转移癌、间质软骨肉瘤和血管瘤相鉴别[12–15]。CT 影像上 HPC 显示为高密度，并伴有不均匀强化，有时还会观察到骨侵蚀。磁共振成像可以显示为 T_1WI 和 T_2WI 等信号，增强后不均匀强化。同时也会发现脑膜尾征或团状紊乱的血管。在诊断时，HPC 通常呈现 4cm 大小肿块（图 21–1）。组织学诊断是金标准，表现为圆形至纺锤形大小一致的肿瘤细胞，呈片状排列，伴有鹿角状结构的薄壁血管。

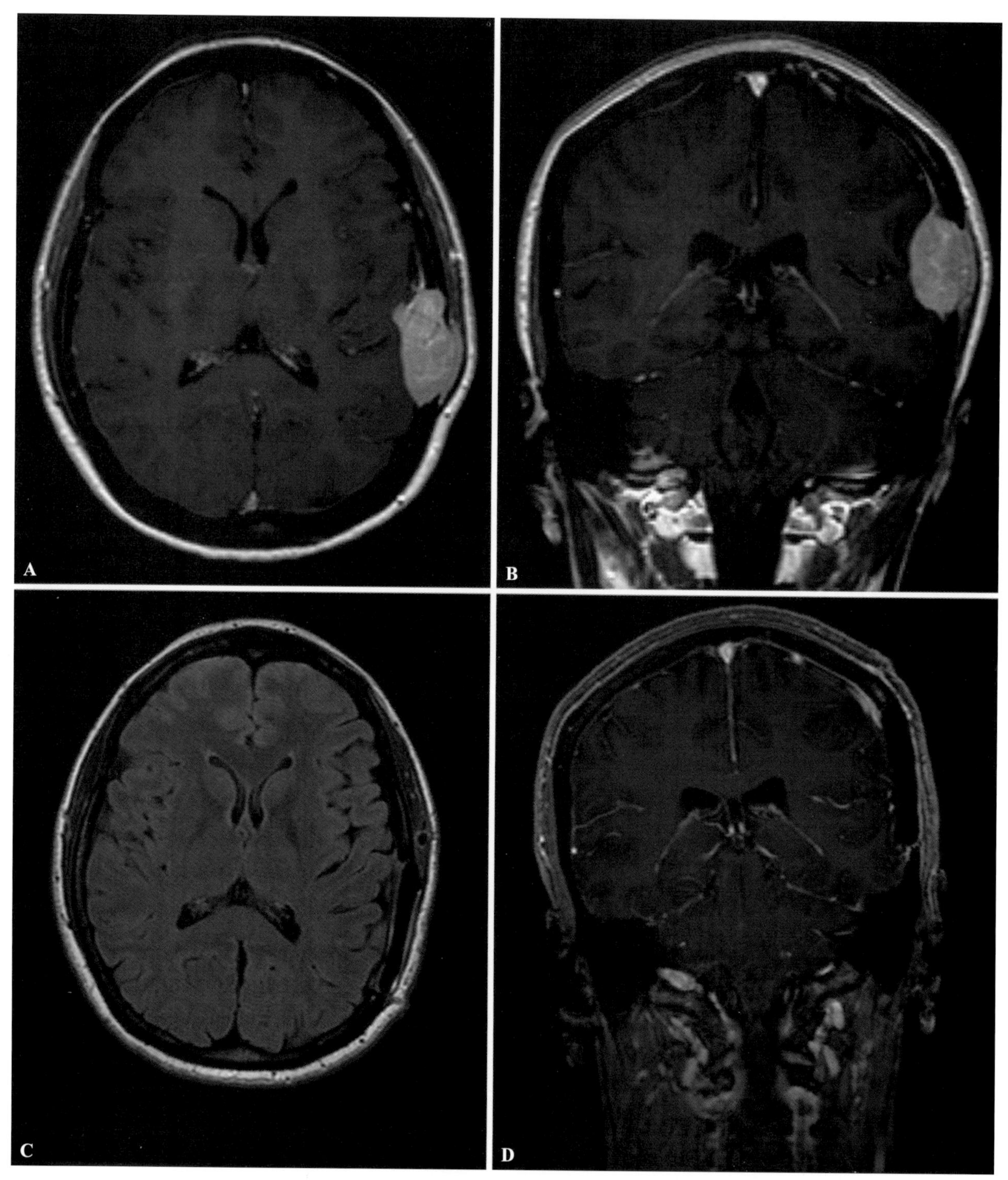

▲ 图 21-1 **患者为 40 岁女性，最初表现为左头皮不适，3 个月后逐渐发展成沿左头皮肿块**

A 和 B. 首诊医生初步诊断为皮脂囊肿，转诊到外科。MRI 扫描发现一直径 4cm 的左侧顶部脑外肿块并延伸至颅骨及头皮。患者接受了开颅手术和肉眼全切，病理为 WHO Ⅲ级间变型 HPC。免疫组化显示，波形蛋白、CD34、CD99、BCL2 均为阳性，EMA、CKAE1/3、S100、GFAP 阴性。C 和 D. 术后 1 个月随访图像显示肿块消退

四、分期

截至 2016 年，世界卫生组织已将 HPC/ 孤立性纤维肿瘤分为三个等级。

Ⅰ级：高胶原，细胞含量相对较低，纺锤形细胞病变。以前被诊断为孤立性纤维肿瘤。

Ⅱ级：细胞多，胶原少，细胞丰满，出现鹿角状血管。以前被诊断为 HPC。

Ⅲ级：每 10 个高倍镜视野中有 5 个或更多的有丝分裂。以前称作间变型 HPC，与较差的总体生存和无转移生存有关 [16, 17]。

五、多模式治疗方法

即使可以采用多学科手段，HPC 治疗仍然极其困难，容易出现局部复发和远处转移。可选择治疗包括手术切除、辅助放疗、化疗和栓塞治疗。栓塞治疗在 HPC 治疗中作用有限，因为这些肿瘤能够非常容易从颅内和颅外侧支循环中获取血供。化疗作用也是有限的，研究报道显示没有或只有少量获益，特别是在病灶复发时 [18, 19]。

HPC 初始治疗通常包括尽可能完整切除，从而即刻缓解占位效应，并根据组织学分析来证实 HPC 的诊断。此外，肉眼全切在很大程度上也往往与较高的无进展生存直接相关 [11, 20]。然而颅骨内解剖位置、硬脑膜静脉窦侵犯、神经受累及肿瘤本身的富血管性，使得 HPC 手术存在技术上的困难。术前进行栓塞治疗有时会有助于减少术中出血，但是正如前面提到过的，侧支循环网络会限制其栓塞作用。这样一来，GTR 可能只适用于 1/3～2/3 的患者 [21]。

由于中枢神经系统的 HPC 比较罕见，目前尚缺乏前瞻性随机研究为最佳治疗实践提供共识性证据，因此，目前治疗指南一般依赖于较小规模的回顾性研究，且机构间各异。其中一种普遍接受的方法是先进行肿瘤肉眼切除，然后行术后放疗，这一方法已证实在延长局部控制，甚至有些情况下总体生存方面是有效的 [2, 16, 18, 21–31]。HPC 放疗技术包括常规外放射治疗、调强放射治疗及使用诸如伽马刀或射波刀的立体定向放射外科治疗。考虑到 HPC 易复发和转移的特性，这种积极的治疗很有必要，尤其对于复发或残留肿瘤。再次手术因侵袭性太大，放射治疗提供了一种切实可行的方法。此外，目前其他新的治疗方法正在研发阶段，如抗血管生成治疗等 [32]。

六、放疗适应证

放疗作为 HPC 的 GTR 或 STR 之后的辅助治疗已被广泛接受。通过常规放疗、立体定向放射外科、立体定向放疗等方式，可以消除残存肿瘤，改善局部肿瘤控制。而在肿瘤复发时，再手术和挽救性放疗都是有效的。先前的研究表明，考虑 HPC 的侵袭性，可谨慎选择增加放疗剂量，以进一步提高肿瘤的局部控制和总体生存 [5, 17, 20, 29]。权衡再切除或放疗给患者带来的风险和益处非常重要，神经系统状况、病灶复发部位、先前干预或先前放疗的时机、肿瘤体积和患者意愿等都是需要考虑的因素。同时也应该注意到，放疗是一种局部治疗，它不能预防肿瘤远处转移，后者在初次治疗后即应该积极监测。

七、靶区处方剂量和危及器官耐受量

HPC 剂量 – 反应关系显示至少 50Gy 和超过最佳阈值剂量 60Gy 可以改善局控 [23, 33, 34]。靶区至少要接受 50Gy 剂量（GTV_{50}），MRI T_1 增强部分即是瘤床。对于术后 RT，GTV_{50} 包括瘤床和任何残留的强化结节。外扩 1～2cm 即为 CTV_{50}，其包含了可见的硬脑膜尾征。根据患者的摆位误差和重复性，PTV_{50} 由 CTV_{50} 外扩 3～5mm 构成。对于立体定向放疗，GTV 单次剂量至少为 16Gy[35]。与任何中枢神经系统放疗一样，重要结构属于危及器官，其推荐和最大剂量如下表所示（表 21–1）。

八、急性和晚期放射毒性

放疗急性毒性少见并且较轻（≤ CTCAE Ⅱ级），包括皮肤红斑或脱发。毒性取决于治疗的部位，例如已经报道的 1 例患者鞍区放疗 12 个月后出现垂体功能障碍，但更常见的是放射性坏死 [36]。如果没有刻意避开重要的危及器官，则可能出现脑神经毒性、口干、脊髓毒性等不良反应。

九、预后和预测因素

正如前面所提到的，GTR 能够改善总体的治疗

表 21-1　正常组织剂量限制[a]

结构风险	推荐限量	最大允许限量
晶状体	＜ 5Gy	＜ 7Gy
视网膜	＜ 45Gy	＜ 50Gy
视神经	＜ 50Gy	＜ 55Gy
视交叉	＜ 54Gy	＜ 56Gy
	＜ 8Gy（对于 SRS）	＜ 10Gy（对于 SRS）
脊髓	＜ 45Gy	＜ 50Gy
脑干	＜ 55Gy	＜ 60Gy
	＜ 12.5Gy（对于 SRS）	
耳蜗	＜ 35Gy	＜ 45Gy
	＜ 4Gy（对于 SRS）	＜ 12～14Gy（对于 SRS）

a. 所列限量为最大点剂量

效果而成为 HPC 治疗的首选。与之相比，STR 局部控制较差[33, 34]。值得注意的是，HPC 是一种侵袭性肿瘤，易于复发。研究表明，复发率高达 91%，复发时间可晚至初始治疗后 10 年[1, 19, 35]。由于大多数研究的患者样本数较少，随访时间有限，且治疗方法极为多样化，因此很难确定一致的生存率、复发率和转移率。目前，HPC 患者 1 年、5 年、10 年和 20 年的总生存率分别为 95%、81%、60% 和 23%[21, 34]。局部和远处转移率分别为 14.3%～63.6% 和 11.1%～55%（表 21-2）。神经系统外转移最常见于肝、肺和骨骼[37]。肿瘤分级也是总生存，无复发生存，无转移生存的预测因子。Ⅲ级间变型 HPC 患者的预后相对较差[16, 17, 19, 35]。

虽然并不是所有的研究都表明接受 GTR+ 辅助放疗的患者生存能得到显著改善，一般认为，这种治疗组合在肿瘤局部控制和总体生存方面能够提供最大的获益（表 21-2）。肿瘤病变的位置也可以预测最终结果，颅后窝与非颅后窝 HPC 相比，总生存期更短（中位时间为 10.75 年和 15.6 年）[21, 34]。

由于 HPC 难以控制且易转移，导致世界卫生组织对其重新分类，HPC 需要积极的随访。

十、随访：影像学评估

在最初的治疗干预后、3 个月、6 个月后应复查头颅磁共振，然后每隔 6 个月检查一次。可以评估是否有残余肿瘤需要进一步辅助治疗，评价肿瘤的治疗反应和复发。此外，还应该通过影像学评估常见的转移部位，包括肺和肝。任何神经系统状况发生变化都可能表明肿瘤控制不良。

十一、病例研究

患者为 49 岁男性，诊断为血管周细胞瘤复发。患者 10 年前因为颅内出血而被诊断，随后接受了开颅次全切除术，之后又进行了低于治疗剂量的外放疗，总剂量为 35Gy，分 23 次照射。此后，定期磁共振复查，在初次手术之后的 5 年和 7 年间出现多次复发，并再次手术切除。最近一次复查提示肿瘤进展，颅底 MRI 显示右侧颅中窝肿瘤复发，并逐渐侵犯蝶窦右侧（图 21-2A）。

本次复发之后再次接受手术切除，然后放疗以清除残留的肿瘤细胞（图 21-2B）。手术证实广泛软组织受累，神经及咽鼓管、中耳、耳道、颈动脉和蝶窦受累。肿瘤破坏了右侧中窝底内侧的大部分，肿瘤经颅内向右侧中窝底内侧及蝶窦右侧延伸。瘤床，尤其是术后 MRI 增强区外扩形成靶区，采用 IMRT 技术放疗，总剂量为 60Gy（30 次）（图 21-2B）。

尽管在治疗后的 26 个月，治疗部位影像学上仍保持稳定，但在第 13 个月时发生了肝和肺转移。术后出现复杂的改变：患者右侧面部的大部分和颅底已被切除，并以脂肪为主的移植物代替。手术后蝶窦区域可看到强化，但并不提示疾病进展，对比之前的影像可看出疾病依然保持稳定（图 21-2C）。从这一治疗策略可以看出，术后剂量增加到 60Gy 有助于局部肿瘤控制。

十二、总结

- 血管周边细胞瘤的特点是具有高复发和远处转移倾向的侵袭性表型。
- HPC 治疗干预应包括外科手术和术后辅助放疗（≥ 50Gy）以提高肿瘤局部控制和总体生存率。
- HPC 需要密切随访，以便对疾病的复发或转移进行及时干预。

表 22-1　血管周细胞瘤的主要研究

作者（年份）	患者数	肿瘤	中位随访时间（月，范围）	中位肿瘤体积（cm^3）	中位边界剂量或平均剂量（Gy，范围）	最新随访时肿瘤控制（%）	新的病变（% 患者）	颅外转移（%）	初次诊断后的中位 OS	主要结果
Coffey（1993）[2]	5	11	14.8	7.7	15（12～18）	82	63.6	20	N/A	伽马刀治疗后所有随访影像的肿瘤缩小，笔者建议对那些在最初治疗后复发的肿瘤进行放射治疗
Payne（2000）[26]	10	12	24.8（3～56）	7.6	14（2.8～25）	75	16.7	N/A	N/A	伽马刀治疗导致肿瘤缩小和延迟复发，延长生存期和维持神经功能
Dufour（2001）[23]	17	N/A	60（24～259）	N/A	50	48	29.4	17.6	N/A	术后剂量大于 50Gy 的 X 线放疗降低了局部复发风险
Sheehan（2002）[5]	14	15	21（5～76）	5.1	15（11～20）	80	14.3	29	N/A	伽马刀治疗在 80% 的病变可达到肿瘤控制
Ecker（2003）[19]	15	45	45.6	7.8	16（12～21）	93	N/A	N/A	N/A	高级别 HPC 较低级别复发早（早 6.7 年）
Chang 和 Sakamoto（2003）[38]	8	N/A	44	N/A	20.5（15～24）	75	N/A	N/A	N/A	8 例复发患者接受 X 线放疗，有 6 例肿瘤体积减小
Kim（2003）[20]	31	N/A	77（1～216）	N/A	N/A	61	N/A	13	N/A	全切除后辅以超过 50Gy 的放疗延长局部肿瘤控制，立体定向放射外科在中枢神经系统较小的肿瘤复发和以前放疗过的情况下很有价值
Soyuer（2004）[39]	29	N/A	111.6（2 天～264 个月）	N/A	54（33.4～61.2）	39	N/A	55	N/A	虽然没有发现基于治疗的生存优势，笔者仍然建议 GTR 后辅以 X 线放疗作为一种治疗策略
Kano（2008）[40]	20	29	46	4.5	15（10～20）	72.4	N/A	25	135.5	＞ 14Gy 的周边剂量能改善无进展生存，笔者肯定辅助性立体定向放射治疗的作用，特别是对残留或复发的 HPC 患者
Sun（2009）[41]	22	58	26（5～90）	5.4	13.5（10～20）	65	31.8	13.6	67.6	伽马刀放射治疗对中小体积 HPC 的术后治疗有效，并为复发或残留病灶提供再次治疗的选择
Iwai（2009）[42]	8	13	61（NA）	N/A	15.1（12～16）	100	N/A	N/A	N/A	基于以往的文献以及他们的研究，笔者建议使用 16Gy 的周边剂量以达到长期的肿瘤生长控制
Olson（2010）[29]	21	28	68（2～138）	3.5	17（2.8～22）	82.4	33.3	19	N/A	除了支持放射外科对肿瘤复发的作用，笔者也支持在初次放疗后的进展或复发时再次使用高剂量放疗

（续表）

作者（年份）	患者数	肿瘤	中位随访时间（月，范围）	中位肿瘤体积（cm^3）	中位边界剂量或平均剂量（Gy，范围）	最新随访时肿瘤控制（%）	新的病变（% 患者）	颅外转移（%）	初次诊断后的中位 OS	主要结果
Kim（2010）[43]	9	17	32（7～82）	1	20（11～22）	82.4	52.9	11.1	N/A	使用伽马刀时，高周边剂量（＞17Gy）是局部控制的显著预测因子，没有相关不良事件发生
Rutkowski（2010）[34]	277	N/A	78（1 天～399 个月）	5.36	N/A	43	N/A	27	156	GTR 显示总体生存获益，X 线放疗没有生存获益。放疗＞50Gy 患者，比＜50Gy 患者死亡率增加。作者承认这可能因为存在选择偏倚，这些患者本身更具有侵袭性或情况较差
Rutkowski（2012）[31]	35	N/A	2～408	4.4	N/A	46	N/A	20	194.4	GTR 而非辅助性 X 线放疗在生存优势上均有统计学意义。任何类型的手术加 X 线放疗与单纯手术相比，在改善无复发生存方面均有统计学意义倾向，虽然不太显著
Ghia（2013）[30]	88	N/A	N/A	N/A	N/A	N/A	N/A	N/A	111	GTR 患者 OS 改善（HR=0.28;95%CI 0.11～0.71，P=0.007）。术后放疗改善 OS（HR=0.02,95%CI 0.00～0.31，P=0.005）
Ghia（2013）[33]	63	N/A	N/A	N/A	60（35～66.4）	51	60	N/A	154	术后放疗 LC 增加（HR=0.18，95%CI 0.04～0.82，P=0.027），次全切除 LC 更差（HR=3.06，95%CI 1.34～6.99，P=0.008）。＞60Gy 的患者 LC 改善（HR=0.12，95%CI 0.01～0.95，P=0.045）
Sonabend（2014）[21]	227	N/A	34	5	N/A	N/A	N/A	N/A	N/A	GTR+X 线放疗患者总生存率提高并有统计学意义（HR=0.31，95%CI 0.10～0.95，P=0.040）
Chen（2015）[16]	38	N/A	61（15～133）	4.6	N/A	66	34	13	N/A	低级别肿瘤的总生存，无复发生存，无转移生存增加。GTR 之后辅助放疗与较长的总生存和无复发生存相关，但没有影响无转移生存时间
Cohen-Inbar（2016）[35]	90	133	59（6～183）	4.9	14（12～16）	55	27.8	24.4	N/A	周边剂量＞16Gy 是肿瘤局控的显著预测因子。Ⅲ级肿瘤是肿瘤局控较差的预测因子
Kim（2017）[17]	18	40	71.8（3.3～153.3）	1.2	20（13～30）	80	44.4	38.9	225.7	伽马刀治疗在复发或进展的颅内病变中可重复使用。颅内外转移较常见于高级别 HPC

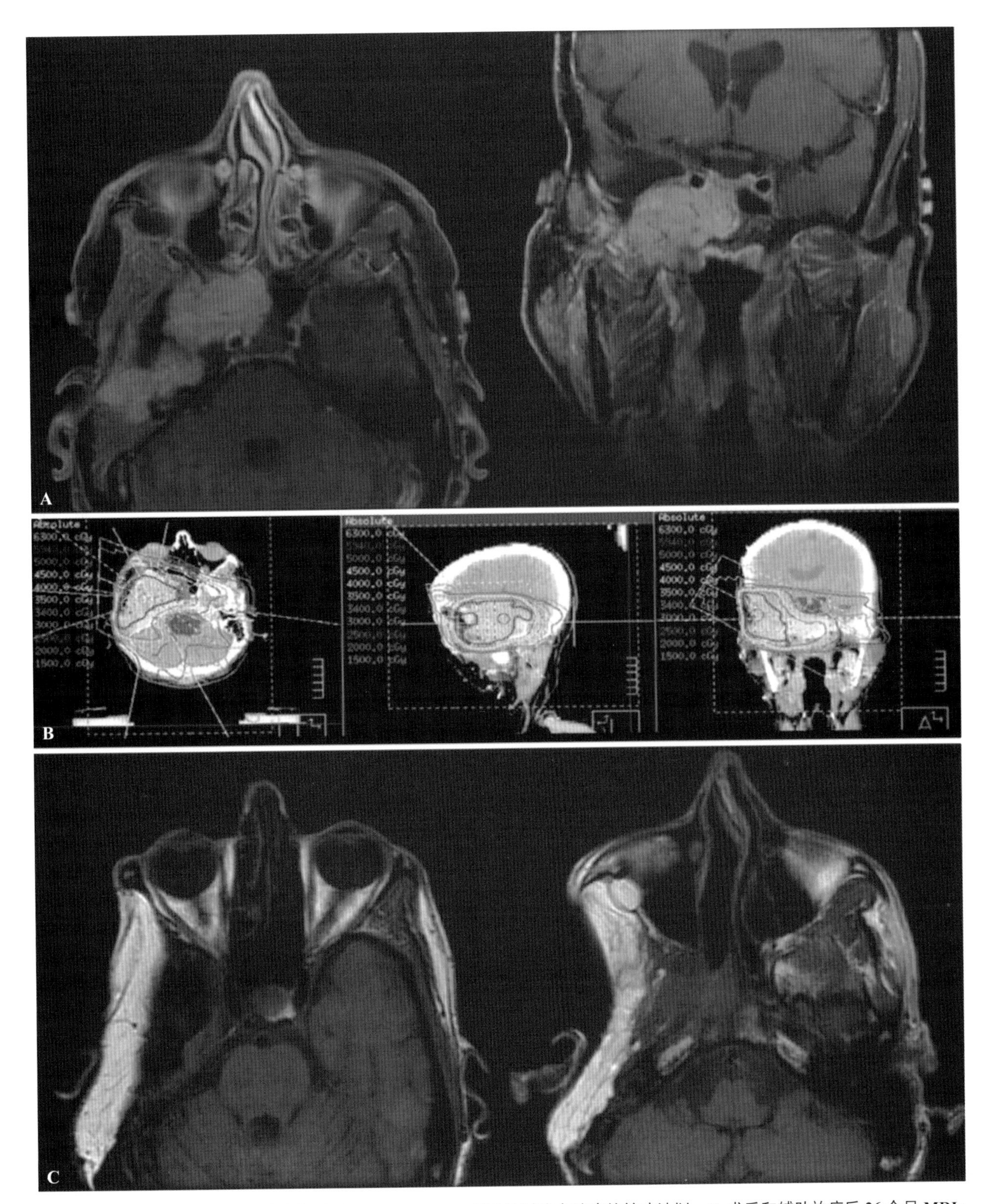

▲ 图 21-2　**A.** 术前 **MRI** 显示右侧颅中窝 **HPC**；**B. HPC** 术后针对残余肿瘤的放疗计划；**C.** 术后和辅助放疗后 **26** 个月 **MRI**：显示无局部复发

本章自测题

1. 可以明确血管周细胞瘤诊断的结果是（　　）。
A. CT 表现为高密度病变，增强后强化不均匀
B. MRI 的 T_1、T_2 等信号，强化不均匀
C. 免疫组化分析显示圆形到纺锤形细胞层和鹿角状薄壁血管
D. 免疫组化染色呈现波形蛋白、CD34 和上皮膜抗原均为阳性

2. 血管周细胞瘤若要达到最佳的局部肿瘤控制，根本治疗方法是（　　）。
A. 手术切除后辅以化疗
B. 化疗后辅以放疗
C. 手术切除后辅助放疗
D. 单纯放疗
E. 单纯化疗

3. 以下最能降低血管周细胞瘤的局部复发风险的平均剂量是（　　）。
A. 20Gy
B. 30Gy
C. 40Gy
D. 60Gy

4. 在最初的治疗后，血管周细胞瘤的有效随访策略是（　　）。
A. 每 3～6 个月随访 1 次头颅 MRI
B. 每 3～6 个月随访 1 次头颅 MRI，影像学检查肺、肝转移情况
C. 随访头颅 1～2 年
D. 首次干预后 3 个月随访头颅 MRI，以后每年随访 1 次

5. 关于血管周细胞瘤放疗的说法，下列正确的一项是（　　）。
A. 术后放疗有一定的改善局部控制的作用
B. 术后放疗可减少远处复发
C. 术后放疗在改善局部肿瘤控制方面效果不明显
D. 建议在术前进行新辅助放疗以获得最佳的局部肿瘤控制
E. 与手术相比，单纯放疗能提高生存率，可作为基本的治疗策略

答案
1. C　2. C　3. D　4. B　5. A

第22章 血管母细胞瘤立体定向放射外科

Stereotactic Radiosurgery for Hemangioblastomas

Paul Y. Windisch　Erqi L. Pollom　Scott G. Soltys　著

学习目标

- 描述血管母细胞瘤流行病学、病理学及影像学表现。
- 强调散发性和家族性血管母细胞瘤之间的差异。
- 回顾大脑和脊柱血管母细胞瘤不同治疗方案：观察、手术、放射治疗和放射外科治疗。
- 回顾已发表的文献有关上述治疗方案的肿瘤控制效果和毒性。
- 详细描述立体定向放射外科靶区勾画、剂量选择和危及器官限量。

一、流行病学背景

血管母细胞瘤是中枢神经系统罕见的良性血管性肿瘤，年发病率为0.17/10万，占所有报道脑肿瘤0.8%[1]。血管母细胞瘤发病没有性别倾向或其他已知的非遗传风险因素，呈散发性或与von Hippel-Lindau（VHL）疾病有关。大约20%血管母细胞瘤发生于VHL患者，80%VHL患者在疾病进展阶段发展成血管母细胞瘤[2, 3]。散发性血管母细胞瘤患者通常在40—50岁被诊断，然而VHL相关的血管母细胞瘤发生在较年轻的患者，平均诊断年龄30岁[4]。儿童血管母细胞瘤极为罕见，大多数病例发生在15岁以上的青少年[5]。

二、危险因素与家族性综合征

虽然血管母细胞瘤没有已知的环境风险因素，但其与VHL有很强的相关性。VHL是一种常染色体显性疾病，由3号染色体上肿瘤抑制基因*von Hippel-Lindau*突变引起，发生率约为1/36 000。20%VHL病例没有家族史，由新生突变引起的[6]；剩下的80%则具有已知的家族联系。*VHL*基因属于肿瘤抑制基因，负责调节乏氧诱导因子1α（HIF1α）。如果*VHL*基因突变，则它不能完成这个功能，HIF1α与HIF1β结合，导致一些基因的转录增加，包括VEGF和其他几种生长因子[7]。临床上，VHL综合征表现为肾细胞癌和肾囊肿、视网膜血管瘤、嗜铬细胞瘤、胰腺病变（如囊肿）、内淋巴囊肿瘤、附睾囊肿及脑和脊髓血管母细胞瘤[8]。

大约20%VHL相关血管母细胞瘤患者具有一种以上肿瘤。多个散发性血管母细胞瘤非常罕见，两个或两个以上血管母细胞瘤（或任何其他VHL相关的肿瘤）的存在提示VHL家族史[6, 9]。因此，新诊断的血管母细胞瘤患者除了筛查最常见的VHL相关肿瘤（如视网膜血管瘤、腹部肿瘤和嗜铬细胞瘤）外，还应进行*VHL*基因检测[4]。基因检测可以包括对血液样本中的DNA进行*VHL*基因测序，其灵敏度和特异性接近100%[9]。虽然并非所有的血管母细胞瘤都与*VHL*基因突变有关，但在一个32例散发性血管母细胞瘤的系列研究中，78%肿瘤显示*VHL*基因失活，支持了其在血管母细胞瘤形成中的重要性[10]。尽管被认为是良性肿瘤，但未能控制的血管母细胞瘤可能会危及生命。在 152 例 VHL 患者中，41% 患者死于血管母细胞瘤疾病进展，47% 死于肾细胞癌，两者占总死亡 88%[6]。

三、症状

血管母细胞瘤引起的症状取决于肿瘤位置。脊柱区域病变通常伴有感觉障碍，其次是疼痛和运动症状和体征[11, 12]。在脑部区域，则表现为小脑症状，如共济失调或失衡，头痛更常见，但也有面部麻痹、头晕和复视的症状报道[13, 14]。

四、诊断

血管母细胞瘤是血管来源的良性肿瘤，根据世界卫生组织分类系统属于 I 级间质非脑膜肿瘤[15]。肉眼上看，血管母细胞瘤表现为黄色或红色、界限清楚的肿瘤，可以是实性或具有囊性成分。组织学上，大的空泡化基质细胞伴随着大量的血管细胞。由于肿瘤中有大量血管，也可以看到肿瘤内出血。由于这些特征也可能见于肾细胞癌形成的转移灶，因此可能需要免疫组化来区分这两者。上皮标志物和 CD10 在肾细胞癌中呈阳性，在血管母细胞瘤中呈阴性，而 D2-40 和抑制素 α 则相反。

尽管需要组织病理学来明确诊断血管母细胞瘤，但影像学上肿瘤特征高度提示了诊断。血管母细胞瘤通常是 T_1 等信号，T_2 高信号，并且通常被水肿、囊肿或空洞包围。较小肿瘤往往比大的肿瘤更均质。肿瘤位置也有助于诊断，因为大多数肿瘤发生在颅后窝（脑干 + 小脑）和软脊膜表面[12]。由于一些血管母细胞瘤显示肿瘤内出血，因此可以在 GRE 序列中观察到低信号强度的含铁血黄素沉积物[16]。除 MRI 外，血管造影和栓塞可在手术计划中发挥作用[12]。

五、多学科治疗

一旦确诊，血管母细胞瘤治疗选择包括观察、手术切除、放射外科和放疗。许多血管母细胞瘤显示出具有长期静止的双相生长模式，仅存在无症状病变并不是治疗的指征[17, 18]。临床上决定是否及如何治疗患者的考虑因素包括肿瘤大小、生长速率、解剖位置、神经系统缺陷的存在，以及是否散发或与 VHL 相关。例如，患有 VHL 相关肿瘤的患者，其更可能是多发性和体积小于散发性血管母细胞瘤，可能更多获益于 SRS，因为它们不再需要重复外科手术。相反，较大或伴有囊肿的肿瘤，则需要手术切除以消除占位效应或水肿。然而，由于自然病程研究仅包括 VHL 患者，因此没有关于散发性和 VHL 相关的血管母细胞瘤之间生长速率差异的数据[17, 18]。症状通常不是由肿瘤本身的大小引起的，而是由肿瘤相关的囊肿和瘤周水肿或脊髓空洞引起的。虽然实际肿瘤大小可能保持稳定，但患者可能因为相关囊肿增大而出现症状[17]。

六、等待观察处理

囊肿发生率和生长速率随着肿瘤的大小而增加。在一项关于未经治疗的 VHL 相关血管母细胞瘤的自然病史研究中，Wanebo 等随访了 160 例患者，中位随访期 39 个月。他们发现，虽然在此期间只有 44% 的肿瘤生长，但有 67% 囊肿增大。他们的研究未能提供何时应该开始治疗的生长率或肿瘤大小阈值[17]。然而，Ammerman 等随访了 19 例患者共 143 个肿瘤，平均随访 12.4 年，研究提示了初始肿瘤大小阈值和生长速率，这些指标与肿瘤的有症状生长相关。作者认为可以在下列阈值之前预防性治疗无症状患者：小脑肿瘤生长速度大于 112mm^3/个月；或肿瘤大小大于 69mm^3 且生长速度大于 14mm^3/个月（对有症状的进展具有 100% 敏感性和 72% 特异性）；脑干肿瘤大于 245mm^3，生长速度大于 0.1mm^3/个月（75% 敏感性，89% 特异性）；脊髓肿瘤大于 22mm^3（79% 敏感性，94% 特异性）[18]。

主动监测是无症状血管母细胞瘤的一种选择，通常每隔 6～12 个月进行 MRI 检查，具体取决于肿瘤和囊肿的大小、水肿是否存在及与危及结构的距离，并考虑在出现症状或影像学进展前进行治疗。

七、外科处理

如果肿瘤可以肉眼完全切除，则手术切除通常有超过 85% 的肿瘤局部控制率。手术切除适用于因占位效应或水肿而具有症状的肿瘤，或者为了获得组织学确诊，或者针对大的无症状或伴有囊肿的肿瘤，因为 SRS 治疗这些肿瘤会降低局部控制率[19]。一般而言，与 SRS 相比，手术患者有更多治疗后并发症，但也可能由于两者间明显的选择偏倚引起，因为 SRS 组与手术切除组相比，纳入了更多的小体积和无症状肿瘤患者[12, 20-22]。

一项平均随访时间 5.9 年，共纳入 44 例 77 个脑干血管母细胞瘤患者的手术研究显示，肿瘤局部控制率 100%。术后并发症发生率 33%，其中 89% 患者在 6 个月内出现神经功能改善。尽管研究发现，手术切除对于血管母细胞瘤的局部控制效果与其他颅内肿瘤同样良好，但是手术并发症的风险似乎更高：Lonser 等的一项研究中，44 例 86 个血管母细胞瘤患者接受了 55 次手术，60% 患者术后出现神经系统损伤，9% 患者为永久性损伤，仅有 7% 患者术后状态较术前有所改善。此外，研究中还出现了 5 例脑脊液漏，2 例伤口感染，1 例无菌性脑膜炎，1 例因心脏相关原因死亡。该项研究还发现，肿瘤体积较大（＞ 500mm^3）或肿瘤位于腹侧或腹外侧位置，以及就诊时就出现神经系统受损症状，这些因素预示较差的预后[22]。由于解剖学原因，不论接受何种治疗，脊髓血管母细胞瘤发生并发症的风险都较高，然而一些研究中出现手术并发症的提示非手术治疗（如 SRS）在脊髓血管母细胞瘤的治疗中具有一席之地，特别是对于一些无症状的病变。

八、放疗指征

虽然手术切除仍然是血管母细胞瘤的根治性治疗方法，特别是散发性或体积较大及囊性的血管母细胞瘤。放射治疗在其他良性肿瘤中取得了安全成功的治疗经验，以此类推，常规分割外照射放疗（EBRT）或 SRS 也可以作为治疗血管母细胞瘤的手段。

历史上，早期的 SRS 技术是基于框架固定的，并不用于治疗脊髓血管母细胞瘤。因此，不可手术的患者多接受 EBRT。然而，早期使用较低剂量的 EBRT 经验表明，长期局部控制较差。因此，EBRT 对血管母细胞瘤的作用存在争议，直到有报道显示大于 50Gy 的治疗剂量可使患者的无病生存期从 67 个月延长到 129 个月[23]。最新一个 31 例脑和脊髓肿瘤的 EBRT 研究发现，VHL 相关肿瘤 50～55.8Gy 放疗的 5 年无病生存率为 80%。接受同等剂量的散发性肿瘤患者 5 年无病生存率仅 48%[24]。

图像引导、治疗计划和实施系统的进展使得基于非框架的 SRS 得以开展，SRS 治疗血管母细胞瘤的数据也越来越多（表 22-1）。与 EBRT 相比，SRS 可对肿瘤实施消融剂量，同时通过靶区周边剂量快速跌落使得正常组织的受照剂量最小化。最近的系列研究表明，SRS 不仅具有高局部控制率（5 年局部控制率＞ 90%，10 年局部控制率＞ 80%），同时 SRS 后并发症风险也较低[3, 26, 31]。Kano 等报道的最大系列研究回顾了颅内血管母细胞瘤患者 186 例 SRS 治疗，5 年局部控制率 89%，10 年 79%。7% 患者出现不良放射反应，其中 1 例死亡[13]。Pan 等的一项研究中，SRS 治疗了 28 例患有 46 个脊髓血管母细胞瘤的患者。5 年局部控制率 92%，无放射不良反应出现[31]。由于 VHL 患者通常随着时间会出现多个肿瘤，SRS 对他们来说是一种很有吸引力的治疗选择，SRS 可以使患者免于重复手术[31]。与 EBRT 相似，SRS 控制 VHL 相关的血管母细胞瘤效果比散发性血管母细胞瘤更好[13, 26]。

尽管回顾性报道一直提示 SRS 具有良好的局部控制效果，但一项小型前瞻性观察研究显示其治疗结果较差[2]。在这项研究中，20 例患者 SRS 治疗，平均剂量 18.9Gy。5 年、10 年和 15 年局部控制率分别仅 83%、61% 和 51%，笔者得出结论，SRS 仅适用于不可手术切除的病变。然而，此项目的在多个中心进行，入组时期很长，并且没有报道计划中的剂量评估细节。现代成像技术和剂量学下的研究可能会带来更好的长期预后。

九、靶区勾画

SRS 系列研究一直没有报道详细的 GTV 定义。笔者的工作中，如果肿瘤伴有大的囊肿使得剂量学结果不理想或放射不良反应风险增加，则只把肿瘤结节勾画为 GTV。这种方法是基于手术方法外推而来：切除单独的壁结节（而不是整个囊性结构）可以实现持久的局部控制[35]。以这种方式限制靶区体积可以改善剂量递增的安全性，从而进一步改善 SRS 结果。对于较小的混合实体 / 囊性病变，包含

表 22-1　关于血管母细胞瘤观察、手术、外照射放疗或立体定向放射外科治疗的肿瘤局部控制的文献综述

引　用	脑 vs. 脊髓（%）	患者数	肿瘤个数	VHL 相关患者百分比	治疗	总剂量（Gy）	中位 / 平均肿瘤体积（cm^3）	中位 / 平均随访时间（个月）	局部控制率					毒　性	备　注
									大　致	3 年	5 年	10 年	15 年		
Kano（2015）[13]	100% 脑	186	517	43%	SRS	17.7Gy（VHL）和 16.1Gy（散发性）（8～31.4Gy）	中位：$0.2cm^3$；VHL$0.7cm^3$；散发性（0.01～$39.5cm^3$）	中位：115（6～240）		VHL：95% 散发性：87%	VHL：93% 散发性：81%	VHL：82% 散发性：75%		13 例（7%）发生 ARE；1 例发生 V 级毒性	VHL 的局部控制优于散发性
Puataweepong（2014）[25]	100% 脑	14	56	64%	SRS	中位剂量 20Gy（1～5 次）	$0.26cm^3$（0.026～$20.4cm^3$）	中位：24（11～89）		88%（2 年）	73%（6 年）			未报道	
Hanakita（2014）[26]	100% 脑	21	57	67%	SRS	中位剂量 18Gy（14～20Gy）	中位：$0.13cm^3$（0.004～$9.5cm^3$）	中位：96（3～235）			VHL：97% 散发性：67%	VHL：83% 散发性：44%		14%ARE（1 年之内都逆转）	
Selch（2012）[27]	100% 脊髓	9	20	56%	SRS	12～14Gy	中位：$0.72cm^3$（0.08～$14.4cm^3$）	中位：51（14～86）			90%（4 年）			无	
Daly（2011）[28]	100% 脊髓	19	27	74%	SRS	20～22Gy（1～3 次）	中位：$0.16cm^3$（0.06～$9.80cm^3$）	中位：33.7（6.6～84.0）		86%				3 例（2 例 I 级，1 例 II 级）	
Sayer（2011）[29]	100% 脑	14	26	50%	SRS	18Gy（10～25Gy）	中位：$1.1cm^3$（0.08～$9.02cm^3$）	中位：36（6～144）			74%	50%		未报道	

（续表）

引 用	脑 vs. 脊髓（%）	患者数	肿瘤个数	VHL 相关患者百分比	治疗	总剂量（Gy）	中位 / 平均肿瘤体积（cm^3）	中位 / 平均随访时间（个月）	局部控制率					毒 性	备 注
									大 致	3 年	5 年	10 年	15 年		
Karabagli（2010）[30]	100% 脑	13	34	54%	SRS	15.8Gy（12～25Gy）	中位：$0.22cm^3$（0.0005～$0.91cm^3$）	均值：50（24～116）	100%（最后一次随访）					无	
Asthagiri（2010）[2]	89% 脑 vs. 11% 脊髓	10	44	100%	SRS	18.9Gy（12～24Gy）	中位：$0.03cm^3$（0.01～$0.4cm^3$）	中位：96（36～211）		91%（2 年）	83%	61%	51%	无	SRS 后进展平均时间：5.9 年
Pan（2017）[31]	100% 脊髓	28	46	50%	SRS	21.6Gy（15～35Gy）/ 1～5 次	中位：$0.264cm^3$（0.025～$70.9cm^3$）	均值：54.3（3～157）			92%			无	
Li（2016）[21]	100% 脊髓	25	29	64%	手术		未报道	中位：21.3	100%（最后一次随访）					4%	
Mandigo（2009）[12]	100% 脊髓	15	18	未报道	手术		未报道	中位：31（15～72）						20%	
Lonser（2003）[22]	100% 脊髓	44	86	100%	手术		未报道	均值：44						60% 急性；9% 永久性	
Wind（2011）[32]	100% 脑	44	71	100%	手术		中位：$0.9cm^3$（0.01～$7.2cm^3$）	均值：71（12～250）						20% 急性，2% 永久性	

（续表）

引用	脑 vs. 脊髓（%）	患者数	肿瘤个数	VHL 相关患者百分比	治疗	总剂量（Gy）	中位 / 平均肿瘤体积（cm^3）	中位 / 平均随访时间（个月）	局部控制率					毒性	备注
									大致	3 年	5 年	10 年	15 年		
Wu（2013）[20]	100% 脑	11	11	?	手术		28.5cm^3	中位：41（2～91）	100%（最后一次随访）					45%	
Lonser（2014）[33]	64% 脑 vs. 36% 脊髓	225	最初 1921，最后估计 2336	100%	观察		人均中位肿瘤总体积 0.182（0.012～1.919）cm^3	均值：83（25～108）	51%（最后一次随访）						49% 的总体增长；其中跳跃型（72%），线性（6%），指数型（22%）
Simone（2011）[34]	未报道	7	84	100%	EBRT	脑：44.2Gy（43.2～45.0Gy）；脊髓：44.1Gy（37.5～51.6Gy）	均值：3.59cm^3（0.02～22.15cm^3）	中位：73.8（40.3～155.6）							
Koh（2007）[24]	71% 脑 vs. 29% 脊髓	18	31	28%	EBRT	50.0～55.8Gy		中位：61（1～174）						44% Ⅰ级	VHL 结局优于散发性
Smalley（1990）[23]	100% 脑	27	27	22%	EBRT	＞ 50Gy 或 ＜ 50Gy	未报道	中位：99				＞ 50Gy：80% ＜ 50Gy：30%		4% 脑病	

囊肿不会显著改变治疗靶区，整个囊肿应可以包括在靶区中。

十、放射处方剂量和重要正常组织的耐受剂量

由于较大或有症状的肿瘤通常通过手术切除，因此 SRS 研究中的肿瘤通常较小，中位体积范围 0.03～1.1cm^3（表 22–1）。报道的 SRS 剂量差异很大，主要因为局部控制与毒性之间的矛盾（表 22–1），单次中位剂量范围为 12～31Gy。Hanakita 等报道了 57 例经 SRS 治疗的颅内血管母细胞瘤，5 年和 10 年控制率分别为 94% 和 80%，剂量＞ 18Gy 对肿瘤控制没有显著影响[26]。尽管在该研究中没有看到明显的剂量反应，但是当常规放疗剂量＜ 50Gy 时局部控制不佳，显示还有剂量递增的机会[23]。因此，在作者单位，最大直径小于 1.5cm 的颅内肿瘤通常接受 18～22Gy 剂量治疗，类似于在 RTOG 9005 中的脑转移接受的较高剂量，而不是典型的良性肿瘤剂量 13～16Gy。较大的肿瘤单次 16Gy 或用低分次 SRS 治疗至相似的等效剂量。

在脊髓照射中，SRS 毒性更受人关注。Daly 等唯一详细报道了 SRS 治疗脊髓血管母细胞瘤的剂量学分析和结果[28, 36]。SRS 中位单次剂量 20Gy 的 27 例脊髓血管母细胞瘤的回顾分析显示，3 年局部控制率 86%。值得注意的是，本研究中 30% 患者曾先前尝试过手术切除并接受了残留或复发性肿瘤的治疗。尽管报道的脊髓剂量（中位最大剂量 22.7Gy），最高达 30.9Gy，但无Ⅱ级或更高的神经系统不良反应的概率高达 96%。虽然 RTOG 0631[37] 规定的典型脊髓限制剂量为 14Gy（0.03cm^3），而在其他脊髓转移的研究系列中常规高于此剂量[38]。

在笔者所在机构中，较小脊髓血管母细胞瘤通常采用单次 16Gy 治疗，根据 RTOG 0631 及先前已报道过的临床安全限值[38] 将脊髓的剂量限制在 10Gy 以上，剂量体积不超过 0.35cm^3。虽然我们不提倡使用回顾性报道中的更高剂量[36]，但这些数据突出了人类脊髓对 SRS 治疗时的部分靶区的真正耐受剂量尚不清楚。进一步的数据可能提示人类脊髓耐受可能与动物数据类似[39]，出现脊髓损伤的 5% 和 50% 风险分别发生在最大剂量为 18.2 和 20.0Gy 时。

十一、放射毒性：立体定向放射外科及放射不良反应

回顾性研究很容易漏报治疗的不良反应，SRS 治疗血管母细胞瘤的放射不良反应发生率为 0%～20%，处于 SRS 治疗任何肿瘤的范围内（表 22–1）。大多数报道的不良反应是可逆的。SRS 后的Ⅴ级放射不良反应[13] 和 EBRT 后的放射性坏死[24] 情况也有报道。鉴于大多数接受 SRS 治疗的脊髓血管母细胞瘤体积小，SRS 体积剂量学不适合用于正式的传统正常组织并发症概率（NTCP）的建模[36]。另外，较小体积受照靶区的脊髓可以耐受超过单次 14Gy 的典型限制剂量。

十二、预后因素

散发性血管母细胞瘤全切术后预后非常好。与 VHL 相关的血管母细胞瘤患者，因它们通常会产生新的病变，故而在临床上表现更差[15]。

据报道，SRS 的 5 年肿瘤控制率高达 90%（表 22–1），对于体积更小，实体或与 VHL 相关的患者，肿瘤控制率更高[26, 31]。一般来说，女性、年龄小、KPS 评分高、肿瘤个数少、无神经系统症状与生存延长相关[3]。

十三、随访

临床和影像学随访建议取决于患者是否伴有 VHL。在大多数研究中，首次 MRI 随访应在治疗后 3～6 个月，随后每 6～24 个月影像随访，这取决于是否还有其他未经治疗的肿瘤或症状需要随访观察及接受治疗的时间。

对于 VHL 相关的血管母细胞瘤，监测应包括每年的全脑全脊髓 MRI、腹部超声检查或 MRI、听力测定及视网膜血管瘤和嗜铬细胞瘤筛查（动态检测肾上腺素）[4, 31, 40]。

十四、结论

鉴于血管母细胞瘤的罕见性，SRS 治疗经验仅限于小的回顾性单一机构的研究。由于肿瘤位置、大小、SRS 剂量和研究随访的异质性，比较这种治

疗方式与手术效果和毒性结果很困难。然而，迄今为止新呈现的数据表明 SRS 治疗脊柱和颅内血管母细胞瘤能有效控制局部肿瘤，不良反应风险可接受，这对于 VHL 患者而言可能是一种特别有吸引力的治疗选择，否则需要在一生中多次接受开放手术。展望未来，为血管母细胞瘤建立一个全国性的前瞻性登记库，使得标准化收集详细的治疗和结果数据成为可能。需要更长期的随访和更好地报道局部控制和不良反应结果，以优化 SRS 参数并充分发挥 SRS 治疗血管母细胞瘤中的潜力。

十五、病例研究

文中（图 22–1）显示了 1 例代表性治疗计划。1 例 24 岁男性 VHL 患者患有脑和脊髓血管母细胞瘤，之前接受了 4 次脊柱外科手术切除术。L_1 左外侧 5mm 大小缓慢进展的血管母细胞瘤虽然没有症状，但他仍要求接受脊柱立体定向放射外科，因为他不希望进一步的开放手术干预。通过造影增强后 CT 和 MRI 确定了 L_1 血管母细胞瘤（红色轮廓），并用单次 16Gy 至 80% 等剂量线（绿色等剂量线）（图 22–1A 和 B）。虽然脊髓（黄色轮廓）最大剂量 17.5Gy，但 10Gy（青色等剂量线）所包围的脊髓容量仅 $0.21cm^3$，脊髓剂量 13.9Gy（$0.03cm^3$），符合 RTOG 0631 的部分体积剂量限制要求。7 年后的随访成像（图 22–1C）证实局部得到控制，无毒性反应。

十六、总结

- 血管母细胞瘤是颅后窝和脊髓的罕见良性血管瘤。
- 主动监测、神经外科切除和立体定向放射外科是血管母细胞瘤最常见的治疗选择。
- 血管母细胞瘤患者应接受 VHL 基因检测并筛查相关肿瘤。

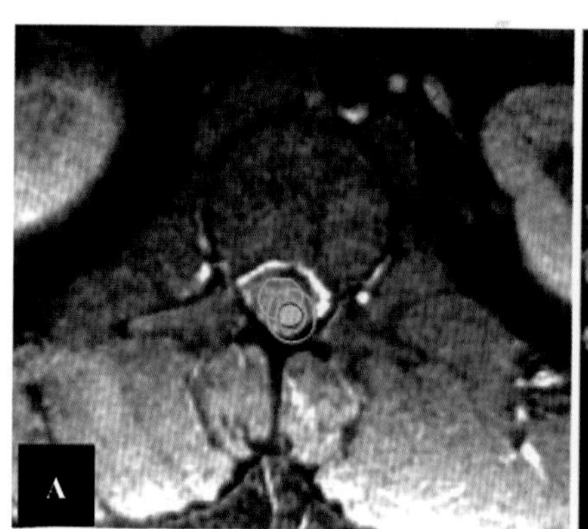

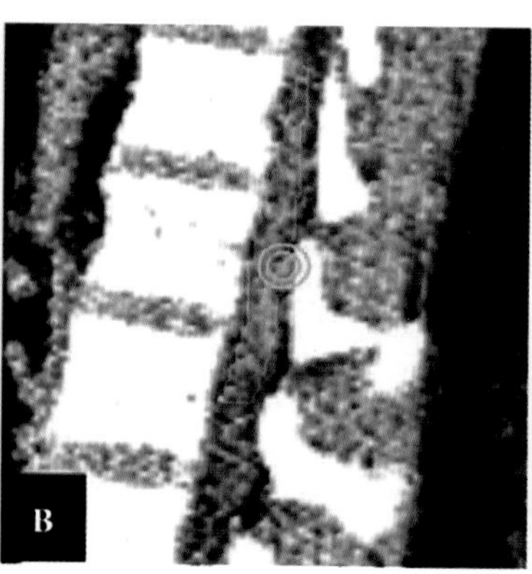

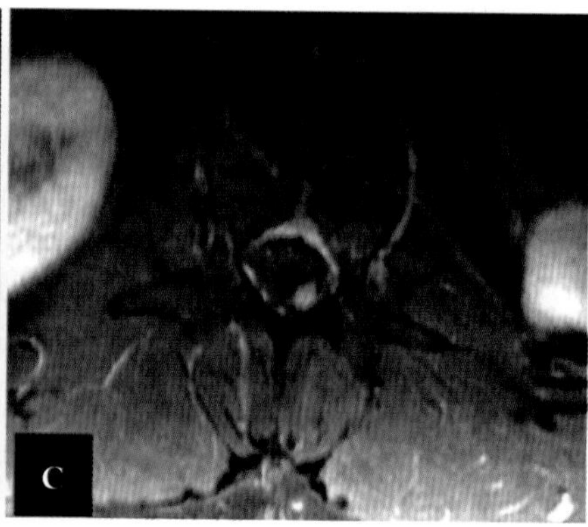

▲ 图 22–1 病例研究中脊髓血管母细胞瘤的代表性治疗计划

本章自测题

1. 在 20% 病例中，血管母细胞瘤与之相关的家族性疾病是（　　）。

A. 神经纤维瘤病 1 型

B. von Hippel–Lindau 病

C. Li–Fraumeni 综合征

D. MEN–2

2. 以下不是血管母细胞瘤常见位置的是（　　）。
A. 大脑
B. 小脑
C. 脊髓
D. 脑干

3. 以下不是血管母细胞瘤常见选择的是（　　）。
A. SRS
B. 手术
C. 全身化疗
D. 分次放疗

4. 以下陈述错误的是（　　）。
A. 女性血管母细胞瘤患者与更高生存率相关
B. 血管母细胞瘤 SRS 后的不良放射反应率似乎高于其他良性肿瘤
C. 血管母细胞瘤占比不到 5% 脑部肿瘤
D. SRS5 年局部肿瘤控制率通常为 80% 或更高

5. 以下通常与 VHL 无关的肿瘤是（　　）。
A. 胃肠道间质瘤
B. 视网膜血管瘤
C. 嗜铬细胞瘤
D. 血管母细胞瘤

答案
1. B　2. A　3. C　4. B　5. A

第23章

NF2相关肿瘤和恶性周围神经鞘瘤

NF2-Related Tumors and Malignant Peripheral Nerve Sheath Tumors

Timothy D. Struve　Luke E. Pater　John Breneman　著

学习目标

- 掌握NF2相关的遗传因素。
- 描述NF2患者中发病率增加的中枢神经系统肿瘤。
- 描述NF2和非NF2患者中枢神经系统肿瘤的流行病学差异。
- 讨论NF2和非NF2患者中枢神经系统肿瘤治疗决策的差异。
- 描述NF2和非NF2患者中枢神经系统肿瘤疗效和预后差异。
- 描述恶性外周神经鞘膜瘤（MPNST）的治疗和预后。
- 讨论放射治疗在MPNST治疗中的作用。

一、背景

NF2是由22号染色体上*NF2*基因突变引起的多发性肿瘤综合征[1]。该病症首次描述于1822年，患者同时有颅骨、硬脑膜、颅内肿瘤及耳聋[2]。该病最初被认为与NF1有关，直到1987年研究者发现了22号染色体的*NF2*基因，才将其与NF1相区分[3, 4]。NF2患者易发生前庭神经鞘瘤（双侧发病为特征）、非前庭神经鞘瘤、脑膜瘤、脊髓室管膜瘤、星形细胞瘤、神经纤维瘤及非肿瘤病症，如青少年白内障、视网膜前膜、视网膜错构瘤和皮肤病变[1]。年轻患者的多发肿瘤病变给放射肿瘤学家提出了特殊的挑战。

二、流行病学

NF2在新生婴儿中发生率为1/25 000。7%前庭神经鞘瘤患者可能患有NF2，并且患者年龄越小风险越高[1, 5]。NF2显示出广泛的表型变异性，患者在60岁时外显率接近100%[6]。

三、风险因素和遗传学

NF2源于22号染色体q12上抑癌基因*NF2*的显性突变。该突变影响69kDa蛋白质产物merlin（moesin-ezrin-radixin-like蛋白），也称为神经膜蛋白（schwannomin）。merlin通过几个中间步骤起作用，最终调节磷酸肌醇-3激酶（PI3K）和丝裂原活化蛋白激酶（MAPK）信号通路，调节细胞生长、蛋白质翻译和细胞增殖[1]。

大约一半患者以常染色体显性遗传方式获得一个突变基因，另一半患者发生体细胞突变。肿瘤形成是易感靶器官中野生型*NF2*等位基因功能丧失的结果，即“双击假说”。通过体细胞突变发展NF2的患者将表现出体细胞镶嵌现象，疾病表型较为温和[1]。如果NF2相关肿瘤主要位于身体的一侧，则多为体细胞镶嵌[5]。

虽然 NF2 表现出广泛的表型变异性，但同一家族的 NF2 表型通常是相似的[1]。这种家族间表型异质性与 *NF2* 基因的不同突变有关。NF2 无义或移码突变导致蛋白质截短与严重表型相关，而错义突变和框内缺失或大片段缺失与轻度表型相关[1, 7, 8]。

四、临床表现

NF2 患者通常在 30—40 岁时因前庭神经鞘瘤表现出听力受损。儿童患者则更常出现视觉和皮肤表现，发生脊髓肿瘤或其他颅内非前庭肿瘤[1]。

五、诊断和筛查

NF2 依靠临床诊断，NF2 突变并非必要的诊断标准，目前最广泛使用曼彻斯特标准（表 23-1）。

表 23-1　曼彻斯特 NF2 诊断标准，患者必须具有初步发现以及一个或多个相关的其他发现

初步发现	诊断所需要其他发现
双侧前庭神经鞘瘤	• 无
NF2 家族史	• 单侧前庭神经鞘瘤或两种 NF2 相关病变（脑膜瘤、胶质瘤、神经纤维瘤、神经鞘瘤或白内障）
单侧前庭神经鞘瘤	• 另外两种 NF2 相关病变（脑膜瘤、神经胶质瘤、神经纤维瘤、神经鞘瘤或白内障）
多发性脑瘤	• 单侧前庭神经鞘瘤或另外两种 NF2 相关病变（胶质瘤、神经纤维瘤、神经鞘瘤或白内障）

数据来自参考文献 [1, 9]

NF2 相关肿瘤或有家族遗传病史的患者应从小开始筛查。严重受影响的家庭至少从 10—12 岁开始筛查头部和脊柱 MRI。对于小于 20 岁的患者，每 2 年进行 1 次 MRI；大于 20 岁的患者，每 3 年进行 1 次 MRI。一旦发现肿瘤，应该进行年度随访，直到确定肿瘤生长速度[1, 9]。除了 MRI 筛查，患者应该在婴儿期开始眼科、神经和听力检查。

六、NF2 相关肿瘤

虽然 NF2 相关肿瘤也可散发，但放射肿瘤学家必须了解这些肿瘤在 NF2 中的显著特征及其作为 NF2 综合征的一部分发展时使用的不同管理方法。

七、前庭神经鞘瘤（VS）

（一）流行病学

双侧 VS 是 NF2 综合征的显著特征，发生于 90%～95% 的 NF2 患者[1]。与散发肿瘤相比，NF2 相关 VS 表现出不同的临床特征。散发性 VS 倾向起源于前庭蜗神经的下前庭部分，而在 NF2 中多源于上部分支[5, 10-12]。NF2 相关 VS 的发病年龄小于散发患者。肿瘤通常表现出多叶生长模式，并且更接近脑神经[13]。

NF2 相关 VS 的增长速度在文献中变化很大，但是年轻患者的增长率似乎有增加趋势[14]。House Ear Institute 的研究人员报道了 84 例 NF2 相关 VS 的自然史。他们发现肿瘤大多数呈线性增长，平均增长率为 1.3～1.9mm/ 年[15]。Dirks 等发现大约一半的患者会表现出增长和静止为特征的交替模式。在平均 9.5 年的随访期内，他们观察到每年的整体生长速度约为 $0.6cm^3$[16]。虽然肿瘤体积似乎与听力损失程度相关，但听力损失的速率似乎与肿瘤生长无关[17-19]。

（二）诊断

前庭神经鞘瘤在 MRI 上具有特征性表现，在 T_1WI 呈等信号或低信号，增强扫描明显强化。肿瘤通常是实性和结节状，部分含囊性成分（尤其较大肿瘤）。大多数累及内听道，许多延伸到桥小脑角区。与脑膜瘤鉴别，后者常见脑膜尾征。前庭神经鞘瘤偶尔因转移出现类似的表现。

VS 影像学表现具有诊断意义，因此绝大多数患者在治疗前不进行活检。组织学上，肿瘤性施万细胞形成两种基本模式；Antoni A 型具有紧凑、细长的细胞，而 Antoni B 型细胞较少，具有松散的纹理，且边界清晰。

（三）NF2 相关前庭神经鞘瘤的总体治疗策略

非 NF2 相关前庭神经鞘瘤的治疗在文中其他章节（见第 4 章）。对 NF2 相关前庭神经鞘瘤的治疗具有挑战性，最好进行多中心多学科讨论模式。治疗应着重于患者的生活质量，包括听力和面部神经保护。对于听力良好的小肿瘤患者，应考虑观察。

1. 手术

肿瘤体积小，听力完好的双侧 VS 患者，应考虑一侧听力保留手术。如果成功，可进行对侧肿瘤切除。然而，即使专家进行手术，听力保持率不到 50%。手术并发症与肿瘤的多灶性和面神经关系紧密有关[9]。听力障碍侧的影像检查显示肿瘤进展也应考虑进行切除，特别是如果它们与肿瘤占位效应有关。表 23–2 给出了 NF2 相关 VS 切除的结果。

2. 全身治疗

近年来，全身治疗越来越受到关注。虽然关于 NF2 相关肿瘤全身治疗的数据大多集中在 VS，但因为潜在的遗传因素是相同的，结果也可能适用于其他 NF2 相关肿瘤。

全身治疗的重点是抑制 merlin 信号传导途径。VEGF 抑制剂如贝伐单抗已经表现出了早期疗效。Plotkin 等发表了迄今最大规模的贝伐单抗治疗 NF2 相关 VS 的病例研究。31 名患者中，1 年和 3 年肿瘤缩小或稳定的发生率分别为 87% 和 54%[20]。其他较小病例研究也有类似结果[21]。其他药物如拉帕替尼、尼罗替尼和 mTOR 抑制药也正在研究中，并在临床前研究和小样本研究中显示出前景[21]。

（四）放疗适应证

肿瘤长期控制数据的有限性和对年轻患者继发性恶性肿瘤的担忧限制了放射治疗的应用。尽管如此，放射治疗特别是放射外科治疗越来越多地用于 NF2 相关 VS。无创性、面神经功能保留和相对良好的局部控制使放射外科治疗具有强大的优势[22–28]。当有证据表明 VS 生长并且影响到听力时，通常需要进行放射治疗。保留 NF2 患者的任何现有听力是特别重要的，因为几乎所有患者都有双侧肿瘤，使他们有完全听力损失的风险。一般来说，长期控制率 80%～90%，30%～50% 患者在治疗前听力有效，保留了听力。使用现代放射外科技术和定量给药时，面神经并发症的发生率低于 10%（表 23–3）。

表 23–2　NF2 患者听神经鞘瘤手术切除结果

作　者	发表时期	*n*	手　术	随访（个月）	局部控制	听力保存完好	面神经损伤
Samii 等	1997	120	枕下	n/a	n/a	36%	33%
Doyle 和 Shelton	1993	13	颅中窝	最多 240	77%	39%	20%
Slattery 等	1998	23	颅中窝	n/a	n/a	48%	0%
Moffat 等	2003	15	迷路 / 乙状窦	n/a	100%	0	45%
Slattery 等	2007	47	颅中窝	34	n/a	55%	19%
Friedman 等	2011	55	颅中窝	24	40%	50%	25%

表 23–3　NF2 患者听神经鞘瘤单组分立体定向放射外科治疗结果

作　者	发表时期	*n*	随访（个月）	剂量（Gy）	局部控制	听力保存完好	面神经损伤
Roche 等	2000	35	32	13	74%	57%	9%
Kida 等	2000	20	34	13	100%	33.30%	10%
Rowe 等	2003	122	96	13～25	50%	40%	5%
Linskey 等	1992	19	30	18	89.50%	33%	30.80%
Subach 等	1999	45	36	15	98%	43%	19%
Mathieu 等	2007	74	53	14	83%（81% 控制在 15 年）	48%	8%
Wentworth 等	2009	12	60	12	75%	50%	33%

（五）放疗技术

NF2 相关 VS 的放疗技术与非 NF2 肿瘤类似（见第 4 章）。但 NF2 相关 VS 患者通常更年轻，继发性恶性肿瘤的风险增加。因此，应该尽一切努力限制累积剂量。

（六）靶区勾划

前庭神经鞘瘤最好在增强 MRI 的 T_1WI 上勾画。建议在横断面和冠状面上获得钆增强 MRI，扫描厚度 1mm。另外，高分辨 T_2WI 可以帮助定义相邻的关键结构，如脑神经和耳蜗。GTV 是增强肿瘤，放射外科时不使用 CTV 或 PTV。对于分次放疗患者，可以使用医疗机构定义的 PTV。

（七）放疗剂量

单次放射外科手术适用于大多数＜ 3cm 的肿瘤（除非与脑干紧密相连）。剂量通常为 12.5～13Gy。不适合单次放射外科手术的患者使用46.8～50.4Gy，1.8Gy/ 次分次放疗。在这种情况下，可以考虑质子治疗，因为它可以减少对未受累组织的照射剂量。然而，很少有利用质子治疗 VS 的报道，对 NF2 患者没有参考性 [29-32]。

（八）放疗毒性和正常组织限制

毒性和正常组织限制，即对耳蜗和脑干的限制与非 NF2 患者相同（见第 4 章）。该人群的听力保持率似乎低于散发性 VS。据报道，散发性 VS 接受放射外科治疗后的听力保持率高达 77%[33]。然而，NF2 相关 VS 的听力保持率约为 50%（表 23-3）。这种差别可能与肿瘤生物学差异有关，而非治疗相关毒性。现代放射外科技术的面神经并发症发生率较低（表 23-3）。

NF2 患者放疗后发生恶性转化或继发性恶性肿瘤的风险增加主要源于放疗可以为“双击”假设提供诱变因素 [25]。几篇病例报道和放射治疗后恶性外周神经鞘膜瘤（MPNST）发生率增加 10 倍的文章使这种担忧增加 [34-37]。通过北美和欧洲研究中心的数据，Baser 等收集了 1348 名 NF2 患者的数据，接受放射外科治疗组，共有 5 名患者发生了肿瘤的恶性转化或继发性肿瘤。非放射外科组中的 9 名患者也出现肿瘤恶性转化。已知 NF2 相关肿瘤患者约 8% 接受放射外科治疗，研究者推测 1348 例患者中有 106 例接受了放射外科治疗，其中 106 例发生继发恶性肿瘤，比 NF2 患者的散发性恶性肿瘤发生率高 10 倍，即 1242 例中的 9 例 [35]。然而该结论存在质疑。

有部分病例报道将 VS 的恶性转化与先前放射外科联系起来 [34, 36-38]。但仅有 1 例在放射外科治疗前病理证实为良性组织 [25]。因此，尽管可能存在放射外科与恶性转化之间的关联，但迄今为止还没有确凿证据。

（九）成果

匹兹堡大学拥有最大规模一系列接受放射外科治疗的 NF2 患者 [25]。1987—2005 年，62 例患者中的 74 例 NF2 相关 VS 进行了治疗，中位年龄 33 岁。1992 年之前，使用了高达 20Gy 的边缘剂量，但在此之后，边缘剂量不超过 14Gy。15 年的局部控制率 81%，患者队列中没有明确恶性转化或继发性恶性肿瘤的案例。

Mayo 医学中心发表了 26 例 NF2 患者中接受放射外科治疗的 32 例 VS 的结果 [24]。中位年龄 37 岁，中位边缘剂量为 14Gy（范围 12～20Gy）。中位随访时间 7.6 年，84% 肿瘤稳定或减小。Kaplan–Meier 估计 5 年和 10 年无进展生存率分别为 85% 和 80%。数据还表明剂量反应关系的中位边缘剂量为 15.5Gy 与肿瘤在影像学上缩小有关，而当中位边缘剂量为 13Gy 时肿瘤进展。该剂量反应的风险比为 0.49（95%CI 0.17～0.92，P=0.02）。

然而，报道的结果并非普遍有利。英国国家立体定向放射外科中心报道了 96 例 NF2 患者放射外科治疗的 122 例 VS [27]。1986—2000 年治疗期间进行 8 年随访，仅约 50% 肿瘤得到局部控制。目前尚不清楚结果为何差强人意，可能是在早期治疗阶段，目标定位不太精确。此外，他们的研究数据多源于进展期肿瘤，可能导致选择的病变更具有侵袭性。

（十）随访和放射影像评估

治疗后第 1 年建议 3～6 个月进行临床随访，并在临床稳定的前提下延长至间隔 6～12 个月。听力检查应在 SRS 后 6 个月（对于治疗前听力未完全丧失的患者）进行，如果稳定侧 MRI，直至观察到肿瘤稳定。随后，每年进行 1 次增强 MRI 至第 10 年，随后每 2 年 1 次。

八、脑膜瘤

（一）流行病学

脑膜瘤是 NF2 患者中第二常见的肿瘤 [1]。大约 50% 患者在初次就诊时出现颅内脑膜瘤，另有 20% 患者会出现硬膜内髓外脊柱肿瘤。几乎所有患者都会在其一生中发生脑膜瘤 [1, 39-43]。这些肿瘤在影像学检查发现时通常无特征性临床表现 [43]。与 NF2 相似，NF2 相关脑膜瘤往往在年轻时发生。应对出现散发性脑膜瘤的儿童进行 NF2 筛查，因为多达 20% 患者会检测出相应突变 [1, 44]。视神经鞘膜脑膜瘤患儿的 NF2 发生率更高，为 28%[45, 46]。

NF2 相关脑膜瘤与散发肿瘤相比往往更具侵袭性 [1, 42]。大约 1/3 患者 1 年内脑膜瘤的生长率超过 20%，大约一半患者需要在 9 年内手术治疗脑膜瘤相关症状 [47]。NF2 相关脑膜瘤患者的相对死亡风险比没有脑膜瘤的 NF2 患者高 2.5 倍 [48]。当脑膜瘤同时发生在患有前庭神经鞘瘤的 NF2 患者上时，两者发生发展表现出协同作用，其生长速度超过了散发肿瘤生长速度 [43]。尽管各种组织学类型的脑膜瘤均可发生 [42]，但以过渡型和成纤维细胞型为主。与散发性肿瘤一样，NF2 相关脑膜瘤最常发生在矢状窦旁和大脑凸面。但是脊髓、脑室和视神经鞘也是常见部位 [45, 47, 49]。脑室内脑膜瘤通常发生在侧脑室。

NF2 患者中视神经鞘膜脑膜瘤的发病率（ONSM）约 7%。Bosch 等对一组 NF2 患者进行了连续 30 年随访，眼科检查 12 年，MRI 随访的 8 例（27%）ONSM 病例，其中 2 例有双侧肿瘤。一半患者未事先诊断为 ONSM。在全部 10 例肿瘤中，6 例被分类为原发性或可能是原发性 ONSM，这意味着它们起源于视神经鞘本身并且不是颅内脑膜瘤扩展的结果 [46]。

称为脑膜瘤—血管瘤病的罕见实体瘤可与 NF2 联合发生。事实上，高达 25% 脑膜瘤—血管瘤病与 NF2 有关。该肿瘤的特征是斑块状的大脑半球肿块，最常见于颞部和额部。在组织学上，这些肿瘤由皮质内和软脑膜的小血管和血管周围梭形细胞组成。在 NF2 患者皮质病变的鉴别诊断中应考虑该病变 [47]。

（二）诊断

脑膜瘤 MR 成像通常具有诊断价值。肿瘤起源于硬脑膜，通常在 T_1 和 T_2WI 呈等信号，增强扫描明显强化（图 23-1）。“硬膜尾征”可以帮助区分小脑脑桥角区的神经鞘瘤。钙化常见于 CT。与非 NF2 相关脑膜瘤一样，影像学可以观察到不同组织学特征（见第 1 章）。

（三）整体治疗策略

与散发性脑膜瘤相似，无症状肿瘤通常可以随访观察。手术和放射治疗应用于进展性病变或有症状病灶。

如果病变位于可手术部位，手术是症状性 NF2 相关脑膜瘤的主要治疗方法。在有多个颅内脑膜瘤的患者中，许多医生避免对无症状肿瘤进行手术，即使肿瘤表现出生长，也试图避免多重开颅手术。对于视神经鞘膜脑膜瘤，手术用于颅内扩张、严重突眼和快速视力恶化的肿瘤，放射治疗可用于所有其他情况 [50]。另一方面，脊髓脑膜瘤一般均可手术切除，并且放疗敏感性低。

（四）放疗适应证

放射治疗适用于不适合手术切除的进展性或有症状的肿瘤。少数情况下，当视神经鞘膜脑膜瘤处于功能区，即使肿瘤体积很小也可导致严重症状，可以针对肿瘤进行“先发制人”放射治疗。根据肿瘤的大小和位置，使用放射外科和分次放射治疗。

（五）放射治疗技术

NF2 相关性脑膜瘤的治疗与散发性脑膜瘤类似。常规分割或大分割放射治疗和放射外科都常用，这取决于肿瘤的大小和位置。靶区勾画、处方剂量和正常组织限量与散发性脑膜瘤相同（见第 1 章）。

（六）成果

关于 NF2 相关脑膜瘤放射治疗的数据相对较少。从历史数据上看，研究者普遍认为与散发性肿瘤相比，NF2 相关脑膜瘤接受放射外科后结果不佳。

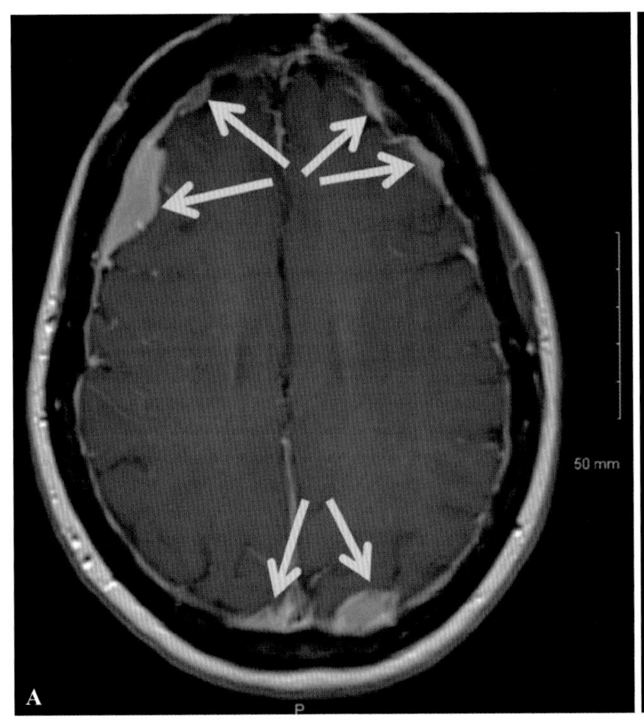

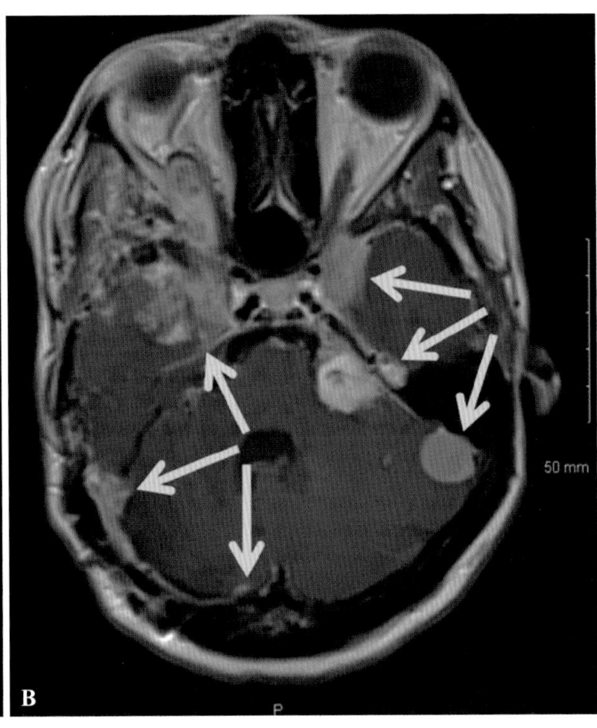

▲ 图 23-1　**A 和 B. 35 岁患有 NF2 的患者的多个大脑凸面（A）和颅底（B）脑膜瘤，右侧 S 状病变通过观察和立体定向放射外科手术治疗其余肿瘤进行手术切除**

Santacroce 等发表了 4564 例放射外科治疗颅内脑膜瘤患者的结果，其中 60 例 NF2 相关肿瘤的 10 年无进展生存率为 77.6%，而散发性肿瘤为 89.9%[51]。Kondziolka 等报道了 125 例接受放射外科治疗的脑膜瘤患者，其中 6 例凸面脑膜瘤 NF2 患者。结果发现 NF2 相关肿瘤的总体生存率差于散发性肿瘤[52]。Wentworth 等治疗了 49 例 NF2 相关脑膜瘤，其中大部分是放射外科治疗，50% 等剂量线 12～14Gy。5 年无进展生存率为 86%[53]。

然而最近的研究似乎显示出有利的结果。Mayo Clinic 小组公布了 15 例 NF2 患者的结果，其中 62 个颅内脑膜瘤采用放射外科治疗。中位处方剂量 16Gy（范围 13～20Gy）。中位随访 9 年，5 年和 10 年的局部控制率均为 96%[54]。Liu 等报道了 12 例 NF2 患者，其中 87 个肿瘤采用放射外科治疗，使用 12～15Gy 的周边剂量，5 年局部控制率为 92%[55]。

（七）随访和放射影像评估

对于放射外科手术后的 WHO Ⅰ级和Ⅱ级脑膜瘤，应在治疗后 3 个月、6 个月和 12 个月进行临床和增强 MRI 的影像学随访。如果病变稳定，5 年内每 6～12 个月随访 1 次，然后每 1～2 年随访 1 次。较短的随访间隔适用于恶性病变、多发病灶或重要结构附近的病变。

九、恶性周围神经鞘瘤

恶性周围神经鞘膜瘤（MPNST）是神经鞘分化的罕见高级别肉瘤，占软组织肉瘤 5%～10%[56, 57]。它们最常发生在周围神经原先存在的神经纤维瘤或神经外软组织。虽然在一般人群中不常见，但在 NF1 患者中的发病率可达 10%。NF2 患者少见。NF1 患者中的发病高峰为 30—40 岁，而散发性肿瘤为 70—80 岁[58]。最初恶性周围神经鞘瘤被认为是放疗后的继发性恶性肿瘤[59, 60]。

（一）诊断和预后

WHO 分类（2016 年版）将 MPNST 分为上皮样 MPNST 和周围神经分化型 MPNST 两种亚型[57]。上皮样肿瘤很少与神经纤维瘤病相关，周围神经分化型 MPNST 占病例绝大多数。在组织学上，肿瘤具有异质性，常见人字形紧密堆积的梭形细胞，许多肿瘤具有假包膜。MRI 扫描肿瘤在 STIR 和 T_2WI 上呈高信号，T_1WI 上与肌肉等信号，增强扫描可见强化（图 23-2）。

（二）恶性周围神经鞘瘤整体治疗策略

MPNST 治疗遵循与其他高级肉瘤相同的原则。手术和放疗都有助于局部控制。仅有有限数据支持化疗。

1. 手术

开放或穿刺活检用于病理诊断。一些研究表明，全切与改善局部控制相关，且可能改善生存[61]。晚期病变或位置较差则可能需要截肢，然而广泛切除与提高生存率无关，只有切缘阴性的广泛切除才能改善局部控制[62]。仅对临床上怀疑淋巴结转移的患者进行淋巴结活检，并且通常不会选择性进行。

2. 全身治疗

MPNST 化疗获益甚小[63]。重点在于靶向疗法（如酪氨酸激酶抑制剂和血管内皮生长因子抑制剂）、放疗和手术。儿童肿瘤学组和 NRG 合作组目前正在进行一项试验，以评估帕唑帕尼对这些肿瘤的作用。

（三）放疗适应证

目前放射治疗高级别肉瘤的标准适用于 MPNST，这意味着基本上所有患者都需要术后辅助放疗，对于无法手术的患者，放射治疗则是唯一的局部控制方式。

（四）放射技术

术前放疗与术后放疗相比，术前放疗的治疗比例通常较低，对正常组织的照射剂量较小。另外，术前放疗降低了手术时肿瘤播散的风险。具体的方法和技术很大程度取决于病变位置，因为肿瘤可能起源于全身各个部位。

由于需要对肿瘤非常接近的关键组织结构进行剂量限制，颅内病变和颅底病变尽可能选择 IMRT 或质子放疗。近距离放射治疗可能在特定肿瘤中发挥作用，但是使用并不普遍。

（五）靶区勾画

MPNST 在 MRI 增强扫描时不规则强化，边界不清。另外神经纤维瘤背景下出现的 MPNST 可能难以与良性成分区分。当 SUV 分界值为 3.5 时，正电子发射断层扫描可进行区分[64]。

GTV 包括临床和影像学可见病灶。对于术后患者，GTV 应包括所有手术暴露的组织，包括引流部位和手术切口。CTV 纵向外扩 2～5cm，径向外扩 1～3cm，较小的外放边界通常用于周围正常组织未完全生长发育的儿童（图 23-3），CTV 外扩通

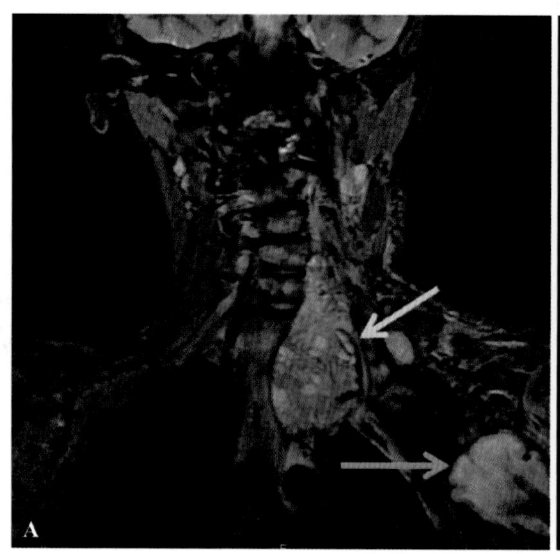

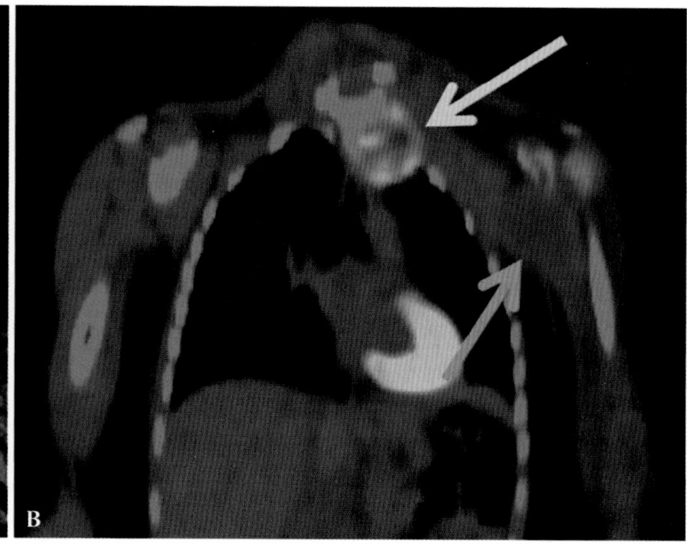

▲ 图 23-2 **A. 左颈部 MPNST（黄箭）和良性左腋神经纤维瘤（绿箭）的增强 MRI；B. 同一患者的 PET/CT 显示 MPNST 的 SUV 为 9.7（黄箭），左腋神经纤维瘤的 SUV 为 2.5（绿箭）**

常限制在 1cm 内。PTV 外扩取决于用于相应疾病部位的固定技术及可能发生的任何生理运动的考虑因素。

（六）处方剂量

术前放疗 45～50Gy，1.8～2.0Gy/ 次，手术后切缘病理阳性的患者局部加量 16～20Gy，2.0Gy/ 次。术后放疗对于镜下残留给予处方剂量 60Gy，2.0Gy/ 次，肉眼残留增加至 66～70Gy，也可以使用近距离放射治疗结合外照射。

（七）毒性和正常组织限制

正常组织剂量参数基于肿瘤位置变化。鉴于疾病控制所需的剂量相对较高，应遵守标准的中枢神经系统剂量参数。标准的脊髓分割剂量限制为 45Gy。臂丛神经剂量限制为 60～63Gy。

治疗毒性与病变位置相关，放射性脊髓炎和臂丛神经损伤是首要考虑因素。当射野覆盖关节时容易导致关节病变，所以放疗靶区尽可能避免包括关节。此外当被保护的正常组织宽度＜ 2cm 时，淋巴水肿的风险很高。正常组织剂量参数适用于肠、肺和心脏。鉴于 NF1 突变的存在，继发性恶性肿瘤风险可能更大，但在实践中，考虑到 MPNST 的预后和放疗在其治疗中的重要作用，这不是一个重要的参考因素。

（八）预后

目前 MPNST 患者的预后仍然很差。5 年无进展生存率通常小于 40%，5 年总生存率约 60%[65]。预后不良因素包括躯干或头颈部肿瘤、深部肿瘤、肿瘤＞ 10cm、局部浸润性病变、手术切缘阳性、遗漏辅助放疗[65, 66]。此外，一些报道显示相比于散发患者，NF1 患者的预后较差[65, 67]。

（九）随访和放射影像评估

MPNST 患者的随访包括在 2～3 年内每 3 个月体检和影像学检查，因为在此时间范围内复发的风险很高。通常 5 年内每 6 个月进行 1 次随访，之后每年进行 1 次。

随访还应包括胸部 CT（鉴于肺转移的风险）。

十、病例研究

一名 24 岁无神经纤维瘤家族史的女性患者因左侧听力受损和严重头痛行 MRI 检查，因发现双侧前庭神经鞘瘤被诊断 NF2。由于左前庭神经鞘瘤的进行性生长伴功能性听力丧失，患者在 26 岁时接受了左侧迷路肿瘤切除术。随后进行了 5 年的影像学和听力图检查随访。在 31 岁时，听力图上的单词识别得分降低，从而注意到她的右侧病变增长。之后患者进行了 8 个周期的贝伐单抗治疗，听力改

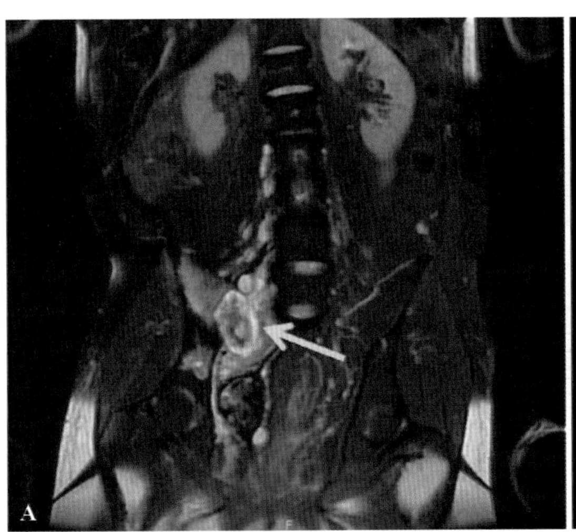

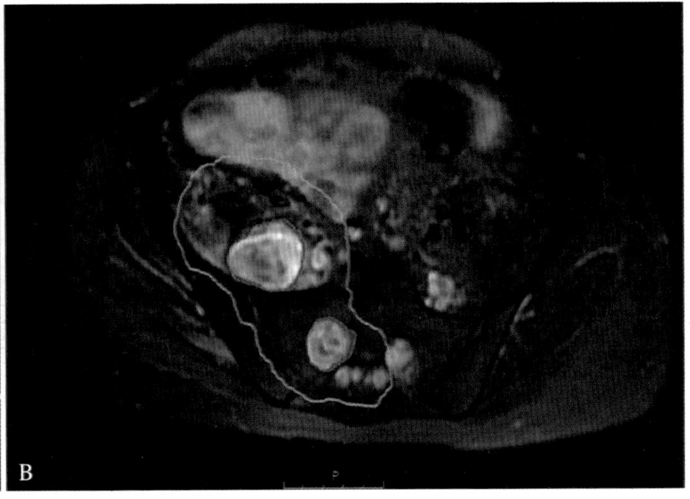

▲ 图 23-3　**A. 在患有 NF1 的 22 岁患者中，先前存在的神经纤维瘤中出现的 MPNST（黄箭）；B. 患者接受 50Gy 术前放疗，然后切除。GTV 用红色曲线表示，CTV 用绿色曲线表示。请注意，CTV 部分受到骶管和髂骨翼的约束，因为在成像中没有骨侵入的证据**

善并保持 2 年稳定。在 33 岁时，患者右侧听力受损复发，单词识别得分为 40%。再次完成了 15 个周期贝伐单抗治疗后，听力得到初步改善，但随着影像表现稳定，听力却逐渐下降（图 23-4）。

在放射肿瘤学咨询时，一名 33 岁女性患者，主要诉求为关注恢复或保留听力功能。虽然患者能够很好地沟通并具有出色的唇读技巧，但因其有两个孩子，患者希望能够随时听到他们的声音并进行更充分的沟通。患者接受单次立体定向放射外科手术治疗右侧听觉神经鞘瘤，剂量 13Gy（图 23-5）。

患者肿瘤大小稳定，语音识别功能也稳定在 30%。2 年后，患者接受了人工耳蜗的置入术，目前正在进行听力康复，其功能性听力有所改善。

十一、总结

- NF2 是具有常染色体显性遗传模式的斑痣性错构瘤病。
- 双侧听神经鞘瘤是 NF2 的标志。
- NF2 相关听神经鞘瘤的治疗基于手术和放射治疗，重点是保留功能。
- NF2 患者有发生多发性脑膜瘤的风险。
- NF2 相关脑膜瘤管理与非 NF2 脑膜瘤相似，但局部控制劣于后者。
- MPNST 是一种高度恶性的肉瘤，主要发生于 NF1 患者。
- MPNST 最佳治疗方法包括术前放疗和全切除术。目前正在研究化学疗法和靶向治疗。

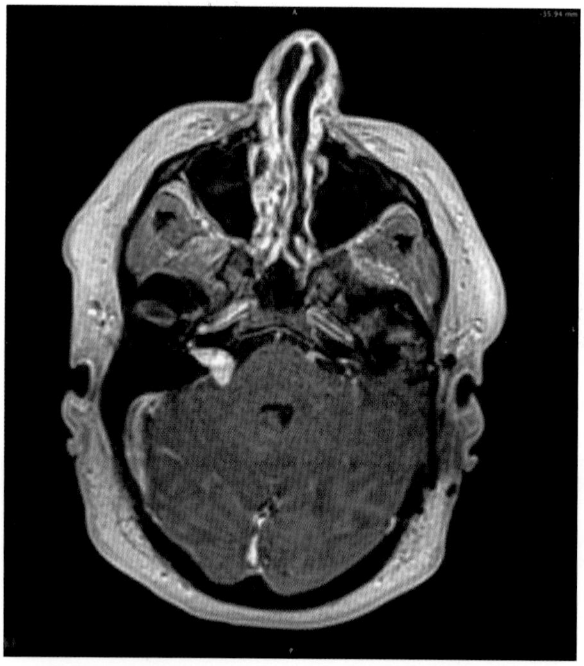

▲ 图 23-4 放射外科时右侧听神经鞘瘤的影像表现，左侧听神经鞘瘤已被切除

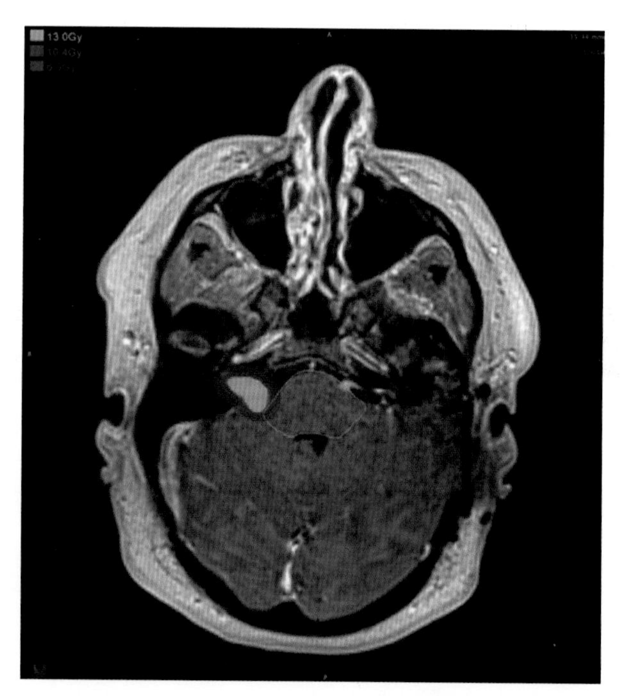

▲ 图 23-5 放射外科等剂量图

本章自测题

1. NF2 遗传模式是（　　）。
A. 常染色体显性遗传
B. 常染色体隐性遗传
C. X 连锁显性
D. X 连锁隐性

2. NF2 最常见的症状是（　　）。
A. 头痛
B. 癫痫
C. 听力损失
D. 视力下降

3. 一名患有 NF2 的 32 岁男性被发现有 1.5cm 右侧听神经鞘瘤和 1.8cm 左侧听神经鞘瘤。双侧言语识别力 90%。患者最合适的治疗方法是（　　）。
A. 切除较大的左侧肿瘤，以及右侧肿瘤的放射外科治疗
B. 两个肿瘤的放射外科治疗
C. 全身性贝伐单抗 qw2，共 6 个周期
D. 在 6 个月内重复测听力图和影像检查

4. NF2 患者具有 3cm 的镰旁脑膜瘤。与具有相似肿瘤但没有 NF2 的患者相比，NF2 患者的预后（　　）。
A. 更好
B. 相同
C. 更差

5. 恶性外周神经鞘瘤的首选放射治疗技术是（　　）。
A. 术前放疗采用 45Gy，1.8Gy/ 次
B. 术后放疗采用 60Gy，2.0Gy/ 次
C. 间质 HDR 近距离放射治疗 6 次 30Gy
D. SBRT 3 次 24Gy

答案
1. A　2. C　3. D　4. C　5. A

第24章

生殖细胞肿瘤

Germ Cell Tumors

Kenneth Wong　Chenue Abongwa　Eric L. Chang　Girish Dhall 著

学习目标

- 了解颅内生殖细胞肿瘤的发生、流行病学特征、危险因素。
- 了解颅内生殖细胞肿瘤的临床及影像学表现。
- 掌握主要的预后因素，了解与这些肿瘤相关的基因和分子改变。
- 了解整体治疗策略及手术、化疗和放疗在治疗中的作用。
- 了解放射治疗的证据，并能把这些原则运用于颅内生殖细胞肿瘤治疗计划的制订。
- 掌握颅内生殖细胞肿瘤治疗相关的主要晚期反应。

一、流行病学

（一）发病和流行特点

总体来说，颅内生殖细胞肿瘤（IGCT）较为罕见，美国每年只有120～200例新发病例。这些病例约占所有儿童原发性中枢神经系统肿瘤的3%～5%。在成人中，IGCT约占所有原发性中枢神经系统肿瘤的0.3%～0.5%，有报道指出在美国和加拿大，年发病率约为0.10/10万[1]。

临床病理学方面，生殖细胞肿瘤可以分为两大类：生殖细胞瘤和非生殖细胞瘤性生殖细胞肿瘤（NGGCT）。其中，NGGC是一个异质群体，包括胚胎癌、卵黄囊瘤/内胚窦瘤、绒毛膜上皮癌、混合性生殖细胞肿瘤、成熟或未成熟畸胎瘤及有恶性变的畸胎瘤。

IGCT发病高峰出现在青春期早期或20岁左右，平均年龄约为10岁。超过90%病例发病年龄小于20岁，30岁以上发病者极少。此病极具性别特点，男性IGCT发病率更高，这一特点在松果体肿瘤中尤为显著[2]。这些肿瘤常见于颅内松果体和鞍上区，很少发生在其他的皮质下结构，如基底节、脑室、丘脑、大脑半球和小脑。中枢神经系统生殖细胞瘤患者中，有5%～10%患者在松果体和鞍上区出现双灶病变，虽然这种表现常见于单纯生殖细胞瘤中，但有报道其在NGGCT患者中也有发生[3]。

目前，我们所了解的很多关于IGCT的信息来自一篇早期Jennings等报道的389例病例系列分析。大多数IGCT是生殖细胞瘤（65%），其他组织学亚组为：畸胎瘤（18%）、胚胎癌（5%）、内胚窦瘤（7%）和绒毛膜上皮癌（5%）。大多数生殖细胞瘤（57%）发生于鞍上池，而多数NGGCT（68%）更易累及松果体。NGGCT发病年龄比生殖细胞瘤早。在鞍上生殖细胞瘤和女性患者中，从出现症状到确诊的时间间隔往往很长。鞍上生殖细胞瘤常伴有尿崩症、视野缺损和下丘脑–垂体功能衰竭。NGGCT表现为第三脑室后部肿块、脑积水和中脑受压。肿瘤可浸润下丘脑（11%）、第三脑室（22%）或脊髓（10%），预后更差[4]。

以往研究认为，东亚 IGCT 发生率高于美国。在美国，松果体区肿物占所有颅内肿物的 1%～3%，但是在亚洲这一比例更高，达到所有颅内肿瘤的 9%[4-6]。

（二）标化死亡率（美国中枢脑肿瘤登记 CBTRUS）

最近一项集合数据分析研究，没有发现美国与日本在发病率、地域分布、性别等方面有显著性差异。McCarthy 等利用以下 4 组数据库的数据评估了在日本和美国 IGCT 的发病率：①日本癌症监测研究组（JCSRG，2004—2006）；②监测、流行病学和疾病转归（SEER，2004—2008）；③日本脑肿瘤登记处（BTRJ，1984—2000）；④美国国家癌症数据库（NCDB，1990—2003）。调查发现日本（男性 =0.143，女性 =0.046）与美国（男性 =0.118，女性 =0.030）的发病率无统计学差异，且两者地理位置性别分布相同[1]。

松果体生殖细胞肿瘤的确切发病率仍不明确。Villano 等报道的一项大宗的研究使用了 SEER 数据库（SEER，1973—2001）、美国中枢脑肿瘤登记（CBTRUS，1997—2001）和国家癌症数据库（NCDB，1985—2003）。在 CBTRUS 数据库中高发年龄为 10—14 岁，在 SEER 和 NCDB 数据库中的高发年龄为 15—19 岁。其中大部分为生殖细胞瘤，其 5 年生存率最高（＞ 79%）。所有这 3 个数据库均显示在松果体 IGCT 中男性多见，并且 72% 的患者为白人。患者无论是否手术治疗，接受放疗者生存时间更长[7]。

同一组研究人员使用 2000—2004 年的 CBTRUS 数据库和 1992—2005 年的 SEER 数据库，分析了非松果体 IGCT 的流行病学特征。男性发病率（59.7%）高于女性（40.3%）。但是，按年龄分组以后，儿童和成人组中，男女发病率比例约为 1∶1，青壮年组（15—29 岁）为 2∶1。对于儿童和青壮年，大多数肿瘤为恶性（分别为 86.8% 和 89%），而对于成人，半数以上为非恶性肿瘤（56.8%）。恶性肿瘤中以生殖细胞瘤最常见（61.5%）。SEER 数据库中，恶性 IGCT 发病率（2.5%）高于发生于纵隔者（2.1%）。在 408 例恶性 IGCT 患者中，216 例（52.9%）位于非松果体区。男女发病比例为 1.5。非松果体区 IGCT 的 2 年、5 年、10 年总生存率分别为 85.3%、77.3%、67.6%。由于没有按发病部位分层分析，既往对于 IGCT 的研究结果提示存在较大的性别差异。非松果体 IGCT 和松果体 IGCT 一样，在性别倾向上都没有统计学差异[8]。

Surawicz 等分析了 CBTRUS 数据库（1990—1994 年）5 年的发病率数据，这些数据来自 11 个州的癌症登记记录。他发现 IGCT 男性较女性常见，白人发病率高于黑人。高发年龄为 0—19 岁，到 20—34 岁年龄段发病率可以下降一半，至整个成年期，发病率再下降一半[9]。

（三）危险因素

Klinefelter 综合征[10]和唐氏综合征[11]患者似乎易患颅内和性腺生殖细胞肿瘤。唐氏综合征患者可能会在非典型部位发病。IGCT 发病似乎与辐射暴露无关。与性腺生殖细胞肿瘤不同，尚未发现 IGCT 有家族聚集性[12]。

（四）家族性综合征

虽然有睾丸生殖细胞肿瘤合并 NF1 的病例报道，但是很少有 IGCT 合并 NF1 的病例报道[13]。IGCT 似乎和家族性癌症综合征无关，如 von Hippel-Lindau 综合征、Cowden 综合征、Turcot 综合征、Gorlin 综合征或 Li-Fraumeni 综合征。

（五）非鞍上或松果体区肿瘤

大多数 IGCT 发生于鞍上或松果体区，但是也可位于一些不常见的区域，如基底节、丘脑、大脑半球、小脑和视交叉[14]。在这些非典型部位中，基底节区 IGCT 相对最常见并有较多的文献报道，约 1/3 的病例伴有脑和（或）脑干萎缩。

Phi 等回顾性分析了 17 例患者，并基于肿瘤的强化程度、大小及是否存在室管膜下播散，描述了 MRI 的 4 种不同特征。MRI 上轻微或无增强的微小病变会显著推迟 MRI 的诊断时间。放射野没有包括全部脑室与肿瘤进展显著相关。诊断时即出现的运动障碍与肿瘤缓解后运动功能退化有关。诊断后 5 年无进展生存率和总生存率分别为 66% 和 77%。对于临床高度可疑病变，推荐进行积极的诊断性检查。Phi 等建议即使未检测到室管膜下播散，最佳的放射治疗靶区宜包括全脑室[15]。Tian 等对 12 例基底神经节病变患者进行了回顾性研究，其中 5 例患者在症状持续了中位 18 个月后，组织病理学才被证实为生殖细胞瘤[16]。Ozelame 等报道了 4 名患有基底节生殖细胞瘤的男性，其中 3 人有认知功能减退、精神病和缓慢进展性偏瘫。CT 平扫显示存在高密度影或钙化灶，附加成像显示同侧大脑和（或）患侧脑干萎缩[17]。

二、诊断和预后

IGCT 临床表现因肿瘤位置和范围不同而异。松果体肿瘤由于位置接近中脑顶盖区，典型表现为梗阻性脑积水引起的颅内压升高症状和体征。这些患者从症状出现到确诊的时间通常较短，典型症状为头痛、呕吐、视觉症状和体征、锥体束征和精神状态的改变[4]。某些病例可能会因为颅内压升高而出现 Parinaud 综合征，表现为上视运动麻痹、眼睑下垂[18]。鞍上肿瘤常因下丘脑 / 垂体功能障碍引起内分泌功能紊乱，有时因视交叉及视路受累而出现视觉障碍。尿崩症、生长异常、继发性甲状腺功能减退，儿童出现性早熟或性发育迟缓等症状可能会延误诊断时间[4, 18, 19]。精神和行为异常相对少见。患者最终会发展成全垂体功能减退、甲状腺功能减退或中枢肾上腺功能不全[20]。诊断为 IGCT 后，推荐进行全面的内分泌和眼科评估，以除外合并内分泌疾病和视觉障碍。基底节肿瘤可伴有运动功能障碍，如偏瘫、肌张力障碍、舞蹈病，以及出现神经精神障碍，如行为异常和学习能力下降[15]。

IGCT 可向血液和（或）脑脊液中分泌可检测量级水平的蛋白，这些蛋白可用于诊断或监测肿瘤复发（表 24-1）。血清和（或）脑脊液中甲胎蛋白和 β-HCG 的显著升高可作为 NGGCT 的诊断标志物，但对生殖细胞瘤目前还不明确。Allen 等从两项前瞻性临床研究中收集新诊断的 58 例经组织学证实的生殖细胞瘤患者，入组要求为患者血清和腰

表 24-1　肿瘤标志物对生殖细胞肿瘤进行分类

肿瘤类型	肿瘤标志物				
	β-HCG	AFP	PLAP	OCT4	c-Kit
生殖细胞瘤分类					
生殖细胞瘤	–	–	+/–	+	+
生殖细胞瘤，合胞滋养层型	+	–	+/–	+	+
非生殖细胞瘤性生殖细胞肿瘤					
内胚窦（卵黄囊）瘤	–	+	+/–	–	–
绒毛膜上皮癌	++	–	+/–	–	–
胚胎癌	–	–	+	+/–	–
混合性生殖细胞肿瘤	+/–	+/–	+/–	+/–	+/–
畸胎瘤分类					
成熟畸胎瘤	–	–	–	+/–	–
未成熟畸胎瘤	+/–	+/–	–	+/–	+/–

AFP. 甲胎蛋白；β-HCG. β- 人绒毛膜促性腺激素；PLAP. 胎盘碱性磷酸酶（改编自 Louis DN, Ohgaki H, Wiestler O et al., eds. WHO Classification of Tumours of the Central Nervous System, Third Edition. Albany, NY: WHO Publication Center, 2007:203.）

穿 CSF 的 AFP 正常，β–HCG ≤ 50mU/ml[21]。β–HCG 水平有四种情况：血清和 CSF 中 β–HCG 均正常（60%），β–HCG 血清正常和 CSF 升高（34.5%），血清和 CSF 中 β–HCG 均升高（3.5%），β–HCG 血清升高和 CSF 正常（2%）。87% 伴有 β–HCG 升高的患者，其 β–HCG 在 CSF 中的含量要高于血清。Allen 等推断：对于 β–HCG 检测，腰穿 CSF 优于血清检测。但是大部分患者在诊断时 β–HCG 值正常，因此组织学确认仍然是诊断的金标准。

在大多数美国和欧洲的试验中，生殖细胞瘤临床研究仅限于患者血清和腰穿 CFS 中 β–HCG ≤ 50mU/ml。当生殖细胞瘤患者 β–HCG 值较高，并且持续升高者，不能完全除外混有绒毛膜上皮癌成分。然而，也有一些已被证实为分泌性生殖细胞瘤者，其 β–HCG 值可达 200mU/ml，但并不影响生存[22, 23]。必须要行全面的诊断分期，因为复发往往和诊断分期检查不全面相关[24, 25]。可有 1/4 到 1/3 的患者在确诊时已经出现病变播散。

病理和影像学

影像检查本身不能区分 IGCT 和其他中枢神经系统肿瘤，也不能鉴别生殖细胞瘤与 NGGCT。因此，需要结合临床表现、肿瘤标志物、MRI 和 CT 检查、CSF 细胞学和组织学检查进行诊断。在血清和脑脊液肿瘤标志物正常的病例中，组织学证实仍然是诊断的金标准[24]。在实施微创手术（如神经内镜检查）和改善神经重症监护之前，松果体区域肿瘤的手术发病率和死亡率很高[26]。在未来，可以使用敏感度更高的方法来检测所有生殖细胞瘤的低水平 β–HCG[27]。几种新的候选肿瘤标志物可以在 CSF 或免疫组化染色中检测到，包括 c–kit（CD117）、OCT4、NANOG 和 SALL4[28–31]。

与正常脑实质相比，典型的生殖细胞瘤在 CT 上表现为稍高密度肿块影。肿瘤边界在肿瘤与 CSF 交界处清晰，而肿瘤侵犯脑实质的边界较模糊[32, 33]。生殖细胞瘤强化均匀，瘤内可能会有囊变和钙化[18, 34]。在 MRI T_1WI 上为界限清楚的病变，与灰质相比呈等信号或低信号。在 T_1WI 上呈等或稍高信号[35]。畸胎瘤通常为异质性表现，CT 上显示界限清楚，并含有多个大小不等的囊腔和钙化灶。根据软组织内容物含量的不同，整个肿瘤或部分肿瘤可能会出现强化。成熟畸胎瘤的表现与恶性畸胎瘤相似，但囊性成分和钙化可能更小。生殖细胞瘤和畸胎瘤的软组织成分均会使 DWI 呈扩散受限表现[35]。不同于生殖细胞瘤，绒毛膜上皮癌可伴有颅内出血，卵黄囊瘤常形状不规则，CT 平扫显示为等密度或低密度影[33]。

在初步诊断后，通常还需要脊髓 MRI 和腰椎 CSF 细胞学检查[24]。如有中枢神经轴播散，可用 Chang 等推荐的髓母细胞瘤分期系统进行分期[36]。

1. 世界卫生组织病理标准（2016 年版）

当前很多中心都根据 WHO 分类系统对中枢神经系统生殖细胞肿瘤进行分类，该分类系统基于组织学、肿瘤细胞标志物及血清和 CSF 中分泌的相关蛋白标志物的表达[24]。WHO 分类系统在 2016 年更新，首次指出在现有组织学病理的诊断基础上整合分子分型来定义多种实体肿瘤[37]。该分类在胶质瘤、髓母细胞瘤和其他胚胎性肿瘤中做出重大调整。然而，生殖细胞肿瘤分类保持不变，包括生殖细胞瘤、胚胎癌、卵黄囊瘤、绒毛膜上皮癌、畸胎瘤（成熟和未成熟）、畸胎瘤恶性变和混合性生殖细胞肿瘤（表 24–2）。

第二种分类系统是以血清和（或）CSF 中肿瘤标志物的升高情况为基础来进行分类的，一些欧洲

表 24–2 世界卫生组织颅内生殖细胞肿瘤分类（2016 版）

颅内生殖细胞肿瘤	注　释
生殖细胞瘤	
胚胎癌	
卵黄囊瘤	也称为内胚窦瘤
绒毛膜上皮癌	常伴有 β–HCG 显著升高
畸胎瘤	可能为成熟或未成熟
畸胎瘤恶性变	
混合性生殖细胞肿瘤	混合包含以上组织学类型

改编自 Louis DN, Ohgaki H, Wiestler OD, Cavenee WK: WHO classification of tumours of the central nervous system, ed. 4 Lyon, IARC Press, 2016.

开展的研究中时常用到此种分类系统。基于该分类系统可将 IGCT 分为分泌型和非分泌型肿瘤。CSF 中 AFP 浓度≥ 10ng/ml 和（或）CFS 中 β-HCG > 50U/L 或任何一个大于研究中心的正常范围，都归于内分泌型肿瘤[2]。

日本研究组使用的第三种分类系统是根据肿瘤组织学亚型和对治疗的反应将肿瘤分成不同的风险组别。Matsutani 等依据肿瘤的不同风险指数将其划分为 3 组，即预后良好组、预后中等组和预后不良组（表 24-3）[22, 38]。

2. 预后因素和分子亚型

IGCT 中存在复杂的染色体异常，包括 12p、8q、1q 和 X 染色体的扩增，以及 11q、13 和 18q 的缺失[39]。两项使用分子分析的研究提示，KIT/RAS 和 AKT 通路的激活可能参与大多数生殖细胞瘤的发生。

Wang 等采用二代测序、单核苷酸多态性微阵列技术和表达谱微阵列技术对 62 例患者进行分析。他们发现，超过 50% IGCT 患者 KIT/RAS 信号通路突变率较高，包括在 KIT、其下游介质 KRAS 和 NRAS 及其负向调控因子 CBL 中的新型复发性体细胞突变。在 AKT1 表达上调的患者中，19% 患者 AKT/mTOR 通路发生了新的体细胞改变。还有些较少见的情况，如 BCORL1 发生功能缺失突变和雄激素受体共激活因子 JMJD1C 突变[40]。

Schulte 等通过分子反演分析法对 49 例生殖细胞瘤患者的基因组拷贝数变化进行了全基因组分析。对候选基因（包括 KIT 和 RAS 家族成员）重新测序进行突变分析。用 phospho-Erk、phosho-Akt、phospho-mTOR、phospho-S6 抗体进行免疫组化染色，分析了 Ras/Erk、Akt 通路激活情况。与其他肿瘤和正常组织相比，所有生殖细胞瘤均共表达 Oct4 和 Kit，并表现出广泛的 DNA 去甲基化状态。83% 生殖细胞瘤存在 Ras/Erk 和 Akt 通路的共激活[41]。

表 24-3　日本颅内生殖细胞肿瘤分类（依据组织学亚型及预后）

预后不良	绒毛膜上皮癌 卵黄囊瘤 胚胎癌 混合性肿瘤（组成以绒毛膜上皮癌、卵黄囊瘤或胚胎癌为主）
预后中等	伴 β-HCG 水平升高的生殖细胞瘤 广泛或多灶的生殖细胞瘤 未成熟畸胎瘤 畸胎瘤恶性变 混合性肿瘤（以生殖细胞瘤或畸胎瘤为主）
预后良好	纯生殖细胞瘤 成熟畸胎瘤

颅内生殖细胞肿瘤可按治疗反应分为好、中、差预后组。纯生殖细胞瘤和成熟畸胎瘤预后最好，其次是伴有 β-HCG 水平升高的生殖细胞瘤、广泛或多灶的生殖细胞瘤、未成熟畸胎瘤、畸胎瘤恶性变和混合成分主要为生殖细胞瘤和畸胎瘤的混合性肿瘤。侵袭性最强的组织学亚型包括绒毛膜上皮癌、卵黄囊瘤、胚胎癌，以及主要由绒毛膜上皮癌、卵黄囊瘤或胚胎癌组成的混合性肿瘤。β-HCG. β- 人绒毛膜促性腺激素（改编自 Matsutani M, Sano K, Takakura K, Fujimaki T, Nakamura O, Funata N, Seto T. Primary intracranial germ cell tumors: a clinical analysis of 153 histologically verified cases. J Neurosurg. 1997 Mar; 86 (3):446-55.）

三、整体治疗策略

由于此病好发于儿童，对青壮年患者的大部分数据和推荐都是从儿童患者的研究中推断出来的。对成人患者的研究报道较少（表 24-4）[42-45]。目前，荷兰神经肿瘤学会正在对 18 岁以上的 IGCT 患者开展一项临床试验。

IGCT 治疗策略仍在完善中，既要保持较高的治愈率，同时也要尽量降低治疗的晚期损伤。手术在肿瘤治疗中起重要作用。在诊断时，大多数松果体肿瘤患者已出现梗阻性脑积水，需要脑脊液分流手术。如果条件允许，当内镜下进行第三脑室引流术时通常可通过导水管尝试取活检，以获得组织学诊断。然而，因为肿瘤的异质性，活检标本可能并不能真实地反映肿瘤包含的全部成分[26]。由于肿瘤切除程度与生存率提高有关[46]，一些专家主张为获得更精确的组织学诊断和患者不能行化疗的情况下行根治性切除。在欧洲和美国通常首选化疗，延迟实施手术；而在日本，认为首选积极的手术治疗更有利于提高预后[22, 47-49]。在近期的儿科研究中，越来越多的人认识到二次手术的作用[22, 50, 51]。

长期以来，生殖细胞瘤治疗效果好，单独放疗

表 24–4　各文献报道关于成人患者情况

作者 发表时间 发表单位	病例数 组织学病理 特征	中位随 访 时间	化　疗	放　疗	备　注
Foote， 2010， 多伦多	*n*=10，男性，生殖细胞瘤，中位年龄 24 岁，1990—2007 年	130 个月	无	CSI 25Gy，同步推量到 40Gy	所有患者都存活，无复发疾病。7 例患者在接受放射治疗前即有垂体功能减退症，而垂体轴功能正常患者的激素功能没有受到影响。接受治疗患者中没有认知能力下降
Cho， 2009， 首尔	*n*=81，（*n*=23 岁 ≥ 20），生殖细胞瘤，中位年龄 24 岁，1990—2007 年	120 个月	无	局部、WB，但在 1982 年以后都做 CSI	剂量从 34.2Gy 减少到 19.5Gy，局部加量区为 39.3～59Gy。治疗失败都发生在局部（4/13）或全脑（1/8）
Calugaru， 2007， 巴黎	*n*=10 例，男性，生殖细胞瘤，中位年龄 27 岁，1997—2005	46 个月	CDDP， VP16*3–4	5 例给予局部放疗 24～30Gy，5 例行 CSI 20Gy	所有患者均无病存活，中位随访时间为 46 个月。2 例患者有记忆减退
Silvani， 2005， 米兰	*n*=18，生殖细胞瘤，中位年龄 21 岁	55 个月	CDDP， VBL， BLM*3	局部、WVI 或 CSI	所有患者均存活，未见复发。神经认知功能未见下降
荷兰神经肿瘤学会	成人＞ 18 岁	—	生殖细胞瘤：无	生殖细胞瘤：WVI（M_0）或 CSI（M+）24Gy，局部推量至 40Gy	前瞻性研究
			非生殖细胞瘤：CDDP，VP16，IF*4	非生殖细胞瘤：局部瘤床至 54Gy（M_0）CSI（M+）30Gy，同步推量到 54Gy（脊髓转移 50.8Gy）	

CSI. 全脑全脊髓照射；WB. 全脑；WVI. 全脑室照射；CDDP. 顺铂；VP16. 依托泊苷；VBL. 长春新碱；BLM. 博莱霉素；IF. 异环磷酰胺

治愈率超过 85%（CSI 30～36Gy，原发肿瘤局部推量到 45～50Gy）[42, 43, 52, 53]。然而，全脑或全脑全脊髓放疗相关的晚期损伤已经较明确：对听力、内分泌功能、神经认知功能、脑卒中风险和出现第二原发恶性肿瘤均有不良影响。为了降低这些风险，通过联合化疗制定了减少放射治疗剂量和缩小放疗靶区体积的治疗策略。

这样的治疗策略在成年患者中应用越来越多，大多数治疗中心的放疗剂量从以前的 30～40Gy 降低到 21～24Gy，放疗靶区在从 CSI 缩小到全脑室照射后原发肿瘤局部推量到 40～45Gy。由于脑室周围区域复发的风险高，不建议使用小于 WVI 的放疗靶区范围 [43, 54–57]。化疗与放射治疗联合使用可以降低放射剂量和缩小放疗靶区体积。化疗能够将肉眼可见肿瘤缩小为镜下肿瘤，生殖细胞瘤对化疗的反应率为 91%，NGGCT 对化疗的反应率也有 55%，使 WVI 和 CSI 剂量减少到 21Gy，局部推量累积剂量到 30Gy，3～5 年无进展生存率（EFS）为 89～93% [22, 58–61]。目前，COG ACNS1123 正在进行的试验研究将剂量进一步降低到 18Gy。还有的研究只使用 WVI 治疗而不再局部加量，单纯化疗不能替代放疗 [62–64]。新的治疗技术（如调强放疗或质子治疗）可以降低靶区外脑组织的剂量 [65, 66]。因为还没有得到大样本的研究后续结果，目前还不清楚放疗剂量的降低是否能避免放疗相关的晚期损伤。鉴于基底节区生殖细胞瘤的肿瘤细胞已经侵犯深入脑组织，会出现脑室外区域复发，因此可能仍需要全脑照射[38, 67]。对于诊断时已有播散的患者，可以单纯CSI或联合化疗[25, 68]。

相比之下，对于NGGCT来说，单纯放疗只对一小部分肿瘤有效。Calaminus等回顾了几项欧洲颅内NGGCT研究的数据，发现仅接受化疗的11例患者中有9例死于疾病，而27例接受化疗和放疗的患者中有20例在确诊后4年内无病生存[69]。在另一项研究中，近40% NGGCT患者在没有放疗的情况下行多药化疗可获得完全缓解，复发后放疗挽救效果很差[62]。这些结果表明，虽然单纯放疗疗效差，但是放疗是综合治疗的必要组成部分。综上所述，对于NGGCT，单纯放疗的生存率仅为30%～40%，而采用手术、化疗、放疗等综合治疗，其疗效可提高至60%左右[70]。一般来说，与生殖细胞瘤相比，NGGCT需要更高的放疗剂量和更大范围的放疗靶区（CSI 30～36Gy，原发肿瘤局部推量到50～54Gy）。对于已经出现转移病例，应给予CSI[24]。对于局限性疾病仍存在争议，有些报道称局部治疗效果良好。然而，在NYU研究中，接受CSI（*n*=5）或受累野放疗（*n*=13）的患者有6例出现复发，其中4例为受累野外复发[71]。Balmaceda等还发现，在未接受放疗但化疗后达到完全缓解的患者中，近50%出现脑室复发[62]。Calaminus等报道，接受化疗和CSI治疗的患者，无进展生存期可达80%[69]。这支持CSI成为NGGCT患者的一种保守治疗策略，最大限度地提高局部控制。针对新诊断的NGGCT，儿童肿瘤组（COG）进行了一项Ⅱ期临床试验ACNS 0122，经诱导化疗后做或不做二次手术，患者缓解率高，生存结果好（5年EFS 84%和OS93%）[72]。目前COG研究，ACNS1123正在评估诱导化疗后，对于肿瘤负荷消退好的患者，是否可以去除脊髓放疗。该项研究的这个分支最近已停止，这表明在这一组中复发率可能增加了。

一般认为成熟畸胎瘤对化疗不太敏感，只能通过手术切除治疗[24]。未成熟畸胎瘤一般采用多种治疗方法，包括化疗、手术切除，然后放疗。

综合治疗后的IGCTS预后有所改善，但由于肿瘤本身的特点、手术切除及化疗和（或）放疗造成的晚期损伤，并发症仍然很高。化疗通常与耳毒性和肾毒性有关。与顺铂相比，卡铂的耳毒性和肾毒性一般较低。因此，在保持疗效的同时，可以换成卡铂以降低毒性[72]。烷化剂异环磷酰胺和环磷酰胺可引起出血性膀胱炎，可通过大量水化加以预防，但在伴有尿崩症的鞍上肿瘤患者中，控制液体量和电解质平衡的问题可能难以处理。与治疗相关的继发性白血病可发生于烷化剂治疗后，如异环磷酰胺或表鬼臼毒素，通常分别在治疗后5～7年和3～5年出现。博莱霉素还可导致肺毒性。这些并发症虽然很少见，但在少数出现并发症的患者中可能会造成严重的问题。放射治疗可能与多种并发症相关，包括脑卒中风险提高、Willis环血管改变、神经认知缺陷和继发性脑肿瘤（如多形性胶质母细胞瘤）[73]。

（一）单纯化疗

在发现治疗睾丸生殖细胞肿瘤的一些药物具有良好的中枢神经系统穿透性后，化疗首次被用于IGCT的治疗[74]。最常见的活性药物包括烷化剂和铂类化合物，如顺铂、卡铂、异环磷酰胺、环磷酰胺、博莱霉素和依托泊苷等。然而，单纯使用化疗而不放疗并没有带来令人鼓舞的结果[62-64, 75]。Kellie等探索了CNS生殖细胞瘤患者的治疗方法，主要目的是确定在未行放疗的情况下，以顺铂和环磷酰胺为基础的强化联合化疗是否有效。此研究共纳入19例患者，中位随访6.5年，19例患者中仅有8例完全缓解，5年OS率68%[64]。Kellie等也对NGGCT患者开展了此项研究，共招募了20例患者，结果表明1/3的患者接受强化化疗是有效的。对于复发性疾病患者，包括放疗在内的挽救治疗是可行的[63]。在第三项研究中，da Silva等对25例生殖细胞肿瘤患者根据危险因素分层，分别给予其不同化疗方案。结果显示11例复发，平均时间为30.8个月，其中8例随后接受了放射治疗。25例患者6年EFS和OS分别为45.6%和75.3%。事实证明，单纯的强化化疗方案比含放疗的化疗方案效果更差[75]。

1. 高剂量化疗的作用

高剂量化疗（HDC）已经在儿科生殖细胞肿瘤治疗中使用[76]。在这些肿瘤中使用 HDC 的原理是：当静脉给药时，大多数化疗药物在脑脊液中的浓度很低，由于大多数肿瘤对治疗表现出剂量依赖的反应，通过提高化疗剂量，以提高脑脊液中的药物浓度从而提高疗效[77]。高剂量卡铂和噻替哌已用于 IGCT 复发的治疗[78]。当前的共识是：鉴于这类肿瘤通常对射线不敏感，同时用于挽救化疗的药物通常已在前期治疗中被使用过，因此如果不使用 HDC，NGGCT 复发的患者难以获得满意疗效[24]。HDC 在 IGCT 治疗前期使用的作用尚不清楚。

（二）COG 试验

Wara 等报道了儿童肿瘤研究组脑肿瘤委员会的调查结果。1960—1975 年，其总共收集到 140 名患者，118 名患者有足够的治疗记录可供评估。大多数（86%）年龄在 30 岁以下，男女比例为 2∶1。57 例活检患者中有 36 例（63%）为生殖细胞瘤。生殖细胞瘤组患者生存率（72%）与无活检组患者生存率（71%）相当。所有患者（活检和非活检）OS 为 65%，随访时间从 2～15 年。9 例发生脊髓转移（8%），其中 2 例同时发生原位复发。这些患者均未接受过辅助的脊髓照射[79]。

Goldman 等报道了 COG ACNS 0122 的结果。COG ACNS 0122 是一项 Ⅱ 期试验，对 102 例儿童 NGGCT 进行了新辅助化疗的疗效评估，CSI 前加或不加二次手术。诱导化疗包括 6 个周期的卡铂 / 依托泊苷与异环磷酰胺 / 依托泊苷交替使用。对于诱导化疗后没有完全缓解的患者，鼓励进行二次手术。化疗后未完全缓解或部分缓解的患者，无论是否进行二次手术，在 CSI 前均行噻替哌和依托泊苷的 HDC 联合自体移植治疗。中位随访 5.1 年，16 例患者出现复发或进展，复发后 7 例死亡。没有因治疗相关的毒性的死亡。复发发生在原发病灶部位 10 例，远处复发 3 例，同时复发 1 例。新辅助化疗在新诊断的 NGGCT 患儿中取得了很高的缓解率，并有助于提高生存率[72]。这个方案是目前正在进行的 COG 试验 ACNS 1123 的核心部分。

四、放疗适应证

（一）新诊断 IGCT

基于上述单独化疗临床试验不尽人意的结果，所有新诊断 IGCT 患者，均应考虑采用放疗联合或不联合化疗的治疗策略。

（二）复发性肿瘤

对于复发性生殖细胞肿瘤患者没有标准的治疗方法。治疗方案受先前治疗的限制。对于纯生殖细胞瘤患者，无论初始治疗为单纯放疗或单纯化疗，都可获得较高的挽救治疗率。然而，对于既往接受放化疗或出现复发的 NGGCT 患者，很难对常用的挽救化疗方案产生持续反应。目前，采用手术切除加强化化疗的挽救模式可达到肿瘤残留最小化，随后 HDC 联合自体干细胞挽救，治愈率约为 50%[76, 78]。与生殖细胞瘤相比，复发的 NGGCT 患者预后较差，18 个月内有 2/3 的患者疾病进展。当再次给予复发 IGCT 放疗时，由于肿瘤往往位于鞍上池或松果体，因此视路或脑干的剂量累积往往是一个问题[80]。

五、靶区勾画

对于新诊断的转移性 NGGCT，多学科联合的综合治疗模式可取得最佳治疗效果，这包括化疗、手术、CSI（30～36Gy）后再局部推量至 54Gy（脊柱转移瘤则至 45Gy）[24, 70, 72, 81]。对于局限性 NGGCT 存在一些争议，有一些证据支持局部照射[82]，但也有一些证据表明，在局部照射范围之外也可能发生复发[62, 71]。COG ACNS 1123 正在测试诱导化疗和 WVI 至 30.6Gy，然后局部推量的治疗模式。然而，该研究已关闭患者入组。对于成人患者，荷兰神经肿瘤学会正在研究一种诱导化疗的治疗策略，即局部病灶放疗用于局部疾病患者，CSI 用于播散性疾病患者。本节的其余部分将集中讨论对生殖细胞瘤的治疗建议。

生殖细胞瘤对放射敏感，关于放疗靶区和处方剂量方面目前存在各种不同的意见。传统上，CSI 照射后肿瘤部位会进行局部推量。虽然在组织学未经证实的病例中已不再推荐使用放射治疗，但是历史上曾使用IGCT对放疗敏感的反应特性来做经验性诊断与治疗。虽然治疗方案的选择可能存在争议，但遵循方案指南的治疗可能与更好的预后相关[25]。本节将讨论CSI、WBI、WVI和局部加量放疗。当联合化疗时，减少放疗靶区体积和降低放疗剂量是有效的。

当前大多数文献报道认为，无论放疗剂量或靶区体积大小如何，患者生存率都很高[2, 25, 38]。传统上，CSI剂量范围为30～36Gy，原发病灶局部推量到45～50Gy。全脑或全脑室区域放疗后局部推量剂量范围为24～30Gy[83]。支持采用CSI和WBI的学者认为这可以保证最高的治愈率。然而，人们仍会担心较大的靶区体积可能导致远期的毒性累积。当放射治疗作为M_0和隐匿多灶性疾病的单一治疗方式时，大家的共识倾向于行WVI，并对蝶鞍上和（或）松果体区域局部加量[24]。COG ACNS 0232用于局限性或隐匿多灶性疾病的治疗模式：未行化疗者给予WVI24Gy，局部推量至45Gy。目前COG ACNS 1123研究已经将化疗后达完全缓解者使用的放疗剂量减少到18Gy，局部加量到30Gy，部分缓解者减少到24Gy，局部推量到36Gy。

（一）CSI

关于单纯CSI的最可靠数据来自于两项欧洲前瞻性研究。Calaminus等报道了一项针对颅内生殖细胞瘤的非随机国际研究的结果，该研究比较了化疗后局部放疗与单纯低剂量CSI。局限性生殖细胞瘤患者接受CSI或两个疗程的化疗后再局部推量放疗，转移性患者行CSI后再给予原发肿瘤和转移部位的病灶局部推量，并可选择在此之前进行化疗。局限性生殖细胞瘤患者（190例）接受CSI单独治疗（125例）或联合治疗（65例），结果显示5年EFS或OS无差异。65例接受联合治疗的患者中，有7例复发（6例为放疗靶区外脑室复发），仅CSI治疗的125例患者中只有4例复发（均发生在原发肿瘤部位）。转移性患者（45例）有98%±2.3%的EFS和OS。局限性生殖细胞瘤可单独采用低剂量CSI，也可联合化疗和小野放疗。复发模式提示，脑室应包括在放射野内。在转移性疾病中，单纯低剂量CSI治疗是有效的[56]。Bamberg等报道了一项在1983—1993年间登记的60例经组织学（*n*=58）或细胞学（*n*=2）确诊的生殖细胞瘤患者被纳入的多中心前瞻性研究（MAKEI 83/86/89）的结果。患者仅接受放射治疗（CSI/局部推量）。在MAKEI 83/86研究中（11例），CSI剂量36Gy，肿瘤区域推量14Gy。在MAKEI 89研究中（49例），CSI/局部推量剂量分别为30Gy和15Gy。所有患者均获得完全缓解。Kaplan–Meier生存分析显示5年无复发生存率为91.0%，平均随访59.5个月，OS约为93.7%[53]。

（二）WBI或WVI

长期以来，单纯放疗是否行全脊髓照射一直存在争议。据估计，脊髓复发率为6%[84]。Rogers等分析了278例仅给予WBI或WVI病例。WBI或WVI加病灶局部推量的复发率为7.6%，而CSI复发率为3.8%，对孤立的脊髓复发也没有明显差异（2.9% vs. 1.2%）[54]。即使是双灶性疾病，只要分期明确，也可以省略脊髓照射[85]。

将放疗靶区进一步减少到WVI是基于观察到脑室外颅内复发罕见的现象[54, 55, 86]。对全脑室进行勾画可能存在相当大的变异性。在一项调查中，大多数受访者支持包括第三脑室、第四脑室、蝶鞍上池和松果体池。若患者曾行内镜下第三脑室造瘘引流术时，应考虑包括桥前池。COG ACNS 1123的共识靶区图谱[87]可通过在线网络获取[88]。整个脑室的示例展示如图24–1。值得注意的是，对于基底神经节生殖细胞瘤，有些人提倡全脑照射而不是WVI[38, 67]，但还需要进一步的研究。

（三）局灶照射或放射外科治疗

多项局限于肿瘤瘤床的局灶照射研究显示PFS率降低。在一项队列研究中，36%接受局灶照射的患者在放射野外出现了脑室内复发[52, 54, 89]。Alapetite等回顾了1990—1999年在法国方案中登记的所有生殖细胞瘤患者数据，60例患者中有10例复发。在8例患者中，复发部位位于脑室周围，这表明采用WVI本可以避免复发[57]。放射外科是另一种局灶性放射治疗方式，如果不能扩大放射野就不推荐使用[90, 91]，但可能对复发病灶有一定作用。

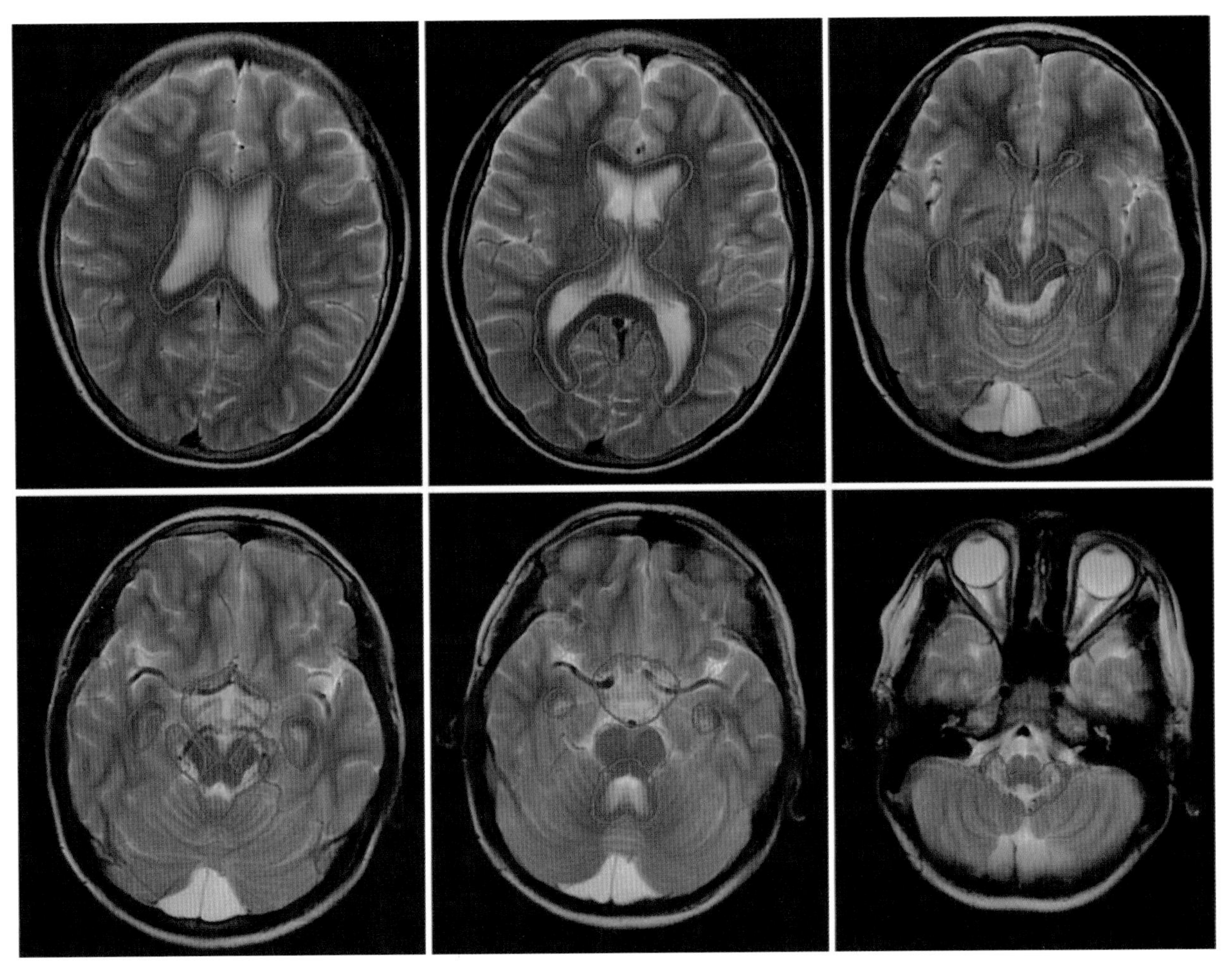

▲ 图 24-1 T_2 加权 MRI 全脑室靶区示例
桥前池不包括在内，因为这个患者没有行内镜下第三脑室造瘘引流术

六、放疗处方剂量及危及器官限量

放疗处方剂量已在靶区勾画一节中进行过讨论。IGCT 的放疗剂量发生放射性坏死的风险通常较低[80]，但治疗的晚期损伤促使我们在治疗方案中纳入化疗以求进一步减少放疗剂量，或采用先进放射治疗技术。

七、避免并发症

（一）IMRT

与适形放射治疗相比，通过采用调强放射治疗或容积旋转调强的 WVI 可以降低靶区外大脑半球的受量。IMRT 可以实现适形度更高的计划，使受辐照脑的绝对百分比减少 10%～15%[65, 92, 93]。整个脑室剂量分布的一个例子如图 24-2 所示，IMRT 计划可以使用可变数目的光束、共面或非共面光束排列或多个 VMAT 弧（图 24-3）。

（二）质子治疗

与 IMRT 相比，无论是适形还是用笔形束扫描调强，质子治疗可获得额外的剂量学改善[66, 94]。图 24-4 展示了非共面 IMRT 计划与质子计划的对比，质子计划可以减少靶体积以外的正常大脑接受辐射剂量的体积。

八、放疗毒性：急性和晚期

全脑或颅脊髓照射的晚期反应已明确表现，对听力、内分泌调节、神经认知功能、脑卒脑卒中险和继发性恶性肿瘤有不良影响。然而，很难将放射治疗的相关效应与肿瘤本身、肿瘤或治疗相关脑积

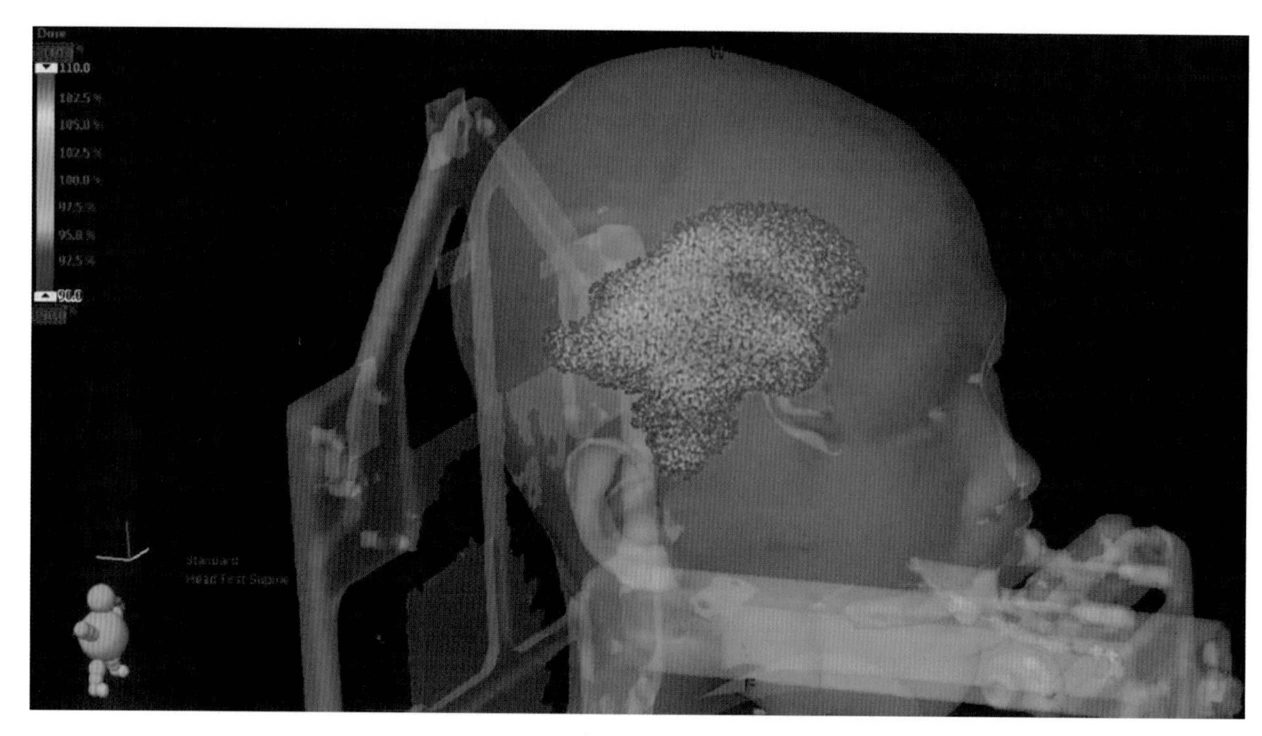

▲ 图 24-2 全脑室照射 **90%～110%** 的剂量分布

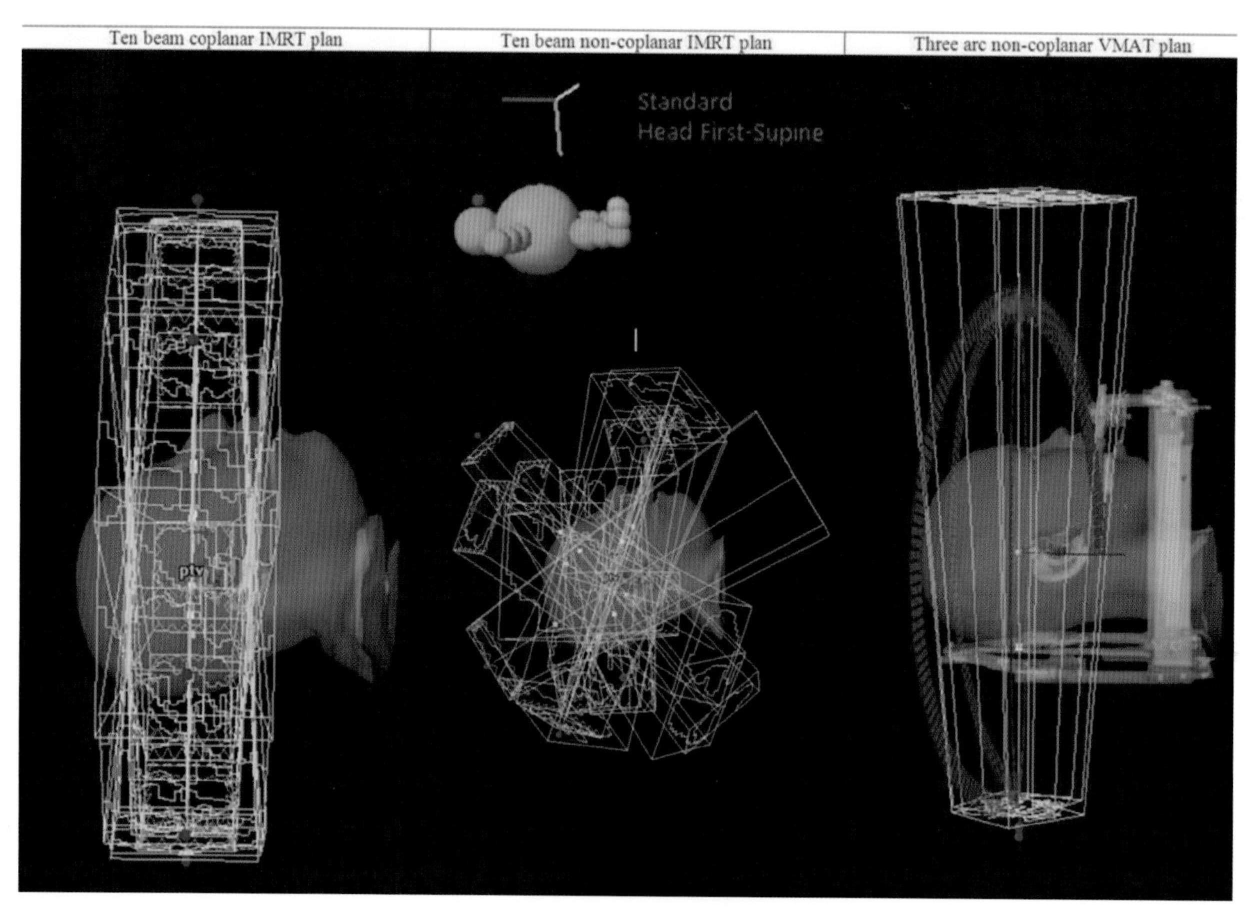

▲ 图 24-3 **IMRT** 计划中三种不同光束排列的示例

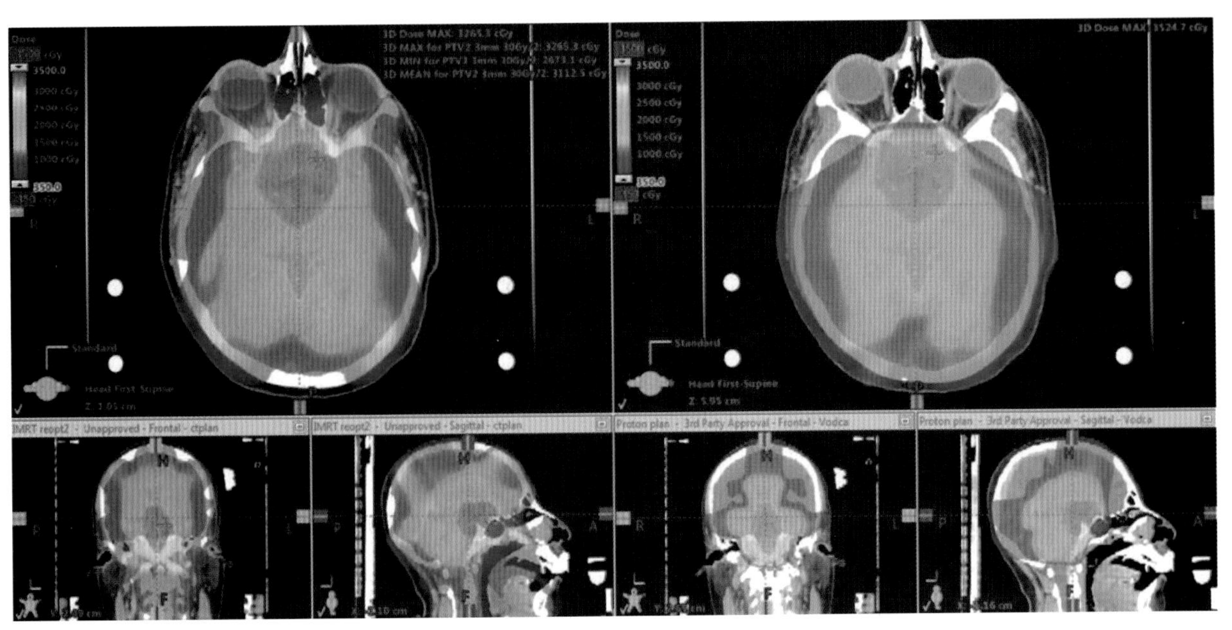

▲ 图 24-4　轴位、冠状位和矢状位图像显示非共面 IMRT 计划与质子计划（右）在 3.5～35Gy 的剂量分布对比

水、手术和（或）化疗等治疗相关的晚反应区分开来。许多回顾性系列报道的结果相互矛盾，目前尚无可靠的前瞻性数据。O Neil 等对 2003—2009 年接受放化疗的 20 名生殖细胞瘤患者进行了神经认知功能评估，发现该组患者在所有神经认知测试中的表现均在平均范围内，且不随时间的推移而降低[95]。

九、预后：肿瘤控制和生存

虽然生殖细胞瘤预后很好，但复发仍有发生。对于复发 IGCT 患者，目前尚无标准治疗方法，现采用手术切除配合强化化疗，再辅以 HDC 联合自体干细胞移植的挽救治疗模式，治愈率约为 50%[76, 78]。虽然再照射可能增加患者激素或神经认知功能障碍的风险，但该方案已被证明有效[96, 97]。

十、随访：影像学评估

患者应在治疗期间和随访期间监测 IGCT 的血清肿瘤标志物（即使最初为阴性）[24]。影像学上可能有患者肿瘤复发或继发恶性肿瘤的证据，因此单纯依据血清标志物检测是不够的[98, 99]，动态增强 MRI 可预测肿瘤对放疗的反应[100]。

十一、病例研究

患者是一名 8 岁的亚洲男孩，在 6 个月内他的身高从第 15 百分位上升到第 25 百分位，体重从第 13 百分位上升到第 63 百分位。一个儿科内分泌学家对其进行诊治。最初的生化和影像评估显示，患儿骨龄 10 岁，AFP 正常，血清 β–HCG 升高到 43mU/ml，睾酮 927ng/dl。对其进行系统影像学检查，包括睾丸超声，胸部、腹部、骨盆 CT 扫描，PET 扫描，脑 MRI，并未发现任何异常占位。1 个月后复查血清 β–HCG 为 29mU/ml。后经儿童血液肿瘤学家会诊，进行腰椎穿刺，脑脊液 β–HCG 为 121mU/ml。CSF 的 AFP、蛋白和细胞学均在正常范围内。2 个月后，复查磁共振显示松果体 6mm，在正常大小范围内，但与正常松果体相比，强化扫描后更为明显。第二次腰椎穿刺显示 β–HCG43mU/ml，AFP 阴性＜ 0.9ng/ml，未进行活检。将其纳入 COG 研究 ACNS 1123，给予 4 个周期的卡铂和足叶乙甙新辅助化疗后，血清 β–HCG 恢复正常，松果体大小减小。患者随后接受了放射治疗。

十二、总结

- 颅内生殖细胞肿瘤是罕见的，最常见于儿童和青春期早期。
- 这些肿瘤最常发生在松果体或蝶鞍上区域。
- 总的来说，男性发病优势显著，这在松果体肿瘤中更为明显。

- 生殖细胞肿瘤分为生殖细胞瘤和非生殖细胞瘤性生殖细胞肿瘤两大类。组织学亚型是影响预后和治疗分层的重要因素。
- 生殖细胞瘤更为常见，单纯放疗即可治愈。对于局限性病灶，放疗靶区已从 CSI 缩小到全脑或全脑室照射。如进一步缩小放射野，则导致脑室内失败的增加。放疗与化疗结合可进一步减少放疗剂量。目前尚未证实除去放疗仅给予化疗的治疗策略可获得满意疗效。
- 非生殖细胞瘤性生殖细胞肿瘤预后较差，化疗和 CSI 治疗效果最好。
- 最近的 COG 试验一直在研究那些对新辅助化疗反应良好的患者，是否可以进一步缩小靶区体积和降低放疗剂量。
- 长期生存者可能会在生活质量、神经认知功能和内分泌功能方面发生变化。现代放射治疗技术，如调强放射治疗或质子治疗，可减少这些晚期损伤。
- 虽然高剂量化疗和再放疗可能起作用，但对复发性生殖细胞肿瘤的治疗尚无标准。

本章自测题

1. 这个 8 岁的男孩被诊断出患有单纯中枢神经系统生殖细胞瘤，血清和 CSF 中 β–HCG 水平升高，AFP 正常。在化疗后肿瘤标志物和影像显示完全缓解，下列治疗建议最合适的是（　　）。

A. CSI 照射，再对原发肿瘤部位推量
B. 松果体区局部放疗
C. 全脑室放疗，再对原发肿瘤部位推量
D. 4 周期化疗后无须放疗
E. 立体定向放射治疗

2. 以下在诱导化疗后缓解可以给予更低剂量和更小体积放疗的肿瘤是（　　）。

A. 间变性星形细胞瘤
B. 累及蝶鞍上区和松果体的中枢神经系统生殖细胞瘤
C. 髓母细胞瘤
D. 中枢神经系统淋巴瘤
E. 黏液乳头状型室管膜瘤

3. 一个 Parinaud 综合征的 17 岁的男性，伴血清 AFP 水平升高和 β–HCG 水平正常，下列最有可能的诊断是（　　）。

A. 肝母细胞瘤
B. 原发性松果体实质细胞瘤
C. 下丘脑生殖细胞瘤
D. 卵黄囊瘤
E. 毛细胞型星形细胞瘤

4. 下列最不可能接受化疗和 CSI 治疗的肿瘤是（　　）。

A. 非生殖细胞瘤性生殖细胞肿瘤
B. 髓母细胞瘤

C. 纯生殖细胞瘤
D. 松果体母细胞瘤

5. 鞍上非生殖细胞瘤性生殖细胞肿瘤在接受分割放射治疗的患者中，以下最常发生的并发症是（　　）。
A. 放射性坏死
B. 视神经病变
C. 尿崩症
D. 生长激素缺乏
E. 脑膜瘤

答案

1. C（对于局灶性中枢神经系统生殖细胞瘤，局部和脑室内复发率较高，单纯化疗和局灶性放疗策略被认为是治疗不足的。Rogers 等证明，在充分分期的患者中，全脑或全脑室照射后局部推量与 CSI 照射后局部推量相比，两者的局控率和生存率相同。在诱导化疗完全缓解的患者中，COG 试验正在研究减少剂量到 18Gy 的全脑室照射，然后局部推量到 30Gy 的可行性）

2. B（对诱导化疗有反应的双灶性中枢神经系统生殖细胞肿瘤可采用全脑室照射加局部推量治疗。这是 COG ACNS 0232 上的治疗方案，加拿大 Lafay-Cousin 等的研究数据提供了将其作为局限性疾病进行治疗的理论基础）

3. D（Parinaud 综合征是一种向上凝视性麻痹，可由松果体肿瘤引起。AFP 升高提示 NGGCT）

4. C

5. D（生长激素是对放射最敏感的激素，其次是 TSH 和 FSH。蝶鞍上生殖细胞肿瘤的患者可能伴有尿崩症，但放射治疗后很少发生尿崩症）

第25章 松果体区肿瘤

Pineal Region Tumors

Nicholas Trakul　Jason Ye　著

学习目标

- 讨论松果体实质肿瘤流行病学、组织学变异和肿瘤行为。
- 列举最常见的临床症状和体征，并讨论检查和分期标准。
- 概述 PPT 整体治疗策略，包括化疗、放疗和手术的作用。
- 概述放射治疗计划基本原则。
- 总结目前治疗和疗效证据。
- 讨论随访、监测指南和可能的治疗相关毒性。

松果体是人类内分泌器官，位于缰连合与后连合的中间。人类松果体大小 5～8mm，因其形与松果（拉丁文：pineas）[1] 相似而得名。它的功能是产生褪黑素：一种在昼夜节律和季节周期中调节睡眠模式的激素。松果体区范围一般定义为：（上界）胼胝体压部和脉络丛背侧、（下界）中脑顶盖和四叠体腹侧、（前界）第三脑室和（后界）小脑蚓部尾侧。除了松果体本身引起的肿瘤外，松果体区域也可以发生多种其他类型肿瘤 [2]。包括生殖细胞肿瘤、胶质瘤、脑膜瘤、室管膜瘤、淋巴瘤和转移瘤，分别在各自的章节中进行相应的讨论。本章主要讨论松果体肿瘤，又称松果体实体肿瘤（PPT），约占松果体区肿瘤 [3] 的 27%。

一、流行病学

松果体内发生的肿瘤中，占前三位的组织学类型是 GCT、PPT 和胶质瘤。SEER 数据库 633 例病例中，这三种类型的肿瘤病例分别占 59%、30% 和 5% [4]。GCT 是松果体区最常见的肿瘤类型，在其他章节有讨论（见第 24 章）。

松果体肿瘤并不常见，在欧洲和北美 [4] 的所有成年中枢神经系统肿瘤中，仅占不到 1%。松果体肿瘤在 1—12 岁儿童中更为常见，约占脑肿瘤 3% [5]。WHO 中枢神经系统肿瘤分类（2016 年版）将松果体肿瘤分为 4 个亚型 [3]。

(1) 松果体细胞瘤（Ⅰ级）：占 PPT 20%。

(2) 中间分化松果体实质肿瘤（PPTID，Ⅱ级或Ⅲ级）：占 PPT 的 45%。

(3) 松果体区乳头状瘤（Ⅱ级或Ⅲ级）：占＜ 1%PPT。

(4) 松果体母细胞瘤（Ⅳ级）：占 PPT 35%。

松果体乳头状瘤（PTPR）是新发现的一种罕见 PPT 实体肿瘤，2007 年被加入 WHO 松果体肿瘤分类体系中。迄今为止，无论在成人和儿童患者，文献中只有 181 例病例报道。

二、临床表现和症状

松果体肿瘤最常见症状是通过压迫和直接侵犯

周围结构[2]而导致神经功能障碍。高达 75% 松果体肿瘤患者可能存在视运动功能受损，如 Parinaud 综合征，因中脑顶盖前区 [中脑上部背侧，包含内侧纵束吻端间质核（riMLF）][6]受到压迫而导致向上凝视障碍。

此外，肿瘤直接侵占第三脑室（最常见的）和第四脑室及连接两者的中脑导水管，使脑脊液流动受阻导致脑积水。脑积水是常见临床表现，其还表现为头痛、嗜睡或其他颅内压增高症状。

进展性局部肿瘤生长可导致脑神经或下丘脑功能障碍。松果体恶性肿瘤可破坏腺体，导致褪黑素水平下降从而导致睡眠紊乱[7]。颅外转移虽然罕见，但仍可见软脑膜播散的病例，约 19% 松果体母细胞瘤就诊时伴有软脑膜播散[8]。

肿瘤生长速度决定了症状的进展速度，是影响预后的重要因素。在对 200 多例松果体区肿瘤患者的研究中，从症状开始到诊断的平均持续时间为 11 个月，范围为 1 个月至 11 年[6]（表 25–1）。

患者年龄和性别有助于鉴别诊断。松果体母细胞瘤多发生于 10 岁以下儿童（40%），平均年龄 18 岁，而 PPTID 和松果体细胞瘤多发生于 40—60 岁（平均 41—43 岁）[3]。这与生殖细胞肿瘤形成鲜明对比，生殖细胞肿瘤往往发生在青少年和 20 多岁。

松果体细胞瘤、中间分化松果体实质肿瘤和松果体母细胞瘤均以女性为主，男女比例分别为 0.6∶1、0.8∶1 和 0.7∶1[3]。

表 25–1　松果体肿瘤症状及体征

症状
头痛（73%）
视觉异常（47%）
恶心呕吐（40%）
运动功能损伤（37%）
体征
视盘水肿（60%）
共济失调（50%）
向上凝视障碍（30%）
震颤（20%）
瞳孔反射改变（17%）
深度肌腱反射亢进（13%）

数据来自参考文献 [9]

三、诊断

疑似松果体肿瘤诊断的分期检查包括全中枢增强磁共振成像。如果腰椎穿刺能够安全进行，应穿刺进行脑脊液细胞学检查，以检查是否有软脑膜扩散。如不能行腰椎穿刺获得脑脊液，应在手术时尽量取得。只要有可能并且保证安全，就应该努力取得组织标本，以便明确诊断。

由于生殖细胞肿瘤是松果体区最常见的组织学类型，因此需要获得血清和脑脊液中 AFP 和 β–HCG 的水平以帮助诊断。一旦获得组织，也可获得这些标志物或胎盘碱性磷酸酶免疫组化结果。目前尚无血清标志物用于诊断 PPT。

血清褪黑素水平变化对松果体肿瘤患者是有意义的，但目前尚没有确定的标准去测定。在 1 组 29 名病理证实的松果体肿瘤患者中，测定术前和（或）术后 24h 褪黑素的节律变化，结果显示未分化或侵袭性肿瘤[10]的褪黑素节律明显降低。手术后褪黑素异常可能是肿瘤残留或松果体手术损伤的反映。

四、影像学

MRI 是初步明确肿瘤最有效的手段，并可以显示肿瘤与邻近结构的关系。

在某些情况下，通过影像学能够提示某些肿瘤类型。虽然生殖细胞肿瘤和恶性胶质瘤的特点是“侵入”第三脑室壁，但松果体实质肿瘤、低级别星形细胞瘤和脑膜瘤[11]更常见的是膨胀性压迫。

PPT 特征外观总结如下。

五、松果体细胞瘤

- 通常表现为球状、边界清楚的肿块，直径 < 3cm。
- 多达一半的病例存在囊变和钙化。
- 周围钙化提示更倾向松果体细胞瘤，而不是生殖细胞瘤（由于先前存在的松果体钙化分散到病变周围）[12–14]。

- CT 上典型的等密度。
- MRI：T_1WI 呈低信号，T_2WI 呈高信号[15]。
- 增强强化明显且均匀。

六、PPTID

- 通常表现为大肿块，伴有局部浸润。
- 与松果体细胞瘤相比，边界欠清。
- CT 上偶尔可见周围“爆发性钙化”。
- MRI：T_1WI 呈不均一、多数低信号，T_2WI 呈高信号。
- 通常增强强化显著且不均。

七、松果体母细胞瘤

- 通常表现为松果体区域多分叶大块的肿块，经常侵犯周围结构，包括中脑顶盖、丘脑和胼胝体压部。
- 常伴有脑积水。
- CT 扫描为高密度，很少伴钙化[11]。
- MR：边界不清，T_1WI 呈低至等信号、T_2WI 呈等至轻度高信号[16]。
- CT 和 MRI 增强强化都不均匀。

八、松果体区乳头状瘤

- 边界清楚、由囊性和实质部分共同组成的异质性肿块。
- 常伴导水管阻塞合并脑积水。
- MRI：T_1 呈高信号（可能与高蛋白质、糖蛋白分泌有关）。
- 增强强化通常不均匀。

然而，单独的影像学检查通常不足以明确组织学诊断。

九、组织学和预后

通常需要在治疗前进行组织学诊断。

由于松果体位置较深，且邻近重要血管和神经结构，因此松果体肿瘤活检很有挑战性。

为了避免对大脑深部静脉的损伤，直视下的肿块开颅活检或神经内镜手术已成为首选方法。开放手术还可以同时收集脑脊液用于肿瘤标志物研究，可直视第三脑室的情况明确分期，必要时还可以行第三脑室造瘘脑脊液分流术[17]。

尽管开颅手术有这些潜在的优势，但近期的一系列研究表明，立体定向活检也是一种安全且耐受性良好的替代方法，即采用额底入路进入低于大脑内静脉水平的肿瘤[18]。采用这种方法，也可以同时从侧脑室进行脑脊液取样，侧脑室通常毗邻活检路径。94%～100% 多点活检病例中可获得诊断样本。尽管有报道称立体定向活检存在致命的并发症，但最常见的是局限于视力的迅速恶化[18]。当活检不能确定诊断、模棱两可，或提示良性肿瘤（如成熟畸胎瘤或脑膜瘤），建议手术来确定诊断或确定恶性病变的区域。

松果体区肿瘤组织学诊断基于最新的 WHO 病理标准（2016 年版）。

松果体细胞被认为是由类似于视网膜的感光细胞产生，经过修饰以获得分泌功能。共同组织发生的临床证据是三侧性视网膜母细胞瘤综合征的发生，包括双方家族性视网膜母细胞瘤和松果体母细胞瘤。PPT 与发育中的人类松果体和视网膜细胞具有相同的形态学和免疫组化特征。松果体细胞对神经元特异性烯醇化酶（NSE）和突触素呈阳性，支持其神经内分泌特性。松果体细胞瘤和松果体母细胞瘤的 NSE 染色和免疫组化染色均可用于鉴别 PPT 和星形细胞瘤。

松果体细胞瘤是一种罕见肿瘤。约占所有松果体实体肿瘤 20%。松果体细胞瘤在 WHO 脑肿瘤分级表中被列为 Ⅰ 级（边界清楚，通常无 CSF 种植[19, 20]）。

显微镜下，松果体细胞瘤是一种分化良好的细胞中等大小的肿瘤，由相对较小的、均匀的、类似松果体细胞的成熟细胞组成。它们由成片的成熟细胞组成，排列在小叶中，具有罕见的或缺失的有丝分裂像，没有多形性、细胞核深染或坏死。它们可能与排列在嗜酸性中心区域周围的菊形团有关。

虽然正常松果体没有“松果体细胞瘤性菊形团”，但没有菊形团（即缺少神经元分化）的松果体细胞瘤预后较差[19, 20]。

松果体母细胞瘤与 WHO Ⅳ级肿瘤相对应，预后较差。它们被一些人认为是幕上原始神经外胚层肿瘤的变异类型。与幕上 PNET 一样，松果体母细胞瘤分化差，浸润性强，有可能发生脑膜和颅外播散。

松果体母细胞瘤是一种密集的小细胞，细胞核不规则或圆形，有丝分裂活性高（小蓝色圆形细胞瘤）。它们通常有坏死。松果体母细胞瘤不表达松果体细胞瘤菊形团，但可以有 Homer–Wright 假菊形团或 Flexner–Wintersteiner 真菊形团，提示视网膜母细胞分化[19, 20]。

中间分化松果体实质肿瘤（PPTID）～松果体实质肿瘤（PPT）按 WHO 分级分为Ⅱ～Ⅲ级。特征是中等细胞，细胞核圆形，轻度异型性，核染色质呈“椒盐征”，偶见有丝分裂，缺乏松果体细胞瘤菊形团[3, 21]。

松果体乳头状瘤（PTPR）是一种罕见的神经上皮性肿瘤，2007 年被列入 WHO 中枢神经系统肿瘤分类，被划分为 WHO Ⅱ级或Ⅲ级。

组织学上，PTPR 为上皮样肿瘤，以乳头状结构为特征，免疫组化中细胞角蛋白和胶质纤维酸性蛋白（GFAP）阳性。细胞核圆形至卵圆形，有点状染色，可能存在多形性核。精确的组织学标准尚未确定[22]。虽然显微镜下无法与松果体细胞瘤区分，但组织学与松果体实质肿瘤不相同。

松果体区肿瘤的主要预后指标是病变进展程度和组织学亚型。无论治疗方法如何，伴脑膜或脊髓转移的预后很差。

松果体细胞瘤预后最好，其次为中等分化的 PPT，最差为松果体母细胞瘤。松果体细胞瘤特点是临床进展缓慢，从症状开始出现到手术之间有很长的间隔（有一项研究为 4 年）。尚未发现明确诊断为松果体细胞瘤者出现转移。据报道，松果体细胞瘤患者 5 年生存率为 86%～91%。然而，有小部分松果体细胞瘤具有侵袭性，尽管接受了积极的治疗后仍出现多次复发。手术切除范围被认为是影响松果体细胞瘤的主要预后因素[23]。

PPTID 向脑脊髓播散倾向增加，约 10% 病例在诊断时发生脑脊髓播散。PPTID 也可能复发（22%），或治疗后出现脑脊髓播散（15%）。然而，它们比松果体母细胞瘤预后好，总体生存期中位数为 165 个月（松果体母细胞瘤为 77 个月），无进展生存期中位数为 93 个月（松果体母细胞瘤为 46 个月）。有丝分裂体的增多（<或≥ 6 个 /10HPF）、缺乏神经元分化（免疫组化 NFP 阴性肿瘤）及 Ki–67 增殖指数的增加，已被证明预示生存率较差[24, 25]。

松果体母细胞瘤是松果体实质肿瘤中侵袭性最强的一种，脑脊髓播散发生率高，甚至有罕见的颅外转移[24, 26–28]，总体生存率较低。较早研究报道中位生存期为 1.3～2.5 年[24, 29, 30]，而最近研究显示中位总体生存期改善达到 4.1～8.7 年[31, 32]。诊断时即有播散的疾病、年轻、不完全切除是预后不良的因素。放射治疗已被证明可以改善这组患者的预后[28, 31, 33]。

PTPR 极罕见，能用来指导预后的数据有限。目前文献中唯一确定的预后因素是手术切除的完整程度。在一项更新的回顾性研究中，44 例患者中只有接受了大部分切除和较年轻的患者与总体生存率提高有关。然而，在 4 篇发表的小样本报道中，21 例患者中有 15 例完全切除后仍复发[34]。放疗和化疗对其生存率没有显著影响[35]。有丝分裂和增殖活性增加也提示可能预后较差，并可能对判断复发风险增加有帮助[36]。

十、整体治疗策略

松果体实质肿瘤较为罕见，并没有大宗的随机试验来指导治疗。关于这些肿瘤的治疗数据大多来自回顾性病例，目前尚未达到共识。

通常仅凭影像学很难将 PPT 与松果体区其他肿瘤（如生殖细胞肿瘤）区分开来。组织学诊断对确定是否需要转移性检查、辅助全身治疗的选择和预后判断都至关重要。术前标准分期检查包括全脑全脊髓 MRI 和脑脊液分析。目前，内镜下活检术优先于开颅手术应用得越来越普遍，获得组织学诊断和缓解脑积水，如果有需要，还可以进行第三脑室造瘘引流术。

手术在松果体肿瘤的诊断和治疗中起着重要的作用。手术目的有三个：①确认组织学诊断；②如果存在梗阻缓解脑积水；③减瘤。由于松果体位置深且邻近很多重要血管结构，外科完全切除往往有困难。松果体区肿瘤通常采用幕下鞍上入路[37]或枕部经小脑幕入路（OTA）[38]切除。手术目的是最大限度地切除肿瘤。对于松果体母细胞瘤，最大程度切除是否影响预后存在争议，有研究报道肿瘤体积减小＞50%可以提高生存[39]。其他的研究表明，切除的完整性与生存无关[40]。报道的PPT全切除率为40%～50%[38, 41]。手术与并发症相关，报道的死亡率0～11%，重大并发症发病率为36.8%，轻微并发症发病率为3%～28%[42]。

辅助治疗取决于切除完整性和肿瘤WHO分级。

十一、放疗适应证

PPT辅助放射治疗的作用取决于原发肿瘤的组织学。松果体细胞瘤通常可以通过全切除治愈，放疗通常用于次全切除或活检病例，尽管这种情况下的复发率似乎低于GTR[41]。松果体母细胞瘤由于易于在脑脊液中扩散，常以类似于髓母细胞瘤的方式治疗，即照射全脑全脊髓，可以行同步或辅助化疗。尽管辅助放疗的作用仍在探索中，但在PPTID和乳头状瘤术后已推荐常规进行。这导致了这些肿瘤的放疗实施各不相同。例如，对已发表的文献回顾发现，30.4%患者接受CSI治疗，32.6%局部放疗。此外，22.8%患者接受了化疗，说明治疗途径的多样性[43]。PPTID可以像松果体母细胞瘤一样出现整个脊髓中播散，但其发生率要低得多。PPTID患者是否能从预防性CSI中获益仍是一个悬而未决的问题，因为有小样本的研究发现对这些肿瘤行这样的预防治疗效果甚微[44]。

与生殖细胞肿瘤不同，通常认为分化良好的松果体实质肿瘤对放射线相对抗拒。立体定向放射外科或许可作为其有效的治疗方式，已有探索SRS作为不可切除或未完全切除肿瘤或复发性疾病作用的研究。虽然仍处于研究阶段，但早期结果令人充满期待，报道的局部肿瘤控制率为67%～100%[45, 49]。

十二、靶区勾画

放射治疗方式

在制订治疗计划时，应获得带有钆对比剂增强的薄层MR扫描（层厚2mm）。如有可能，应融合术前MRI，以便更好地确定靶区。使用固定热塑模获得治疗计划CT。GTV通常定义为术后影像学上可见的全部肉眼可见的病灶。CTV通常包括大体肿瘤、高危术腔和亚临床病灶区域。对于非浸润性肿瘤，如松果体细胞瘤，通常CTV在GTV外扩5mm。对于浸润性更强的松果体母细胞瘤，CTV至少外扩10～20mm。若使用图像引导放射治疗和锥体束CT，PTV通常为3～5mm。

调强放射治疗在本中心为首选。为了最大限度降低邻近重要器官的受量，通常采用容积调强治疗。治疗计划寻求最大限度地提高PTV覆盖率（通常≥90%处方剂量），同时保护重要器官。CSI技术在后文被详细讨论（见第43章中）。瘤床局部加量通常在CSI完成后序贯给予，直到达到所需的总剂量。对于放射外科来说，GTV通常是MRI所示的增强和非增强肿瘤，而不再外放CTV或PTV。通常，SRS是使用伽马刀完成[45]，如果需要分步治疗，也可以使用射波刀或其他支持分次立体定向放射治疗的技术[47]。

十三、放射剂量处方及危及器官耐受性

根据早期的一份报道，推荐肿瘤和（或）术床的放疗剂量大于50Gy，小于50Gy，局部失败率很高[28]。如前所述，本中心使用的处方剂量为PTV50.4～54Gy，1.8Gy/次。

松果体区肿瘤25例SRS处方剂量各不相同，但大多数报道的剂量为12～16Gy的单次治疗[45]和30～36Gy分5次的多次治疗[47]。剂量通常给在50%～80%等剂量线。

危及器官剂量应当由中枢神经系统结构标准诊疗规范所限制，包括分次和放射外科（见第45章）。

十四、减少并发症

通过改进放射治疗技术，如IMRT、VMAT和IGRT，可以使放射治疗更加方便和准确。然而，当照射大脑深部结构时，可能会出现并发症。如前所述，梗阻性脑积水是该区域肿瘤的常见表现。这通常可通过手术来缓解，但并不是所有情况下都做手术。即使局部切除可以减轻压力，放疗期间肿瘤部位水肿也可能导致脑积水复发，尤其是如果没有放置分流管的时候更易出现。一组来自中国的松果体肿瘤伽马刀SRS检查显示，有3例颅内压严重升高，需要ICU治疗，1例因脑疝而死亡。当发现颅内压升高的迹象时，应密切监测，并以皮质类固醇和甘

露醇迅速干预，并在脑室内放置分流管。

十五、放疗毒性反应：急性期和晚期

松果体区域接受放射治疗的患者中，通常报道的辐射诱发急性毒性包括脱发和轻度至中度恶心。长期毒性反应包括认知能力下降、听力丧失和癫痫发作[31]。在青少年和成人人群中，也有报道内分泌功能障碍[50]。

十六、预后

松果体肿瘤在成人少见，相关数据仅有单个或多个机构的少数病例分析。也有一些文献综述，将相关报道汇集在一起分析，但由于病例资料的异质性和数量有限导致分析受限制。但我们已经注意到，无论是松果体细胞瘤还是松果体母细胞瘤，成人患者的预后都比儿童好得多，这表明这些肿瘤在儿童中表现出更强的侵袭性[51]。

在成人中，松果体细胞瘤治疗效果一般都很好，仅通过手术就可以达到很高的治愈率。Clark 等报道了一篇文献综述，包括 64 篇关于松果体细胞瘤预后的相关报道，其中显示，手术患者 5 年无进展生存率为 89%，GTR 患者 PFS 为 100%。单纯活检的 5 年 PFS 为 75%。在本研究中，放疗并没有改善 STR 患者的预后（表 25–2）[41]。

立体定向放射治疗已被研究作为松果体细胞瘤手术的替代方案。Wilson 等报道了在凤凰城 Barrow Neurological Institute 接受治疗的 3 名成年患者，行松果体细胞瘤次全切除后，在中位随访 6 年中没有 1 例出现复发[48]。匹兹堡大学的一份报道也显示，SRS 治疗 13 例松果体细胞瘤患者，疾病的局部控制达到 100%[45]。Park 等同时使用伽马刀（单分次组）和射波刀（5 分次组）观察 SRS 疗效，平均 78 个月的随访中，肿瘤控制为 100%[47]。这些报道表明，对于不愿意或不能接受手术的患者，SRS 可能是一个可行的替代方案。

松果体母细胞瘤预后与较低级别肿瘤相比要差得多，尽管如此，成人预后通常优于儿童。Lutterbach 等在一项 Meta 回顾性分析中报道，以松果体母细胞瘤为主的一组成年人的 5 年生存率为 51%。年龄的增加和初次治疗后肿瘤的减少与生存呈正相关[39]。印第安纳大学和 Mayo 医学中心联合进行的一项规模较小的分析结果指出，42% 的成年患者存活 5 年以上，中位生存率 118 个月[40]。这与儿童肿瘤形成了鲜明对比，尤其是 4 岁以下的儿童，他们的 5 年生存率约为 12%。有趣的是，4 岁以上患者的生存率更接近于成人，5 年 OS 为 66%[52]。其中一项尝试是使用人口登记数据库来检查成人松果体母细胞瘤的生存结果。

Selvanathan 等在 SEER 数据库中找到 1990—2007 年间诊断、随诊和有最终结果记载的 95 名患者。中位生存期 176 个月，5 年总体生存期 62.8%[53]。

很少有研究专门关注 PPTID，许多较早的研究可能在分析中包括了这种病理的病例，错误地将其归类为高级别或低级别肿瘤。Mallick 等对已发表的 PPTID 系列进行了识别和分析，并进行了全面的文献综述。他们对 127 例患者进行了 29 项研究。不出所料，PPTID 生存率优于松果体母细胞瘤，总体生存率中位数 14 年，5 年 OS 84.1%。24 例患者复发，其中 15 例（62.5%）发生在脊髓 / 脑膜，9 例（37.5%）为局部复发。本研究还说明了在这些肿瘤中使用的多种辅助治疗方法。辅助放疗仅占 36%，范围从 CSI（15 例）到 SRS（4 例）[43]。Das 等报道了一个较小的研究，包括 5 名患者，他们使用的是一种辅助局部分次放疗至 54Gy 的统一方案。他们报道说，没有患者出现局部或脊髓内的失败，所有患者都存活了 21.4 个月。作者认为，脊髓 / 脑膜转移可能并不常见，不足以证明 CSI 在这一人群中的必要性[44]。

十七、随诊

定期随访的标准影像学评估包括脑部和脊柱的 MRI 检查（PPTID 和松果体母细胞瘤）。同时应常规定期监测垂体轴及内分泌指标。常规临床检查应强调脑神经功能和神经认知功能的评估。

十八、病例研究

37 岁女性，最初表现为听力降低，5 个多月后出现听力丧失。患者接受了脑磁共振检查，结果显示，其松果体体积增大了 3.9cm × 3.9cm × 3.4cm（AP × TV × CC）（图 25–1）。患者被转到神经外科，

表 25-2　已发表的成人松果体肿瘤结果

文　献	类　型	病例数	组织学	手　术	放　疗	PFS	OS
Clark 等（2010）[41]	文献综述	166	PC	活检 21%，STR 38%，GTR 42%	局部 28%	GTR94%（5 年）STR+XRT84%（5 年）	NR
Wilson 等（2012）[48]	单中心	14	PC	GTR 36%，STR 64%	SRS 35%	STR+SRS100%	NR
Park 等（2015）[47]	单中心	9	PC 33%，PPTID 67%	活检 100%	SRS 100%	局部控制 100% 脊柱转移瘤 1 例	NR
Kano 等（2009）[45]	单中心	20	PC 65% PB 25%	活检 75%	SRS 100%	PC 100%（5 年），PB 67%（3 年）	PC 92.3%，PB 28.6%
Mallick 等（2016）[43]	文献综述	127	PPTID	活检 31.7%，STR 31.9%，GTR 25.2%	CSI 30.5%，局部 32.6%	52.2%（5 年）	84.1%（5 年）
Das 等（2016）[44]	单中心	5	PPTID	活检 20%，STR 80%	局部 100%	100%（21 个月）	100%（21 个月）
Gener 等（2015）[40]	2 个中心	12	PB	活检 50%，STR 25%，GTR 25%	75%	42%（7 年）	68%（7 个月）
Lutterbach 等（2002）[39]	多中心	101	PPTID 37%，PB 63%	活检 44%，手术 56%	CSI 60% 局部 38%	PPTID 93 个月（中位）PB 4 个月（中位）	PPTID 165 个月（中位），PB 77 个月（中位）
Selvanathan 等（2012）[53]	SEER	95	PB	活检 15%，STR 21%，GTR 16%，不清 48%	任何 47%	NR	62.8%（5 年）

PC. 松果体细胞瘤；PPTID. 中间分化松果体实质细胞瘤；PB. 松果体母细胞瘤；GTR. 全切除；STR. 次全切除；CSI. 全脑全脊髓照射；SRS. 立体定向放射外科；PFS. 无进展生存；OS. 总生存；NR. 未见报道

医生在体检中发现了轻微的右侧第Ⅳ脑神经麻痹和步态共济失调。患者接受了枕下开颅的肿瘤次全切除术。术后 MRI 显示术后改变术腔右侧外侧缘残留肿瘤 1.5cm × 2.1cm × 1.2cm（图 25–2）。病理证实松果体实质肿瘤，中间分化，有丝分裂指数为 9.8%，提示为 WHO Ⅲ级。

当天脑脊液取样为恶性肿瘤阴性。随后，患者出院接受物理治疗右眼侧向凝视麻痹和步态共济失调。术后约 4 周行全脊髓 MRI 检查证实无转移。因此，建议患者在手术后接受 IMRT 放射治疗，剂量为 54Gy，分 30 次，以残余病变为边缘。如果其脊髓有转移，治疗建议 CSI36Gy，分 20 次，然后将残存病灶局部总剂量提高到 54Gy。

十九、总结

- 松果体实质肿瘤占松果体区域肿瘤 27%。
- PPT 在成人中很少见，占所有确诊脑肿瘤的不到 1%。

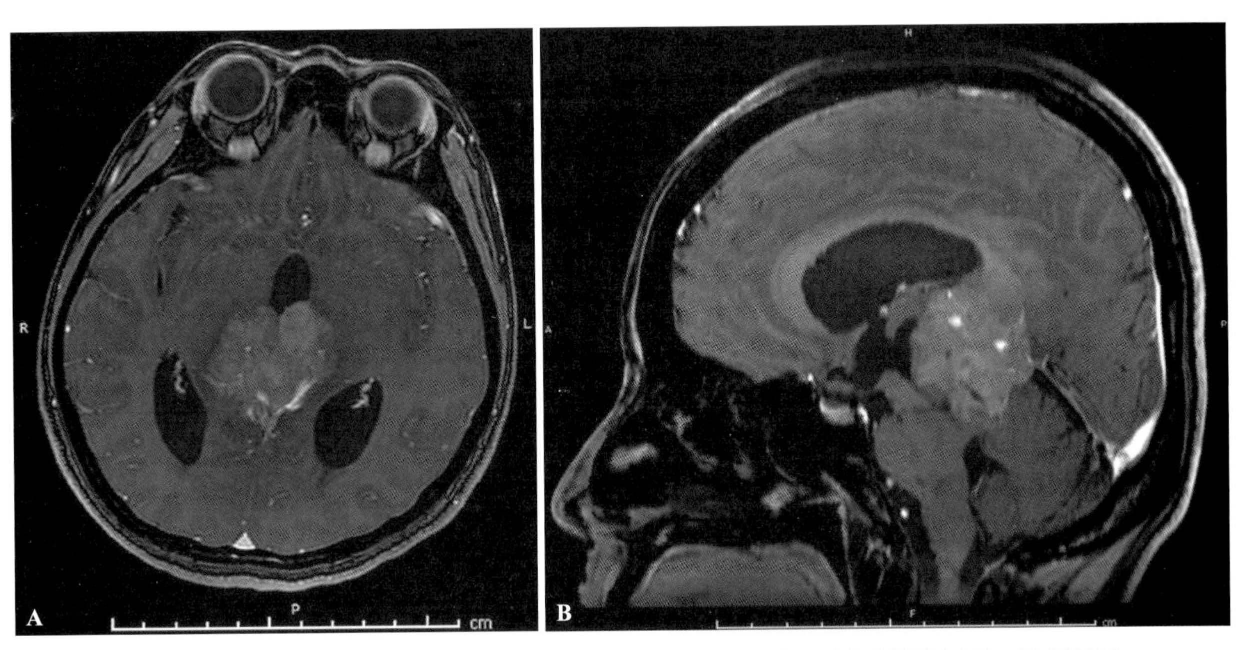

▲ 图 25–1　**A 和 B. MRI** 的轴位（A）和矢状位（B）对比显示一个松果体大肿块压迫中脑，形成脑积水

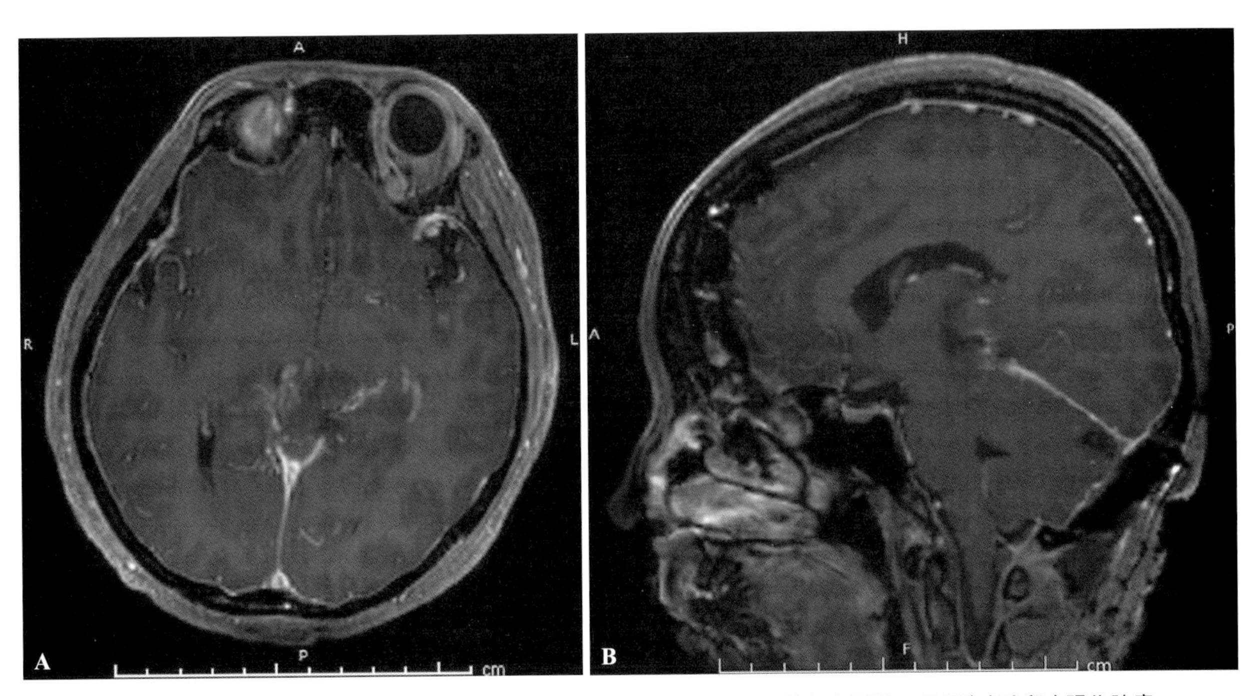

▲ 图 25–2　**A 和 B.** 术后 **MRI** 轴位（A）、矢状位（B）对比图，显示脑积水消退，手术腔内残留小强化肿瘤

- WHO 分级在脑脊髓转移风险和预后方面具有重要指导意义。
- 与儿童患者相比，PPT 在成人人群中的侵袭性较低。
- 高级别肿瘤和次全切除通常需要行辅助治疗。
- 对于具有脑膜和脊髓播散倾向的肿瘤，建议使用 CSI。

本章自测题

1. 与松果体母细胞瘤相对应的 WHO 级别是（　　）。
A. WHO Ⅰ级　B. WHO Ⅱ级　C. WHO Ⅲ级　D. WHO Ⅳ级

2. 可以只用手术治愈的成人松果体肿瘤是（　　）。
A. 松果体细胞瘤　B. 生殖细胞肿瘤　C. 松果体母细胞瘤　D. 神经胶质瘤

3. 脊髓播散风险最高的松果体实质肿瘤是（　　）。
A. 松果体细胞瘤　B. 松果体母细胞瘤
C. 中间分化松果体实质肿瘤（PPTID）　D. 松果体乳头状瘤（PPT）

答案

1. D　2. A　3. B

第26章

血管球瘤

Glomus Tumors

Jenny Yan　Kristin Janson Redmond　著

缩略语

3DCRT	three-dimensional conformal radiation therapy	三维适形放射治疗
GK	gamma knife	伽马刀
GTR	gross total resection	全切
HSRT	hypofractionated stereotactic radiation therapy	超分割立体定向放射治疗
IMRT	intensity-modulated radiation therapy	调强放射治疗
LINAC	linear accelerator	直线加速器
MEN2B	multiple endocrine neoplasia type 2	多发性内分泌瘤 2 型
MIBG	meta-iodobenzylguanidine	间碘苄胍
NF1	neurofibromatosis type 1	神经纤维瘤病 1 型
PET	positron-emission tomography	正电子放射断层造影术
RT	radiation therapy	放疗
SRS	stereotactic radiosurgery	立体定向放射外科
STR	subtotal resection	次全切
VHL	von Hippel-Lindau	Von Hippel-Lindau 综合征

学习目标

- 了解不同类型副神经节瘤流行病学、诊断和预后。
- 了解不同时期副神经节瘤的治疗方法。
- 了解放疗适应证及潜在剂量分割方式。
- 了解放疗不良反应和不良反应治疗。

一、概述

血管球瘤，也叫副神经节瘤，是一种起源于肾上腺外神经嵴衍生细胞（嗜铬细胞）的神经内分泌肿瘤。该肿瘤来自交感神经或副交感神经的副神经节，具有分泌儿茶酚胺的功能[1, 2]。在具有分泌儿茶酚胺功能的肿瘤中，交感神经起源的副神经节瘤占大多数（占86%，基于236例患者的研究），并且在生化检测中通常伴有较高的去甲肾上腺素水平[3]。几乎所有具有内分泌功能的副神经节瘤都起源于交感神经链，如胸部（10%）、腹部（75%）、膀胱及前列腺（10%）[1, 4]。副交感神经来源的肿瘤通常是良性的，非儿茶酚胺分泌肿瘤常好发于颅骨和脑神经周围的颈部基底组织。头颈部副神经节瘤好发于三个部位：颈动脉体、颈静脉体和迷走神经的副神经节。基于肿瘤位置，头颈部相比于颈部以下副神经节瘤有不同的临床表现、并发症和治疗策略[1, 5]。本章将重点阐述头颈部副神经节瘤的流行病学、诊断、预后和治疗策略。

二、流行病学背景

头颈部副神经节瘤是中耳肿瘤中最常见的一种，也是第二常见的颞骨肿瘤[5]。在美国年发病率约为1/130万。散发病例中女性常多于男性（比例约3∶1），且好发于50岁[5, 6]。非遗传病例中发病部位单侧多见（非单侧病例仅占1.2%），常好发于左侧，其原因及机制尚不明确[5]。

相对于非遗传性副神经节瘤，约1/3副神经节瘤为遗传性副神经节瘤，且其发病年龄更早，更有可能表现为多发病灶[7]。遗传性副神经节瘤的遗传形式通常与NF1有关，如Hippel-Lindau、Carney-Stratakis dyad和某些罕见的多发性内分泌肿瘤2型病例（MEN2B）[5, 8]。家族形式的突变通常位于琥珀酸脱氢酶（SDH）中有缺陷的B、C和D亚基，该酶是柠檬酸循环和线粒体电子传递链中重要的酶。所有副神经节瘤患者均推荐行*SDHD*、*SDHC*、*SDHAF2*和*SDHB*突变检测[8]。

大多数头颈部副神经节瘤为良性，但随着时间推移，约20%可能会恶变。由于影像学和组织学判断侵袭和转移的能力有限，恶性副神经节瘤诊断较为复杂[1]。不同部位的恶性副神经节瘤发生率不同，其中迷走神经肿瘤占10%～19%，颈动脉体肿瘤占4%～6%，颈静脉体肿瘤占2%～4%[9]。在肿瘤进展方面，局部进展（占69%）相比于远处转移往往有更好的生存率，为77% vs. 12%，但在各研究报道中生存率差异很大，为35%～100%[10]。

三、诊断和预后

（一）病理学或影像学

明确副神经节瘤是否分泌儿茶酚胺通常依靠检测尿液和（或）血浆生化中的肾上腺素和儿茶酚胺水平的检测[11]。虽然头颈部副神经节瘤很少分泌儿茶酚胺（仅占3.6%），但手术或放射治疗前生化检查仍是必不可少的，明确诊断可以避免儿茶酚胺危象的发生[5]。

头颈部副神经节瘤疑似患者的症状表现为：伴或不伴有搏动性耳鸣、传导性听力损失和（或）无痛性颈部肿物[12]。对于此类患者，超声、CT和MRI是诊断的金标准。超声检查能更好地检测颈动脉体副神经节瘤，而MRI和CT常用于颈静脉体或迷走神经副神经节瘤[13]。CT检查通常用于明确肿瘤周围骨质结构的破坏和重要血管的位置[4]。进行CT增强扫描之前，必须确定患者儿茶酚胺检测为阴性或已予以α受体拮抗药，从而降低儿茶酚胺危象的发生率。

为进一步明确肿瘤血管侵犯情况，通常进行钆增强MRI检查。MRI有助于进一步判断肿瘤是否侵及硬脑膜，是儿童和孕妇的首选检查。大多数病变大于2cm的肿瘤中，T_2WI典型“盐和胡椒”征：来自出血或缓慢流动的（盐）和具有流空效应的高压血管区域（胡椒）（图26-1）[14, 15]。

副神经节瘤确诊需要组织病理学。典型组织学特征为巢状或具有明显网状蛋白突出血管网的小梁结构细胞[16]。癌巢由圆形/椭圆形细胞组成巨细胞和颗粒状嗜酸性细胞质，胞质内有透明小球和丰富的基质。

即将接受手术切除或组织活检的患者必须先明确为儿茶酚胺阴性或已接受α肾上腺素能受体拮抗药治疗。虽然组织活检可明确诊断，但实际操作往往较困难。因为穿刺或切开操作可能导致严重儿茶

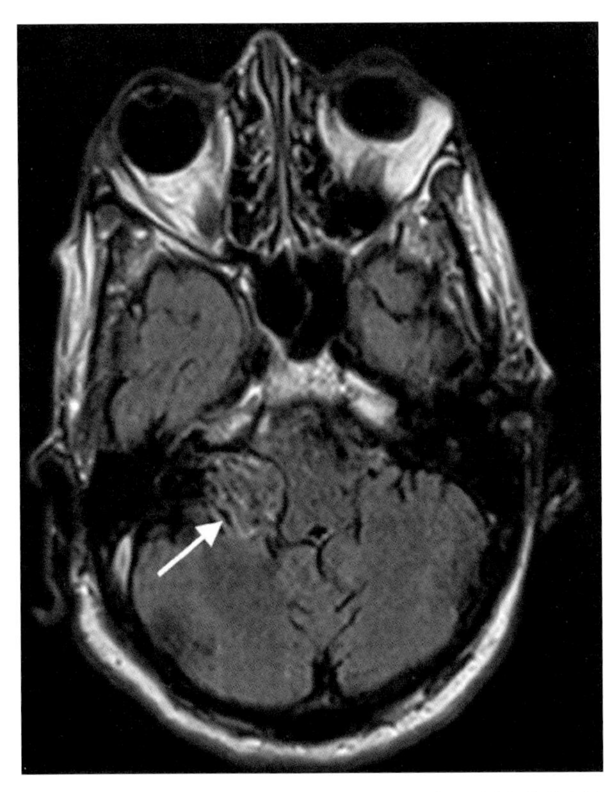

▲ 图 26-1 T_2 FLAIR 显示右侧副神经节瘤于脑桥延髓连接处向右外侧推挤脑干并呈“胡椒盐”样（箭）

酚胺危象的出现进而诱发高血压或出血。即使有活检病理，头颈部副神经节瘤标本仍常被误诊为其他类型的肿瘤如神经纤维瘤、神经纤维肉瘤、恶性黑色素瘤、甲状腺癌或其他转移癌[17]。因此，影像学定位、信号特征和体格检查之间的相互结合通常是诊断的要点。因安全性原因而不能行手术切除时，其他影像学检查也可用于鉴别副神经节瘤和其他常见的头颈部肿瘤如脑膜瘤和神经鞘瘤等。由于副神经节瘤和脑膜瘤相比其他头部和颈部肿瘤（如神经鞘瘤）有着生长抑素受体的高表达，无创性的生长抑素受体显像可作为 CT 和 MRI 检查后的进一步检查[18]。因副神经节瘤常累及血管，动脉造影可以进一步鉴别脑膜瘤与副神经节瘤。为明确受侵血管及其周围的解剖结构，Dyna CT 血管造影检查也可作为一种新的选择（图 26–2）[19]。

通常使用放射性同位素明确肿瘤转移情况如间位碘代苄胍（MIBG）扫描、生长抑素受体显像或正电子发射断层扫描（PET）。MIBG 是一种化合物，类似于去甲肾上腺素，能被肾上腺素能组织吸收。

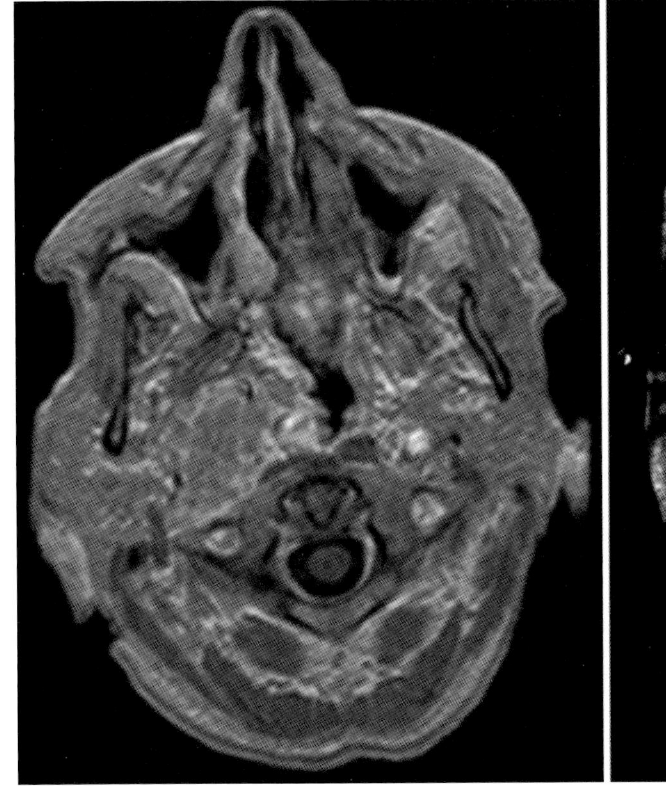

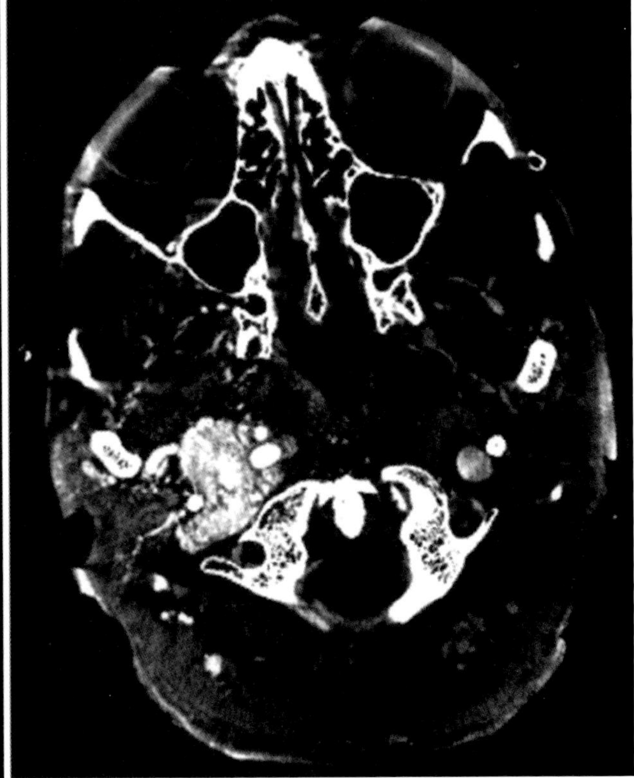

▲ 图 26–2 75 岁女性患者，右侧副神经节瘤

轴位同层面 MRI（左图）和 Dyna CT 血管造影（右图），强化区域表示使用 Dyna CT 血管造影技术改善血管显影

^{123}I–MIBG 扫描可以检测到 CT 或 MRI 检查为阴性的肿瘤。但假阴性率很高，特别是对于 SDH 突变的副神经节瘤患者[20, 21]。研究表明，相比于 MIBG 和 CT/MRI，FDG–PET 对转移病灶的检出率更高。在一项 216 例患者的研究中，转移灶检出率 PET/CT（89%）高于 CT/MRI（74%）和 ^{123}I–MIBG（50%）。对于 SDH 突变患者，PET/CT 敏感性为 92%，而 ^{123}I–MIBG 扫描仅为 45%[13]。由于副神经节瘤中表达生长抑素 2 型受体，生长抑素受体显像检查对于原发灶不明的转移性肿瘤有较高灵敏度[18]。对于 SDHB 突变的副神经节瘤患者，推荐行 PET/CT 检查明确有无远处转移灶[11]。

（二）预后因素和分子亚型

副神经节瘤的分类取决于肿瘤大小、位置和浸润范围。颈动脉体（副神经节瘤）肿瘤（CBT）使用 Shamblin 分类系统。Ⅰ类 CBT 是局限性肿瘤，几乎不侵犯颈动脉血管；Ⅱ级 CBT 部分包绕颈动脉血管；Ⅲ级 CBT 完全包绕颈动脉血管[14, 22]（表 26–1）。

颈静脉体副神经节瘤遵循 Fisch 分类原则。A 类肿瘤局限于鼓岬和鼓室；B 级围绕听小骨；C 级是根据骨质侵犯程度在颈动脉孔、颈动脉管和破裂孔分为 C_1～C_4；D 类为颅内侵犯，包括侵犯或不侵犯硬脑膜[23, 24]。D 分类必须包含 C 类以便于明确骨质破坏的位置（表 26–2）。

大多数副神经节瘤为良性且预后良好。颈静脉旁神经节瘤和迷走神经副神经节瘤放疗后疾病控制率分别为 89.1% 和 93.7%[25]。不同的恶性副神经节瘤预后差异很大。在一项 86 例头颈部恶性副神经节瘤病例研究中，局部转移患者 5 年生存率为 82%，远处转移为 41%[26]。另一项 19 例病例的研究显示 5 年生存率为 84%，19 名患者中有 14 名发生远处转移[27]。一项基于美国国家癌症数据库的 59 例恶性头颈部副神经节瘤病例研究显示，局部转移患者 5 年生存率为 77%，远处转移为 12%[9]。发生局部转移和远处转移患者的生存率差别较大，可能是由于恶性程度、转移部位、肿瘤负荷和其他全身性并发症不同所致。

表 26–1　颈动脉旁神经节瘤 Shamblin 分类

分　类	肿瘤特征	预　后
Ⅰ	颈动脉极少粘连	完全切除低并发症
Ⅱ	部分包绕颈内 / 颈外动脉	切除挑战大
Ⅲ	完全包绕颈动脉血管	切除需要主要血管重塑

表 26–2　颈静脉鼓室球瘤 Fisch 分类

分　类	部位及副神经节瘤累及部位
A	沿鼓室神经丛生长
B	侵犯下鼓室，颈静脉球周围软骨完整
C_1	侵犯颈动脉孔
C_2	破坏垂直颈动脉管
C_3	累及水平颈动脉管；破裂孔完整
C_4	侵犯破裂孔及海绵窦
De（1/2）	颅内侵犯但无硬膜外受累；硬膜移位：$De_1 < 2cm$，$De_2 > 2cm$
Di（1/2/3）	颅内及硬膜外受累；向颅后窝侵犯深度：$Di_1 < 2cm$，$Di_2=2～4cm$；$Di_3 > 4cm$

四、综合治疗策略

颅底和颈部副神经节瘤的治疗方法不同，取决于症状、肿瘤大小、位置和血管化。对于体积小（< 3cm）、无症状、非分泌性的副神经节瘤，观察和等待是一种可行的策略。而对于体积较大的副神经节瘤有两种主要的治疗手段：手术或放射治疗。

一直以来，手术切除是公认的标准治疗，特别是对于有症状的、伴有儿茶酚胺分泌的副神经节瘤。在治疗之前加用 α 受体拮抗药、β 受体拮抗药、钙通道阻滞药和甲氨酸可预防高血压危象的出现。另外，由于头颈部副神经节瘤往往血管丰富，术前 2 天预行介入动脉栓塞术可降低发生出血的风险。但介入栓塞术同样可能导致皮肤坏死、失明、脑神经损伤等并发症。因此，手术治疗前是否先行介入栓塞没有明确的适应证 [28-30]。一些使用标准包括 C 类和 D 类颈静脉旁神经节瘤患者 [28]。头颈部副神经节瘤手术治疗的治愈率为 89%～100%，一项 211 例迷走神经副神经节瘤的回顾分析中报道了 93% 的长期疾病控制率。尽管局控率很高，但术后并发症也较高。上述 211 例手术治疗病例中有 147 例患者术后出现脑神经损伤，仅有 11 名患者迷走神经未受损 [31]。

放射治疗适应证

由于手术治疗常导致出血和脑神经损伤等不良反应，放射治疗常适用于头颈部非儿茶酚胺分泌的良性副神经节瘤出现进展或进行性脑神经损害的病例 [11]。放射治疗通常使用常规分割，1.8～2.0Gy/次，每天 1 次，每周 5 次，总剂量 45～50.4Gy。立体定向放射外科单次分割剂量为 12～15Gy，或大分割立体定向放射治疗（HSRT）25Gy，分 5 次。常规分割的放疗技术通常使用三维适形放射治疗或适形调强放疗。SRS 可使用伽马刀、放射外科手术机器人（射波刀，Accuray，Inc.）或基于直线加速器（LINAC）的系统 [32, 33]。不同放疗模式下长期疾病控制率高达 80%～90% [34]。立体定向放射外科有分割次数少、有效减少对周围正常组织的照射、常规分割放疗失败后可再程放疗的优点。但单次立体定向放疗仅限于小于 3cm 的小肿瘤。有限的数据表明，对于病变大于 3cm 的肿瘤 2～5 次较低分割可以保证更好的适形度。

临床上，放射治疗适用于局部不可切除或术后出现进展的肿瘤。近几年的研究数据显示放疗有着较高的局控率，作为主要放疗手段的 SRS 或常规分割立体定向放疗（FSR）应用日益广泛。1999—2016 年有关 SRS 的主要研究数据如文中（表 26-3）所示，来自 Guss 等的 Meta 分析更新数据 [60]。最新研究数据表明放疗的疾病控制率令人满意，失败率低于有创性手术治疗。不足的是仍缺乏 10 年的疾病控率数据及长期随访。此外，放疗后继发第二肿瘤的长期风险目前尚不明确。有儿科文献报道放疗后继发第二肿瘤的风险可能高达 13.9%[61]。

五、放疗定位及靶区勾画原则

- 使用热塑性面罩进行 CT 定位。
- 1mmT_1WI 平扫 + 增强及 T_2WI+FLAIR 相用于靶区勾画。
- 对于术后病例，术前和术后融合 T_2/FLAIR 和钆后 MRI 有帮助描绘目标量。
- 对于尚未病理确诊的患者，动态增强 CT 血管造影有助于明确病灶位置及范围。
- 放疗技术包括 SRS、HSRT、IMRT、3DCRT 或质子放疗。

六、治疗计划技术

放疗上使用 SRS、HSRT、IMRT 或 3DCRT 技术，根据增强 CT 血管成像及磁共振 T_2WI/FLAIR 和 T_1WI 相确定大体肿瘤靶区。根据患者为新发还是术后病例来确定临床靶区的外扩范围，术后放疗需参考术前影像来勾画高危区域。当 GTV 紧邻脑干、脊髓、中耳或内耳等结构时，CTV 可缩减至 1mm [62]。计划靶区要考虑治疗中摆位误差、治疗机误差等因素。为消除摆位误差、治疗机误差中的不确定性，3DCRT 和 IMRT 中 PTV 外扩 0.3～0.5cm。但也有研究显示，PTV 外扩 0.3cm 和 0.5cm 相比没有统计学差异 [45]。SRS 和 HSRT 的 PTV 外扩范围通常小得多，为 0～2mm。一项回顾性研究显示，根治性放疗要比术后放疗的 GTV、CTV 和 PTV 均缩小 1mm[63]。所有肿瘤体积描述见表 26-4。

表 26–3　1999—2016 年采用立体定向放射外科治疗的研究结果

研　究	年　份	病例数	模　式	平均边缘剂量(Gy)	随访时间（个月）	肿瘤控制率	症状控制率
Dobberpuhl[34]	2016	12	GK	15.5	27.6	100%	80%
Ibrahim[35]	2016	75	GK	18	51.5	93.4%	84%
Scheick[36]	2016	11	LINAC	15	63	81%	82%
Hafez[37]	2016	22	GK	14.7	56	95.5%	86%
Martin[38]	2016	39	LINAC	18	71	94.8%	83%
El Majdoub[39]	2015	27	LINAC	15	132	95.2%	82%
Liscak[40]	2014	46	GK	20	118	98%	96%
Sager[41]	2014	21	LINAC	15	49	100%	100%
Chun[42]	2014	31	GK	25	26.3	100%	94%
de Andrade[43]	2013	15	LINAC	14	27	100%	80%
Hurmuz[44]	2013	14	GK	25	39	100%	93%
Wegner[2]	2010	18	LINAC	20	22	100%	100%
Navarro[14]	2010	10	GK	14	10	100%	100%
Genc[45]	2010	18	GK	15.6	53	94%	94%
Miller[46]	2009	5	GK	15	34	100%	100%
Ganz[47]	2009	14	GK	13.6	28	100%	100%
Sharma[48]	2008	24	GK	16.4	26	100%	100%
Lim[49]	2007	18	LINAC	20.4	60	100%	100%
Henzel[50]	2007	17	LINAC	a	40	100%	100%
Gerosa[45]	2006	20	GK	17.5	50	100%	90%
Varma[25]	2006	17	GK	15	48	76%	88%
Poznanovic[51]	2006	8	LINAC	15.1	16	100%	100%
Bitaraf[52]	2006	16	GK	18	19	100%	100%
Feigl[53]	2006	12	GK	17	33	100%	92%
Sheehan[54]	2005	8	GK	15	28	100%	100%
Pollock[55]	2004	42	GK	14.9	44	97%	N/A
Maarouf[56]	2003	14	LINAC	15	48	100%	92%
Feigenberg[53]	2002	5	GK	15	27	80%	80%
Saringer[57]	2001	13	GK	12	50	100%	100%
Jordan[58]	2000	8	GK	16.3	27	100%	100%
Liscak[59]	1999	66	GK	16.5	24	100%	96%

GK. 伽马刀；LINAC. 线性加速器；N/A. 未提供。综述数据总结改编自 Guss 等[60]。a. 分级

不同的放疗技术（SRS、HSRT 或 IMRT/3DCRT）推荐处方剂量不同，但仍缺乏前瞻性数据。以上放疗技术的剂量及分割模式见表 26–5。头颈部副神经节瘤放疗的危及器官包括脑干、脊髓、血管结构（颈动脉、颈内静脉）、同侧内耳结构（前庭、半规管、耳蜗）和同侧腮腺。SRS、HSRT 和 IMRT/3DCRT 的危及器官限量临床指南见文中（表 26–6）。由于原则上临床决策不应该使用尚未全面审核的近期出版的文献，该指南仅供参考。头颈部副神经节瘤靶区勾画及计划设计如图 26–3 和图 26–4。

放疗相关的毒性反应通常分为急性放射性损伤和慢性放射性损伤。最常见的急性放射性损伤包括皮肤刺激和潮红、皮肤干燥、咽痛、短暂性听力下降、短暂性声音嘶哑、耳痛、吞咽困难、耳鸣、轻度恶心、眩晕和头痛。据报道，术后放疗患者出现永久性神经损伤概率更高，而其他大多数患者放疗后神经麻痹会逐渐恢复[39, 42, 50, 60]。

放疗远期并发症包括口干、吞咽困难、中耳炎、外耳炎、外耳道狭窄、听力损失、声音嘶哑。声带麻痹和骨坏死并不常见，且主要与 2D 常规放疗技术有关[62, 64]。SRS 技术中脑神经Ⅸ、Ⅹ、Ⅺ和

表 26–4　建议放疗靶区体积

靶区体积	定义及描述
GTV	基于 CT 血管造影及 T_2/FLAIR 和 T_1 增强图像的大体肿瘤范围
CTV	GTV+ 根据术前影像所考虑的高危区域 +3DCRT 和 IMRT 的径向扩展可达 0.5～1cm，0～0.1cm 的 SRS 和 HSRT[a]。如果靠近脑干或脊髓，可降至 1mm。CTV 扩张应考虑解剖界限，如骨和硬脑膜
PTV	CTV+0.3～0.5cm 用于 3DCRT 和 IMRT，0～0.2cm 用于 SRS 和 HSRT[a]

a. CTV 和 PTV 并不总用于伽马刀技术

表 26–5　建议放疗处方剂量

技　术	剂　量
SRS	13～16Gy/ 次
FSR	25Gy，分 5 次
3DCRT 和 IMRT	45～50.4Gy，1.8～2Gy/ 次

没有前瞻性的数据来指导处方剂量。以上是以往临床经验的合理处方[63, 64]

表 26–6　危及器官剂量限制（上限）

器　官	单分割（Gy）	5 分割（Gy）	传统分割（Gy）
脑干	12	25	54
耳蜗	9	25	45
内耳（耳蜗 + 前庭器官）	N/A	25	45
内听道	N/A	25	50
口腔	N/A	30～40	60
腮腺	14	20～30	40
脊髓	12	25	45

请注意这些是基于临床医生经验的指南。它们不是数据驱动的，必须在未来的研究中得到验证。最合适的剂量取决于独特的患者和临床场景。N/A. 不适用

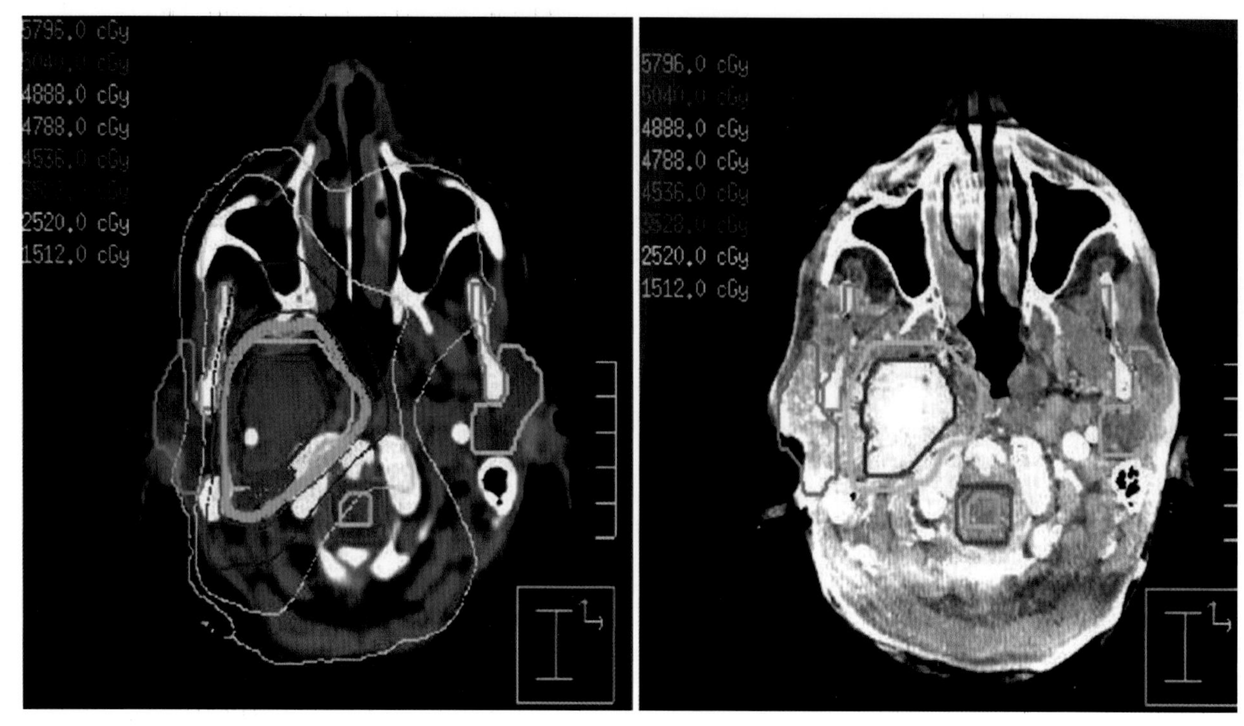

▲ 图 26-3 75 岁女性患者，右侧颈静脉副神经节瘤的治疗计划

该图描绘了常规 CT 上的等剂量线（左图）和动态 CT 血管造影上的剂量线（右图）

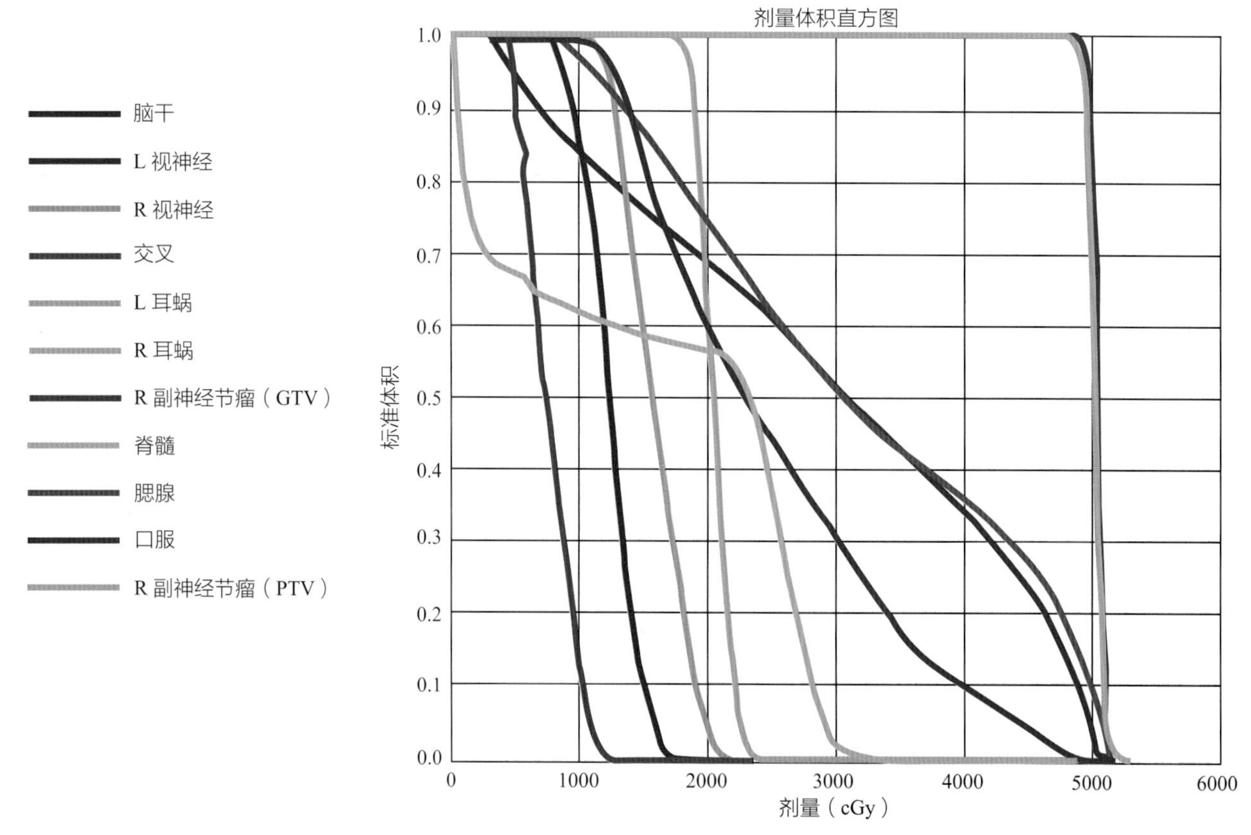

▲ 图 26-4 75 岁女性患者，右颈静脉孔副神经节瘤的治疗方案剂量体积直方图

Ⅻ永久性损伤更常见。其他罕见严重并发症包括诱发第二肿瘤、上下肢瘫痪、脑坏死 [64]（表 26–7）。

表 26–7 急性和长期放疗毒性

急 性	治疗部位皮肤红肿、刺激、暗沉和干燥，咽喉痛，一过性面瘫 / 痉挛，耳鸣，耳痛，吞咽困难，一过性声音嘶哑，黏膜红肿或刺激，轻度恶心，眩晕，头痛
长 期	口干合并吞咽困难，中耳炎，外耳炎，外耳道狭窄，听力丧失，声音嘶哑，声带轻瘫，骨坏死，永久性颅Ⅸ、Ⅹ、Ⅺ和Ⅻ对神经损伤
不常见或罕见	继发肿瘤、上肢和下肢瘫痪、放射性坏死

七、结果：肿瘤控制和生存

多项研究结果显示放疗治疗副神经节瘤局部控制率高。使用 IMRT/3DCRT 技术 5 年肿瘤控制率约为 90%，使用 SRS 和 HSRT 技术 3 年肿瘤控制率为 95% [36, 60]。除了高肿瘤控制率之外，90%～100% 患者的治疗前症状如耳鸣、头痛、脑神经损伤和面部麻痹得到改善。一项 1084 例患者的回顾性研究中，手术切除治疗 C 级和 D 级颈鼓室副神经节瘤的肿瘤控制率可达 85%，但有 965 例患者出现脑神经损伤 [31]。另一项 461 名患者的综述报道放疗局部控制率为 89%～98%，出现脑神经症状从治疗前的 242 例下降至 232 例。有超过 109 项研究对比了立体定向放射外科与全切除术及次全切除术。在汇总的 869 例患者中，单纯 GTR、单纯 STR、STR+SRS 及单纯 SRS 治疗的肿瘤控制率分别为 86%、69%、71% 和 95%。GTR 和 SRS 治疗所致Ⅸ、Ⅹ和Ⅺ神经损伤比例分别为 38% vs. 9.7%，26% vs. 9.7% 和 40% vs. 12% [64, 67, 68]。1999—2016 年有关 SRS 的研究结果见表 26–3。

八、随访：影像学评估

由于副神经节瘤病程长，可能晚期复发或发展为异时原发性肿瘤，因此对其治疗后随访应包括终生磁共振复查随访。3 年内每 6～12 个月行体格检查及生化检查（如果与生化相关），此后每年复查血生化指标及影像学。非儿茶酚胺分泌副神经节瘤的患者随访时间更长。生长抑素受体闪烁扫描技术也是一种新的评估残留肿瘤方法 [18]。

九、病例研究

66 岁男性，诊断右侧颈静脉血管球瘤，临床表现为伸舌右偏、右侧舌体皱缩及束缚感。患者在初诊前 2 年出现舌偏斜，MRI 扫描显示右侧近端舌下神经管异常信号，但当时病理活检并未确诊。此后并未开始治疗且患者选择了继续观察。此后逐渐出现味觉减退、右舌萎缩、舌右偏、右侧舌麻木，偶发头晕及右臂疼痛症状。

最新 MRI 可见肿瘤位于右侧岩尖升部后内侧的颈内动脉，大小约 1.5cm × 1.4cm × 2.4cm，存在积液、颅内出血、脑积水。三叉神经未受侵犯，亦无明显的窦及动脉扭曲（图 26–5）。

鉴于肿瘤位置特殊，无法进行立体定向放射外科治疗，选择采用 IMRT 技术，常规分割 45Gy（25 次），1.8Gy/ 次。治疗结束后每 6 个月随访 1 次，并完善 MRI 检查。治疗结束后 6 年，MRI 复查显

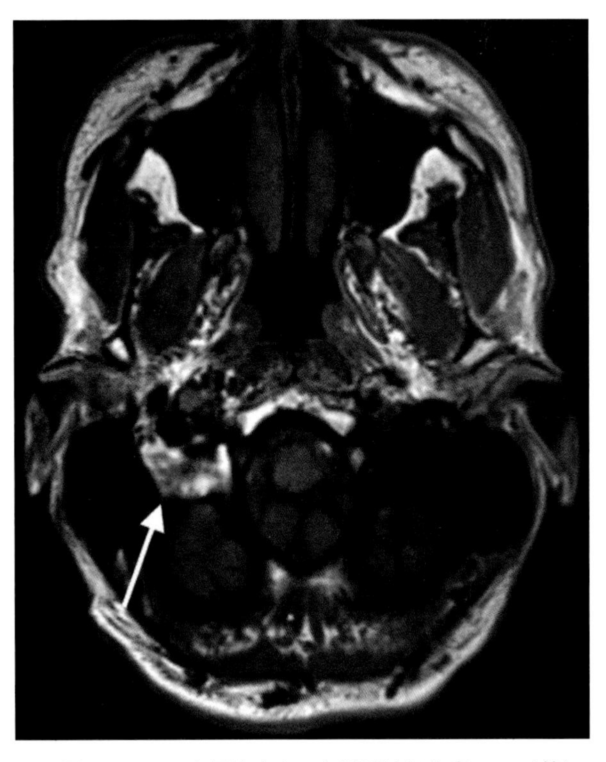

▲ 图 26–5 66 岁男性患者，右侧副神经节瘤 MRI（箭）

示病灶稳定，临床检查示舌萎缩和偏斜稳定且无其他症状或其他主诉。

十、总结

- 副神经节瘤是罕见的肿瘤，通常出现在头颈部颈动脉体、颈静脉体和迷走神经副神经节。
- 副交感神经衍生的副神经节瘤通常是良性的，不伴儿茶酚胺分泌但可发生恶变。
- 副神经节瘤诊断需整合儿茶酚胺生化水平的筛查、MRI、血管造影和最终组织学诊断存在Zellballen构型。
- 转移性副神经节瘤可以用 ^{123}I-MIBG、MRI和PET-CT扫描检查来明确。
- 既往治疗手段以手术切除为主，但近来研究显示使用立体定向放射外科技术有较高的控制率。
- 不同放疗技术的处方剂量如下：立体定向放射外科1次处方剂量为13～16Gy，大分割立体定向放射外科处方剂量共25Gy，共5次，三维适形放射治疗和调强放疗分次剂量1.8Gy，处方剂量45～50.4Gy，但目前暂无有关于处方剂量数据的前瞻性研究[63, 64]。
- SRS治疗的肿瘤控制率为80%～100%（基于1999—2016年的研究）。
- 放疗的危及器官包括脑干、脊髓、血管结构、同侧内/中耳结构和同侧腮腺。
- 随访时间：终生，包括每年复查影像学和生化。

本章自测题

1. 以下不是副神经节瘤患者放射治疗适应证的是（　　）。

A. 小于3cm的肿瘤

B. 大于7cm分泌儿茶酚胺的肿瘤

C. 切除后复发的肿瘤

D. 有影响听力和平衡症状的肿瘤

E. 颈部以下高度血管化的肿瘤紧邻重要的解剖结构

2. 在SDH（琥珀酸脱氢酶）突变的副神经节瘤患者中，检查转移病灶检出率最高的是（　　）。

A. CT/MRI

B. ^{123}I-MIBG

C. SRS

D. PET/CT

E. DynaCT

3. 以下关于副神经节瘤放疗毒性反应的描述正确的是（　　）。

A. 脑坏死和上下肢麻痹是治疗后严重和常见并发症

B. 眩晕、皮炎、面部痉挛和脑神经损伤是常见的放疗远期并发症

C. 急性反应可能包括耳鸣、听力损害、皮肤发红和刺激

D. 患者治疗后多年经常会有视觉和听觉缺失

E. 放疗诱发的第二肿瘤发生在大部分放疗后的患者

4. 对于＜ 3cm 的副神经节瘤，以下为首选放疗技术及推荐剂量的是（　　）。

A. 立体定向放射外科技术，单次剂量 50Gy

B. 立体定向放射外科技术，单次剂量 13～16Gy

C. 立体定向放射外科技术，单次剂量 5Gy

D. 立体定向放射外科技术，单次剂量 30Gy

E. 立体定向放射外科技术，单次剂量 25Gy

5. 以下不是副神经节瘤放疗剂量限制中主要关注的危及器官是（　　）。

A. 腮腺

B. 甲状腺

C. 耳蜗

D. 前庭器官

E. 颈动脉

答案

1. B（对于分泌儿茶酚胺且体积较大的肿瘤，如果可行应考虑手术切除。具体见参考文献 [11]）

2. D [对转移灶的检出率 PET/CT（89%）高于 CT/MRI（74%）和 ^{123}I–MIBG（50%）。对于 SDH 突变患者，PET/CT 敏感性为 92%，而 ^{123}I–MIBG 扫描仅为 45%。对于 SDHB 突变的副神经节瘤患者，推荐行 PET/CT 检查明确有无远处转移灶。具体见参考文献 [11, 13]]

3. C（通常与放射治疗相关的急性毒性包括皮肤潮红和刺激、短暂面神经麻痹 / 痉挛、耳鸣、听力丧失、吞咽困难。放疗诱发的第二肿瘤、肢体麻痹和脑坏死是非常罕见的并发症。具体见参考文献 [12]）

4. B（对于＜ 3cm 的小肿瘤，立体定向放射外科治疗具有最佳反应。单次 13～16Gy，能保护正常组织，治疗方便，对复发肿瘤也有效。具体见参考文献 [34]）

5. B（治疗计划中危及器官包括脑干、脊髓、血管结构、同侧内耳和同侧腮腺。甲状腺通常在颈部较低的位置，而非紧邻肿瘤。具体见参考文献 [64]）

第27章

成人髓母细胞瘤

Adult Medulloblastoma

Anthony Pham　Kenneth Wong　Eric L. Chang　著

学习目标

- 描述髓母细胞瘤发病机制中涉及的分子通路。
- 根据 WHO 分类方法（2016 年版）区分不同分子亚型。
- 熟悉成人髓母细胞瘤分期和多学科治疗。
- 熟练勾画靶区和重要结构。
- 总结有关成人髓母细胞瘤疗效和预后因素的关键研究。
- 描述全脑全脊髓照射急性和晚期毒性。

一、流行病学

髓母细胞瘤是一种主要发生于儿童小脑的恶性侵袭性胚胎性肿瘤[1]。虽然在儿童更常见，但是这些肿瘤也可发生于成人。按照定义，髓母细胞瘤起源于颅后窝，通常是第四脑室底部的小脑蚓部。髓母细胞瘤有明显的经脑脊液通路播散的倾向，有证据表明在确诊时高达 35% 的病例已有转移。虽然由于相似的组织学、影像学和临床特征，以前的组织学分类标准将其归于原始神经外胚层肿瘤（PNET），但在使用分子标记重新分类后，髓母细胞瘤属于不同的肿瘤类型。

二、发病率和流行

髓母细胞瘤是儿童最常见的恶性脑肿瘤，占所有儿童原发中枢神经系统肿瘤的 15%～25%，约 70% 确诊于 15 岁内[2]。其平均发病年龄为 3—6 岁，仅 25% 病例发病于 15—44 岁[3]。在 22—24 岁时其发病率稍有升高，但在 40 岁后较罕见[2]。美国中央脑肿瘤登记处（Central Brain Tumor Registry of the United States，CBTRUS）从多个国家数据库中获得了 2006—2010 年所有新诊断的原发 CNS 肿瘤数据。该研究发现髓母细胞瘤的发病率为 1.5/100 万普通人群，儿童发病率是成人的 10 倍[4]。髓母细胞瘤发病率在 19 岁以上人群为 0.6/100 万成人。与美国数据相似，欧洲成人男性发病率为 1.1/100 万，而女性为 0.8/100 万[5]。在儿童时期男性发病率是女性的 1.58 倍，但在成年后两者差异不显著[2]。

三、CBTRUS 标准死亡率

利用 2006—2010 年的疾病监测、流行病学和 SEER 数据库数据，CBTRUS 报道了 1573 例髓母细胞瘤的死亡率和相对生存率[4]。髓母细胞瘤患者的 1 年、2 年、5 年和 10 年相对生存率分别为 88.2%、81.7%、71.1% 和 62.8%。胚胎性肿瘤（包括髓母细胞瘤）患者的 1 年、2 年、5 年和 10 年相对生存率分别为 84.3%、75.7%、58.9% 和 49.6%。从年龄分层生存报道上看，这些患者的 5 年相对生存率从最年轻年龄组(22—44 岁)的 64% 降至更高年龄组(45 岁以上)的 31.8%。髓母细胞瘤的无年龄调整生存率被单独报道。

与 CBTRUS 结果相似，包括 20 个欧洲国家癌症登记数据的 EUROCARE 研究报道了 PNET 患者的生存数据[3]。分析包括了 1995—2002 年的 867 例成人脑 PNET，随访至 2003 年。1 年、3 年和 5 年的相对生存率分别为 78%、61% 和 52%，男女之间无差别。5 年相对生存率从最年轻年龄组（15—44 岁）的 56% 降至更高年龄组（45 岁以上）的 9%。

四、危险因素

辐射和遗传

髓母细胞瘤没有明确的环境危险因素。电离辐射暴露早已被确认，因为曾接受放疗或原子弹幸存者可发生多种脑肿瘤。原发性脑肿瘤、急性白血病和其他肿瘤的有效治疗使得这些患者可以存活更长时间，也因此使他们处于患第二原发肿瘤的风险之中[6, 7]。曾使用低剂量放疗治疗良性疾病如儿童时期头癣和皮肤疾病者在成年时患 CNS 肿瘤风险也会增高[8]。Armstrong 等发现放射与发生脑肿瘤间的潜伏期可短至 5 年，也可长达数十年。在一些研究中，高级别胶质瘤和脑膜瘤是最常见的继发 CNS 肿瘤，虽然髓母细胞瘤 /PNET、施万细胞瘤和低级别胶质瘤也被报道，但其发生率明显更低。除电离辐射外，其他的环境危险因素尚未明确。在回顾性研究中，氯乙烯、石油化学制品、农业和橡胶工业的工人也被发现患脑肿瘤的风险增高。但是，没有一致的证据能提示任何特定化学物暴露是 CNS 肿瘤的危险因素。

五、家族性综合征

2%～5% 髓母细胞瘤的发生与遗传性基因综合征有关。由 *PTCH1* 基因胚系突变引起的痣样基底细胞癌综合征（NBCCS，也叫 Gorlin 综合征）和 *APC* 基因失活突变引起的家族性多发性腺瘤病（FAP）都与髓母细胞瘤发病风险增高相关[9]。在两种综合征中，与髓母细胞瘤发病机制相关的通路均发生了突变。

NBCCS 是与髓母细胞瘤相关的最常见基因综合征。它是一种遗传性疾病，其特征为多发基底细胞皮肤癌和其他常见表现，包括颌骨囊肿、手掌或脚底凹陷、大脑钙沉积、发育障碍和关节骨改变。髓母细胞瘤在 NBCCS 中发病率为 3%～5%，且常常发生在 3 岁以内[10]。它是 SHH 通路基因突变导致的常染色体显性遗传病，第 9 号染色体的 *PTCH1* 基因是最常见的突变基因[11]。其次，NBCCS 可因 *SUFU* 基因突变引起。在正常的小脑发育过程中，SHH 由浦肯野神经产生并刺激颗粒神经元前体细胞的生长和迁移。SHH 信号的过度激活在散发和 NBCCS 相关髓母细胞瘤的发病中均发挥关键作用。

Turcot 综合征最初用于描述脑肿瘤（主要是髓母细胞瘤和胶质瘤）与包括 FAP 和遗传性非息肉型结直肠癌（HNPCC）两种不同类型遗传性结肠多发息肉的相关性[12]。现已明确髓母细胞瘤与 FAP 相关而与 HNPCC 无关。FAP 是常染色体显性遗传疾病，由第 5 号染色体的 *APC* 基因失活突变所引起[13]。髓母细胞瘤在 FAP 患者中的发病率不到 1%，且 FAP 患者的发病风险不均一，如 *APC* 基因第 2 段突变者风险更高。1 个 *APC* 等位基因的胚系突变加上另一等位基因缺失的第二打击可引起 APC 蛋白的功能丧失。该蛋白复合体在 WNT 信号通路中发挥作用，在发育和愈合中控制细胞的增殖和分化。*APC* 缺失最终引起核内 β-catenin 的过多蓄积，这是与髓母细胞瘤发病相关的细胞内蛋白[14]。

六、诊断与预后

髓母细胞瘤患者出现因颅内压增高和小脑功能障碍所引起的一系列症状和体征，病程为数周至数月。髓母细胞瘤最主要的临床症状是颅内压增高，尤其当肿瘤阻塞脑脊液循环引起脑积水时表现更明显。大多数患者有夜间或晨起头痛的病史，醒后恶心和呕吐是常见的症状，同时可观察到精神状态的改变。长时间的颅内压升高可导致视盘水肿和完全或部分视野缺失。

具体的神经学检查结果取决于肿瘤部位。位于中线的肿瘤可引起共济失调或躯干不稳，表现为步态变宽或脚后跟到脚尖行走困难。而位于小脑半球两侧的肿瘤更容易引起肢体笨拙或不协调。患者可表现为指鼻试验测距不准、意向震颤和跟胫试验困难。成人髓母细胞瘤多发于小脑外侧，而儿童髓母细胞瘤好发于小脑中央[15]。

虽然不常见，但当存在第四脑室底部受侵犯或脊髓转移时，患者可出现与脑神经压迫相关的症状和体征。复视、眼球震颤和眼外肌运动障碍由第Ⅳ～Ⅵ对脑神经受损引起。其他局部神经缺损如听力丧失和第Ⅶ对脑神经麻痹也可发生但较罕见。如果脊髓出现转移，可出现上运动神经元麻痹体征。

七、影像学特点

CT典型表现是颅后窝高密度病变，增强后呈明显强化[16]。但很多髓母细胞瘤会在CT扫描中被遗漏。髓母细胞瘤MRI典型表现为T_1WI等或低信号，增强后有强化，而T_2WI信号多变，可表现为高或低信号。其他的典型表现为扩散加权成像高信号和表观扩散系数降低，这是细胞密集的表现，有助于与其他颅后窝肿瘤如毛细胞型星形细胞瘤和室管膜瘤相鉴别[17]。此外，成人中更常见促纤维增生和结节型髓母细胞瘤可有强化不均匀的表现。当脊髓受累时，MRI通常表现为脊髓软脑膜表面和（或）马尾神经的线样或结节样强化影。脑室、脑表面或脊髓腔内的强化结节或多线状强化意味着软脑膜播散。

颅后窝肿块的鉴别诊断包括发生于小脑的其他肿瘤，如毛细胞型星形细胞瘤、室管膜瘤、高级别胶质瘤和非典型畸胎样/横纹肌样瘤（AT/RT）。成人颅后窝肿块的鉴别诊断也包括转移性肿瘤，这在儿童中罕见。特异的影像学表现有助于鉴别这些颅后窝肿瘤。毛细胞型星形细胞瘤的典型表现是囊伴壁结节或厚壁环形强化影，常提示中央坏死。室管膜瘤可填满第四脑室，然后通过Magendie孔向前或Luschka孔向侧方生长，但是通常不像髓母细胞瘤一样侵入其他脑室。AT/RT比髓母细胞瘤更罕见，但在MRI上具有相似表现。与髓母细胞瘤相比，AT/RT更容易侵犯小脑半球或桥小脑角区并出现瘤内出血[18]。此外，ADC值降低是髓母细胞瘤和AT/RT的特征性改变，但不会出现于室管膜瘤或毛细胞型星形细胞瘤。

八、分期

标准的分期检查包括术前MRI以彻底了解肿瘤情况。因为这些肿瘤有通过CSF播散的倾向，患者应在术前接受全脑和全脊髓MRI检查。如果没有条件进行MRI或患者状况不允许做MRI，CT和脊髓造影可作为分期检查手段。术后脑MRI应在术后24～48h内进行，以确定切除程度，因为这段时间后的强化并不一定是病灶残留。而术后太早进行的脊髓MRI很难鉴别硬膜下出血和种植播散，因此术后脊髓MRI应推迟至术后2周进行。

此外，CSF细胞学检查可以发现髓母细胞瘤CNS内的播散转移。Fouladi等连续分析了106例患者，发现如果没有收集并分析CSF，17%软脑膜播散将被漏诊[19]。蛋白质水平升高和轻度的细胞增多经常和细胞学阳性相关，但这些发现是非特异性的。术前或术后脑脊液细胞学检查阳性预示复发率增加，预后不佳。然而，如果有证据表明颅内压增高和（或）阻塞性脑积水，腰椎穿刺应延迟至手术后，以避免脑疝发生。如果在手术后进行CSF细胞学检查，应在术后2～3周后，以避免潜在的手术碎屑污染。

髓母细胞瘤很少在诊断时发生神经系统外转移，因此诊断时不需进行胸部、腹部和骨盆CT、PET或骨扫描检查。根据完整的手术信息和影像数据，按照Chang分期进行分期，指导一般和高风险患者进行合理治疗。

九、WHO病理学诊断标准（2016版）

髓母细胞瘤是一种恶性侵袭性肿瘤，具有显著神经元分化和脑脊液转移倾向，无论组织学或遗传特征如何，都归类于WHO Ⅳ级。在显微镜下，细胞密度高，伴大量深染的圆形或椭圆形核，细胞质分化很少。Homer-Wright玫瑰花结是髓母细胞瘤典型的组织病理学特征。免疫组化最常表现为神经分化结节，突触素染色及原始神经上皮细胞标记，包括神经元特异性烯醇化酶和巢蛋白。这与推测起源于脑室区（VZ）的神经元祖细胞一致，神经元祖细胞分化为浦肯野细胞、篮细胞和小脑的其他神经胶质细胞和神经元细胞。其他髓母细胞瘤亚型表达小脑颗粒细胞特异性标志物，被认为是起源于生成小脑颗粒细胞的外胚层（EGL）细胞[20]。不同细胞群起源与髓母细胞瘤的不同分子亚型有关，WNT 亚型来源于 VZ 细胞，而 SHH 亚型来源于 EGL 细胞。

髓母细胞瘤存在一定组织学变异，组织病理学可表现为从具有广泛结节的肿瘤到具有大细胞 / 间变特征的肿瘤。以往的中枢神经系统肿瘤 WHO 分类将髓母细胞瘤分为经典型髓母细胞瘤和几种变异体：促纤维增生 / 结节型、间变型和大细胞型髓母细胞瘤。这些亚型在成人和儿童中都有，但与儿童组相比，成人组的发生比例不同。

经典型（“未分化”）髓母细胞瘤是由密集排列的细胞组成，细胞核圆形，细胞质稀少。可见原始神经母细胞玫瑰花结、神经节细胞、坏死、钙化、肿瘤内出血和浸润行为。多数儿童病例是经典型髓母细胞瘤（80%）。

促纤维增生 / 结节型髓母细胞瘤在成人中比儿童常见（25%～40% vs. 15%～20%），并且更常见于小脑半球。这些肿瘤往往质地更硬，有更明显的小灶性坏死，广泛坏死罕见。组织学上，这些肿瘤的特征是存在无网状结构的结节（“苍白的岛屿”），肿瘤细胞减少伴神经细胞分化增加。这些表现与神经营养蛋白受体 p75NTR 相关，这在经典型儿童髓母细胞瘤中很少见到，从而支持促纤维增生 / 结节型髓母细胞瘤是一种不同的肿瘤类型。同时该亚型存在与 PTCH1 相关的染色体 9q 杂合性缺失。虽然促纤维增生 / 结节型肿瘤的侵袭性稍弱，但对预后的影响尚不清楚[21-24]。

大细胞 / 间变型髓母细胞瘤预后相对较差，占儿童髓母细胞瘤的 2%～4%，在成人中很少见[25-27]。虽然局灶性间变是几乎所有髓母细胞瘤的常见特征，但是大细胞和间变型髓母细胞瘤在组织学上表现为明显和广泛的大细胞或间变性特征。这些特征包括相对较大的部分泡状细胞核、核仁突出、大细胞中数量不等的嗜酸性细胞质，而间变性特征包括明显的多形性肿瘤细胞核型、细胞包裹和有丝分裂活性高。该型具有更高的 CSF 播散倾向和更强的侵袭性。大细胞 / 间变型髓母细胞瘤在儿童中多为分子亚型 G_3，而成人为分子亚型 G_4。

最近，通过常规免疫组化发现了髓母细胞瘤多种分子 / 遗传异常，并被用于分子亚型的分类[28-30]。最常见异常包括等臂染色体 17q（存在于 30%～40% 的肿瘤中），*MYC*/MYC-N 扩增，SHH-PTCH 和 *Wnt*/*WG* 通路异常[31]。Hedgehog 信号通路在髓母细胞瘤的发病机制中起着重要作用，这条通路控制外颗粒层小脑颗粒祖细胞的发育。位于 9 号染色体上的抑癌基因 *PTCH* 编码 PTCH1 蛋白，抑制了 Hedgehog 通路。浦肯野细胞分泌的 SHH 是 PTCH1 的抑制性配体。因此，SHH 过表达阻止了对下游 SMO 表达的抑制，这导致包括 *MYC-N* 在内的特定靶基因转录，促进这些细胞的增殖，有助于髓母细胞瘤发病。

30% 髓母细胞瘤存在 SHH 通路的改变，更常见于婴儿和成人，而在儿童中较少。该通路多个基因的异常主要发生在促纤维增生 / 结节型髓母细胞瘤[32, 33]。SHH 通路激活可以在 PTCH1 没有胚系或体细胞突变的髓母细胞瘤患者中发生。包括 PTCH2 截短突变，是位于染色体 1 短臂的 PTCH1 同源物。在某些情况下，SHH 信号通过抑制基因 *GNAS* 功能丧失而增强，*GNAS* 编码 G 蛋白 α 亚基（Gαs）通过 cAMP 依赖途径调节抑制 SHH 通路。此外，还包括定位于染色体 10q 参与 SHH 通路调节的 *SUFU* 的胚系或体细胞突变，以及位于染色体 7p 上 SHH 通路下游成员 *GLI3* 的突变。

WNT 通路涉及 *APC* 基因。WNT 绑定其受体 Frizzled，它会破坏包含 APC 蛋白质的多蛋白复合物的稳定性。这个复合物启动一系列事件导致 β- 连环蛋白积聚而激活多种转录因子，这在髓母细胞瘤的发病机制中很重要。β- 连环蛋白核染色存在于大多数 *WNT* 通路肿瘤中。涉及该通路的基因发生突变导致的激活或失活的报道见于经典型髓母细胞瘤。染色体 6 丢失和 β- 连环蛋白 1 基因（*CTNNB1*）的体细胞突变促进的 β- 连环蛋白稳定和核定位存在于绝大多数 *WNT* 通路肿瘤中。*CTNNB1* 与 TCF/LEF 家族蛋白的相互作用形成转录因子复合物，增加 MYC 的表达。

MYC/*MYC-N* 在细胞周期中具有多种作用，并且似乎是祖细胞退出细胞周期所必需的。MYC、MYCN 和 MYCL 在颅后窝发育中的表达似乎依赖

于细胞环境。在其增殖期对SHH的反应中，GNP表达MYCN，但不表达MYC。浦肯野细胞层和室区的神经元祖细胞表达MYCL但不表达MYCN或MYC。此外，*MYC*和*MYCN*的扩增发生在5%～10%的髓母细胞瘤中[34]。一些作者发现MYC/MYCN mRNA的过表达是预后较差的重要预测指标[35]。虽然促进髓母细胞瘤的增殖，但*MYC*基因在每个亚型中发挥不同的作用。

十、分子亚型

WHO现在将髓母细胞瘤分为四组：*WNT*激活、*SHH*激活和*TP53*突变、*SHH*激活和*TP53*–野生型、非*WNT*/非*SHH*（G3和G4）（表27–1）。SHH亚组是成人患者中最主要的亚型，占60%[36]。Al–Halabi等发现SHH驱动了超过80%成人髓母细胞瘤的发生[37]。Northcott等进行基因表达谱分析研究，包括由14例成人成髓母细胞瘤组成的独立队列，表明这些肿瘤亚型构成为*SHH*（72%）、*CDK6*/*MYC*（21%）和*WNT*（7%）[30]。一项类似的研究发现，与*CDK6*/*MYC*激活的肿瘤（29%）和*WNT*激活的肿瘤（21%）相比，SHH激活的肿瘤占多数（50%）[36]。

SHH亚组可能在将来具有最大的临床意义，因为SHH通路抑制剂（特别是Smo抑制剂）已经在初步研究中被证明是有效的，并且目前正在进行Ⅲ期试验。SHH亚组中最常见的基因突变是*PTCH1*（28%）或*SUFU*[30]。最近的一项研究表明，13%SHH型髓母细胞瘤发生*TP53*突变，并且与更差的生存有关，有助于指导进一步预后分层[38]。*TP53*突变型SHH肿瘤在青春期发生率最高，而*TP53*野生型SHH肿瘤在婴儿和成人髓母细胞瘤中的比例更高[28]。*TP53*野生型SHH肿瘤患者预后中等，5年总生存率约为80%。相比之下，*TP53*突变SHH肿瘤患者的生存率更差，5年OS约为40%。*TP53*也可以在*WNT*肿瘤中发生突变，但在该亚型中，它似乎没有预后意义。

*WNT*激活型是髓母细胞瘤中最少见的亚型，占所有髓母细胞瘤的10%（成人中15%）[36]。通常发生在3岁以上的儿童中，并且在成人髓母细胞瘤中很少见。男性和女性发生率一致。*WNT*激活与经典型髓母细胞瘤组织学相关，并且转移倾向低。其中预后最好的是儿童患者，5年OS > 95%，而成人则为80%。该亚组的特征是WNT–β连环蛋白通路显著激活。*CTNNB1*突变是该亚组中最常见的遗传改变（存在于90%病例中），这导致*MYC*和*MYC-N*癌基因活化增强，细胞增殖增加[39]。鉴于

表27–1 WHO髓母细胞瘤分类

髓母细胞瘤，基因定义	
髓母细胞瘤，*WNT*激活	最少见，与Turcot综合征相关，转移罕见，5年OS > 95%
髓母细胞瘤，*SHH*激活和*TP53*野生型	通常为促纤维增生型，与Gorlin综合征有关
髓母细胞瘤，*SHH*激活和*TP53*突变型	染色体不稳定，青春期达到峰值，生存比*TP53*野生型更差
髓母细胞瘤，非*WNT*激活/非*SHH*激活	
髓母细胞瘤，G_3	*MYC*扩增，成人罕见，经常转移，5年OS约50%
髓母细胞瘤，G_4	*MYCN*和*CDK6*扩增，成人为大细胞/间变性组织学，男性更多，5年OS约50%
髓母细胞瘤，免疫组化定义	
髓母细胞瘤，经典型	具有神经母细胞或神经元分化的小圆蓝细胞片，通过突触素的免疫反应性证实
促纤维增生/结节型髓母细胞瘤	结节区域密集的富含网状蛋白的细胞，具有神经元分化的特征
广泛结节型髓母细胞瘤	MRI显示扩张的无网状小叶结构，有中性粒细胞样组织结节状葡萄样外观
大细胞/间变型髓母细胞瘤	多形性细胞核，大面积坏死和高有丝分裂率

其预后好，正在该亚组的儿童患者中研究降低强度的治疗方案，以尽量减少长期不良事件。

G3 预后最差，5 年 OS 为 40%～50%，占确诊病例的 25%，多发生在儿童和婴儿中，男性占多数（2∶1）。该型在成人中很少见（＜ 2%）[28]。转移倾向很高（45%），最常见的遗传改变是原癌基因 *MYC* 突变 / 扩增（16.7%）。该组特征是基因组不稳定性升高，高频率出现染色体 1p 重复、10q 和 5q 缺失及等臂染色体 17[40]。

G4 是最大的亚组，占所有髓母细胞瘤的 35%[40]。几乎所有病例都是经典或大细胞组织学类型。男性发病率是女性 3 倍。成人（占所有成人髓母细胞瘤 20%～25%）和儿童（35%）都可发生，后者比成人预后更好。总体而言，预后中等，5 年 OS 为 75%。35%～40% 病例发生转移。*MYCN* 和 *CDK6* 扩增是该组中最常见的基因改变。

十一、预后

在大多数研究中，成人和儿童髓母细胞瘤具有相似的预后[22, 41, 42]，而一部分研究也发现婴儿与成人和儿童相比由于早期复发缺少有效治疗方案而存活率更低[43]。一项基于 SEER 数据库的研究包括了在 1970—2004 年接受治疗的 454 名成人髓母细胞瘤患者，5 年和 10 年 OS 分别为 65% 和 52%[44]。与预后较差相关的因素包括诊断时肿瘤播散或转移、术后残留病灶及大细胞 / 间变型组织学类型。在成人中，局限性疾病与更好的预后相关[45, 46]。在一些回顾性研究中，女性存活率更高[45, 46]，但在其他研究中没有差异[47]。术后体力状况不佳也会影响生存[24]。其他因素如年龄和肿瘤位置未显示对生存和复发的影响[48]。然而，在一个大型回顾性研究中，Padovani 等分析了 253 例病例，多因素分析显示脑干和第四脑室受累及颅后窝剂量＜ 50Gy 是不良预后因素，肿瘤最常复发于颅后窝[49]。

基于对良性和不良预后因素的认识，使用 Chang 分期系统对髓母细胞瘤进行分期（表 27–2）[50]。儿童治疗应基于危险因素，分为标危组和高危组。标危患者被定义为手术全切除或近全切除，并且脑脊髓 MRI 和 CSF 分析未发现肿瘤播散。高危患者定义为术后残留病灶≥ 1.5cm^2 和（或）播散或转移病灶。由于在成人髓母细胞瘤这些预后指标的数据较少，风险分析主要来自于儿童髓母细胞瘤的数据。

表 27–2 Chang 分期系统修订版

肿瘤范围	
T_1	肿瘤直径小于 3cm
T_2	肿瘤直径大于 3cm
T_{3a}	肿瘤直径大于 3cm，累及中脑导水管和（或）第四脑室外侧孔
T_{3b}	肿瘤直径大于 3cm，累及脑干
T_4	肿瘤直径大于 3cm，向上超过中脑导水管和（或）向下超过枕骨大孔
没有考虑侵及的结构数量或脑积水的存在	
在没有放射影像证据的情况下，T_{3b} 可以通过术中证实肿瘤延伸到脑干来定义	
转　移	
M_0	没有明显蛛网膜下腔或血行转移的证据
M_1	显微镜下在脑脊髓液中发现肿瘤细胞
M_2	在小脑 / 脑蛛网膜下腔或第三脑室或侧脑室中结节状种植
M_3	脊髓蛛网膜下腔的结节状种植
M_4	脑脊髓外转移

和儿童一样，成人也被基于手术切除的范围和有无播散或转移病灶，分成不同的危险组。然而，组织病理学和分子分型在影响肿瘤预后方面发挥越来越重要的作用，人们正在新的临床研究中进行探索。

肿瘤切除程度被认为与髓母细胞瘤预后相关，超过3岁儿童患者如果肿瘤残留＜1.5cm^2，其5年PFS为78%，如果肿瘤残留较大，则5年PFS为53%。关于成人术后残留病灶与预后的相关性仍存在争议。一项包括454例患者的SEER数据库分析报道了大体肿瘤完整切除的优势[51]。Carrie等分析了156例患者，结果显示残留病灶对OS没有显著影响，但发现完全切除导致的术后活动能力严重下降，对OS没有任何益处[23]。109例术后没有残留的患者5年PFS为59%，而50例术后有残留的患者为64%。相反，Chan观察了17例无残留的患者5年PFS为86%，而有残留的患者为27%[52]。Brandes等进行的更新分析显示术后残留病灶并没有显著影响5年PFS，而T分期与5年PFS临界相关，T_1～T_{3a}患者为82%，而T_{3b}～T_4患者为44%（P=0.06）[53]。Atalar等发现术后残留病灶体积＜1.5cm^{2}与更好的无疾病生存相关，虽然多因素分析最终未能证实这一结果。术后残留病灶的影响，受辅助化疗和放疗的干扰，化放疗能够解救和提高这组患者的预后。

髓母细胞瘤有沿着脑脊液播散的倾向。几项研究报道了儿童患者的脑脊液或MRI检测软脑膜播散的相关性[50, 54]。Miralbell等研究了86名儿童患者，发现M_0患者的5年和10年OS为76%和54%，M_1患者为36%和25%，M_2和M_3患者为22%和22%[55]。Zeltzer等研究了203例髓母细胞瘤患者，M_0、M_1和M_{2+}患者的5年PFS分别为70%、57%和40%[56]。Lai等对454例患者的研究和Padovani等对251例患者得研究，均证实了肉眼转移对预后的不良影响[49, 51]。

成人发生转移播散的倾向比儿童低（在两项成人研究中分别为8%和13%），并且转移病灶对预后的影响尚不明确[57]。例如，在一项法国研究中，8%患者发现脑脊液细胞学阳性[49]。脑脊液阳性患者的10年OS为49%，而没有脑脊液播散患者为60%，两者具有统计学意义。脊髓侵犯也具有重要的预后价值。脊髓转移患者10年OS为24%，而无脊髓转移患者为58%。Frost等报道无转移患者5年PFS为42%，而转移患者无一幸存[57]。在Chan等的研究中，脊髓播散患者5年PFS为47%，而无播散患者为59%[52]。尽管，早期Brandes等的前瞻性研究提示没有转移患者预后显著优于转移患者（5年PFS为75% vs. 45%，P=0.01），最近更新结果显示，中位随访7.6年后，转移和非转移患者5年PFS分别为61%和78%，差异并不显著[53, 54]。这个数据和Carrie等研究结果一致[23]，在他们的研究中，转移患者的5年OS为51%，而无转移患者58%，并无统计学显著差异。

髓母细胞瘤组织学分级是重要的预后因素。在儿童肿瘤协作组（POG）进行的大型儿童髓母细胞瘤研究中，组织病理学检测发现14%和10%患者存在中度和重度间变，与不良预后相关[58]。重度间变对生存的预后价值被最近的一项国际儿童肿瘤协作组织（SIOP）Ⅱ临床研究所证实。轻度、中度和重度间变在这项研究中分别占7%、59%和34%。重度间变预示预后更差。Lamont等在这项研究中发现，在儿童髓母细胞瘤中，重度间变/大细胞形态发生率为20%，是独立不良预后因素[59]。与之相似的是，大细胞/间变亚型也是成人不良预后的病理学因素[43, 51]。

其他组织学亚型也显示出对成人髓母细胞瘤预后的影响。在一项包括30例成人髓母细胞瘤的研究中，只有组织学类型在多因素分析中显示出对生存和复发的统计学影响。经典型髓母细胞瘤患者的PFS和OS更长[48]。促纤微增生/结节型在成人更常见，几项研究发现其与儿童患者的更佳预后相关，在成人中也发现相似的结果[23, 48, 60]。然而，其他研究并未能证实促纤维增生/结节型与预后的关系[57, 61, 62]。

儿童患者有重要的预后分子标志物，β-catenin的核聚集作为良好预后的标志物，p53和EGFR过表达及*MYC*扩增是预后不良的标志。将来儿童风险分层规范将建立在β-catenin和*MYC*扩增的基础上。然而，*MYC/MYCN*扩增在成人较少见[63]。而且，成人髓母细胞瘤伴随的6q缺失和β-catenin核激活并不能像儿童患者那样作为良好预后的标志。成人患者 MDM2 过表达可作为不良预后的指标[26, 32, 64, 65]。其他成人髓母细胞瘤不良预后的标志物包括 *CDK6* 扩增、10q 缺失和 17q 重复[63]。

十二、多学科治疗模式

过去人们认为肿瘤在成人和儿童表现出来的特征是相同的，因此成人髓母细胞瘤患者常根据儿童患者的方案进行治疗（表 27-3）。因缺乏前瞻性对照研究，目前的治疗经验完全基于回顾性研究。这些研究纳入患者样本较小，不同的治疗方式横跨数十年，而且诊断流程、神经外科技术和放射治疗手段都相应有所变化。由于数据的缺乏和异质性，最近德国 NOA-07 试验前瞻性研究在成人髓母细胞瘤化放疗后进行辅助化疗，以确定标准的治疗方案。

基于儿童患者经验，放疗采用全脑全脊髓照射，颅后窝推量。尽管降低放疗剂量对成人并没有发育儿童那么重要，由儿童患者的预后因素判断，传统剂量也适用于成人患者。在儿童，辅助化疗用于降低放疗剂量，以最大程度减轻对儿童的长期毒性。然而，成人患者化疗毒性更大，尤其是一般状况差或有多个并发症的患者，并且成人患者不需要降低总的放疗剂量。对标危患者，手术后放疗（CSI 加颅后窝推量）采用传统剂量（不降低剂量）联合或不联合同步和辅助化疗是一个合理选择。另一方面，许多医生调整标危儿童患者的流程，采用更低剂量的 CSI 和更小的颅后窝照射野对手术瘤床推量。

对高危患者，因成人发病率低，很难建立详细的治疗推荐。目前高危成人患者采用传统剂量 CSI、颅后窝推量及化疗是合适的。然而，与儿童一样，传统治疗模式效果较差，新的治疗方式正在研究中。因此，成人个体化治疗方式应该包括多学科团队，如神经肿瘤、放疗和（或）儿童肿瘤医生，以权衡化疗对成人患者长期生存潜在的益处和毒性。

十三、手术

最大安全切除是治疗所有髓母细胞瘤患者的关键。切除肿瘤可明确诊断，缓解颅内压升高，有助于局部控制。手术目的在于不引起严重神经后遗症的情况下尽可能切除肿瘤，如持续的共济失

表 27-3　关于辅助放疗 ± 化疗研究

研　究	病例数	治　疗	5 年 OS
Bloom（1990）	47	RT RT 随后 CT（1971—1981）	1952—1963：38% 1964—1981：59% 1971—1981：76%
Prados（1995）	47	RT 随后 CT（32 例）	AR：81% HR：54%
Frost（1995）	48	RT（仅 1 例患者化疗）	62%
Chan（2000）	32	RT 随后 CT（24 例）	83%
Greenberg（2000）	17	CRT 随后 CT	24.3%
Louis（2002）	24	RT 随后 CT（6 例）	82%
Padovani（2007）	253	CRT（142 例）	72%
Brandes（2003 和 2007）	10 AR 26 HR	RT CT 随后 RT 随后 CT	AR：80% HR：73%
Friedrich（2012）	70（非转移）	RT 随后 CT	4 年 OS：89%
Beier（2017）	30（50%M0）	CRT 随后 CT	3 年 OS：70%

OS. 总生存率

调、颅内神经功能缺陷和颅后窝综合征导致的吞咽困难、缄默症、躯干共济失调和情感不稳定。因为潜在的神经并发症，全切或根治切除不总是可行的，应该避免过度追求完整切除。目前，术中应用现代手术技术和影像引导，肉眼全切或次全切在绝大多数患者中是可以实现的，围术期和术后的并发症和神经功能缺陷已经成为少见事件[34]。如果发生脑积水，需要通过脑室腹腔分流术或第三脑室造瘘术在肿瘤切除术前缓解颅内压。通常在切除术前进行第三脑室造瘘术，以避免患者放置脑室腹腔分流装置。

十四、化疗

成人患者化疗的必要性和时机（放疗前或后）仍有争议。对幼年儿童患者，人们尝试使用化疗来降低放疗剂量，以减轻放疗对神经和智力发育的影响。Packer 等报道了来自儿童肿瘤协作组（COG）的结果，超过 3 岁无转移患者，术后接受降低 CSI 剂量（23.4Gy，分 13 次）和颅后窝推量（32.4Gy，分 18 次）放疗同步长春新碱化疗，加洛莫司丁、长春新碱和顺铂辅助化疗。患者 3 年和 5 年 PFS 分别为 86% 和 79%，与既往全剂量放疗结果相近。在更新的报道中，10 年 EFS 和 OS 分别为 81% 和 86%[66, 67]。根据这些结果，放疗同步长春新碱，后续维持化疗，这已被多个中心广泛使用，成为标危患儿的治疗方式。

由于儿童和成人患者在长期不良反应方面的差异，在成人中使用化疗更有争议，部分标危的成人髓母细胞瘤患者术后可行单纯放疗。回顾性分析成人和儿童患者，发现 CSI 后化疗的耐受性更差[68, 69]，由于骨髓功能更好，并且术后血脑屏障开放，药物运输更好，术后放疗前化疗耐受性更好。代价是放疗开始时间不可避免的延迟。在儿童，随机对照研究发现放疗前化疗或超过术后 20 周开始放疗对患者是不利的[56, 70]。成人患者化疗导致的血液学毒性比儿童患者更高，可能导致治疗延期[68, 69]。而且，长春新碱在儿童使用的常规剂量会导致成人神经病变不可逆的增加。几项小的回顾性研究和一项前瞻性研究发现，尽管毒性会增加，在成人标危患者中使用化疗也是可行的[49, 54]。在德国，49/70 例无转移成人患者根据 HIT’91 规范使用化疗，包括放疗同步的长春新碱和维持治疗的洛莫司汀、长春新碱和顺铂[71]。相同的方案在德国 NOA-07 研究中被使用，70% 入组患者能完成至少 4 周期辅助化疗，49.7% 的患者能完成所有 8 周期化疗[72]。基于这些研究，在合理处理毒性反应的情况下，标危成人髓母细胞瘤患者使用化疗是可行的。

化疗是高危儿童患者治疗的一部分，但是对于化疗方案、剂量和治疗时间并未达成共识。不同的临床试验采用不同方案，最佳的治疗仍是未知。一个合理的多药化疗方案包括卡铂和长春新碱同步放疗，序贯 6 个周期环磷酰胺 + 长春新碱 ± 顺铂的维持治疗[73]。基于 Brandes 等的前瞻性研究，放疗之前使用相似的化疗方案可以用于成人患者[74]。在这项研究中，所有患者放疗前接受 2 周期卡铂 + 依托泊苷化疗，接着进行放疗和同步长春新碱化疗，后续 4 个周期维持化疗，方案为 DEC 方案（卡铂 + 长春新碱 + 环磷酰胺）。这个方案能为高危患者带来长期疗效，与标危患者单用放疗的疗效相似。然而，最近 ECOG-ACRIN 癌症研究协作组报道的小规模Ⅱ期前瞻性临床研究结果显示，11 例成人高危髓母细胞瘤患者采用 3 个周期术后顺铂 + 依托泊苷 + 环磷酰胺 + 长春新碱，后续 CSI，却出现了远低于预期的疗效，5 年 PFS 和 OS 分别为 27% 和 55%[75]。因此，在高危组，不同化疗方案的可行性还未确定。

十五、放疗指征

无论是控制颅后窝残留病灶还是治疗任何沿着中枢播散的病灶，放射治疗都是髓母细胞瘤患者治疗中不可或缺的一部分。在使用放射治疗前，没有儿童患者能靠单纯手术生存下来。单纯手术治疗成人髓母细胞瘤患者复发率高，需要进行术后辅助放疗。Hubbard 等报道了 8 例患者采用单纯手术治疗，其中 6 例出现了脊髓复发[62]。从 1930 年起，放疗开始用来降低术后瘤床区和全中枢的复发[76]。19 世纪 50 年代至 80 年代的 30 年间进行了两项大型成人髓母细胞瘤治疗的研究。患者 5 年 OS 为 50%～60%，10 年 OS 约为 40%[57, 61]。Ferrante 等对 32 例患者进行分析显示放射治疗可以使总生存期从 6.5 个月提高到 6.6 年[15, 46]。从那时起，全脑全脊髓放射治疗实施和质量的提高，使得目前儿童和成人髓母细胞瘤患者 5 年 OS 达到 60%～70%。由于髓母细胞瘤容易沿着脑脊液播散，术后放疗应该包括全中枢，并在原发肿瘤区域和局部中枢神经系统转移灶进行推量[24, 69, 77, 78]。全中枢放疗剂量也同样重要。根据儿童肿瘤研究组的经验，放疗剂量从 36Gy 降低到 23.4Gy，颅后窝之外的复发风险显著提高[79]。但是，当与化疗联合时，降低放疗剂量是可行的，患者 5 年 PFS 可达 79%[66, 67]。从 Bloom 等获得的数据来看，将成人患者的放疗剂量从 32～35Gy 降低到 15～25Gy 会使复发率提高[61]。而脊髓的放疗剂量取决于是否存在微转移或肉眼可见转移。

50%～70% 复发部位在颅后窝，这是对瘤床加量的理论依据。颅后窝肿瘤剂量－效应关系明确显示该部位的放射剂量至少应达 54Gy[24, 80–82]。Berry 等研究发现如果颅后窝放疗剂量超过 52Gy，患者 10 年 PFS 可达 77%[83]。降低放疗剂量则 5 年 PFS 为 47%。在成人患者中，Hazuka 等发现颅后窝放疗剂量≥ 55Gy 时，肿瘤控制率为 75%，而颅后窝放疗剂量＜ 50Gy 时，肿瘤控制率仅为 40%[84]。Abacioglu 等证实颅后窝放疗剂量不足 54Gy 时，患者 5 年局控率为 33%，而当颅后窝接受更高的放疗剂量时，5 年局控率为 91%[82]。

放疗应该在手术后 4 周内开始。如果接受联合治疗模式，同步化疗应该与放疗同时开始。研究显示放疗推迟超过术后 47 天将引起局控率下降，预后变差[15, 24]。Herrlinger 等报道手术与开始放疗的时间间隔影响患者生存[77]。此外，完成放疗的时间对预后非常重要，因为延迟和中断放疗可能对 PFS 产生负面影响[53]。预期的放疗周期大约为 6 周。研究显示完成放疗的时间较短与颅后窝更高的局控率相关[52, 85]。因此建议完成治疗的总时间为≤ 45～48 天[86, 87]。关于时间间隔，另外一项研究发现如果手术和开始放疗的时间在 25 天之内，患者生存将明显改善[82]。

十六、放射野设计和靶区勾画

为了保证放疗剂量分布的准确性和可重复性，需要制作个体化的定位系统来进行模拟和治疗。根据采用的放疗技术不同，患者可以俯卧位或仰卧位，由于患者舒适性好和需要进行麻醉的儿童患者更容易开放气道，仰卧位越来越受欢迎。CT 模拟扫描包括整个头颅至硬膜囊以下。硬膜囊尾侧末端最好在矢状位 T_2WI 脊椎 MRI 上显示出来。CT 扫描应与术后头部 MRI 或术前头部 MRI 扫描进行融合。

对于全中枢放疗，CTV 定义为整个中枢神经系统，包括全脑和硬膜囊。需要额外注意的是靶区应该包括筛板，它是前颅窝和额窦的下界，可以根据前床突和眶上板识别。由于摆位误差，计划靶区定义为 CTV 外扩 0.3～0.5cm。传统的全中枢放疗技术，大脑和脊髓分开治疗，但放射野是彼此衔接的（图 27–1）。患者在治疗时保持俯卧位或仰卧位，两个对穿的 6MV 光子野可以覆盖整个头部和大约 C_5 和 C_6 颈椎。这些射野的下界在几何学上应该与脊髓照射野的上界吻合。必须精确设计两野之间的衔接。在全中枢放疗期间，每 5 次放疗应该常规变换两野之间的衔接处，尽最大可能减少脊髓的重叠累加剂量。由于成人脊髓的长度，脊髓照射野通常分为上段脊髓野和下段脊髓野或延长皮肤到源表面距离的方法进行照射治疗。

全中枢放疗之后，患者应该在仰卧位接受颅后窝和脊髓转移灶的推量照射。习惯上，推量靶区包括整个颅后窝。但是，颅后窝治疗失败主要发生在瘤床区，COG ACNS 0331 随机研究显示减少颅后窝推量靶区并不劣于对整个颅后窝进行推量[88]。勾画靶区时，GTV 在 MRI 扫描上为增强的病灶，包括原发肿瘤和术后残腔。鉴于儿童患者人群的研究结果，临床靶区应该为 GTV+ 整个手术瘤床区，并在颅后窝范围内整体外扩 1.5cm，不超过骨和小脑幕等解剖屏障。PTV 为 CTV 外扩 0.3～0.5cm。头部和脊髓转移 GTV 可外扩 0.5～1cm 形成 PTV。

对于所有接受联合治疗的标危或高危患者，全中枢 PTV 剂量 20 次 36Gy，颅后窝推量 10～11 次 18～19.8Gy，颅后窝总处方剂量为 54～55.8Gy。对于仅接受单纯放疗的 M+ 高危患者，全中枢 PTV 22 次 39.6Gy，颅后窝推量 16.2Gy，颅后窝总处方剂量为 55.8Gy。

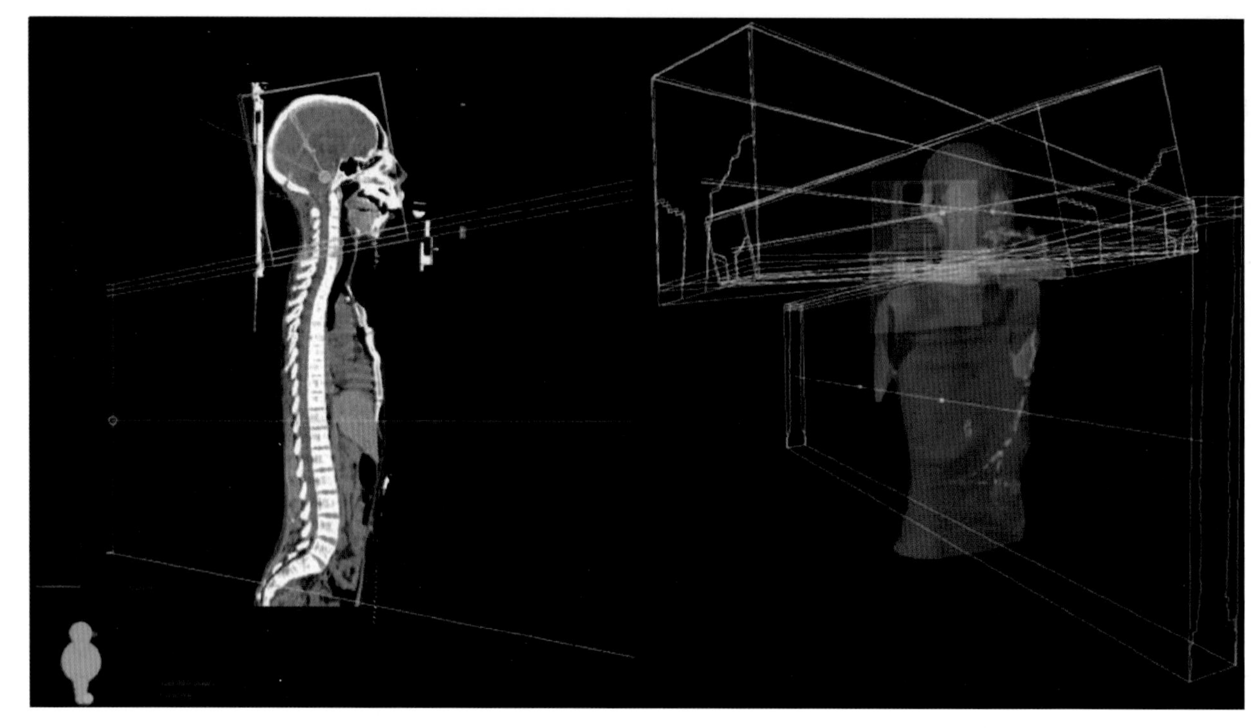

▲ 图 27-1 全中枢照射野分布

一个仰卧位患者接受两个侧面对穿野照射头部，衔接一个背后脊髓野。在全中枢放疗过程中衔接野位置分别在第 7 次和第 14 次放疗时挪动 0.5cm

十七、正常危及器官耐受性和限量

任何时候，在不损失 CTV 情况下，应该尽一切可能限制视交叉和视神经的剂量，点剂量应该小于 54Gy，视网膜点剂量不超过 45Gy。脑干点剂量不超过 54Gy，正常脊髓限量不超过 45Gy。当同步化疗时，耳蜗的中位剂量不超过 37Gy，无化疗时，耳蜗中位剂量不超过 45Gy。应避免射野直接通过晶状体来尽量降低晶状体剂量，限量为不超过 5Gy。垂体和下丘脑接受剂量不超过 45Gy。应该避免头颅照射野对甲状腺的直接照射，甲状腺受照剂量应该尽量降低。

十八、避免不良反应

随着适形放疗计划的实施，减少放疗靶区体积来降低治疗带来的不良反应已成为临床研究的主要目的。因为危及器官的受照剂量与它的功能相关，人们期待新的放疗方法能够在不影响局部控制或复发模式的情况下降低不良反应。为了达成这些目标，最近的技术进步如调强放射治疗可以对脊髓和颅后窝进行推量。图像引导放疗基于低剂量千伏电压成像可以对患者或治疗野进行校正和位置调整，保证摆位的准确性，从而使较小的 PTV 外扩边界成为可能。

容积旋转调强放疗和螺旋断层放疗可以给予高度适形的剂量，同时减少危及器官受量[89, 90]。与传统 IMRT 相比，机架旋转速度、多叶准直器叶片位置和治疗中剂量速度的连续调整可减少治疗时间，并保证放射剂量的高度适形[91-93]。容积旋转调强放疗和螺旋断层放疗在靶区覆盖、剂量分布和降低非靶区组织剂量方面看起来不错，但与传统技术相比，更长的放射野出束时间可能导致更高的全身剂量。

与光子放疗相比，质子放疗利用带电粒子束较好的物理特性，使得正常组织受照剂量更低[94]。与标准放疗和三维适形放疗相比，质子治疗使靶区获得较高的治疗剂量，而非靶区组织接受更低的照射剂量。例如，在 St.Clair 等的研究中，90% 耳蜗剂量从 X 线照射处方剂量的 101.2% 降低到质子治疗的 2.4%。相似的是，50% 心脏受照射剂量从 X 线照射的 72.2% 降低到质子治疗的 0.5%[80]。Merchant 等通过建立模型来比较质子放疗和光子放疗对髓母细胞瘤和其他脑肿瘤的效果，结果发现质子放疗可以降低听力损害，减少下丘脑 – 垂体轴的照射剂量[81]。一项回顾性研究比较了质子全中枢放疗和光子全中枢放疗，质子治疗显示出剂量学优势，可以降低胃肠道毒性和血液学毒性[95]。

十九、放疗毒性：急性和晚期毒性

尽管放疗是一种有效的辅助治疗手段，但放疗的不良反应限制了许多方案的治疗获益。放射治疗主要缺点是它的急性和晚期毒性。急性毒性包括乏力、皮肤变化、脱发、恶性、呕吐、头痛、体重下降、味觉改变、听力丧失、一过性放射性脊髓病（Lhermitte 综合征）。由于全中枢放疗的照射野包括对放射线极其敏感的大部分椎体骨髓，因此可以导致血液学计数下降（血小板计数、淋巴细胞计数、中性粒细胞计数下降）[96, 97]。血液学毒性可以导致感染、出血、输血的概率增加，并可能降低化疗的耐受性。全中枢放疗期间由于出射剂量的原因，通常都会出现胃肠道毒性反应，通常为黏膜炎、恶心、厌食、吞咽疼痛、食管炎、腹痛、腹部痉挛和腹泻。质子全中枢放疗可以限制出射剂量，因此可以降低毒性。接受质子治疗的患者部分不良反应发生率降低，包括体重下降（16% vs. 64%，P=0.004）、2 级 + 恶心和呕吐（26% vs. 71%，P=0.004）、食管炎（5% vs. 57%，$P < 0.001$）和血液学毒性（白细胞计数 46% vs. 55%，P=0.04；血红蛋白 88% vs. 97%，P=0.009；血小板 48% vs. 65%，P=0.05）[95]。

晚期毒性包括垂体功能减退、慢性脊髓神经病变、神经认知功能障碍（专注力、记忆力和行为）、良性肿瘤（脑膜瘤）、第二肿瘤（皮肤、甲状腺和中枢神经系统）及听力受损。脑肿瘤存活者最常见的后遗症是神经认知和精神症状[98]。放疗对幕上大脑、颞叶和海马的剂量 – 依赖和体积 – 依赖毒性与认知功能损伤有关[99]。理论上认为大脑皮层白质或海马变薄会影响注意力和学习能力[100]。损伤的可能机制包括内皮细胞损伤导致的微血管损伤，对神经细胞和少突细胞的直接损伤及对髓鞘膜的直接氧化应激[101]。

其他不良反应，如听力损伤、下丘脑和垂体内分泌疾病、视觉损伤的发生可能取决于照射野[102]。由于髓母细胞瘤放射剂量及放疗和顺铂化疗的协同毒性，听力损伤成为髓母细胞瘤生存者的一个显著风险。随着 IMRT 或质子放疗技术的应用，注意避免听力结构受损可能会降低这些不良反应的发生。髓母细胞瘤患者接受放疗后的内分泌异常也是常见的不良反应[103]。多种内分泌疾病的风险随下丘脑和垂体受照剂量增加而升高。照射垂体 – 下丘脑轴可导致生长激素、促肾上腺皮质激素和促甲状腺激素缺乏[103–105]。此外，甲状腺受照射可以导致原发性甲状腺功能减退。

脊髓照射可能会对椎体产生直接的放疗毒性。放射治疗带来的骨骼并发症包括骨生长改变、放射性骨质缺乏继发的应力性骨折及放射诱发的肉瘤[106]。放疗对脊柱的影响直接导致儿童坐高呈剂量依赖性下降，对于已经达到成人身高的患者，生长停滞显得并不重要[107]。此外，尽管骨质疏松是可逆且呈剂量依赖性，但在长期生存的患者中很常见[105]。放疗后容易出现骨质硬度不足导致骨折。放疗后 10 年可观察到椎体骨髓被脂肪组织取代的信号变化，很多患者出现造血功能不全[108, 109]。

中枢神经系统恶性肿瘤放化疗后第二原发肿瘤发生率升高[110]。尤其对年轻患者，全身剂量增加则放射相关肿瘤发生风险增加。放射相关恶性肿瘤包括软组织肉瘤、甲状腺癌、急慢性白血病、乳腺癌和肺癌。放射相关白血病通常发生在放射暴露后 3～5 年，实体肿瘤通常发生在放射暴露后 10～15 年，且常不会在更晚的时间出现[67]。然而，由于恶性肿瘤的少见性，评估放射相关恶性肿瘤发生率需要较大的样本量，这通常是评估癌症风险所必需的。对日本核爆炸幸存者及因良性疾病接受过放射治疗的儿童进行的大规模队列研究证实，第二原发肿瘤的发生风险呈剂量依赖性[111]。质子治疗尝试将患者总剂量降到最低，从而降低第二恶性肿瘤的发生[112]。

二十、结果：肿瘤控制及生存

标危成人髓母细胞瘤即使单纯放疗也可获得较好的预后，5 年 PFS 为 55%～80%[24, 42, 113]。儿童髓母细胞瘤通过化疗联合放疗以改善高危患者预后或降低标危患者的放疗剂量。同样，研究者也在验证化疗在成人患者中的疗效（表 27-3）。Chan 等的研究显示加入化疗后成人患者 5 年 PFS 可达到 47%[52]。Prados 等报道加入化疗后患者 5 年 PFS 38%[42]。Brandes 小组回顾性分析了标危组患者术后放疗联合或不联合化疗的结果。他们的分析显示加入化疗后 15 年 OS 为 100%[114]。

法国一项大规模回顾性研究及后续更新数据显示，与单纯放疗相比，联合化疗提高了 5 年 PFS（74.2% vs. 59.8%），然而 OS 没有差异（73% vs. 71%）[23, 49]。研究者推测各中心化疗方案的异质性可能掩盖了化疗的获益。与此同时，与单纯标准剂量放疗相比，低剂量放疗（＜34Gy）联合化疗可产生相同的效果[49]。这些研究结果提示，降低放疗剂量联合化疗也可用于标危的成人患者。

最近一项大型多中心回顾性研究纳入了 1976—2014 年 204 例成人髓母细胞瘤患者，Atalar 等发现加入长春新碱和顺铂为基础的辅助化疗能够提高局控率（74% vs. 50%，P=0.03）及总生存率（73% vs. 55%，P=0.03）[24]。多因素分析结果提示一般状态评分和 CSI 与预后相关。Kocakaya 等最近进行的一项 Meta 分析显示接受一线化疗患者的生存时间显著长于单纯放疗患者（中位 OS 为 108 个月 vs. 57 个月）[115]。此外，也有前瞻性研究旨于探讨成人髓母细胞瘤的标准化疗方案。Brandes 等开展了一项前瞻性研究，纳入了 36 例高危及标危成人患者，给予 DEC 化疗随后进行标准剂量放疗。患者中位 PFS 为 81 个月，5 年 PFS 及 OS 分别为 65.4% 和 75.3%[54]。Friedrich 等基于 German HIT’91 方案，对非转移性成人患者给予化疗，其 4 年 EFS 和 OS 分别为 68% 和 89%[71]。一项相似的前瞻性研究也使用了 HIT’91 方案，结果显示患者 3 年 EFS、PFS 和 OS 分别达到 66.6%、66.6% 和 70%[72]。

成人转移性髓母细胞瘤进行联合治疗可能获益，但是数据有限。HIT’91 研究中，M_2/M_3 患者放疗后维持化疗的 3 年 PFS 为 30%，而非转移患者为 83%[116]。Evans 等进行的 CCSG 研究提示 M_1～M_3 患者 5 年 EFS 为 36%，而 M_0 患者为 59%[117]。这项研究还提示与单纯放疗相比，维持化疗提高了 5 年 EFS（46% vs. 0%）。Brandes 等进行的Ⅱ期临床研究提示高危患者进行放疗前化疗及放疗后维持化疗改善预后，且与儿童患者相比毒性反应可耐受[53, 54]。中位随访时间 7.6 年的更新数据显示标危患者 7 年后的复发风险明显升高。尽管进行了更高强度的化疗和放疗，有肿瘤残余或转移的髓母细胞瘤患者复发和死亡风险更高，预计 5 年 OS 约为 50%[24]。Chang 分级提示肿瘤转移在成人患者中较儿童患者中少见，也限制了研究的开展[50]。由于患者自身及治疗方案的差异性，无法推荐最理想的方案，现有的儿童治疗指南是合理的。进一步的研究旨于探讨高危儿童髓母细胞瘤患者正确的治疗顺序及联合化疗方案。同时，由于成人患者治疗毒性大，一般状况及疾病情况不同，成人患者的治疗决策也应该个体化。

最后，放疗质控及时间对肿瘤的控制和生存也有影响。现代技术的发展以及质控的引入实现了髓母细胞瘤放疗的准确性和可重复性。Grabenbauer 等报道近年来疾病生存率提高，现代治疗技术的引入使得更好的放疗管理成为可能[118]。Miralbell 等分析了治疗技术精准性对生存的影响[119]。他们发现全脑放疗照射布野不准确会导致预后不良。Carrie 分析了治疗技术与 SFOP 指南中 CTV 覆盖程度的相关性[41]。他们指出违反指南增加复发风险。德国 HIT’91 研究详细分析了放射治疗过程与指南的符合性及其实施的准确性，结果提示高质量的治疗对总生存是主要的影响因素[70, 116]。图像引导放疗技术有助于放射治疗中的准确摆位。

二十一、随访：放射影像学评估

治疗完成后，应该常规监测治疗并发症及疾病复发情况。最初 1～2 年内每 3 个月随访 1 次，之后 6～12 个月随访 1 次。每次随访应该进行病史记录及体格检查，行头部及脊髓 MRI 监测肿瘤复发情况。

从放疗后 3 个月开始，第 1 年应每 3 个月进行 1 次影像学检查，第 2 年为每 4 个月 1 次[120]。Frost 等报道晚期复发较常见，随访 10 年生存率由 62% 降至 41%[57]。Chan 等也报道患者的 5 年 OS 为 83%，而 8 年 OS 降低至 45%[52]。

对于没有播散性病灶的患者，常规脊柱 MRI 筛查的实用性受到质疑。一项观察性研究包括了 89 例髓母细胞瘤患者，治疗完成后进行了脑和脊柱磁共振成像筛查，经过 52 个月中位随访，获得了 990 例脑 MRI 和 758 例脊柱 MRI[121]。共检测到 5 例孤立的脊柱复发，检出率为 7/1000。因此，若患者初诊时没有其他定位体征或随访过程中无提示颅外病变的新症状，可以考虑单独进行脑磁共振成像监测。

二十二、病例研究

21 岁男性患者，进行性眩晕，站立或行走时眩晕加重 1 年余，表现为共济失调步态。患者诉恶心、呕吐、多汗，在清醒时症状加重，同时伴有间断头痛。

体格检查发现眼球水平震颤和 Romberg 征阳性。其他脑神经、运动及感觉神经检查正常。

脑 MRI 提示右侧颅后窝占位，T_1WI 呈等到低信号，增强 T_1WI 呈不均匀强化，T_2WI 为等到高信号。脊髓 MRI 未发现肿瘤播散情况。

患者接受了枕骨下开颅术，术中见肿瘤为灰色实性，边界不清，进行完整切除。冰冻切片见恶性小圆细胞。病理检查见结节状分布的小圆细胞，偶有神经细胞分化，包绕胶原丰富的组织，考虑为促纤维增生型髓母细胞瘤。免疫组化显示 GFAP、Syn、NSE 均为阳性，细胞角蛋白、desmin、EMA 为阴性。患者术后仅有轻微电解质紊乱，没有观察到有临床意义的术后并发症。但术后脑脊液细胞学检查持续阳性提示这是一个播散性疾病。

术后患者接受了 36Gy 全脑全脊髓放疗和 55.8Gy 颅后窝加量放疗同步长春新碱化疗（图 27–2）。PTV 包括全脑外扩 0.3cm 的均匀边缘和包括 MRI 显示的硬膜囊底端的脊髓 CTV 边缘外扩 0.5～1cm。脊髓外扩范围较大是考虑到脊髓缺少刚性结构固定和较高的活动性。RapidArc VMAT 计划有 3 个等中心，两个包括脑和颈段脊髓的部分弧，一个包含中段脊髓部分弧和一个包含下段脊髓的部分弧（图 27–3）。该计划采用 PTV 覆盖高权重的参数进行优化，在保证危及器官受量的同时不牺牲 PTV 覆盖（图 27–4）。

患者采用 120 对叶片的 Varian TrueBeam 直线

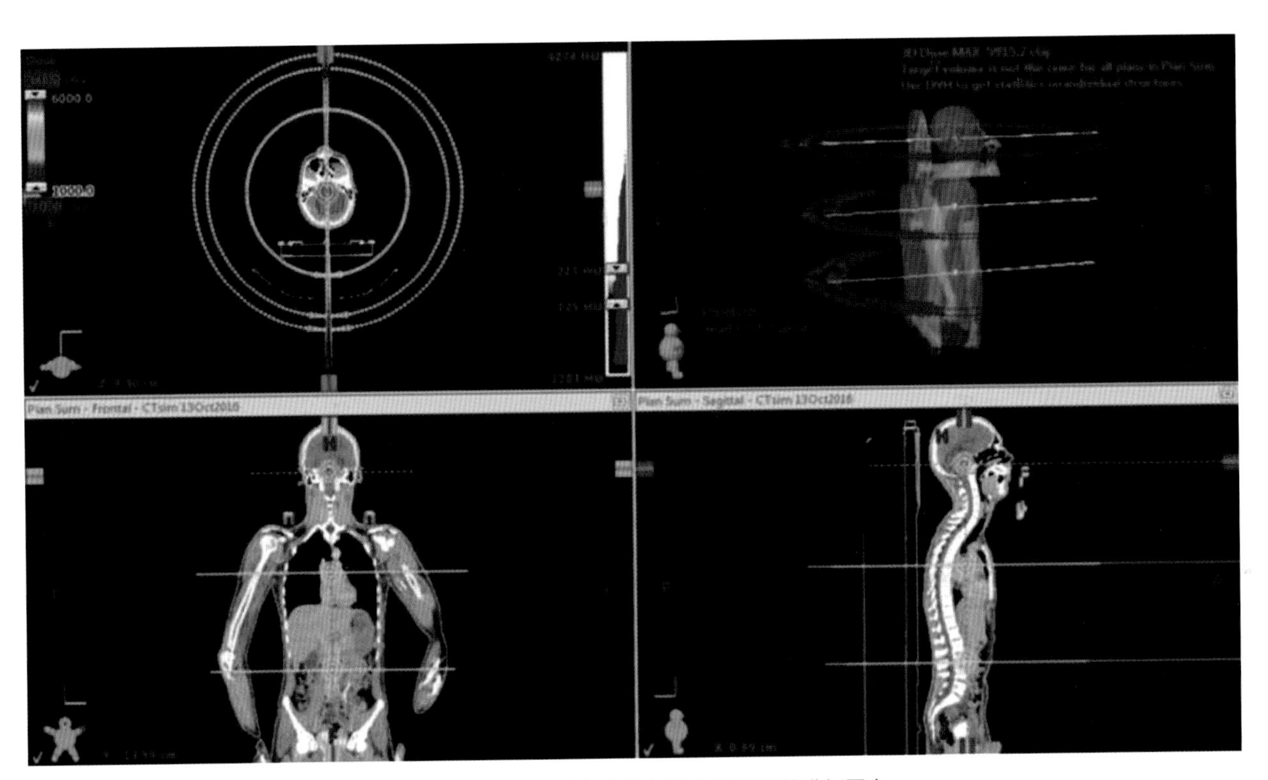

▲ 图 27–2　使用头部和体部固定衔接系统进行固定

该固定系统由通过碳纤维框架连接到治疗床的真空辅助接口组成，而真空袋系统用于颈部以下的固定。患者采用仰卧位，双臂置于身体两侧。模拟包括在治疗位置对大脑和脊髓进行层厚 2mm 的计算机断层扫描，并勾画 PTV 和 OAR

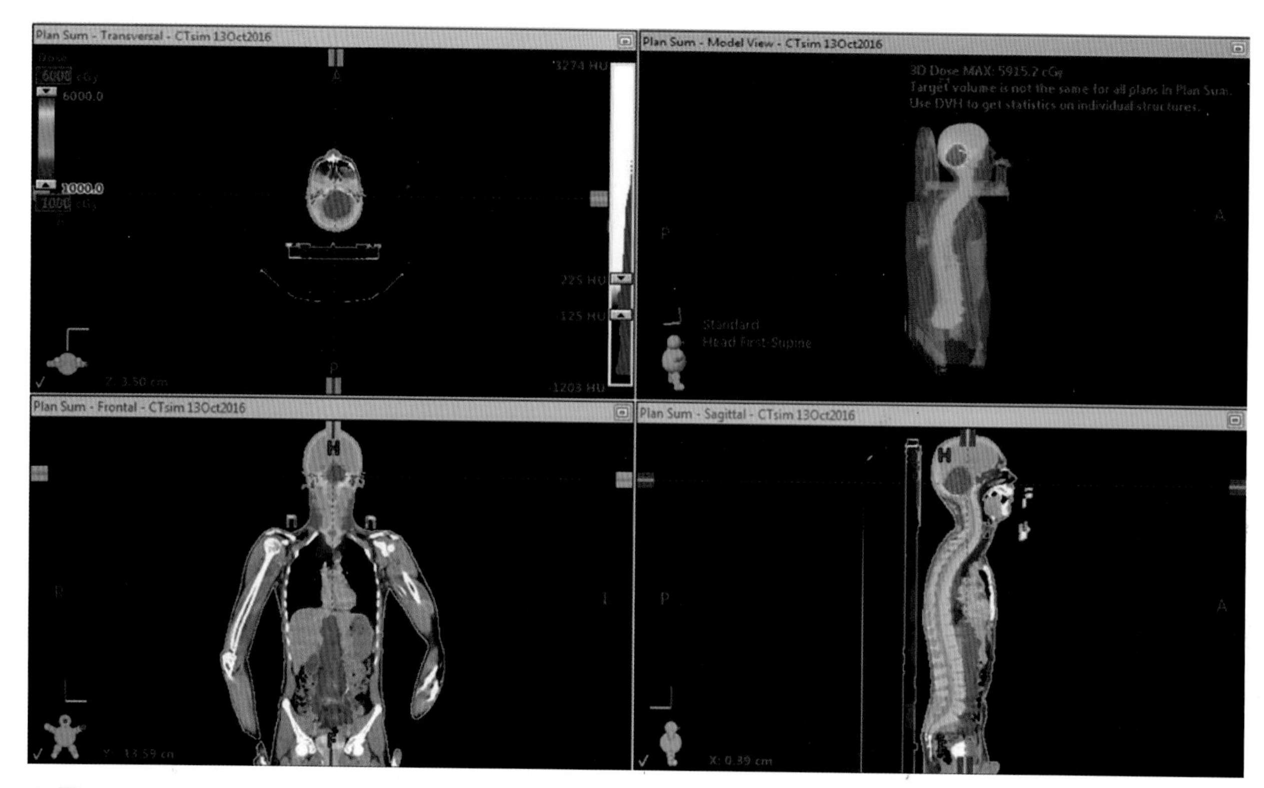

▲ 图 27-3 **RapidArc VMAT 计划使用三个等中心点，其中两个半弧围绕大脑和颈髓，一个半弧用于中段脊髓，一个半弧用于下段脊髓**

对于大脑和上段脊髓，前方省略了大约 80°，以避开面部、口腔、晶状体和实心碳纤维接口支架。对于较低的两个脊髓弧，两侧大约省略 40° 以避免剂量线通过上肢。弧之间的连接重叠 2～3cm，该区域的剂量由计划系统自动优化。没有执行衔接点移位。准直器旋转 10°～15°，使叶片间泄漏最小

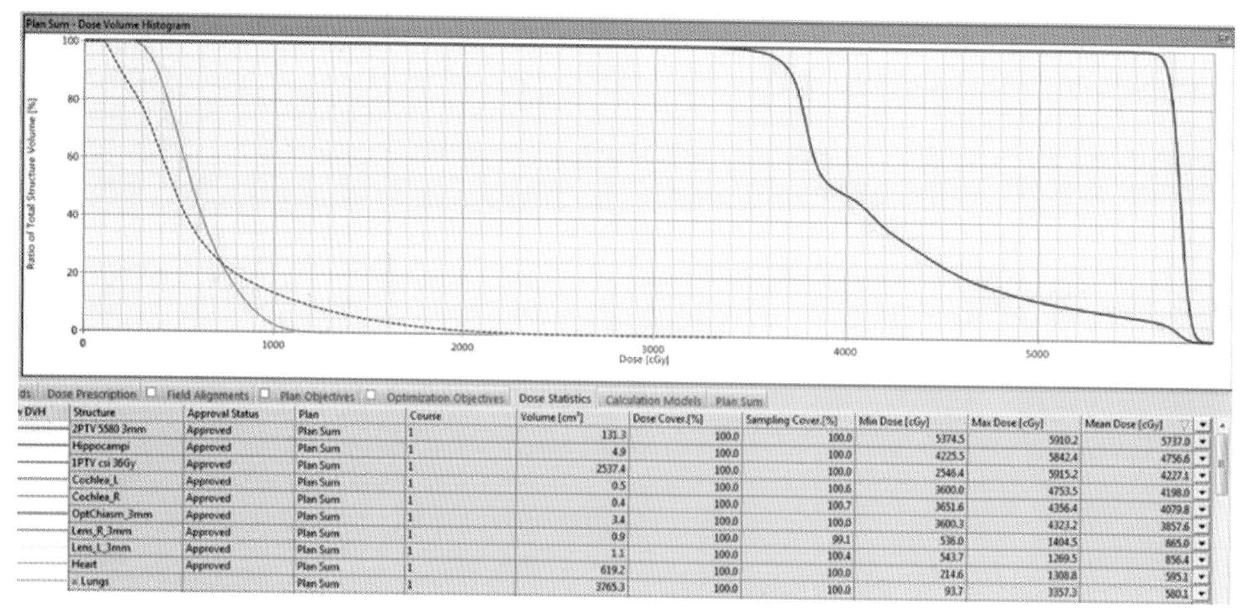

Structure	Approval Status	Plan	Course	Volume [cm³]	Dose Cover.[%]	Sampling Cover.[%]	Min Dose [cGy]	Max Dose [cGy]	Mean Dose [cGy]
2PTV 5580 3mm	Approved	Plan Sum	1	131.3	100.0	100.0	5374.5	5910.2	5737.0
Hippocampi	Approved	Plan Sum	1	4.9	100.0	100.0	4225.5	5842.4	4756.6
1PTV csi 36Gy	Approved	Plan Sum	1	2537.4	100.0	100.0	2546.4	5915.2	4227.1
Cochlea_L	Approved	Plan Sum	1	0.5	100.0	100.6	3600.0	4753.5	4198.0
Cochlea_R	Approved	Plan Sum	1	0.4	100.0	100.7	3651.6	4356.4	4079.8
OptChiasm_3mm	Approved	Plan Sum	1	3.4	100.0	100.0	3600.3	4323.2	3857.6
Lens_R_3mm	Approved	Plan Sum	1	0.9	100.0	99.1	536.0	1404.5	865.0
Lens_L_3mm	Approved	Plan Sum	1	1.1	100.0	100.4	543.7	1269.5	856.4
Heart	Approved	Plan Sum	1	619.2	100.0	100.0	214.6	1308.8	595.1
Lungs		Plan Sum	1	3765.3	100.0	100.0	93.7	3357.3	580.1

▲ 图 27-4 **CSI 和颅后窝照射以及心脏和肺的剂量体积直方图**

所有计划都经过优化，PTV 覆盖率和均匀性权重较高（$V_{95\%}$=95%，$V_{107\%} < 10\%$）。OAR 权重增加，直到 PTV 剂量覆盖率开始下降

加速器治疗，使用皮肤标记在固定装置中摆位。然后用光学表面成像技术来精细调整患者纵向、转动及升降位置，以后每日治疗前用 KV–CBCT 进行位置验证。对于大于 0.5cm 的旋转误差，患者需重新摆位，而较小的平移移位用治疗床进行调整。为了确保 VMAT 弧段重叠设置按计划实施，忽略旋转误差，当应用平移移位时，每个等中心也需进行相同的移动。当每个等中心需要不同的水平位移时，允许下段脊髓等中心有 5mm 偏差，而脑和上段脊柱等中心最多只允许 2mm 偏差，计划的等中心偏离应始终保持不变。

患者按计划完成放疗。随后进行 6 个周期顺铂加长春新碱的维持化疗。患者治疗结束后 3 年，全脑及全脊髓 MRI 未见复发征象。

二十三、总结

- 髓母细胞瘤是一种高度恶性、侵袭性的小脑胚胎性肿瘤，儿童更常见，也发生在成人。
- 髓母细胞瘤患者由于颅内高压和小脑功能障碍表现出一系列症状和体征，这些临床表现在数周和数月内逐渐演变。
- 术前和术后要执行标准分期程序包括诊断影像和脑脊液细胞学检查。
- 先前 WHO 对中枢神经系统髓母细胞瘤的组织学分类为经典型、结节型、未分化型及大细胞型。
- 最新 WHO 分类（2016 年版）纳入了分子特征，将髓母细胞瘤分为四个亚型：*WNT* 活化型、*SHH* 活化合并 *TP53* 突变型、*SHH* 活化合并 *TP53* 野生型及非 *WNT*/ 非 *SHH* 型（G3 和 G4）。
- 髓母细胞瘤通过 Chang 分期系统分为：标危患者，即手术完全或接近完全切除（残留疾病＜ $1.5cm^3$）脊髓磁共振成像检查及脑脊液分析提示无扩散；高危患者，即手术后残留肿瘤≥ $1.5cm^3$ 和（或）有疾病播散或转移的证据。
- 由于成年患者可供参考样本数量有限，故成年患者治疗参考儿童治疗指南。
- 标危患者，标准治疗推荐手术后放疗（全脑全脊髓 36Gy，颅后窝局部推量至 54～55.8Gy）。标危患者儿科指南推荐化疗、低剂量全脑全脊髓放疗、瘤床推量补充照射的方法，有着更好的预后。质子 CSI 放疗比光子 CSI 放疗毒性更低。
- Brandes 及 Beier 等的前瞻性研究表明成年高危髓母细胞瘤患者似乎受益于联合治疗，这表明接受放疗前化疗和维持化疗的高危患者预后良好，并且毒性可以接受。
- 治疗完成后，最初 1～2 年患者需每 3 个月随诊，以后每 6～12 个月随诊，复查脑及脊髓 MRI 评估治疗并发症及复发情况。

本章自测题

1. 疑诊髓母细胞瘤合适的分期诊断手段是（　　）。
A. 术前术后脑和脊髓 MRI
B. 术后脑和脊髓 MRI+ 脑脊液细胞学
C. 术前脑和脊髓 MRI，术后脑 MRI，脑脊液细胞学
D. 术前术后脑和脊髓 MRI+ 脑脊液细胞学
E. 术前术后脑和脊髓 MRI+ 脑脊液细胞学 + 胸腹盆腔 CT

2. Hedgehog 信号通路对髓母细胞瘤的发病有重要作用，说法错误的是（　　）。
A. 多数成人髓母细胞瘤有 *SHH* 突变
B. FAP 患者存在 *WNT* 信号通路突变
C. SHH 是 PTCH1 抑制性配体，*PTCH1* 是一个抑癌基因

D. SHH 突变髓母细胞瘤可能对 SMO 抑制剂治疗有反应
E. SHH 由浦肯野神经元产生

3. 成人髓母细胞瘤最常见组织类型是（　　）。
A. 经典型髓母细胞瘤　　B. 促纤维增生 / 结节型
C. 未分化型　　D. 大细胞型

4. 美国 19 岁以上髓母细胞瘤发病率为（　　）。
A. 0.1/100 万　　B. 0.6/100 万
C. 1.2/100 万　　D. 2.0/100 万

5. 成人髓母细胞瘤预后差的相关因素不包括（　　）。
A. 残余病变
B. 扩散病变
C. 结节型
D. SHH 活化合并 TP53 突变型
E. MYC 过表达

6. 下列不是颅脑放射可预见的迟发性不良反应是（　　）。
A. 垂体功能减退　　B. 神经认知损害
C. 继发肿瘤　　D. 生长停滞
E. 耳毒性

7. 高风险患者 CSI 照射剂量是（　　）。
A. 23.4Gy　　B. 36.0Gy
C. 39.6Gy　　D. 55.8Gy

8. German NOA–07 前瞻性研究中的维持化疗方案是（　　）。
A. 顺铂、依托泊苷和环磷酰胺
B. 洛莫司汀、长春新碱和顺铂
C. 卡铂、长春新碱和环磷酰胺
D. 顺铂和依托泊苷

9. 治疗后患者 MRI 随访时间为（　　）。
A. 最初 1～2 年每 3 个月 1 次，随后每半年到 1 年 1 次
B. 最初 1～2 年每 4～6 个月 1 次，随后每半年到 1 年 1 次
C. 最初 1～2 年每 6 个月 1 次，随后每年 1 次
D. 每 3 个月 1 次直到病情进展

答案
1. D　2. B　3. B　4. B　5. C　6. D　7. B　8. B　9. A

第28章 颅内室管膜瘤

Intracranial Ependymoma

Jaipreet S. Suri　Paul Youn　Michael T. Milano　著

学习目标

- 熟悉室管膜瘤分类。
- 熟悉室管膜瘤临床表现和检查方法。
- 了解预后因素。
- 熟悉目前治疗指南。
- 了解放射治疗在室管膜瘤治疗中的作用。

一、概述及流行病学

室管膜瘤是起源于脑室、中央管、终丝及脉络丛深部室管膜细胞的一种罕见肿瘤[1]。这些肿瘤细胞来源于神经外胚层，目前尚存争议。近来有学者推测其来源于神经胶质细胞[1-3]。根据2017年美国脑肿瘤登记系统（CBTRUS）报告，在2009—2013年新诊断的室管膜瘤约1420例，约占脑和中枢神经系统肿瘤1.8%[4]。1924年Percival Bailey首次将室管膜瘤归纳为一种独立的组织病理学类型[5]。室管膜瘤通常多发于儿童，在成人中较少见，因此，发病年龄分布特点常表现为5岁和35岁的双峰[6]。大部分病理报道显示，成人室管膜瘤最常见于脊髓[3, 7, 8]。50%～60%颅内室管膜瘤发生于幕上[7]。临床表现取决于肿瘤位置、大小及占位效应[1, 9]（表28-1）。

二、诊断和预后

成人颅内室管膜瘤检查需包括详细病史、查体、脑和全脊髓增强MRI（如无法耐受MRI，可以行增强CT），病灶活检（如有必要）及脑脊液细胞学检查（至少在术后2周）。MRI可发现异常强化的病灶（特别是在高级别肿瘤中），如果病灶累及第四脑室侧孔，这种强化就具有诊断意义[1, 9, 10]。脑脊液细胞学检查对于判断肿瘤脑脊液播散很重要，幕上肿瘤和低级别肿瘤发生率为1.6%

表28-1　室管膜瘤的临床表现

部　位	临床症状	病理生理学
幕上	意识模糊、昏睡、癫痫、局灶性神经功能缺损	占位效应
脑室内	头痛、恶心、呕吐、视盘水肿、共济失调、眩晕、中枢神经系统缺陷	颅内压升高
幕下	视觉障碍、共济失调、头晕、颈部疼痛/僵硬、中枢神经麻痹、偏瘫（罕见）	颅后窝结构压迫（颅后窝综合征）

和 2%～4.5%，幕下和高级别肿瘤发生率为 9.7% 和 8.4%～20%[1, 11, 12]。

根据 WHO 病理分类（2016 版），成人室管膜瘤可分为Ⅰ级（室管膜下室管膜瘤或黏液乳头型室管膜瘤）、Ⅱ级（室管膜瘤的乳头状、透明细胞、伸长细胞亚型）及Ⅲ级（间变性）（表 28–2）[1, 13]。然而，WHO 分类（2016 年版）在临床上存在一些问题[13]。因此，我们需要一个更具判断预后价值并经得起临床验证的分类和分级系统。

三、预后因素

所有已发表的室管膜瘤预后因素都来源于过去几十年的回顾性研究。预后因素包括手术切除范围、肿瘤分级、初诊年龄、KPS 评分、肿瘤位置及术后辅助放疗情况[14]。在一项纳入了 31 例 1—56 岁（中位 9 岁）患者的研究中，低级别肿瘤是与 PFS 显著相关的预后因素（P=0.052）[15]。对 19 个中心 282 例成人室管膜瘤（46% 位于脊髓，35% 位于幕下，19% 位于幕上）的室管膜瘤研究协作组（CERN 基金会）数据进行多因素 Cox 回归分析，病理分级为Ⅲ级（间变性）、幕上以及肿瘤部分切除（STR）都是不良预后因素（P < 0.01）[16]。Rooney 等回顾性分析了 1969—2008 年 Mayo 医学中心 42 例成人幕上室管膜瘤。这些患者均大于 18 岁，中位年龄 36.8 岁，其中Ⅱ级 26 例，Ⅲ级 14 例。研究发现，与 OS 延长显著相关的因素包括切除范围（P=0.009）、未复发（P=0.02）及年龄≤ 40 岁（P=0.05）[17]。Metellus 等分析了来自 32 个法国神经外科中心于 1990 年至 2004 年确诊的 114 例成人颅内 WHO Ⅱ级室管膜瘤患者，平均年龄 48 岁，年龄范围 18—82 岁。多因素分析表明与 OS 延长显著相关的因素包括 KPS 评分（P=0.027）、更大手术切除范围（P=0.008）及肿瘤部位（P=0.012）[18]。幕上肿瘤常常级别更高，也更难以达到 GTR[8]。肿瘤部分切除，术后辅助放疗显著延长 OS（P=0.005）和 PFS（P=0.002）[18]。性别和年龄（< 55 岁或≥ 55 岁）不是显著相关因素[18]。在一项纳入了 109 例成人幕上位于一侧大脑半球的室管膜瘤研究中，切除范围和肿瘤级别与 PFS 和 OS 显著相关，该研究中 101 例数据来自文献，另外 8 例为密歇根大学的回顾性数据[14]。

四、治疗

由于该肿瘤较为罕见，且缺乏前瞻性临床试验数据，成人颅内室管膜瘤的治疗存在争议。根据 NCCN 指南，标准治疗模式是，首选尽可能安全切除肿瘤[8]。肿瘤切除程度不仅是重要的预后因素，还能够提供病理诊断的标本，患者获得 GTR 或者减瘤机会，并减少脑脊液阻塞[1]。如果不能 GTR，则推荐立体定向活检或者开颅活检，这有利于二次手术中肿瘤全切。术后应行脑和脊髓增强 MRI 和脑脊液细胞学检查。对未完整切除的 WHO Ⅱ级和 WHO Ⅲ级肿瘤推荐进行术后辅助放疗。幕上 WHO Ⅰ级和Ⅱ级室管膜瘤全切术后建议观察，其他患者考虑辅助分次外照射治疗。这些推荐治疗方式与 Ghia 等报道的 92 例非间变性幕上室管膜瘤是一致的，这个报道中，患者中位年龄 17.5 岁，年龄范围 1—83 岁，75% 为高加索裔，58% 为女性。在这个研究中，接受了 GTR 或者 GTR 联合术后辅助放疗者 5 年和 10 年肿瘤特异性生存时间（CSS）无显著差别（50% 患者放疗剂量未明）[5]。Roger 等评估了 1975—2001 年 37 例成人颅内无播散室管

表 28–2　WHO 室管膜瘤病理分类

分　类	肿瘤细胞	核分裂活性	主要组织学特征
WHO Ⅰ级（黏液乳头型）	立方状	无 / 很低	黏液基质 GFAP 表达和细胞角蛋白表达缺失
WHO Ⅰ级（室管膜下室管膜瘤）	均一性	无 / 很低	密集的原纤维基质，具有很多微囊
WHO Ⅱ级 [室管膜瘤（乳头状，透明细胞，伸长细胞亚型）]	单一形态	罕见 / 无	血管周围假玫瑰花结和室管膜玫瑰花结
WHO Ⅲ级（间变性）	细胞 / 核多形性	高	血管周玫瑰花结，假增殖性坏死，内皮细胞增殖

膜瘤患者的疗效，患者年龄≥ 18 岁，中位年龄 44 岁，23 例男性，33 例幕下肿瘤，32 例低级别。接受单纯 GTR 者 20 例，GTR+ 放疗者 8 例，STR+ 放疗者 8 例，单纯 STR 者 1 例。研究发现，辅助放疗（平均颅后窝剂量 54Gy，分 30 次）与 10 年局部控制率延长相关：其中，幕下肿瘤患者 GTR 组 51%，GTR+ 放疗组 100%；所有患者 GTR 组 56%，GTR+ 放疗组 88%，P=0.15[19]。颅后窝室管膜瘤接受术后辅助放疗能显著提高局控率，是 GTR 和 STR 患者的推荐治疗方式[20]。在一项 45 例颅后窝室管膜瘤的分析中，13 例 GTR 和 12 例 STR 接受辅助放疗后，GTR+ 放疗、单纯 GTR 及 STR+ 放疗组 10 年局控率分别是 100%、50% 和 36%，其中，GTR+ 放疗和单纯 GTR 组（P=0.018）及 GTR+ 放疗和 STR+ 放疗组（P=0.003）的局控率有显著差异[20]。有转移灶和脑脊液播散通常采用全中枢照，不在本章进行讨论[8]。目前缺乏术后辅助化疗的证据[8]。

五、放疗剂量、靶区勾画及肿瘤控制和生存时间

根据已发表的研究数据，瘤床区及周围 1～2cm 边界处方剂量一般是 54～60Gy，每次 1.8～2Gy。根据肿瘤体积外扩 1～2cm 得到 CTV，适当调整 CTV，不包括肿瘤高危区外的范围，然后据此确定 PTV 边界避免因机器设备因素导致的摆位误差[8, 21]。对于低级别和高级别肿瘤来说，最主要的复发部位都是局部复发[1]。最主要局部复发部位（除脊髓外）与 Paulino 等报道的在 1984—1998 年接受治疗的 28 例颅后窝室管膜瘤数据一致，这些患者中 18 例男性，中位年龄 12 岁，年龄范围 2—81 岁，中位随访时间 127 个月[22]。在这个小样本研究中，11 例接受了全中枢或全脑放疗患者中有 3 例复发，其中 1 例局部复发，还有 1 例颅后窝瘤床区外 + 脊髓复发。在 9 例单纯瘤床区照射和 6 例未接受放疗的患者中，有 3 例复发，均是野内复发。另一项试验纳入了 31 例患者，诊断时年龄范围是 1—56 岁（中位年龄 9 岁），19 例间变性肿瘤。研究结果 16 例出现颅内原发灶区域复发，无脊髓转移[15]。该研究还分析了放疗处方剂量对生存的影响。≥ 50Gy 者 PFS 更长（P=0.04），但在多因素分析中放疗剂量并不是显著的相关因素[15]。仅有放疗体积与 PFS 显著相关的因素（P=0.002）[15]。

近来一项基于美国癌症数据库（NCDB）研究证实，在 1998—2012 年 2507 例成人颅内 WHO Ⅰ～Ⅲ级室管膜瘤中，辅助放疗并未被证实与总生存显著相关[23]。该研究中 45% 患者接受中位放疗剂量是 54Gy（＜ 54Gy 为 20.5%，54～59.3Gy 为 50.3%，≥ 59.4Gy 为 29.2%）。中位随访时间 49 个月，放疗组 5 年总生存率 73%（95%CI 70%～76%），而观察组 75.8%（95%CI 73.2%～78.4%）[23]。亚组分析中，肿瘤分级、切除范围（GTR 或 STR）、肿瘤大小和位置（幕上或幕下）均未发现与辅助放疗后的总生存显著相关[23]。目前，该研究数据仅以摘要形式发表，还需对全文进行仔细审查。

虽然在 NCDB 及其他多项研究中并未发现放疗能够提高治疗效果，这可能是放疗患者更容易出现不良反应，导致了结果偏倚。但这些结果来自于回顾性研究，因此还不能确定哪些患者需要推荐进行术后辅助放疗。尽管高级别肿瘤、STR 和一些肿瘤发生在特定位置的患者更推荐进行术后辅助放疗。10 年总生存率为 50%～72.5%（表 28–3）。

六、急性和晚期放射毒性反应

放射治疗急性不良反应取决于肿瘤位置，一般包括疲劳、头痛、恶心、呕吐、放射性皮炎和

表 28–3　已发表的成人室管膜瘤生存数据

研　究	10 年 OS	备　注
Schwartz 等[24]	72.5%	成人，幕上室管膜瘤
Stuben 等[25]	58%	研究人群存在异质性（年龄＞ 16 岁）
Reni 等[26]	50%	多中心，成人颅内室管膜瘤（年龄＞ 17 岁，70 例）

脱发。长期不良反应包括记忆丧失、冷漠、注意力难以集中、人格改变和伴有认知功能障碍的迟发性脑白质病，有时甚至发生在 KPS ≥ 90 的患者中[1]。长期认知障碍也与幕上照射体积及单次剂量≥ 2Gy 有关[1, 5]。偶尔，脑神经功能和内分泌障碍（即使是远离下丘脑－垂体轴的肿瘤）也有报道[1]。存在放射性坏死的风险取决于照射剂量和体积，通常发生在放疗 1～2 年之内，对于常规分次放疗（分次剂量＜ 2.5Gy），在 120Gy 和 150Gy 内生物有效剂量（BED）下分别预计有 5% 和 10% 的风险[27]。

七、随访

NCCN 指南建议随访第 1 年每 3～4 个月进行 1 次连续的磁共振成像，第 2 年每 4～6 个月检查 1 次，然后至少连续 12 年每 6～12 个月检查一次[8]。

八、病例研究：强调超过神经影像进行放射治疗管理

患者，男，23 岁，头痛 3 个月余伴 4 次命名性失语发作。既往患儿童急性淋巴细胞白血病（ALL），接受化疗（长春新碱、巯嘌呤和甲氨蝶呤）和全脑放射治疗，这是一项前瞻性随机对照研究，即在 1990 年 3 月 他 2 岁 半 时 行 18Gy 的 WBRT，每天 2 次。脑部磁共振显示左侧丘脑占位性病变，大小为 3.7cm × 3.6cm，压迫第三脑室，向左侧侧脑室延伸。颈－胸－腰椎 MRI 未发现转移性病灶。患者接受了 GTR，病理结果提示 WHO Ⅲ级室管膜瘤 Ki–67 15%。术后 MRI 未见肿瘤残留，脑脊液阴性。我们推荐给予瘤床辅助放疗。临床靶体积总剂量为 58Gy（29 次），每天 1 次，计划靶体积 52.2Gy（29 次），每天 1 次（图 28–1 至图 28–4）。患者对治疗耐受良好，未出现明显不良

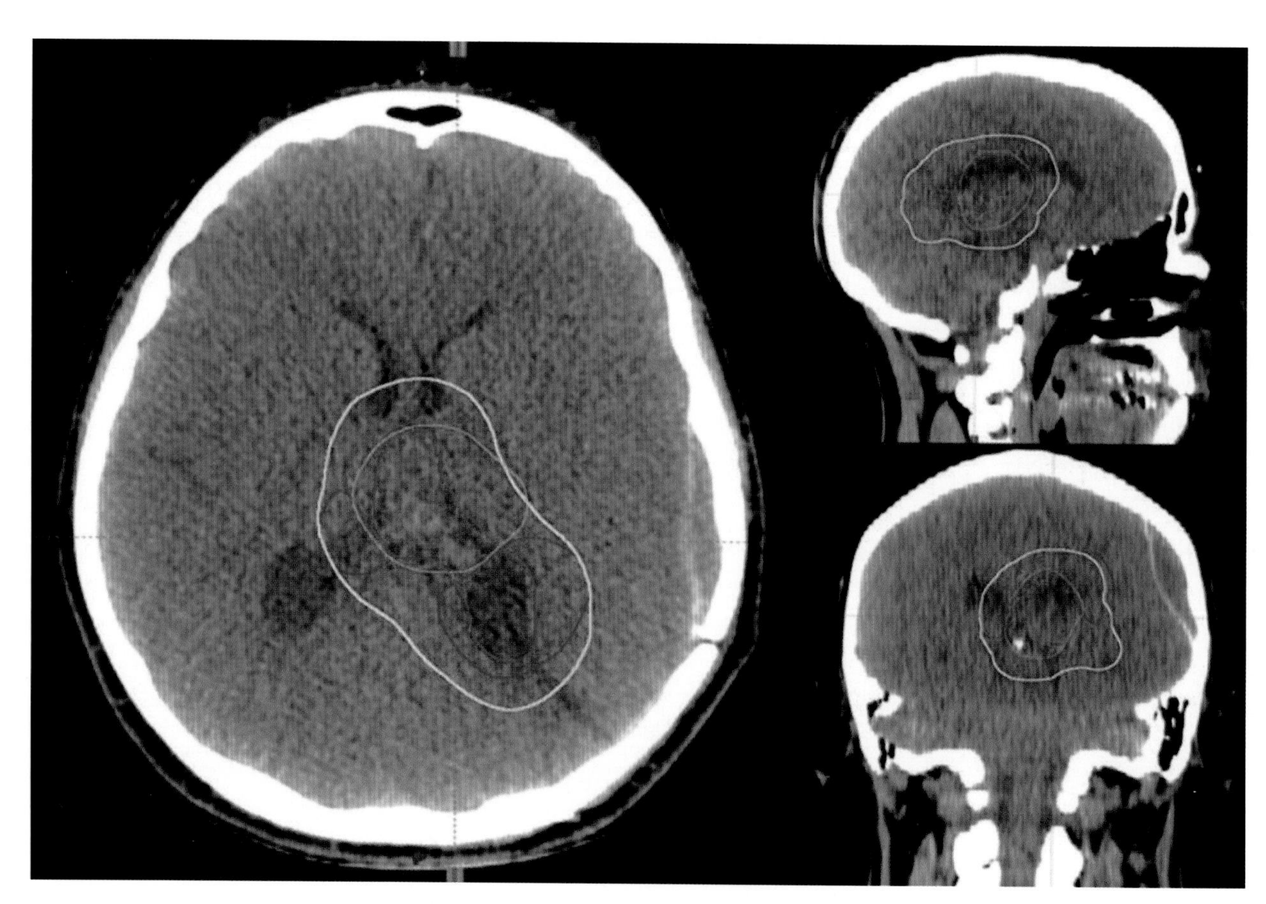

▲ 图 28–1　计划 CT 治疗靶区
术前肿瘤以绿色曲线表示；术前囊腔以蓝色曲线表示；CTV 以粉色曲线表示；PTV 以黄色曲线表示

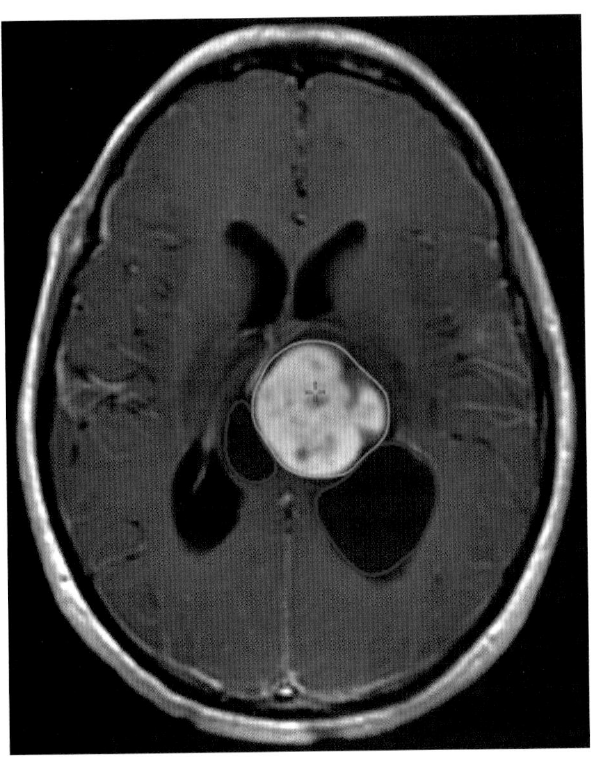

▲ 图 28-2 **术前诊断 MRI 图像上勾画治疗靶区**
术前肿瘤以绿色曲线表示；术前囊腔以蓝色曲线表示

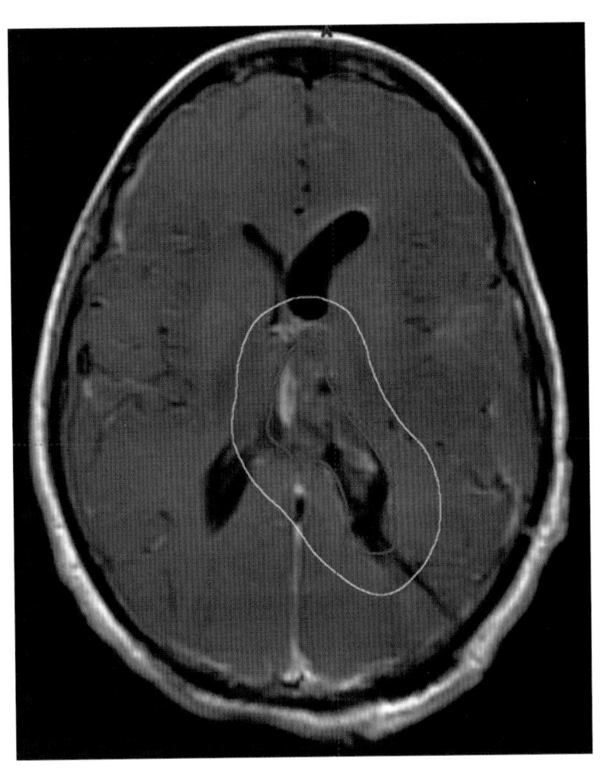

▲ 图 28-3 **术后诊断 MRI 图像上勾画治疗靶区**
CTV 以粉色曲线表示，PTV 以黄色曲线表示

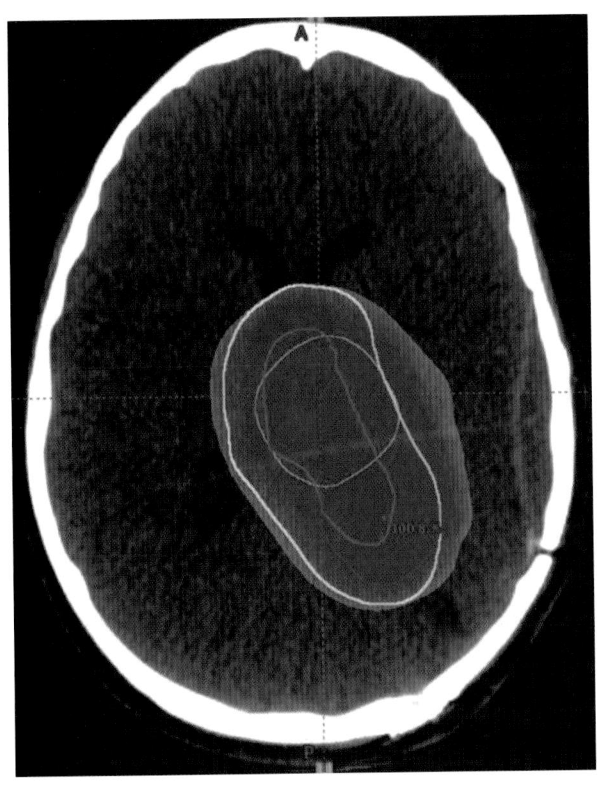

▲ 图 28-4 **IMRT 计划**
术前肿瘤以绿色曲线表示，术前囊肿以蓝色曲线表示，CTV 以粉色曲线表示，PTV 以黄色曲线表示

反应。现放疗后 6 年，患者恢复良好，无肿瘤复发。患者至今只出现一种放疗相关远期并发症，即注意力难以集中，经哌醋酸甲酯治疗后得到有效控制。

九、总结

- 室管膜肿瘤是一种罕见肿瘤，起源于脑室、中央管、终丝或脉络丛的室管膜细胞。
- 临床表现取决于肿瘤位置。
- 根据 WHO 病理分级（2016 年版），室管膜瘤可分为Ⅰ级（室管膜下瘤或黏液乳头状瘤）、Ⅱ级 [室管膜瘤（乳头状瘤、透明细胞瘤、多核细胞亚型）] 或Ⅲ级（间变性）。
- 预后影响因素包括切除程度、肿瘤分级、初诊时年龄、KPS、肿瘤位置和辅助放疗，切除程度是最重要的预后因素。
- 复发主要模式是局部复发。
- 成人颅内室管膜瘤治疗仍存在争议，需要进行多中心前瞻性试验。

本章自测题

1. 室管膜瘤与预后最差有关的组织学亚型是（　　）。
A. 黏液乳头状　　B. 室管膜下室管膜瘤
C. 经典型　　D. 间变性

2. 与儿童室管膜瘤相比，成人室管膜瘤主要发生于（　　）。
A. 大脑额叶　　B. 脊髓
C. 小脑　　D. 脑干

3. 成人颅内室管膜瘤最重要的预后因素是（　　）。
A. 放疗剂量　　B. 幕上位置
C. 切除程度　　D. 初诊时年龄

4. 关于成人颅内室管膜瘤，下列陈述正确的是（　　）。
A. 辅助放疗剂量约为 50.4Gy
B. 复发主要模式是局部复发
C. 大体全切除在幕上位置更为常见
D. 对于间变性组织学，通常推荐辅助化疗

5. 观察将适用于的情况是（　　）。
A. GTR 后幕上室管膜瘤Ⅰ级
B. GTR 后幕上室管膜瘤Ⅱ级
C. GTR 后幕上室管膜瘤Ⅲ级
D. GTR 后幕下室管膜瘤Ⅲ级

答案
1. D（具体见“预后因素”一节）
2. B（具体见“概述及流行病学”一节）
3. C（具体见“预后因素”一节）
4. B（具体见“放疗剂量、靶区勾画及肿瘤控制和生存时间”一节）
5. A（具体见“治疗”一节）

第29章 中枢神经细胞瘤

Central Neurocytoma

Shireen Parsai　Senthilkumar Gandhidasan　John H. Suh 著

学习目标

- 了解中枢神经细胞瘤临床表现。
- 识别中枢神经细胞瘤主要影像学和病理学特征。
- 了解常规放射治疗和立体定向放射外科适应证。

一、背景/流行病学

1982年，Hassoun等首次发现了中枢神经细胞瘤（central neurocytoma，CNC），当时他们发现了2例具有神经元特征脑室肿瘤的患者[1]。中枢神经细胞瘤一词来源于肿瘤的神经元起源和中线位置[2, 3]。自20世纪80年代以来，CNC被进一步定义为良性肿瘤范畴，它是由位于幕上脑室系统的神经元细胞分化组成。

CNC是罕见的，占所有原发性脑肿瘤0.1%～0.5%[4]。肿瘤通常发生于年轻成人，发病率最高年龄段为20—30岁，男性和女性及所有种族间的发病率相同[4, 5]。

二、诊断与预后

（一）临床表现

CNC典型表现为逐渐出现颅内高压相关症状，这是由于病变阻塞了室间隔孔导致梗阻性脑积水[3–5]。患者通常普遍具有颅内压增高的症状和体征，包括头痛、头晕、视觉障碍、恶心、呕吐、共济失调和视盘水肿。目前尚无特异性症状来诊断CNC。神经影像学的偶然发现可能导致无症状患者在疾病早期获得诊断[4, 5]。

（二）影像学检查

典型CNC影像学表现是位于幕上脑室系统内界限清楚的分叶状肿块。大部分CNC发生在侧脑室前半部分，也可能发生在第三或第四脑室[4, 6]。肿瘤常附着于脑室上壁和侧壁、透明隔，引起影像学上改变[3–5]。通过对CNC血管造影结果分析，我们可以猜测肿瘤是起源于位于室间孔周围侧脑室底的室管膜下区（SEZ）神经元细胞，而不是透明隔。CNC大小差异较大，从偶然发现的亚厘米级病变到较大的双侧脑室病变。诊断时平均最大直径为4～5cm[7]。

CT平扫通常显示为混杂密度肿块影。肿瘤本身为等密度，但可能存在囊变样低密度区。25%～50% CNC也表现出高密度钙化灶。由于肿瘤在增强CT上强化方式不典型，增强CT对CNC的诊断作用有限[3–5, 7]。

MRI是评估CNC的首选影像学检查。T_1WI上实性成分为等信号，囊变表现为低信号（图29–1）。

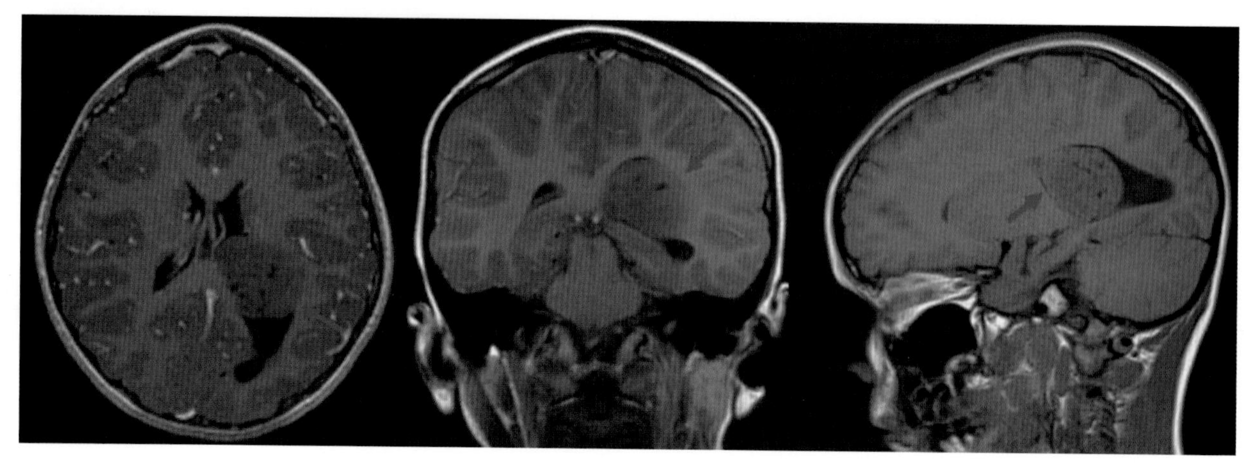

▲ 图 29-1 一名被诊断为中枢神经细胞瘤的 7 岁女孩

增强 T_1WI 轴位、冠状位和矢状位（从左到右）可见左侧脑室内边界清楚，不明显强化肿块影（箭），最大直径为 3.9cm

增强扫描可见不均匀强化。T_2 加权图像显示“肥皂泡”状多囊状团块，具有高信号液体和等信号实性成分。FLAIR 或 T_2 序列通常未见瘤周水肿（图 29-2）[3-5, 7]。

（三）病理特征

过去，由于相似的组织病理学表现，CNC 常被误诊为脑室内少突胶质细胞瘤或室管膜瘤。因此，免疫组织化学和电子显微镜在正确诊断中起着至关重要的作用。电镜显示神经元分化的超微结构特征。与少突胶质细胞瘤相似，CNC 可能呈现典型的“煎蛋”和“铁丝网”外观。CNC 细胞小而均匀，细胞核圆形至卵圆形，含有颗粒状染色质，细胞质稀少，核周晕具有丛状毛细血管微血管结构，常伴有微钙化（图 29-3）。与室管膜瘤相似，CNC 细胞可以呈直线排列，也可以呈血管周玫瑰花环状排列。虽然突触素已被证明是最可靠的免疫组化标志物，但神经元特异性烯醇化酶和神经元核抗原（NeuN）也是神经元起源的标志物（图 29-3）。胶质纤维酸性蛋白（GFAP）阳性并不是诊断所必需，但提示真正 CNC 细胞具有双向分化潜能的特性 [2-5, 8, 9]。

在 1993 年 WHO 的病理分类中 CNC 首次作为一个独立的病理分类存在。虽然超过 75% 的 CNC 被认为是一种组织学良性肿瘤，但 CNC 被定为 WHO Ⅱ级，部分原因是 CNC 亚群显示有丝分裂增多、微血管增生和局灶性坏死，这些都与更具侵略性的临床行为有关。这个亚群称为“非典型”CNC，可以根据增殖指数 ≥ 2%（通过 MIB-1 标记指数）来认定。在临床上，与典型神经细胞瘤相比，非典型神经细胞瘤具有更高的局部复发风险和更差的总体生存率，而典型神经细胞瘤表现出更多的惰性组织学特点。129 例 CNC Meta 分析表明，与 MIB 标记指数 ≤ 3% 相比，MIB-1 标记指数 > 3% 与局

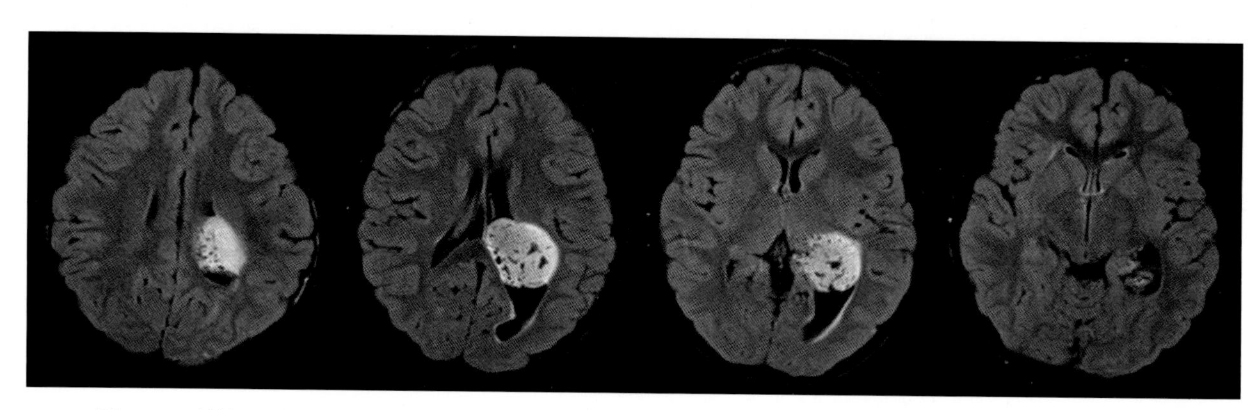

▲ 图 29-2 轴位 T_2 FLAIR 示病变呈高信号，占据左侧脑室体部及后角，侧脑室受压变形，病灶内可见多发小囊变影

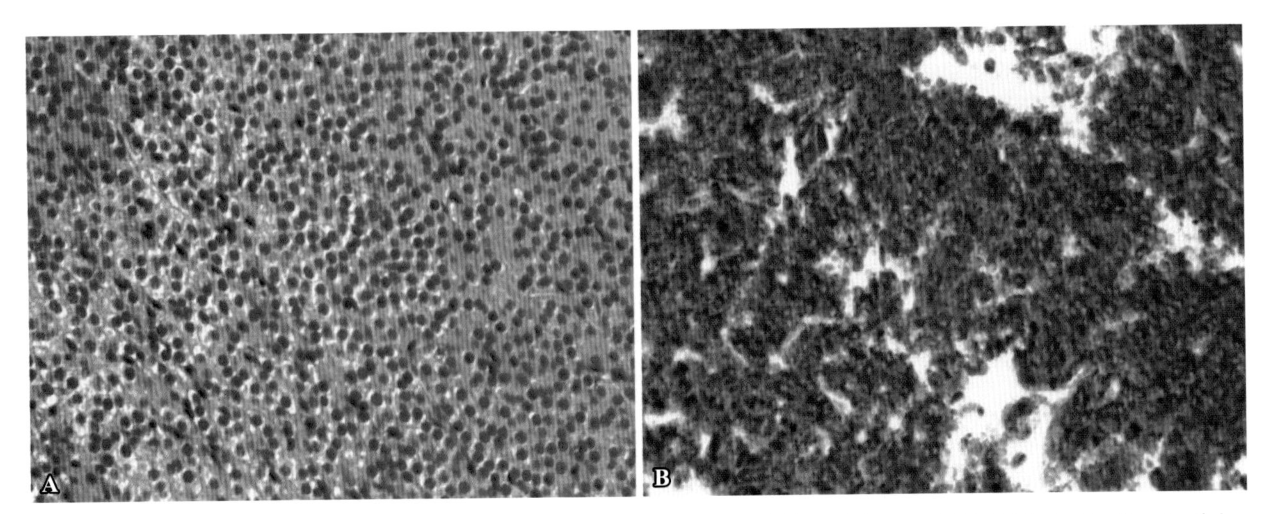

▲ 图 29-3　**A.** 中枢神经细胞瘤，其特征为瘤细胞呈单形性，异型性小，细胞核呈圆形，染色质呈“盐和胡椒”状（**HE** 染色，原始放大倍数 **200** 倍）；**B.** 肿瘤显示与突触素抗体的弥漫性细胞质免疫反应，与神经细胞分化一致（原始放大倍数 **200** 倍）

部失败风险增加（45% vs. 12%）及死亡风险增加（25% vs. 3%）有关[10]。脑室外神经细胞瘤（EVN）在 WHO 分类（2007 年版和 2016 年版）中作为一个单独的分类，因为它们显示了更广泛的形态谱。关于 EVN 讨论超出了本章的范围[2, 11-13]。

三、整体治疗策略

首选治疗是在保护神经功能前提下最大限度的安全手术切除，但由于中枢神经细胞瘤的高血管性和它对局部关键结构的黏附性，手术切除程度不一。手术切除可解除梗阻，并可进行组织诊断[14-16]。放射治疗可用于无法手术患者的前期治疗或辅助治疗。化疗通常是最后的手段，通常在颅外或柔脑膜扩散的情况下，以及在手术或放疗后复发的 CNC 患者中采用。

四、放疗适应证

放疗决定最好是在多学科背景下做出。临床医生可建议对表现为惰性自然史的病变进行密切观察。对于非典型组织学表现（MIB-1 标记指数升高）、残留、复发病变应考虑辅助放疗。全切除后 5 年局部控制率约 85%，次全切除后 46%。而非典型 CNC 的 5 年局部控制率较低：全切除后 57%，次全切除后 31%[17-20]。研究表明，辅助放疗可显著提高次全切除后病变的局部控制[21, 22]。辅助放射治疗可采用常规分割方案或立体定向放射外科治疗。随着时间推移，越来越多的机构采用 SRS 辅助治疗或挽救小的复发肿瘤，因为理论上治疗体积更小，潜在的神经毒性也更小[21, 23]。

五、靶区勾画

借助术前和术后 MRI 图像融合，在模拟 CT 上勾画靶区。对于根治性常规放疗，肿瘤靶区由 CT 和 MRI 上显示的肿瘤区域来定义。对于辅助放疗，GTV 定义为术后瘤床。肿瘤外扩区域的大小可以参考脑膜瘤的经验。临床靶区为 GTV 外放 1cm，颅骨等阻止肿瘤外侵的天然屏障处可适当内收。Rades 等推荐对于未完全切除的非典型神经细胞瘤，CTV 为 GTV 外放 1.5～2.0cm[24]。计划靶区为 CTV 外放 3～5mm，以弥补治疗摆位误差。危及器官及每个 OAR 的计划危险区域（PRV）都应该勾画出来。对于放射外科治疗病例，GTV 定义与根治性常规分割放疗相似，没有进一步的 CTV 或 PTV 扩展。

六、照射处方剂量及危险器官耐受性

目前还没有公开发表的关于 CNC 放射剂量和正常组织受量限制的指南。传统分割剂量一般为总量 45～54Gy（1.8～2.0Gy/ 次）（表 29-1）。治疗未完全切除非典型神经细胞瘤应考虑到剂量 - 效应关系。与≤ 54Gy 相比，＞ 54Gy 的放疗剂量可以获得更好局部控制。Per Rades 等建议对于未完全切除非典型性神经细胞瘤，除了年幼儿童必须充分考虑

表 29-1　常规分割放疗中枢神经细胞瘤研究汇总

研究（发表年份）	病例数	中位剂量（Gy）	中位随访 / 个月（范围）	局部控制
Louis 等（1990）[25]	4	肿瘤 54；神经轴 30	40（11～78）	100%
Fujimaki 等（1997）[26]	10	55.8（50～60）	72（23～160）	90%
Sharma 等（1999）[27]	15	未报道（40～60）	36（6～72）	100%
Ashkan 等（2000）[28]	4	55（未报道）	6（3～40）	100%
Lenzi 等（2006）[29]	5	45（未报道）	84（36～240）	40%
Leenstra 等（2007）[30]	18	54.4（48.6～61.2）	19（19～281）	78%
Paek 等（2008）[31]	6	54（50.4～55.8）	171（128～229）	100%
Chen 等（2008）[32]	5	44.18（20.5～54.0）	29（15～33）	未报道

到放射毒性的风险以外，应采用总剂量 54～60Gy（2.0Gy/ 次）[24]。常规分割放疗中正常组织的剂量限制可借鉴每天 1.8～2.0Gy 分割剂量、总剂量相似的其他颅内肿瘤放疗方案，如用于治疗颅内脑膜瘤的剂量限制是合适的。按照 RTOG 0539 方案给予病变放疗剂量 54Gy（NCT 00895622）的剂量限制在表 29-2 列出。除以下限值外，小于 $0.03cm^3$ 的脊髓体积受量可超过 50Gy。

单次立体定向放射外科平均边缘剂量为 10.5～20Gy（表 29-3）。更大病变采用低分次放射治疗方案，总剂量 30Gy，分 5 次[17]。正常组织剂量限制如下：体积小于 $1cm^3$ 脑干可超过 12Gy；体积大于 $0.03cm^3$ 的最大点剂量在视交叉不应超过 8Gy，在脑干不应超过 12.5Gy。接受 10Gy 的脊髓体积应限制在 10% 以下。使用伽马刀放射外科治疗复发性非典型神经细胞瘤（Elekta；Stockholm，Sweden）的 SRS 计划在文中列出（图 29-4）。

七、并发症预防

严格限定正常组织受照射剂量可以避免并发症的发生。放疗毒性可分为两种，一种是发生在放疗完成 6 周以内的急性毒性反应，另一种是在放疗

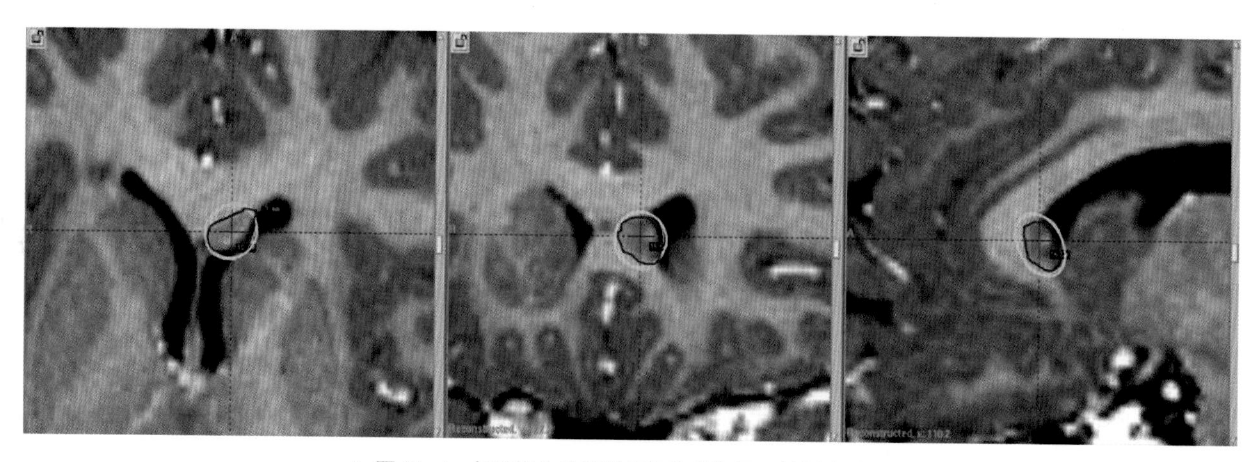

▲ 图 29-4　复发性非典型神经细胞瘤伽马刀放射治疗计划

该病例具有侵袭性病理特征，包括侵犯侧脑室左额角及 Ki-67 指数达 20%～25%，手术切除后 6 个月（从左至右分别为轴位、冠状位、矢状位）。病灶轮廓以蓝色曲线表示，处方等剂量线（16Gy）以黄色曲线表示

表 29-2 根据 RTOG 0539 方案，重要器官允许的最大点剂量（定义为体积＞ $0.03cm^3$）

重要器官	最大点剂量
晶状体	5Gy
视网膜	45Gy
视神经	50Gy
视交叉	54Gy
脑干	55Gy

完成 6 周以后的晚期毒性反应。急性毒性反应包括乏力、脱发、皮肤红斑，以及出现脑水肿相关症状（继发于血脑屏障破坏）如恶心、呕吐、头痛和癫痫。耳鸣、耳胀、听力受损、口干和味觉异常相对少见。晚期毒性包括脑白质病、内分泌功能障碍、放射性脑坏死、认知功能下降、继发性肿瘤。永久性听力损坏、视力改变和白内障发生相对少见[45, 46]。Karlsson 等报道了 42 例患者接受伽马刀放射外科治疗的经验，45% 患者在放疗后出现了脑室扩大，其中 6 例需要手术干预。脑室扩大的原因仍不清楚，但这证实了完成治疗后长期随访的重要性，从而能发现难以预计且需要手术或药物干预的治疗毒性[42]。

八、结果：肿瘤控制

CNC 局部控制率通常比较好。常规分割放射治疗和 SRS 治疗后效果分别在文中列出（表 29-1 和表 29-3）。Barani 等发表了一篇关于放射治疗经验的回顾性分析，包括常规分割放疗和 SRS 共 158 例。总体控制率 91%（SRS 和常规放疗分别为 93%

表 29-3 立体定向放射外科治疗中枢神经细胞瘤的部分研究汇总

研究（发表年份）	病例数	平均边缘剂量 Gy（范围）	处方剂量线 /%（平均）	中位随访 / 个月（范围）	局 控
Pollock 等（2001）[33]	1	18（NA）	未报道	34（NA）	100%
Bertalanffy 等（2001）[34]	3	未报道（9.6～16）	30～60（未报道）	24（12～60）	100%
Anderson 等（2001）[35]	4	17.0（16～20）	未报道	13（12～28）	100%
Cobery 等（2001）[15]	4	10.5（9～13）	30～50（42.5）	32.5（12～99）	100%
Martin 等（2003）[36]	4	16.5（16～18）	89～110（94.8）	33（3～54）	100%
Hara 等（2003）[37]	1	20（NA）	50（NA）	12（NA）	100%
Kim 等（2007）[38]	7	15.7（15～18）	50（50）	61（26～77）	71%
Yen 等（2007）[39]	6	15.1（9～20）	30～60（32.5）	72（6～123）	100%
Matsunaga 等（2010）[40]	7	13.9（12～18）	50～75（55.6）	63.6（15～136）	88%
Genc 等（2011）[41]	18	16.7（9～20）	50（50）	31（6～110）	93%
Karlsson 等（2012）[42]	35	14（11～25）	未报道	30（1.4～14.1）	83%
Monaco 等（2015）[43]	8	14.6（12～20）	50（50）	63.3（12.9～139.1）	88%
Yamanaka 等（2016）[44]	36	15（10～20）	50（40～55）	54.3（3～180）	94%

和 88%）。SRS 组有增加局部控制的趋势，然而在统计学上没有显著差异。此外，非典型性组织学类型与放疗后局部复发的风险相关[47]。Park 等对 5 个回顾性病例进行了系统回顾，共 64 例接受 SRS（中位边缘剂量范围为 12.1～16.0Gy），平均随访 59.3 个月，局部控制率 91.1%[23]。基于两者局部控制率相当，主治医生可自行决定是否采用常规分割放射治疗或 SRS 作为辅助治疗。对于未完全切除 CNC，常规分割放疗与 SRS 相比，5 年局部控制率无显著差异[21]。

虽然如前所述，手术切除仍然是主要治疗方法，但当患者被认为医学上不可手术时，SRS 可以作为根治性治疗手段。Kim 等回顾了 20 例接受 SRS 患者，其中有一半没有手术切除。结果显示，与手术加辅助 SRS 相比，根治性 SRS 有改善肿瘤控制趋势，尽管在统计学上没有达到显著差别[48]。

九、随访：影像学评估

目前还没有发表关于合适的影像学随访指南。医生应谨慎安排常规随访，采用增强或平扫脑 MRI 来检查肿瘤对治疗的反应，同时持续监测肿瘤复发情况。对于良性神经细胞瘤，我们建议在完成治疗后 3 年内，每 6 个月 1 次影像学随访，然后每年 1 次，至少随访 10 年。对于非典型神经细胞瘤，我们建议从完成治疗开始 3 年内，每 3 个月随访 1 次，然后每年随访 1 次，至少随访 10 年。

十、病例研究

患者 49 岁男性，既往有注意力缺陷 / 多动障碍和高血压病史，首次就诊于一名神经科医生。患者有 1 周的间歇性恶心、呕吐及眩晕史，以及因近期跳入泳池致气压性创伤后导致的平衡障碍感。同时存在进行性双颞侧头痛和耳鸣症状。头 MRI 显示左小脑中下部 4.4cm 浸润性肿块，第四脑室受压变窄（图 29–5）。虽然第四脑室的缩窄程度提示即将发生脑积水，但尚未发现明显的脑积水。患者入院接受进一步的评估和治疗。系统影像学检查包括胸、腹和骨盆 CT，并未发现颅外转移。手术是经枕骨下开颅进行，术中利用神经导航和电生理监测，并放置脑室外引流管。术中冰冻切片提示室管膜瘤或Ⅲ

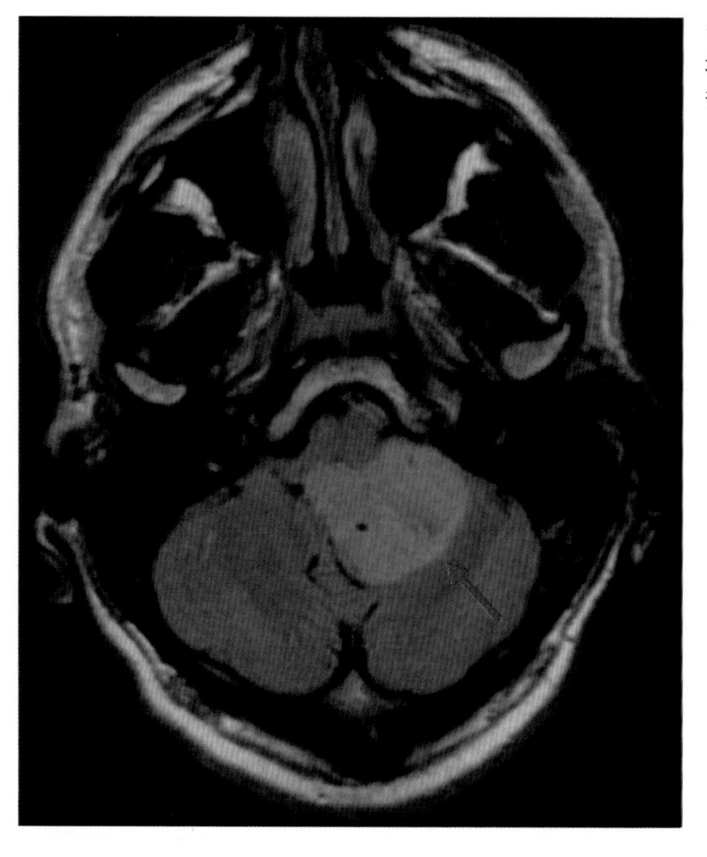

◀ 图 29–5 轴位 T_2 FLAIR 磁共振成像显示浸润性肿块（红箭），最大直径 4.4cm，中心位于左侧小脑中下部，导致小脑向右侧移位及颅后窝第四脑室严重狭窄

级星形细胞瘤。肿瘤全部切除。术后病理证实细胞增殖呈单形性，细胞核呈圆形至卵圆形，染色质呈“盐和胡椒”型。肿瘤表现出对神经元核抗原和突触素抗体有弥漫及强免疫反应性。在 GFAP 抗体染色背景下偶见 S-100 阳性染色细胞，Ki-67 为 3%。病理确诊为非典型中枢神经细胞瘤，WHO Ⅱ级。手术切除后 24h 内，我们给予平扫 + 增强脑 MRI。术后患者恶心、呕吐和头晕症状消失。通过物理治疗，平衡感持续改善。术后经放射肿瘤学家会诊，进一步讨论辅助放疗的作用。

因 Ki-67 指数较高有复发风险，放射肿瘤学家建议辅助放疗。术后 3 周行平扫 CT 模拟定位，以制订计划，术后 4 周内开始放疗。以术后 MRI 融合图像为参照，在 CT 上勾画瘤床作为 GTV。GTV 包括术前影像学上肿瘤累及的第四脑室区域。CTV 为 GTV 外放 1cm，骨骼处适当内收。PTV 为 CTV 外放 3mm（图 29-6）。PTV 处方剂量为 5040cGy（分 28 次）。调强放疗计划采用容积弧形调强放疗技术来实施，6MV 光子，处方剂量线为 97.8% 等剂量线（图 29-7）。放疗计划使用两个 VMAT 弧形束。

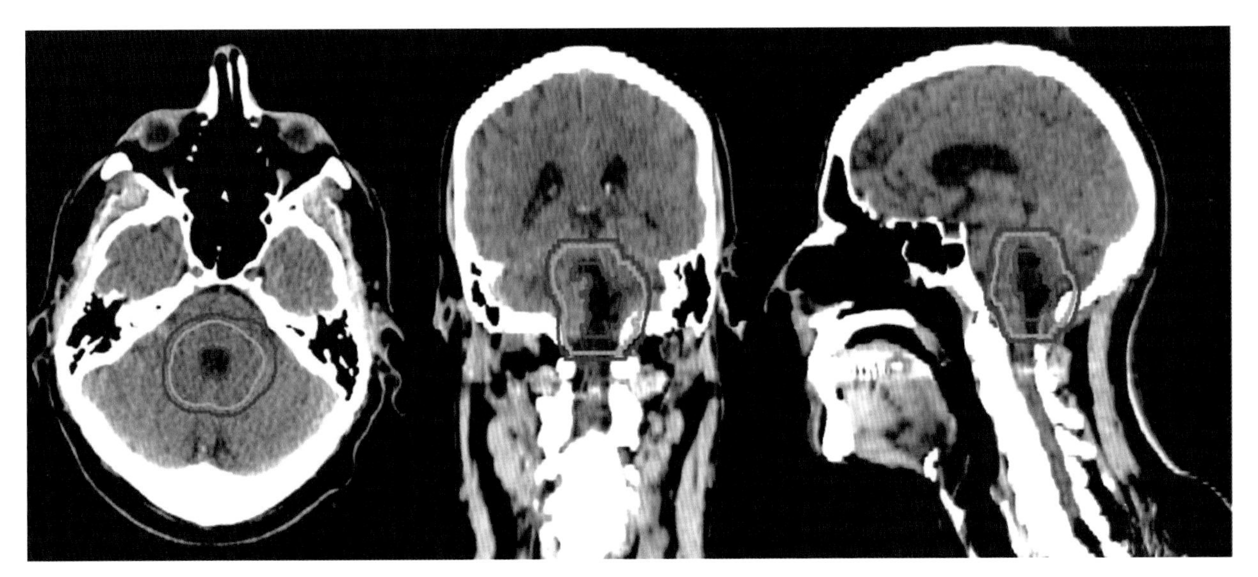

▲ 图 29-6 轴位、冠状位和矢状位（从左至右）脑 CT 影像显示勾画的肿瘤体积

GTV 以红色曲线表示；CTV 以绿色曲线表示；PTV 以蓝色曲线表示

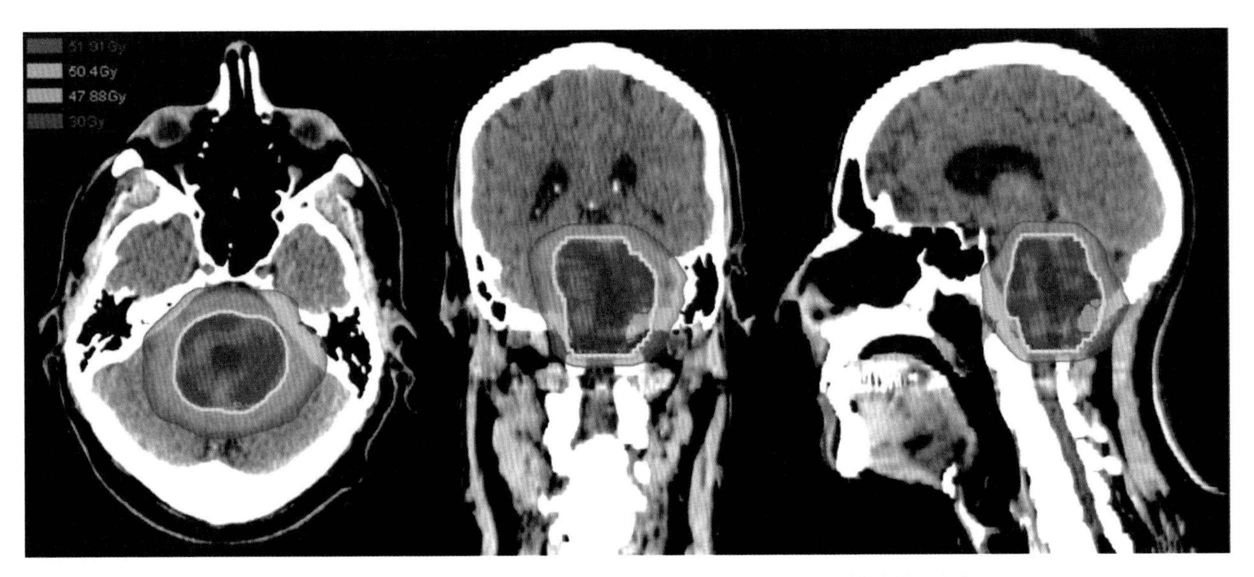

▲ 图 29-7 轴位、冠状位和矢状位层面（从左至右）显示放疗剂量分布

PTV 以黄色曲线表示

对正常组织照射剂量也进行了限制（图 29–8）。每天采用锥形束 CT（CBCT）进行影像监测。

患者在 37 天内完成了治疗，耐受良好。按照 CTCAE 毒性分级标准，他在放疗结束时出现了 2 级疲劳、1 级脱发、1 级恶心、1 级头痛，左手和左脚也有轻微麻木。由于放疗后再次出现持续恶心和头痛，患者需要延长类固醇减量时间。到目前为止已经随访了 1 年，期间恶心和头痛已经得到缓解，类固醇已经成功地逐渐减量，并且在间隔 6 个月进行的 2 次随访磁共振成像中都未发现疾病进展。

十一、总结

- 中枢神经细胞瘤是一种罕见的脑肿瘤，最常见于年轻成人，发生于幕上脑室系统。
- CNC 临床表现通常继发于颅内压升高，表现为恶心、呕吐、头痛和头晕。
- 诊断基于与神经元分化一致的特征性病理表现，包括对突触素抗体的免疫反应性。
- 治疗模式包括最大限度安全手术切除 ± 辅助放疗或根治性放疗。

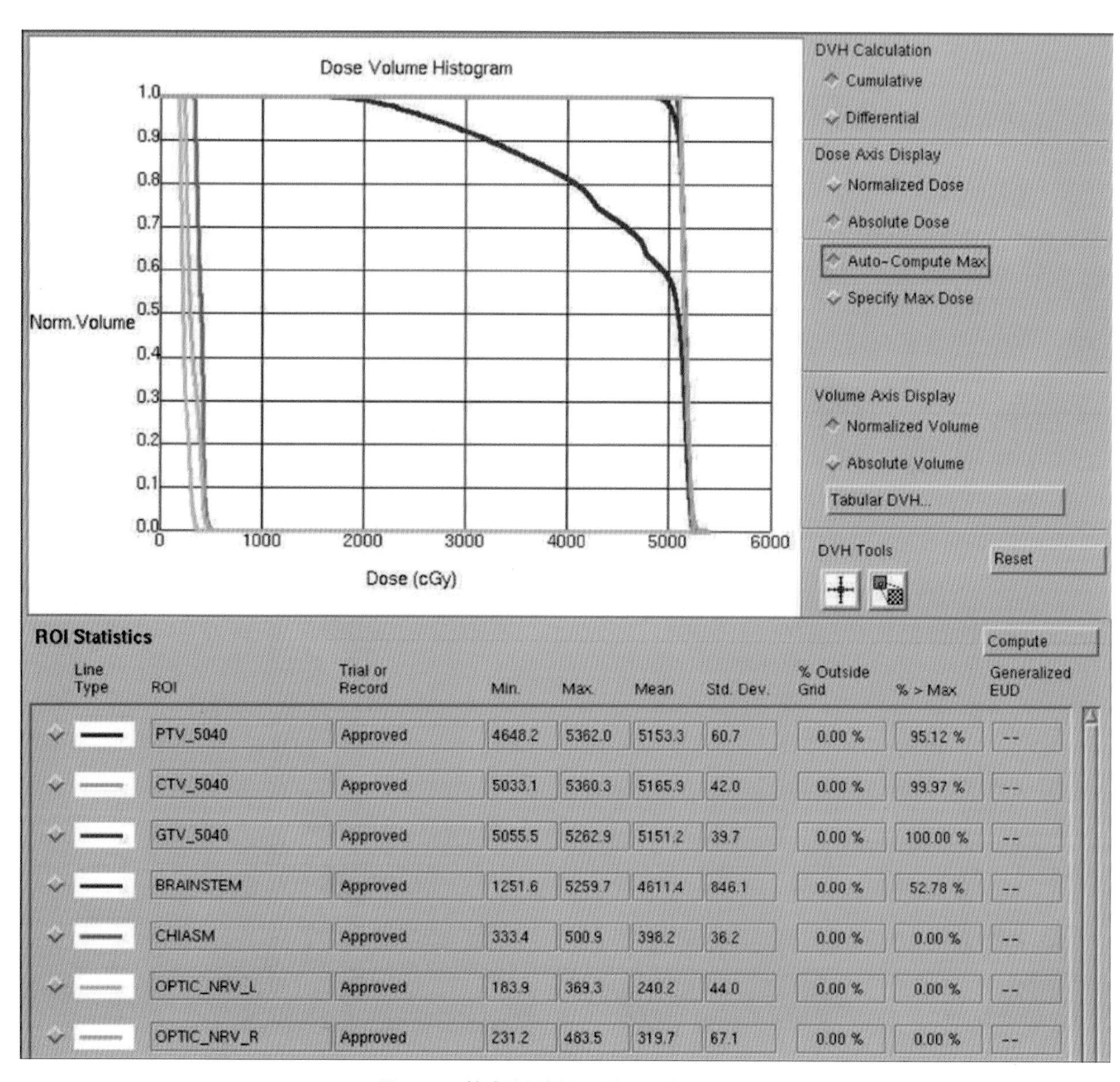

▲ 图 29–8 放疗计划剂量 – 体积直方图（DVH）
显示靶区体积和正常组织体积剂量

- 手术切除后，对于次全切除、复发病变或有非典型特征的肿瘤，建议辅助放疗。
- 一般情况下，对于良性神经细胞瘤，放射治疗可采用常规分割放疗，剂量 45～54Gy（1.8～2.0Gy/ 次）；对于非典型神经细胞瘤，剂量 54～60Gy（2.0Gy/ 次）。立体定向放射外科使用的平均边缘剂量为 10.5～20Gy。大多数患者在单次治疗中平均边缘剂量 14～18Gy。
- 放疗后，应长期随访，评估潜在复发风险和放疗引起的晚期毒性。

本章自测题

1. 神经细胞瘤最常见发生的区域是（　　）。

A. 侧脑室　　B. 第三脑室　　C. 第四脑室　　D. 颅底

2. 神经细胞瘤特异性病理标志是（　　）。

A. 神经元特异性烯醇化酶（NSE）　　B. 神经元核抗原
C. 突触素　　D. 胶质纤维酸性蛋白（GFAP）阳性

3. 非典型神经细胞瘤的定义是（　　）。

A. 每个高倍视野有丝分裂数　　B. 微血管增殖
C. 局灶性坏死　　D. 增殖指数≥ 2%

4. 以下均为辅助放疗的适应证，但不包括（　　）。

A.MIB-1 标记指数＞ 2%　　B. 次全切除
C. 复发性疾病　　D. 肿瘤＞ 5cm

5. 常规分割放疗治疗良性神经细胞瘤的合适剂量是（　　）。

A. 30Gy　　B. 40Gy　　C. 50Gy　　D. 60Gy

答案

1. A　2. C　3. D　4. D　5. C

第十二篇　转移性脑疾病

Metastatic Brain Disease

第30章

脑转移瘤预后分类系统

Prognostic Classification Systems for Brain Metastases

Paul W. Sperduto　著

学习目标

- 了解不同诊断对不同预后的判定。
- 了解每一种常见肿瘤脑转移瘤相关的诊断特异性预后因素。
- 了解如何对诊断进行预后分级评估。
- 了解预后如何影响临床是否需要治疗，以及采用何种合适的治疗方案判定。

一、概述

脑转移是癌症治疗中常见却复杂的问题。据统计，在美国每年大约有30万患者被确诊为脑转移瘤[1]。而且随着治疗技术进步，患者生存期延长，罹患脑转移瘤的风险也随之增加[2]，同时脑转移发生率也逐渐增高。脑转移瘤可能继发于很多种肿瘤类型和亚型，患者群体存在显著异质性，使得脑转移瘤成为一个极其复杂的问题。而且，这些患者在发现脑转移瘤时可能已经接受了大量不同的抗癌治疗，也可能在初诊时就已经发生脑转移瘤。长期以来，由于很难通过充分分层来证实各亚组中相似的患者[3]，这种异质性一直困扰着研究者对涉及脑转移瘤患者群体的临床试验解读。而且目前组合治疗方案的选择多样，包括手术、立体定向放射外科、全脑放疗、化疗及靶向治疗和免疫治疗等，这些决策使得对临床试验的解读和预后的评估更加复杂。四项前瞻性随机试验表明，在符合SRS适应证的患者中，与单纯SRS治疗相比，联合WBRT并未增加生存获益[4–7]。也有证据显示，对于预后不良的患者，支持治疗可能与WBRT的疗效相当[8]。因此，目前WBRT已不像过去那样应用广泛。

二、分类系统

上述问题促使我们试图更好地分析预后。细化预后指标的目的是在治疗前评估患者预后，而非治疗后回顾性评价。而且，区分预后因子和预测因子十分重要。无论使用何种治疗方法，预后因子都能更好区分结局的好坏，然而预测因子只能识别特定治疗方案是否有效。Gaspar等于1997年公布了RTOG脑转移瘤回归分割分析（recursive partitioning analysis，RPA）的结果（表30–1）[9]。这些预后指标由3类组成，即Ⅰ级（年龄＜65岁，KPS≥70，原发肿瘤控制且无颅外转移）、Ⅱ级（所有患者均不属于Ⅰ类或Ⅲ类）和Ⅲ级（KPS＜70）。3组患者中位生存期分别为7.1个月、4.2个月和2.3个月。Weltman等2000年发表了放射外科评分量表（score index for radiosurgery，SIR）（表30–2）[10]。这个量表包括5个预后因子（年龄、KPS、全身疾病状况、脑转移瘤数目和最大转移瘤体积）评分（每个因子0～2分）的总和。Lorenzoni等2004年发表了脑转移瘤基本评分量表（basic score for brain metastases，

BSBM)(表 30–3)[11]。该量表是基于三个预后因素(KPS、原发肿瘤控制情况和颅外转移情况)评分(每个因素 0～1 分)的总和。Sloan–Barnholtz 发表了一个列线图(图 30–1),试图进一步使预后评估结果个体化[12]。Kondziolka 发表了一项有趣的调查研究，要求该领域的专家依据所给出的所有患者相关的临床特征来预测一组患者的生存期。这项研究表明，即使是专家也不能准确预测所有患者的预后[13]。这些预后量表都有各自的局限性，但是依旧可以为临床决策提供一定的指导，且为临床试验

表 30–1　肿瘤放射治疗协作组（RTOG）脑转移瘤回归分割分析（RPA）

等　级	标　准	中位生存期（个月）
Ⅰ	年龄＜ 65 岁，且 KPS ≥ 70，且 原发肿瘤控制，且 无颅外转移	7.1
Ⅱ	所有患者均不属于Ⅰ类或者Ⅲ类	4.2
Ⅲ	KPS ＜ 70	2.3

KPS. 卡式评分
基于参考文献 [9]

表 30–2　放射外科评分表（SIR）

	分　数		
	0	**1**	**2**
年龄（岁）	≥ 60	51～59	≤ 50
KPS	≤ 50	60～70	80～100
全身疾病状况	进展	稳定	完全缓解或无疾病状态
脑转移灶数量	≥ 3	2	1
最大转移灶体积（ml）	＞ 13	5～13	＜ 5

KPS. 卡氏评分；CR. 完全缓解；NED. 无疾病状态。SIR 评分的中位生存期（MS）：SIR1～3（MS 2.91 个月），SIR4～7（MS 7.00 个月），SIR8～10（MS 31.38 个月）。基于参考文献 [10]

表 30–3　脑转移瘤基本评分（BSBM）

	分　数	
	0	**1**
KPS	50～70	80～100
原发性肿瘤控制	否	是
颅外转移	有	无

KPS. 卡氏评分。BSBM 的中位生存期（MS）:BSBM3（MS ＞ 32 个月）, BSBM2（MS 13.1 个月）, BSBM1（MS 3.3 个月）, BSBM0（MS 1.9 个月）。基于参考文献 [11]

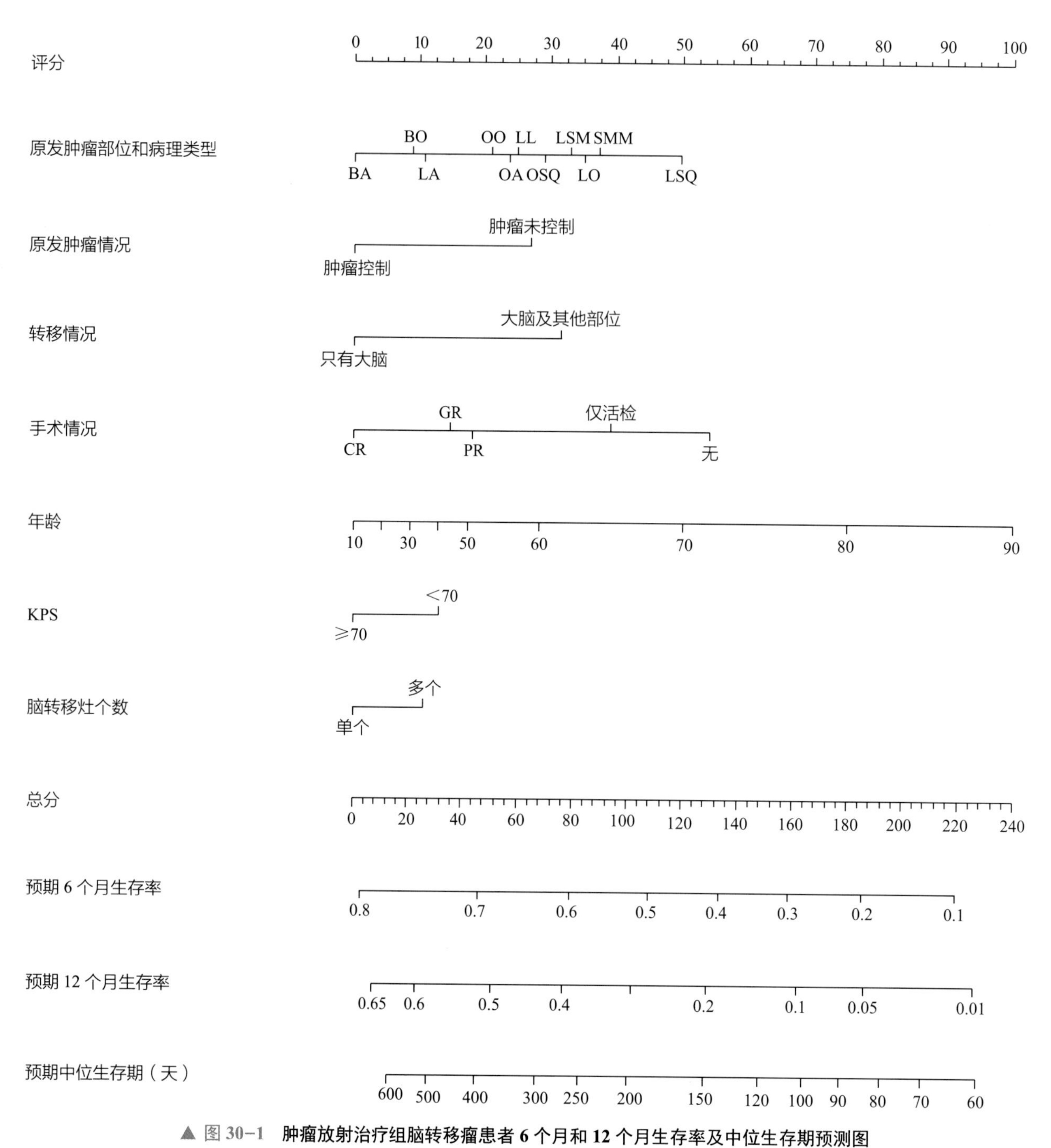

▲ 图 30-1 **肿瘤放射治疗组脑转移瘤患者 6 个月和 12 个月生存率及中位生存期预测图**

BA. 乳腺腺癌；BO. 其他乳腺肿瘤；LA. 肺腺癌；LL. 非小细胞肺癌；LO. 其他肺癌；LSM. 小细胞肺癌；LSQ. 肺鳞癌；OA. 其他腺癌；OSQ. 其他鳞癌；SMM. 皮肤黑色素瘤；OO. 其他；PR. 部分切除；CR. 完全切除；GR. 大体切除；Biopsy only. 仅组织活检

的分层提供依据，使这些试验的患者具有可比性，进而使其结果具有临床价值、增进数据间的相关性和可解读性。

2008 年，基于 5 个 RTOG 随机临床试验(7916、8528、8905、9104 和 9508) 共 1960 名患者参与研究，我们团队公布了这个预后分级评估 [14]。研究显示，4 个预后因素（年龄、KPS、颅外转移、脑转移灶数目）对生存有显著影响。这些预后因素按回归系数的比例加权并调整显示比例，使预后最好 / 最差患者的 GPA 分级分别为 4.0/0.0。2010 年，我们回顾性分析了多机构数据库中 4259 例脑转移瘤临床信息，对 GPA 进行了改进。研究发现，患者生存因诊断和诊断特异性预后因素而异[15]。然后我们依据肿瘤亚型进一步完善了乳腺癌 GPA[16]，并发表了相应的总结报道[17]。最近，依据自 2005 年以来确诊患者的最新数据（包括 2186 例肺癌和 823 例黑色素瘤），包括分子病理特征，我们更新了肺癌和黑色素瘤 GPA 目录。肺癌分子病理 GPA 包含了 *EGFR* 和 *ALK* 基因状态[18, 19]。与之类似，黑色素瘤分子 GPA 包含了 *BRAF* 基因状态[20, 21]。最初的黑色素瘤 GPA 发现只有两个因素（KPS 和脑转移瘤数目）有意义，而在更新的黑色素瘤分子 GPA 中，除了 *BRAF* 基因状态以外其他临床因素（年龄和颅外转移）同样仍然有意义。

表 30–4 显示依据诊断特异性 GPA 判断脑转移瘤中位生存时间的内容。表 30–5 也显示了一个便于使用的工作表单，通过诊断和评估脑转移患者生存期使 GPA 更便于计算。Brainmetgpa.com 上有一个免费的在线和智能手机应用程序，进一步简化了 GPA 计算方法。表 30–6 则展示了通过诊断和治疗（排除药物治疗）对死亡风险和中位生存期的多因素分析。需要重视的是，这些数据是来自真实情况的回顾性研究，所有模型都存在固有的选择偏倚，因此不应该根据这些数据来比较不同治疗方法的优劣。图 30–2 是依据 GPA 进行分组的 6 种肿瘤 Kaplan–Meier 生存曲线，该图说明各组之间有显著

表 30–4 根据诊断特异性分级预后评分评估脑转移瘤患者的中位生存期

诊 断	诊断特异性分级预后评分					
	总体 MST（95%CI） *n*	0～1.0 MST（95%CI） *n*（%）	1.5～2.0 MST（95%CI） *n*（%）	2.5～3.0 MST（95%CI） *n*（%）	3.5～4.0 MST（95%CI） *n*（%）	*P* 值对数级
NSCLC	15.23 （14.17～16.53） 1521	6.90 （5.73～8.70） 337（22%）	13.67 （11.97～15.33） 664（44%）	26.47 （23.40～30.63） 455（30%）	46.77 （36.87～NE） 65（4%）	＜0.001
SCLC	4.90 （4.30～6.20） 281	2.79 （1.83～3.12） 65（23%）	4.90 （4.04～6.51） 119（42%）	7.67 （6.27～9.13） 84（30%）	17.05 （4.70～27.43） 13（5%）	＜0.001
黑色素瘤	9.80 （9.08～10.59） 823	4.92 （3.67～6.92） 136（17%）	8.30 （7.34～9.28） 386（47%）	15.77 （13.12～18.82） 256（31%）	34.07 （23.61～50.46） 45（5%）	＜0.001
RCC	9.63 （7.66～10.91） 286	3.27 （2.04～5.10） 43（15%）	7.29 （3.73～10.91） 76（27%）	11.27 （8.80～14.80） 104（36%）	14.77 （9.73～19.79） 63（22%）	＜0.001
乳腺癌	13.80 （11.53～15.87） 400	3.35 （3.13～3.78） 23（6%）	7.70 （5.62～8.74） 104（26%）	15.07 （12.94～15.87） 140（35%）	25.30 （23.10～26.51） 133（33%）	＜0.001
GI	5.36 （4.30～6.30） 209	3.13 （2.37～4.57） 76（36%）	4.40 （3.37～6.53） 65（31%）	6.87 （4.86～11.63） 50（24%）	13.54 （9.76～27.12） 18（9%）	＜0.001
其他	6.37 （5.22～7.49） 450	—	—	—	—	—

每个单元格的首行均是以月为单位的中位生存期及 95%CI。下面一行是与诊断特异性分级预后评分（DS–GPA）类别相对应的已明确诊断患者的频率和百分比。DS–GPA. 诊断特异性分级预后评分；NSCLC. 非小细胞肺癌（腺癌）；SCLC. 小细胞肺癌；RCC. 肾细胞癌；GI. 胃肠道肿瘤；MST. 中位生存期；NE. 无法统计。基于参考文献 [17, 19, 21]

表 30-5 脑转移瘤患者生存期 GPA 量表

非小细胞肺癌 / 小细胞肺癌				
	GPA 评分标准		患者	
	0	**0.5**	**1.0**	得　分
年龄	≥ 70	＜ 70	n/a	—
KPS	≤ 70	80	90～100	—
颅外转移	有		无	—
脑转移灶数目	＞ 4	1～4	n/a	—
基因状态	*EGFR* neg/unk	n/a	*EGFR* 阳性	—
	且 *ALK* neg/unk		或 *ALK* 阳性	—
			总分	—

通过 GPA 计算肺腺癌的 MS：GPA0～1.0=6.9；1.5～2.0=13.7；2.5～3.0=26.5；3.5～4.0=46.8

通过 GPA 计算非肺腺癌的 MS：GPA0～1.0=5.3；1.5～2.0=9.8；2.5～3.0=12.8

黑色素瘤				
	0	**0.5**	**1.0**	得　分
年龄	≥ 70	＜ 70	n/a	—
KPS	＜ 70	80	90～100	—
颅外转移	有	n/a	无	—
脑转移灶数目	＞ 4	2～4	1	—
基因状态	*BRAF* neg/unk	*BRAF* 阳性	n/a	—
			总分	—

通过 GPA 计算 MS（个月）：GPA0～1.0=4.9；1.5～2.0=8.3；2.5～3.0=15.8；3.5～4.0=34.1

乳腺癌						
	0	**0.5**	**1.0**	**1.5**	**2.0**	得　分
KPS	≤ 50	60	70～80	90～100	N/A	—
亚型	三阴型	N/A	LumA 型	HER2 型	LumB 型	—
年龄	≥ 60	＜ 60	n/a	n/a	n/a	—
					总分	—
亚型：	三阴型（ER/PR/HER2- 阴性）					
	LumA 型，luminal A 型（ER/PR 阳性，HER2 阴性）					
	LumB 型，luminal B 型（三阳型，ER/PR/HER2 阳性）					
	HER2 型，HER2 阳性，ER/PR- 阴性					

通过 GPA 计算 MS（个月）：GPA0～1.0=3.4；1.5～2.0=7.7；2.5～3.0=15.1；3.5～4.0=25.3

（续表）

肾细胞癌				
	0	**1.0**	**2.0**	**得　分**
KPS	＜70	70～80	90～100	—
脑转移灶数目	＞3	2～3	1	—
			总分＝	—

通过 GPA 计算 MS（个月）：GPA0～1.0=3.3；1.5～2.0=7.3；2.5～3.0=11.3；3.5～4.0=14.8

胃肠道癌						
	0	**1**	**2**	**3**	**4**	**得　分**
KPS	＜70	70	80	90	100	—

通过 GPA 计算 MS（个月）：GPA0～1.0=3.1；2.0=4.4；3.0=6.9；4.0=13.5

GPA. 分级预后评估；KPS. 卡氏评分；ECM. 颅外转移；#BM. 脑转移灶数目；ER. 雌激素受体；PR. 孕激素受体，；HER2. 人表皮生长因子受体 2；MS. 中位生存期；neg/unk. 阴性或未知。基于参考文献 [17, 19, 21]

表 30–6　通过诊断结果和治疗方案对死亡风险和中位生存期的多因素分析

		治疗方案					
诊断结果	**统　计**	**WBRT**	**SRS**	**WBRT+SRS**	**S+SRS**	**S+WBRT**	**S+WBRT+SRS**
NSCLC *n*=1521	HR	1.0	1.08	1.20	0.66[b]	0.78	0.79
	95%CI		0.92～1.27	0.94～1.54	0.50～0.88	0.58～1.06	0.40～1.58
	P 值		0.35	0.15	＜0.01	0.11	0.51
	中位生存期[a]	13	14	10	32	20	20
	n（%）	342（22%）	767（50%）	139（9%）	114（7%）	76（5%）	13（1%）
SCLC *n*=281	HR	1.0	0.97	0.24[b]	0.00	0.42[b]	0.00
	95%CI		0.41～2.26	0.10～0.59	NA	0.25～0.73	NA
	P 值		0.94	0.002	0.99	0.002	0.98
	中位生存期[a]	4	7	15	12	15	15
	n（%）	229（81%）	13（5%）	21（7%）	1（0.4%）	16（6%）	1（0.4%）
黑色素瘤 *n*=823	HR	1.0	0.69[b]	0.62[b]	0.50[b]	0.54[b]	0.70
	95%CI		0.54～0.89	0.45～0.86	0.36～0.69	0.35～0.84	0.36～1.36
	P 值		＜0.01	＜0.01	＜0.01	＜0.01	0.29
	中位生存期[a]	6	10	9	13	11	11
	n（%）	91（11%）	464（56%）	73（9%）	95（12%）	34（4%）	12（1%）
RCC *n*=286	HR	1.0	0.83	0.70	0.87	0.66	0.68
	95%CI		0.56～1.21	0.43～1.14	0.42～1.83	0.37～1.17	0.09～5.01

（续表）

诊断结果	统　计	治疗方案					
		WBRT	SRS	WBRT+SRS	S+SRS	S+WBRT	S+WBRT+SRS
RCC *n*=286	*P* 值		0.33	0.15	0.71	0.16	0.70
	中位生存期[a]	5	11	12	13	16	9
	n（%）	78（27%）	131（46%）	46（16%）	11（4%）	18（6%）	2（1%）
乳腺癌 *n*=400	HR	1.0	1.07	0.74	0.59	0.72	0.47[b]
	95%CI		0.66～1.73	0.47～1.16	0.28～1.23	0.43～1.21	0.23～0.96
	P 值		0.80	0.18	0.16	0.72	0.04
	中位生存期[a]	7	13	15	24	18	30
	n（%）	131（33%）	115（29%）	86（22%）	19（5%）	28（7%）	20（5%）
GI *n*=209	HR	1.0	0.72	0.69	2.30	0.33[b]	0.39[b]
	95%CI		0.40～1.28	0.39–1.22	0.43～12.4	0.19～0.56	0.17～0.90
	P 值		0.26	0.21	0.33	＜0.001	0.03
	中位生存期[a]	3	7	7	9	10	8
	n（%）	95（45%）	35（17%）	35（17%）	2（1%）	34（16%）	8（4%）

NSCLC. 非小细胞肺癌（腺癌）；SCLC. 小细胞肺癌；GI. 胃肠道肿瘤；S. 手术；WBRT. 全脑放射治疗；SRS. 立体定向放射治疗。死亡风险：HR 归一化为仅接受全脑放疗的患者（HR=1.0），并通过多变量 Cox 回归进行计算，根据 DS–GPA 进行调整，依据机构进行分层。a. 中位生存期基于单样本的 Kaplan–mater 法；b. 统计学上明显优于单用 WBRT：95%CI。基于参考文献 [17, 19, 21]

的预后差异。

本文所述的诊断特异性 GPA 指数对于脑转移瘤临床决策和研究意义如下。

第一，正如文中所述，脑转移瘤预后存在明显异质性，这些结果不仅因诊断不同而异，也受诊断特异性预后因素的影响。由于这种异质性，我们不应该用同样的方法治疗所有脑转移瘤，治疗应该是个体化的，过去的宿命论应该被摒弃。

第二，若患者 GPA 值在 0～1.0，无论诊断如何，他们的生存预后都很差。正如 QUARTZ 试验[8]所建议的那样，对于这些患者支持治疗可能是最好的选择（表 30–4）。

第三，对于 GPA 评分 1.0 以上患者，中位生存期受更多诊断因素的影响（表 30–4），宜采用更积极的治疗策略，然而回顾性分析的数据并未明确提示积极治疗可以有更好的生存获益。因此，表 30–6 所示数据必然存在一定的选择偏倚，对此不应抱太多期待，更不能盲从。尽管如此，这些数据仍然能为脑转移瘤治疗方式选择提供建议。

第四，无论哪种类型脑转移瘤，患者状态都是预后的判断因素之一导致。因此，临床医生应该下功夫准确地评估和记录患者状态。

第五，表 30–5 显示脑转移瘤数目是肺癌、黑色素瘤及肾细胞癌的重要预后因素，但在乳腺癌和胃肠道肿瘤中却不然。患者不应该因为脑转移瘤数目而拒绝治疗。

第六，颅外转移是肺癌和黑色素瘤的预后评价因素之一，但并非乳腺癌、肾细胞癌及胃肠道肿瘤的预后因素。这意味着那些非肺癌、非恶性黑色素瘤患者不应该因为存在颅外转移瘤而拒绝对脑转移瘤的积极治疗。

第七，年龄是评价肺癌患者预后的强有力指

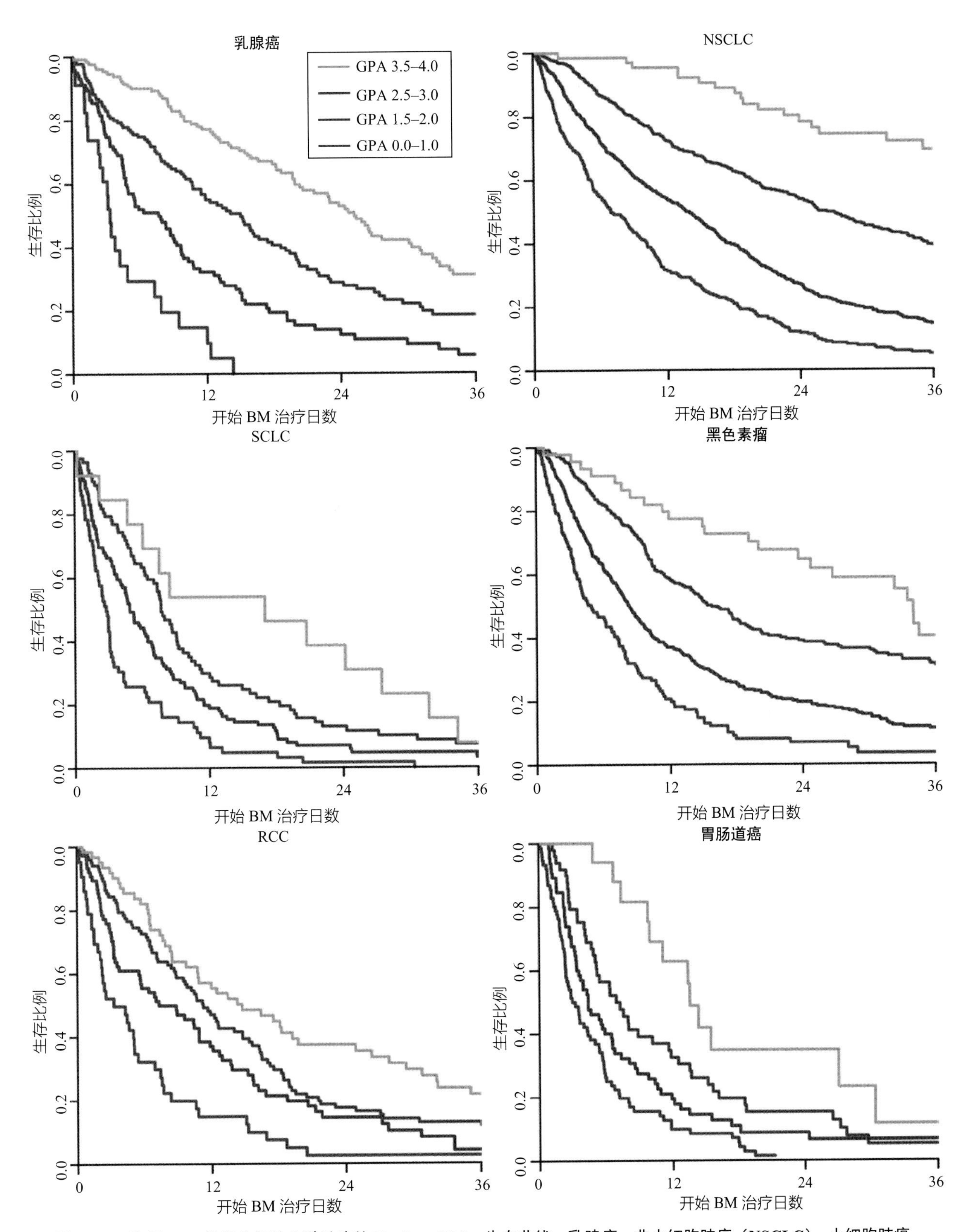

▲ 图 30-2　依据 GPA 进行分组的六种肿瘤的 Kaplan-Meier 生存曲线：乳腺癌、非小细胞肺癌（NSCLC）、小细胞肺癌（SCLC）、黑色素瘤、肾细胞癌（RCC）、胃肠道癌

标，对乳腺癌和黑色素瘤的预后判断作用相对较弱，而对肾细胞癌或胃肠道肿瘤则不能妄言预后。因此，对非肺来源的恶性肿瘤，年龄不应作为拒绝积极治疗的理由。

第八，由于肺癌及肺癌脑转移患者众多，影响了我们对非肺来源肿瘤脑转移患者瘤临床特征的认识，如第五、第六和第七点所示。

第九，乳腺癌肿瘤亚型是至关重要的预后影响因素，但还不足以与乳腺 GPA 量表的预测价值相比。

第十，大多数胃肠道肿瘤患者 GPA 值在 0～1.0。尚不清楚这种现象是由于患者缺乏 MRI 筛查，还是其他生物学原因，但这一发现还提醒我们，脑转移瘤在胃肠道肿瘤患者中并不少见。正在进行的研究将更好地阐述预后，GI-GPA 也将随之更新。

第十一，临床医生可以使用文中表格（表 30-5）计算患者 GPA 评分、预估生存期。

第十二，GPA 可用于脑转移瘤患者临床试验分层。

三、病例研究

患者，女，36 岁，白种人，马拉松运动员[22]。2005 年 8 月发现右颈部肿物。最初细针穿刺活检证实为恶性肿瘤，随后于 2005 年 9 月 15 日通过皮下病变切除证实为恶性黑色素瘤。该组织病理学分期为 Clark Ⅳ期，Breslow 深度至少 6mm，伴血管淋巴浸润、肿瘤深部及周围切缘阳性。2005 年 9 月 27 日，最初影像学分期检查时的头颅 MRI 显示头皮多处病变，但未发现脑实质转移，2005 年 9 月 27 日，PET 扫描仅左颈部显示高代谢区。2005 年 10 月 11 日患者接受了改良左颈部淋巴结清扫术和局部头皮病变的广泛切除。病理证实 3/28 淋巴结出现转移，并侵及两处邻近软组织。病理显示头皮肿瘤切除的最大深度为 1.9cm，而且深部切缘阳性。随后又先后做了两次头皮肿物切除术，深部切缘仍为阳性。该患者分期为 $T_{4b}N_{2b}M_0$，Ⅲ C 期。患者接受了 64Gy 的左颈部和头皮放射治疗，于 2006 年 1 月 20 日放疗结束。之后患者接受了 3 个周期的顺铂、干扰素、长春新碱化疗以及后续的 IL-2 治疗，于 2006 年 3 月结束。此后患者一直情况良好没有复发迹象。直到 2006 年 11 月，患者头皮病变坏死并行清创手术。2006 年 12 月 5 日，PET 扫描显示腹膜后有一个直径 0.7cm 的高代谢结节，考虑转移性复发。2006 年 12 月 6 日，头颅 MRI 显示有三处脑转移灶（右尾状核，直径 2.5cm；左顶枕部，直径 1.1cm；左额叶后部，直径 0.7cm）（图 30-3A），这些病灶在 2006 年 6 月 22 日头颅 MRI 中尚未发现。

此前只进行了头皮肿物放疗，未行 WBRT。2006 年 12 月 13 日，伽马刀治疗，右尾状核：靶区体积 8.4cm^3，照射剂量 20Gy（图 30-3B）；左后额叶：靶区体积 0.47cm^3，照射剂量 24Gy（图 30-3C）；左顶枕叶：靶区体积 1.6cm^3，照射剂量 24Gy（图 30-3D）。患者接受了 SABR 治疗盆腔软组织转移灶（25Gy 分 5 次，2 周内完成，2007 年 2 月 23 日结束）。2007 年 3—6 月，患者接受了 4 个周期的卡铂、紫杉醇和替莫唑胺化疗。2007 年 9 月，患者出现头痛、恶心、呕吐和精神错乱症状。2007 年 9 月 26 日，头颅 MRI 显示右额叶强化灶伴水肿明显加重，符合放射性坏死表现（图 30-3E）。由于患者头痛渐加剧并考虑有放射性坏死的可能，故停用替莫唑胺。自 2007 年 9 月以来，患者未再接受任何抗肿瘤治疗，仅用类固醇激素治疗颅内水肿，4 个月后水肿逐渐消退。2008 年 5 月 23 日头颅 MRI 显示，瘤体中心坏死即增强区域有所改善（图 30-3F）。2008 年 10 月 23 日头颅 MRI 显示强化区 / 坏死区进一步减轻，仅有微小强化（图 30-3G）。此后的影像学随访未发现肿瘤复发或放射性坏死迹象。

在确诊后的 11 年和治疗结束后的 10 年中，患者临床及影像学均未见复发。2017 年 8 月 2 日，头颅 MRI 显示，残留微小肿瘤强化部位未见变化（图 30-3H），PET 扫描也无复发迹象。10 年来，患者始终保持无症状状态，直到 2017 年 10 月 14 日，她还在坚持跑马拉松。2017 年 11 月，患者完成了 FACT-Brain 问卷调查，这是一个用于评估患者 QOL 的工具，用以判断患者认知能力。在发生脑转移后 11 年，患者 FACT-Brain 评分非常好（200 分，总分为 200 分）。值得注意的是，该患者从未接受过开颅手术或 WBRT，因此避免了与之相关的慢性神经认知功能损伤的发生。

为了充分了解该患者极好预后的原因，我们有必要回顾一下她的诊治经过，与黑色素瘤脑转移瘤良好因素进行比较。最近，一项基于对 2006 年 1 月 1 日—2015 年 12 月 31 日期间确诊的 483 名黑色素瘤脑转移患者的多中心回顾性研究，我们更新并发表了黑色素瘤分子 GPA 表[7]。值得注意的是，该患者 2006 年诊断为黑色素瘤，所以该患者与黑色素瘤分子 GPA 更新研究中的患者同期患病。该

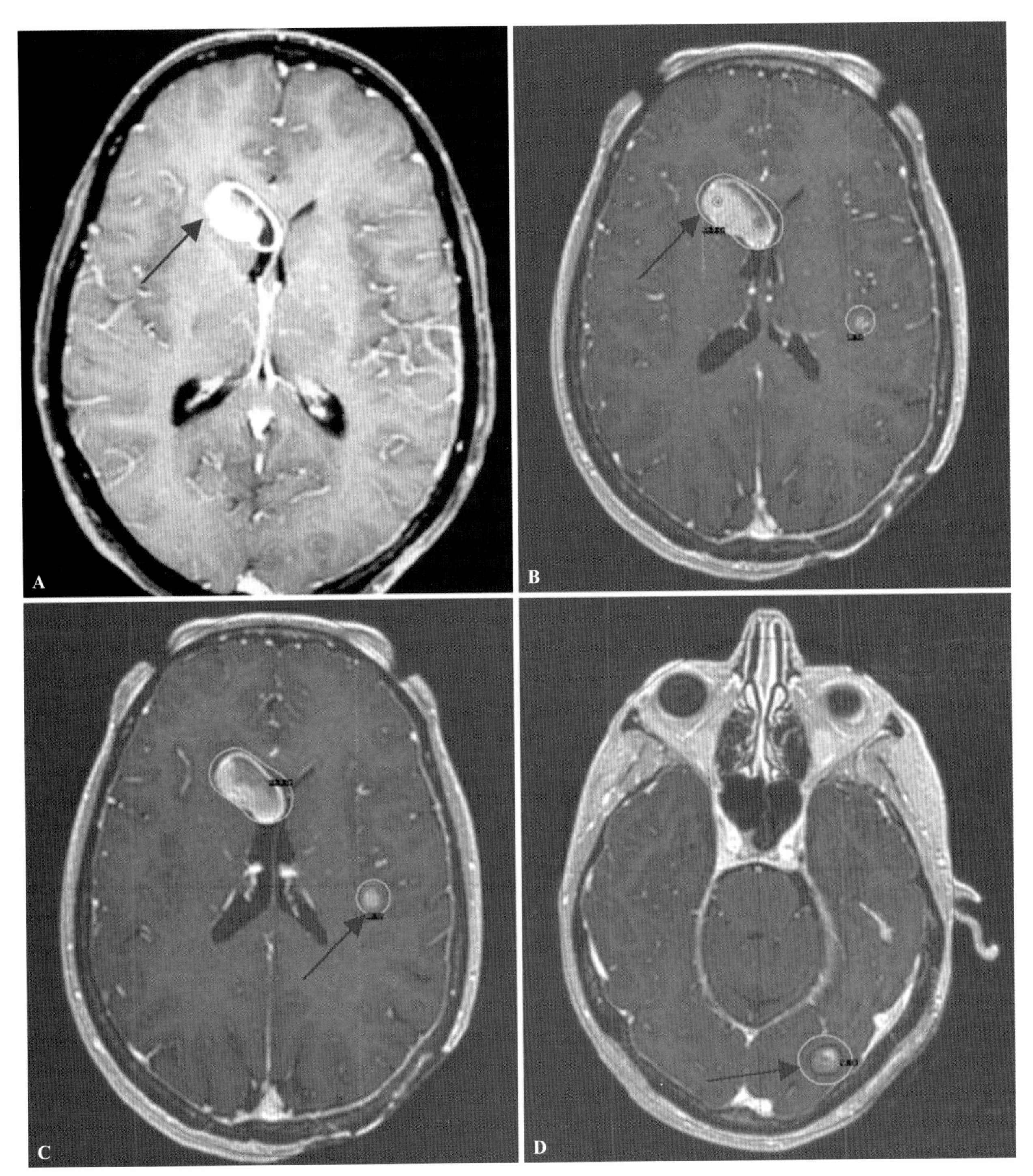

▲ 图 30-3 个案分析的头颅磁共振

A. 2006 年 12 月 6 日 MRI 显示 3 个脑转移瘤中最大的转移灶；B. 2006 年 12 月 13 日，右额叶脑转移瘤的伽马刀治疗计划；C. 2006 年 12 月 13 日，左额叶脑转移的伽马刀治疗计划；D. 2006 年 12 月 13 日，左枕脑转移瘤的伽马刀治疗计划

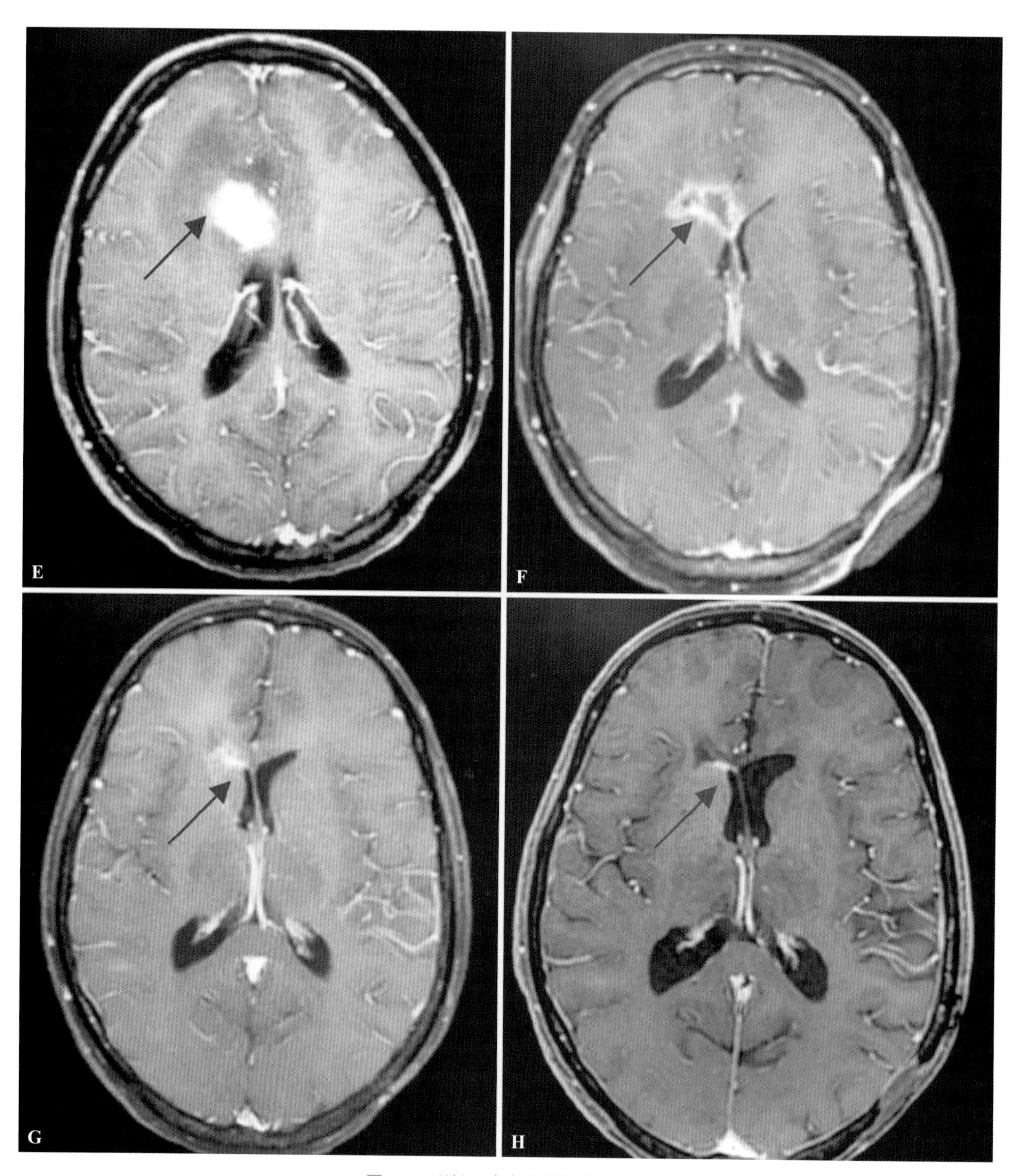

▲ 图 30-3（续） 个案分析的头颅磁共振

E. 2007 年 9 月 26 日，伽马刀治疗 9 个月后的 MRI 示明显放射性坏死和水肿；F. 2008 年 5 月 23 日，伽马刀治疗 18 个月后的 MRI 显示放射性坏死消失；G. 2008 年 10 月 23 日，伽马刀治疗 21 个月后的 MRI 显示微小残留强化灶；H. 2017 年 8 月 2 日，伽马刀治疗 10.7 年后的 MRI 显示无疾病迹象

研究确定了 5 个与预后显著相关的因素。表 30-5 展示了黑色素瘤分子 GPA 表单并依此计算患者的黑色素瘤分子 GPA。为了进一步简化计算过程，BrainMetgpa.com 提供了一个免费、便捷的应用程序。自 20 世纪 80 年代以来，黑色素瘤脑转移患者总的中位生存期从 6 个月提高到 10 个月，其中黑

色素瘤分子 GPA 评分 0～1.0、1.5～2.0、2.5～3.0 和 3.5～4.0 组的中位生存期分别为 4.9、8.3、15.8 和 34.1 个月。这例患者无论在初始或更新后的 GPA 中，评分均为 3.0～4.0，据此预期的生存期分别为 8.8 个月和 15.8 个月。然而该患者在发现多发脑转移的 11 年中没有出现进展也无症状，并且 FACT-Brain 评分是满分。显然，预后量表并不完善，但无论怎样它还是为我们提供了最佳的生存预测。

四、总结

脑转移瘤患者是一个高异质性人群，其预后因特异性预后因素而异。由于这种异质性和过于多样化的治疗方案，预测生存很困难。这些问题既与复杂的临床决策相关，也与临床试验的解释相关。预后分级评估量表是一种诊断特异性的诊断预后指标，它的更新综合了诊断特异性的预后因素，包括肿瘤亚型和基因状态等分子因素，以反映治疗现状。GPA 量表有助于医生做出是否治疗及如何治疗。GPA 也可用于对临床试验进行分层，以确保这些患者具有可比性，这在异质性患者群体中尤为重要。如果没有准确的分层，临床试验的结果是无法解释的，而且也是一种资源的浪费。

本章自测题

1. 根据更新后的诊断特异性预后分级评估表对肺癌进行预后分级评估（肺癌分子 GPA），以下是肺癌脑转移患者重要预后因素的是（　　）。

A. 年龄、KPS 和脑转移灶数目

B. 年龄、KPS 和颅外转移

C. 年龄、KPS、*EGFR* 基因状态和颅外转移

D. 年龄、KPS、*EGFR* 和 *ALK* 基因状态、颅外转移和脑转移灶数目

2. 根据更新后的乳腺癌诊断特异性预后分级评估表，即乳腺癌 GPA，以下为乳腺癌脑转移瘤重要预后因素的是（　　）。

A. 年龄、KPS 和脑转移灶数目

B. 年龄、KPS 和颅外转移

C. 年龄、KPS 和雌激素，孕激素受体状态

D. 年龄、KPS 和肿瘤亚型

3. 根据更新后的黑色素瘤诊断特异性预后分级评估表，即黑色素瘤分子 GPA，以下为黑色素瘤脑转移瘤重要预后因素的是（　　）。

A. 年龄、KPS、*BRAF* 基因状态和脑转移灶数目

B. 年龄、KPS、颅外转移和脑转移灶数目

C. 年龄、KPS、*BRAF* 基因状态和颅外转移

D. 年龄、KPS、*BRAF* 基因状态、颅外转移和脑转移灶数目

4. 以下两个预后指数，RTOG RPA 与 DS GPA 对于脑转移瘤存在的不同点是（　　）。

A. 两者均将考虑了原发性肿瘤控制情况

B. 它们考虑相同的因素，但 DS GPA 是基于更大更新的数据

C.DS GPA 考虑了肿瘤的分子谱

D. 每项指标的最佳预后组的预期生存大致相同

5. 一位 69 岁肺腺癌患者，*ALK* 基因阳性，KPS 评分 90 分，无颅外转移，4 个脑转移灶的 GPA 和预期生存期是（　　）。

A. GPA4.0，预期生存期 47 个月

B. GPA3.0，预期生存期 26.5 个月

C. GPA2.0，预期生存期 13.7 个月

D. GPA3.5，预期生存期 12 个月

答案

1. D　2. D　3. D　4. C　5. A

致　谢

本项研究受到了多机构的共同协作。以下机构的成员为一项或多项有关预后分级评估的研究贡献了时间和精力：MD Anderson 癌症中心、Memorial Sloan Kettering 癌症中心、Mayo 医学中心、加利福尼亚大学旧金山分校、麻省总医院、Dana-Farber 癌症研究所、杜克大学、耶鲁大学、科罗拉多大学丹佛分校、Cleveland 医学中心、威斯康星大学、麦吉尔大学、蒙特利尔大学医学中心、马里兰大学、阿拉巴马大学伯明翰分院及明尼苏达大学。如果没有这些敬业同道的辛勤工作，这项研究将无法完成。特别要感谢 Ryan Shanley 提供了近十年的珍贵统计学数据。

第31章

单个脑转移瘤神经外科

Neurosurgical Management of Single Brain Metastases

Sherise D. Ferguson　Richard G. Everson　Kathryn M. Wagner　Debra Nana Yeboa
Ian E. McCutcheon　Raymond Sawaya　著

学习目标

- 了解脑转移瘤手术指征。
- 描述 RPA 分类及其对选择手术切除患者的影响。
- 了解脑转移瘤放射外科治疗适应证。
- 描述可用于切除位于大脑皮质功能区转移瘤的手术辅助手段。

一、概述

脑转移瘤是成人最常见的脑肿瘤，今年仅在美国就有约 200000 例患者被诊断为脑转移瘤，与原发性脑肿瘤的比例超过 5∶1[1-3]。总的来说，8%～10% 的全身肿瘤患者会出现症状性脑转移[4-6]。肺癌、乳腺癌和黑色素瘤是中枢神经系统转移最常见的实体肿瘤[4]。黑色素瘤脑转移率最高，40%～60% 黑色素瘤患者会出现脑转移[7]。37%～50% 实体肿瘤患者出现单发脑转移，但 50%～63% 患者初诊时即为多发转移[8, 9]。在所有诊断为多发脑转移的患者中，半数将在初次诊断后 3～27 个月内死亡[4-6]。

这些问题是非常紧迫的，因为脑转移发生率可能由于新的治疗方法（靶向抑制剂和免疫治疗）延长了癌症患者的生存期而增加[6, 10]。脑转移治疗最好由肿瘤学家、神经外科医生和放射肿瘤学家组成的多专业小组进行。跨学科团队成员必须了解现有治疗方式的细微差别，以便为患者提供最佳的个体化治疗。在本章中，我们将关注单发脑转移瘤神经外科治疗，着重于患者选择、手术技术和治疗结果。随着随机对照试验的证据不断积累，肿瘤控制之外的因素越来越多地被列为研究终点，神经肿瘤界成员正在研究个体化和疾病特异性的方法。脑转移的治疗已变得精准和个体化。手术仍然是脑转移治疗的基石，本文将概述手术及放射外科在单发脑转移治疗中的作用。

二、单发脑转移瘤

（一）外科手术

孤立性脑转移指没有颅外转移证据的颅内病变，而单发脑转移是指大脑中只有一个病灶，同时至少有一个其他部位的颅外疾病或不受控制的原发性肿瘤。手术切除在单发脑转移治疗中的重要作用已得到充分肯定。在两项具有里程碑意义的随机临床试验结束后，手术的积极影响得到巩固。第一项是由 Patchell 和他的同事进行的，他们将单发脑转移瘤患者随机分为两组，分别接受肿瘤切除后全脑放疗（n=25）或仅接受 WBRT（n=23），结果显示了手术切除不可或缺的优势。首先，手术切除组患者生存时间明显长于单纯 WBRT 患者（中位生存期分别为 40 周和 15 周）。与单纯 WBRT（52%）相比，手术降低了局部复发的风险（20%）。最后，外科患者保持功能独立（KPS ＞ 70）的时间（中位数为 38 周），相对于仅 WBRT（中位数为 8 周）患者显著延长[11]。Vecht 等进行了另一项包括 63 名患者的前瞻性随机试验，同样证实了手术切除的益处。手术患者比单纯放疗患者功能状态改善得更快。与单用 WBRT 相比，外科手术患者的生存期明显延长，功能独立时间延长[12]。

除上述证据外，肿瘤切除还有其他的临床优势。尤其是大的（最大直径＞ 3cm）、引起症状的病变。当患者出现明显的神经症状或即将发生疝时，手术切除是及时降低颅内压和解除压迫的唯一途径。在对 206 例脑转移患者的分析中（约 58% 患者为孤立或单发转移），Schödel 等报道 56.8% 患者神经功能得到改善，改善最显著的是颅内压升高和偏瘫患者[13]。此外，累及颅后窝（小脑）或脑室系统的大转移灶可阻碍脑脊液流动，导致脑积水，造成危及生命的急症。手术切除肿块可以迅速恢复脑脊液通路，逆转相关症状和神经功能缺陷。脑转移也可能引起某些患者的皮层刺激和癫痫发作，当内科治疗失败时，外科手术可能有助于控制癫痫发作。值得注意的是，没有确凿的证据表明预防性给脑转移瘤患者服用抗癫痫药物是有益的[14–16]。脑转移瘤也常伴有血管源性脑水肿，这种水肿可轻可重，严重时可导致神经后遗症。水肿通常可以用类固醇（如地塞米松）来治疗，但出现难治性症状性水肿的情况下，肿瘤切除是有益的[17]（图 31–1）。

在已知的全身性肿瘤背景下，新发现的脑病灶通常被认为是脑转移。然而，在原发灶不明、多原发灶或出现其他病理类型的成像特征（如淋巴瘤、神经胶质瘤）时，需要手术干预（即活检 / 切除）来确认诊断并制定适当的治疗方案。这种情况并不少见，11% 中枢神经系统外的原发性癌症患者可能有非转移性病变[11]（图 31–2 和图 31–3）。

在可能的情况下，手术目标是全部切除，因为完全切除可显著改善患者的预后[18, 19]。一项单中心研究评估了 271 例单发脑转移患者的预后，并特别关注患者预后因素。结果显示转移瘤 GTR 患者的中位生存期为 10.6 个月，而次全切除术中位

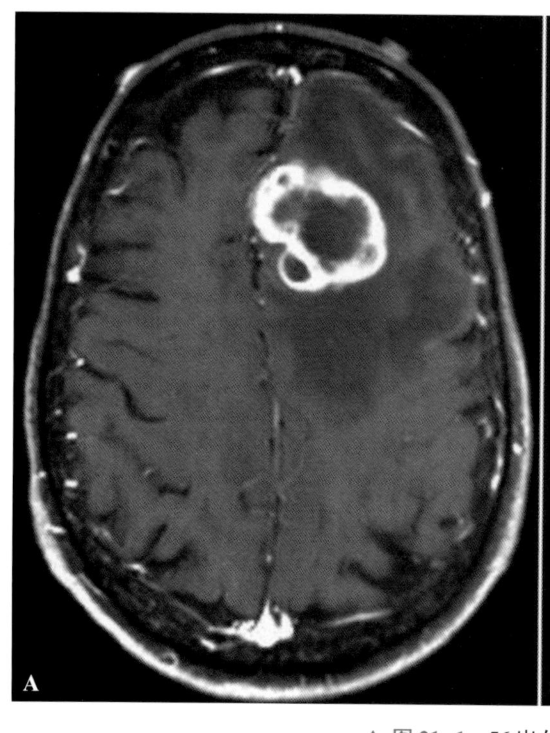

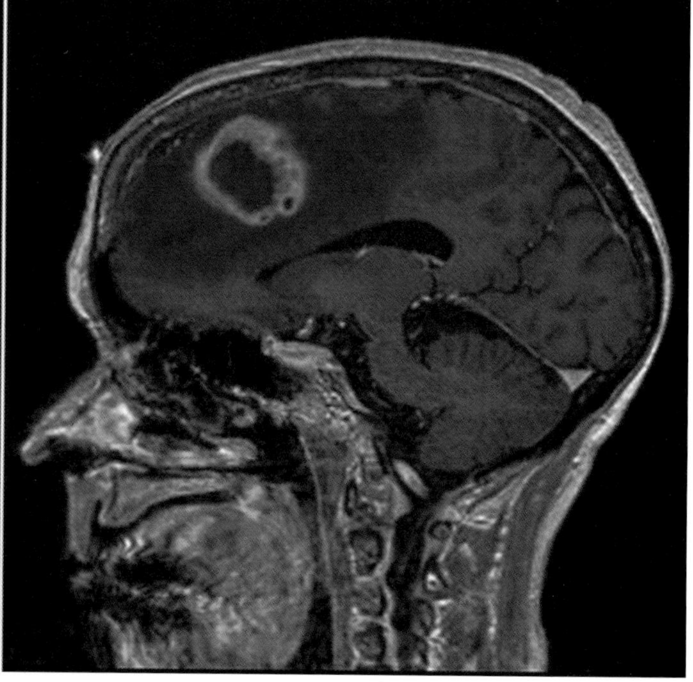

▲ **图 31–1　56 岁女性患者，肺腺癌病史，严重头痛**

A. 轴位（左图）和矢状位（右图）增强 T_1WI 显示直径 3.3cm 的不均匀强化病灶

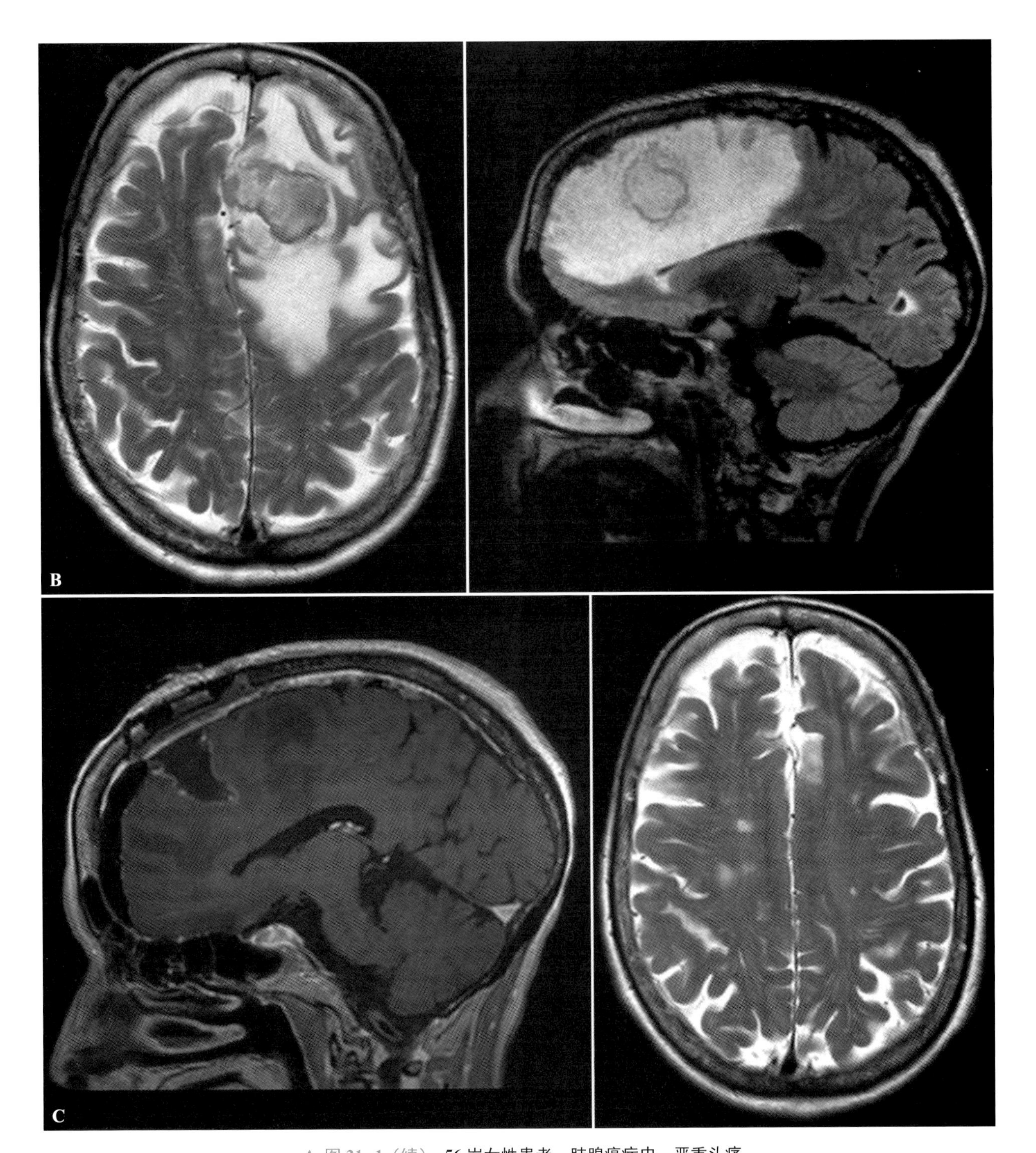

▲ 图 31-1（续） **56 岁女性患者，肺腺癌病史，严重头痛**

B. T_2 及 T_2 FLAIR（轴位和矢状位）显示病灶周围明显水肿；C. 术后立即行增强 T_1WI 扫描，显示肿瘤全部切除（左图），术后 30 天随访 T_2WI 显示周围水肿减轻（右图）

生存期为 8.7 个月。这一结果并没有达到统计学意义（P=0.07），但值得注意的是，该研究中患者的治疗时间是 1984—2004 年。而外科技术及其辅助手段自那时起不断进步[18]。在最近的一项研究中，Lee 等对 157 例脑转移瘤患者的手术结果进行回顾性研究（1995—2011 年），约 60% 患者有单发脑转移（n=96），术后中位总生存期 19.3 个月，结果显示手术切除程度与生存率显著相关。具体来说，STR 患者中位生存期为 15.1 个月，而 GTR 患者中位生存期达到 20.4 个月[19]。尽管癌症患者可能是

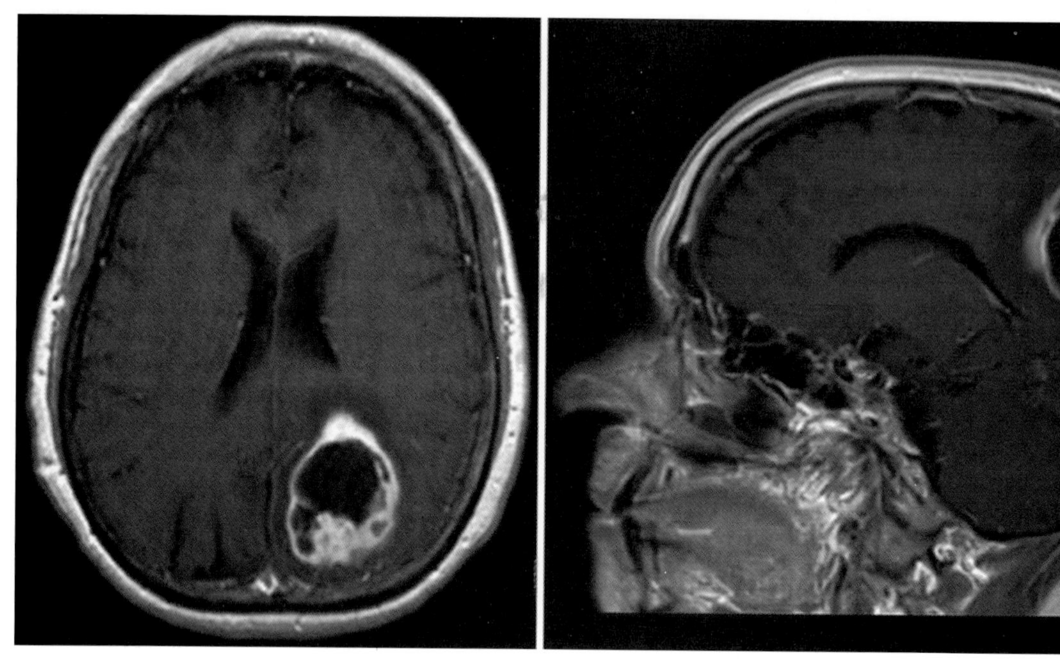

▲ 图 31-2 **女性，64 岁，子宫内膜间质肉瘤病史，出现头痛和头晕**

MRI 轴位（左图）和矢状位（右图），显示一个直径 4cm 不均匀强化病灶。术后病理与胶质母细胞瘤一致

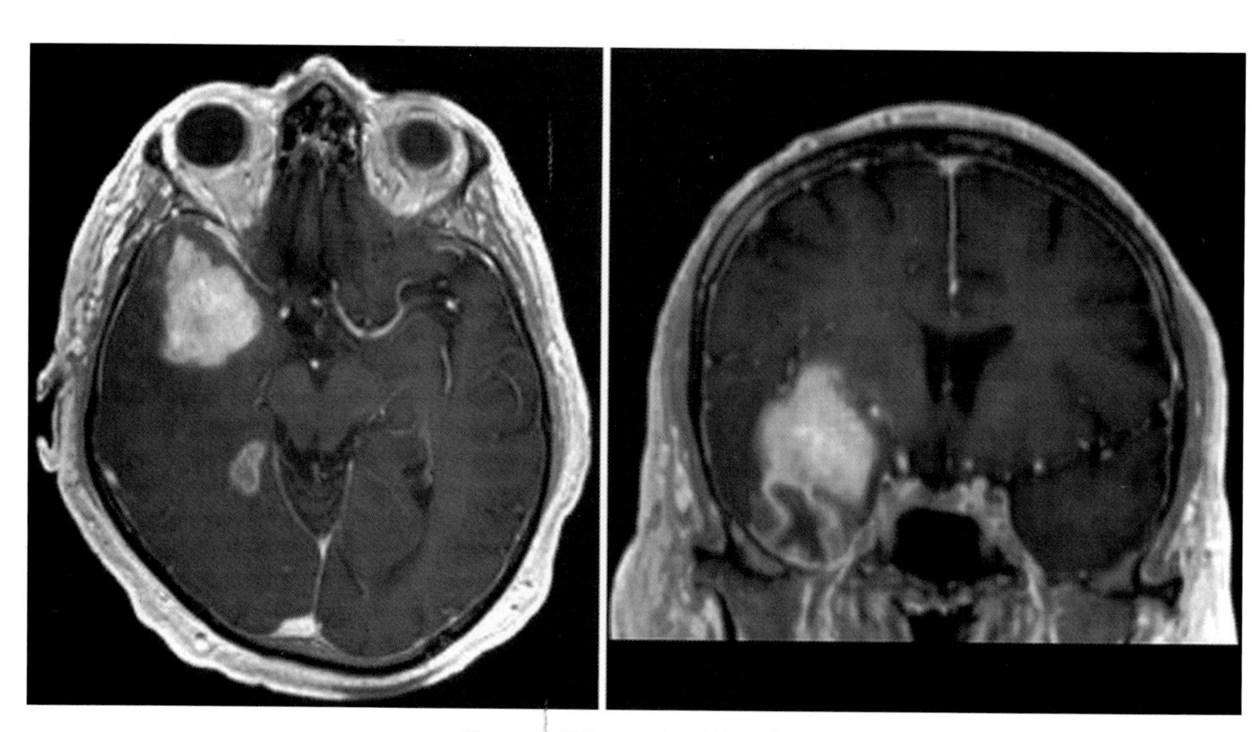

▲ 图 31-3 **男性，79 岁，黑色素瘤病史**

常规增强 MRI 轴位（左图）和冠状位（右图）显示右前颞叶一个不规则的不均匀强化病灶，颞叶内后侧可见第二个病灶。大病灶切除后病理与胶质母细胞瘤一致（较小的继发病灶未进行活检）

一个具有挑战性的群体 [通常包括许多老年和（或）具有内科并发症及大多数正在进行全身化疗的患者]，但在这些精心挑选的患者中，通常手术切除的耐受性很好。一项回顾性研究评估了 69 例单发脑转移瘤切除术患者，90% 患者的神经症状得到了临床改善，并且在手术后 30 天内没有发生严重并

发症[20]。对 208 例脑转移瘤切除术患者（单发病灶 191 例）进行大型回顾性分析，手术总死亡率为 1.9%[21]。另一项研究对 206 例手术切除的脑转移瘤患者进行了分析，其中大多数患者为单发或孤立性转移（约 58%）。笔者报道了类似既往研究的低并发症发生率，患者死亡率和并发症发生率分别为 0 和 10.3%[13]。然而，尽管外科手术有许多优点，但手术必须根据整个临床情况加以调整。

要实现手术切除的最大获益，就必须有良好的患者选择。为此，制定了预后评估表，以优化治疗并更准确地预测脑转移瘤的手术结果。手术最适合患有可控性全身疾病和功能状态良好的患者。最近的一项研究回顾了 264 例脑转移瘤患者的手术结果，并分析了与术后早期死亡相关的临床因素（定义为 6 个月内死亡）。多因素分析显示，KPS 评分低（＜ 70）、全身疾病未控制及术后缺乏系统治疗都与术后早期死亡有关[22]。针对这些因素，RTOG 开发了基于患者年龄、全身疾病控制情况、KPS 评分和颅外疾病状况的递归分割分析（RPA）分类系统。RPA Ⅰ级与最佳预期预后相关，而 RPA Ⅲ级患者预后最差。Tendulkar 等分析了 271 例单纯脑转移瘤切除术的手术结果[18]，显示患者生存与 RPA 分类之间具有显著相关性，术后 RPA Ⅰ、Ⅱ和Ⅲ级患者的平均生存期分别为 21.4 个月、9 个月和 8.9 个月。从这项里程碑式的研究开始，RPA 分类的预测价值已在多个外科研究中得到验证[19, 21, 23, 24]。总的来说，RPA Ⅰ级患者接受手术具有良好的预后，这一人群最适合外科手术切除。分级预后评估是脑转移患者一个新的预后指标。GPA 评分基于年龄、KPS 评分、颅内病变数量和全身疾病状态。基于 GPA 评分的中位总生存时间为：0～1 分为 2.6 个月，1.5～2.5 分为 3.8 个月，3 分为 6.9 个月，3.5～4 分为 11 个月。该预后指数来自四个 RTOG 方案中的 1960 例脑转移患者[25, 26]。该指数在预测生存率方面与 RPA 同样准确，但其指标定量，潜在的临床相关性更强[27]。此外，诊断特异性 GPA 考虑了肿瘤组织学，并考虑了每一个原发肿瘤的独特特征，使该分级系统与临床实践相适应。这些组织学特异性预后指标是基于对 4259 例乳腺癌、小细胞和非小细胞肺癌、胃肠道肿瘤、黑色素瘤和肾细胞癌脑转移患者的多中心分析[26, 28, 29]。总的来说，这些预后量表强调了全身性疾病状况的影响。此外，最近数据表明，全身性疾病和患者对全身治疗的反应可能比脑转移更加影响死亡率[30]。

在外科治疗方面，GTR 价值无可争议。最近的一些研究认为手术切除方式也是决定患者预后的关键因素。过去肿瘤切除先从病灶的内部剥离，然后从周围的脑实质中剥离肿瘤包膜。这种渐进式的切除方式可以成功地实现 GTR，但从肿瘤学的角度来看，这可能不是最优的，因为对肿瘤包膜的破坏有可能使周围的皮质暴露于恶性细胞中。为了避免这种情况，并防止直接进入病变时可能出现的出血增加，现在多项研究提倡整块切除技术。整块切除是指在不侵犯肿瘤包膜的情况下，沿着脑肿瘤界面对肿瘤进行环周解剖，从而避免肿瘤内容物溢出。此外，这种方法在技术上是可行的，尤其是因为转移灶具有肉眼可见的锐利边界，周围是胶质假包膜，并且通常浸润周围皮质的距离有限（＜ 5mm）[31–33]。此外，将解剖局限在典型的低血管脑边缘，可以减少术中出血，使手术边界更加清晰。最近的数据支持整体技术是可行的和安全的。对 1033 例手术患者进行了分析，其中 62% 患者接受了整块切除术，显示整体技术与分块切除相比，并发症的发生率并没有增加，即使肿瘤位于大脑皮质功能区[34]。

整块切除还有其他一些临床获益。第一，与传统的分块切除相比，局部复发的风险较低。一项值得注意的研究分析了 570 例单纯脑转移瘤患者 GTR 后（无术后 WBRT）局部复发的预测因素。在这组患者中，局部复发率为 15%，结果表明，接受分块切除患者局部复发的可能性是接受整块切除患者的 1.7 倍[35]。整块切除患者发生软脑膜病（LMD）的风险也较低，这是一种非常严重的中枢神经系统转移后遗症，预后很差。Ahn 等回顾性分析了 242 例脑转移瘤手术切除的患者（其中 68% 为单发病灶），以确定 LMD 的预测因素。36% 患者采用整块技术，其余患者则以分块方式切除。总的来说，10% 患者随后出现 LMD。多变量分析表明，分块切除术后发生 LMD 的风险是整块切除术的 3 倍（HR=3.67）。值得注意的是，肿瘤直接接触脑脊液间隙（肿瘤表面与皮下组织或脑室壁接触而不介入脑实质）或累及脑脊液间隙（在磁共振成像中观察到的软膜或室管膜对比剂增强）也显著增加了 LMD 的风险（HR 分别为 6.3 和 9）[36]。

颅后窝转移是特别值得关注的问题，因为邻近脑脊液间隙可能会使患者易患 LMD。因此，得克萨斯大学 MD 安德森癌症中心报道了肿瘤切除方法对 260 例颅后窝转移瘤患者的影响，其中 123 例为整块切除。总体上，96% 患者获得了全切，10% 患者发生了 LMD（*n*=26/260）。分块切除与 LMD 的风险增加显著相关，13.9% 患者发生 LMD，而整块切除患者中仅有 5.7% 发生 LMD[37]。

近年来，整块切除原则得到了扩展，近边缘切除的概念也在最近的文献中出现。与弥漫性浸润的原发性脑肿瘤不同，脑转移瘤通常被认为具有明显的边界。然而，即使在肉眼检查中转移瘤的边界可能看起来很明显，但最近的病理研究表明，在这些病变的部分中，可能存在邻近脑组织的镜下肿瘤浸润。在一项前瞻性研究中，对 39 例 GTR 术后患者的手术切缘进行了活检，并进行了病理分析，作者报道，64% 患者有肿瘤细胞浸润到肿瘤假性包膜以外[38]。尸检研究证实了这一临床观察。对 57 例脑转移瘤的尸检研究表明，大部分（51%）脑转移瘤与周围实质有清晰的界限，然而，1/3 病例呈弥漫性浸润，有一小部分（18%）显示肿瘤细胞在血管周围向周围皮质浸润[39]。另一项涉及对 76 例脑转移瘤进行免疫组织化学分析的尸检报道显示，只有 37% 脑转移瘤与周围皮层有清晰的分界，而 63% 脑转移灶显示邻近脑实质浸润[31]。根据这些发现，最近的外科系列研究了近边缘切除的可行性。最近的一系列手术报道了使用这种技术的临床结果。具体来说，作者比较了 94 例接受标准 GTR 患者与接受“显微全切除”（MTR）患者的结果。作者将显微全切除描述为病灶切除，然后再切除 5mm 的周围皮质（近边缘）。本研究中的所有病变都局限于大脑皮质非功能区。手术边缘在随后的切除腔活检中得到证实[33]。平均随访时间为 12.8 个月，分别有 51 例和 23 例患者接受了 GTR 和 MTR 治疗。与 GTR 相比，MTR 显著降低了局部复发风险（23% vs. 43%）。多变量分析表明，与 GTR 相比，MTR 与局部复发风险显著降低有关（23% vs. 43%）[33]。近边缘切除对位于大脑皮质功能区的病变也被认为是可行的[32, 40]。最近一系列研究分析了 34 例手术患者的结果，这些患者接受了大脑皮质功能区病变的近边缘切除术。平均随访时间为 16 个月，15% 患者出现了暂时性新发或恶化的神经功能障碍，然而，这些功能障碍在随访时得到了改善[40]。

一旦患者被认为是一个很好的切除候选者，必须考虑以有限的并发症发病率实现这一目标。如果术后造成新的神经功能障碍，积极手术切除的好处就会减少，这会降低患者的功能状态、增加医疗并发症，并对生活质量产生负面影响。此外，如果手术并发症导致 KPS 评分显著下降，患者可能不再有资格接受临床试验或不能够耐受积极的辅助治疗。考虑到这一点，手术定位辅助设备已被证明是使手术切除有效和安全的关键。对于位于大脑皮质功能区（语言、运动区）的脑转移瘤，需要更仔细的术前评估以记录现有功能障碍。在 MD 安德森癌症中心，我们在术前对病变累及语言区或毗邻语言区的患者进行神经认知测试。此外，用标准的解剖成像来预测大脑皮质功能区的确切位置也存在困难，包括病灶周围功能皮质的重新分布和个体肿瘤诱导的可塑性，这种成像是不够的。考虑到这一点，功能性神经成像扮演着越来越重要的角色。大脑皮质功能区的术前定位对于观察病变与周围功能皮质之间的空间关系、计划切除策略、计算风险和术后预期是很有价值的。扩散张量成像、功能性磁共振成像和经颅磁刺激（TMS）是用于功能区的先进成像模式。这些无创性检查有助于功能皮质的定位，以优化手术计划，准确评估手术风险，并对患者术后的康复和期望提供充分的建议[41-43]。

重要的是要认识到，即使在神经成像方面取得了这些显著进步，功能皮质区手术的金标准仍然是使用术中绘图来实时获取邻近的关键结构，特别是语言和运动区附近的实时信息。对于靠近或涉及额叶后部 / 中央前回（运动皮质）或深层皮质下的运动束（皮质脊髓束），术中定位是关键。在手术中，运动皮质的精确位置可以通过在皮层表面放置一个栅格电极来确定。皮质下运动纤维可以用单极电极或双极电极直接刺激来定位。一旦确定了运动纤维的位置，切除术可以与直接运动刺激交替进行，以便持续监测这些关键的纤维束。已有学者报道了术中运动绘图用于切除脑转移瘤的益处。33 例患者接受手术，靠近运动皮层的病变运用绘图技术取得了有利的结果。在本报道中，94% 患者实现了 GTR（31/33）。术后，6 名患者（18%）出现神经症状恶化，但在 3 个月随访中均恢复正常[44]。Kellogg 和 Munoz 报道了 17 例中央前回脑转移瘤切除术后 3 个月的神经学结果，所有患者术前均有症状，术后 94% 患者症状稳定或改善[45]（图 31–4 和图 31–5）。

与全身麻醉下进行的运动绘图不同，术中语言绘图在患者清醒时进行。在邻近或涉及肿瘤的皮层在手术暴露后，产生电流的双极电极刺激感兴趣的皮层区域。执行语言映射时，患者被要求使用多张命名图片来完成各种口头任务。大脑皮层在这些任务中受到刺激，在切除过程中注意避开使患者出现语意错误、失语症或言语停滞的区域（图 31–6）。Kamp 等回顾性分析了 19 例清醒状态下进行开颅手术切除大脑皮质功能区转移瘤的结果[32]。在该研究中，16% 患者在手术后出现了暂时性功能障碍，但无永久功能缺陷。总体而言，术中绘图的益处是明确的，可改善难以手术切除脑转移瘤患者的神经

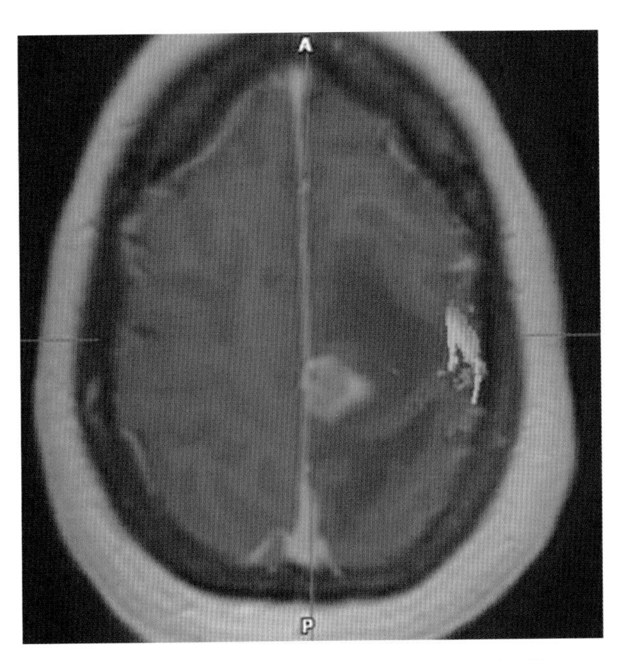

▲ 图 31–4 **46 岁女性，无恶性肿瘤病史，出现右腿无力**
MRI 显示中央前回附近直径 2cm 病灶。纤维示踪图显示移位的运动神经纤维（蓝色和绿色纤维）

功能。

理想情况下，手术切除后是辅助放疗，传统治疗为 WBRT。这种治疗模式是一项多中心随机试验的结果，该试验比较了单发脑转移瘤患者完全切除术后 WBRT（n=49）或术后单纯观察（n=46）的疗效。研究表明，术后放疗相对于观察组显著降低了肿瘤复发率（分别为 18% 和 70%）和神经系统死亡率（分别为 14% 和 44%）[46]。Neider 等在多项针对单发脑转移瘤手术切除汇总分析中，也证实了术后照射的显著影响。从 10 项研究中收集了 643 例患者的数据并进行了分析。作者报道，单独手术和手术后 WBRT 治疗的患者局部复发率分别是 40% 和 12%[47]。值得注意的是，最近研究提出了 WBRT 对患者认知和生活质量有潜在负面影响[48, 49]。人们对与 WBRT 相关的神经毒性的日益关注导致使用替代形式的辅助放射方法，如立体定向放射外科。

（二）放射外科

在过去的 20 年里，对于脑转移数量有限的患者，SRS 已成为常见的治疗选择。SRS 以高精度向一个或多个颅内病变传送靶剂量。SRS 允许所传送的照射与靶体积紧密贴合，并尽可能避免周围的正常组织。根据传送系统，放射外科可以单次照射或多次照射，通常它通过单次照射实现治疗。最常用的治疗装置是伽马刀（多个 ^{60}Co 源）、特殊改进的直线加速器（LINAC）或带电粒子（如质子）照射装置[50]。多项研究证实了 SRS 作为唯一治疗方式的有效性，显示出良好的肿瘤局部控制，特别是用于治疗较小的病变[51]。

几个研究表明，单用 SRS 对肿瘤局部控制最可靠的预测因子是肿瘤体积[52–54]。Baschnagel 等对 250 例患者的单中心回顾性分析[52]，SRS 治疗 548 个转移瘤，结果显示局部控制和总生存都与肿瘤体积成反比。＜ 2cm^3 肿瘤 1 年局部控制率为 97%，而≥ 2cm^3 仅为 75%。另一项研究回顾了 172 例单纯 SRS 治疗脑转移瘤的结果，单变量和多变量分析证实肿瘤体积是这组患者局部控制的唯一重要预测因子。特别是肿瘤体积＜ 4cm^3 时，1 年和 2 年局部控制率分别为 84% 和 77%。然而，在转移瘤≥ 4cm^3 的患者中，1 年和 2 年局部控制率

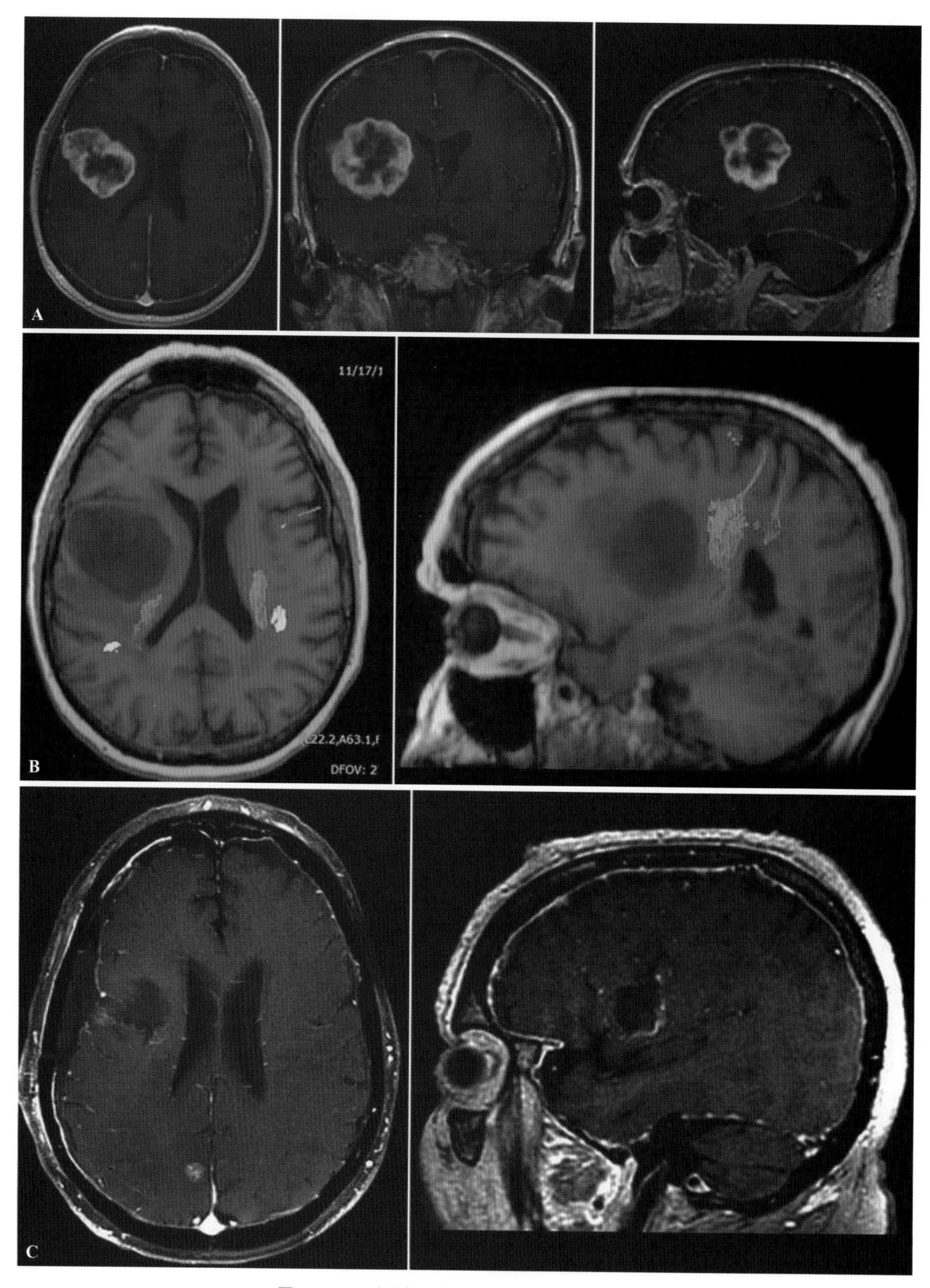

▲ 图 31-5　**80 岁男性，食管癌病史，出现精神状态改变**

A. 增强后 MRI 轴位（左图）、冠状位（中图）和矢状位（右图）图像显示，右侧额叶下段一个直径 5cm 的不均匀增强肿块，延伸到基底节；B. 纤维示踪图显示病变附近的皮质脊髓束纤维（蓝色）；C. 患者接受了右额开颅肿瘤切除术，术后 MRI 显示 GTR，患者切除术后无运动障碍

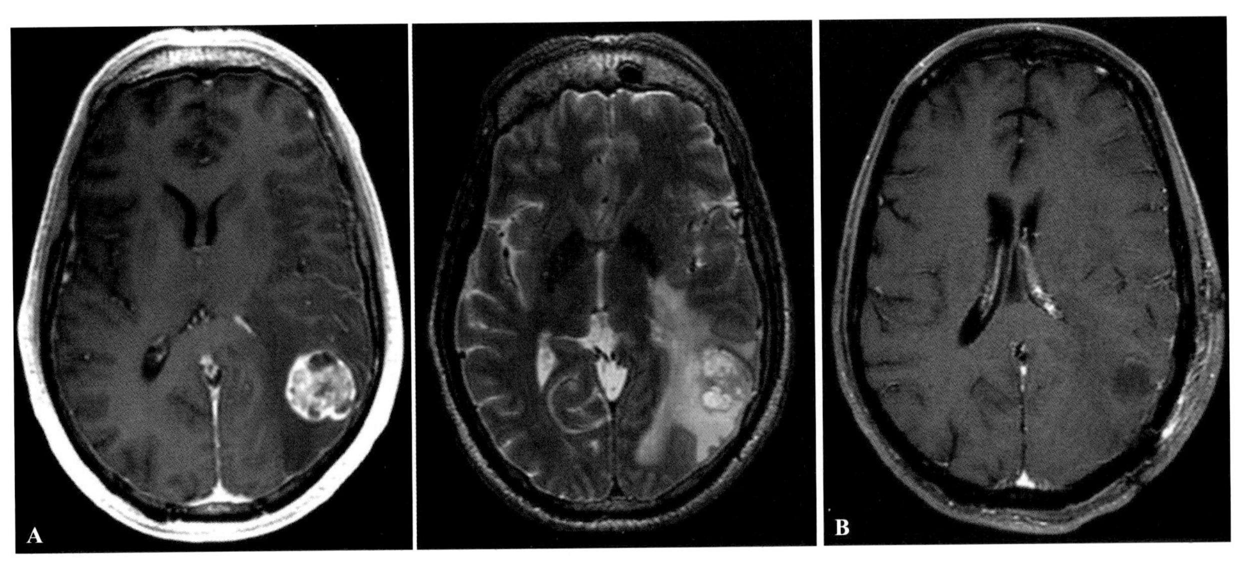

▲ 图 31-6　**58 岁男性患者，食管癌病史，出现构词困难**

A. 增强 T_1WI（左图）和 T_2WI（右图）显示左颞叶后部直径 3.1cm 增强病灶，周围血管源性水肿；B. 患者接受清醒状态下开颅手术切除肿瘤，术后 MRI 显示 GTR，患者术后没有语言障碍

为 49%[55]。103 例黑色素瘤脑转移患者接受了基于 LINAC 的 SRS，回顾性分析同样支持脑转移体积与局部控制的关系。在单纯 SRS 治疗的患者中，肿瘤≤ $2cm^3$ 和＞ $2cm^3$ 的 1 年局部控制率分别为 75% 和 42%[56]。除了降低局部控制外，较大的病灶使用单次放射外科治疗也会增加放射坏死的风险[57–59]。值得注意的是，尽管 SRS 传统上被用于治疗最大径＜ 3cm 的脑转移瘤，但最近的研究提倡对更大的脑转移灶采用分次 SRS[60–62]。

除了对适当大小的病灶有效，SRS 还具有微创的优点，是伴有多种内科疾病或凝血病患者的理想选择。这种疗法也可用于手术不易及无法到达的病灶[63–65]。例如，一项针对 161 例脑干转移瘤（n=189）患者的单中心研究评估了 SRS 的安全性和有效性。作者报道治疗后局部控制率为 87%，生存时间为 5.5 个月，特别是重度不良反应率仅为 1.8%[63]。Trifletti 等一项大型的研究，回顾性分析了 596 个脑干病灶（547 例患者）SRS 的结果。只有不到 10% 患者因 SRS 而出现严重毒性反应。这种毒性风险随着肿瘤体积和治疗边界的增加而增加。然而，局部控制率相当高（82%），表明 SRS 治疗这些难以手术的病灶有良好效果[64]。2016 年的一项前瞻性研究对上述结果进行了验证，该研究对 48 例患者 51 例脑干病变进行了分析，其中位随访时间 5 个月，中位肿瘤体积 $0.12cm^3$（最大体积 $3.7cm^3$）。结果显示 12 个月的局部控制率为 89%，只有 4% 患者出现了 3 级毒性。此外，大多数患者（69%）治疗后临床症状得到改善或缓解[66]（图 31-7）。运动皮层的操作也会带来更高的手术风险（图 31-8）。Park 等回顾性分析了 60 例运动皮质脑转移瘤的临床特征，51% 患者治疗前存在运动障碍。该研究的平均靶体积为 $3.2cm^3$（最大 $14cm^3$），中位随访时间 12.3 个月，1/3 患者（35%）出现新的或日益恶化的功能障碍。在多变量分析中，功能损伤的发生与治疗剂量的增加（＞ 20Gy）有关。50% 患者出现了神经功能改善。本研究表明，涉及运动区的 SRS 是可行的，6 个月和 12 个月局部控制率分别为 90% 和 77%。然而，神经系统损伤并不罕见[67]。

其他分析也表明 SRS 是一种非常经济有效的治疗方法。最近一项研究比较了 SRS（使用伽马刀）和手术切除治疗包括脑转移在内的多种颅内疾病的成本。入组 3 年时期内的患者，最短随访时间为 12 个月。手术和 SRS 治疗脑转移瘤的平均费用分别约为 5.5 万美元和 2.3 万美元，这些数据表明 SRS 是一种经济有效的方法[68]。SRS 可在门诊治疗，多个病灶可同时进行。最后，由于 SRS 具有极小的侵袭性，通常不会严重干扰全身治疗，在这方面比开放式手术切除具有优势。

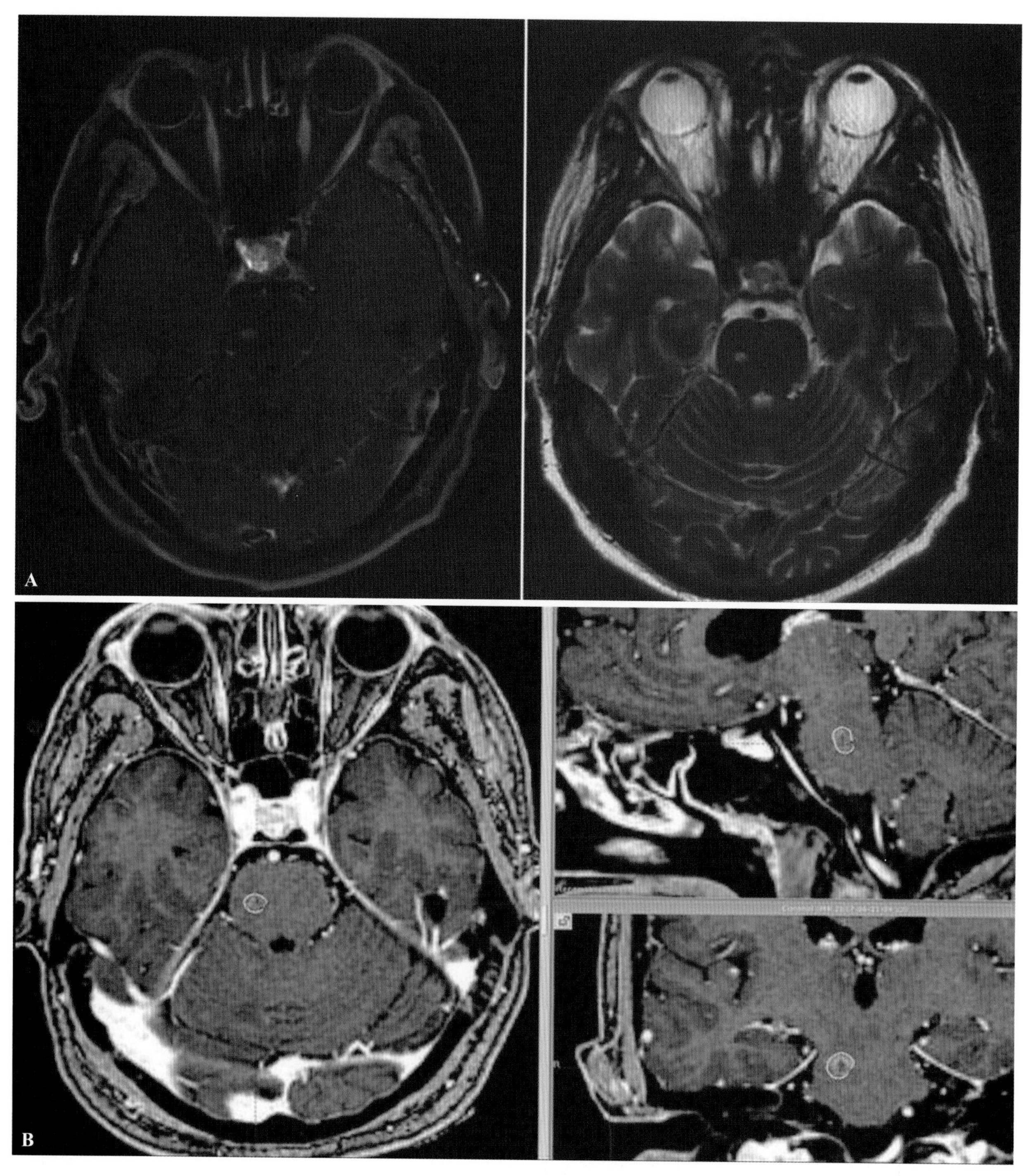

▲ 图 31-7　**70 岁男性，转移性非小细胞肺癌**

A. 检查发现脑桥无症状性病灶，直径 6mm，图示为增强 T_1WI 和 T_2WI；B. 患者给予基于框架定位的 SRS（伽马刀），50% 等剂量线处剂量为 16Gy

（三）术后 SRS

如前所述，手术切除后的辅助放疗对于减少局部复发的风险是非常必要的。传统上，放疗方式是 WBRT，但有几项研究将这种治疗与不可逆转的认知功能障碍和对生活质量的负面影响联系在一起。此外，WBRT 神经毒性可能会被全身化疗放大[48, 69-73]。为了避免潜在毒性，并充分发掘 SRS 对局部控制的有力证据，多个研究小组对切除后残腔行 SRS 的效果进行了研究，并取得了令人鼓舞的结

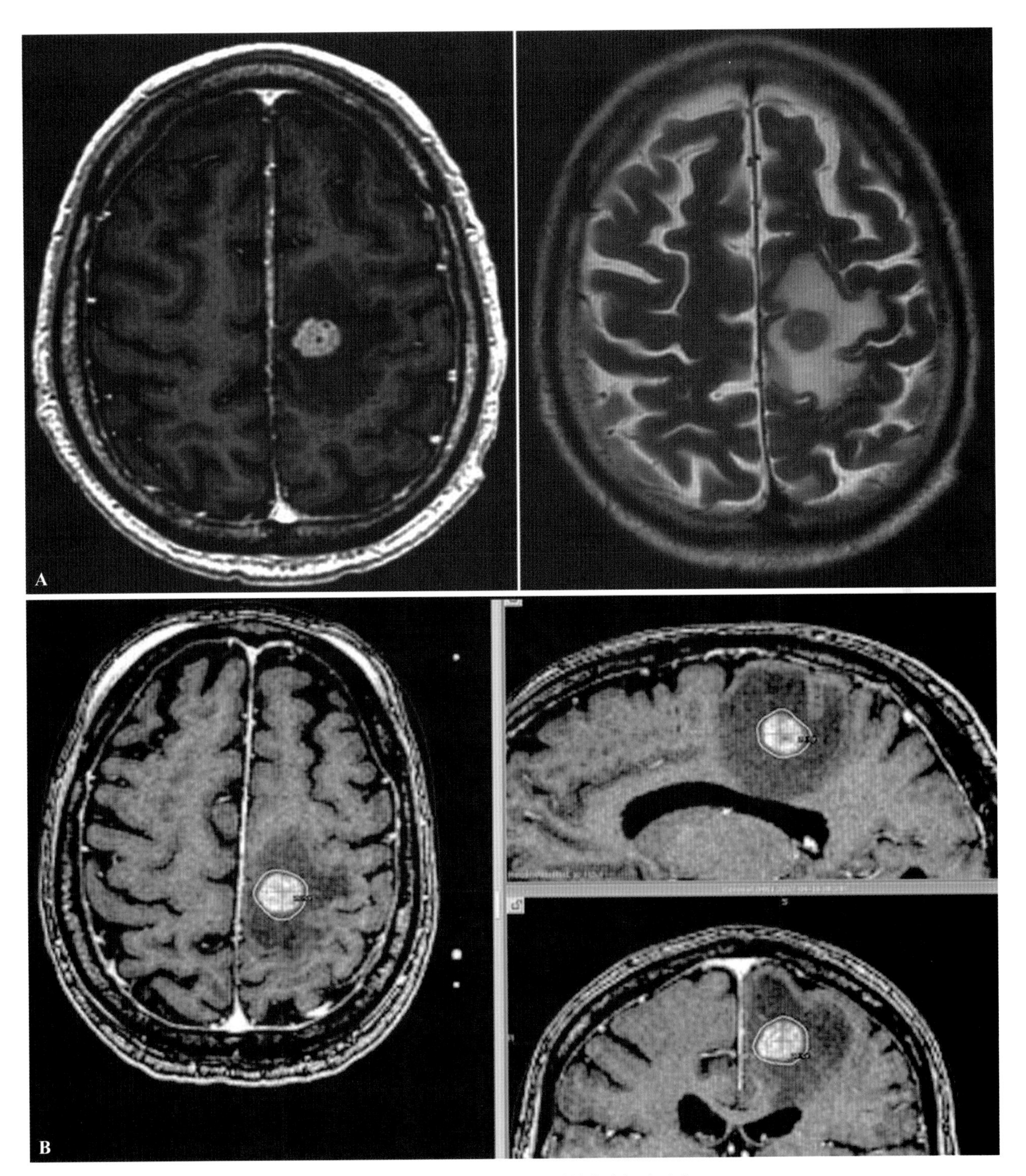

▲ 图 31-8　**66 岁男性，转移性非小细胞肺癌**

A. 中央前回发现一直径约 2cm 增强病灶，图示为增强 T_1WI 和 T_2WI；B. 患者给予基于框架定位的 SRS（伽马刀），50% 等剂量线处的剂量为 20Gy

果[74-79]。一项回顾性研究分析了 106 例脑转移瘤切除后瘤床行 SRS（112 个残腔）的疗效，大多数患者进行了 GTR（96%），从手术到 SRS 的中位间隔时间为 24 天，中位总生存时间为 10.9 个月，局部控制率为 80%。多变量分析显示，最大直径＞ 3cm 的病灶局部治疗失败的风险较高。具体来说，与病变直径≤ 3cm 的患者比较，这些患者治疗失败的风险增加了 13.6 倍[76]。Brennan 等首次发表了切除后 SRS 的前瞻性研究（39 例，中位随访 1 年），并再次显示良好的局部控制。此外，他们还报道了最大直径≥ 3cm 的肿瘤伴浅表硬膜 / 软脑膜受累增加了局部失败的风险 [80]。Robbins 等回顾性分析了 85 例患者，其术后残腔仅用 SRS 治疗，在规划治疗体积时，在残腔内增加 2～3mm 的边界。1 年局部控制率为 81%，这些患者中约有 1/3（35%）需要挽救性 WBRT 治疗 [78]。这些作者还报道，较大的肿瘤体积和硬脑膜受累是导致局部控制失败的危险因素 [81]。肿瘤大小对局部复发风险的影响在其他研究中也得到了证明。切除后 SRS 的时机也会影响局部复发率：术后超过 3 周使用 SRS 与局部复发率较高有关 [82]。

最近两项随机Ⅲ期临床试验评估了残腔 SRS 的结果。在 MD 安德森癌症中心完成的前瞻性随机试验中，比较了残腔 SRS 与单纯观察对完全切除脑转移瘤的疗效。入组条件为患者必须接受 1～3 次脑转移瘤的完全切除。这项研究入组 132 例患者，观察组 68 例，SRS 组 64 例。主要终点是手术残腔复发时间，中位随访时间为 11.1 个月。SRS 组和观察组 12 个月局部无复发率分别为 72% 和 43%[83]。第二个随机Ⅲ期试验比较残腔 SRS 与 WBRT 对患者生存和认知结果的影响。本研究是多中心的，共登记 194 例患者（98 例随机进入残腔 SRS，96 例接受 WBRT），中位随访时间为 11.1 个月。作者报道，两组患者在生存率方面没有统计学上的显著差异，接受 SRS 患者的认知能力下降明显少于接受 WBRT 患者 [84]。有了这些前瞻性研究，术后残腔 SRS 治疗迅速成为治疗标准（图 31-9）。

（四）术前 SRS

切除前 SRS 的概念最近被引入作为一种替代治疗策略，这种方法具有在手术解剖变形之前进行放疗的技术优势，具有清晰明确的靶区定义，而且治疗靶区血液供应完整，这被认为是一种治疗上的优势 [85]。此外，术前放疗可能会限制肿瘤的扩散 [86]。此外，因为靶区不是缺氧瘤床，可能对放射更敏感。Asher 等 [85] 进行了术前 SRS 的首个研究。他们报道，这种技术是安全和有效的，12 个月和 24 个月局部控制率分别为 86% 和 72%。即使病灶最大径＞ 3cm，局部控制率也较高，而这些大病灶在之前的研究中显示接受 SRS 结果并不乐观。Patel 等比较了手术前后 SRS 的效果，这项研究包括两个中心的 180 例患者，66 例接受术前 SRS（48h 内切除），

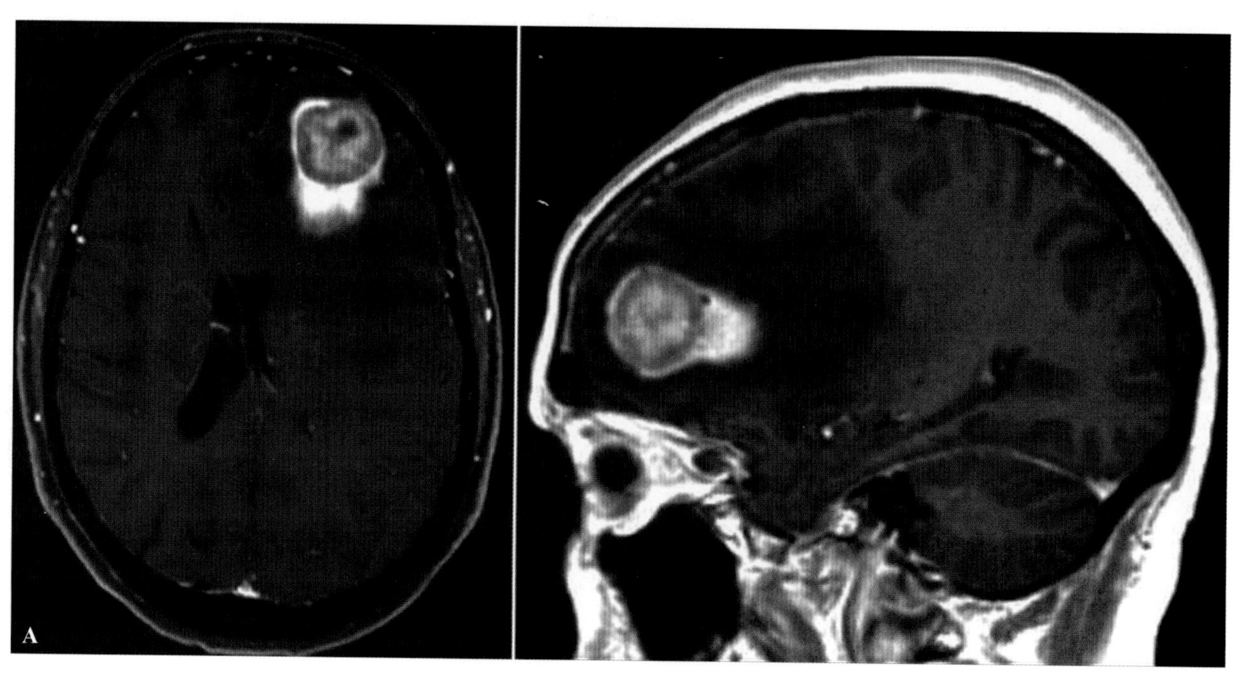

▲ 图 31-9　**65 岁女性，转移性乳腺癌**

A. 左额叶发现一个直径 3.1cm 的增强病灶，图示为增强 T_1WI（轴位和矢状位）

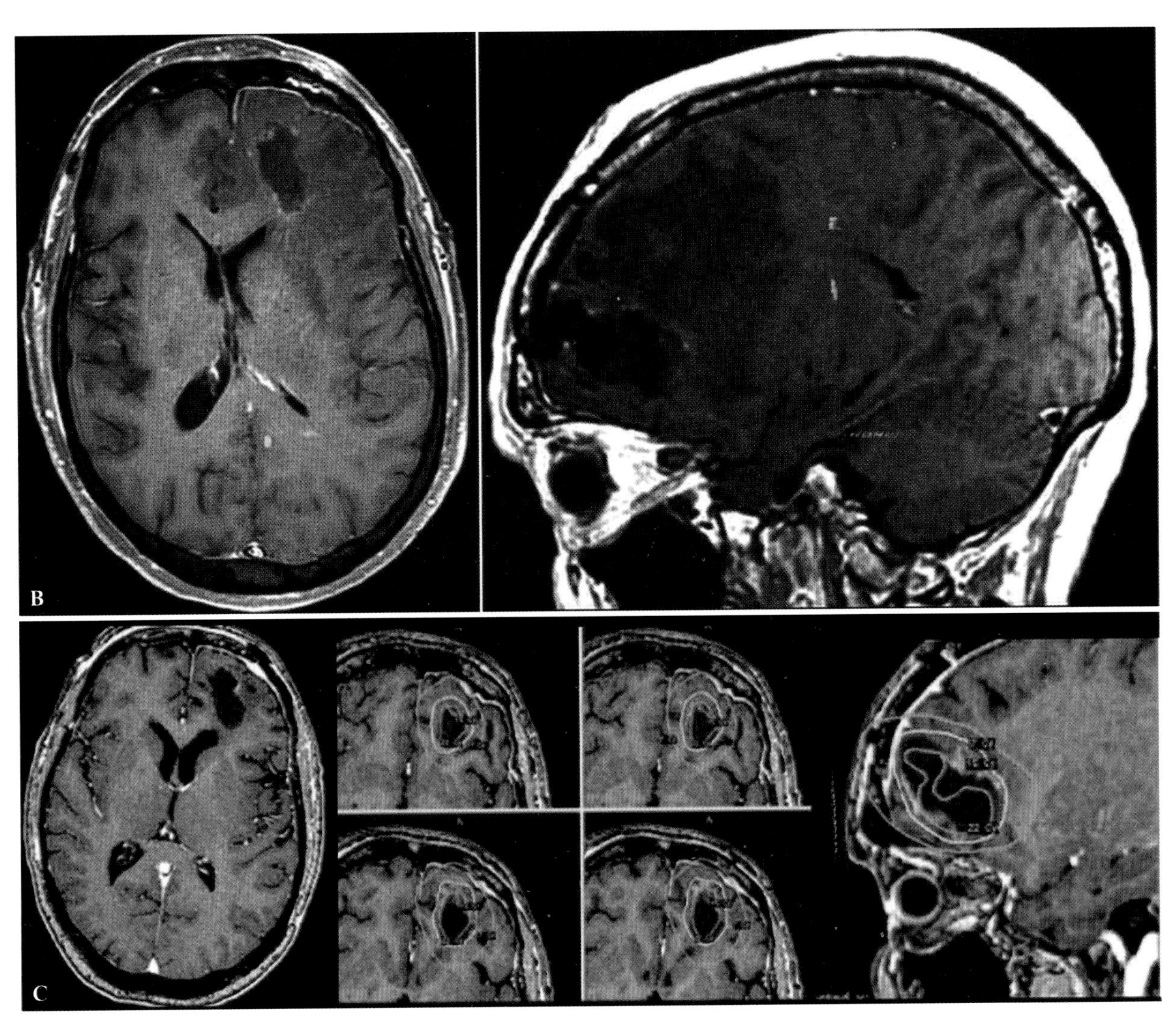

▲ 图 31-9（续） **65 岁女性，转移性乳腺癌**

B. 患者左额开颅手术切除肿瘤，术后 MRI 显示 GTR；C. 患者术后伽马刀照射残腔，50% 等剂量线处剂量为 15Gy

114 例接受术后 SRS。两组的局部控制率、远处复发率和总生存率相似。有趣的是，术前 SRS 明显降低症状性放射性坏死和 LMD 的发生率[86]。Patel 等另一项研究比较了可切除脑转移瘤术前 SRS 和术后 WBRT 的临床疗效和毒性。在这项研究中，作者回顾性分析了在两个机构进行手术的 102 例患者。66 例（71 个病灶）患者在手术前接受了 SRS，36 例（42 个残腔）接受术后 WBRT。作者发现两组的局部复发率、远处复发率、LMD 发生率无显著性差异[87]。

三、总结

目前，在转移瘤治疗中，脑转移是一个具有挑战性的问题并且预后不佳。尽管存在这些因素，管理这种极具破坏力的临床问题的理念在不断进步，而个体化的多学科治疗已经成为标准治疗模式。手术在控制脑转移瘤中的作用已被广泛接受，特别是对于单发转移，并且它很可能会成为后续治疗的基石。

本章自测题

1. 三种最常见的转移到大脑的实体肿瘤是（　　）。
A. 黑色素瘤、肾细胞癌和结肠癌
B. 肺癌、乳腺癌和黑色素瘤
C. 乳腺癌、甲状腺癌和肺癌
D. 肺癌、结肠癌和乳腺癌
E. 黑色素瘤、肺癌和肾细胞癌

2. 脑转移瘤手术切除的目的是（　　）。
A. 肉眼完全切除
B. 明确诊断
C. 解除神经症状
D. 降低颅内压
E. 上述全部

3. 与最佳手术结果相关的 RPA 级别是（　　）。
A. Ⅰ
B. Ⅱ
C. Ⅲ

4. SRS 潜在好处是（　　）。
(1) 微创
(2) 治疗大的（＞ 4cm）、症状性病灶的理想方法
(3) 可门诊进行
A. (2)
B. (2) 和 (3)
C. (1) 和 (3)
D. (1) 和 (2)
E. 以上所有都正确

5. 最近的Ⅲ期临床试验已经确立了 SRS 切除前的作用和疗效，此说法（　　）。
A. 正确
B. 错误

答案
1. B　2. E　3. A　4. C　5. B

第32章

多发脑转移瘤

Multiple Brain Metastases

Isabella Zhang　Masaaki Yamamoto　Jonathan P. S. Knisely　著

缩略语

DRIVL	delayed radiation–induced vasculitic leukoence phalopathy	迟发放射性血管炎性脑白质病变
fSRS	fractionated SRS	分次立体定向放射外科
KPS	Karnofsky performance status	体力状况评分（卡氏评分）
OSC	optimal supportive care	最佳支持治疗
QALY	quality–adjusted life year	质量调整生命年
QOL	quality of life	生活质量
SRS	stereotactic radiosurgery	立体定向放射外科
WBRT	whole brain radiation therapy	全脑放疗

学习目标

- 阐述脑转移瘤流行病学及临床症状。
- 探讨多发脑转移瘤治疗方法，包括手术、放疗和全身治疗。
- 探讨单纯立体定向放射外科与全脑放疗和立体定向放射外科联合应用的风险和益处。
- 重点介绍放疗的神经认知后遗症。

一、背景、流行病学与危险因素

脑转移瘤是脑内最常见的恶性肿瘤，发病率是脑内原发肿瘤的10倍。美国每年有97 800～170 000个新发脑转移瘤病例，由于肿瘤综合治疗提升了患者生存率，以及影像学诊断新技术越来越多的应用使得脑转移瘤新发病例持续增加[1]。

脑转移瘤的原发灶最常见的是肺癌，其次是乳腺癌和胃肠道恶性肿瘤。20%～40% 恶性肿瘤最终会出现脑转移。发生脑转移的风险与原发恶性肿瘤的类型有关，肺癌风险最高，其次为肾细胞癌、恶性黑色素瘤、乳腺癌和结直肠癌[2]。

二、临床表现与影像学表现

患者临床症状包括头痛、恶心、呕吐、局灶性无力、视野缺损、认知或语言障碍、步态或肢体共济失调和（或）癫痫发作。然而，随着高性能CT和MRI在中枢神经系统高级别恶性肿瘤分期及随访中的广泛应用，脑转移瘤在无任何症状的患者中经常被诊断出来。绝大多数脑转移瘤病灶不止一个，50%有3个或更多脑转移灶[3]。超过80%脑转移灶在大脑半球，15%在小脑，不到5%在脑干[4]。血性脑转移多位于脑组织分水岭区或脑灰白质交界区，这些区域是癌细胞易于种植后外侵脑实质的地方。在增强MRI中，由于顺磁性钆从缺乏血脑屏障的肿瘤新生血管大量漏出而使脑转移瘤表现明显强化（图32–1）。较大的转移瘤可表现为“环形强化”，需要与中枢神经系统中表现为环形强化的其他病变鉴别，包括高级别胶质瘤、免疫抑制后继发的中枢神经系统淋巴瘤、脑弓形虫和脑脓肿。出血性脑转移瘤多见于特殊病理类型的恶性肿瘤包括肾细胞癌、恶性黑色素瘤和绒毛膜癌。

颅内转移也可表现为软脑膜扩散，是肿瘤细胞沿着中枢神经系统表面播散形成，也可以沿脑室旁Virchow–Robin间隙播散。临床上，患者可以表现为头痛、恶心、呕吐、精神异常和癫痫发作，脊髓

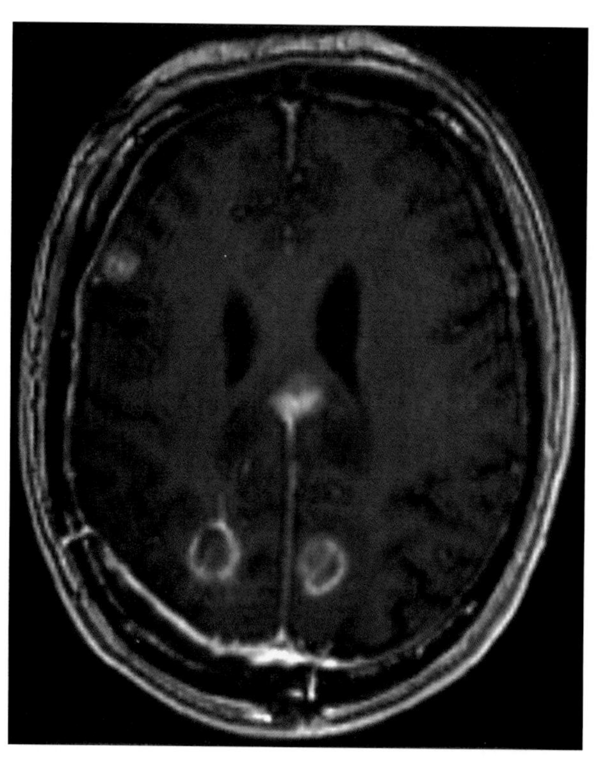

▲ 图32–1　增强T_1WI MR扫描显示脑内多发转移瘤呈环形强化

或神经根压迫造成局部脑神经或神经功能障碍，如大小便失禁。在脑组织影像中可以看到软脑膜转移，表现为沿脑回及脑沟分布的弥漫强化伴有或不伴有局灶性强化结节（图32–2）。对于影像学怀疑软脑膜转移的患者可以通过腰穿脑脊液检测肿瘤细胞明确诊断。软脑膜转移多见于乳腺癌，也常见于小细胞肺癌和恶性黑色素瘤[5]。总的来说，对于软脑膜转移治疗手段有限且预后不好，关于软脑膜转移的治疗将在后续章节讨论。

患者有原发恶性肿瘤病史且MRI检查提示颅内病变，如果活检风险较大，可在没有病理证实的情况下行手术或放射治疗。手术可以排除中枢神经系统病变不是转移瘤或明确原发灶不明的转移瘤，并可提供非常宝贵的肿瘤组织用于病理学诊断，这对于有可能发生组织病理变化的转移瘤尤其具有价值[6]。对于原发恶性肿瘤不明，需行胸部、腹部及盆腔CT检查和其他相关检查来寻找原发灶。如果发现颅外病变且活检较安全，则推荐活检；如果未发现其他病变，那么为了明确诊断就需要对脑内病变进行活检或手术切除。如果中枢神经系统转移瘤能够被安全切除，消除肿瘤的占位效应，将会使患者症状明显改善。

三、预后和预测因素

以往研究显示脑转移瘤仅支持治疗的中位生存期为1个月[7]。这是在常规使用横断面影像诊断之前的数据，那时的患者与现在不同，通常出现症状后才被诊断为脑转移瘤。例如，最近QUARTZ研究结果表明：肺癌脑转移的患者如果不适合手术切除或放射外科治疗，在最佳支持治疗下，生存期为8～9周[8]。

多发脑转移瘤患者，中位生存期可从几个月到数年不等。已有多种预后评估模型被提出并被证实能有效预测预后，这对肿瘤医生选择合适的治疗方式是十分有帮助的。RPA分析模型就是基于一项多中心的肿瘤放疗研究数据提出的，该模式分析显示接受全脑放疗的脑转移患者根据KPS评分、年龄、原发肿瘤和颅外病变的控制情况等因素的不同，可以预测三组不同预后，中位生存期2.3～7.1个月[9]。随后建立一个分级预后评估指数。该预后评估采用

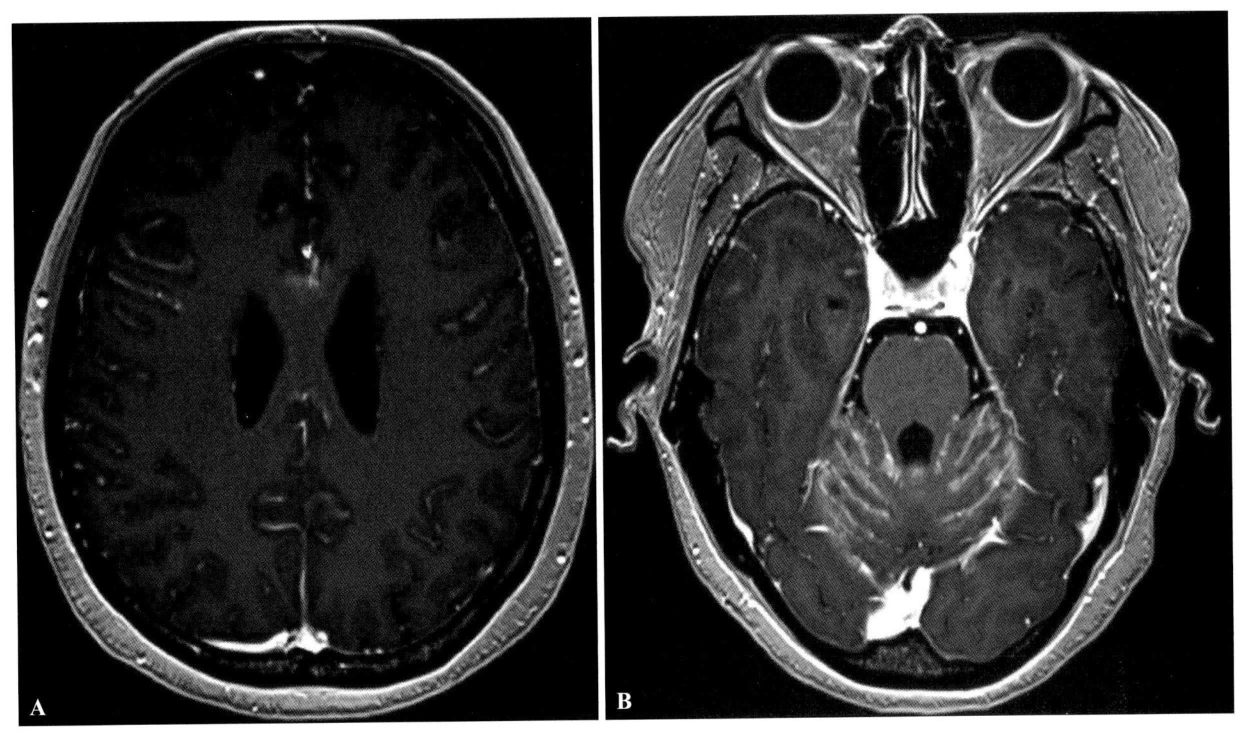

▲ 图 32-2　弥漫性软脑膜病变
A. 沿大脑脑沟的强化；B. 沿小脑脑沟的叶样强化

年龄、KPS 评分、颅外转移并结合脑转移灶数目[10]。原发肿瘤的组织病理特性和重要驱动基因信息的引入进一步提升了患者预后判断的准确性。综上因素分析，脑转移瘤预后差异很大，从预后最差的小细胞肺癌脑转移中位生存期 2.8 个月，到乳腺癌脑转移预后最好亚型的中位生存期为 25.4 个月，再到 EGFR 突变或 ALK 重排和具有其他提示良好预后因素的肺癌脑转移中位生存期达 46.8 个月[11, 12]。这些及其他的预后评估系统在本书其他部分（见第 30 章）详细阐述。

多项研究已经证实，单发脑转移瘤生存较多发脑转移瘤患者好。在 GPA 预测模型中可以看到 2～3 个转移瘤患者生存要好于 3 个以上者，然而，脑转移瘤数目对于预后评估的价值仍有争论。Yamamoto 和 Serizawa 等最近报道伽马刀治疗，单发脑转移瘤生存期最长（中位生存期 13.8 个月），而有 2～4 个和 5～10 个脑转移瘤患者的生存期一样（中位生存期均为 10.8 个月）[13]。与脑转移瘤数目相比，转移瘤总体积是个更好的预后指标，并且与总生存期、脑局部失败和局部肿瘤控制相关[14, 15]。

四、总体治疗策略

患者临床症状明显应先使用激素治疗减轻肿瘤引起的水肿。激素标准起始剂量为每天 16mg，分次给予，症状控制后逐渐减至最低剂量。没有临床证据显示无临床症状的患者能从激素治疗中获益，所以这类患者不推荐激素治疗[16]。

2012 年美国肿瘤放射学会（ASTRO）发布了一系列单发和多发脑转移瘤治疗指南。预计生存期在 3 个月及以上者推荐 SRS、WBRT 或两者联合（1 级证据）。肿瘤占位效应明显的患者仍然推荐手术加术后全脑放疗，预后不良患者推荐全脑放疗或仅仅支持治疗。NCCN 在 2018 年更新了对于“局限”和“广泛”脑转移瘤治疗原则：对于新发或稳定以及局限性脑转移患者进行 SRS 或 WBRT 均可，前者优先推荐；局限性脑转移但其他系统转移的患者且其他系统转移治疗手段有限时，可尝试支持治疗或 WBRT；广泛脑内转移患者，可以选择 WBRT 或 SRS；对于生存状态好、低肿瘤负荷或放疗不敏感组织类型的患者推荐 SRS。

（一）手术

有症状或较大（直径＞3cm）脑转移瘤通常考虑手术切除。一项有争议的回顾性病例对照研究结果显示，与 SRS 相比手术切除能够改善脑转移瘤生存，另外，一项 SRS 治疗脑转移瘤的队列研究发现患者预后较差与局部中枢神经系统功能障碍持续增加有直接关系[17]。虽然这些较大的脑转移瘤可以采用 SRS 治疗，但肿瘤越大，最大安全边界放射剂量越低，症状改善越慢，肿瘤得到控制的可能性越低。由于存在合并疾病、颅外肿瘤进展或中枢神经系统多发转移等因素导致很多脑转移瘤不适宜手术治疗。对多发脑转移瘤的手术切除属于非常规治疗，但是如果采用术中唤醒方式（with judicious use）手术切除，患者生存率与单发脑转移瘤手术切除患者生存率接近[18]。一些研究表明即便能够将脑转移瘤完整切除，单纯手术治疗还是不能足够好的局部控制转移病灶[19, 20]。放射治疗不管是 WBRT 还是 SRS 都可以降低肿瘤局部复发的风险。

（二）放射治疗

全脑放疗用于治疗不能切除或多发脑转移瘤已有几十年历史。WBRT 不仅可以治疗肉眼可见的脑转移瘤，而且还可以治疗镜下可见转移灶，阻止转移瘤生长或发展。WBRT 虽然不能延长总生存期但可以减轻脑转移瘤引起的症状和降低神经源性死亡风险。

全脑放疗照射野在颅底线上，左右对应的侧野，包括筛板和脑膜表面（图 32–3）。在临床上，等中心照射，可以放在外眦，尽量减少散射线对晶状体的辐射，降低白内障发生率。在 CT 定位图像上，中心点置于照射野中心，另外，晶状体对低剂量辐射很敏感，需要保护。由于白内障是一种迟发性放射损伤，晶状体保护不好，白内障发生率高。

6MV X 线是 WBRT 常用射线，但 10MV X 线有相似剂量分布和更好的剂量均匀性，而且有较低的累计剂量（图 32–4）。由于处方剂量不一定能有效地覆盖最浅的外侧软脑膜表面，因此，有脑膜转移患者要避免使用高能射线束。但全脑放疗不应该包括脊髓轴，MRI 检查能够帮助判断神经症状是否来自颅外软脑膜转移，从而判断是否需要放疗。

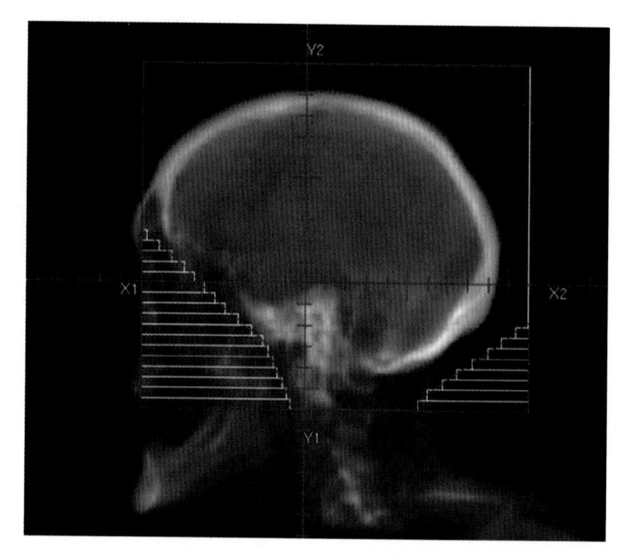

▲ 图 32–3　数字重建颅脑平片上全脑照射一侧照射野视图

WBRT 有多种剂量和分割模式。美国常用治疗方案包括 30Gy（10 次）、37.5Gy（15 次）和 20Gy（5 次）[21]。一项低剂量 [10Gy（1 次）、12Gy（2 次）、20Gy（5 次）与 30Gy 对比显示 6 个月死亡率无差异[22]。更高剂量 [50Gy（20 次）、54.4Gy（34 次）] 与标准 30Gy 方案对比结果显示死亡率无明显差异[22]。长疗程和更高照射剂量也未发现有助于缓解症状或放射性损伤。

由于这些分次放疗方案的疗效可能无差异，因此对于生存预期不佳的患者应推荐更短疗程的放疗方案。然而，远期神经认知功能情况在分次剂量＞2.5Gy 时感觉要更差，对于预期长期生存的患者采用 3 周疗程方案可能更好。很多研究试图通过对海马进行剂量保护和应用降低海马酸中毒的药物来减少 WBRT 对神经认知功能的影响[23, 24]。最终结果显示这些措施确实能为预后较好的 WBRT 治疗患者提供益处并成为减少 WBRT 损伤的常规措施。

2016 年之前，仅一项随机对照研究 WBRT 与支持治疗有症状脑转移瘤，研究显示：放疗患者和只接受激素治疗患者的中位生存期分别为 14 周和 10 周[25]。该研究是在 CT 和 MRI 检查应用之前进行的，且只有 48 例患者。最近报道的国际 QUARTZ 试验是 WBRT 与最佳支持疗法（OSC）治疗非小细胞肺癌脑转移的随机对照研究[8]。不能接受手术和放射外科治疗的患者纳入研究，其中大多数患者 KPS 评分≥ 70，大约 1/3 只有一个脑转移

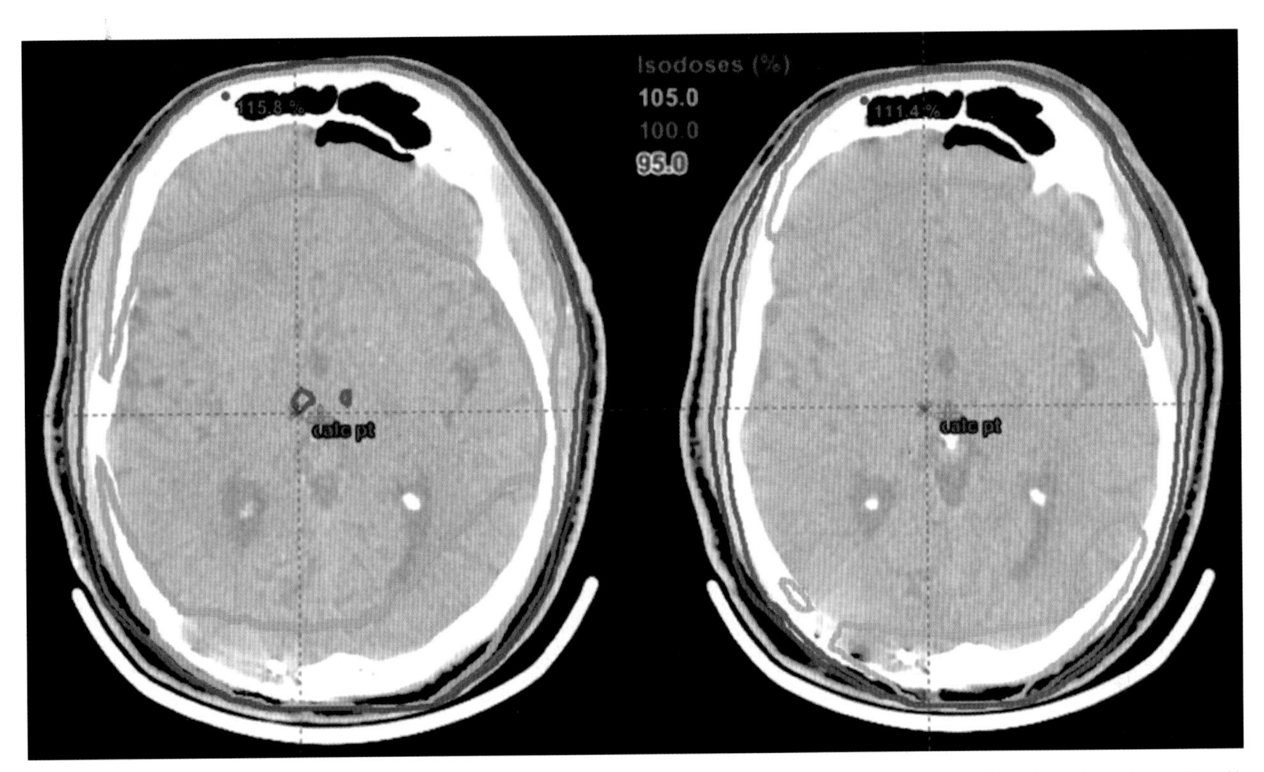

▲ 图 32-4　**使用 6MV X 线（左图）10MV X 线（右图）在全脑放疗中的剂量分布，10MV X 线照射在不牺牲脑实质覆盖的前提下改善了剂量均匀性**

灶，11% 患者随机 WBRT 治疗，主要研究终点是 QALY，作者发现两组间 QALY 并无差异（WBRT 组 41.7 天，OSC 组 46.4 天）。该研究还发现与 OSC 组比较 WBRT 治疗不能延长生存期，也不能改善生活质量和减少激素用量，但小于 60 岁患者可从 WBRT 治疗中得到生存获益。

（三）WBRT 联合或不联合 SRS

WBRT 治疗脑转移瘤有效率为 25%～55%，治疗后数月内患者会再次出现脑转移症状，这是经常遇到的问题。再次 WBRT 治疗仍然可以带来症状的缓解[26]。肿瘤接受 SRS 治疗辐射剂量较高，理论上能很好地控制肿瘤并带来生存获益。SRS 是一种可以给予小肿瘤高剂量照射的方法，用于手术切除风险较高的小肿瘤治疗或用于在不增加正常脑组织照射剂量的情况下多发脑转移瘤的治疗。治疗可以一次性进行，但较大或多发脑转移瘤可能需要多达 5 次治疗，也可以通过多种治疗技术平台上完成，具体内容将在不同的章节讨论。

有多项前瞻性随机对照临床研究评估标准 WBRT 联合 SRS 治疗方案对于多发脑转移瘤的疗效。Andrews 等 RTOG 9508 研究比较 WBRT 后联合 SRS 或不联合 SRS 两个方案治疗 1～3 个脑转移患者[27]，两组的生存期一样，但对于单发脑转移瘤，联合 SRS 组能够提高生存率；对于单发或多发脑转移瘤，联合 SRS 组 1 年肿瘤局部控制率较高（82% vs. 71%）。然而，这并不能降低神经性疾病死亡率。联合 SRS 患者在治疗后 6 个月时对激素的依赖性较轻。另外一项评估两个方案治疗 2～4 个脑转移瘤的研究结果显示 WBRT 组 1 年局部进展率 100%，而联合 SRS 组只有 8%[28]。尽管两组的中位生存期相似，但是该研究在中期分析后提前终止了，因为发现联合 SRS 治疗肿瘤局部控制明显提高。

（四）SRS 联合或不联合 WBRT

为了减少放射性神经认知损害，多发脑转移瘤治疗越来越多地采用 SRS 不联合 WBRT 的方案。然而，忽略 WBRT 可能会导致远处脑转移的风险增高，从而引起症状恶化、神经相关死亡率增高和生存期缩短。多项回顾性研究，包括一项大样本的多中心研究分析了 1000 例患者比较单独 SRS 和联合 WBRT 治疗，结果显示两组生存无明显差异[29]。从此以后，几个随机对照研究对比分析脑寡转移灶单独 SRS 治疗与 SRS 联合 WBRT 治疗的安全性和有效性，发现两组生存期一样（表 32–1）。首先是 JROSG99–1，该研究将 1～4 个脑转移患者随机 WBRT+SRS 和单独 SRS 治疗[30]。单独 SRS 组 1 年肿瘤复发率明显高于 WBRT+SRS 组（76.4% vs. 46.8%），且这些患者需要更频繁的挽救性治疗。两组间放射性损伤、神经功能保留和神经认知功能（采用“MMSE”评估）均相同。该研究后续分析显示：NSCLC 脑转移预后良好（DS–GPA 评分 2.5～4.0）患者 WBRT+SRS 比单独 SRS 能明显改善生存，但预后评分较差患者并不能从联合治疗中获益[31]。但是，队列研究 NCCTG N–0574 和 EORTC 22952–26001 这两个Ⅲ期临床研究的数据做同样的后续分析，也将患者按照 DS–GPA 工具分类，对比 SRS 治疗后接受 WBRT 和不接受 WBRT 对患者生存的影响，结果表明未发现 WBRT 能够带来更多的生存获益[32, 33]。

局部治疗后 WBRT 的作用在 EORTC 研究中进行了前瞻性评估，该研究对象均为 1～3 个脑转移瘤患者，接受了手术或 SRS，患者被随机分配到观察组和 WBRT 治疗组[34]。WBRT 组有更好的颅内病变控制和更少的神经性死亡，但是，总生存和无症状生存无获益。对相关生活质量分析，仅显示局部治疗患者在总体健康状况、身体功能、认知能力及乏力等方面均在不同的时期得到改善[35]。

MD 安德森癌症中心一项单中心研究：SRS 后 1～3 个脑转移瘤患者随机分配到观察组和联合 WBRT 组，并将神经认知功能损伤作为主要研究终点。该研究因为观察到 SRS 组神经认知功能保留要明显好于 SRS 联合 WBRT 组而提前结束。后续分析结果显示 SRS 单独治疗比联合 WBRT 治疗有更高的中位生存期（15.2 个月 vs. 5.7 个月）[36]。这一结果与预期不同，因为该研究中患者可能颅外转移率不一致或脑转移治疗后后续系统治疗的比例不一样，所以该研究的数据还不能最后定论。

有作者对这三个临床试验（共 364 例，51% SRS，49%SRS 联合 WBRT）进行 Meta 分析，发现治疗对生存期的影响依赖于年龄：≤ 50 岁患者单

表 32–1　SRS 联合或不联合全脑放射治疗（如无特别说明表内数值均为放疗后 1 年数据）

研　究	治　疗	局部控制率	脑内远处控制率	1 年生存率	中位生存期(个月)	神经性死亡	挽救治疗
JROSG 99–1[30]	SRS	72.5%	36.3%	28.4%	8.0	19.3%	43%
	SRS+WBRT	88.7%（P=0.002）	58.5%（P=0.003）	38.5%	7.5	22.8%	15%
EORTC 22952–26001[34]	SR 或手术	69%（SRS） 41%（手术） （2 年）	52%（SRS） 58%（手术） （2 年）	NR	10.9	44%	51%
	SR 或手术 +WBRT	81%（SRS） 73%（手术） （2 年）	67%（SRS） 77%（手术） （2 年）	NR	10.7	28%（P < 0.002）	16%
MD Anderson[36]	SRS	67%	45%	63%	15.2	40%	87%
	SRS+WBRT	100%（P=0.012）	73%（P=0.02）	21%（P=0.003）	5.7	28%	7%
NCCTG[38]	SRS	72.8%	69.9%	NR	10.4	NR	32.4%
	SRS+WBRT	90.1%（P=0.003）	92.3%（P < 0.001）	NR	7.4	NR	7.8%（P＜0.001）

仅列举有统计学差异的 P 值。NR. 未报道

独 SRS 比联合 WBRT 生存期更长（13.6 个月 vs. 8.2 个月），＞ 50 岁患者两种治疗方法之间没有生存期差异。治疗对控制脑内远处转移的影响也与年龄有关：≤ 50 岁患者两种治疗方案脑内远处转移率没有差异，但＞ 50 岁患者单独 SRS 相对联合 WBRT 脑内远处转移风险增高[37]。

不久前报道的一项对比 SRS 与 SRS 联合 WBRT 对认知功能影响的随机对照研究将认知功能下降作为主要研究终点。这项 213 例多中心研究发现单独 SRS 患者 3 个月认知功能损伤更轻（63.5% vs. 91.7%），并且生活质量更高。与之前的研究结果一样，该研究也发现 WBRT 患者肿瘤局部控制较好，颅内复发时间更长，然而两组间中位生存期并无差别。对一小组长期存活患者研究表明单独 SRS 组的认知损伤率较低，在 12 个月时依然有统计学差异（P=0.04）[38]。

由于对脑寡转移灶 SRS 和 SRS 联合 WBRT 的生存率相似，所以放弃联合 WBRT 治疗方案逐渐被广泛接受。最新 NCCN 指南推荐：1～3 个可切除脑转移瘤患者采用 SRS 联合或不联合 WBRT 方案，4 个及以上脑转移瘤患者推荐采用 WBRT 或 SRS 治疗[39]。ASTRO 采用 2014 年发布的 Wisely® 推荐，该推荐也不建议脑寡转移瘤 SRS 后再进行 WBRT，同时也提醒注意密切观察颅内远处转移[40]。对于适宜 SRS 的脑转移瘤患者来说，提供足够的信息评估后续 WBRT 带来的可能获益和损害是很重要的，但目前还缺乏 I 类证据来指导治疗[41]。

“有限转移”或“寡转移”定义有好几种，对于≥ 4 个病灶脑转移瘤的治疗还存在争论，看起来这取决于多种因素包括当地专家的倾向和放疗设备差异。在两个放疗会议上进行了一项专家意见调查，询问医生：他们认为适宜单独 SRS 的脑转移瘤个数最多是多少，以及不推荐联合 WBRT 的考虑因素是什么[42]。适宜单独 SRS 脑转移瘤个数最大上限是 50，超过半数医生认为仅用 SRS 治疗≥ 5 个病灶是合理的。基于位置不同的治疗模式也有差别，在美国的会议调查中，仅用 SRS 治疗≥ 10 个脑转移病灶的医生不到 1/4，而在日本的会议调查中超过半数医生这样认为。放疗科医生也不像脑外科医生推荐 4 个以上的脑转移瘤单独使用 SRS。此后又有更多证据表明，单独 SRS 适宜治疗 5 个或以上脑转移瘤患者——日本对 1194 例接受 SRS 患者前瞻性研究（JKGK 0901）发现 2～4 个和 5～10 个转移瘤患者中位生存期为 10.8 个月，这一结果挑战了传统认为单独 SRS 仅适用于治疗 4 个或少于 4 个病灶的脑转移瘤患者[13]。

（五）单次 SRS 放疗计划

在薄层 MR 增强 T_1 序列图像上勾画单发或多发脑转移瘤靶区的方法差别不大。要注意的是对于距离很近的多发脑转移瘤制定 SRS 治疗计划要特别小心。避免低剂量重叠区累积剂量＞ 12Gy，以避免正常脑组织放射性损伤，特别是放射性坏死的发生[43]。很多医生采用 RTOG 9005 报告推荐的单次 SRS 治疗剂量，该研究是一个针对直径＜ 4cm 的原发脑肿瘤或继发脑转移瘤的放射剂量研究[44]。研究发现最大耐受剂量与肿瘤大小有关，≤ 2cm 肿瘤推荐剂量为 24Gy，2.1～3cm 肿瘤为 18Gy，3.1～4cm 肿瘤为 15Gy。采用这些剂量治疗，3 级及以上的急慢性放射性损伤发生率分别为 10%、20% 和 14%。该研究中的所有患者均接受了前期的分次放疗，原发脑肿瘤接受的中位剂量为 60Gy，脑转移瘤接受的中位剂量为 30Gy。因此可以推测如果没有前期的 WBRT，患者可以接受的安全剂量更高。JLGK 0901 是一项单独 SRS 治疗 1～10 个脑转移的前瞻性研究，体积＜ 4ml 肿瘤边缘剂量采用 22Gy，肿瘤体积在 4～10ml 肿瘤边缘剂量采用 20Gy，结果 24 个月局部控制率为 84.5%～90.2%[13]。脑干接受了更低的剂量：＜ 1ml 肿瘤，周围剂量 20Gy；1～4ml 肿瘤，周围剂量 18Gy；4～10ml 肿瘤，周围剂量 16Gy。该研究中 SRS 单独治疗相关的 3 级及以上并发症 4 年累积发生率为 4%，与转移瘤数目无关[45]。

放射剂量逐渐增加带来更高的疾病控制率同时增加了放射性坏死和其他不良反应，两者需要平衡。RTOG 9005 研究中肿瘤局部控制率只有 52%。然而，患者中既有原发脑肿瘤也有脑转移瘤，并且对 SRS 后持续增大的转移瘤没有组织病理学评估。一系列 SRS 治疗脑转移瘤的研究结果表明 1 年肿瘤局部控制率 64%～91%[46]。更高的剂量看起来可以提高肿瘤局部控制率，当治疗剂量＜ 16Gy 时肿瘤局部进展率 27%～38%[47, 48]。更高的剂量还被认为有利于特定组织类型病变治疗，包括结直肠癌脑转移、黑色素瘤脑转移（经典的放射不敏感组织类型）和肾癌脑转移[49]。

（六）分次 SRS

分次 SRS 的应用和发展基于很多原因，其中部分原因包括：SRS 治疗计划无法充分避开高剂量区的正常脑组织，通过分次放疗来保护正常脑组织；避免使用立体定向头架；立体定向 KV 成像系统确保治疗剂量的准确投递；患者治疗前对调强计划的剂量测定。2006 年美国神经外科学会和放射肿瘤学会对 SRS 的定义也很重要。该学会规定 SRS 最多可以分 5 次放疗来完成。在 20 世纪的前 20 年它主要用于患者支持治疗，所以这一规定要求专业技术人员清楚在这过程中新的责任[50]。

分次 SRS 是可行的，并且有很好脑转移瘤局部控制率[51–53]。这一方法最初是由放疗科医生使用直线加速器或机器人放射外科系统（射波刀）完成。采用面膜固定，在治疗床（如直线加速器）上与 KV 影像引导的技术结合，使用伽马刀模式（ICON）完成对脑转移瘤稳定的分次放疗。

虽然还没有单次与多次 SRS 对比的前瞻性随机对照研究报道，但相关的Ⅱ期研究和回顾性分析已经有报道。一项Ⅱ期临床研究观察 51 例患者 WBRT+ 分次 SRS（30Gy，分 5 次）或者单独分次 SRS（35Gy，分 5 次），90% 等剂量曲线覆盖靶区，84.8% 患者部分或完全缓解，转移瘤大小、数目、病变类型和总生存期相关[54]。另一项研究大于 2cm 脑转移瘤分次 SRS（3 次 27Gy 或单次 15～18Gy），其中大多数转移瘤大于 3cm，结果显示分次 SRS 局部病变 1 年控制率较好（90% vs. 77%）[53]。分次 SRS 还可以降低放射性坏死（一种潜在的严重放疗并发症）的风险（8% vs. 20%）。其他分次放疗方案（6 次 36Gy、5 次 35Gy、10 次 40Gy）与单次 SRS 相比具有相同的疗效和更低损伤[52, 55]。对于分 2 次、3 次、4 次、5 次 SRS 的最佳放射剂量还需要前瞻性临床研究。

分次 SRS 需要注意的问题：对于单次 SRS，不管是边缘剂量还是等剂量覆盖的计划相对较简单。但对于分次 SRS，除以上两者外，分次间隔时间也需要考虑。不同间隔时间对于肿瘤及肿瘤周围正常脑组织的放射生物效应也不一样。1 周内完成分次放疗的方案与数周至 1 个月或更长的时间内完成 2～3 次分次放疗的方案相比，放疗反应完全不同。分次放疗期间脑转移瘤体积减小时需要考虑重新修改放疗计划。这些影响因素的最佳组合方案还有待研究。

选择分次方案还需要考虑是否同时使用了免疫检查点抑制剂，因为自体免疫机制将引起远隔部位反应[56]。Grimaldi 研究团队已经报道黑色素瘤脑转移 SRS 和免疫检查点抑制剂治疗发生了颅外远隔效应[57]。在颅外，已经有证据显示分次 SRS 比单次 SRS 更能激活免疫系统，但激发免疫抗肿瘤的最佳分次模式仍需进一步研究[58, 59]。

（七）全身治疗

影响全身治疗的因素非常多，如何应用药物进行系统性疾病或中枢神经系统疾病治疗的方法很多。一些药物不能很好地通过血脑屏障，而有些药物具有相对较好地进入中枢神经系统的能力。WBRT 与 WBRT 联合化疗的随机对照研究结果不能证实联合治疗能带来生存获益。实际上，虽然有报道联合治疗可以提高中枢神经系统病变对治疗的反应率，但总体上增加了治疗相关的毒性反应[60]。由于没有关于 SRS 联合任何系统性治疗方式耐受性的可靠数据，联合治疗并无定论。

有报道显示，使用阻断肿瘤细胞免疫逃逸的药物后，一个病灶放射治疗会产生身体其他病灶的反应。说明免疫治疗能够对远隔转移的肿瘤有抑制作用。SRS 治疗恶性黑色素瘤脑转移中位生存期和 2 年生存率分别是 4.9 个月和 19.7%，但是如果联合 Ipilimumab（CTLA–4 抑制剂）治疗，中位生存期和 2 年生存率分别是 21.9 个月和 47.2%[61]。免疫检测点抑制剂治疗的患者中，SRS 后迟发放射性脑白质病发生率升高，但其总体发生率和具体哪些患者、哪些治疗因素能够诱发这种并发症目前还不清楚，这种并发症也可以在酪氨酸激酶抑制剂治疗中发生[62–65]。很多像 NCT 02097732 研究一样探索脑转移瘤 SRS 和 Ipilimumab 治疗顺序，这些研究提高了我们对放疗和免疫治疗的最佳联合时间的认识。黑色素瘤脑转移单纯使用多种免疫检查点抑制剂治疗的效果显著，有效率为 46%，完全缓解率 17%，这一结果增强了 Nivolumab 和 Ipilimumab 可作为无症状黑色素瘤脑转移治疗的一线方案证据[66]。用免疫治疗能够避免 SRS 带来的放射性脑坏死和 WBRT 导致的广泛性脑损伤风险。

五、特殊情况

（一）EGFR 突变和 ALK 重排非小细胞肺癌

EGFR 突变型肺癌脑转移患者不管是全身还是中枢神经系统病变对酪氨酸激酶抑制剂（TKI）类药物治疗敏感，考虑到放射治疗疗效产生需要较长的时间和患者接受延迟 WBRT 的愿望等因素，放射治疗可能被认为不能对小且无症状的脑转移瘤有很好的疗效，因此这也导致一些多发脑转移患者推迟接受放射治疗。一项多中心回顾性研究发现 EGFR 基因突变型肺癌患者延迟脑转移瘤放疗与不良预后相关[67]。积极预先 SRS 治疗的脑转移患者中位生存期好于预先 WBRT，两者中位生存期均要好于全身 TKI 治疗后再行放疗的患者（40.8 个月 vs. 25.3 个月 vs. 20.5 个月）。和 EGFR 突变型肺癌一样，ALK 重排肺癌也有着较好的预后，这或许是因为它们除了应用毒性较大的化疗外，都使用了几乎无毒性的靶向药物。对于 EGFR 突变和 ALK 重排肺癌脑转移，探索神经系统渗透性药物是必要，而且系统治疗后发现转移瘤没有消失的患者局部放疗可能受益。

（二）小细胞肺癌

小细胞肺癌脑转移发生率很高，小细胞肺癌诊断时无脑转移者综合治疗后，预防性全脑放疗能使患者获益。不幸的是，相当多患者不是已经发生脑转移就是在预防性脑放疗后发生脑转移，从而需要后续的放射治疗。通常，WBRT 用于可见的脑部病变和亚临床病灶的预防照射。然而，SRS 治疗造成神经认知损害要迟于 WBRT[29]。日本一项回顾性研究分析了 70 例脑转移瘤患者伽马刀治疗，一部分是首次治疗，一部分是挽救性治疗，结果显示首次治疗联合 WBRT 与再次 SRS 治疗的患者具有相似的生存率[68]。WBRT 后会产生迟发性神经认知损害，而未行 WBRT 者短期内远处再发脑转移的风险增加同样会造成神经功能损害。由于 SRS 还没有成为标准治疗，所以 WBRT 利弊需要权衡。

（三）生殖细胞肿瘤

生殖细胞肿瘤少见，初诊时发生脑转移概率不到 2%。然而，在肿瘤分期时头 MRI 并不是常规检查[69]。如果血清 β–HCG 升高，或有肺转移，或广泛转移时发生脑转移的概率会增高[70]。这些也是判断生殖细胞肿瘤患者是否需要头 MRI 检查的因素。初诊和复发有脑脊液播散时首选化疗，其次是在可能的情况下放射外科治疗残余病灶。SRS 可以用来治疗不可切除病变，而多发脑转移瘤则考虑 WBRT[71]。罕见的脑内孤立转移灶，可以选择化疗加手术治疗，术后可考虑 SRS 治疗。脑内多发转移时，大剂量化疗和多种手段的综合治疗可以延长生存期[72]。另外，绒毛膜癌化疗后需要注意出血风险的增加，如非必需不能使用抗凝药物[73]。

（四）软脑膜广泛转移

软脑膜广泛转移在颅内病变中并不常见，占颅内实性肿瘤 1%～5%，肿瘤细胞经脑脊液播撒并沿着脑和脊髓的脑膜浸润（图 32–2）。软脑膜转移中位生存期比脑实质转移患者差，通常需要综合治疗包括 WBRT、全身化疗、鞘内化疗。MR 成像技术能够发现细微的改变和更小的占位性病变，可以筛选出适宜姑息 SRS 治疗患者，也可以评估远处播撒转移的风险。因为鞘内注射药物渗透入肿瘤内的量较少，所以可以用 SRS 作为软脑膜病变鞘内化疗后的辅助治疗，可增加 WBRT 联合鞘内化疗的肿瘤细胞损伤[74, 75]。

六、预后

如上所述，近半数脑转移瘤对 WBRT 有效，一项研究显示几乎所有单独行 WBRT 将在放疗后 1 年内出现局部失败[28]。单独 SRS 治疗 1 年局部控制最高到 70%（表 32–1）。多项研究显示 WBRT 和 SRS 联合治疗，无论先后顺序都能将肿瘤 1 年局部控制率提高至 80% 甚至 90% 以上，这可能与肿瘤接受的辐射剂量增大有关。另外，WBRT 通过消除微小的肿瘤细胞降低脑转移的风险，还可以减少复发挽救治疗，但这并不能改善生存结果。

单独 SRS 治疗，单次 18Gy 及以上可以提高肿瘤局部控制率[76]。无论是放疗敏感还是不敏感的转移瘤如肾细胞癌和黑色素瘤，看起来采用这些消融性的剂量治疗 1 年肿瘤控制率都在 80% 以上[77, 78]。肿瘤体积较大（能够安全应用的剂量较低）、转移瘤在小脑、适形指数低等因素都预示较低的肿瘤控制率[79]。利用正常脑细胞 DNA 损伤修复的放射物理学原理，分次 SRS 有更安全的空间，如诱导肿瘤细胞进入放疗敏感的细胞周期、对乏氧肿瘤细胞的再氧合、控制总治疗时间在 1 周以内、避免肿瘤细胞的再增殖。目前还没有关于脑转移瘤分次和单次 SRS 随机对照研究的报道。

七、放射性损伤

（一）WBRT 放射损伤

急性放射性损伤可以发生在治疗后数周内，症状包括乏力、头痛、恶心、呕吐或精神异常。这些症状是由水肿、细胞因子释放和血脑屏障破坏引起的。治疗后数周内也可以出现头皮红斑和剥脱、脱发。通常大多数症状都是一过性的和可自愈的，或用糖皮质激素能够缓解。亚急性放射性损伤发生在放射治疗结束后 1～6 个月，造成脑内弥漫性脱髓鞘改变，症状包括头痛、乏力或嗜睡。WBRT 治疗后，中枢神经系统的一些十分重要的组织如微血管和干细胞区的慢性放射性损伤也经常导致神经认知功能障碍[80]。

（二）放射性坏死

放射性坏死是一种辐射引起的迟发性不良反应，通常发生在放疗后 6 个月～2 年。WBRT 剂量很少会导致放射性坏死，但 SRS 发生放射性坏死率达 50%[43, 81]。放射性坏死可以没有症状，仅在治疗后影像学复查时发现，也可以表现为原发肿瘤相似的症状包括抽搐和局部神经功能障碍。放射性坏死在 MRI 有经典的表现，包括 T_1WI 上显示中心坏死的强化病变，T_2WI 上显示中心坏死高信号和周围低信号[82]。中心不均质坏死和周围强化病变的表现也被称为“皂泡征”或“青椒征”（图 32–5）。诊断放

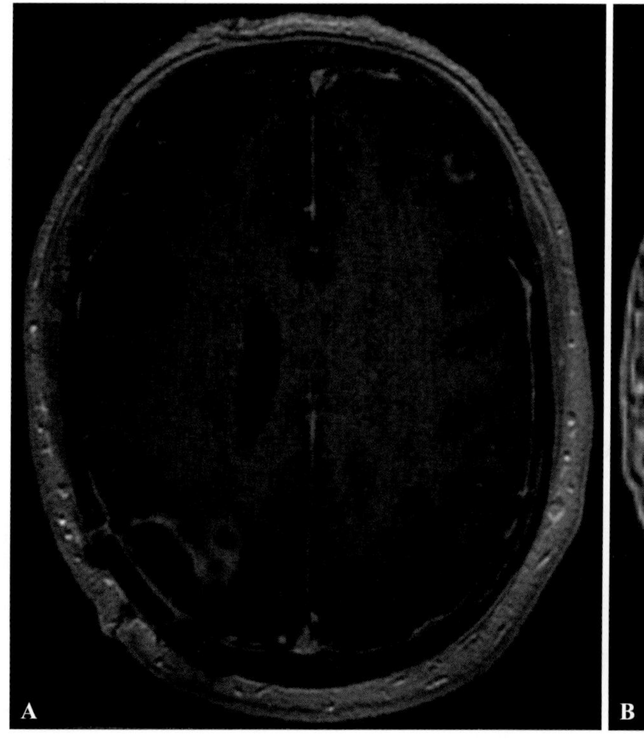

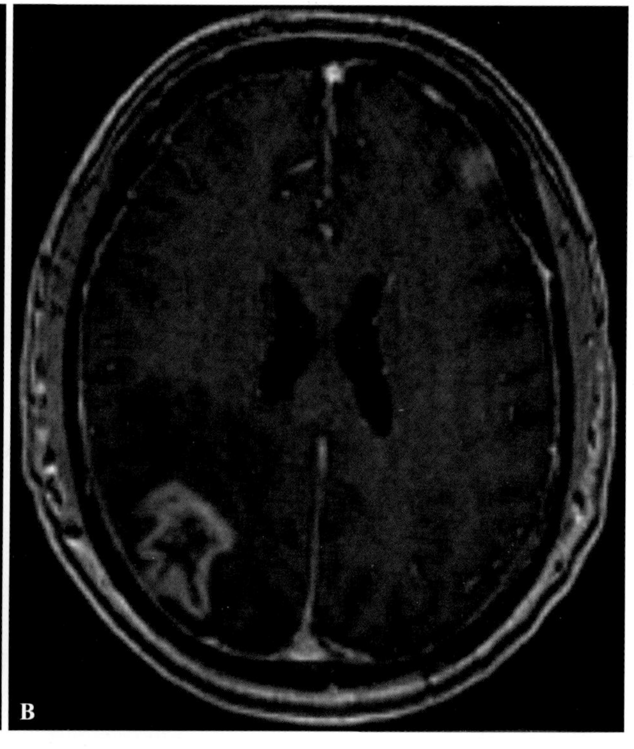

▲ 图 32–5　**SRS 治疗后放射性坏死**

A 和 B. 经典表现描述为“皂泡样”（A）或“青椒征”（B）

射性坏死的金标准是活检病理以除外肿瘤进展。

放射性坏死的形成有多种风险因素参与。Korytko 等对伽马刀治疗中枢神经系统肿瘤的研究发现治疗体积＞ 15cm³ 时，12Gy 治疗剂量出现症状性放射性坏死的风险增加 1 倍，从 20%～23% 增加至 54%[43]。给予体积≥ 23cm³ 肿瘤超过 5 次分次 SRS，每次＞ 4Gy 的剂量增加放射性损伤[54]。SRS 治疗后 WBRT 发生放射性坏死的可能性增加，特殊部位的脑转移瘤尤其容易引起症状性放射性坏死。全身治疗中应用免疫检测点抑制剂和酪氨酸激酶抑制剂会增加放射性坏死的风险[62–65]。大剂量一次性治疗更甚，尤其对于较大病变。病变越大，接受 12Gy SRS 剂量的病变体积将会越大[79]。

症状性放射性坏死初始治疗通常使用激素。虽然短效激素对部分患者有效，但还有很多患者需要长效激素治疗或其他治疗，如高压氧、五氧化二芳烃、抗血小板药物、血管内皮生长抑制剂。最近在一个小样本试验中发现一种单克隆 VEGF 抗体——贝伐单抗能够改善神经系统症状和影像学表现，它也被用来作为控制症状的无创性治疗手段[63, 81]（图 32–6）。出现危及生命的症状和无创性治疗无效进展的病变，可手术切除。对于因位置等原因而不能手术切除，且肿瘤持续进展增大，有明显症状的患者采用激光间质热疗（LITT）也有良好的效果[84–85]。

（三）其他正常组织损伤

全脑放疗分次计划及剂量不足以损伤视神经、耳蜗和脑干，而立体定向放疗的辐射剂量能明显损伤这些器官。视神经损伤引起放射性视神经病变（RION），表现为放疗后突发不可逆的失明，最早可在放疗后 3 个月出现，放疗后 1～1.5 年为高峰期[86]。能导致 RION 的单次致病放射剂量还不十分清楚。一项单中心研究显示颅底肿瘤首次 SRS 治疗中前视束接受≤ 12Gy 的剂量不会出现症状性 RION，接受 8Gy 及以上剂量出现 RION 总体概率是 1%[87]。视神经剂量超过 12Gy 病变风险提高到 10% 以上[88]。耳蜗对辐射相当敏感，单次放疗剂量超过 4.2Gy 就可能出现听力损害[89]。

脑干对辐射的敏感性高于脑皮质或小脑，推荐单次放疗剂量不超过 15Gy，而体积＜ 0.5cm³ 时可以给予 10Gy[90]。这些推荐剂量相对较为保守，在伽马刀治疗脑干转移癌的 JLGK 0901 研究中最大

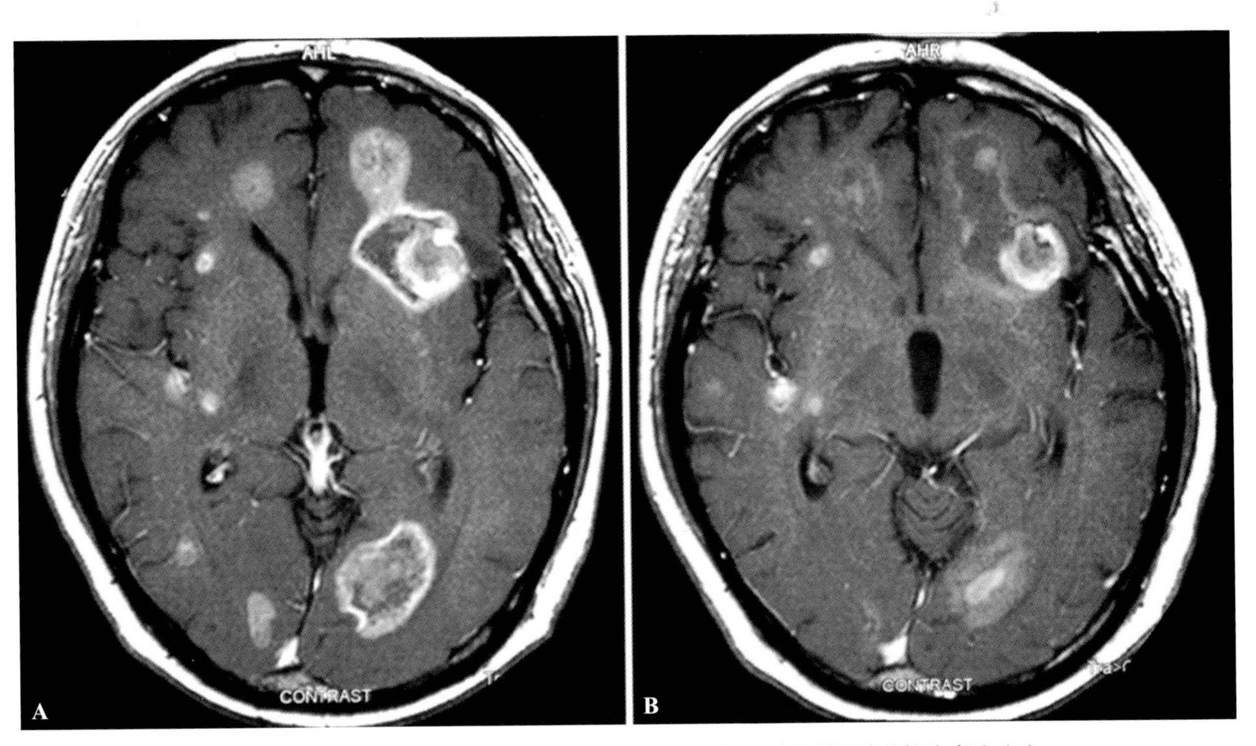

▲ 图 32–6 **SRS 治疗后 7 个月出现放射性坏死（A），2 个周期贝伐单抗治疗后（B）**

边界剂量依据转移瘤大小可以为16Gy、18Gy或20Gy，≥3级并发症发生率仅4%。Task group 101试验不仅报道了单次放疗的最大推荐剂量，还推荐了脑干和视神经这些危及器官3次和5次FSRS的限制剂量。

（四）神经认知

放射治疗脑肿瘤不能避开正常脑组织，正常脑组织接受辐射后会导致神经毒性反应。Change等一篇研究将1～3个脑转移灶患者随机分入SRS和SRS联合WBRT治疗组，主要研究终点是神经认知能力下降[36]。研究结果显示接受联合治疗组在治疗后4个月时出现学习和记忆能力下降的概率增加（52% vs. 24%），尽管脑内病灶得到有效控制但认知能力变差。一项大型NCI资助项目研究发现：只单独SRS治疗患者认知功能下降较少且生活质量较高，SRS联合WBRT治疗患者的脑内肿瘤控制率更高[38]。由于两组间功能独立性或中位生存期没有差异，因此ASTRO推荐SRS治疗脑内寡转移灶时不联合WBRT。

基于电离辐射对微血管损害性痴呆可以通过药物治疗得到改善的假设，在脑转移的情况下前瞻性地检验了NMDA受体抑制药——美金刚在预防和治疗血管性痴呆方面的疗效。该研究将放疗患者随机分为两组：接受24周美金刚治疗组和对照安慰剂组，结果证实美金刚能有效防止神经认知功能下降并可治疗血管性痴呆[24]。该研究没有达到其主要终点，即发现用霍普金斯语言学习测试（HVLT）评估的延迟回忆差异（P=0.059），这是由于在24周时患者的失随访率较高。然而，美金刚组患者发生认知下降的时间较晚，改善了执行功能、处理速度和延迟识别。

WBRT后出现的神经认知障碍被认为与海马干细胞损伤有关[91]。由于海马区脑转移发生率低，因此一项Ⅱ期临床试验RTOG 0933研究WBRT时海马保护的作用，进行海马保护的患者在放疗后4个月时记忆功能好于对照组[23]。该研究还发现记忆功能与生活质量的相关性。基于该研究和美金刚研究的结果，一项Ⅲ期临床试验NGR CC001观察了WBRT同时应用美金刚和海马保护的效果（图32-7）。海马可能不是影响认知能力的唯一结构，需要进一步研究其他的具有潜在影响的结构如丘脑前核、穹隆和乳头体。

八、随访

NCCN指南推荐的头MRI复查时间是治疗后第1年内每2～3个月1次，之后依据临床情况而

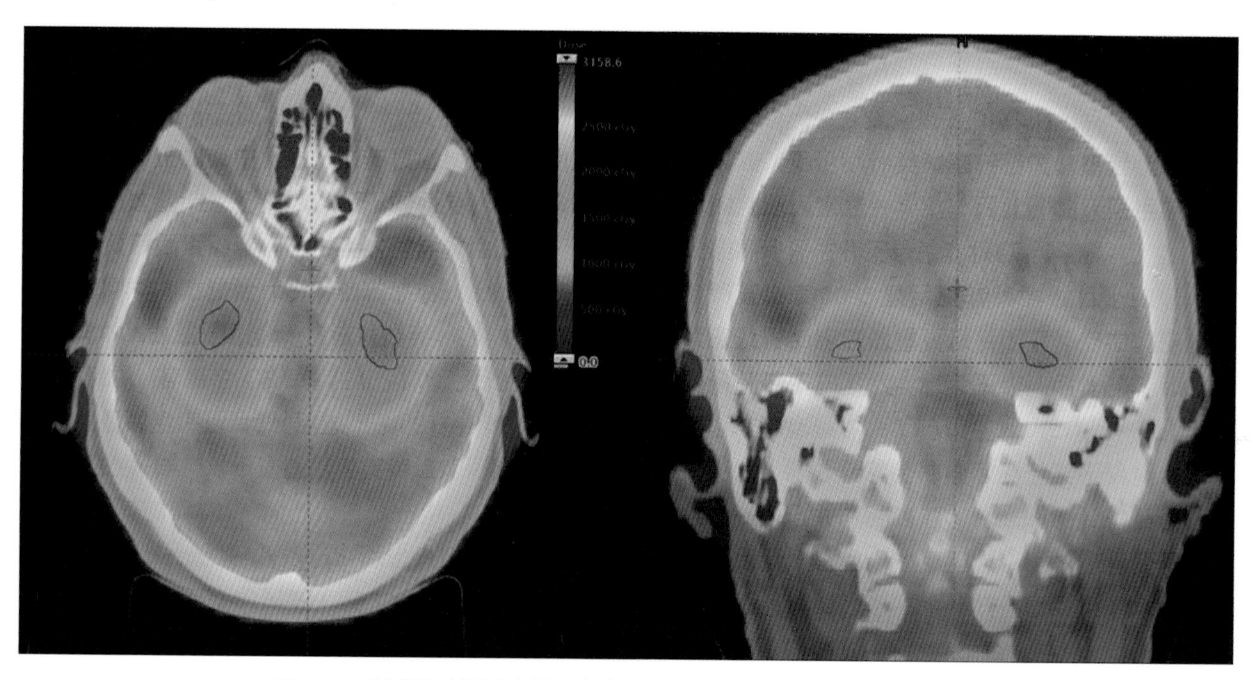

▲ 图32-7 “热图”剂量分布显示全脑预防性调强放疗25Gy，海马区避免照射

定。特别指出的是对于单纯 SRS 治疗的患者推荐每 2 个月复查 1 次。治疗反应可以表现为病变体积减小或强化减弱（图 32–8）。神经影像医生最大的挑战是放疗后改变与肿瘤进展的鉴别。超过半数的脑转移灶放射治疗后最初的 2 年内肿瘤体积会短暂性增大（图 32–9）。一项 500 例患者 SRS 治疗的研究显示 1/3 患者出现短暂性病变体积增大[92]。其中 23 例脑病变活检中 22 例病理提示治疗后改变未见肿瘤残留。

一种鉴别治疗后改变和肿瘤进展的方法是评估 T_1WI 和 T_2WI 的一致性，也称为“T_1/T_2 匹配”。当病变边界在 T_2WI 上与在增强 T_1WI 上显示不一致时，很可能提示肿瘤坏死而不是肿瘤进展。在一项研究中，用 T_1/T_2 不匹配判断肿瘤坏死的敏感性为 83.3%、特异性为 91.2%，而 T_1/T_2 匹配判断肿瘤进展的敏感性为 93.9%，特异性为 76.9%[93]。

其他可以鉴别肿瘤治疗后改变和进展的影像学方法还包括灌注成像测量病变区域的相对脑血容

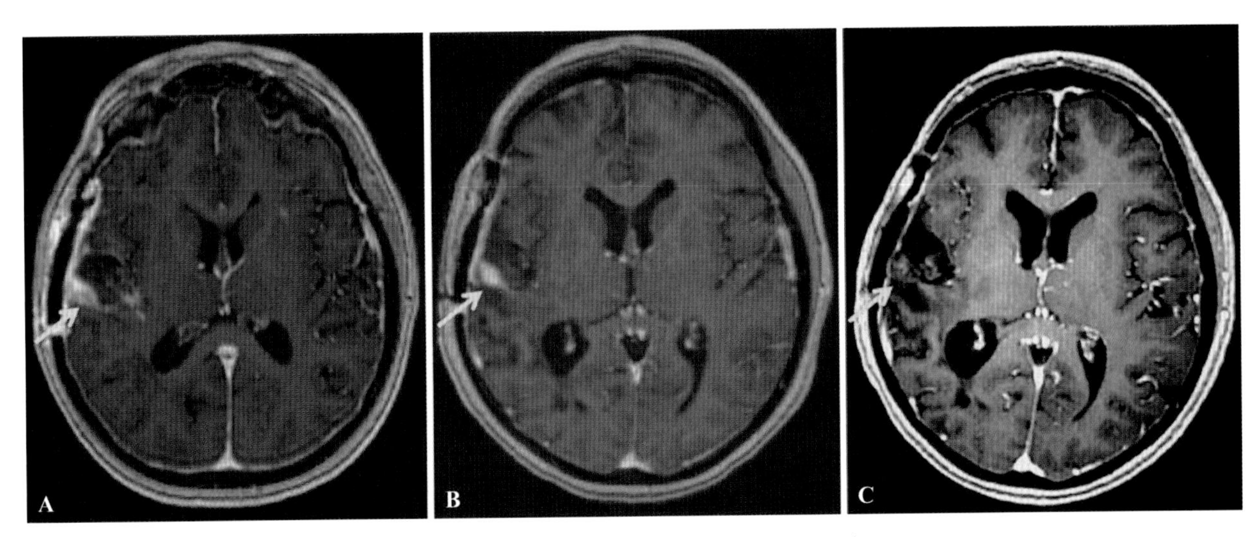

▲ 图 32–8 患者术后残腔 SRS 治疗的变化过程

A. 术后 MRI 可以看到强化结节（箭）；B. SRS 后 2 个月复查相对稳定，但手术残腔强化减弱；C. SRS 后 5 个月显示手术残腔和病变结节强化均消失

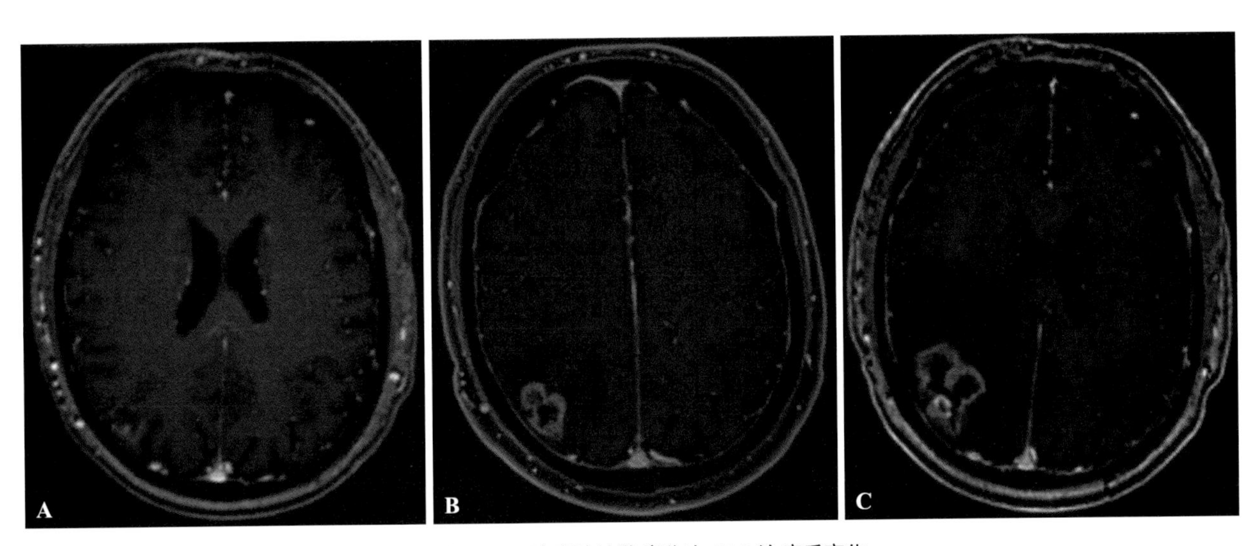

▲ 图 32–9 肺癌脑转移瘤分次 SRS 治疗后变化

A. 治疗前影像可见右顶叶轻度强化肿瘤，接受 SRS 治疗，3 次 27Gy；B. 2.5 个月后复查 MRI 显示右顶叶病变增大且强化明显，MR 波谱分析提示放射性坏死；C. 3 个月后复查 MRI 显示右顶叶病变进一步增大伴水肿，同时见颅内两个新发病变。该病变建议手术治疗，术后病理显示为坏死，未见肿瘤残留

量（CBV）。肿瘤灌注特点是新生血管增多和血供增加，而坏死灌注特点是血供减少。用以评估组织内水分子活动自由度的扩散加权成像可以发现细胞密集区的水分子活动度低。复发肿瘤区往往肿瘤细胞密集从而显示水分子活动受限。水分子活动自由度是用表观扩散系数（ADC）评价，肿瘤复发区显示为低 ADC 值。MR 波谱也可以用来量化评估病变的代谢物质包括胆碱、肌酸和乙酰天冬门氨酸（NAA）。胆碱与 NAA、肌酸的比值升高及 NAA 与肌酸的比值降低均提示肿瘤进展[94]。蛋氨酸 PET 也越来越多地用来鉴别放射性坏死和肿瘤复发并且对制订再次治疗计划有所帮助[95]（图 32-10）。

复发或新发脑转移瘤治疗

WBRT 联合局部治疗脑转移瘤，有超过一半患者在治疗后 1 年内会出现局部和（或）脑内远处转移（表 32-1）。脑转移瘤治疗后再次进展或新发脑转移瘤的再次治疗要结合前期治疗、全身进展情况、颅内疾病负荷和症状等情况，可以选择包括手术切除、激光间质热疗、化疗、再次 SRS 或 WBRT 等治疗。肿瘤局限，可局部手术切除或 SRS 治疗，WBRT 后 SRS 的剂量可以参照 RTOG9005 作为指南。如颅内病变局限，SRS 治疗的病灶控制率、生存率和缓解率与 SRS 联合 WBRT 一样但放射损伤减小[96, 97]。颅内病变广泛的患者采用 WBRT，如果前期已行 WBRT，那么通常采用 20Gy 或 25Gy（10 次）分割方案。几个单中心研究显示重复 WBRT 可以减少神经系统症状，尤其是 KPS 评分较高的患者，但研究重复 WBRT 与局部治疗或与单纯观察的利弊比较的前瞻性研究未见报道[98]。对于重复治疗所需要关注的重点是神经认知功能损伤，然而，神经认知能力评估标准并不作为常规评估再次放射治患者。再次放疗患者的认知下降评估也不能很准确地量化。当复发患者的生存状态评分较低、全身病变不能有效控制、广泛脑内转移等建议选择支持治疗，因为放射治疗并不改变生存期[99]。

九、病例研究

62 岁男性患者，肾细胞癌术后眩晕。MRI 显示左侧小脑半球 1.4cm × 1.8cm 肿块，左额叶 1.0cm × 0.7cm 病灶，右枕叶凸面与硬脑膜相连 2.5cm × 2.0cm 病变，均伴有水肿。患者行枕骨下小脑转移瘤切除术及右枕叶脑组织切除术，术后病理提示两者均为肾细胞癌脑转移。征得患者同意行 SRS 治疗，

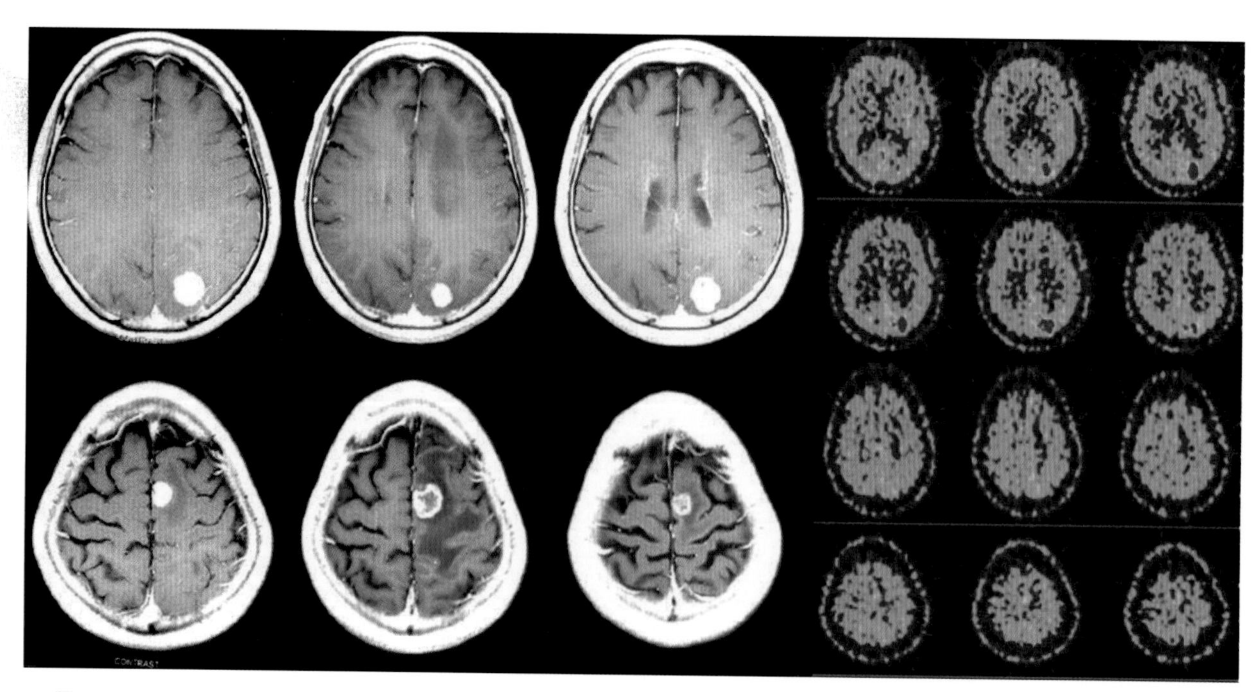

▲ 图 32-10 **MRI 图显示两个病灶 SRS 治疗前、治疗中、治疗后 16 个月的变化（左图）。蛋氨酸 -PET 扫描（右图）：前两排图显示肿瘤复发，后两排显示瘢痕组织**

为了拟定治疗计划再次 MRI 检查，显示左额叶病变、2 个手术切除残腔和 4 个新发转移瘤（图 32-11）。

MRI 图像与 CT 模拟定位图像融合：在增强 T_1WI MR 图像上勾画所有转移瘤和术后残腔轮廓，外扩 1mm 生成 PTV。考虑到肿瘤距离海马较远及患者生存状态较好，使用标准计划系统生成单个等中心点计划（图 32-12）并对海马进行保护（图 32-13）。最小靶区覆盖设置为 $D_{95\%} > 100\%$，所有靶区放射剂量为 20Gy。标准计划的海马区最大点剂量是 9.6Gy（左图）和 12.1Gy（右图）（剂量 - 体积直方图，图 32-14A）；海马保护后剂量降低至 4.8Gy（左图）和 5.9Gy（右图）（剂量 - 体积直方图，图 32-14B）。

十、总结

- 脑转移瘤发生率是脑原发肿瘤的 10 倍，20%～40% 恶性肿瘤会发生脑转移。
- WBRT 联合 SRS 可以更好地提高局部控制，但不延长生存期。
- 术后 WBRT 或 SRS 联合 WBRT 可以更好地控制局部肿瘤，但不延长生存期，联合 WBRT 不影响生活质量和神经认知功能。
- 海马保护和 NMDA 拮抗剂美金刚的应用有助于保护认知功能，但这一结论仍需大量的临床观察来验证。
- 治疗后改变有时与肿瘤复发很难鉴别，一些检查如脑血容量、磁共振波谱、C-11 蛋氨酸 PET 可能对无创性的鉴别诊断有所帮助。

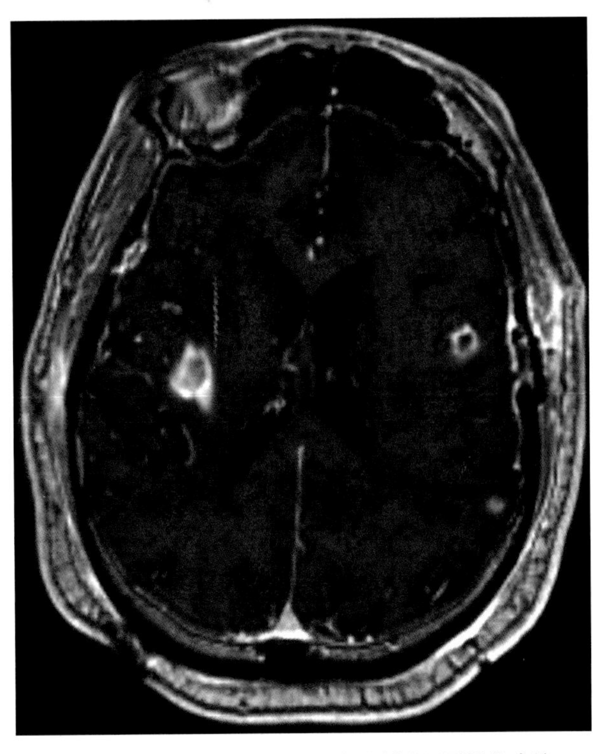

▲ 图 32-11　术后 MRI 显示多发新发环形强化病灶

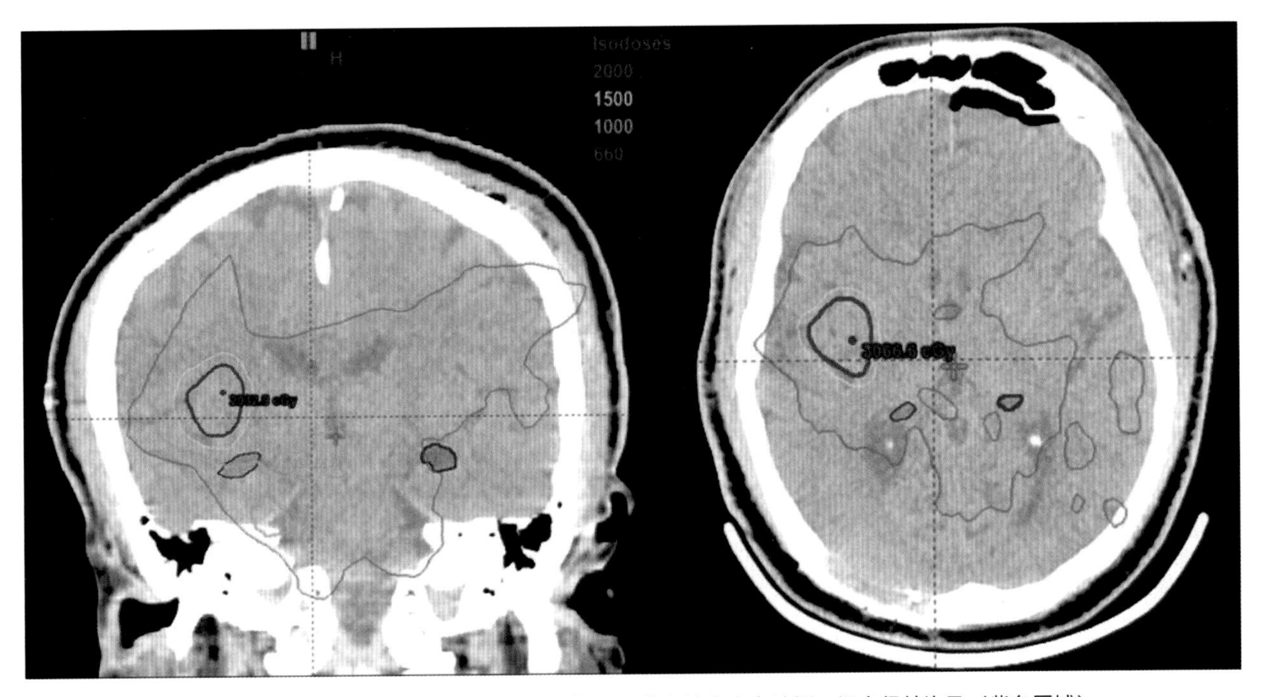

▲ 图 32-12　使用标准计划系统计划生成 SRS 单个等中心点计划，没有保护海马（紫色区域）

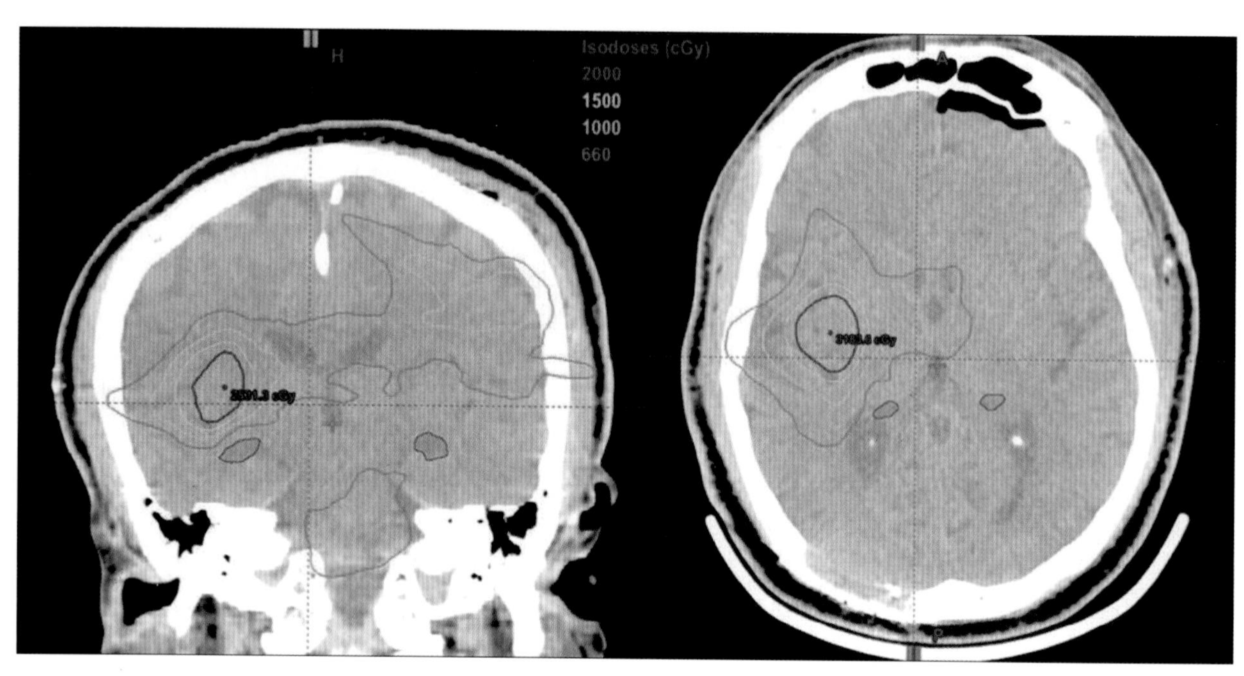

▲ 图 32-13　**SRS 单个等中心点计划，保护海马（紫色区域），靶区覆盖没有减少但海马区放射剂量降低**

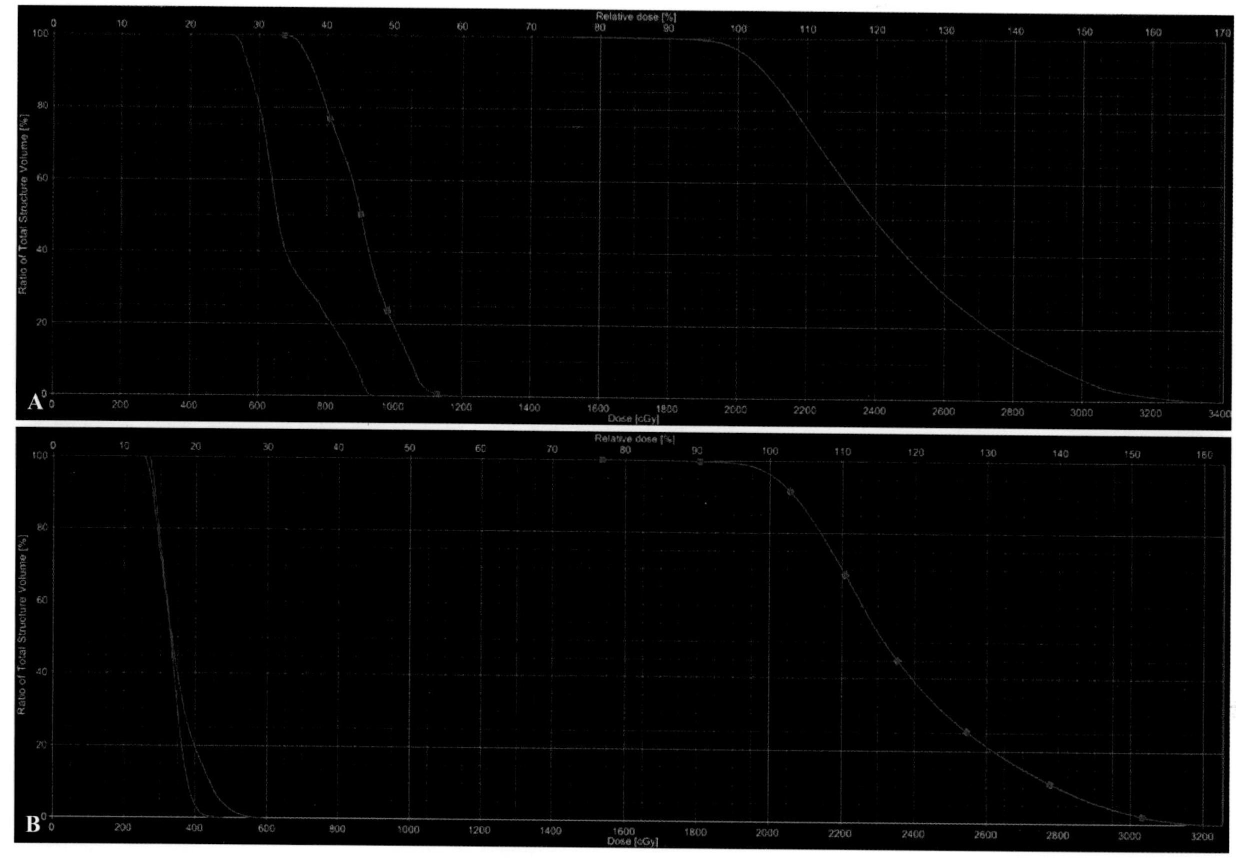

▲ 图 32-14　**A 和 B. 使用标准计划系统计划生成 SRS 单个等中心点计划的剂量 - 体积直方图（A）和海马保护的剂量 - 体积直方图（B）。PTV 以蓝色曲线表示；海马以紫色曲线表示**

本章自测题

1. 肺癌脑转移患者，不能手术或立体定向放疗，全脑放疗将会使之获益的患者[8]是（　　）。
A. 单发脑转移瘤患者
B. KPS 评分＞ 70 的患者
C. 症状不明显而不需要使用激素患者
D. 鳞癌患者
E. 年龄＜ 60 岁患者

2. 肺癌多发脑转移患者，EGFR 突变，无临床症状，治疗策略为[64]（　　）。
A. TKI（酪氨酸激酶抑制剂）靶向治疗 +SRS
B. TKI 靶向治疗 +WBRT
C. TKI 靶向治疗
D. SRS+TKI 靶向治疗
E. WBRT+TKI 靶向治疗

3. 以下放射治疗中不能降低放疗引起的神经认知障碍[23, 24, 36]的是（　　）。
A. 海马保护的 WBRT
B. WBRT 30Gy（10 次）减量至 20Gy（5 次）
C. 盐酸美金刚同步 WBRT
D. 海马保护 WBRT 联合 SRS

4. SRS 治疗脑转移瘤联合 WBRT[30, 34, 36, 38]可以（　　）。
A. 提高 1 年生存率
B. 减低 1 年脑转移进展
C. 改善生活质量
D. 改善神经认知功能（HVLT 评估）
E. ASTRO Choosing Wisely® 推荐的脑寡转移灶治疗方案

5. 下列提示放疗后改变而不是肿瘤复发[92]的影像学表现是（　　）。
A. MRI T_1/T_2 显示病变范围不一致
B. 灌注成像显示血管通透性增加和血容量增加
C. MR 波谱显示 Cho（胆碱）/NAA（乙酰天门冬氨酸）比值增高
D. MR 波谱显示 NAA（乙酰天门冬氨酸）/Creatinine（肌酸）比值降低
E. 扩散加权成像显示扩散受限减轻

答案
1. E　2. D　3. B　4. B　5. E

第33章

脑转移瘤术后治疗

Postoperative Treatment for Brain Metastasis

G. Laura Masucci　David Roberge　著

学习目标

- 描述对于术腔局部放射外科治疗在脑转移瘤患者术后治疗中所扮演的重要角色。
- 描述辅助全脑放疗在脑转移瘤患者术后治疗中所扮演的重要角色。
- 认识到全脑放疗与放射外科治疗不同的放射毒性特征。
- 认识到术前放射外科治疗与术后放射外科治疗相比的潜在益处。
- 认识到与单次放射外科治疗相比，分次放射外科治疗的潜在益处。

一、概述

随着全身系统性治疗的进步，脑转移瘤患者的生存率得以提高，并且随着影像技术的进步，即便是较小的病变也够被检查出，因此可以预料到，脑转移瘤的发生率将会有所提高。手术和放射治疗仍然是治疗脑转移的最主要方式。手术后的患者，后续治疗中可选择全脑放疗或以单次至多次局部高剂量的放射线作用于术腔（放射外科治疗）。无论是通过WBRT还是放射外科，这种向术腔施加放射剂量的治疗策略已被证明可以控制局部肿瘤情况。然而，两种辅助治疗都有着截然不同的不良反应。WBRT会引起全脑神经毒性反应，而放射外科则与局部放射性坏死有关。因此，关于采取何种辅助治疗的决定对于患者会有很重要的意义。

15%～30%癌症患者在他们患病过程中被检查出患有脑转移瘤[1, 2]，在对尸检的研究中，有报道称接近60%肺癌患者在死亡时都伴有无症状性的脑转移瘤[3]。

几乎所有脑转移瘤都是继发于血源性扩散[4]，病灶常位于灰质和白脑的交界处，也就是“分水岭区域”。因此，绝大部分转移瘤位于大脑半球。大多数转移瘤来源于乳腺癌、肺癌、肾癌、结肠直肠癌和皮肤（黑素瘤）原发性癌症[5]。然而，某些原发性肿瘤，如胃肠道和盆腔肿瘤，却具有向小脑转移的趋势[6, 7]。

随着磁共振技术的进步，脑转移瘤能够更早地被检测出来，结合全身系统性治疗的进展，将导致随着后续治疗次数的增加而引起的继发性颅脑损伤的增多。此外，随着此类疾病整体控制的提升及生存时间的延长，辐射效应对患者生活质量的影响已成为脑转移瘤患者选择治疗方式的主要考虑因素。

当选择手术作为脑转移瘤的治疗方法时，它能够帮助术者达到许多目的。首先可以明确患者的病理诊断并减少肿瘤的占位效应，并且能够提升选定患者的总体存活率。通常，适合手术的患者其预期存活时间会有所增加 . 因此，全脑放疗可能对这些患者的长期生存造成不利影响。

尽管看上去手术完全切除了转移灶，但大约有一半的患者手术区局部复发是发生在观察期的第 1 年里。直到最近，术后 WBRT 仍被认为是降低这些局部复发发生率的唯一有效方法。已经证明，这种类型的放射治疗可以减少手术腔和大脑其他部位肿瘤的复发[8]。全脑放疗的长期神经认知效应[9]及继发性疲劳和脱发，使得更多的患者及内科医生更愿意选择放射外科治疗，即高度聚焦的以单次或几次高剂量射线施用于手术腔的放射治疗，这种治疗较少引起长期的记忆力减退和注意力集中困难，也较少引起疲劳和局灶性秃发。放射外科治疗还具有避免引起全身治疗延后的额外优点。然而，放射外科治疗确实具有引起局灶性放射性坏死的可能性。

一方面，一些回顾性研究指出，当比较接受两种方式治疗时，SRS 治疗患者获得了接近 WBRT 治疗患者的局部控制效果[10-12]。而另一些研究指出与 WBRT 相比，SRS 治疗更不容易使局部得到控制[13, 14]。在文献中，报道的粗略 LC 值范围为 35%～100%[13, 10]。

近期，一项已完成的多中心Ⅲ期临床试验揭示了对于转移瘤手术后患者的最佳治疗选择应是什么[15]。在 4 年的时间内，194 例患者被随机分为两组：术后 WBRT（10 次 30Gy 或 15 次 37.5Gy）和术腔放射外科手术治疗（根据术腔决定剂量为 12～20Gy）。即便是以研究为目的，允许接受 SRS 治疗的患者最多可残留 3 个未切除的转移瘤病灶，而绝大部分纳入的患者为仅有一个残留的转移灶（77%）。两组总体存活率（共同主要终点）相同（WBRT 为 11.6 个月，SRS 为 12.2 个月）。本实验主要研究重点为无认知减退生存期，如预期一样，WBRT 治疗患者的无认知减退生存期要比 SRS 治疗患者短（中位时间 3.0 个月 vs. 3.7 个月）（图 33–1）。在治疗后 6 个月，放射外科治疗患者较少出现认知减退（52% vs. 85%），而颅内整体控制情况，WBRT 治疗要优于 SRS 治疗（治疗后 12 个月，72% vs. 37%）。WBRT 对术区局部长期控制率较高（图 33–2），而 SRS 治疗的患者的生活质量、功能独立性和身体健康状况较好。两种治疗方式对患者的生存率没有影响，患者需要考虑的是在应用 WBRT 对颅内局部获得控制的同时，是否值得付出认知毒性和生活质量下降的代价。

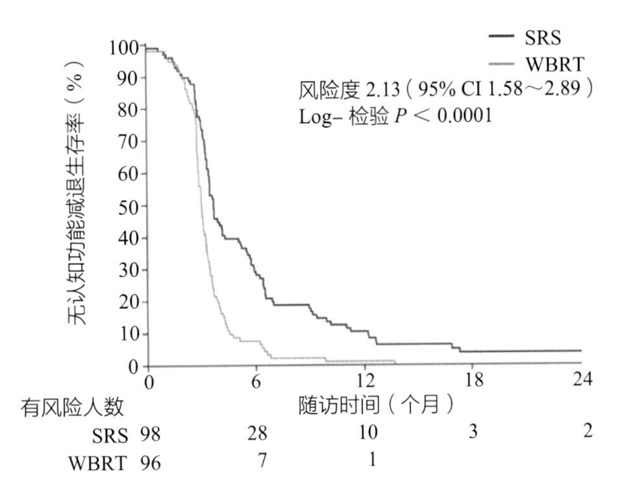

▲ 图 33–1　**SRS 和 WBRT 治疗相关的认知功能减退**

图片由 Dr.Paul Brown 提供

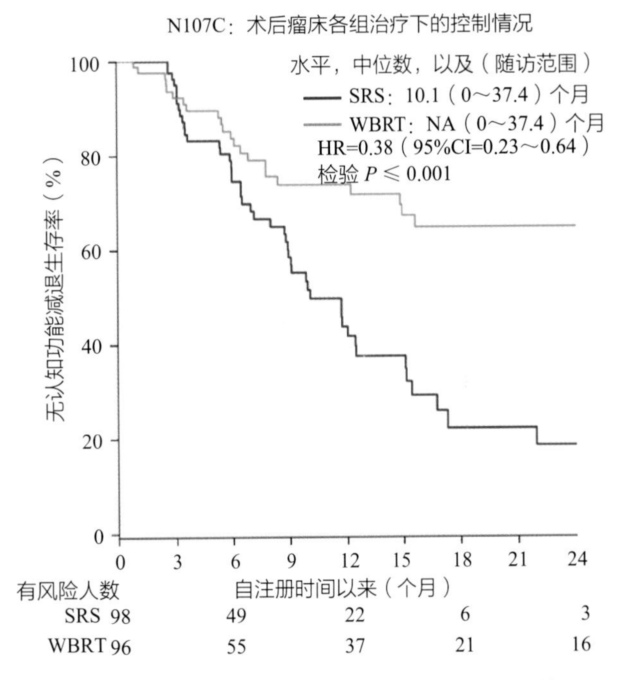

▲ 图 33–2　**SRS 和 WBRT 治疗对手术床的局部控制情况**

二、影响局部复发的因素

在脑转移瘤术后辅助治疗的选择上，有许多因素需要考虑在内。由于不同的治疗选择倾向于用毒性来换取疗效，一个重要的考虑因素就是复发的风险。已有大量的研究尝试去阐明何种因素有可能预测局部复发（LR）、远端复发（DF）及整体生存率。下表总结了接受术腔放射外科治疗的特定研究中，能预测整个大脑局部和远端复发（表 33-1）及总生存率（表 33-2）的影响因素。

一些组织学特征与手术后和放射治疗后局部复发的增加有关。肿瘤来源于乳腺癌[25]、胃肠道肿瘤、肉瘤及黑色素瘤更容易出现复发[17, 29]。另一方面，非小细胞肺癌引起的转移瘤可能有更好的结局[17]。

术前肿瘤大小或许也是预测局部控制失效的因素之一[12, 17, 20, 25]。在仅手术治疗而未行放疗的研究序列中，较大肿瘤与术后局部高复发风险相关，并且直径大于 3cm 的病灶更容易复发[5]。Mahajan 等[30]的一项研究显示，在安德森癌症中心随机选

表 33-1　引起术腔放射外科治疗后局部及远隔部位控制不良的因素

	局部控制不良相关因素	远隔部位控制不良相关因素
Bilger 等[16]	年龄：年龄较大 无意义：KPS 评分，PTV，颅外转移，术后肿瘤残留	
Brennan 等[17]	病理：NSCLC，术前肿瘤直径＞ 3cm，脑深部肿瘤，累及硬脑膜 无意义：放射剂量，手术后与 SRS 治疗间隔时间，术后残腔直径及肿瘤位置（幕上或幕下）	位置：幕下肿瘤
Choi 等[18]	增加 2mm 的 PTV 边界值 无意义：术前病灶直径，病理，放射剂量，手术切除范围	病理：黑色素瘤全脑多发转移；无意义：颅外转移，原发灶控制情况，乳腺癌伴肺癌病理特征，术前肿瘤直径
Doré 等[19]	无意义：手术切除范围，病理	无意义：GPA、RPA 评分及 KPS 评分
Hartford 等[20]	术前肿瘤直径＞ 2cm 无意义：肿瘤直径，PTV 大小，放射剂量，手术切除范围，颅内转移灶数量	术前肿瘤直径＞ 2cm
Iorio-Morin 等[21]	术后延迟 SRS 治疗（＞ 3 周），PTV 获得较低的治疗剂量 无意义：手术切除方式，病理	
Iwai 等[22]	剂量＜ 18Gy	
Jagannathan 等[23]	较大的治疗体积	术腔给予的最大剂量＞ 35Gy，术前肿瘤直径较大
Jensen 等[12]	术前肿瘤直径＞ 3cm	
Karlovits 等[11]	无意义：放射剂量，治疗体积，病理，切除范围	
Mathieu 等[24]	无意义：病理，前期全脑放疗，术后至接受放射治疗的时间间隔，切除范围，放射外科治疗体积，周边及中心剂量	
Ojerholm 等[25]	病理：乳腺癌，位置位于幕下，术前肿瘤直径＞ 3cm，术腔内肿瘤的残留或复发	治疗体积大于 10cm^3，术腔肿瘤残留或复发 无意义：病理，颅外疾病，其他部位转移的存在
Prabhu 等[26]	较大的治疗体积，周边剂量＜ 18Gy	
	无意义：病理，RPA 分级 1 级，系统性疾病，近全切除	
Rwigema 等[27]	治疗体积较大	

KPS. 生活质量评分；PTV. 治疗计划靶体积；NSCLC. 非小细胞肺癌；SRS. 放射外科治疗；WBRT. 全脑放疗；GTR. 肿瘤近全切除；GPA. 预后评估分级；RPA. 回归分割分析

表 33-2　引起整体生存率升高的因素

	与总生存率相关的因素
Bilger 等 [16]	KPS ＞ 70%，PTV 体积较小
Choi 等 [18]	RPA1，KPS ≥ 80%，术前肿瘤直径
Hartford 等 [20]	GPA1
Jagannathan 等 [23]	无症状性进展
Karlovits 等 [11]	单发肿瘤，RPA1，无全身性疾病表现
Ogiwara 等 [28]	全身性疾病
Ojerholm 等 [25]	未治疗原发疾病
Rwigema 等 [27]	年龄

KPS. 生活质量评分；GPA. 预后评估分级；RPA. 回归分割分析；PTV. 治疗计划靶体积

GTR（完全切除）后有 1～3 个脑转移瘤的患者术后观察或术后 SRS，研究发现直径≤ 2.5cm 的病灶（91% 患者得到 12 个月的局部控制）与较大病灶（2.6～3.5cm 病变有 40% 患者得到 12 个月的局部控制，病变＞ 3.5cm 的患者有 46% 得到 12 个月的局部控制）相比，局部控制较好。这种相关性在全脑放疗中也有发现。据报道，术后放疗时，术前≤ 3cm 的病灶局部控制率可高达 89%，而＞ 3cm 的转移灶局部控制率可降低至 40% [20]。对于确实复发的患者，病灶＞ 2cm 的患者复发时间也可能更短。其他研究一致认为，术前肿瘤直径＞ 3cm 的患者局部控制失效率似乎也有所增加（病灶＜ 3cm 时，局部控制失效率为 7.5% vs. 39.1%）[12, 17, 25]。相反，一些研究没有发现术前肿瘤大小与放射治疗后局部复发风险之间具有任何相关性 [11, 18, 24, 28]。

转移瘤的位置本身可能在预测局部控制失效中起到作用。肿瘤＜ 3cm 但位于脑实质表面的肿瘤仍有超过 10% 的患者局部控制失效 [17]。对于同时具有两种危险因素的病灶（肿瘤直径＞ 3cm 并且位于表浅部位），1 年内复发的概率高达 53.3%[17]。肿瘤位于浅表脑实质似乎对局部控制失效起到更关键作用（位于表浅的肿瘤 1 年内复发率为 31.3%，而深部肿瘤只有 5.6%），同时还会伴有脑膜受累 [17]。事实上，已有报道称，病灶直径＜ 3cm 且位于深部脑实质，同时脑膜无受累的患者很少有在术后 12 个月内出现复发 [17]。

与颅后窝相关的脑转移瘤，无论是幕下还是幕上，与幕上肿瘤相比，小脑病变的局部复发风险更高 [17, 25]。

与术前肿瘤情况一样，术后局部术腔大小和手术类型都会影响局部控制。在手术研究系列报道中 [5]，采用分块手术切除的病变比整块切除的肿瘤更容易复发。这尤其对于病灶体积＜ 9.71cm^3 的患者，行分块切除后的复发概率是接受整块切除患者的 3 倍。在不接受辅助放疗的情况下，此全切除病灶更加倾向于局部复发，与完全切除肿瘤相比，复发率为 35% vs. ＜ 10% [25, 31]。

术后术腔较大也与局部复发相关 [23, 26]，与术腔体积＜ 10cm^3 的患者相比，术腔体积在 15.5～21cm^3 的患者更易复发。然而，这种相关性并不是在所有研究中都有所发现 [11, 28]。

WBRT 治疗相较于术腔的 SRS 治疗的一个最大的优点，就是对于早期软脑膜病变的治疗。与术后 WBRT 治疗相比，向脑膜转移及脑脊液播散情况在接受术腔 SRS 治疗的患者中更为突出。然而在一项多中心Ⅲ期临床实验中，将术后 WBRT 及术腔 SRS 进行了比较，并没有发现软脑膜受累的概率有差异性 [15]（图 33-2）。这种现象发生在 WBRT 治疗后的发生率为 5%～12% [29, 32, 33]。据报道，乳腺癌作为原发肿瘤发生术后软脑膜受累的概率达到 14%～28% [25, 33, 34]。单纯手术行为与患者的软脑膜受累增加有关。事实上，在对 300 多例脑转移患者回顾性研究时发现，与不接受手术切除的患者相比，接受手术切除患者的软脑膜受累风险从 5.2% 增加到 16.9% [33]。手术切除方式（整块切除与分块切除）并不是预测后续软脑膜受累的因素 [34]（表 33-3）。

对于 RTOG 实验中的未行脑转移瘤切除患者，多个预后相关因素（年龄、表现状态、原发性肿瘤控制和颅外疾病）已被用来开展一个 RPA 分级。通过这些预后相关因素已经形成了三个等级 [35]。这种 RPA 分级已被应用于 271 例手术或术后放疗的单发转移瘤患者中 [36]，其中，84% 患者 WBRT 治疗，21% 患者接受了辅助或补救性 SRS 治疗，7% 患者仅接受了手术治疗。术后对这些因素的分析表明，

表 33–3 引起软脑膜病变相关的风险因素

	与软脑膜瘤转移疾病相关因素
Iwai 等[22]	位置：幕下肿瘤
Ojerholm 等[25]	病理：乳腺癌；位置：幕下肿瘤
Prabhu 等[26]	位置：幕下肿瘤

年龄、颅外转移、原发性肿瘤的情况及 SRS 的使用可预测患者的总体生存率。RPA Ⅰ级患者的中位生存期估计为 21.4 个月，而 RPA Ⅱ级和Ⅲ级患者的中位生存期分别为 9 个月和 8.9 个月。切除程度似乎对生存率有轻微影响，近全切除患者中位生存期为 10.6 个月，而次全切除的患者中位生存期仅为 8.7 个月。接受 SRS 患者，无论是术后治疗或补救性治疗，与单用手术或 WBRT 的患者比较效果更好（中位生存期 17.1 个月）。RPA Ⅰ级且行近全切除者中位生存时间最长（22.3 个月）（表 33–4）。

三、全脑放疗

长期以来，全脑放疗一直是术后治疗的主要手段，以尽量减少术腔或大脑其他部位的复发。但是，这种治疗却伴有明显的认知功能减退，已被证实，多达 90% 患者[37]在完成日常事务时会出现记忆力与注意力被干扰的症状。

长期以来，WBRT 的使用一直被认为是合理的，因为肿瘤切除后有延伸到腔外复发的风险，以及在大脑其他区域出现远处转移的可能性。

脑转移瘤切除后，与单独手术相比，术后 WBRT 可降低局部控制失效率（46%～59% vs. 10%～28%），同时降低脑内新的继发性脑损伤的发生率（37%～42% vs. 14%～23%）[38–41]。一项 95 例单发脑转移瘤的随机对照试验报道，手术伴术后 WBRT [50.4Gy（28 次）] 对比单纯手术更能够降低局部控制失效概率，这不仅体现在对手术腔的控制（局部控制失效：46% vs. 10%），同时也体现在对其他脑组织区域的控制（远隔部位脑组织控制失效：70% vs. 18%）[38]。WBRT 的加入也推迟了肿瘤中位进展时间，对于手术野中位进展时间达到了 50 周（与单纯手术相比为 27 周），对于脑内其他部位达到了 220 周（与单纯手术相比为 26 周）。在此研究中，WBRT 并不提升总体中位生存时间，但是，那些 WBRT 治疗的患者最终死亡的原因更多不是由神经系统所引起（14% vs. 44%，后者为那些未接受 WBRT 的患者）。最近一项 EORTC 研究报告了相同的结果。81 例患者接受了术后辅助 WBRT，与单纯手术对比，WBRT 的确不能提升整体生存率（10.9 个月 vs. 10.7 个月，P=0.71），但是却能够降低 2 年内的局部复发率（59% vs. 27%）和远隔复发率（42% vs. 23%）[40]。

WBRT 结合手术治疗与 SRS 单独治疗新发脑转移瘤两种治疗方法进行了对比，Muacevic 等[42]的研究发现，共纳入 64 例病灶≤ 3cm 的一般情况良好的转移瘤患者，将 WBRT+ 手术切除与单独 SRS 相比较，其中位生存时间相同：结合治疗为 9.5 个月，SRS 单独治疗为 10.3 个月。但是，SRS 治疗的确提升了局部控制率（96.8% vs. 82%）。不过与预期一样，远隔部位的复发在单纯 SRS 患者的身上更易发现（25.8% vs. 3%）。

表 33–4 针对手术结合术后放疗患者的 RPA 分级及中位生存率

	因 素	中位生存期（GTR）	中位生存期（STR）
RPA1	年龄＜ 65 岁 KPS ≥ 70 原发肿瘤得到有效控制，无颅外转移瘤发现	22.3 个月	17.7 个月
RPA2	其他未列入 RPA1 级或 3 级的患者	9.5 个月	8.5 个月
RPA3	KPS ＜ 70	9.1 个月	8.5 个月

RPA. 回归分割分析；KPS 生活质量评分；GTR. 近全切除；STR. 次全切除

四、手术腔的放射外科治疗

如前所述，WBRT 提高了病灶的术后局部控制率，但是由于该治疗方式的神经毒性作用，因此 SRS 治疗术后残腔被更多地用来预防手术野的复发，同时能够使不良反应最小化。SRS 可高度适型性的方式施以高剂量的放射线，从而最小化作用于周围脑实质的剂量。

表 33–5 展示了所选择的一系列关于 SRS 治疗效果的研究。用于治疗的装置类型、剂量和使用的分割数量，以及是否包含 PTV 边缘在不同机构之间差异很大。

表 33–5　一部分关于接受了术腔 SRS 的研究结果

	患者 / 术腔数量	年　份	SRS 治疗类型	中位剂量（Gy）（范围）	总体生存率	1 年内局部控制率	远隔部位控制失效率	补救性全脑放疗
Bilger 等 [16]	60pts	2016	直线加速器	30 GTR：30Gy（5 次） STR：35Gy（7 次）	中位：15 个月 1 年 OS：64.5%	82%	56%	50%
Brennan 等 [17]	49pts	2014	直线加速器	18（15～22）	中位：14.7 个月	78%	44%	65%
Broemme 等 [43]	42/44	2013	直线加速器	17（16～18）	中位：15.9 个月	77%	61%	38%
Choi 等 [18]	112/120	2012	射波刀	20（12～30） 1（51%）～5 次	中位：7 个月 1 年 OS：62%	91%	54%	28%
Do 等 [44]	30/33	2008	直线加速器	15（15～18）（1 次） 或 22～27.5Gy（4～6 次） （SRT）（23%）	中位：12 个月 51% 为 12 个月	82%	63%	47%
Hartford 等 [20]	47/49	2013	直线加速器	10（8～20）	53% 为 12 个月	86%	56%	45%
Jagannathan 等 [23]	47pts	2009	伽马刀	平均值 19（6～22）	中位：13 个月	94%	72%	28%
Jensen 等 [12]	106/112	2011	伽马刀	17（11～23）	中位：10.9 个月 46.8% 为 12 个月	80%	65%	37%
Iwai 等 [22]	21pts	2008	伽马刀	17（13～20）	中位：20 个月	82%	48%	10%
Iorio–morin 等 [21]	110pts	2014	伽马刀	18（10～20）	中位：11 个月 63% 为 12 个月	73%	54%	28%
Kalani 等 [45]	68pts	2010	伽马刀	15（14～30）	中位：13.2 个月	80%	60%	28%
Karlovits 等 [11]	52pts	2009	伽马刀	15（8～18）	中位：15 个月	92%	55%	31%
Luther 等 [46]	120pts	2013	伽马刀	16	87% 为 12 个月	86%	40%	31%
Mathieu 等 [28]	40pts	2008	伽马刀	16（11～20）	中位：13 个月	73%	54%	16%
Ojerholm 等 [25]	91/96	2014	伽马刀	16（12～21）	中位：22.3 个月 58% 为 12 个月	81%	64%	33%
Ogiwara 等 [28]	56pts	2012	伽马刀	平均值 17（14～20）	中位：20.5 个月	91%	38%	14%
Prabhu 等 [23]	62/64	2012	伽马刀	18（15～24）	中位：13 个月	84%	51%	26%
Rwigema 等 [27]	77pts	2011	射波刀	中位 18（12～27）	中位：14.5 个月 62.5% 为 1 年	76%	54%	26%
Soltys 等 [15]	72/76	2008	伽马刀	18.6（15～30） [1（78%）～5 次]	中位：15.1 个月 62.5% 为 1 年	79%	53%	19%
总计	1262pts					82%	55%	31%

最常见的是，使用 RTOG 9005 等试验推荐的剂量[47]。通常单次 15～24Gy。脑转移瘤术后术腔放疗，1 年局部控制率 54%～95%。SRS 对术腔控制的疗效分析仅有很有限的前瞻性试验评估。Mahajan 等领导的Ⅲ期试验，纳入安德森癌症中心[30]的 132 例患者，脑转移瘤全切除后随机分为观察组和 SRS 治疗组[30]。术后 1 年，局部无肿瘤复发率分别为 43% vs. 72%（SRS 组）。观察组局部复发的中位时间为 7.6 个月，而 SRS 组未达到该值。

五、术腔放射外科治疗后远隔部位失效

如前所述，WBRT 降低颅内其他部位的转移发生率，术后无任何治疗，1 年远隔部位转移发生率可高达 55%～56%[18, 25]，这与一系列的报道一致。在这些报道中，患者术腔 SRS，12 个月时，大脑远隔部位转移发生率通常为 44%～55%（表 33-5）。

许多因素被用来解释这一复发率。组织学上，如原发性黑色素瘤和多发性脑转移的存在均与远隔部位控制失效的增多有关[18]。

与局部复发一样，术前大于 2cm 的脑转移瘤更容易发展为远隔部位转移（1 年无远处颅内复发率 32% vs. 82%）[20]。

六、较大术腔的术后治疗

脑转移瘤考虑手术切除的最主要因素之一就是其体积过大而引起周边脑组织的占位效应。这对于术后残腔直径大于 3～4cm 的肿瘤来说并不少见。

与小靶点仅使用单次治疗不同，较大术腔更多的使用剂量从 24Gy 分 3 次到 36Gy 分 6 次治疗[48–51]，大多数研究小组使用的计划肿瘤体积（PTV）边界为 2～3mm[48–52]。研究发现 PTV 边界超过 3mm 复发率低于 5%，这一结果支持了这一边界值的设定[52]。

一部分研究观察了 SRS 治疗较大肿瘤术后残腔的效果，发现 1 年内的局部控制率为 77%～93%[48–51, 53]。在一系列的研究中发现，术前病灶测量值大于 2cm，似乎原发病变组织学特征对复发率的影响就越小。放射线敏感（如乳腺癌、肺癌）的脑转移瘤与原发于放射线不敏感（黑色素瘤、原发性肾细胞癌）的脑转移瘤具有较相近的局部控制率（可高达 94% vs. 90%）[49, 50]，对于较大的术腔，局部控制率似乎也与分割次数及剂量无任何相关性[54]。

然而，当术腔较小时，相较于乳腺癌，远隔部位的控制失效风险则似乎对于黑色素瘤更为重要（65% vs. 34%），以及对于那些出现颅外转移的患者也很重要[49]。大脑其他部位的远隔转移率与较小的转移瘤发生率相似，40%～63% 患者在脑部其他地方出现复发[49–51, 53]。据报道，较大脑转移瘤接受治疗后的中位生存期为 5.5～17 个月[48–50, 52, 55, 56]，而具有良好 KPS 评分及无颅外疾病的患者预计存活期更长[49, 50]。

七、全脑放疗合并术腔放射治疗

结合切除后 WBRT 和术腔 SRS，可以逐步提高肿瘤控制率，且可能减少严格的影像学随访需要。全脑治疗既考虑到了硬脑膜，又消除了边界未包括在治疗范围内的可能性。同时，SRS 给予了最有可能复发部位更加充分的剂量。然而值得关注的是，整个脑部辐射加大了神经生物学毒性的风险，这可能对某些患者造成损害。

Roberge 等[46]报道 71 例患者验证了 WBRT 合并局部术腔放射外科治疗这一治疗理念。这些患者大部分接受了 30Gy（10 次）的 WBRT，外加 10Gy 的局部术腔补充治疗。1 年精确局部控制率（最后 1 次脑影像随访时统计）为 91%，很少有远处转移，粗略地估计远隔部位转移率为 13%。

其他的一些研究结果[57]来源于部分患者的回顾性资料。在一项 39 例患者在 WBRT 后接受术腔增强治疗，研究发现与单纯 SRS 相比，这种联合治疗对肿瘤局部控制并无显著差异。

八、脑转移瘤术前 SRS 治疗

新辅助 SRS 是一种全新的脑转移瘤放射外科理念，尤其是对于术后具有高复发风险的病灶（如病灶＞ 3cm、位于颅后窝或此全切除）有很大优势[58]。同时，该治疗方法能够减少手术切除过程中肿瘤播散的可能[58]。

这类治疗中，根据 RTOG 90-05[47]的剂量指南

进行 SRS 治疗。较大肿瘤，即大于 30mm 的肿瘤，或将于手术治疗的前几天接受 3～5 次的分割治疗。

最近，Patel 等观察了术前和术后 SRS 治疗的患者预后，发现两组患者的局部复发情况相同（12 个月复发率为 17.5%）[59]。但是，较大的术腔（术后体积＞10cm^3）与复发率增长有相关性。两组患者的补充 WBRT 治疗率相同（12% vs. 10.9%），然而术后 SRS 治疗患者中更多的出现软脑膜播散。治疗后 2 年所报道的 1 年软脑膜播散风险在术前组为 3.2%，术后治疗组为 16.6%。尽管只有全身系统疾病进展是预测总体生存率的唯一指标，但接受新辅助 SRS 治疗患者的中位生存期会有几周的延长（17 个月 vs. 13.5 个月，P=0.04），本研究结果与 Asher 等发表的术前应用 SRS 治疗 1～3 个转移瘤的研究相似[58]，在他的研究中，1 年局部控制率为 85.6%，其次较大的术前肿瘤体积（＞10cm^3）及位于浅表组织都与局部控制率下降有相关性。

九、术腔的动态变化

切除＞2cm 的病灶可能导致残留腔比原来的转移瘤小，这对于术前＞3cm 的病灶更为明显[60]。这一类型脑转移，可看到比原转移瘤小 47% 的空洞形成，病灶在 2.1～3cm，可以看到 25.8% 的体积缩小[31]。当切除绝大部分较大的转移灶时通常都会残留下一个较小的术腔，而当术前体积小于或等于 2cm 时，则通常会得到一个比原始肿瘤还要大的术腔，甚至高达 46%～56.4%[31, 60]。因此，切除较大的肿瘤通常会产生比原转移灶小的术腔体积，而切除小于 2cm 的病灶则会产生比原肿瘤更大的手术空腔。因此，有人建议，也许小于 2cm 的病变应考虑 SRS 而不是手术，特别是当知道这些病变对 SRS 的反应良好时[60]。

术腔 SRS 治疗与手术的理想间隔还有待确定。在初始手术和 SRS 治疗中间，大部分术腔的大小稳定（体积变化小于 2cm^3）。然而，大约 1/4 的患者出现术腔塌陷超过 2cm^3，另有 30% 患者术腔扩大超过 2cm^3 [31]。Atalar 等[60]研究了手术切除后术腔动态变化。他们观察了手术干预后第 1 天的术腔大小，之后再在制订放射治疗计划时再次测量（中位术后时间间隔为 20 天），在此期间，并未发现术腔体积的明显改变。作者结论是，术腔在手术结束后即刻变化最快，术后几乎看不到任何改变。另一个需要考虑的因素是术后出血的可能性，尤其是伴有较大术腔的患者[31]。血液积聚后，需要几天到几周的时间吸收，因此它会影响术腔的大小。在进行治疗之前也需更为谨慎，推迟放射治疗等待手术瘢痕愈合更为合理。

值得一提的是，据报道，从手术到 SRS 治疗之间的复发率高达 23%（平均治疗间隔 30 天）[31]。如果在手术后 6 周内没有进行放射治疗，局部复发会更常见，因此等待空腔体积减小以获得的潜在好处被削弱了[24, 61]。术腔 SRS 治疗最佳时间甚至要在术后 3 周内进行，从而使得局部复发降至最低[21, 62]。

虽然延迟辅助治疗与局部控制失效的增加有关，但我们发现从手术到 SRS 至少要等 10 天是十分合理的。独立于所选择的时间间隔，大多数放射外科医生都建议在获得计划成像的短时间间隔内进行 SRS 治疗，以避免从制订治疗计划到实施治疗期间的任何腔体大小的显著变化。

十、放射治疗对术腔的不良影响

与大多数 SRS 一样，针对术腔放射治疗最可怕的不良反应就是放射性坏死。文献报道的放射性坏死率为 2%～10%[15, 18, 21, 25, 26, 49, 52, 55]，对于较大的转移瘤（＞3cm），放射性坏死概率可高达 9%[48, 49, 54]。患者接受手术来缓解放射性坏死产生的症状的可能性为 1%～5%[18, 25, 59]。长期使用类固醇的患者占 3%～10%[18, 48, 52, 59]。贝伐单抗治疗放射性坏死作为替代手术、高压氧或长期使用类固醇等治疗被越来越普遍的采用。

术前接受 SRS 的患者放射性坏死的发生率可能较低。据估计为 0%～1.5%[58, 59]，这可能是由于手术时切除了受辐射的组织。

分割次数似乎与放射毒性有关。使用类固醇似乎能够使单次治疗患者获益[18, 50, 54]，此外，据报道，与多次分割治疗相比，使用单次治疗的患者出现症状性放射性坏死的比例也更高[55]。所给剂量似乎与放射毒性无关（这并不奇怪，因为剂量通常与辐照体积成反比），增加 2～3mm PTV 边界似乎也无关[14, 18]。

影响辐射损伤的剂量学因素有较差的适形指数[59]和辐照体积。对于分割治疗，24Gy的放射剂量治疗体积大于16.8cm³的患者，产生相关放射性坏死的概率为16%，而在体积小于16.8cm³的患者仅为2%[3, 49]。单次12Gy的放射治疗中，体积＞20.0cm³是引起放射性坏死风险增加的预测临界值（14%，如果体积＜20.9cm³则为4%）[49]。

十一、术腔放射外科治疗计划的制订

基于直线加速器放射外科，患者通常要经历一个计划CT和钆增强的MRI检查。为便于制订治疗计划，高场强3D配准增强T_1序列磁共振检查，同时各方向体素＜1mm是最理想的。如果术后放射外科治疗，术前MRI的融合是有帮助的。治疗计划体积（GTV、CTV、PTV）由影像学信息及来自病理学家（即脑膜、组织学等的扩展）和外科医生的判断所得出（图33-3）。

对于术腔SRS，大多数将临床肿瘤体积定义为任何在治疗计划MRI图像上所显示的术后对比增强改变。对于位于大脑深处的目标，完整的手术路径通常不包括在CTV中。通常不考虑周围水肿和T_2或Flair序列上的其他异常改变。

在生成PTV时，必须考虑肿瘤复发的情况。Prabhu等[26]的研究表明，大部分手术后或SRS后的局部控制失效（73%）都位于治疗范围以内。只有不到10%被认为是边缘遗漏，而18%的病变在治疗范围内或边缘上复发。因此，一些团队在设计靶区边界时增加了1～2mm，以解决在勾画术腔边界时的一些困难及肿瘤可能会播散到周边脑组织的可能性[63]，而另外一些治疗是只包括了增强的术腔边界[14, 44, 46]。增加一个2～3mm的PTV的价值已经由斯坦福团队最先推广[14, 18]，他们的结论是，尽管这导致了不太正规的治疗计划，但增加边界可以减少1年的局部控制失败率（16% vs. 3%），同时保持相似的低毒性风险（3%有边界vs. 8%无边界）。

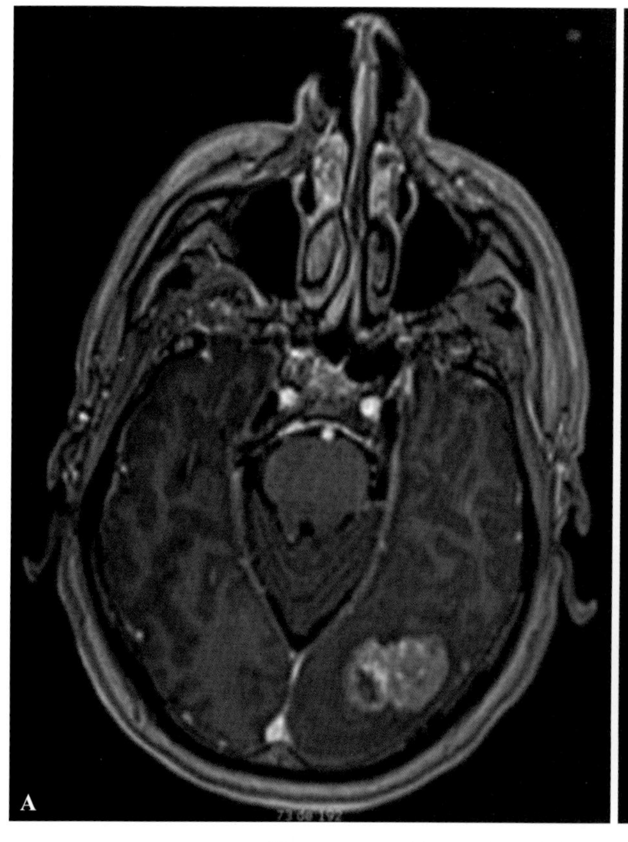

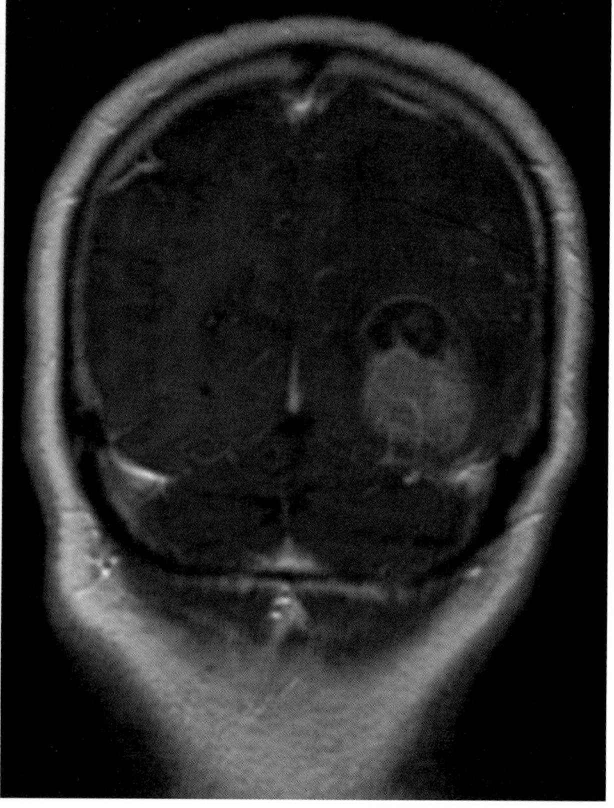

▲ 图33-3 A. 1例68岁肾细胞癌合并脑转移瘤患者的术前轴位及冠状位影像

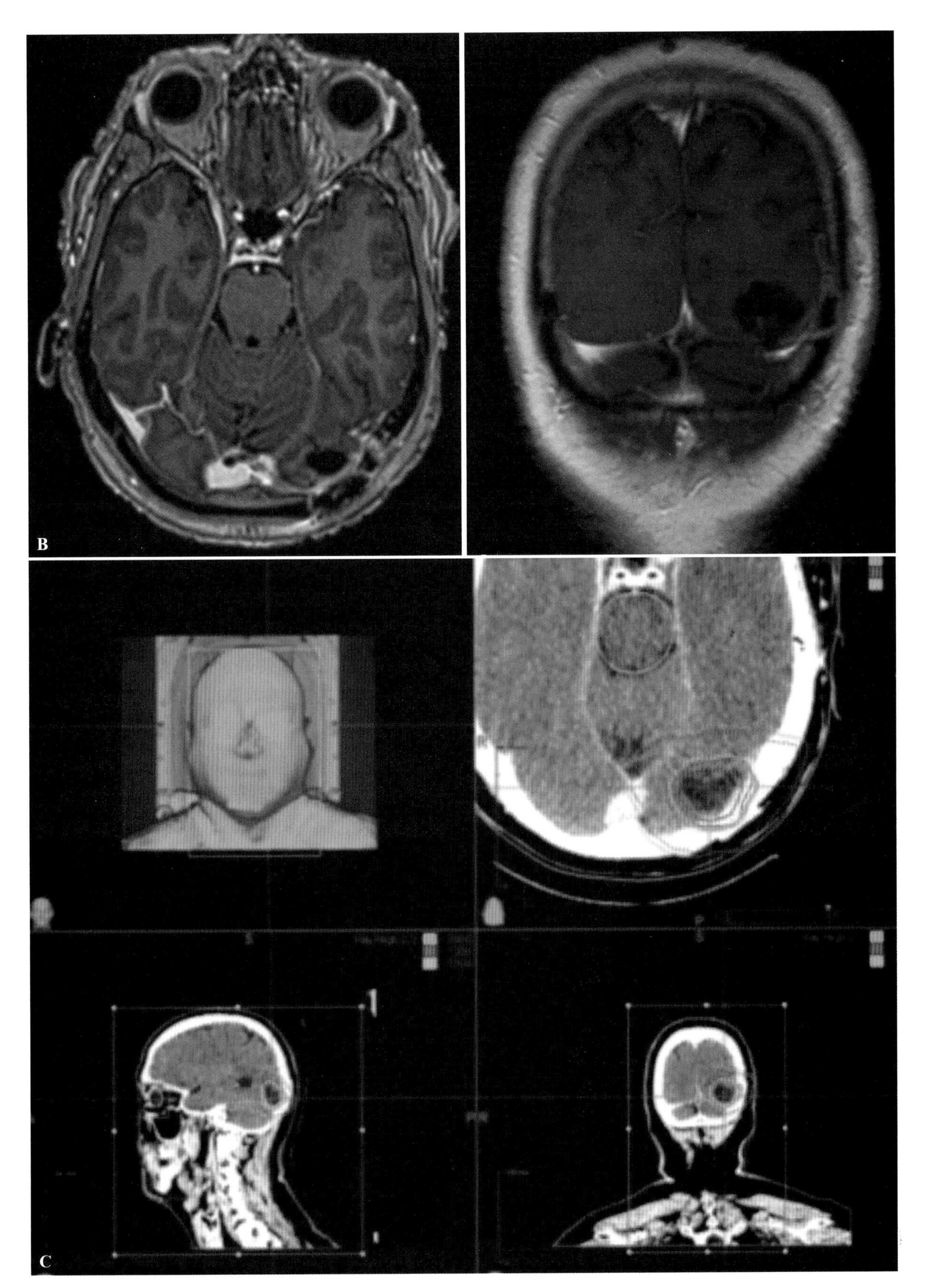

▲ 图 33-3（续） **B.** 患者术后轴位和冠状位的影像学检查；**C.** 治疗计划 **CT:** 患者接受了射波刀分割治疗的 **24Gy**（**3** 次），同时 **PTV** 为包含周边 **1mm** 的边界，处方剂量为 **61%** 的等剂量曲线

术后最佳局部控制的剂量仍未确定。有一些倾向于所有的术腔放射治疗都应分割治疗，而另外一些则更推崇单次高剂量治疗。值得注意的是 RTOG 90–05 所设置的剂量限制，并且其在随后的试验中加以应用，这是来自于那些之前接受过放疗的患者。因此，实际的最大承受剂量应该比限定值要高。术腔中残留的肿瘤含氧量较低，需要更高的放射剂量来使其消除。

术腔 SRS 分割方式仍有待解决。Prabhu 等[26]观察了 62 例患者 64 个术后残腔。同样，大多数患者根据 RTOG 的剂量规定治疗。基于残腔直径，14% 患者接受了 3～4 次的分割治疗，剂量从 24～30Gy，64 例患者中有 11 例出现局部复发（22% 于 12 个月内）。病灶边缘剂量小于 18Gy 更容易复发。事实上，病变单次或多次分割治疗似乎不影响局部控制率。

十二、其他治疗选择

将卡莫斯汀放入术腔内合并全脑放疗这一治疗方式已在一项多中心研究中提到。25 例[64]单个转移瘤患者接受了向手术切除的残腔内置入卡莫斯汀聚合药片，绝大多数患者还接受了术后的全脑放疗（30Gy，分 10 次治疗）。没有发现局部复发的患者，同时远隔部位转移的患者与历史对照组相同。据报道，两名患者有严重的神经系统不良反应（癫痫），可能与药片的放置有关。在近全切除术后，也曾使用过手术腔内放置 ^{125}I，并有报道称其提供了良好的局部控制率（12 个月为 96%）[65]。一项多中心研究中，也对 GliaSite 近距离球囊导管放射治疗术后残腔进行了试验[66]。62 例患者接受了通过 GliaSite 导管向术腔内予以 60Gy 治疗剂量的治疗，局部控制率估计超过 80%，但是有 13 例患者因放射性坏死（69%）或肿瘤复发接受了再次手术治疗。一项行业支持的试验正在评估 Optune™ 肿瘤电场治疗仪对肺癌脑转移微观疾病控制的有效性。虽然这项试验排除了接受过手术的患者，但人们可以想象，如果这种疗法能有效预防脑转移复发，那么选用这种患者人群将是符合逻辑的。

十三、病例研究

一名 68 岁男性患者，1 年前被诊断出患有Ⅲ级黑色素瘤。他被送到急诊科时，有 2 周的头痛病史，伴有视野偏盲。

文中（图 33–4）展示了患者 CT 平扫，可见枕叶 20mm × 14mm 肿块，提示脑转移。

MRI（图 33–5）证实枕叶有一个 14mm × 23mm 肿块。患者胸部和腹部 CT 扫描，没有显示任何转移的迹象。患者开颅手术切除脑肿瘤。病理证实，该转移瘤源自已知的黑色素瘤。术后 MRI 显示病灶完全切除（图 33–6）。患者被建议需考虑放射治疗。可能的选择包括 WBRT 和术腔 SRS，患者选择了后者。

患者行治疗计划磁共振检查，证实肿瘤完全切除。在 T_1 对比增强 MRI 序列手术腔勾画与 CT 平扫图像融合（图 33–7），扩 1mm 的边界为 PTV。治疗剂量为 24Gy 分 3 次分割治疗，等剂量曲线设定为 65%（图 33–8），PTV 最大剂量为 3692cGy。治疗后 18 个月随访 MRI，治疗部位无复发。

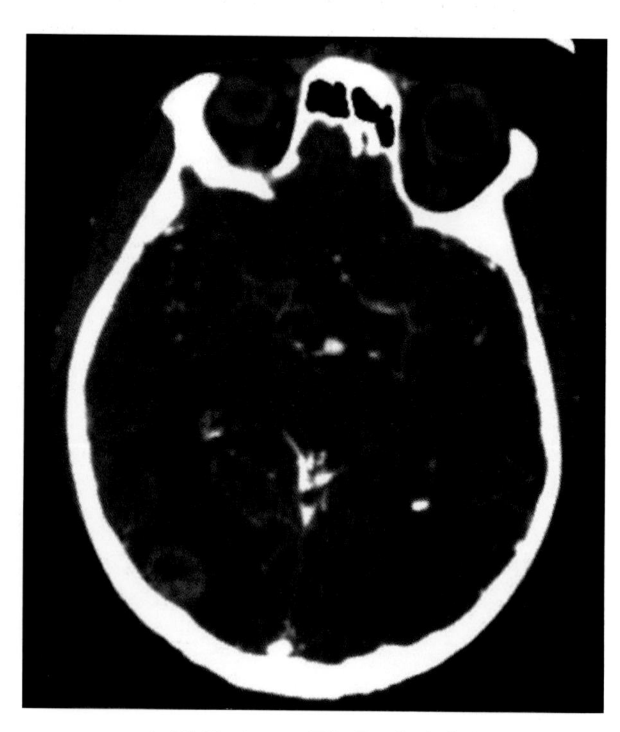

▲ 图 33–4　CT 平扫显示颅内病灶

十四、结论

- 脑转移瘤手术后，可 WBRT 或单独对手术腔进行放射治疗，一般为 1～5 次分割治疗。
- 无论是 WBRT 还是 SRS，增加术腔放射剂量已被证明可以改善局部控制。众所周知，WBRT 可以减少远距离播散转移（在大脑的其他地方）。
- WBRT 与术腔放疗有不同的不良反应。WBRT 与全脑神经毒性有关，而术腔放射治疗以更少的分割次数，获得更高的单一剂量，会导致局部放射性坏死的风险增加。

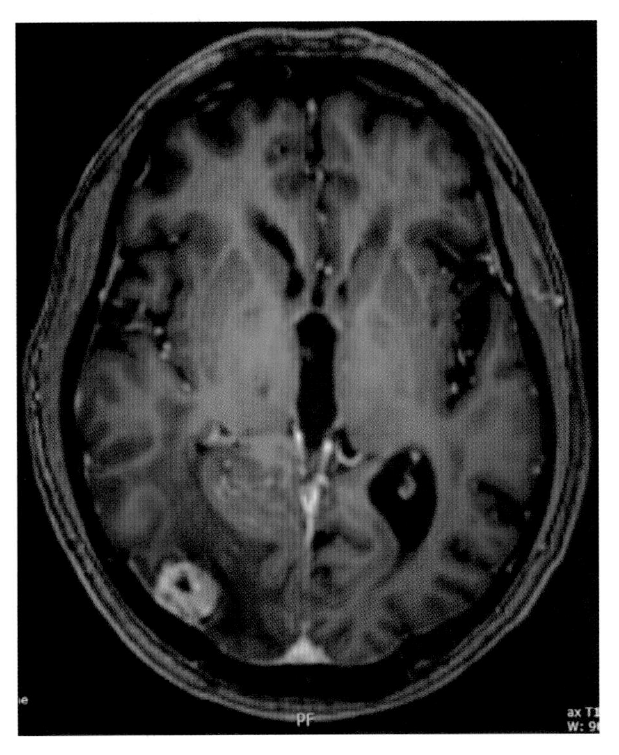

▲ 图 33-5　**MRI 平扫显示颅内病灶**

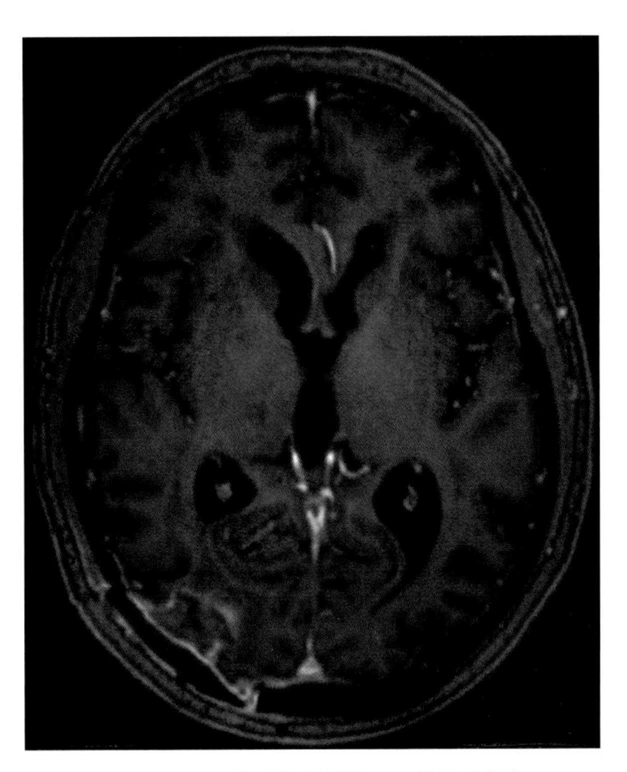

▲ 图 33-6　**术后治疗计划 MRI 显示手术腔**

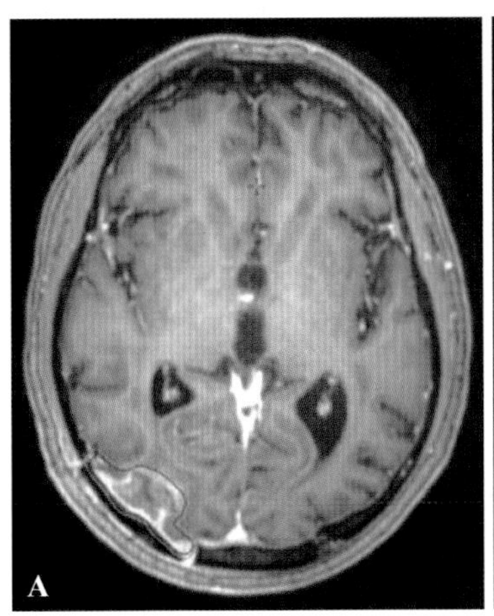

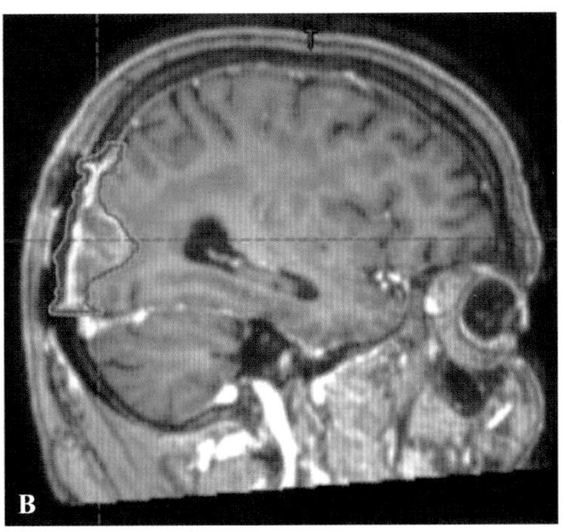

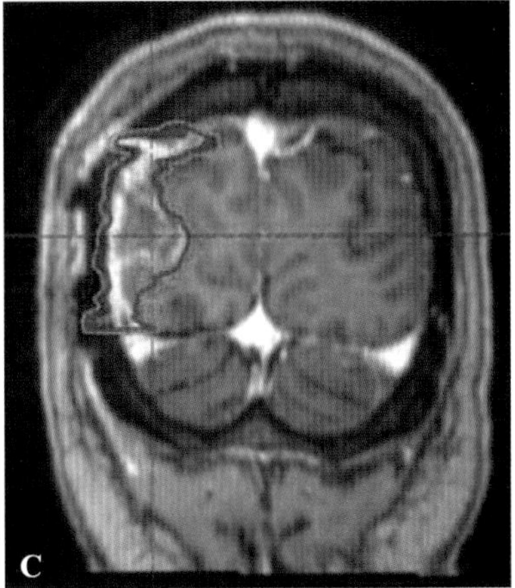

▲ 图 33-7　**治疗计划 MRI 的治疗体积（GTV+PTV）**
A. 轴位；B. 矢状位；C. 冠状位

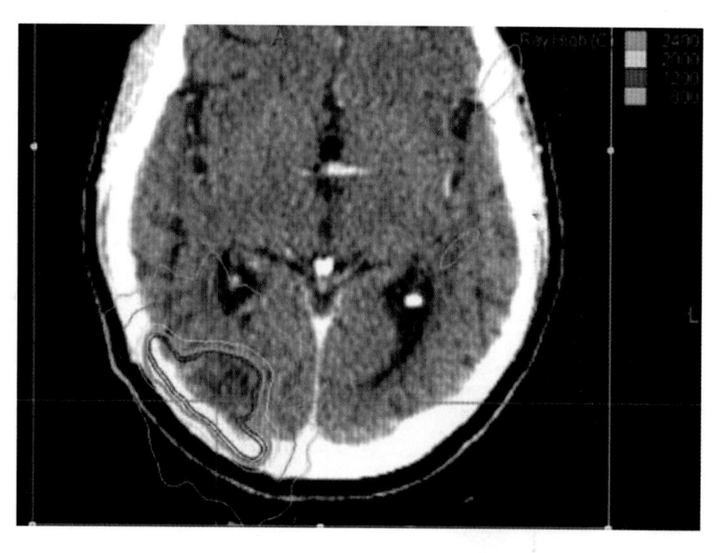

图 33-8 带有 CTV 的 CT 平扫给予 24Gy（3 次）

本章自测题

1. 判断对错：手术腔内增加 WBRT 可提高整体生存率。(　　)

2. WBRT 可减少（　　）。
A. 远隔部位播散
B. 局部复发
C. 软脑膜播散
D. A 和 B
E. 以上所有

3. 回顾性研究表明，脑转移瘤术前 SRS 与脑转移瘤切除术后术腔 SRS 治疗相比较（　　）。
A. 减少软脑膜播散
B. 改善局部控制
C. 提高总体生存率

4. 放射性坏死（　　）。
A. 术前放疗比术后放疗更少见
B. 可应用贝伐单抗治疗
C. SRS 治疗后可达 10%
D. 以上全部

5. 判断对错：增加手术腔的 PTV 可能降低局部复发率。(　　)

答案
1. 错　2. E　3. A　4. D　5. 对

第十三篇　中枢神经系统血管性疾病
Vascular Conditions of the CNS

第34章 血管畸形

Vascular Malformation

John C. Flickinger　Hideyuki Kano　L. Dade Lunsford　著

学习目标

- 了解脑动静脉畸形和海绵状血管畸形发病率和死亡率。
- 了解放射外科治疗动静脉畸形和海绵状血管畸形的价值和风险。
- 如何优化动静脉畸形和海绵状血管畸形的放射外科治疗。
- 了解脑动静脉畸形和海绵状血管畸形最佳管理的观察时间窗。

一、背景

血管畸形呈现为不同的类型，给患者造成的风险亦不尽相同。动静脉畸形（arteriovenous malformations，AVM）是先天性血管畸形，其导致动脉血直接引流入静脉系统，而没有流经毛细血管行使组织供氧和营养功能，同时降低了高压血流回流入低压静脉系统。因引流血管缺乏正常动脉所具备的强力肌层，高压血流随时可能导致自发性出血。脑动静脉畸形所致的高压力性出血可导致严重神经系统后遗症或死亡。硬脑膜动静脉瘘/分流（dural arteriovenous fistulas/shunts，DAVF）和动静脉畸形有许多相似之处，两者可为先天性动静脉畸形，亦可由创伤所致。海绵状血管畸形是发生于动脉树下游、邻近毛细血管的畸形短路血管，血管压力较低。与AVM出血相比，海绵状血管畸形出血通常较小，且导致神经功能缺失的可能性较低。然而，脑干海绵状血管畸形出血可导致严重的神经功能障碍，尤其多次出血。海绵状血管畸形通常为先天性，但是在某些家族中，受累个体的海绵状血管畸形数目随年龄的增长而增长。

二、流行病学

几项研究已经明确了无症状血管畸形的发病率。医院尸体解剖研究报道的脑AVM发病率约为600/10万（0.6%）[1]。无症状志愿者颅脑MR扫描中，海绵状血管畸形发生率为0.14%～0.2%[1-3]。苏格兰人脑血管畸形研究显示，1999—2000年间苏格兰共诊断418例血管畸形病例[1]。每10万成年人中，年诊断率：颅内血管畸形（IVM）为2.27（95%CI 1.96～2.62），脑动静脉畸形为1.12（95%CI 0.90～1.37），海绵状血管畸形为0.56（95%CI 0.41～0.75），静脉畸形为0.43（95%CI 0.31～0.61），硬脑膜AVM为0.16（95%CI 0.08～0.27）。

三、临床表现和诊断

血管畸形患者常表现为出血症状，但亦可出现其他症状。伴有表浅静脉引流的高流量AVM可导致跳动性耳鸣。癫痫发作可引起短暂性神经功能缺失，而永久性（潜在可逆性）神经功能缺失见于血管盗血（血管旁路）所致的脑功能区血流量降低。AVM相关或无相关性头痛的影像学筛查促进了

AVM 诊断。

四、病理和影像学表现

DSA 可明确 AVM，其表现为早期“畸形血管染色”，即动静脉短路早期显影，伴随引流静脉早期显影，引流静脉因高压力、高血流而扩张。供血动脉的高血流率有时导致动脉瘤形成。MR T_1WI 增强和 T_2WI 可区分畸形血管团和引流静脉。然而，MR 成像有时不能显示 AVM 畸形血管团，而血管造影图像的细致分析可以明确。图 34–1 展示了典型 AVM 血管造影和 MRI 表现。

与高压力性 AVM 相比，海绵状血管畸形的引流静脉扩张程度较轻。先前出血的海绵状血管畸形在血管团周围可见含铁血黄素环，其不需要包含在治疗体积内。图 34–2 展示了脑干海绵状血管畸形：先前 2 次局限性出血后出现典型含铁血黄素环。

五、分类、预后和预测因素

（一）出血风险

大样本研究表明脑动静脉畸形出血的总年度风险约为 3%。1996 年美国匹兹堡大学的一项研究分析了 315 例患者放射外科治疗前的出血风险[4]。多因素分析确定了三个出血相关因素：既往出血史（RR=9.09，$P < 0.001$）、单一引流静脉（RR=1.66，$P < 0.01$）、弥漫型（vs. 紧密型）动静脉畸形（RR=1.64，95%CI 1.12～2.46，$P < 0.01$）。基于这些重要出血风险因素，构建了四个 AVM 出血风险组，其年出血率分别为 0.99%、2.22%、3.72% 和 8.94%。

Stapf 等前瞻性分析了哥伦比亚数据库 622 例 AVM 患者的连续性出血风险，研究期限为明确诊断至开始治疗的间隔期[5]。出血独立预测因素：年龄增长（HR=1.05/ 年）、诊断时初次出血（HR=5.38/ 年）、脑深部（HR=3.25/ 年）、单一深静脉引流（HR=3.25/ 年）。年出血率从不具备后三个因素中的任何一个因素患者的 0.9% 至具备所有后三个因素患者的 34.4% 不等。

（二）海绵状血管畸形

匹兹堡大学研究发现[6]：海绵状血管畸形在发

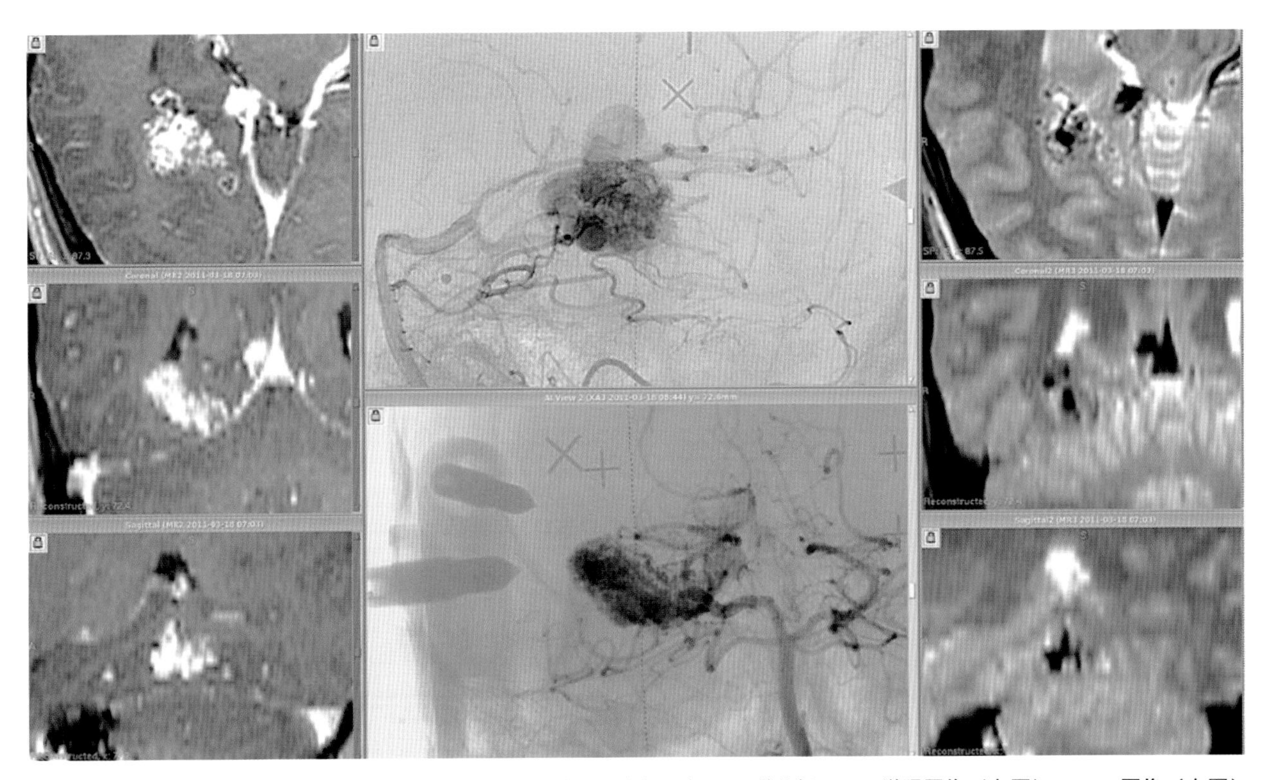

▲ 图 34–1 右侧颞叶内侧 AVM 立体定向双平面血管造影（中间两幅）和磁共振 T_1WI 增强图像（左图）、T_2WI 图像（右图）

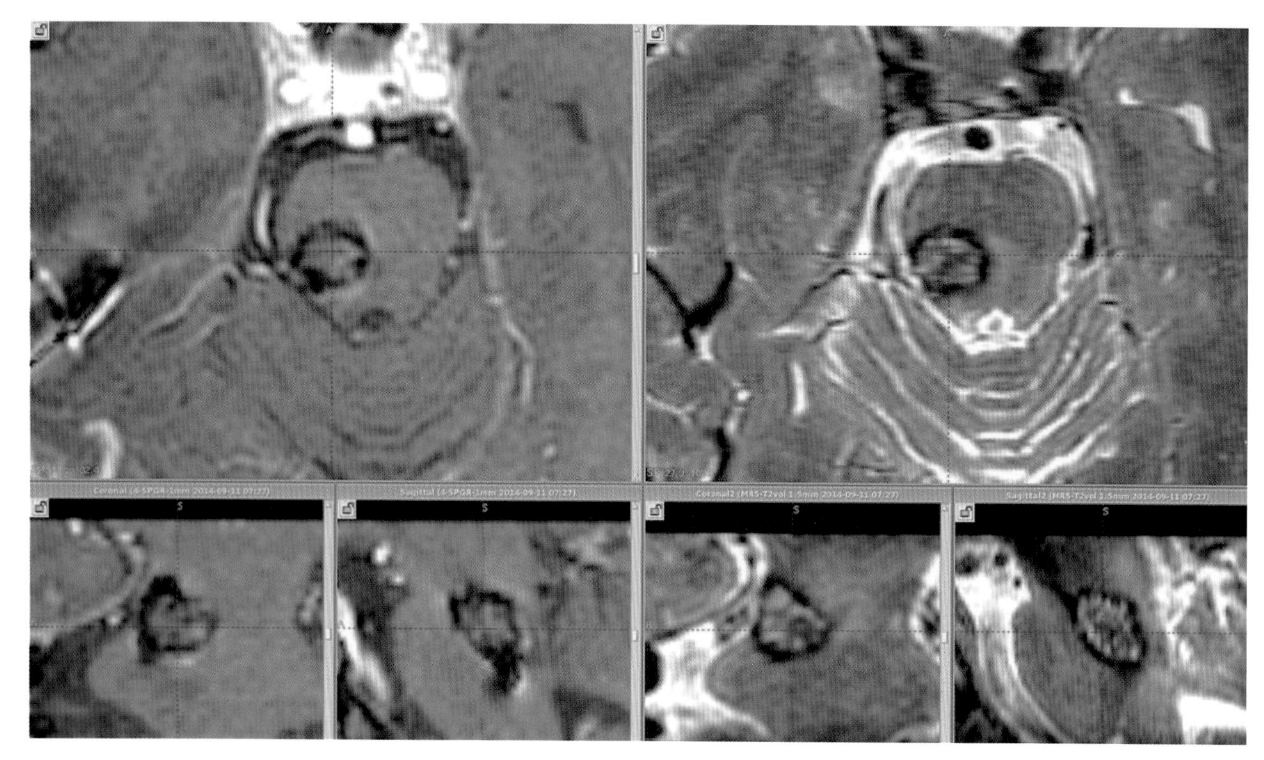

▲ 图 34-2 脑干典型海绵状血管畸形表现，患者先前发生 2 次出血
先前出血事件所致黑色含铁血黄素环围绕海绵状血管畸形团

生 0 次、1 次和≥ 2 次出血后，年出血风险分别为 0.6%、4.5% 和 32%。Nikoubashman 等 [7] 根据 MRI 表现将 70 例儿童和青少年患者的 355 个海绵状血管畸形进行了回顾性分类，并基于生存功能计算了 25 例患者 255 个病灶的预期出血率，放射学观察期限> 180 天。急性或亚急性血液降解与高出血风险相关（P=0.036）：具备急性或亚急性血液降解产物征象的 AVM 患者的平均年出血率为 23.4%，而不具备血液降解产物征象的平均年出血率仅为 3.4%。

（三）评分量表

已开发了数种 AVM 评分量表，并证实了其有效性。最常用的 AVM 评分量表是 Spetzler-Martin [8]，用于预测 AVM 手术切除结果。Spetzler-Martin 五级评分量表根据 AVM 的三个不同解剖特征赋予分值：直径（< 6cm：1 分；3～6cm：2 分；> 6cm：3 分）、深静脉引流（1 分）和脑功能区，如运动、感觉、语言和视觉皮层或基底节区（1 分）。Spetzler-Martin 评分越高，显微外科手术切除的结果越差（低治愈率、高并发症率）。

Pollock Flickinger 评分专门用于预测 AVM 放射外科治疗的结果 [9]。计算公式：AVM 评分 =0.1 × 体积 +0.02 × 年龄 +0.5 × 位置。

Virginia 放射外科 AVM 评分（VRAS）根据总评分将 AVM 分为 5 级 [10]：体积 / 直径< $2cm^3$（0 分）、2～$4cm^3$（1 分）或> $4cm^3$（2 分）、功能区（1 分）及脑出血史（1 分）。Ⅰ级 AVM 为 0 分，而Ⅴ级 AVM 为 4 分。

（四）多种管理模式选择

AVM 管理模式包括观察、手术切除、介入栓塞和放射外科。完全性手术切除通过完整切除病灶解决了畸形血管脆性增加、易出血的问题，但完全性切除的代价是可能发生严重的术后并发症，发生概率和严重程度因 AVM 位置、大小和血管解剖而异。

血管造影有助于确定 AVM 畸形血管团、供血动脉和引流静脉，从而为外科手术、放射外科和（或）介入栓塞制订治疗计划。血管造影亦有助于识别伴随的动脉瘤，并合理选择弹簧圈，以降低 AVM 放射外科治疗后病灶消退期间动脉瘤出血的风险。部分 AVM，尤其颈外动脉分支供血的 AVM，其可通过血管造影介入栓塞而治愈。AVM 血管造影栓塞的两个主要问题是血管性梗死和栓塞血管再通。术前栓塞可降低手术切除期间的出血风险。浅表 AVM 供血动脉栓塞联合放射外科可以加速跳动性耳鸣和头痛的缓解，然而大多数医疗机构更愿意放射外科治疗后栓塞。放射外科治疗前栓塞与 AVM 消退率较低相关，因为放射外科前栓塞往往使畸形血管界限不清，同时因放射外科靶区未包含栓塞部分而易发生再通。

ARUBA 试验 [11, 12] 将未破裂 AVM 分为观察组和治疗干预组（栓塞、手术切除或放射外科），比较了两组间的年出血风险，结果显示观察组的年出血风险更低。因此，ARUBA 试验证实在相对短的随访期（平均 33 个月），随访观察是未破裂 AVM 最理想的管理策略。对于老年低风险 AVM 患者，该实验证实随访观察合理。然而，对于年轻患者，ARUBA 试验设计（平均随访仅 33.3 个月）完全不足以证明外科手术或放射外科治疗 AVM 所带来的长期获益。

六、放射野设计 / 靶区勾画

AVM 在血管造影、MR 和 CT 成像中的异常表现是畸形血管团、供血动脉和扩张引流静脉的综合表现。AVM 放射外科治疗计划的关键是明确和定位动静脉畸形的分流血管，并尽可能避免靶区包含引流静脉。AVM 畸形血管团在血管造影早期呈现为团块样或小云朵样染色（图 34–1）。血管造影二维正交片显示的畸形血管团轮廓与三维 MRI 轴位图像中的病灶轮廓相对应，畸形血管团在三维空间中可以准确界定（图 34–3）。

对于海绵状血管畸形，靶区不需要包括整个含铁血黄素环，仅覆盖含铁血黄素环内的畸形血管。图 34–4 所示为 1 例典型脑干海绵状血管畸形，放射治疗计划仅局限于畸形血管团，而未覆盖含铁血黄素环的边缘。

七、正常危及器官剂量限值

正常组织结构的标准剂量限值适用于所有脑放

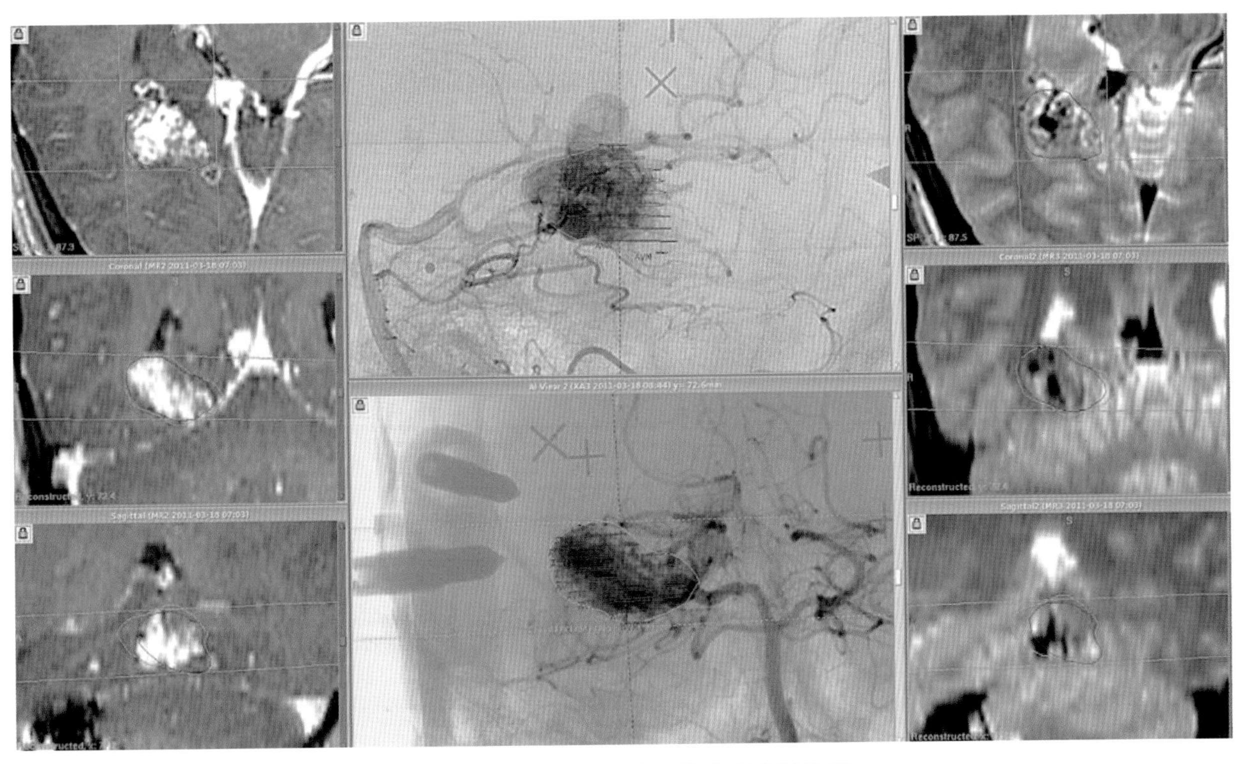

▲ 图 34–3　右颞叶内侧部动静脉畸形诊断图像

立体定向双平面血管造影图（中间两图），MR T_1WI 增强图像（左图）和 T_2WI 图像（右图）。AVM 畸形血管团轮廓首先在第二幅正交双平面血管造影图（中间两图）上用白色线条勾画，其与 3D MR 图像（左图和右图）上所示的白色线条轮廓相对应，这有助于最终确定 3D MR 靶区边界（黑色）

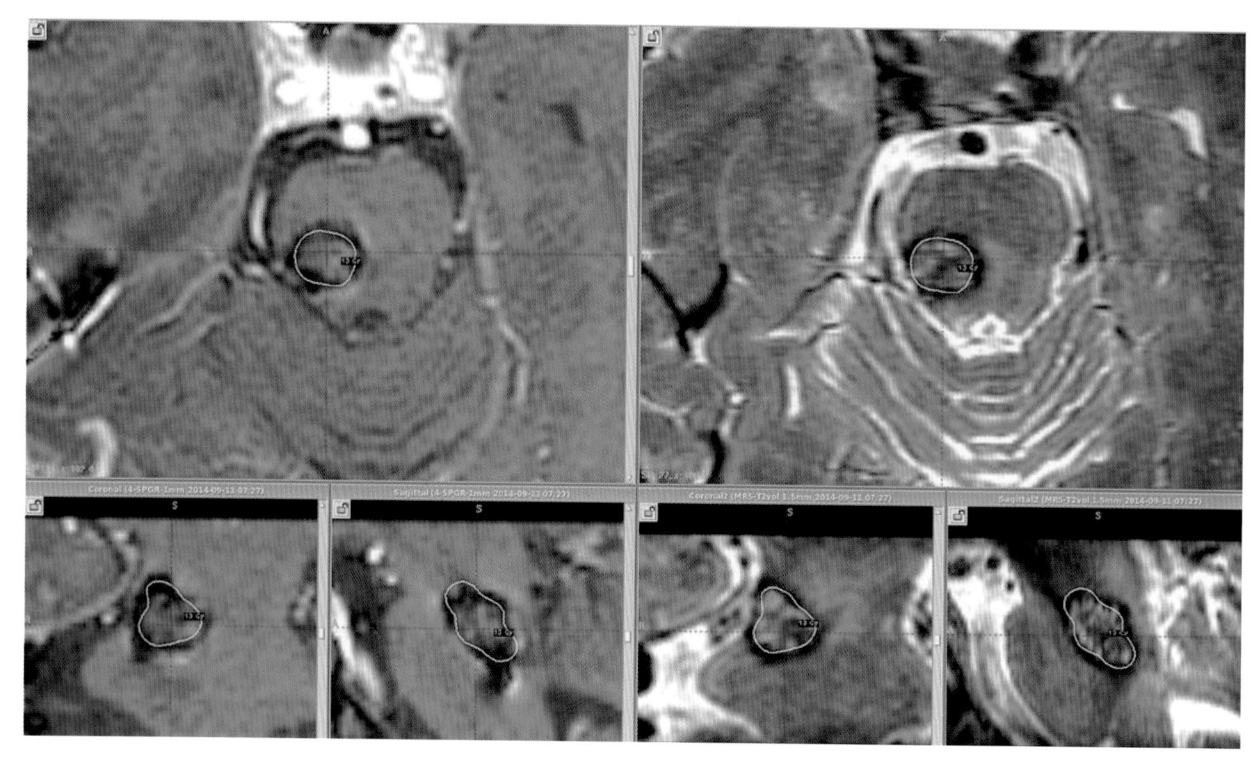

▲ 图 34-4 脑干海绵状血管畸形（两次出血事件病史）放射外科治疗计划
海绵状血管畸形病灶周围可见黑色含铁血黄素环，放疗靶区没有特意覆盖含铁血黄素环

射外科。视交叉、视神经及其他脑神经的最大耐受剂量在单次分割剂量模式中为 10Gy（或 18Gy 分 3 次，6Gy/ 次）。脑干剂量通常限制在 12～13Gy。放射外科靶区最大剂量应位于脑干外，然而，为了治疗直接累及脑干的 AVM 和海绵状血管畸形，并获得恰当的血管闭塞机会，脑干必须接受 15～18Gy 范围内的较高剂量。耳蜗和垂体平均剂量尽可能限制到 4.5Gy 和 7Gy。

八、并发症预防和放射性毒性（急性和晚期反应）

前期研究结果提示 AVM 放射外科可能与短暂性或不可逆性放射不良反应（adverse radiation effects，ARE）有关[13-20]。立体定向放射外科后系列 MRI 研究表明高达 30% 患者在放疗靶区附近出现影像学异常[13-20]。症状性 ARE 见于 3%～11% 患者[13-20]。先前文献表明 AVM 的解剖位置、病灶大小、边缘剂量[5-8, 21]及 12Gy 剂量线所包含的脑体积是 AVM 放射外科后发生症状性 ARE 的预测因素[13-15]。Flickinger 等[14, 15]构建了预测 12Gy 剂量体积，即接受 12Gy 或更高剂量的脑组织体积（包括 AVM 放疗靶区体积），发生不可逆放射性损伤风险的统计学模型。靶体积和 ARE 发生率间的关系被认为呈现剂量依赖性。AVM 的解剖位置决定了患者相关症状的发生率和症状类型。Flickinger 等[14, 15]报道发生不可逆症状性 ARE 的高风险因素包括 AVM 在脑干和丘脑的解剖位置。Kano 等[20]随后评估了 755 例接受伽马刀®SRS 治疗的 AVM 患者，至少随访 2 年。1 年、2 年、3 年和 5 年症状性 ARE 累积发生率分别为 3.2%、5.8%、6.7% 和 7.5%。症状性 ARE 高发生率的相关因素包括 AVM 体积较大、边缘剂量较高、12Gy 剂量线包含的体积较大、Spetzler-Martin 评分及高放射外科评分（radiosurgery-based score，RBS）。与其他脑区的 AVM 相比，脑干或丘脑 AVM 放射外科后症状性 ARE 发生率较高，分别为 22% 和 16%，而其他脑区仅为 4%～8%。不可逆症状性 ARE 的 5 年累积发生率丘脑 9.1%，脑干 12.1%，其他脑区 1.4%。

SRS 诱导 AVM 闭塞后形成的迟发性囊肿或慢

性膨胀性血肿，是一个不常见、但很好描述的现象[19, 22]。Ilyas等[10]基于已发表22项文献的Meta分析，结果显示SRS后迟发性囊肿的总发生率3.0%（78/2619例），潜伏期约7年。64例具有症状学和管理数据的囊肿形成患者中，21例（32.8%）有症状，21例（32.8%）行手术治疗，其余43例（67.2%）行保守治疗。放射外科导致随后5～30年内发生恶性肿瘤的风险罕见，因此具体风险不易确定，但似乎在1/1000～1/200的范围内。

九、预后

Spetzler-Martin分级系统是公认的一种预测手术后患者预后的准确方法，已在具有丰富血管性病变专业知识、技能的医疗中心广泛应用[23]。源自这些医疗中心的报道提示Spetzler-Martin Ⅰ级和Ⅱ级AVM手术可能与无并发症率或死亡率相关。并非所有的低级别AVM都会取得预期结果。例如，运动皮层的Ⅱ级AVM（较小的浅静脉引流）至少可能与手术切除后短暂性对侧运动无力有关。Kano等[15]报道了217例Spetzler-Martin Ⅰ级或Ⅱ级AVM病例，所有病例均SRS治疗。血管造影或MRI证实1次SRS后畸形血管的3年、4年、5年和10年确切闭塞率分别为58%、87%、90%和93%。AVM SRS的最大局限性之一是畸形血管影像学闭塞的明显延迟现象，平均需要2～4年时间[24]。Ding等[25]报道了一项名为ARUBA的多中心队列研究，共纳入7个医学中心的232例Spetzler-Martin Ⅰ～Ⅱ级AVM患者，所有患者均SRS治疗。畸形血管5年和10年确切闭塞率分别为72%和87%，SRS治疗后年出血率为1.0%，症状性和永久性放射性不良反应率分别为8%和1%，76%患者获得了理想结果，10%患者出现脑卒中或死亡。

Spetzler-Martin Ⅲ级AVM患者是一个异质性群体，包括了基于大小、重要脑功能区、引流静脉的不同AVM亚型。尽管如此，外科手术很少使用亚分类系统来报道治疗结果[21, 26, 27]。Kano等[28]报道了474例Spetzler-Martin Ⅲ级AVM的SRS治疗效果，平均随访时间89个月。对于所有Spetzler-Martin Ⅲ级AVM，血管造影或MRI确定的畸形血管总闭塞率自3年47%增加到4年69%、5年72%、10年77%。Spetzler-Martin Ⅲ级亚组分析显示：病灶较小的亚组较其他亚组更容易闭塞。1年、2年、3年、5年和10年的累积出血率分别为2.6%、4.4%、5.2%、6.2%和7.7%。Spetzler-Martin Ⅲ级AVM的中部/深部亚组累积出血率明显升高。症状性放射性不良反应见于6%的患者。Ding等[2]报道了891例Spetzler-Martin Ⅲ级AVM，所有患者在8个医学中心SRS治疗。5年和10年确切闭塞率分别为63%和78%。放射外科治疗后年出血率为1.2%。症状性和永久性放射性不良反应率分别为11%和4%。

相比较而言，无论选择哪种治疗方案，Spetzler-Martin Ⅳ级和Ⅴ级AVM都与高风险和低成功率相关[29, 30]。Patibandla等[30]报道了233例Spetzler-Martin Ⅳ级（94.4%）和Ⅴ级（5.6%）AVM的多中心研究，所有患者在8个医疗机构行单次SRS治疗，平均随访时间84.5个月。3年、7年、10年和12年确切闭塞率分别为15%、34%、37%和42%。SRS治疗后年出血率3.0%。症状性和永久性放射性不良反应率分别为10.7%和4%。

与1%～4%范围的年出血风险相比[31]，血管造影证实的完全闭塞似乎将累积终生出血风险降低到约1%。SRS治疗后部分性闭塞是否影响迟发性出血风险仍然不清楚[22, 31–33]。SRS治疗大约3年后，AVM残存患者需要再次评估以确定是否采取额外的补救措施，如手术切除、介入栓塞和（或）再次SRS。

几项研究表明初始SRS治疗后不完全闭塞的AVM患者中，60%～70%患者再次SRS治疗达到了完全闭塞[23, 34, 35]。Kano等[36]对105例初次SRS治疗后（中位随访40.9个月）不完全闭塞的AVM患者，进行了再次SRS治疗。结果显示再次SRS治疗后血管造影或MRI证实的3年、4年、5年和10年完全闭塞率分别为35%、68%、77%和80%。再次SRS治疗后1年、2年、3年、5年和10年的新AVM出血率分别为1.9%、8.1%、10.1%、10.1%和22.4%，这意味着再次SRS后0～2年和2～10年，每年新发再次SRS后出血的患者比例分别为4.05%和1.79%。初次SRS后5例（4.7%）发生症状性放射性不良反应，而再次SRS后10例（9.5%）发生症状性放射性不良反应。

大体积（＞10cm^3）症状性 AVM 的管理仍然是一个令人困惑的临床挑战。大体积 AVM 单次 SRS 治疗与较低的血管闭塞率或不可耐受的放射性不良反应相关。Kano 等[37]报道了 46 例大体积 AVM（＞10cm^3）病例，患者进行了体积－多程 SRS，即 AVM 的 1/3～1/2 体积通常接受首程治疗，剩余部分每 3～6 个月进行 1～2 程治疗（图 34–5）。体积－多程 SRS 的基本原理是小体积可以安全地给予更高的放射剂量（8～13cm^3：16～18Gy），其安全性高于单程治疗（16～40cm^3：13～15Gy）整个病灶。再程 SRS 的 3 年、4 年、5 年和 10 年总闭塞率分别为 7%、20%、28% 和 36%。病灶边缘剂量≥17Gy 的体积－首程 SRS 后 5 年总闭塞率为 62%。对于大体积 AVM，体积－多程 SRS 有潜在的优势，但通常需要在相当长的时间内进行多阶段治疗。未来在具有潜在优势的体积－多程 SRS 治疗后，创新性的栓塞治疗（减少血流、闭塞瘘管和封堵相关动脉瘤）也许进一步降低出血风险。

十、随访与放射学评估

大多数医疗中心在 AVM 或海绵状血管畸形放射外科治疗后前 3 年，每 6 个月进行 1 次 MR 成像，以监测畸形血管可能闭塞的血流信号缺失，以及放射性不良反应的证据或局限性出血。如果 MRI 显示 AVM 可能闭塞，推荐血管造影以明确闭塞。血管造影延迟至 SRS 后 4～5 年进行也是合理的，尤其对于治疗反应敏感的大体积 AVM，这样可以为血管闭塞的形成预留更多时间。当放射外科治疗后 3～5 年 AVM 仍然明显时，应考虑再次放射外科治疗或偶尔选择手术切除。如果放射外科治疗后血管畸形闭塞，则约每 2 年随访 1 次 MRI，以监测放射外科治疗后囊肿的形成或继发性肿瘤的发生。

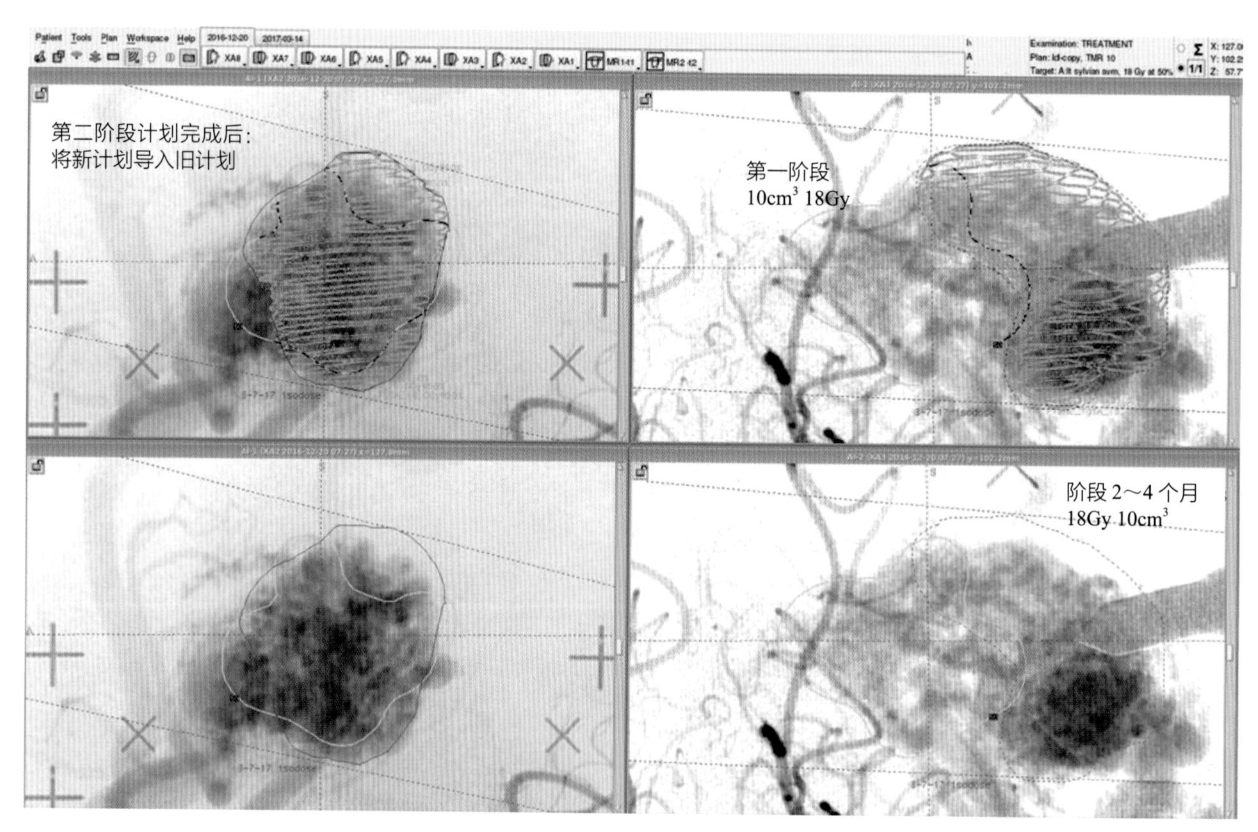

▲ 图 34–5　**多程放射外科：AVM 体积 20cm^3**

首程 SRS 进行 2D 立体定向血管造影，联合立体定向 MRI，两种成像采用相同的立体定向框架配准。再程 SRS 单纯进行立体定向 MRI。首程 MR 图像和再程 MR 图像相互配准，但由于两程间框架位置的变化，首程计划的 2D 血管造影图像不能与再程计划的 MR 图像直接融合。再程计划的 MR 等剂量线可以被导入至首程计划，并投射到 2D 血管造影图像（上图），等剂量线的轮廓也有显示（下图）

十一、病例研究

20 岁男性，偏头痛病史，伴头晕症状。头 MRI 和 DSA 发现右颞叶内侧深部 AVM，深静脉经 Rosenthal 基底静脉引流入大脑内静脉和直窦，无先前出血征象。在讨论了定期观察、手术切除、介入栓塞和放射外科等治疗策略的风险和获益后，决定进行放射外科治疗，如图 34–6（右颞叶深部 AVM：立体定向 MRI 和双平面血管造影）所示。放疗处方剂量 20Gy，靶区体积 4.5ml，最大剂量 40Gy。患者没有遵从医生建议定期随访，放射外科治疗 39 个月后因视觉先兆和间歇性头痛后出现晕厥发作而接受当地神经学家的评估，随之进行了随访 MRI（图 34–7）。MRI 显示右侧脑室枕角及其周围神经胶质增生和 T_2 信号异常，该部位先前的 AVM 进行了治疗。放射外科治疗前 MR 图像呈现的高血流 AVM 流空信号不再明显。患者开始服用抗惊厥药物，但没有行进一步的影像学随访，例如进行血管造影检查以证实畸形血管闭塞。该病例阐述了 AVM 放射外科治疗潜在的并发症，以及放射外科治疗后 3～5 年遵医嘱影像随访、明确血管闭塞的困难性。

十二、总结

- 动静脉畸形有明显的自发性出血率、发病率和死亡率，且随着年龄、既往出血发作、深静脉引流和脑干区域等因素而显著增加。
- AVM 放射外科治疗前介入栓塞与较低的血管闭塞率相关。
- 放射外科治疗后损伤反应的风险随着靶体积和部位（脑干、丘脑或其他）而增加。
- 在可接受放射性不良反应的情况下，大体积（> $10cm^3$）AVM 放射外科很难达到完全闭塞。序贯体积 – 多程放射外科技术似乎可以改善结果。

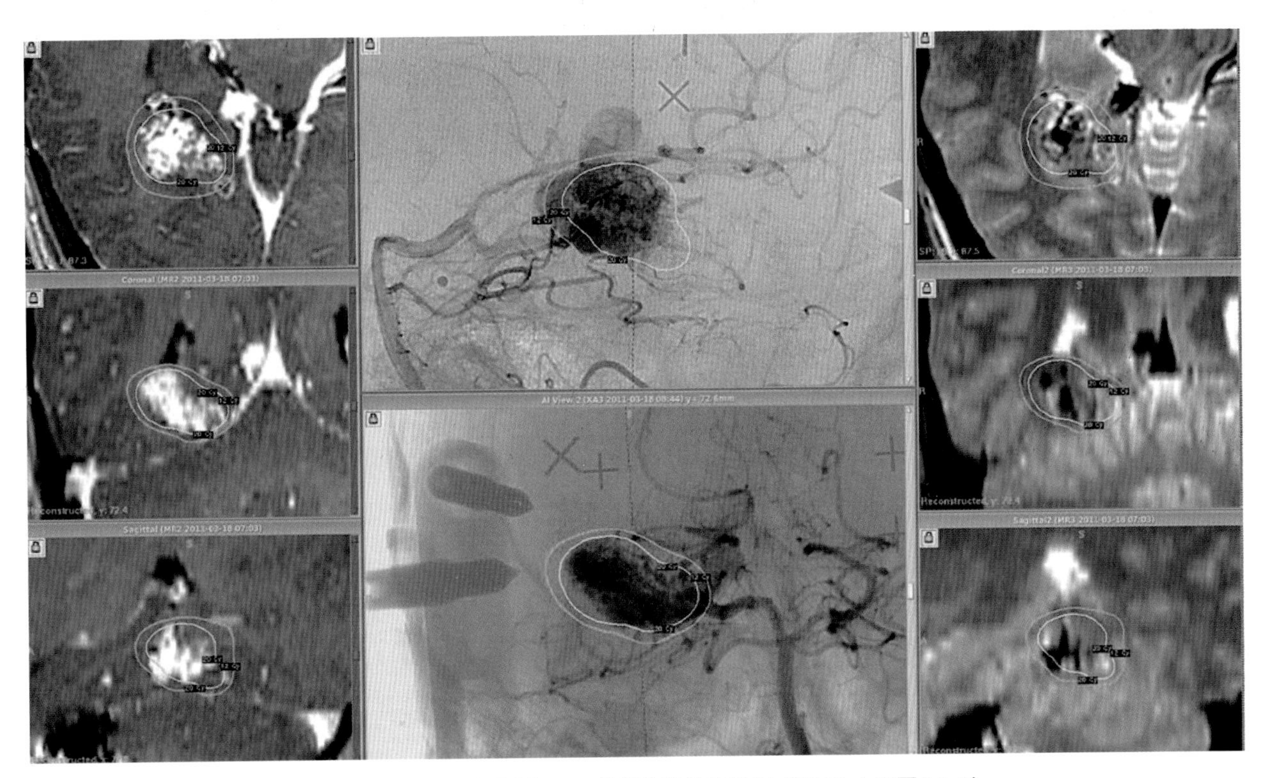

▲ 图 34–6 右颞中内侧 AVM 放射外科治疗计划（图 34–1 和图 34–3）
50% 等剂量靶体积（4.5ml）处方剂量为 20Gy，同时显示 12Gy 剂量的靶体积

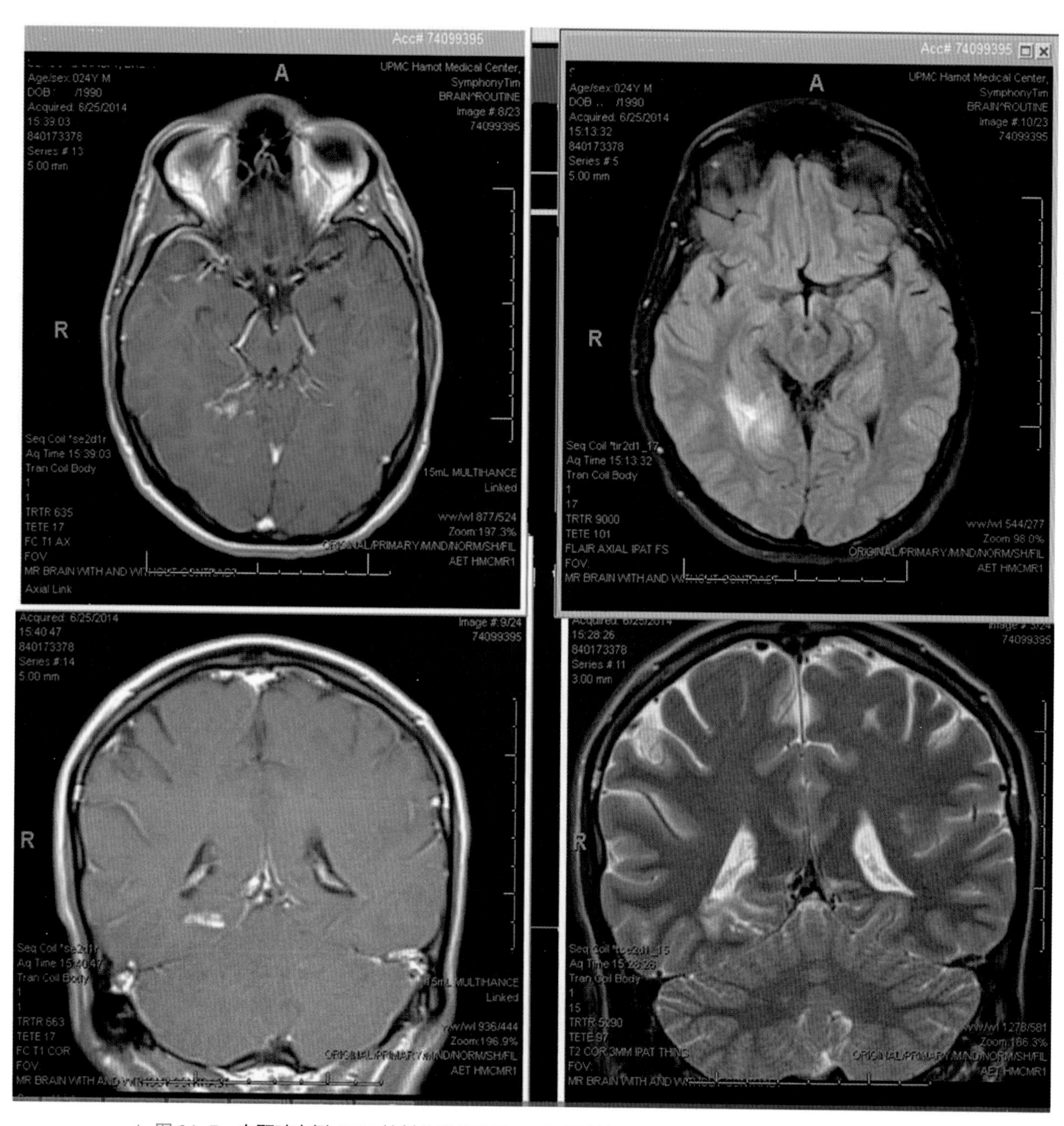

▲ 图 34-7　右颞叶内侧 AVM 放射外科治疗后 39 个月随访 MRI（图 34-1），T_2WI 流空信号消失

本章自测题

1. AVM 年出血风险是（　　）。

A. 1%

B. 3%

C. 6%

D. 10%

2. 先前无出血史的海绵状血管畸形年出血风险是（　　）。
A. 0.6%
B. 3%
C. 6%
D. 10%

3. AVM 放射外科前介入栓塞能达到的效果是（　　）。
A. 提高疗效，减少靶体积，从而减少并发症
B. 提高后续放射外科治疗 AVM 的闭塞率
C. 多数情况下，增加额外风险且获益不大
D. 较单纯放射外科治疗可更快减轻浅表 AVM 所致的波动性耳鸣和头痛症状

4. ARUBA 试验（先前无出血 AVM 的管理）在平均随访 33 个月时证明（　　）。
A. 未破裂 AVM 的随诊观察 / 医学管理与良好预后相关
B. 未破裂 AVM 的手术治疗与良好预后相关
C. 未破裂 AVM 的栓塞治疗与良好预后相关
D. 未破裂 AVM 的放射外科治疗与良好预后相关

5. 放射外科治疗 AVM 时，与症状性放射性不良反应的高发生率相关的靶体积剂量水平为（　　）。
A. 6Gy
B. 9Gy
C. 12Gy
D. 15Gy

答案
1. B　2. A　3. C　4. A　5. C

第35章

三叉神经痛

Trigeminal Neuralgia

Peter Y. Chen 著

学习目标

- 了解三叉神经痛特性及其不同于其他脑神经痛的独特表现。
- 举例治疗三叉神经痛的一线药物，如果药物疗法呈难治性或不可耐受，可采取更具侵袭性的手术治疗模式，如从微血管减压术到最小侵袭性的、放射治疗为基础的立体定向放射外科（包括伽马刀）。
- 详细阐述立体定向放射外科的复杂性，包括MR/CT成像评估靶区位置，单次立体定向放射治疗剂量输送的等中心设置，周围重要神经结构的耐受剂量限值，以及放射外科治疗相比于其他可选治疗模式的预期临床效果。

一、历史背景与定义

三叉神经痛（trigeminal neuralgia，TN）或三叉神经痛症是一种涉及第V对脑神经（也称为三叉神经）的面部疼痛综合征。三叉神经痛是剧烈和难以忍受的脑神经痛，具有独特性。三叉神经痛甚至需要用术语“三叉神经痛症”来描述极度不适发作伴随的面部扭曲和面部表情。英国内科医生John Fothergill基于三叉神经痛的原始描述，1783年首次指出其独特性，他陈述：“该疾病似乎是老年人所特有，且女性多于男性……突然发作，且极度痛苦；持续疼痛，疼痛时间一刻钟或半分钟，然后消失；以不规律间隔复发，有时在半小时至数分钟内重复2次或3次，进食、讲话或面部肌肉轻微运动及手帕的轻微触摸有时也会引起发作，而同一部位用力压迫反而没事[1]。”

三叉神经痛的最新定义源自国际疼痛协会神经性疼痛特别兴趣小组和欧洲神经病学学会疼痛科学小组，该组织于2016年召集了一群研究三叉神经痛、诊断分级和循证医学方面的专家，对现有三叉神经痛的描述/定义进行了回顾、分析。研究小组的目的是为三叉神经痛开发一种新分类和分级系统，以适应该疾病的特殊病理生理学状况[2]。

三叉神经痛的定义和分类将在病因学和发病机制章节中进一步叙述。定义的主要内容是局限于一个或多个三叉神经分布区域的颌面部疼痛，发作突然、持续数秒钟。疼痛发作通常由无害性机械刺激或运动触发。2次发作间期隙通常没有疼痛，但如果疼痛呈持续性，则考虑为持续性三叉神经痛。TN分为三类。特发性TN尚无明确病因。

典型TN是由血管压迫三叉神经根所致。继发性TN由已知的神经系统疾病引起，如肿瘤或多发性硬化症（图35-1）。

新版TN分类前，经典TN包括所有病因不明确（特发性）和血管压迫性三叉神经痛病例。正如三叉神经痛病理生理学中详述的那样，特发性或血

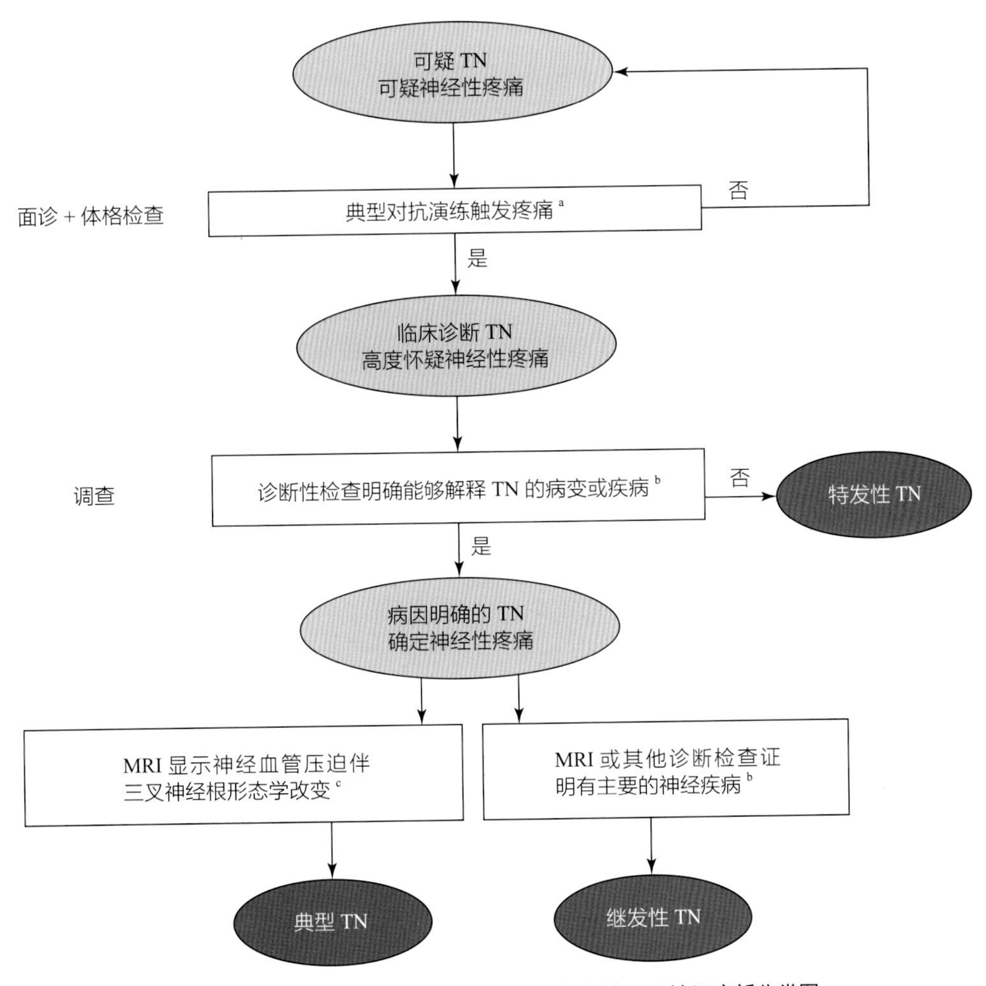

▲ 图 35-1 神经性疼痛特别兴趣小组制定的三叉神经痛新分类图

a. 触发动作包括无害的机械刺激，面部或口腔运动，或复杂的活动，如剃须或化妆。局限的触发区和一种常见的结快速肌肉收缩（tics）有助于区分触发性 TN 和其他神经病理性疼痛条件下的痛觉超敏。触发操作可由考官测试

b.MRI 很容易识别主要的神经系统疾病，如小脑桥角肿瘤或多发性硬化症。其他研究可能包括三叉神经反射和三叉神经诱发电位的神经生理学记录，这对于不能接受 MRI 的患者是必要的

c. 先进的 MRI 技术能够显示神经血管压迫的三叉神经根形态变化

（经 Wolters Kluwer Health, Inc. 许可转载，引自 Cruccu G, Finnerup NB, Jensen TS, Scholz J, Sindou M, Svensson P, Treede RD, Zakrzewska JM, Nurmikko T. Trigeminal neuralgia: New classification and diagnostic grading for practice and research. Neurology 2016;87:220–228）

管压迫性 TN 的总发病机制是第 V 对脑神经的神经纤维脱髓鞘。

二、流行病学

TN 是一种罕见疾病，年发病率 4/10 万～13/10 万，女性好发，男女发病率之比 1∶(1.5～1.7)[3, 4]。尽管 TN 发病率低，但却是老年人较常见的脑神经痛之一，发病率随年龄的增长而升高，大多数特发性病例发生于 50 岁以后，尽管亦可早发于 20 岁或 30 岁，儿童罕见[5]。家族性三叉神经痛病例鲜有报道，大多数病例为散发性疾病[6]。

危险因素

就三叉神经痛的危险因素而言，多种数据表明高血压可能是一个危险因素[7, 8]。同样，有一些证据表明偏头痛可能是 TN 的易患因素[9]。此外，2%～5% 多发性硬化（multiple sclerosis，MS）患者发展为 TN[10]，而 2%～14%TN 患者伴有 MS[11]。

三、病理生理学

大多数 TN 病例可以是特发性的，亦可以因血管压迫三叉神经根所致，通常在三叉神经根脑桥入

口处的数毫米范围内。据报道高达80%TN病例由血管压迫引起。此外，研究人员发现TN病理生理学基础是神经纤维脱髓鞘、神经微结构异常及钠离子通道改变[12, 13]。

实际上，血管压迫三叉神经引起脱髓鞘和神经元细胞膜/钠离子通道发生改变。80%～90%血管压迫是由动脉或静脉异常环路，尤其小脑上动脉或静脉通路的分支所致[14, 15]。其他压迫三叉神经引起继发性TN的病因包括前庭神经鞘瘤、脑膜瘤、表皮样囊肿或其他囊肿，以及少部分囊性动脉瘤或动静脉畸形[16–20]。因此，典型TN最常见的原因是小脑脑桥池区域三叉神经受血管（通常为动脉）压迫或其他形态学异常。学术上称之为压迫所致的神经血管应答。许多神经生理学、神经影像学和组织学研究表明压迫导致三叉神经根进入脑桥区域的主要传入纤维局限性脱髓鞘，即TN的潜在病理生理学机制[21–23]。脱髓鞘病变可产生异位性刺激，进而导致假突触传递。轻微触觉介导纤维与疼痛产生相关纤维间的假突触传递可以解释面部“触发”区域的轻微刺激所诱发的剧烈疼痛发作。

多发性硬化或脑干的其他结构损害亦可导致一个或更多三叉神经核的脱髓鞘。在多发性硬化中，脱髓鞘斑块通常发生于三叉神经根进入脑桥的区域[24]，尽管血管压迫在这些患者中是显著的[25, 26]。

四、临床表现

TN疼痛呈刀割样、电击样，反复发作，每次持续数秒至1～2min。发作间歇期通常没有疼痛。疼痛可能一天发生数次。疼痛通常为单侧性，涉及三叉神经的一支或多支，上颌支和下颌支（V_2和V_3）常见。然而，双侧受累见于5%的病例。当TN伴有多发性硬化时，双侧受累率高达20%。TN特征性表现是各种外界刺激可以触发剧烈性疼痛发作。外界刺激包括轻微面部触摸、冷空气或风、咀嚼、剃须、刷牙、洗脸、说话或微笑。随着时间的推移，疼痛发作频繁、疼痛程度加重。TN多为急性发作，而不具备慢性病所特有的较长潜伏期。

五、诊断与诊断性检查

目前没有特异性的TN诊断方法。基于TN典型疼痛模式的临床表现，确立诊断并不困难，因为具备明显、独特的临床症状。因此，临床上应全面详细地采集主诉相关病史，并进行全面的体格检查。《国际头痛疾病分类》第3版（ICHD–3）制订的TN诊断具体标准如下[27]：①单侧面部疼痛至少发作3次，且符合诊断标准B和C。②三叉神经一支或多支分布区疼痛，且不向三叉神经分布区以外放射。③疼痛至少具备以下4个特征中的3个：阵发性发作、反复发作，每次持续1s至2min；剧烈疼痛；电击样、枪击样、刀割样或撕裂样疼痛；受累侧面部的无害性刺激触发发作至少3次（部分发作可能，或似乎呈自发性）。④临床上没有明显神经功能缺损的表现。⑤不能用另一个ICHD–3诊断合理解释。

此外，临床治疗决策相关联的实用分类应用于任何特殊患者，该分类描述了1型和2型疼痛模式，以及疼痛病因学的相关因素[28]。

三叉神经痛1型（trigeminal neuralgia type 1，TN1）：三叉神经痛经典型，主要表现为阵发性刀割样疼痛（亦称为典型TN）。

三叉神经痛2型（trigeminal neuralgia type 2，TN2）：三叉神经痛非典型型，主要表现为持续疼痛[疼痛，搏动性痛，和（或）灼烧痛]。

三叉神经病痛（trigeminal neuropathic pain，TNP）：三叉神经或三叉神经系统的大脑通路偶然或意外损伤所致的疼痛。

三叉神经传入神经阻滞痛（trigeminal deafferentation pain，TDP）：试图治疗三叉神经痛而有意损伤三叉神经系统所引起的疼痛。面部麻木是该综合征的一种常见症状，亦称为痛性感觉缺失或其变异。

症状性三叉神经痛（symptomatic trigeminal neuralgia，STN）：多发性硬化相关性三叉神经痛。

带状疱疹后神经痛（postherpetic neuralgia，PHN）：带状疱疹感染所致的慢性面部疼痛，通常发生于面部三叉神经眼支（V_1），老年患者好发。

舌咽神经痛（glossopharyngeal neuralgia，GPN）：扁桃体区或咽喉部疼痛为特征，通常由讲话或吞咽触发。

TN诊断是对疼痛特征的临床评估，关键是描述疼痛刺激的触发点。三叉神经第二和第三支最常受累，单独眼支受累罕见。如果TN诊断不明确，需要查明疼痛的其他可能原因，MRI平扫或增强对于确定源自邻近血管结构的压迫性病因有效。同样，MR成像有助于识别如鼻窦炎、三叉神经走行区肿瘤、肿瘤沿神经周围蔓延所致的三叉神经病理性强化、海绵窦肿瘤、多发性硬化斑块和（或）腔隙性梗死引起的丘脑或三叉神经脑干区病变[29, 30]。

TN其他病因是胶原血管疾病。尽管TN伴有风湿性疾病罕见，如硬皮病（据报道高达5%胶原血管疾病患者伴有TN）和系统性红斑狼疮，对于面部疼痛特征不典型和胶原血管病出现全身症状的患者，鉴别诊断中需要考虑三叉神经痛。为明确血液学异常（如溶血性贫血、白细胞减少、血小板减少），需要进行合理血液学检查，包括血沉、抗核抗体滴度、双链DNA、抗Sm抗体、红斑狼疮细胞和全血细胞计数。需特别注意硬皮病可能性的评估，肌酐激酶和醛缩酶水平可能会随肌肉受累而升高。此外，可能会出现SCL-86和SCL-70抗体。

除了胶原血管疾病的诊断外，在三叉神经痛治疗的一线药物使用前，推荐进行基线血液学检查，如包括白细胞分类的全血细胞计数和肝功能、电解质等选择性生化指标，以检测药物毒性。

六、多模态管理方法

TN治疗目前有多种方法。这些方法包括抗癫痫药物为主的内科治疗，微血管减压术（microvascular decompression，MVD）、经皮神经根切断术等手术治疗及立体定向放射外科在内的放射治疗。TN治疗的个体化方法取决于患者年龄、伴随疾病及先前控制三叉神经痛成功或失败的个人史。

七、内科治疗

典型TN（特发性或血管压迫性）的一线治疗开始于药物治疗，最常用的是抗惊厥药物。治疗TN的标准抗癫痫药物是卡马西平，正如基于抗惊厥药物治疗TN的两项安慰剂-实验组对照的循证医学研究所述[31]。实际上，美国神经病学学会（American Academy of Neurology，AAN）和欧洲神经学会联盟（European Federation of Neurological Societies，EFN）推荐典型TN的治疗应从药物治疗开始。药物治疗中，一线药物是卡马西平（Carbamazepine，CBZ）或奥卡西平（Oxcarbazepine，OXC）[32]。卡马西平作为一线治疗药物，预期反应率在80%~85%。

卡马西平剂量范围为200~1200mg/d。药效随服药时间的延长而减弱，随着时间的延长，需要更高药物剂量[33]。卡马西平毒性反应包括嗜睡、恶心、头晕、复视、共济失调、肝酶升高、低钠血症，以及更严重但不常见的过敏性皮疹、骨髓抑制、肝脏毒性、淋巴结病、系统性红斑狼疮、Stevens-Johnson综合征和再生障碍性贫血。基于卡马西平的可能毒性，另一个可选择的、更安全的药物是奥卡西平，其剂量范围为600~1800mg/d。

奥卡西平是卡马西平的酮基衍生物，其毒性较卡马西平有所改善，已成为卡马西平的有效替代药[34]。

其他可作为一线治疗的药物，包括其他抗癫痫药物，如加巴喷丁、普瑞巴林。肌肉松弛药，如巴氯芬和氯硝西泮，亦可考虑为替代药物。三环类抗抑郁药在某些研究中亦被证明是有效的，包括阿米替林和去甲替林。

如果卡马西平和奥卡西平两种药物对TN的控制均无效，或患者无法耐受不良反应，则可考虑的二线治疗药物为拉莫三嗪和匹莫齐特，其可能对TN控制有效[30]。其他几种治疗药物的数据更为有限且效果不确定，包括苯妥英钠、妥卡尼、替扎尼定、丙戊酸盐和肉毒杆菌毒素注射。

如果药物治疗试验中至少三种药物试验失败[32]和持续性TN被诊断，或受试者不能耐受药物毒性反应，则应根据患者的医疗状况、年龄和（或）偏好，考虑选择外科手术治疗。对于先前干预失败或先前成功手术后疼痛复发的患者，也可考虑手术治疗。

八、外科手术治疗

实际上，在评价药物治疗TN的长期控制时发现，高达50%患者将发展为药物难治性，需要选择其他治疗方法以达到疼痛缓解[35]。TN外科干预包括解除神经压迫、进而缓解神经受压所致的神经异常活动性疼痛（保留神经），或选择性破坏/切除介导疼痛的神经纤维（毁损神经）。

无论是选择神经保留性手术，还是疼痛神经纤维毁损性手术，每种手术方式都需要依据巴罗神经研究所（Barrow Neurological Institute，BNI）制定的客观评分量表进行临床评估，以确定 TN 疼痛缓解的程度[36]。手术前后的疼痛评估采用 BNI 疼痛程度评分标准：Ⅰ级，没有疼痛；Ⅱ级，偶尔疼痛，不需要药物治疗；$Ⅲ_a$级，没有疼痛，继续药物治疗；$Ⅲ_b$级，有些疼痛，药物能控制；Ⅳ级，有些疼痛，药物不能控制；Ⅴ级，严重疼痛或疼痛无缓解。

在评估任何外科手术治疗的有效性时，手术后 BNI 评分Ⅰ、Ⅱ或$Ⅲ_a$～$Ⅲ_b$级被视为治疗成功，评分Ⅳ或Ⅴ级则被视为治疗失败。

（一）微血管减压术

微血管减压术（MVD）是保留神经的唯一手术方式，但亦是最具侵袭性的手术方式。该手术风险高，须全麻后进行乙状窦后颅骨切开术和颅后窝显微探查术，以移开或分离血管结构，通常为扩张的小脑上动脉，使其远离三叉神经[37]。内镜神经外科技术的发展使得 MVD 更趋微创化，即头皮切口更小、肌肉剥离更少、骨骼暴露更少、术后 1 个月头痛发生率低，而 MVD 在 TN 疼痛缓解方面的有效性并未丧失[38]。

尽管目前仍然没有评价各种手术治疗 TN 的前瞻性随机对照试验，但许多评价 MVD 临床结果的研究均揭示 MVD 在疼痛缓解方面的有效性，其中 80% 患者达到完全缓解，10% 患者达到部分缓解。MVD 后往往即刻达到完全缓解，而且不论在 1 年（约 85% 患者在药物减量或停药的情况下分别获得了良好到极好的止痛效果），还是 10 年近 70% 患者获得了良好到极好的缓解效果[39]。最近，一项有关 MVD 的系统性评价（26 篇文献共纳入近 7000 例 TN 患者）证实术后疼痛症状完全缓解的平均成功率为 83.5%[40]。表 35-1 总结并强调了几项已发表

表 35-1 微血管减压（MVD）治疗 TN

研 究	研究期限	例数（男∶女）	病程（个月）	年龄（岁）	引起压迫的血管	疼痛缓解成功率（%）	MVD 再手术率	随访（个月）
Broggi（2000）[41]	1990—1998	146（75∶71）	24	56	A51.4%，V13.1%，A+V35.6%	85%	4.7%	38
Lee（2000）[42]	1988—1998	393（64∶329）	84	15—80	V	81.3%	26.2%	12
Kalkanis（2003）[43]	1996—2000	1326（NR）	NR	57	NR	NR	NR	NR
Revuelta-Gutierrez（2006）[44]	1984—2004	668（NR）	7.6	33—77	NR	NR	NR	NR
Sindou（2009）[45]	1983—1999	330（165∶165）	8.2	28—84	SCA77%，AICA6%，SCA+AICA17%	80%	3.1%	98.4
Bond（2010）[46]	1994—2009	119（61∶58）	NR	60	SCA61%，AICA6%，SCA+AICA17%	90%	NR	39.6
Zhong（2012）[47]	2002—2011	1274（NR）	NR	8—90	SCA41%，AICA29%，V35% PICA9%，VA6%	88.3%	3.6%	36
Sandel（2013）[48]	1999—2009	243（98∶145）	7.3	63.1	SCA41%，AICA29%，V35%，PICA9%，VA6%	88.3%	3.6%	36
Zhang（2013）[49]	2001—2005	154（NR）	NR	NR	A+V	84%	NR	67.2

AICA. 大脑前下动脉；PICA. 小脑下后动脉；VA. 椎动脉；BA. 基底动脉；SCA. 小脑上动脉；NR. 未报道

的MVD治疗TN的临床结果[41-49]。MVD并发症发生率低，其中切口感染1.3%、面瘫2.9%、面部麻木9.1%、听力变化1.9%、脑脊液漏1.6%。

（二）经皮神经毁损术

对于有手术禁忌证或不愿接受微血管减压开颅术的患者，可采用其他选择性毁损疼痛神经纤维的手术。

这些神经纤维毁损术包括采用多种神经根切断技术切断或损毁三叉神经，即需要采用套管针经皮穿刺、经卵圆孔通路毁损三叉神经节或神经根。神经毁损技术包括射频热凝神经毁损术（radio-frequency thermocoagulation rhizotomy，RFTR）（即神经纤维热消融术）、球囊压迫术（balloon compression，BC）（即采用福格蒂导管机械压迫三叉神经半月节）及化学性神经毁损术（注射酒精或甘油至三叉神经池，以损毁痛觉纤维）[50]。2008年美国神经病学会/欧洲神经学会联合会（American Academy of Neurology /European Federation of Neurological Societies，AAN/EFNS）报道了神经毁损术治疗三叉神经痛的临床数据，分析显示90%患者治疗后达到疼痛缓解，且疼痛快速缓解的时间类似于MVD，神经毁损术后1年、3年、5年的无痛率分别下降到68%～85%、54%～64%和50%[30]。任何三叉神经毁损术的主要术后并发症是围术期脑膜炎，发生率低（0.2%）。12%患者术后出现不同程度的感觉迟钝，包括烧灼感、沉重感或疼痛感。远期并发症包括三叉神经分布区局部感觉丧失（近50%）、角膜麻木（4%）、痛性感觉缺失（约4%）[30]。

如果患者被确定为药物难治性或药物治疗并发症不可耐受，则应考虑外科手术或者其他可及的治疗方案。如果更多的侵袭性手术，如MVD或神经根切断术不能缓解疼痛，则立体定向放射外科提供了一种替代治疗方案。实际上，SRS是一种微创性治疗手段，其采用单次高剂量放射治疗以达到治疗目的，已被证明在TN治疗中安全有效。

九、放射治疗技术

TN需采用立体定向放射外科，即采用各种技术，如伽马刀、射波刀及配备立体定向放射治疗专用硬件的直线加速器，实施单次高剂量放射治疗。

其中，伽马刀是经过深入科学研究且具备高度准确性、有效性和安全性的技术。

许多观察性研究详细叙述了伽马刀治疗TN的发展历程。尽管迄今为止尚无随机Ⅲ期临床试验比较伽马刀立体定向放射外科（GK SRS）与其他放疗技术在TN治疗中的价值，但许多单中心经验为GK SRS治疗TN提供了重要的临床数据和经验。GK SRS资料依照以下临床要点进行回顾：①GK SRS治疗TN的近期和远期疗效；②TN疼痛缓解处方剂量下周围功能区神经组织的安全性评价；③GK剂量–分割模式的技术细节、疼痛控制的剂量–反应数据、三叉神经治疗体积及三叉神经准确治疗靶点的分析；④MS合并TN和TN患者治疗策略的个体化；⑤如果初始GK治疗未达到长期有效，则应描述初始SRS的再次治疗（1次或甚至2次）有效性问题；⑥回顾性评价GK SRS与其他放疗技术用于现有临床数据，以替代目前不存在，且比较各种手术治疗策略的Ⅲ期临床试验数据；⑦GK SRS处方剂量实施后患者的随访；⑧药物和（或）其他手术治疗模式呈难治性的TN患者，应描述所采用的标准方案。

（一）SRS治疗TN的有效性

自1953年Lars Leksell医生首次治疗2例TN患者以来，世界各地一直使用GK SRS治疗TN，但直到1971年才有文献报道[51]。自1996年以来，部分单中心研究报道了GK SRS治疗TN的远期疗效，基于BNI评分，1年Ⅰ～Ⅲ$_B$级疼痛缓解率介于47%～90%（表35-2）[52-63]。就GK SRS而言，有效控制疼痛的最小剂量为70Gy，其依据是1996年完成的一项多中心临床试验[64]。

三叉神经单次放疗的最大中位剂量为80～90Gy。

每个系列研究的病例数均超过100例，且每个研究均证实了近期和远期疗效，尽管疼痛缓解的持久性在5年时下降到44%～65%。

持久性疼痛缓解的预测因素包括疼痛类型（典型症状较非典型症状的治疗反应好）、GK SRS后的BNI评分，以及是否出现GK SRS后的面部麻木[54]。一项包含149例药物难治性TN患者的分

表 35-2 伽马刀立体定向放射治疗（GK SRS）TN

研 究	例 数	中位最大剂量（Gy）	中位随访时间（月）	疼痛缓解（%）	复发（%）	中位复发时间	感觉功能障碍（%）
Regis 等（2015）[52]	497	85	43.8	BNI1：6 个月：91.8 5 年：64.9	34.4	24	14.5
Lucas 等（2014）[54]	446	90	21.2	BNI1–3B：1 年：845 5 年：46.9 BNI1：1 年：62.9 5 年：22.0	45.1	55.2	42.0
Marshall 等（2012）[55]	448	88（平均）	20.9	BN1–3B：1 年：约 75 5 年：约 50	40.0	58.4	42.0
Kondziolka 等（2010）[53]	503	80	24.0	BNI1–3B：1 年：80.0 5 年：46.0	42.9	48	10.5
Baschnagel, 等（2013）[56]	149	80	27	初步缓解：92 1 年：76 2 年：69 3 年：60	32		25
Dhople 等（2009）[57]	112	70～80	5.6	初步缓解：81 1 年：60 3 年：41 5 年：34	28		6
Balamucki 等（2006）[58]	239	＞80	17	初步缓解：50	23		—
Sheehan 等（2005）[59]	151	70～80	19	初步缓解：44 1 年：47 3 年：34	24		19
Urgosik 等（2005）[60]	107	70～80	60	初步缓解：80	25		20
Pollock 等（2002）[61]	117	70～80	26	初步缓解：59 1 年：57 3 年：55	16		25
Maesawa 等（2001）[62]	220	70～80	24	1 年：63 3 年：57	14		10
Brisman 等（2000）[63]	172	70～80	6 和 12	初步缓解：90	—		—

析研究发现，持久疼痛缓解的最强预测因素是年龄≥ 70 岁和 GK 治疗后 BNI 疼痛强度评分Ⅰ或Ⅱ级（相比于 BNI Ⅲ级，3 年疼痛缓解率为 93% vs. 38%，$P < 0.01$）[56]。另一个预测放射外科疼痛反应持久性的因素包括 GK SRS 是 TN 患者在疼痛发作 3 年内曾经接受的首次治疗（而不是药物治疗失败后）[65]。值得注意的是，与神经根切断术或 MVD 治疗后疼痛即时缓解不同，GK SRS 治疗后疼痛显著缓解前有一段潜伏期。一般来说，大多数患者（89%）对 GK SRS 治疗的中位起效时间 1 个月，疼痛完全缓解的中位时间为 5 个月[53]。

（二）SRS 并发症和不良反应的预防

GK SRS 治疗 TN 的主要并发症是面部麻木，其与邻近脑干的照射剂量相关。在评估周围邻近神经结构（如脑干）的正常组织耐受剂量时，功能区剂量 – 体积效应的详细阐述是基于标准剂量 – 分割模式。例如，RTOG 提出常规分割放射治疗时脑干的最大剂量限值为 60Gy（定义为体积大于 $0.03cm^3$）。正常组织临床效应的定量分析（QUANTEC）报道指出脑干剂量大于 64Gy 时，脑干并发症的风险显著增加[66]。

就立体定向放射外科而言，明确界定脑干放射性毒性的研究很少。个别文献报道单次 SRS 治疗前庭神经鞘瘤时，邻近脑干剂量< 12.5Gy 与脑干并发症低风险相关（< 5%）[66]。脑干转移瘤 SRS 治疗中可见较高的单分次剂量（15～20Gy）资料，但是由于这些患者难以长期生存，很难评价远期神经并发症。因此，基于 SRS 治疗前庭神经鞘瘤时较低的脑干神经病理学异常或坏死率，QUANTEC 确立了 SRS 治疗时脑干的剂量限值标准，即脑干最大剂量< 12.5Gy。同时指出未来需要进行脑干剂量 – 体积和临床结果的长期经验 / 数据的详细研究。

TN 治疗中，目前尚没有 SRS 高剂量治疗后更细微的剂量 – 体积效应或影响的确切标准，除了一项深度分析强调剂量 – 体积效应，而非单一点剂量外[67]。三叉神经痛伽马刀放射外科标准处方剂量是 75～90Gy（100% 靶体积）。4mm 直径准直器（无挡块）单一等中心放置于三叉神经，具代表性的 12～20Gy 等剂量线 / 体积刚刚紧邻脑干。最小体积的脑干可以接受 20%～50% 的三叉神经最大处方剂量。实际上，SRS 剂量跌落非常陡，以致处于脑干周缘至 $0.01mm^3$ 脑干的 44.5Gy 剂量将传递 11Gy 的剂量至 $10mm^3$ 的脑干（大多数 GK SRS 医生可接受），这种剂量梯度的快速衰减发生于 2～3mm 的直线距离[67]。

TN 放射外科治疗后可出现轻至中度面部麻木，但放射性坏死罕见[67]。SRS 并发症的评估同样可以采用 BNI 评分法：Ⅰ级，无面部麻木；Ⅱ级，轻度面部麻木，不影响生活；Ⅲ级，面部麻木，轻微影响生活；Ⅳ级，面部麻木，明显影响生活[36]。因剂量梯度非常陡且剂量传递非常准确，相比于其他放疗相关技术，0.1～$0.5mm^3$ 的脑干接受更低的计划剂量和输送剂量[67]。据报道，49% 患者在 3 个月时面神经麻木达到高峰，大多数患者面部麻木 BNI 评分为Ⅱ～Ⅲ级[68]。随着时间推移，面部麻木的发生率降低，以致 GK SRS 后绝大多数患者体会不到令人厌恶或使人伤残的麻木感[52]。

实际工作中，TN 治疗期间脑干并发症的评价应该考虑剂量 – 体积效应，而不能基于最大单次点剂量。另外，脑干剂量限值在不同区域存在异质性，对于照射组织的既定剂量和体积会产生不同的早期、晚期效应[67]。因此，就放射剂量而言，脑干剂量限值的整体描述并不能反映不同体积和不同区域脑干的可耐受剂量。更为重要的是，为进一步阐明脑干对单次 SRS 治疗计划的反应，GK SRS 治疗 TN 期间连续获取剂量 – 体积结果资料尤为重要。

为达到临床目的，当三叉神经靶区最大处方剂量 80Gy 时，最终的脑干 DHV 需满足：≤ $1mm^3$ 脑干接受< 15Gy 的剂量（脑干：$D_{15Gy} \leq 1mm^3$），且≤ $10mm^3$ 脑干接受< 12Gy 的剂量（脑干：$D_{12Gy} \leq 10mm^3$）[69]。

（三）SRS 处方剂量

近期一项研究回顾性分析了 GK SRS 治疗 TN 的剂量效应关系，研究共纳入两个机构 870 例患者，治疗策略为三叉神经背根入脑区单一 4mm 等中心照射。基于放疗剂量，研究分为 3 组：≤ 82Gy（352 例）、83～86Gy（85 例）和≥ 90Gy（433 例）；典型 TN 占 95%。总体而言，良好至极好的 4 年疼痛缓解率为 87%；≤ 82Gy、83～86Gy 和≥ 90Gy 剂量组的 4 年疼痛缓解率分别为 79%、82% 和 92%。放疗剂量≤ 82Gy 组的疼痛缓解失败风险较剂量≥ 90Gy 组显著增加（HR=2.0，P=0.0007）[70]，与本研究结果相一致。就整个治疗剂量组的并发症率而言，面部麻木发生率在剂量≥ 83Gy 组患者间相似[70]。研究结论：GK SRS 剂量增加至 82Gy 以上与治疗反应率增加，以及持久疼痛缓解相关。

同样，在一项 SRS 治疗典型 TN 的研究中，130 例患者采用 4mm 准直器头架进行了 GK SRS 治疗，等中心位于三叉神经桥前池部分，且距离脑桥（三叉神经出现处）的中位距离为 8mm（4.9～14mm），中位最大剂量 85Gy（70～90Gy）。治疗后至少随访 7 年（中位时间 9.9 年，范围 7～14.5 年），122 例（93.8%）GK SRS（BNI Ⅰ～Ⅲ$_a$ 级）治疗后达到无痛状态（疼痛控制的中位时间：15 天）。3 年、5 年、7 年和 10 年仍然达到无痛状态（不需药物治疗）的概率分别为 77.9%、73.8%、68% 和 51.5%[71]。实际上，最初的 130 例在随访 10 年时，67.7% 患者没有任何需要进一步手术治疗的复发性疼痛（BNI Ⅰ～Ⅲ$_a$ 级）。新发感觉减退率为 20.8%（感觉减退发生的中位时间：12 个月），仅 1 例（0.8%）患者出现严重的感觉减退。

（四）SRS 治疗比的优化

为了优化治疗比、达到最佳的疼痛缓解状态，同时尽量减少以面部麻木为主要表现的治疗相关性神经病变，需探讨一种针对 TN 的个体化剂量计划方案。基于辐射的放射生物学效应取决于传递给组织的总能量 [积分剂量（ID）= 平均剂量 × 靶体积] 且与受照神经体积直接相关的假设。作者回顾性研究了将三叉神经体积作为 ID 传递的一个函数。

为了评估传递的 ID 对 TN 放射外科治疗结果的影响，研究者测量了 SRS 靶区内神经节后的积分剂量，并回顾性地将患者分为三组：低 ID（＜ 1.4mJ）、中 ID（1.4～2.7mJ）和高 ID（＞ 2.7mJ）。

中位随访 71 个月时评价临床结果，包括疼痛状态（BNI 疼痛评分量表）和感觉功能障碍（BNI 麻木评分量表）。

不论使用或不使用药物，中等 ID 治疗的患者疼痛明显缓解（P=0.006）。在中等 ID 治疗组中，在不使用药物治疗的情况下，SRS 治疗后 1 年、3 年和 6 年的疼痛完全缓解率分别为 67%、54% 和 33%，而其余组的疼痛完全缓解率分别为 55%、36% 和 19%[72]。高 ID 治疗的患者在 SRS 后三叉神经感觉减退的发生率增高（P ＜ 0.0001）。高 ID 治疗组在 SRS 后 1 年、3 年和 6 年的感觉障碍发生率分别为 35%、45% 和 50%，而低 ID 治疗组和中 ID 治疗组的感觉障碍发生率分别为 3%、4% 和 9%。

中等 ID 治疗组的患者获得了最佳的临床结果（最高程度的疼痛缓解和最低程度的三叉神经感觉功能障碍）。作者得出结论：当前的剂量选择模式下，神经体积影响三叉神经痛 SRS 治疗的远期临床结果。该研究提示 SRS 处方剂量应该基于神经体积而个体化[72]。

（五）靶区定位和等中心设置

TN 治疗中，GK SRS 等中心沿三叉神经长轴进行设置，这在各中心间存在差异。脊髓背根入髓区（dorsal root entry zone，DREZ）是三叉神经从外周髓鞘到中央髓鞘的过渡区，理论上认为对辐射损伤或血管压迫更敏感[14, 64]。然而，等中心位置的临床报道变化较大，即更加靠近 Meckel 腔的桥前池至更靠近 DREZ 的后部区域。根据靶区等中心位置的不同，疼痛缓解效果和面部麻木程度存在差异[73]。这些研究中，放疗剂量保持相对恒定，范围通常为 80Gy（最大剂量），等中心靶区位置通常由具备临床经验的放射外科团队确定。基于临床经验，脑干剂量将决定晚期治疗相关面部麻木后遗症的风险。等中心设置于三叉神经桥前池部分，将导致 GK SRS 后 1 年面部麻木发生率降低至 10%[74]。图 35-2 显示沿三叉神经长轴的两种不同等中心设置，一个偏前靠近 Meckel 腔，而另一个偏后紧邻 DREZ。如果期望达到最佳的疼痛缓解治疗比，同时尽可能降低治疗相关感觉功能障碍风险，需要对基于神经体积效应的积分剂量进行深入研究和理解，这样等中心设置的差异性可能更加标准化，从而为确定理想的等中心靶区位置提供更加客观的参数[72]。

（六）SRS 靶区勾画和射野设计

另一个与等中心相关的技术因素是使用一个或

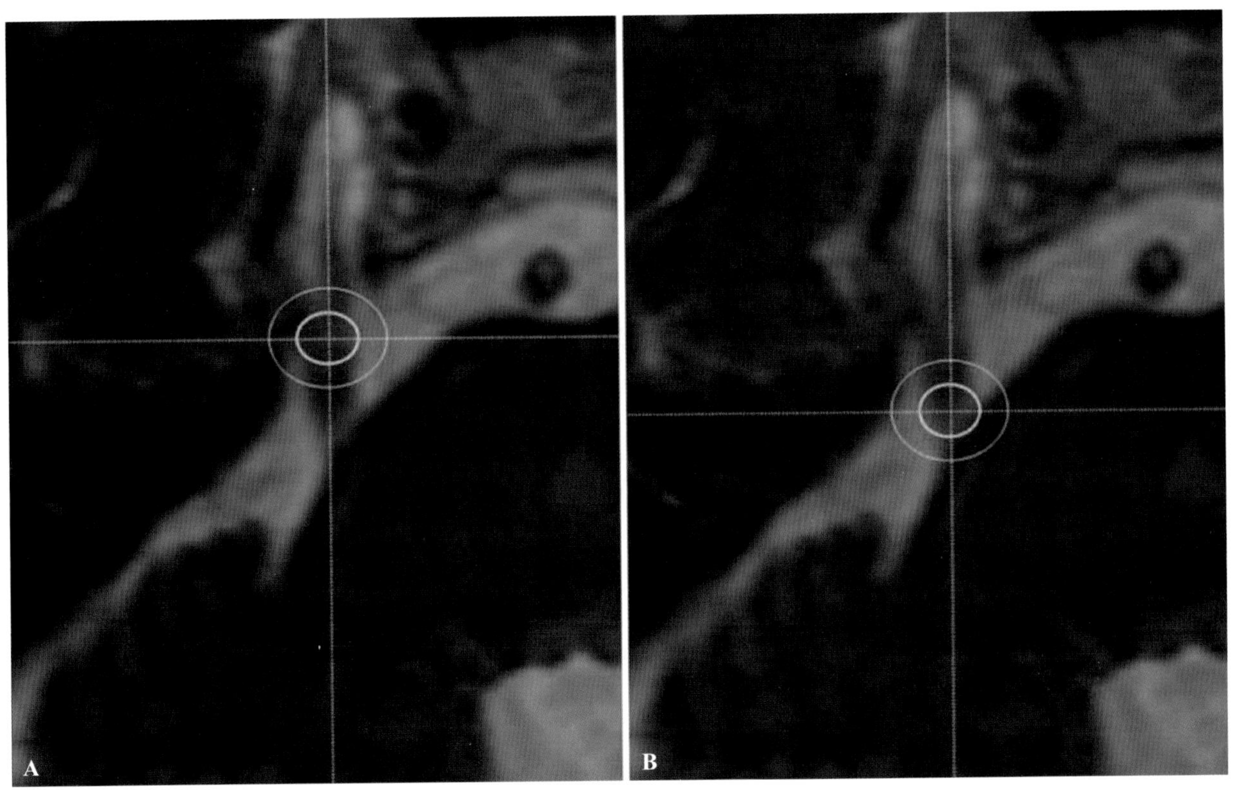

▲ 图 35-2 虚拟 GK SRS 等中心设置在两个不同位置

A. 图像显示等中心设置于桥前池前部、紧邻 Meckel 腔；B. 图像显示 GK SRS 等中心位于桥前池后部、紧邻 DREZ

两个等中心。研究假设，是否更长时间的神经治疗将导致更有效的疼痛控制。一项前瞻性随机研究比较了 GK SRS 单一等中心与两个等中心的疗效，结果显示在疼痛缓解的有效性方面无差异，两个等中心导致更高的感觉神经病变并发症率[75]。

（七）多发性硬化 SRS 治疗

多发性硬化相关 TN 患者采用 GK SRS 治疗可获得满意疗效。报道的反应率达 57%～97%，而长期疼痛缓解与特发性或典型 TN 相似。在已报道的一项最大 MS 相关 TN 系列研究中，GK SRS 最大传递剂量介于 70Gy 和 90Gy 之间，97.3% 患者在某个时间点观察到治疗反应（BNI Ⅰ～Ⅲ $_b$ 级）。随着时间推移，疼痛控制率在 1 年、3 年和 5 年时分别维持在 82.6%、73.9% 和 54.0%[76]，GK 治疗导致的，非致残性面部感觉异常发生率低至 5.4%。

（八）初始 GK SRS 治疗后复发 TN 的再程 SRS 治疗

复发性 TN 再程 GK SRS 治疗的一项系统性回顾表明，不论治疗技术、治疗剂量、首程和再程单分次治疗时间间隔的差异，以及再程 SRS 治疗选择性标准的差异，再程放疗是安全和有效的，然而需要强调的是再程放疗明显提升了感觉减退率[77]。

具体来说，再程 SRS 可获得 50% 以上的初始疼痛缓解率，平均缓解率 88%（60%～100%）；再程 GK SRS 治疗后平均新发感觉减退率为 33%（11%～80%），显著高于首程 GK SRS 治疗后报道的感觉减退率（6%～54%）[77]。由于再程 SRS 较高的神经学毒性，建议选择其他手术方法，如将 MVD 作为首程 GK SRS 后复发 TN 的首选治疗策略。

如果没有其他手术方法可选，则应评估再程 GK SRS，并谨慎推荐。

如果再程 GK SRS 治疗后，TN 再次复发，则需要充分评价其他可选择治疗策略，如认为不适合作为患者的治疗选择，三程 GK SRS 被报道在有限患者中是安全有效的，且毒性反应可接受。最初报道的疼痛缓解见于 94% 患者，疼痛缓解潜伏期 2.9 个月。平均随访的 22.9 个月中，77% 患者获得了持久的疼痛控制，而没有1例患者在三程GK SRS后出现进一步的感觉缺失[78]。这些研究结果表明，对于药物和手术难治性TN，尤其长期抗凝和（或）抗血小板治疗患者，三程GK SRS是一种较为满意的治疗选择，且治疗风险低。

（九）SRS与其他手术方式治疗TN的分析比较

因目前尚没有比较各种手术方式，包括任何有创手段（如MVD或神经根切断术）和GK SRS为基础的微创放射治疗，以及治疗TN的随机对照Ⅲ期临床试验。因此，需进行回顾性对比研究以证明这些治疗手段的有效性。一项回顾性临床研究分析了MVD、GK SRS治疗TN的有效性和满意度，比较两种治疗方式时发现疼痛缓解和满意度没有明显差异[79]。然而，两项其他研究证实MVD较GK SRS可获得更快、更高和更持久的止痛效果，但是MVD有更高的且与开放性、有创性开颅术相关的并发症发生率，包括脑脊液漏、脑神经病变、伤口感染、深静脉血栓形成和肺栓塞[80, 81]。

此外，研究比较显示神经根切断术和GK SRS在TN治疗中均可有效控制疼痛（定义为BNI疼痛评分Ⅰ～$Ⅲ_b$级），但神经根切断术后疼痛缓解更快，而GK SRS达到疼痛缓解通常需要长达6个月的中位潜伏期[82]。另外，GK SRS治疗的患者中疼痛缓解比例有一个上升的趋势，而神经根切断术并发症发生率高于GK SRS[83]。与GK SRS治疗资料相比，射波刀和基于直线加速器的SRS治疗TN的长期随访资料有限。一项代表性队列研究证实射波刀治疗的初始疼痛缓解率为67%，获得疼痛控制的中位时间为14天[84, 85]。治疗后面部麻木见于47%患者。更高放射剂量和更长神经治疗长度可以获得更高疼痛缓解率，但感觉减退发生率更高。治疗后出现面部麻木预示更好的疼痛控制。平均随访2年时，50%患者呈现持久疼痛缓解，无须任何止痛药物。两项基于直线加速器的SRS治疗TN的长期随访结果证实了疼痛控制模式和继发性感觉减退，其类似于GK SRS。一项基于直线加速器的SRS研究，其采用配备商用4mm准直器的BrainLAB Novalis设备，22例患者行初始治疗、10例经各种其他手术为基础的治疗后疼痛复发的患者行再次治疗。放疗靶区为三叉神经桥前池最近段，剂量85～90Gy，采用5或7个非共面弧单一等中心计划和4mm圆形准直器。对于再程重复SRS治疗的患者，靶区处方剂量60Gy。78%患者取得了优良结果，即从基线BNI Ⅳ / Ⅴ级到BNI Ⅰ、Ⅱ或Ⅲ级。获得疼痛缓解的中位时间为6周。

疼痛缓解的长期（1年和2年）结果仍然未见报道。2名患者治疗后新发三叉神经功能障碍[86]。第二个基于直线加速器的SRS研究中，179例患者进行了Novalis直线加速器治疗，其中169例有连续的疼痛评分记录。最大剂量70～90Gy，初始疼痛控制率为79.3%，获得疼痛缓解的平均时间为1.92个月。基本TN患者中，1年和3年持久疼痛控制率分别为93.9%和82.6%。对于所有接受治疗的患者，疼痛复发率为19.0%[87]。

（十）GK SRS治疗TN的随访

通常不需要特殊的影像学检查随访，除非患者出现新的明显不相关的神经症状。首次随访应在放疗后2周，然后每3～6个月临床评价1次，持续2年，此后每1～3年评价一次。随访时需要使用标准化的测量工具，如巴洛神经外科研究所疼痛评分量表，进行主观和客观的疼痛评估，并尽可能记录任何使用的药物或停药情况，以及任何不良反应。三叉神经痛的治疗药物（患者可耐受的情况下）一般不应中断或逐步减量，直至疼痛缓解。每次门诊就诊时，应记录患者的临床情况。

十、立体定向放射外科技术与TN治疗流程

（一）GK SRS治疗适应证

GK SRS治疗选择是基于TN的临床诊断及评价三叉神经任何血管性或其他继发性压迫的前期MR成像。一线治疗是抗癫痫药物治疗，必要时抗癫痫药物亦可作为二线和三线治疗用药。如果患者呈药物难治性，则可以选择各种手术治疗策略。GK SRS治疗指征：最大剂量药物治疗和（或）手术治疗呈难治性；医学上不适合手术治疗（如正在进行抗凝治疗）；因药物治疗难治性病史，患者本人更倾向于选择GK SRS，而非其他手术策略，如MVD

或神经根切断术。强烈推荐 MVD 应用于年轻患者。即使在患者选择 GK 治疗，临床医生也应该忠告年轻患者 MVD 相较于 GK 治疗 TN 的持久性。治疗前应该记录 BNI 疼痛评分和药物应用情况。

（二）GK SRS 治疗的成像参数

GK SRS 治疗开始于 Leksell 钛合金立体定向框架的安装 / 固定，即局麻下通过 4 根头钉将立体定向框架固定于颅骨。将专用于各种影像设备的基准盒放置在定位框架上，并固定于 CT 和 MRI 扫描床。首先进行非增强 CT 扫描和对比增强 MR 扫描，前者能够确保与 MR 图像配准时没有解剖学变形。然后进行三维磁化准备快速梯度回波序列成像（magnetization prepared rapid gradient echo，MP-RAGE）以获取 1mm 层厚轴位图像，并进行 T_2 加权高分辨三维梯度回波稳态构成干扰序列成像。对于心脏起搏器、身体重要部位金属异物等 MRI 扫描禁忌证患者，推荐 CT 脑池造影以确定三叉神经位置。

（三）GK SRS 治疗计划

Leksell-Gamma plan 是一个基于多视图的三维治疗计划系统，放射肿瘤学家、神经外科医生和医学物理师使用该系统制订出最佳的治疗计划。最常用的技术是沿神经长轴设计单个 4mm 等中心。临床实践中采用单个或多个等中心，等中心位置的设计也取决于临床医生的偏好。通常情况下，等中心点位于三叉神经中 - 前 1/3 处，处方剂量输送至“三叉神经背根入脑干区之后和 Meckel 腔之前”间的靶体积。等中心点具体位置取决于临床医生的经验和专业技能，首选等中心点位置偏后、紧邻 DREZ。

对于没有先前 SRS 治疗史的患者，三叉神经推荐剂量 40Gy 50% 等剂量体积（最大剂量：80Gy）。70Gy 最大剂量似乎是放射外科初治患者的最小有效剂量，但是高达 90Gy 的最大剂量也在使用。在评估 TN 治疗计划的 DVH 时，DREZ 最大剂量限制在处方剂量的 20% 和 50% 间。

对于再程放疗（如放射外科治疗初始有反应，但随后症状复发）患者，考虑给予剂量 30～35Gy 50% 等剂量线（最大剂量：60～70Gy）。再程放疗时，理想的等中心点应该设置于偏前、紧邻 Meckel 腔的位置，以避开初始治疗时的等中心点位置。

十一、GK SRS 治疗 TN 的病例介绍

女性，67 岁，2010 年 1 月摔倒，当站起时鼻部撞到了桌子边缘，此后出现左侧面部严重疼痛。自述左半面部疼痛呈“刀割样”，每 2～3h 发生 1 次，每次大约持续 15min 至 1h。没有明确的触发因素，但当转头时，有时会触发疼痛。疼痛评分为 8/10～10/10 分，位于沿面颊分布的三叉神经 V_2 分支区域，偶尔伴有左眼疼痛。头部和颌面部 CT 未见骨折征象。患者接受了多种药物治疗，包括卡马西平（每次 100mg，2 次 / 天）、加巴喷丁、乐瑞卡（普瑞巴林）、曲莱（奥卡西平）和妥泰（托吡酯）等，疼痛仅部分缓解，且不良反应显著，包括焦虑和体重增加，尤其普瑞巴林。2010 年 3 月颅脑 MRI 和 MRA 显示 CPA 区脚池或左侧三叉神经区无强化肿块或血管性病变。患者先后就诊于耳鼻喉科、神经科和牙科，但仍然不能控制疼痛。约 1 年半后，即 2011 年 6 月，患者就诊于麻醉疼痛服务中心。给予处方药物开普兰（左乙拉西坦）500mg/ 次、2 次 / 天。服药后出现类似于其他药物的不良反应，如明显焦虑和体重增加。

神经系统检查未发现局灶性定位体征，未发现左侧面部疼痛的触发因素。因很长一段时间门诊药物治疗失败，一位神经外科医生与放射肿瘤学家、神经病学家（第二位）联合会诊后，于 2011 年 9 月底进行了 GK SRS 治疗。患者抵达 GK 中心后，GK SRS 小组接诊，放置静脉输液管，并给予轻度镇静、地塞米松预防胃肠道反应。在神经外科团队的指导下，放射肿瘤学小组在局麻下为患者放置了 leksell 立体定向定位框架。然后进行 MR 和 CT 成像，以确定靶区三维位置和 GK 三维治疗计划。MRI 和 CT 图像传递至 GK 治疗计划系统。沿左侧三叉神经中 1/3 区域设置 4mm 直径准直器单个等中心，给予处方剂量 40Gy 50% 的等剂量体积（最大剂量：80Gy）（图 35-3）。适形指数 2.37，治疗体积 $0.096cm^3$。脑干平均剂量 1.3Gy，脑干最大剂量 20.1Gy。接受 8Gy 剂量的脑干体积（V_8）为 1%，而 V_5 为 2%、V_3 为 8%。

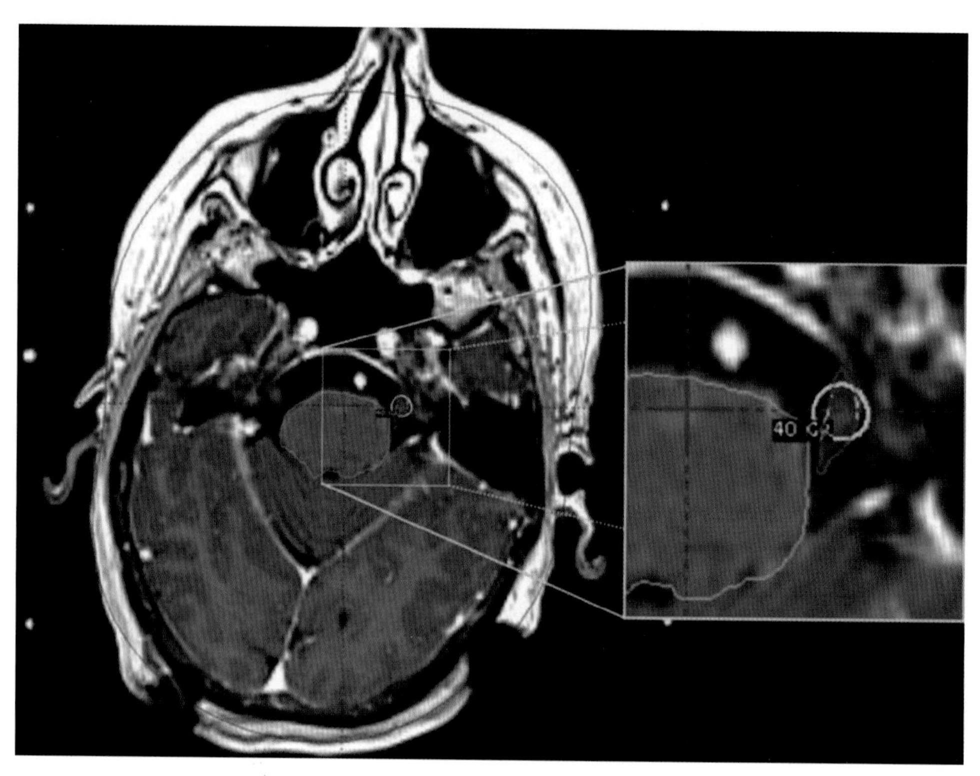

▲ 图 35-3 **GK SRS 首程治疗的 40Gy 等剂量体积图，等中心（4mm 直径准直器）设置于三叉神经的中部区域**

GK SRS 治疗后 1 个月的病程中，TN 自 GK SRS 前的 BNI 评分Ⅳ级下降到Ⅲ$_a$级，口服左乙拉西坦后疼痛最终缓慢降低至 BNI 评分Ⅱ级。然而，2012 年 6 月中旬 TN 复发，BNI 评分为Ⅳ级，疼痛分布仍然为左半面部。GK 再程治疗被认为是合理的。2012 年 7 月底再次使用 GK SRS 治疗，治疗实施中采用相同的影像学成像和治疗参数，但是 GK 再程治疗时 MR 扫描的显著变化是左侧三叉神经中 1/3 区域强化，该区域与首程 GK SRS 靶体积位置完全相同，单次处方剂量为 40Gy 50% 等剂量体积（最大剂量：80Gy）（图 35-4）。由于是再程放疗，处方剂量降低至 35Gy 50% 等剂量体积（最大剂量：70Gy），单一等中心（4mm 直径准直器）设置于三叉神经前部、紧邻 Meckel 腔（图 35-5），处方剂量输送至 MRI 强化区的前方位置。脑干平均和最大剂量分别为 0.8Gy 和 4.4Gy。经过第 2 次治疗，再程 GK SRS 治疗后 6 周内疼痛明显缓解，BNI 评分降至Ⅲ$_a$级，左乙拉西坦的初始长期服用剂量最终降低。图 35-6 显示 2 次 GK SRS 治疗等中心叠加于一次治疗计划 MR 图像上，以说明沿左侧三叉神经长轴设置的两个不同等中心的几何位置。

十二、总结

三叉神经痛是一种以单侧性、爆发性、刀割样面部疼痛为特征的综合征，涉及神经为第Ⅴ对脑神经或三叉神经。TN 亦称为痛性抽搐，描述为因疼痛剧烈而导致面部扭曲，触发疼痛加重的因素包括一系列外部刺激，如面部轻触、冷空气或风、咀嚼、剃须、刷牙、洗脸、说话或微笑。因此，详细采集与 TN 相关的细微症状史，对于诊断极为重要。

TN 的发生通常没有明显原因，即特发性，或可能因三叉神经被血管结构（动脉或静脉）压迫所致。神经影像学检查可以排除继发性原因，如肿瘤或多发性硬化斑块。

临床治疗上，标准治疗模式始于药物治疗。卡马西平作为一线治疗药物，被认为是 TN 治疗的金标准药物。如果卡马西平疗效不理想，则需要考虑包括奥卡西平在内的其他抗癫痫药和肌肉松弛药。

如果药物治疗不再能够控制疼痛或耐受性差，可选择外科治疗。外科治疗包括：微血管减压术，因需要手术开颅，故是最具创伤性的外科选择；微

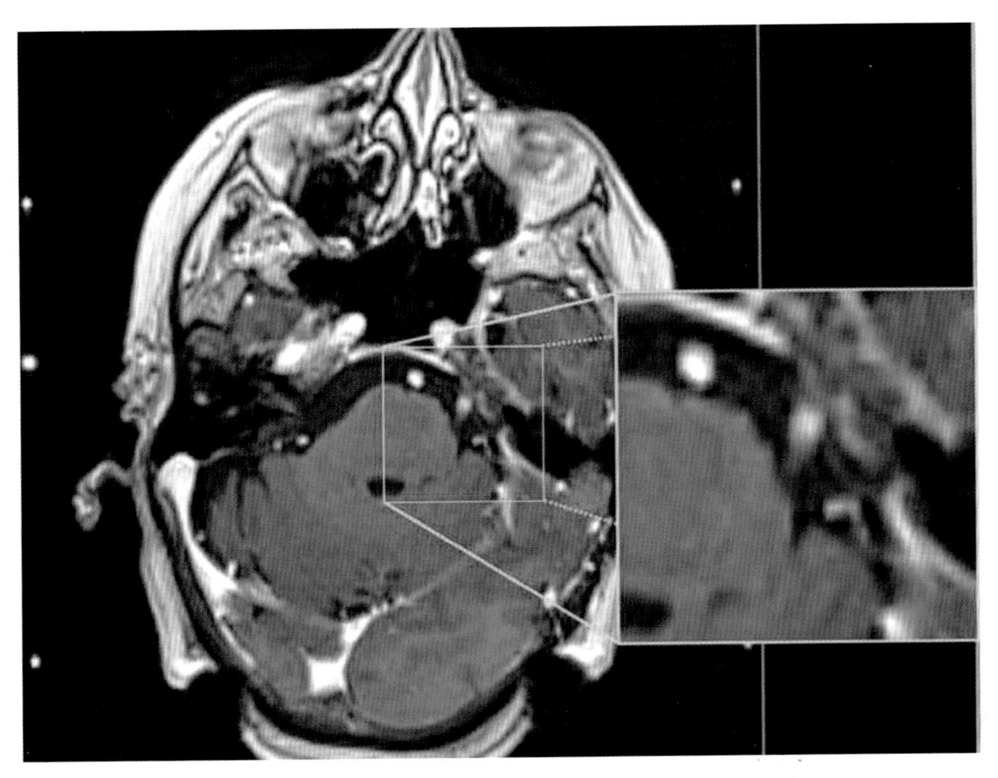

▲ 图 35-4　**左侧三叉神经 GK SRS 再程治疗的计划 MR 成像**

三叉神经中部强化区域与首程 GK SRS 治疗靶区的确切位置相一致

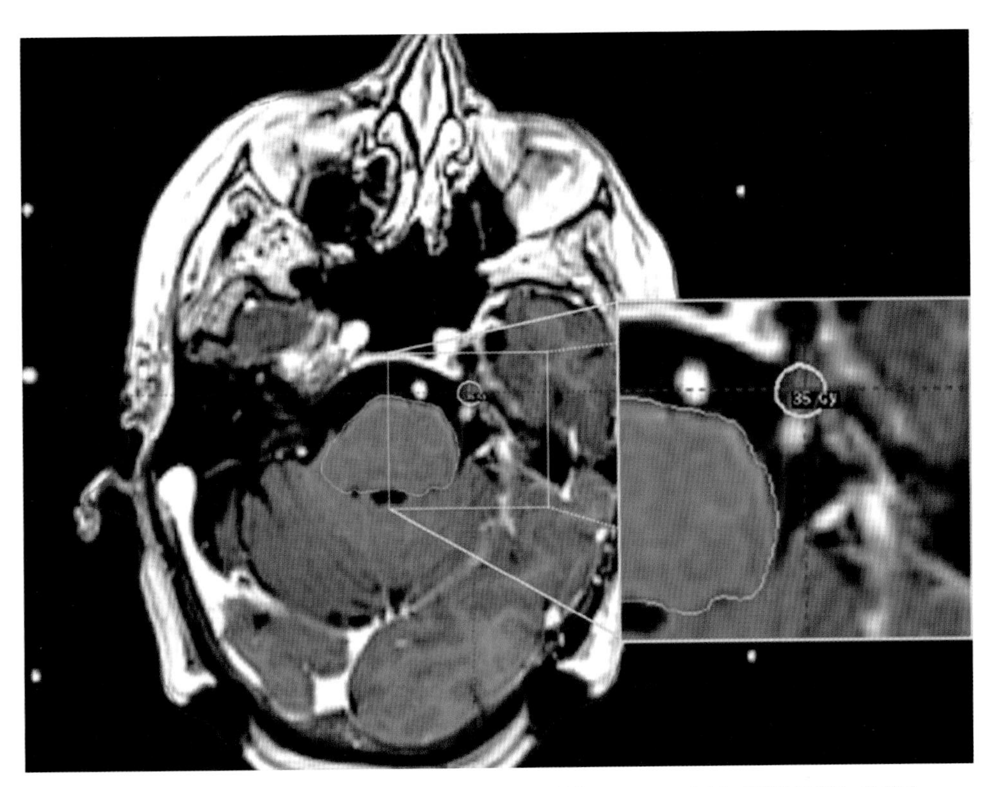

▲ 图 35-5　**左侧三叉神经 35Gy 等剂量体积位于首程 GK SRS 靶区（强化区域）的前方**

第二个等中心（4mm 直径准直器）被准确设置，并优化计划使其位于前部、紧邻 Meckel 腔的位置，目的是避免几何学和剂量学上与首程 GK 治疗靶区重叠

创性经皮神经根切断术，联合酒精、甘油或高温治疗。

药物治疗和手术治疗均为难治性的病例，基于单次分割立体定向放射外科的放射治疗可以考虑为一种治疗策略。SRS 的实施最常使用伽马刀，但也可使用基于直线加速器或射波刀的治疗系统。

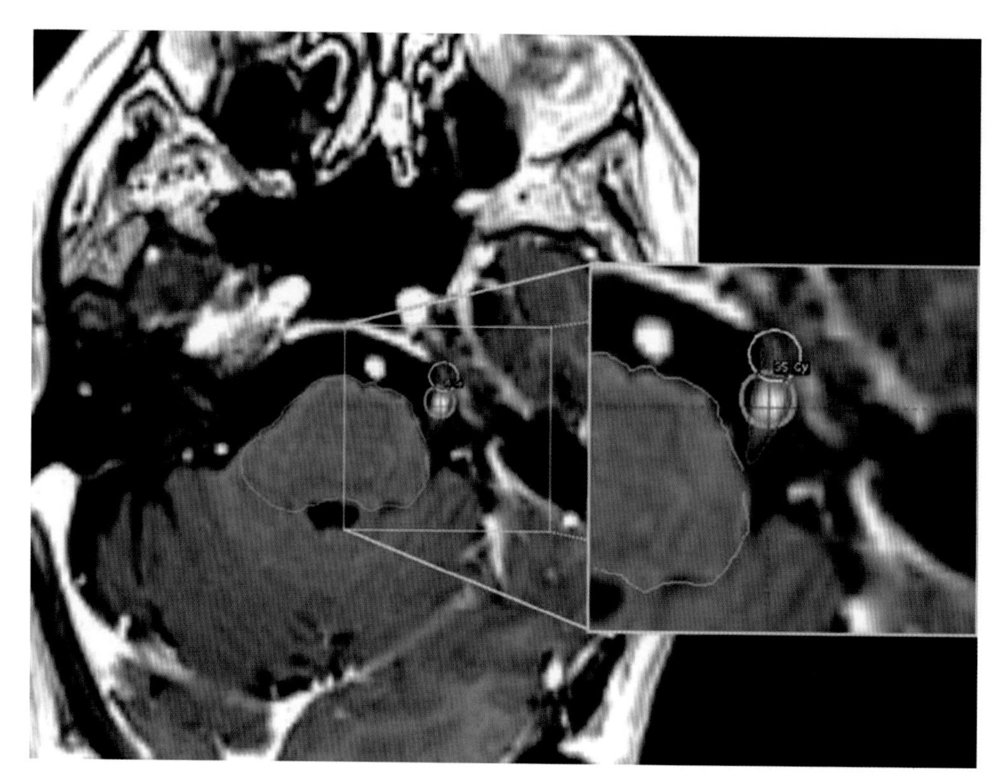

▲ 图 35-6　**首程和再程 GK SRS 等中心点等剂量分布的治疗计划叠加图像**

首程治疗 40Gy 等剂量体积以蓝色表示，再程治疗 35Gy 等剂量体积以黄色表示

本章测试题

1. 对于出现特发性三叉神经痛典型症状的患者，除了仔细询问病史和体格检查外，该患者的诊断性检查中，合理的 [30] 诊断性测试包括（　　）。

A. EEG 评估癫痫活动作为 TN 诊断的基础

B. 急诊颅脑 CT 扫描以评估任何导致 TN 的出血性病变

C. 颅脑 MR 扫描以确定导致 TN 的任何血管性或肿瘤性病变

D. 全面血液学检查，包括 ANA、LE Prep 和 SCL 抗体滴度，以评价 TN 的风湿性病因

E. 颅骨 X 线平片和颈椎 X 线片检查以确定导致 TN 的任何骨改变

2. TN 病理生理学中，联合所致 [13]TN 基本原因的因素是（　　）。

A. 钙通道，肌肉去极化，醛缩酶升高

B. 钠钾泵，肌酸激酶升高，肌肉组织纤维性颤动

C. 偏头痛变异型，EEG 棘波，血镁升高

D.ANA 抗体阳性，血沉升高，抗平滑肌抗体
E. 钠通道，脱髓鞘，神经微结构改变

3. 特发性 TN 的一线治疗[32] 包括（ ）。
A. 立即手术切除受累的三叉神经
B. 神经根切断术后甘油热凝固治疗
C. 卡马西平药物治疗
D. 内镜引导下微血管减压术
E. 单次分割 GK SRS 治疗，最大剂量 80Gy

4. TN 的 GK SRS 治疗中，当三叉神经的最大处方剂量为 80Gy 时，邻近脑干可接受的剂量限值是[69]（ ）。
A. 与 80Gy 的最大处方剂量相同
B. $10mm^3$ 的脑干受量≤ 30Gy
C. 脑干表面 40Gy 的点剂量
D. $10mm^3$ 的脑干受量≤ 12Gy
E. 脑干中位剂量 15Gy

5. 药物难治性 TN 病例的 GK 治疗计划中，为达到最佳控制 TN 疼痛，并有效降低继发性面部麻木风险，等中心准直器直径和等中心位置的最理想组合是[72]（ ）。
A. 8mm 直径准直器等中心设置于神经背根入髓区
B. 4mm 直径准直器等中心设置于海绵窦
C. 8mm 直径准直器等中心设置于卵圆孔
D. 4mm 和 8mm 直径准直器等中心设置于半月神经节
E. 4mm 直径准直器等中心设置于神经背根入髓区和 Meckel 腔之间的三叉神经中部

答案
1. C 2. E 3. C 4. D 5. E

致 谢

作者真诚地感谢 GK 物理学家 Ann Maitz 女士，她为示例病例提供了 GK 治疗计划和剂量 - 体积直方图数据；感谢 3D 成像专家 Kenneth A. Richey，设计和制作了 MR 图像；感谢住院医生 Leonid Zamdborg，MD，提供无止境的技术软件支持；最后要感谢 Ann Karmo 秘书，她在手稿式样和出版指南的细节方面展示出高超的文秘技能。

第十四篇　放射相关并发症

Radiation Associated Complications

第36章

放射性脑坏死

Brain Radionecrosis

Caroline Chung　Timothy J. Kaufmann　著

缩略语

AUC	area under the curve	曲线下面积
AVM	arteriovenous malformation	脑动静脉畸形
CBV	cerebral blood volume	脑血容量
CFT	category fluency test	分类流畅性测验
Cho	choline	胆碱
CMMSE	Cantonese version of the Mini–Mental Status Examination	中国版简易精神状态检查表
Cr	creatine	肌酐
DCE	dynamic contrast–enhanced	动态对比增强
DSC	dynamic susceptibility–weighted contrast–enhanced	动态磁敏感加权对比增强
DWI	diffusion–weighted imaging	扩弥散加权成像
EANO	European Association of Neuro–Oncology	欧洲神经肿瘤协会
FDG	fluorodeoxyglucose	氟代脱氧葡萄糖
FLAIR	fluid–attenuated inversion recovery	液体衰减反转恢复序列
HBOT	hyperbaric oxygen therapy	高压氧治疗
HIF–1α	hypoxia–inducible factor–1 alpha	乏氧诱导因子 –1α
HKLLT	Hong Kong List Learning Test	香港文字记忆学习测试
HR–QOL	health–related quality of life	健康相关生活质量
IMRT	intensity–modulated radiotherapy	调强适形放射治疗
KPS	Karnofsky Performance Status	功能状态评分
Lac	lactate	乳酸
LENT–SOMA	Late Effects Normal Tissue Task Force–Subjective, Objective, Management,Analytic	正常组织晚期放疗反应分级
Lip	lipid	脂质
LITT	laser interstitial thermal therapy	激光间质热疗
MDASI–BT	MD Anderson Symptom Inventory for brain tumor	MD 安德森脑肿瘤症状评估表
MRS	MR spectroscopy	磁共振波谱
NAA	N–Acetylasparate	N– 乙酰天门冬氨酸

PSR	percent signal recovery	信号强度恢复百分比
PTX	pentoxifylline	紫杉醇
RANO	Response Assessment in Neuro–Oncology Criteria	神经肿瘤反应评价标准
rCBV	relative cerebral blood volume	相对脑血容量
ROC	receiver operating characteristic	受试者工作特征曲线
ROI	regions of interest	感兴趣区域
SRS	stereotactic radiosurgery	立体定向放射外科
VEGF	vascular endothelial growth factor	血管内皮生长因子
WMS–ⅢVR	Visual Reproduction subtest of the Wechsler Memory Scale– Ⅲ	韦氏记忆量表 –Ⅲ 视觉再现子测试

学习目标

- 掌握放射性脑坏死典型临床表现。
- 了解有助于诊断放射性脑坏死的检查手段。
- 了解与放射性脑坏死发展相关的病理生理学机制。
- 回顾放射性脑坏死对症管理选择方案，包括经典的一线治疗和潜在可能获益的在研治疗方案。

一、发病率

放射性脑坏死（由辐射引起的组织死亡）是一种放疗相关并发症，可能在全脑或局部放疗后出现[1, 2]。最常见于脑 SRS 或针对原发或继发性脑肿瘤高剂量分次放疗后。放射性脑坏死也可以在靶区邻近脑组织的非中枢神经系统肿瘤接受高剂量放疗后出现，如鼻咽癌。

由于立体定向放射外科应用日益增多、初始治疗高剂量放疗及脑和头颈部肿瘤挽救性放疗使用增加，导致在患者治疗过程中产生更高的累积辐射剂量，放射性脑坏死发病率不断上升。在当前 IMRT 时代，对脑或头颈部肿瘤分次放疗后出现放射性脑坏死的总体风险没有得到有效评估。随着放疗技术适形度更强，放射性脑坏死的特点和范围似乎比先前更集中[3]。立体定向放射外科是一种高度精准的放疗手段，疗程期间仅需行 1～5 次分割模式的治疗。单次放射外科后，评估 1 年内出现放射性脑坏死的风险约 10%，但随访时间延长或同一部位进行再次放射治疗，其发病率呈上升趋势[1, 4, 5]。

研究报道放射性坏死的发病率在 2%～40%，这取决于放疗剂量、靶体积和放射外科后的随访时间[1, 4–11]。通常，放射性坏死在行单次放射外科后 6～24 个月出现[1, 4–11]。

二、表现和症状

诊断

迄今为止，放射性脑坏死诊断主要是基于临床表现和放射学表现的临床诊断。临床表现取决于发生放射性坏死的大脑区域。例如，运动功能区放射性坏死可能出现上肢和（或）下肢单侧运动缺陷，而发生在枕叶放射性坏死可能出现视觉症状。头颈部肿瘤放射性坏死往往发生在颞叶，易出现短期记忆异常和情绪波动。一部分患者出现快速进展的神经恶化，在某些情况下甚至会导致死亡。当临床怀疑发生放射性脑坏死时，可使用各种放射学检查来帮助确诊，这些检查将在下一节中进行总结。

虽然病理诊断在通常被认为是肿瘤诊断的“金标准”，但由于取样误差及肿瘤组织中可能混有坏死组织，病变活检很难达到100%的灵敏度或特异性。由于活检作为一种有创检查手段，存在使用局限性，因此应使用各种成像技术改进无创性诊断方法，包括常规磁共振成像定性和定量测量，以及灌注和弥散MRI、MR波谱和正电子发射断层扫描。然而，这些成像模式都有其特殊局限性，在放射坏死和肿瘤的诊断上不够准确。在这种情况下评估这些成像技术的大多数研究也严重受限于方法学，如回顾性设计、实验对象数量相对较小和病理学参考标准降低（如影像学研究本身、临床过程、立体定向活检取样局限性、肿瘤和放射坏死灶混合及不确定的组织病理学）。因此，许多人认为，在放射性脑坏死的诊断中，结合这些成像手段可以达到最佳灵敏度和特异性[12-15]。

三、放射学表现

（一）常规MRI

常规MRI，包括T_1WI、T_2WI和增强T_1WI，对于追踪脑肿瘤和评估病灶大小和占位效应变化是必要的。然而，在相对较高剂量辐射之后，与辐射相关损伤，包括坏死和肿瘤复发，在常规MRI中可能表现为强化的坏死与周围水肿影。

由于放疗对肿瘤以外其他细胞类型（如内皮细胞和少突胶质细胞）造成损伤，因此在成像中可以观察到对这些细胞的影响，如间质或血管外水肿加重，对比剂细胞外泄漏。照射后的时间进程确实会影响成像结果和组织病理学，因为组织损伤会发生演变[16]。在高级别胶质瘤中，假性进展和放射性坏死的区分是一个重要而困难的课题，在其他章节已经多次讨论，超出了本章讨论范畴，但是从波谱结果上可以认为两者是由辐射引起的改变[16]。可以说，尽管两者在发生时间上略有重叠，但胶质瘤的假性进展在放疗结束后的前3个月最为常见[17]，在此之后，放射坏死更为常见。在立体定向放射外科治疗转移灶中，已经显示54%患者在SRS[18]后有一个或多个病灶大小增加，其中许多病变最终表现为放射性坏死。

以前，用“切青椒”和“肥皂泡”的增强磁共振表现提示放射性坏死而非肿瘤，但强化方式或影像特征在区分两者与转移灶并不可靠[15]，而且在诊断胶质瘤的敏感性和特异性也比较局限[19]。考虑到血管损伤后容易发生射野边界区缺血，照射区内脑实质强化影是放射引起损伤的典型表现[19]。然而，高级别胶质瘤在室管膜下区播散也并不罕见。

一些人观察到SRS后的一些复发转移病灶在较大强化范围内具有T_2WI低信号成分，并且在T_2WI低信号结节直径与增强病灶整体直径比例越接近1.0，病变越可能代表复发转移，而非放射性坏死[15, 20]。这个比例被称为“病变商”，有人提议，病变商0.3可能是辐射坏死，超过0.3可能代表肿瘤与坏死的混合组织或单纯肿瘤复发[15]。然而，另一个使用类似方法的研究小组并不能将此种判定标准重复出来[21]。造成T_2WI低信号病变成分可变性的因素可能与该测量结果不一致有关。

另一项SRS治疗转移瘤的研究表明，水肿影与强化病变的体积比越大，预示为放射性坏死[22]。最近另一项研究也表明，通过评估对比剂钆静脉注射55min后边缘和内部对比度增强的变化，可能可靠区分放射性坏死和复发转移[23]。但仍然需要提供更多数据来验证这两项研究结果。

（二）灌注MRI

与坏死组织相反，新血管生成和微血管密度增加是恶性肿瘤的特征。虽然肿瘤和坏死都可能存在毛细血管渗透性增加，使静脉注射的钆对比剂渗漏到细胞间质（表现为MRI强化影），但胶质瘤和转移灶中静脉和毛细血管的脑血容量的体积预计比放射性坏死更大。

脑放射外科和高剂量放疗后，从MRI动态敏感性对比增强中测量的相对脑血容量作为单一成像技术在胶质瘤和转移灶中区分放射性坏死和肿瘤进展方面显示出了前景[13, 14, 24, 25]。然而，恰当的rCBV临界值非常依赖于成像技术，其可变性由多种因素造成，包括如何绘制感兴趣区，如何根据对比剂负荷量来选择脉冲序列参数（如基于梯度回波的DSC翻转角度）、使用软件类型及功能模块的选取（如漏磁校正）[26]。但是现有关于rCBV区分胶质瘤进展和假性进展（非单纯放射性坏死）的研究结果存在相互矛盾，这需要引起重视[16]（图 36–1）。

（三）MR 波谱

MR 波谱能够评估脑组织和脑部病灶中特定生化物质的含量。例如，N– 乙酰天门冬氨酸是完整神经元的标志物，胆碱是细胞膜代谢的标志物，肌酐是代谢的一般参考标志物，乳酸是无氧代谢的标记。MRS 可以作为单体素或多体素进行，但多体素通常对大范围病变具有优势，特别是那些可能具有可变空间的生物化学损伤[27, 28]。正常大脑通常有相对较高的 NAA 峰、Cr 峰和 Cho 峰。恶性肿瘤 NAA 减少，但 Cho 可能正常或升高，并可能存在 Lip/Lac 升高。在早期放射引起的损伤（和类似的肿瘤）中可以观察到 Cho 升高[29]，但随着放射坏死发展，Cho 将下降，留下具有优势的只有 Lip/Lac[28]。

经验丰富的医生发现，MRS 在区分胶质瘤复发性转移和放射性坏死方面表现出良好的准确性，尽管测试患者数量有限[27, 29–32]。但还应值得注意的是，文献中为区分而提取代谢物比例的阈值是无限的[28]。

MRS 的局限性包括其额外采集时间，因为它通常是基于结构 MRI 进行，采样局限性（即使执行多体素 MRS，通常也仅限于大脑中的一个或两个切面），其在磁场不均匀区域（如颅底附近）易受质量不确定性的影响，其在解释及比例临界值使用上的多变性。需要标准化成像采集和选择代谢物比例阈值，以及对这些技术进行前瞻性验证。至于这个领域涉及所有成像技术的应用，一直都存在肿瘤和坏死组织混杂的问题。

（四）PET 成像

PET 成像是根据不同组织代谢情况来区分大脑中活性肿瘤组织和治疗引起的改变[33]。^{18}F–FDG PET 最常用于脑成像，具有很高生物活性的肿瘤像摄取葡萄糖一样摄取 FDG。然而，大脑正常组织 FDG 摄取值也很高，特别是在皮层，这会使图像分析复杂化，并可能掩盖病灶。因此，一些研究中心对大脑进行延迟 PET 成像，希望检测出肿瘤相对于正常脑组织摄取差异。^{18}F–FDG PET 在区分放射性坏死，复发性恶性胶质瘤和转移癌[34–38]方面取得的成效有限（图 36–2 至图 36–4）。

相反，氨基酸 PET（如 ^{11}C– 蛋氨酸 /^{11}C–MET、^{18}F– 氟多巴 /^{18}F–FDOPA 和 ^{18}F– 氟乙基酪氨酸 /^{18}F–FET）的脑组织摄取相对于代谢活跃肿瘤较低，因此，通过这类 PET 检查，更易识别代谢活跃的肿瘤[39–42]。肿瘤可能有不同氨基酸示踪剂摄取量，与氨基酸在细胞膜上的主动转运、蛋白质合成增加、血脑屏障破坏和（或）与其微血管密度和灌注有关。

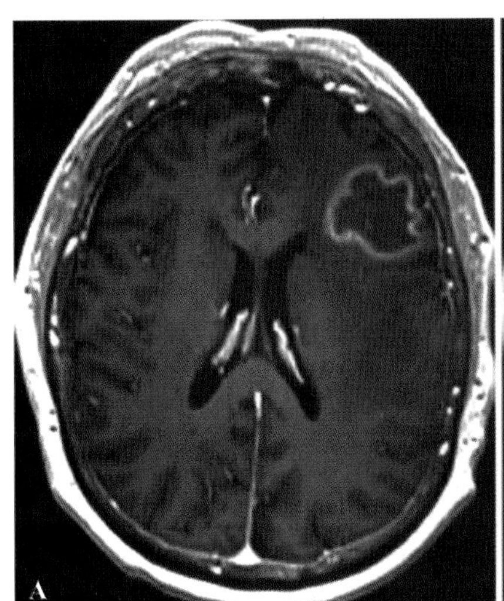

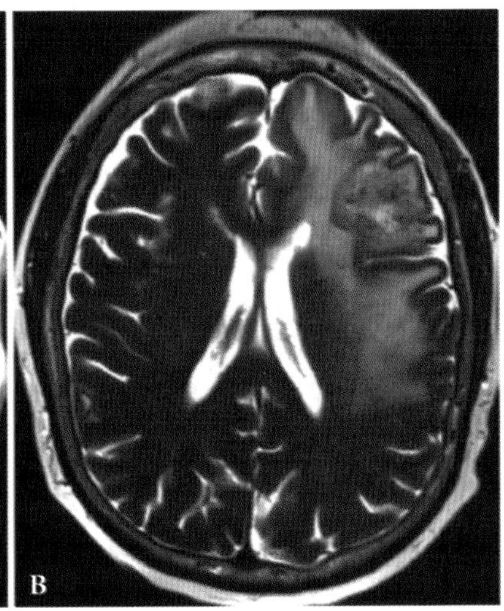

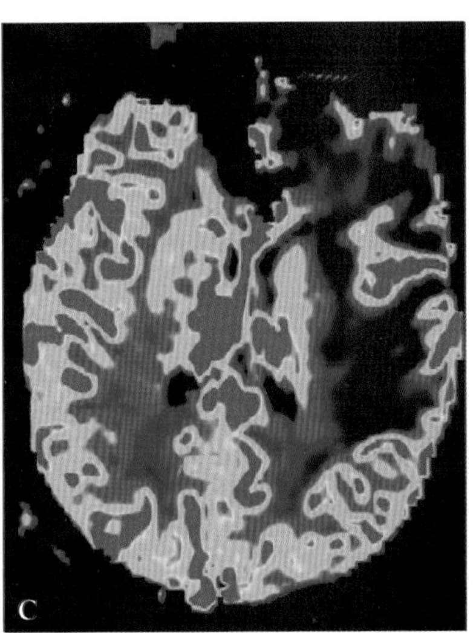

▲ 图 36–1 **左前额叶放射性坏死的代表性轴位 MRI**

A. T_1WI 上环形强化中央为坏死病变；B. 病变周围血管性水肿在 T_2WI 上显示为强化区域；C. 相对脑血容量图显示环形增强病变区域的缺损，与放射性坏死（而非活动性肿瘤）一致（图片由 Dr. Derek Johnson 提供）

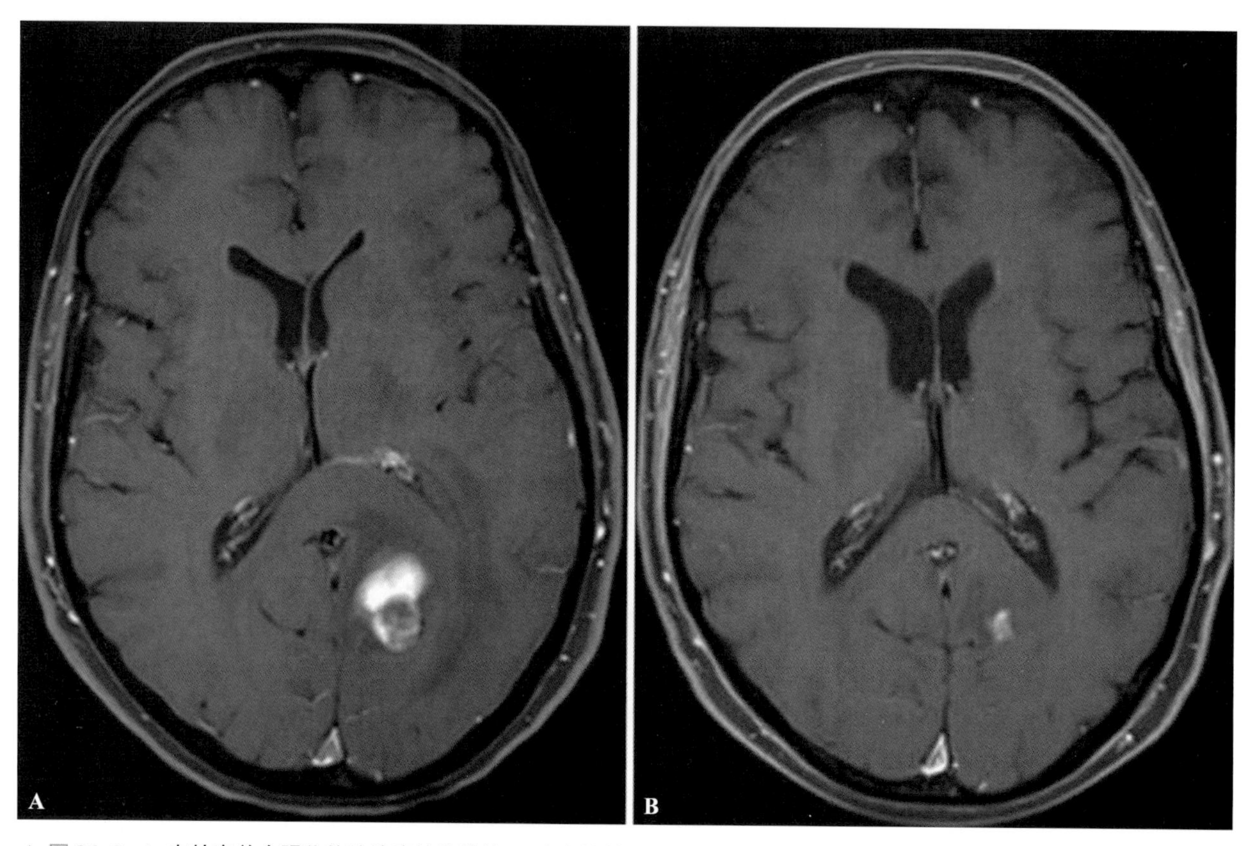

▲ 图 36-2 **A.** 左枕旁单个强化的肺腺癌转移灶的 **65** 岁女性轴位 T_1WI。先给予 **WBRT**，继而行 **SRS**。**B. SRS** 后 **3** 个月，肿瘤体积已明显缩小

图片由 Dr. Derek Johnson 提供

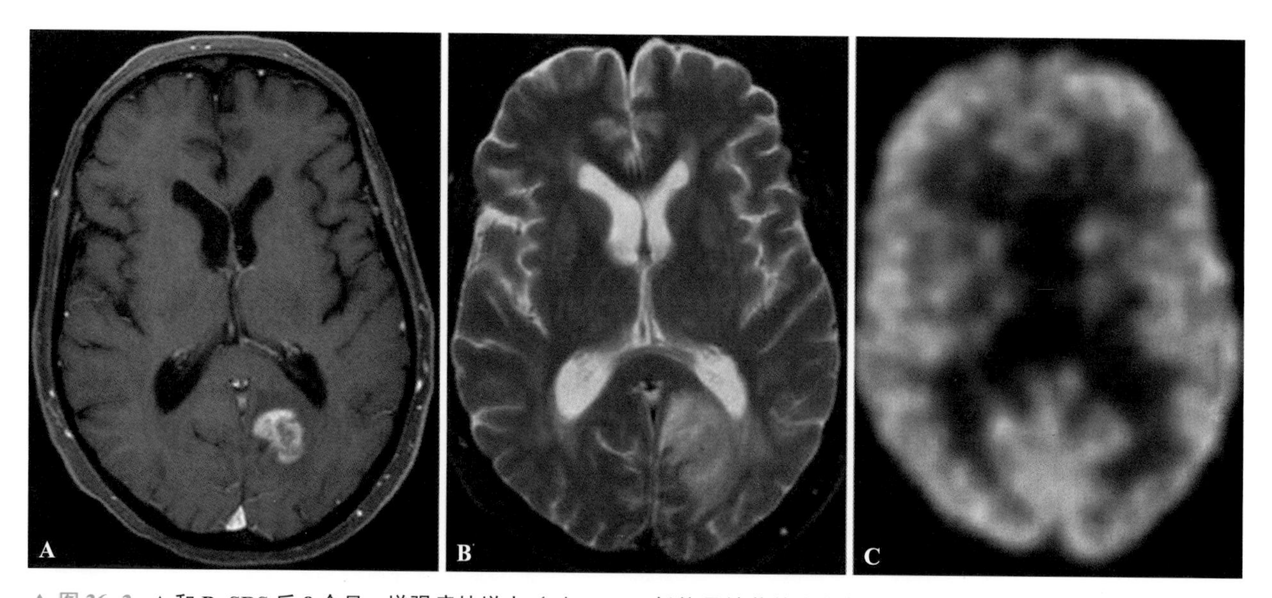

▲ 图 36-3 **A** 和 **B. SRS** 后 **8** 个月，增强病灶增大（**A**），T_2WI 低信号结节的直径超过增强病灶的一半（**B**）；**C.** ^{18}F-**FDG PET** 此时在病灶中没有表现出明显的高代谢

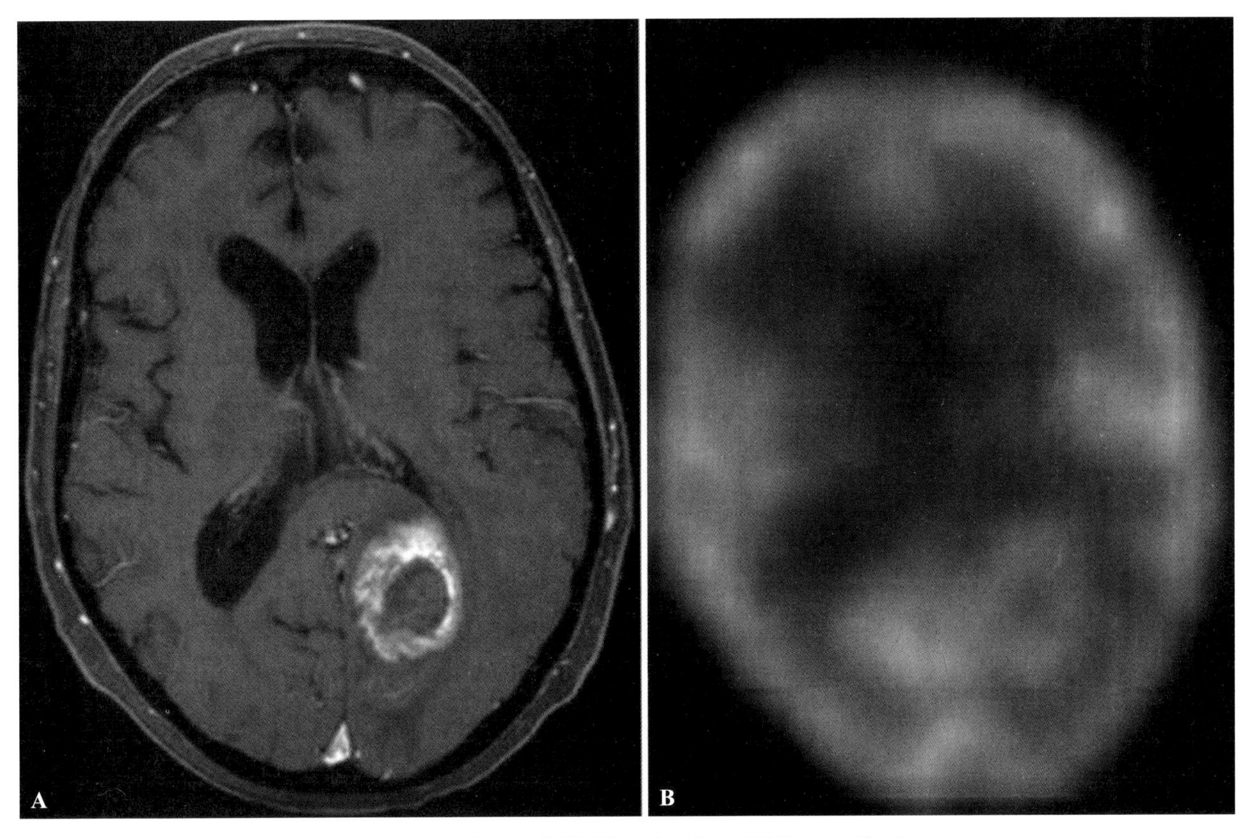

▲ 图 36-4 之后对病灶随访 4 个月余，至今为 SRS 后 1 年

A. 病灶继续增大，组分更多变成坏死物；B. 此时，病灶对比增强部分是呈 FDG PET 高代谢，尽管只有病变白质部分明显异常高于正常脑组织。手术切除病灶，术后证实病变性质为复发转移。假设 SRS 后 8 个月开始出现肿瘤进展，本病例证明了 FDG PET 测量精度的可变性

最近对 18 个转移灶 ^{18}F 研究表明，^{11}C- 蛋氨酸 PET 在区分放射坏死和复发转移方面优于 ^{18}F-FDG PET，动态对比增强渗透性及扩散加权成像，在 ROC 分析中的曲线下面积为 0.90 [38]。^{18}F-FET，包括时间 - 活性曲线分析，在区分放射坏死和复发转移方面显示出 88%～93% 准确度 [43, 44]。^{18}F-DOPA PET 在此测定中已显示出 83% 准确度 [45]。神经肿瘤反应评价标准和欧洲神经肿瘤学协会指南文件中关于胶质瘤 PET 成像的研究，显示出这三种氨基酸 PET 放射性示踪剂区分肿瘤复发与治疗引起的改变的优势超过 MRI，也高于 ^{18}F-FDG [33]。

然而，氨基酸 PET 放射性示踪剂用于诊断复发性脑转移与放射坏死尚未获得 FDA 批准。与此相关的是，临床可用性和缺乏补偿是当下氨基酸 PET 放射性示踪剂使用的特殊限制。^{11}C 短半衰期也给许多影像中心带来困难，因为其使用需要受限于回旋加速器。虽然 ^{18}F 标记的氨基酸示踪剂可以不需要依赖回旋加速器而现场激发，但临床使用中缺乏补偿限制了其广泛实施。然而，学术中心对这些试剂研发所取得的成果让人们有望看到当前存在的技术障碍是能够被攻克的。与任何评价胶质瘤转移灶治疗反应技术一样，必须牢记该技术准确性将始终受到肿瘤和坏死混合物的限制。

（五）成像总结

在胶质瘤和转移灶高剂量照射后，脑组织周围水肿形成的强化坏死病灶会干扰诊断。常规 MR 在区分这两种病灶方面能力较为局限。其他功能 MRI 和 PET 成像，在区分复发性肿瘤和放射性坏死方面显示出了应用前景。学者还研究了 DWI 和 201T$_1$-SPECT 和 DCE 渗透成像在肿瘤放射反应评价中的应用。但是，这些成像技术都不完善，具有局限

性，此外由于照射后肿瘤病灶常混有坏死组织，成像结果可能互相矛盾或不确定。因此，当前提倡多模态成像方法，以最大限度地提高准确度。如果成像结果与暗示的一种或另一种诊断一致，这自然会增加我们对它们的信心。但是，需要进一步的改进和验证现有的成像技术。

四、病理表现

虽然放射性脑坏死的病理生理学尚未得到很好的阐释，但普遍认可的机制表明，这一过程始于高剂量照射区域的局部血管阻断。这导致血管性水肿和血管损伤，可能导致组织乏氧，进而调节 HIF-1α，这是一种已知的血管活性蛋白激活剂，包括血管内皮生长因子[46-48]。由于 VEGF 可以诱导毛细血管内皮细胞排列，干扰血脑屏障的紧密结合，VEGF 调节的后期影响可能包括累积性水肿、缺氧和组织坏死[49]。贝伐单抗是一种人源化的鼠单克隆抗体，可以选择性地抑制 VEGF，并通过抑制肿瘤血管生成的机制应用于临床各种实体肿瘤的治疗[50]。

一些研究特别描述了由于诱发血管损伤而导致血管坏死的组织病理学结果。这些研究中的组织学特点包括毛细血管扩张症、内皮细胞的非典型改变、血管增厚和增殖及局灶性出血。研究还报道了免疫反应细胞，包括被坏死组织吸引并在放射坏死区形成肉芽肿的星形胶质细胞[51, 52]。

对有症状的放射性脑坏死的初始治疗通常是应用大剂量皮质类固醇[53]。如果使用大剂量激素后症状持续进展，可以考虑手术切除[54]。

五、治疗

（一）药物治疗

1. 皮质类固醇

一般来说，只有对有症状的放射性脑坏死患者才给予治疗。皮质类固醇是经典的一线治疗方法，其可以有效地减轻脑水肿，改善水肿相关症状，还可以抑制放射性坏死的炎症反应[2]。患者通常起始就给予中到大剂量皮质类固醇，后逐渐减量。然而，随着激素停用，一些患者可能会出现脑水肿和相关症状的反弹。一些患者可能无法完全减量，长期使用皮质类固醇可能会导致严重的毒性反应，包括但不限于糖耐量降低、类固醇肌病、医源性库欣综合征及感染风险的增加[2]。

2. 抗血管生成剂：贝伐单抗

最近几篇基于回顾性和小型前瞻性研究的综述，强调了贝伐单抗对放射性脑坏死有效的应用前景[55, 56]。Lubelski 等在一篇综述中提到，7 项研究中的 30 例患者全部使用贝伐单抗治疗高级别胶质瘤放疗后出现的放射性脑坏死，影像学得到了改善。在这篇综述中，23 例中 16 人有临床症状，且得到改善[56]。另一项综述中，16 项试验共 71 例，这些试验使用贝伐单抗治疗任何脑肿瘤放疗后的放射性脑坏死，97% 患者有影像学反应，79% 患者症状有所改善[55]。

两项针对贝伐单抗治疗放射性脑坏死的小型前瞻性单臂研究分别评价了 9 例[57]和 17 例患者[58]。Yonezawa 等报道水肿平均减少 65%，通过测量 MR 图像 FLAIR 高信号区域的体积及 MR 图像上 T_1 增强的体积，平均减少 80%。临床上这 9 例患者中有 7 例 KPS 评分[57]有改善。Wang 等报道，在 17 例患者中，16 例 T_2 FLAIR 高信号体积平均减少 48.8%，T_1 增强的体积平均减少 54.9%，KPS 有改善[58]。

一项小型随机双盲安慰剂对照试验，贝伐单抗 7.5mg/kg，每 3 周 1 次，使用 2 个周期，对照组安慰剂每 3 周 1 次，使用 2 个周期，研究对象为至少在研究开始前数月接受头颈部肿瘤放疗而出现放射性坏死的成人患者。如果患者在参与研究之前服用皮质类固醇，则要求他们在开始治疗前至少 1 周内保持稳定剂量。试验主要终点是影像学反应，定义为在研究治疗后第 6 周，测量 MRI 上 T_2 FLAIR 高信号的体积，与治疗前相比，脑水肿减少 25% 甚至更多[59]。利用这种评价标准，随机分为贝伐单抗组 100% 有影像学反应，同时对比增强也有所减少。相比之下，仅安慰剂的患者中组，5 例出现了临床和影像学进展，2 例仅有影像学进展，没有症状恶化。尽管有影像学表现，但通过使用 MD 安德森脑肿瘤症状评估表测量，治疗组之间在神经认知功能或症状严重程度方面没有发现差异。

正在进行的双盲随机安慰剂对照Ⅱ期试验是通过比较贝伐单抗 + 皮质类固醇与皮质类固醇 + 安慰

剂（BeSt）对脑转移灶 SRS 治疗后出现放射性脑坏死症状的改善情况（A221208）。符合条件的患者为 SRS 治疗脑转移灶后 3～24 个月出现放射性脑坏死的影像学表现，且出现症状后需要每天应用至少 4mg 地塞米松（或等效剂量的替代皮质类固醇）。本试验中影像学诊断放射性坏死所需的影像学特征包括病变商＜ 0.3 和相对脑血容量＜ 1.5 和信号恢复百分比≥ 76%。患者被随机分为贝伐单抗组 10mg/kg 第 1 天和 15 天 ×4 个周期和皮质类固醇或安慰剂和皮质类固醇（剂量由主管医生根据症状控制情况来调整）。主要目标是与标准皮质类固醇治疗比较，使用 MDASI-BT 测量，确定使用贝伐单抗治疗的患者是否在症状控制方面得到更大改善。该试验还将评估与应用皮质类固醇和贝伐单抗相关的不良反应、健康相关的生活质量、所需皮质类固醇作用持续时间、达到最大影像学反应的时间及可预测治疗反应相关的血清 / 尿液生物标志物和影像标志物。

3. 抗氧化剂

(1) 依达拉奉

依达拉奉（3- 甲基 -1- 苯基 -2- 吡唑 -5- 酮）是一种有效的自由基清除剂，已用于治疗各种与氧化应激相关的神经系统疾病，如脑缺血[60]。由于氧化损伤是放射损伤的一种已知机制，Tang 等完成了一个开放的随机试验，以评估依达拉奉与皮质类固醇对鼻咽癌放疗后出现放射性脑坏死的保护作用。患者被随机分到依达拉奉 30mg 每天 2 次，为期 14 天，与甲泼尼龙 500mg 每天 4 次，使用 3 天，然后逐步减量[60]。主要反应定义为在 3 个月时以 T_2 高信号体积测量为衡量，水肿减少至少 25%。在依达拉奉组 40 例患者（55.6%）和皮质类固醇组 23 例患者（35.4%）中观察到这一反应，差异有统计学意义（*P*=0.025）。与贝伐单抗不同，使用依达拉奉 MRI 增强体积没有相较于皮质类固醇出现显著减少（*P*=0.468）[60]。依达拉奉组患者通过正常组织晚期放疗反应分级（LENT-SOMA）测量评估其症状有更好的改善，但研究的开放设计可能影响这个发现。

(2) 维生素 E 和己酮可可碱

维生素 E（或生育酚）是另一种自由基清除剂，已被研究用于治疗放射损伤。己酮可可碱是一种甲基黄嘌呤衍生物，可降低血液黏度，从而增加血液循环和组织氧合，已研究将其与维生素 E 结合用于治疗放射治疗的晚期毒性。在一项小型回顾性研究中，11 例在脑转移瘤、脑膜瘤或脑动脉畸形出现放射性脑坏死后接受 PTX 和维生素 E 的联合治疗。除了 1 例外所有患者均有影像学改善，该患者最终被确认肿瘤进展，而非放射性坏死[61]。

一项前瞻性随机研究让鼻咽癌放疗后出现颞叶坏死影像学证据的成年患者选择每天 2 次使用维生素 E1000U 治疗组（最多 1 年）或不治疗组。对患者在基线和 1 年时使用中国版简易精神状态检查表（CMMSE）、香港文字记忆学习测试（HKLLT）、韦氏记忆量表 - Ⅲ的视觉再现子测试（WMS- Ⅲ VR）、分类流畅性测试（CFT）和计算机化认知灵活性测试[62]。与没有改善的对照组相比，接受维生素 E 组在 CMMSE 上的整体认知功能得到 5.33% 的改善（*P*=0.007）。使用 HKLLT 进行的语言学习评估显示，治疗组在 1 年内有 27.24% 改善，而对照组则没有改善。在基线或 1 年时，两组在注意力、语言或执行功能方面没有差别[62]。

（二）高压氧疗法

虽然高压氧尝试用于一些放射性脑坏死治疗，但支持其使用的数据有限，只有小型回顾性病例报道和案例研究[63]。一项前瞻性单臂研究是评估高压氧疗法治疗对 10—75 岁在放射外科后出现临床和影像学表现的放射性脑坏死的患者（NCT 02714465）。在这项试验中，如果患者前 24 次治疗后出现影像学改善，他们将完成 40 次 HBOT。

（三）局部治疗

手术

虽然手术切除经常用于临床治疗进展性放射性坏死，但没有前瞻性试验报道放射性脑坏死手术的疗效。一个小型回顾性研究显示，24 例鼻咽癌高剂量放疗后出现了颞叶增强病变（16 例单侧，8 例双侧），15 例行成像检查，手术切除增强病变与 CT 或 MRI 脑水肿的影像学改善有关。24 例患者中，1 例因局部复发性坏死行二次手术[64]。在另一个回顾性研究中，15 例在放射外科后出现放射性坏死，手术切除可改善症状，脑水肿减轻，并可减少或停止皮质类固醇的使用[65]。

（四）激光间质热疗

激光间质热疗利用光能加热手术插入大脑的光纤周围组织。一些脑转移患者 SRS 后使用 LITT 治疗进展和表现为增强的病灶，学者认为 LITT 是治疗任何病变的有效疗法（即放射坏死或复发性肿瘤）[66]。遵循这一理念，一项前瞻性单臂研究评估了 LITT 治疗 SRS 后增强病变的影响[67]。这项研究发现局控率可达 75.8%（13/15），并且有 7 个治疗病灶中，体积显著减少至治疗前的 10% 以下[67]。虽然这项小型单臂研究的结果不能支持改变临床实践决策，但这些良性结果有利于促进对放射性脑坏死 LITT 的进一步研究。

六、病例研究

病例展示如图 36–5 至图 36–8。

七、总结

- 放射外科后 1 年，放射性坏死风险约 10% 左右，随访时间延长，累积发病率似乎会升高。
- 常规脑 MRI，放射性脑坏死通常表现为一种增强坏死病变伴周围的水肿，这往往与增殖活跃

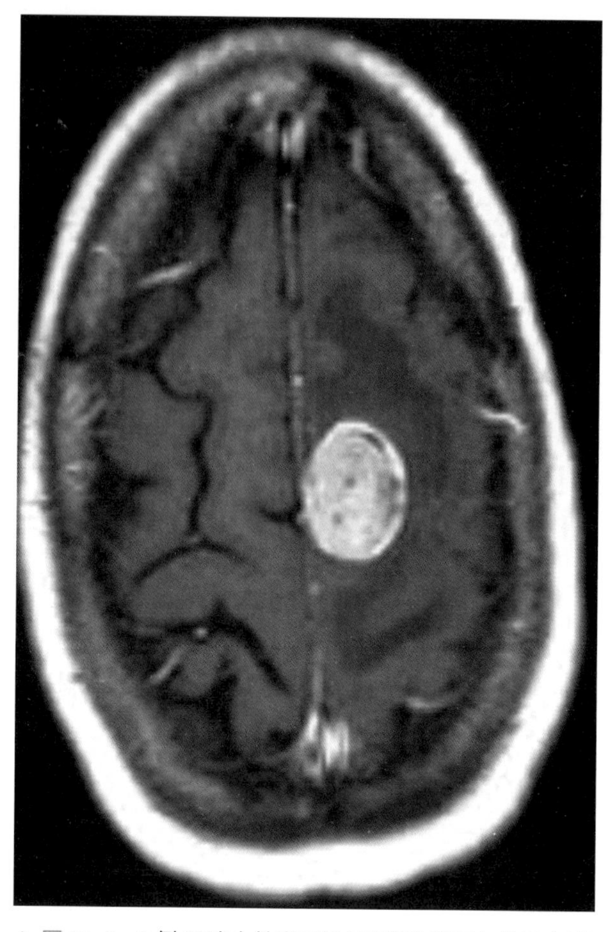

▲ 图 36–5 **1 例 56 岁女性出现黑色素瘤转移至左前额叶（轴位增强 T_1 MRI）**

该图为肿瘤切除后，针对瘤床区行基于 LINAC 的 SRS 1 个月后的表现（20Gy/ 次）

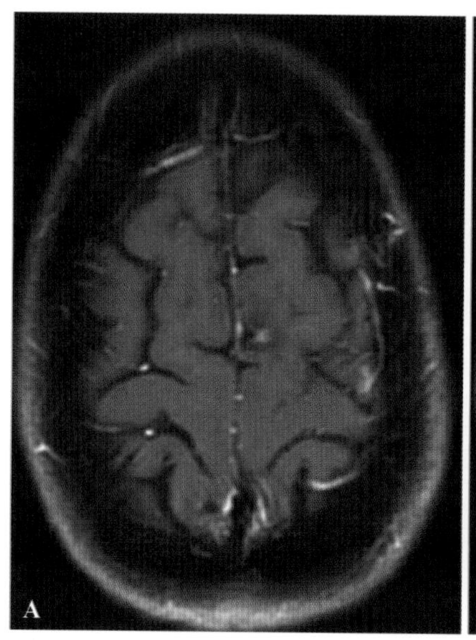

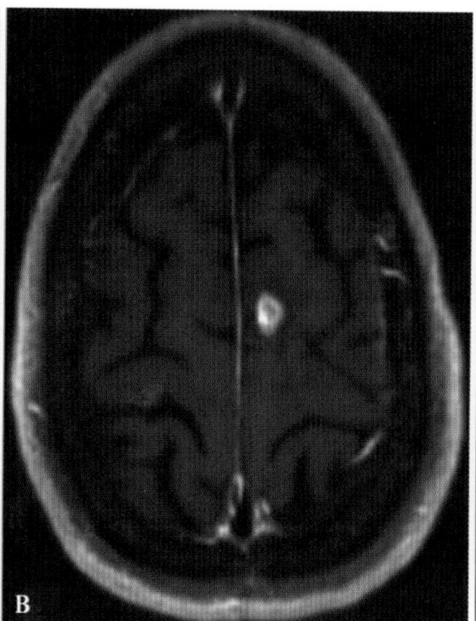

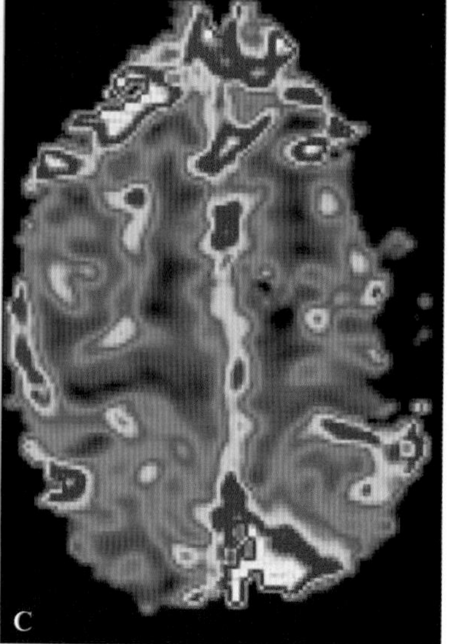

▲ 图 36–6 **A. SRS 后 14 个月，原术区出现了新发增强结节；B. 后续 8 个月缓慢增长；C. 在 DSC 成像上没有血流信号的异常增加**

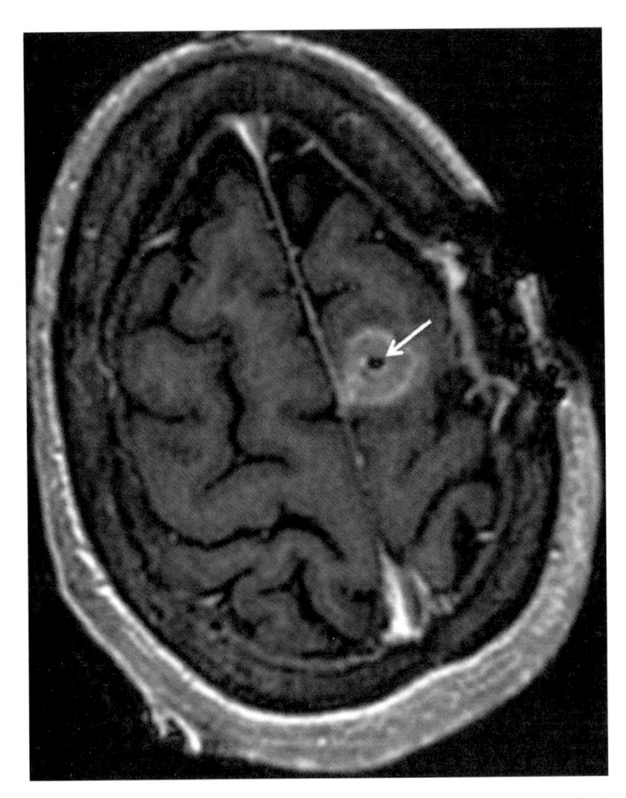

▲ 图 36-7 **SRS 后 22 个月增强病灶的立体定向活检，随后针对增强病灶 MR 引导下 LITT**

病理学提示坏死，血管通透性改变和胶质增生，符合放射反应并且没有活跃的转移性黑色素瘤细胞。LITT 后立即进行增强 MPRAGE，显示轻度强化的治疗区域，轴位上治疗区域中心仍然存在激光套管（箭所指中心暗点）

的肿瘤难以区分。

- 除了常规脑 MR 图像，灌注 MRI、波谱和 PET 成像可能有助于区分肿瘤进展与放射性脑坏死。
- 引起放射性损伤的机制是局部血管破坏，随后是血管活性蛋白上调，包括 HIF-1α 和 VEGF。
- 在组织病理学方面，通常存在肿瘤细胞和坏死组织同时存在，这使得病理学诊断放射性脑坏死极具挑战性。
- 一线治疗通常是皮质类固醇，因为它们能有效地减轻脑水肿，并且具有抗炎作用。
- 目前正在研究的其他治疗方法包括抗血管药物，如贝伐单抗和抗氧化剂，包括依达拉奉、维生素 E 和己酮可可碱。此外，还有高压氧治疗、局部手术、激光间质热疗。

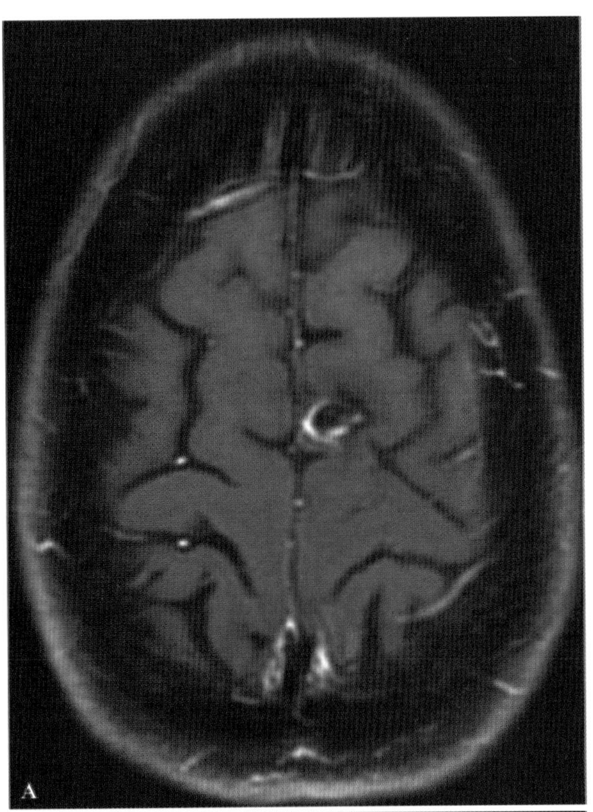

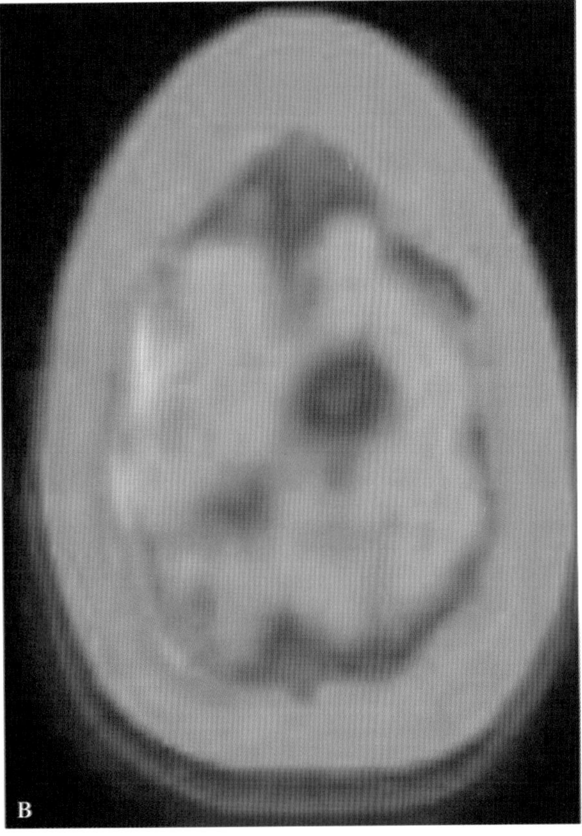

▲ 图 36-8 **A 和 B. LITT 后 13 个月随访 MRI（A）和 FDG PET-CT（B），显示一个稳定、边缘轻度增强治疗区，对应 PET 上摄取缺失部分**

本章自测题

1. 放射手术治疗后1年，发生放射性脑坏死的预计风险是（　　）。

A. 1%

B. 5%

C. 10%

D. 50%

2. 以下被认为是导致放射性脑坏死发生和进展主要因素的是（　　）。

A. EGFR

B. VEGF

C. PD-1

D. ALK

3. 1例右额转移灶患者，SRS后9个月，出现头痛和发作性左臂麻木。MRI显示复发性增强病灶伴周围水肿。常规MRI有利于诊断复发性肿瘤，而不是放射性坏死的特征是（　　）。

A. 增强 T_1 MRI上的“肥皂泡”外观

B. 病变商 =0.2

C. 病变商 =0.9

D. 水肿与增强病灶的体积比值较大

4. 1例右额转移灶患者，SRS后9个月，出现头痛和发作性左臂麻木。MRI显示复发性增强病灶伴周围水肿。其他可以帮助确定这个病变是放射性坏死还是复发性肿瘤的影像检查有（　　）。

A. 动态敏感性加权对比增强MRI

B. MRS

C. 使用氨基酸示踪剂PET扫描

D. 以上所有内容

5. 1例右额转移灶患者，SRS后9个月，出现头痛和发作性左臂麻木。MRI显示复发性增强病灶伴周围水肿。鉴于患者现有症状，您会提供作为初始治疗的是（　　）。

A. 手术切除

B. 皮质类固醇

C. 贝伐单抗

D. LITT

答案

1. C　2. B　3. C　4. D　5. B

第37章 脊髓耐受剂量与放射性脊髓炎的风险

Spinal Cord Tolerance and Risk of Radiation Myelopathy

Majed Alghamdi　Shun Wong　Paul Medin　Lijun Ma　Young Lee　Sten Myrehaug
Chia-Lin Tseng　Hany Soliman　David A. Larson　Arjun Sahgal　著

学习目标

- 回顾放射性脊髓炎临床表现、病理生理学和病理组织学。
- 回顾脊髓放射生物学，与立体定向放射治疗相关的放射生物学问题。
- 基于动物模型和已知的临床数据，回顾影响放射性脊髓炎发生风险的临床和剂量学因子。
- 理解当前研究策略来减轻放射性脊髓炎的风险。
- 了解当前常规分割照射和立体定向放射治疗时对脊髓的剂量限制和安全实践。

一、概述

放射性脊髓炎（radiation myelopathy，RM）是脊髓受到过量照射后发生的一种罕见的、毁坏性的严重并发症。

传统上，多数情况下对脊髓的剂量限制是基于动物数据的保守约束和从文献报道的几例人类放射性脊髓炎得出的专家意见。最早关于人类放射性脊髓炎的报道之一是 Wong 等总结了玛格丽特公主医院（Toronto，Canada）众所周知的病例，并提供了常规分割下安全实践的阈值[1]。基于相同的对脊髓大野照射，他们得出结论，在等同每次 2Gy 照射（EQD2），总剂量 50Gy 情况下发生放射性脊髓炎的风险是可以忽略不计的。根据 Emami 及同事完成的工作及论文报道，脊髓剂量限制在 EQD2 ≤ 50Gy 条件下，放射性脊髓炎被认为是一种罕见并发症[2]。在现代放疗技术的条件下，在可接受的剂量限制情况下发生并发症，其解释似乎与照射剂量无关，但与患者固有的特异性遗传放射敏感性或错误给予剂量有关。

随着脊柱转移瘤应用体部立体定向放射治疗技术，这种并发症再次出现，并且针对这种治疗方式提出了警报。SBRT 被定义为：采用图像引导的高度适形的大分割精确外照射放疗，实施对颅外体部靶区的单次或数次治疗，达到与常规分割（1.8～3.0Gy/ 次）相同的根治效果[3]。实质上，针对有明确边界的小体积靶区，只用几次治疗完成非常高的总照射剂量，导致在剂量分布上与常规分割放疗产生极大的异质性。对危及器官的重视程度，SBRT 也基本上不同于传统的外照射放疗。关键的 OAR，即脊柱 SBRT 时的脊髓，脊髓的照射剂量低于治疗靶区的剂量。为了在肿瘤 - 脊髓交界处的剂量覆盖率最大化，需要满足每毫米减少 15%～20% 的陡峭剂量梯度要求（图 37-1）。

紧密的界面剂量梯度可使 OAR 内小体积范围受到超过常规剂量限制的照射，而 OAR 主体受到可耐受的亚临床剂量的照射。有些人确实使用了这种技术方式，这意味着能够提升脊髓内的最大点剂量，从而建议脊髓作为混合型器官（串型和并型两者皆有），而不是像传统那样严格归为串型器官。结果是，为了最大程度提升靶区的剂量覆盖，脊髓内的小体积范围受到了很高剂量的照射，而实际确实出现了放射性脊髓炎[4-6]。重要的是，大部分脊髓体积受到了亚阈值剂量照射。

随着脊柱 SBRT 的经验越来越多，在这一章中将总结放射生物学的进展及脊髓的剂量耐受性。我们也会总结脊柱 SBRT 实践的安全指南，这些都是基于对 SBRT 时放射性脊髓炎病例与对照病例进行缜密的剂量分析而得出的[4-6]。随着对常规分割放疗或 SBRT 实践中对剂量限制的重视，终将使放射性脊髓炎再次成为罕见并发症。

二、脊髓结构和功能

脊髓起自枕骨大孔水平，是延髓的延续。它的尾部通常延伸到马尾开始的第一腰椎底部。脊髓在椎管内走行并被三个脑膜，即硬脑膜、蛛网膜和软脑膜包围。脑脊液存在于蛛网膜下腔内。椎管在脊柱内走行，脊柱由 33 个椎骨组成（7 节颈椎、12 节胸椎、5 节腰椎、5 节由椎间盘分开的骶骨和 4 个融合的尾椎骨）。在两侧方，脊神经从两个比邻的椎体之间的椎间孔穿出。

脊髓发出脊神经，脊神经包含运动神经根和感觉神经根，每个都由很多小根组成。沿脊髓全长共有 31 对脊神经（颈脊神经 8 对、胸脊神经 12 对、腰脊神经 5 对、骶脊神经 5 对和尾脊神经 1 对）。

在横断面上，脊髓灰质和白质组成。灰质呈“H”形，包括前角和后角。

其余的脊髓由一部分白质组成。脊髓上行神经传导束包括侧脊髓丘脑束（疼痛和温度通路）、前脊髓丘脑束（粗糙的触摸和压力通路）和后白柱（辨别性触觉、振动感和有意识的肌肉关节感觉通路）。主要的下行传导束包括前侧和外侧皮质脊髓束（运动）。

三、放射性脊髓炎

（一）临床表现

脊髓受照射后，可出现瞬时早期（亚急性）毒性，称为 Lhermitte 综合征。通常在放疗后 2～4 个月出现，其临床特征通常是由颈部屈曲后引发的从颈部向四肢发射的电击样感觉，几个月后可自行消退[7]。然而，此症状为临床诊断，需要借助磁共振成像来排除包括疾病进展等潜在原因所导致的神经症状。Lhermitte 综合征的发展与放射性脊髓炎的风险增加无关。

放射性脊髓炎通常是指通常不可逆的毒性，常发生于放疗后的 6～12 个月，还有报道显示了更长的潜伏期（＞2 年）[8]。临床表现取决于受影响的脊髓区域。颈髓放射性脊髓炎可能在 70% 的病例中致命[9]。症状和体征通常是渐进和一致的，与那些与上运动神经元病变相关的包括截瘫、瘫痪、痉挛、Brown–Sequard 综合征、反射亢进、张力过高、巴宾斯基征和括约肌功能障碍。感觉改变可包括减少脊髓丘脑束的感觉（疼痛、温度和粗糙的触摸）和后柱道（本体感觉、振动和细腻的触感）。

由于放射性脊髓炎是用排除法诊断的，患者临床表现、受治疗的脊髓解剖学区域及放疗剂量都是必不可少的，同时排除疾病复发或进展。常规需要影像学检查，通常都是 MRI。与放射性脊髓炎相关的改变包括 MRI T_2WI 高信号，T_1WI 等信号或低信号，伴或不伴坏死导致的各种增强表现（图 37–2）[10, 11]。现在，包括 FDG–PET 等的其他影像学评估手段仍在研究中[12]。

（二）病理生理学和组织病理学

从分子和细胞的角度考虑，潜在发生放射性脊髓炎被认为是一个连续损伤的过程，但还没有被完全证明。虽然诸如基因表达谱改变等的事件几乎是从放疗后立即开始出现，但是组织病理学特征是晚期才能发现。被广泛接受的机制是，靶区内的辐射损伤包括少突胶质细胞和血管内皮细胞，主要是分别导致脱髓鞘和破坏血脊髓屏障（BSCB）[7]。内皮细胞凋亡是受照射后的早期分子事件，可能导致早期破坏血脊髓屏障。它是一个独立于 p53 的过程，涉及由酸性鞘磷脂酶产生的神经酰胺，继发于辐射诱导的内皮细胞膜损伤。关于晚期辐射损伤这一范畴的机制是有争议的，正在探索当中。

有证据表明血管内皮细胞生长因子上调和缺氧导致血脊髓屏障的晚期破坏。在 Lhermitte 综合征

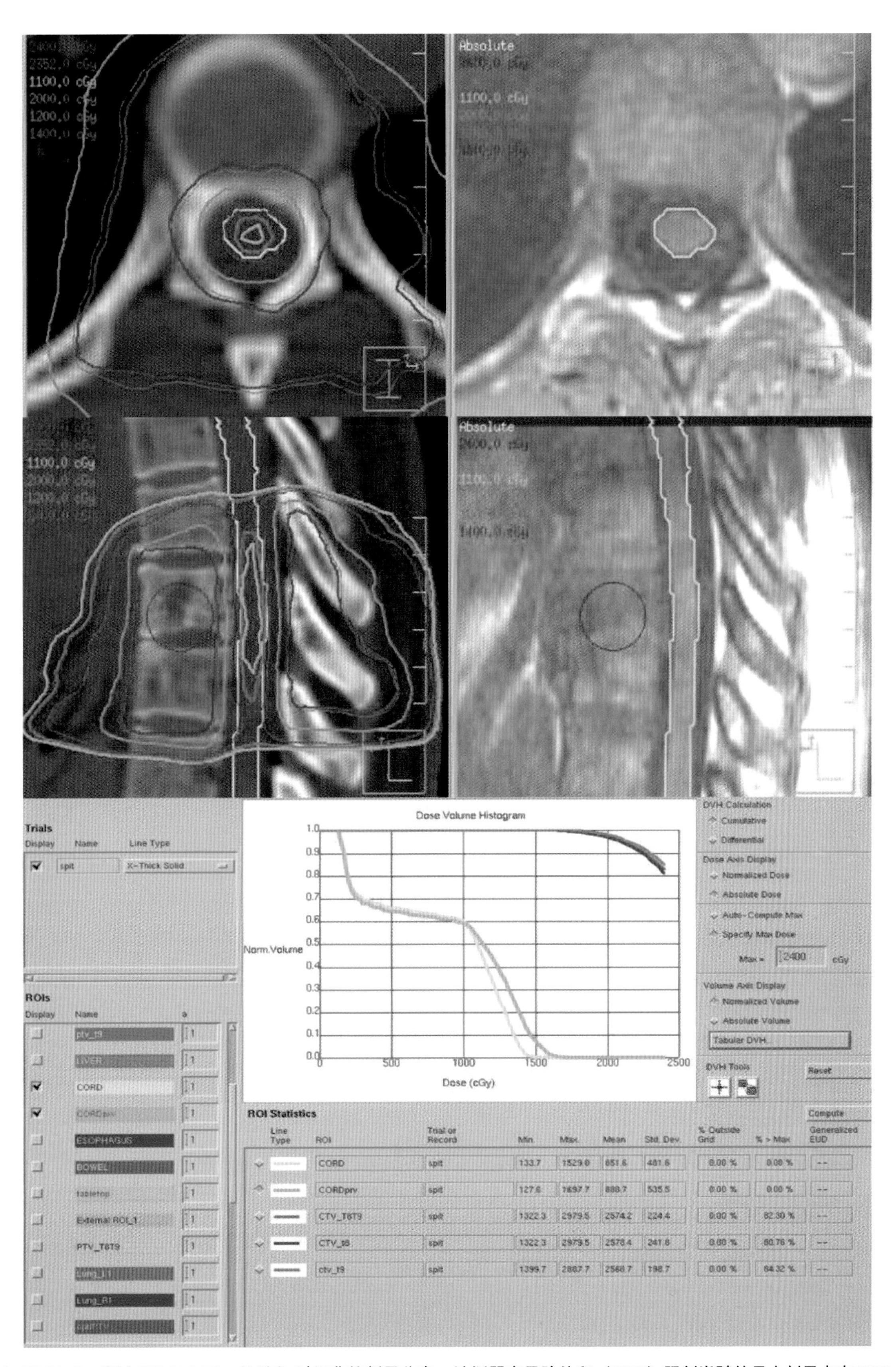

▲ 图 37-1　**脊柱 SBRT 24Gy（2 次）时经典的剂量分布，计划器官风险体积（PRV）限制脊髓的最大剂量点在 17Gy**

上图是轴位图，中图是矢状位图，下图是 DVH 图，展示 PTV 内最大剂量点是 2979.5cGy，随着剂量分布的陡峭跌落，脊髓最大剂量点是 1529cGy，脊髓 PRV 是 697.7cGy

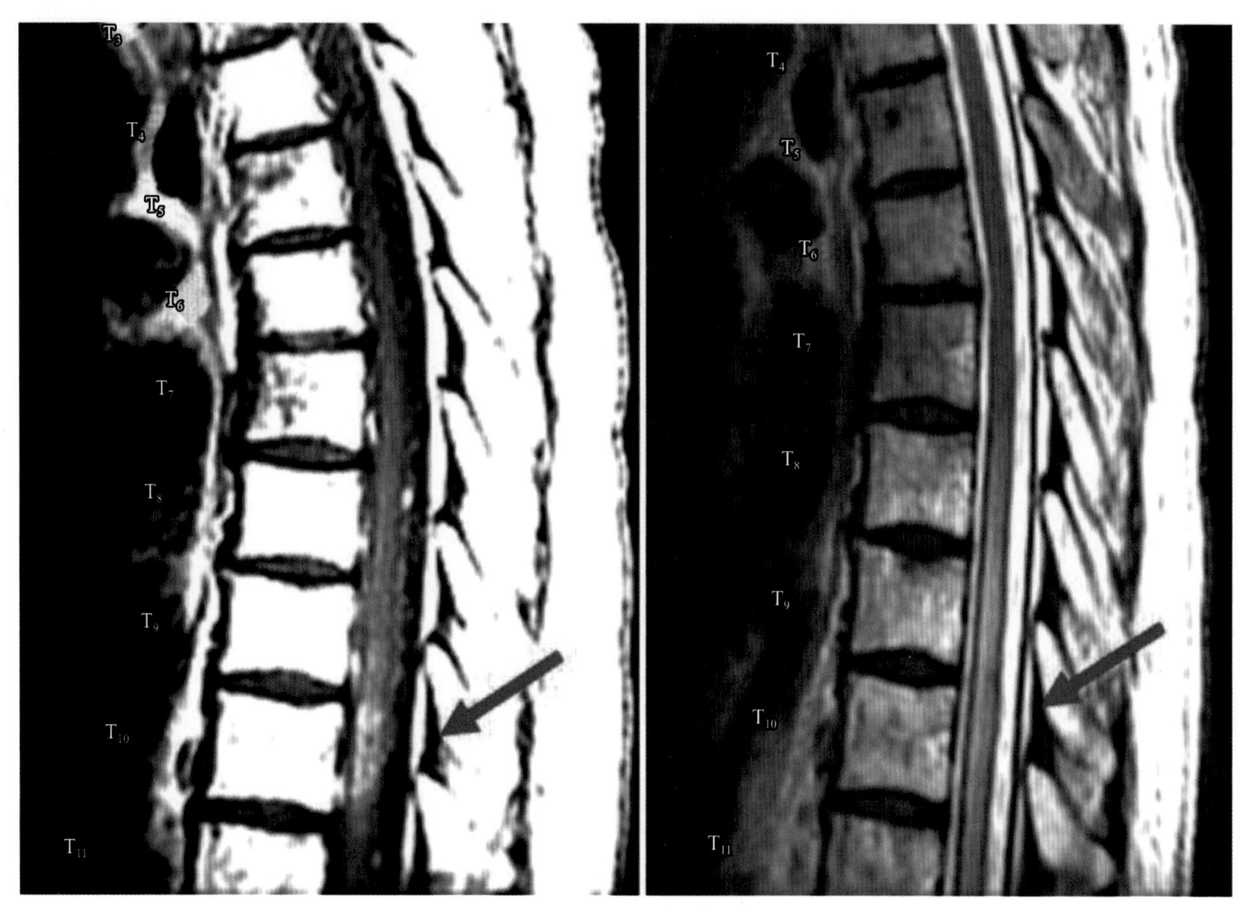

▲ 图 37-2　**放射性脊髓炎的 MRI 表现**

此患者接受了 30Gy（10 次）的常规分割放疗，最大剂量点（P_{max}）是 33Gy，在 T_{10} 水平的椎管内。3 个月后，患者再次接受了 25Gy（10 次）的常规分割放疗，在椎管内相同部位的 P_{max} 是 26Gy。7 个月后患者出现了 T_{10} 节段的感觉障碍。钆增强 T_1WI（左图）显示在矢状面上的 T_{10}（箭）处脊髓内中等程度增强，矢状位 T_2WI（右图）上看到的高信号（箭）

中，由于可逆的抑制作用，脱髓鞘是短暂的，少突胶质细胞增殖与永久性放射性脊髓炎无关[13]。

用辐射损伤的动物模型研究发现，对脊髓进行非均匀的部分体积照射和均匀照射后，脊髓的组织病理学表现基本相同[7]。虽然脱髓鞘通常是局限于白质，伴有反应性胶质增生并可观察到坏死，而血管内皮细胞损伤在白质或灰质皆可发生。

四、放射生物学

正常组织的临床放射反应取决于很多因素，包括敏感性、总剂量、分次剂量、总治疗时间、剂量率、组织学类型、照射体积、基线组织功能及放射增敏剂或放射防护剂的使用。

一个普遍的放射生物学概念是将正常组织分为功能性亚单位（FSU），定义为从单一存活的同类细胞可继代为最大组织体积或细胞单位[14]。基于该模型，器官功能障碍依赖于 FSU 属于串行器官还是并行器官。此外，该模型还提供了串行和并行皆有的混合型。脊髓被认为是一个串行器官（FSU 以线性方式排列），因此，放射性脊髓炎的风险已被认为依赖于甚至单个 FSU 的剂量，而不是由部分体积接收的剂量。FSU 的这个概念引起了很多争议，并将在后续章节中进行讨论。

（一）脊髓放射生物学数学模型相关数据

线性二次（LQ）模型由于简单易用，是在实验和临床放射生物学中使用最广泛的模型。它是生物有效剂量（BED）的基础，把剂量 – 分割方式等效计算为一个简单数字。BED 有助于比较根据不同的剂量分割模式来预期疗效（肿瘤 BED）和急性和晚期毒性（正常组织 BED）。计算方法如下。

$$BED=nd\left(1+\frac{d}{\alpha/\beta}\right)$$

n 是治疗分割次数，d 是单次剂量。对于脊髓，广泛的实验数据有表明放射性脊髓炎的分割敏感性可以用 α/β 值来描述，在 2Gy 或 3Gy 左右，大多数人使用 2 作为保守估算[1, 4, 15]。对于肿瘤，大多数使用 α/β 为 10。例如，30Gy 分 10 次，按脊髓 α/β 为 2Gy，BED=10×3（1+3/2）=75Gy_2。肿瘤 α/β 为 10Gy，BED=39Gy_{10}。SBRT 实践中常用 24Gy 分 2 次，脊髓 PRV 是 7Gy，BED 是 89.3Gy_2。考虑肿瘤治疗有效时，脊髓耐受剂量是 52.8Gy_{10}。因此，可以用 BED 理解 SBRT 可给予更高肿瘤剂量，并代表脊髓受到了更大剂量的照射。

最近，人们越来越认识到需要标准化报告，而 BED 应被等同于 2Gy 等效物，称之为 EQD2。放射肿瘤专家认为其更加实用，可把各种剂量分割模式转化为实践中更熟悉的模式。

EQD2 方程式如下。

$$EQD2=nd\left(\frac{d+\alpha/\beta}{2+\alpha/\beta}\right)$$

30Gy/10 次时，放射性脊髓炎的（α/β=2Gy）EQD2 是 37.5Gy_2，肿瘤的 EQD2（α/β=10Gy）是 32.5Gy_{10}。24Gy 分 2 次时脊髓 PRV 限制是 17Gy，放射性脊髓炎的（α/β=2Gy）EQD2 是 44.6Gy_2，肿瘤的 EQD2（α/β=10Gy）是 44Gy_{10}。

LQ 模型对于常规分割（1.8～3Gy）是准确合理的，然而，当 SBRT 时每次使用很高剂量（＞15Gy/ 次），此模式对于特异耐受性的预测能力受到质疑。当考虑再程照射时，人们也应该始终牢记 LQ 模式不考虑疗程之间的时间间隔，如果 2 次治疗之间有较长的时间间隔，则恢复和耐受性随之增加。

Lyman 等开发了一个模型，在假设均匀照射的条件下，描述照射体积和剂量耐受性的关系[16]。利用该模型，又扩展到非均匀照射的 Lyman-KutcherBurman（LKB）模型[17]。虽然 LKB 模型对常规分割照射有价值，但 Daly 等报道当脊柱 SBRT 时，用此模型预测脊髓耐受，会高估放射性脊髓炎的风险[18]。研究中，血管母细胞瘤患者接受了单次 20Gy 或 20～25Gy 分 2～3 次的放疗，脊髓最大剂量点分别是 22.7Gy 和 22Gy。使用 Emami 参数并把 α/β 设为 3Gy，该模型计算放射性脊髓炎风险是 54%，而观察到的发生率为 4%。虽然患者样本量有限，数据显示将现有模型外推至超低分割方案时要谨慎。

LQ 模型经过修正整合后，可更好地估算像 SBRT 这样的超大分割模式下的 BED。例如，Wang 等介绍了自初始 LQ 修改至广义 LQ 模型，以解释与常规分割相比，每次高剂量放疗时的亚致死损伤更少[19, 20]。重要的是理解所有模型的优势和短板，并在临床实践中小心应用。尽管初始 LQ 模型存在问题，但它仍是变量最小的模型，并提供数值来指导安全的临床实践。人们还需为临床实践进一步研究，以开发可临床验证的、更安全准确的模型。

（二）与脊髓耐受和 SBRT 相关的放射生物学问题

SBRT 可对脊髓旁的靶区进行最大剂量照射，因脊髓剂量受到限制。

SBRT 所固有的剂量分布，小体积（如最大体积 0.1cm^3）脊髓可得到更高剂量照射，随着对大体积（如 0.5cm^3、1cm^3 和 2cm^3）的快速剂量跌落，更大体积的脊髓受照剂量很低（图 37-1）。

BED 方法假定表面剂量覆盖了感兴趣体积，足以代替全部所勾画器官的生物效应，不管剂量热点是否分布在靶区或 OAR 内，而热点分布再次成为 SBRT 的固有特征。因此，需关注使用这一方法来评估脊髓的耐受性，当一小部分脊髓接受了高剂量照射，而大部分脊髓受增加照射的剂量接近零。Sahga 和 Ma 开发了一种广义的 BED（gBED）方法来解释小体积靶区受到非均匀照射时，其内部剂量梯度的跌落变化[21]。当用此方法分析发生或不发生放射性脊髓炎的数据时，发现在最大体积点和 0.1cm^3 体积都有统计学显著差异，而使用直接 BED 方法时仅有最大体积点有统计学意义。

BED 也已应用于再程照射方案。一种方法是简单地总结两程治疗的 BED，为了评估再程照射的安全性和累积剂量。然而，把两程放疗中各自独立的 BED 单纯地叠加，可能无法生成准确的 BED，热点的位置也有可能不同。试图克服这一点问题，Ma等试图解决这一问题。人们还开发了一种 gBED 方法来特殊针对重复 SBRT[22]。gBED 最主要的发现之一是，当处理足够小的感兴趣靶区剂量时，诸如最大剂量点和 $0.1cm^3$ 剂量等，串行器官和并行器官都有类似的表现，或许可用相同的数学公式建模。结果是，可使用最大点累积 EQD2 作为保守值来指引安全的脊柱再程 SBRT。包括此模型在内的已知所有模型，其主要缺点是无法模拟两程治疗之间时间间隔的影响。临床和前临床数据与重要证据相一致，证明隐匿性损伤的恢复有时间依赖性。目前，没有准确而简单的方法来把长时间依赖性恢复的影响，结合到 BED 模型中。

五、脊髓耐受性的临床前研究

在对啮齿动物和小动物的临床前研究中包括对脊髓直接照射以确定脊髓耐受性，为人类的脊髓耐受性提供了重要依据。但是，直接将动物数据外推至人体脊髓这点应慎重考虑。

动物研究成本高昂且涉及广泛的道德规范，包括在能达到统计学结果时尽最大可能减小动物数量。啮齿动物研究中，感兴趣的各照射参数已成为主题，包括照射剂量变化、单次剂量、剂量率、能量、脊髓受照射的区域和长度、照射技术、剂量分布的均匀性和全身麻醉下的照射。未知且仍然令人担忧的是生物学的差异、啮齿动物之间脊髓放射生物学的差异、小动物和人类的差异。一个常见的概念是猪脊髓可能最接近人类脊髓。现代放疗技术和模拟小动物的照射条件的能力，增加动物研究的成本和复杂性，直到最近才使这样的实验付诸实施。除此之外，动物研究中传统的耐受性终点是 50% 概率发生放射性脊髓炎（ED_{50}）的剂量，这是根据运动功能障碍的临床观察而得出的，而 5% 概率发生放射性脊髓炎（ED_5），则更符合人体临床实践。然而，与临床研究不同，受照射脊髓段的组织病理学检查通常可与临床观察相关联，并代表以动物实验为基础的强度。

最后，大多数动物数据来自大鼠照射，然而，最近对猪的研究提供了应用现代 SBRT 剂量分布中脊髓耐受性的证据。

六、首程照射

（一）均匀与非均匀照射（横向剂量 – 体积效应）

“均匀”照射是指在整个受照射的脊髓中递送均匀的剂量分布，而“横向剂量 – 体积效应”是指在部分体积照射中，横跨脊髓的轴向横截面产生不均匀的照射。历史上，均匀照射大鼠、豚鼠和小鼠长度＞16mm 的脊髓，其单剂量 ED_{50} 相似，约为 20Gy[23–30]。

最近，使用质子对啮齿动物进行了一系列均匀和不均匀的脊髓照射实验中。假设是部分体积照射将产生比均匀照射更大的 ED_{50}。基于实验数据表明增加耐受性的一种潜在机制，可能是少突胶质细胞及其前体延伸 2～3mm，可有效地再修复辐射损伤[31, 32]。在这些基于大鼠的实验中，非均匀照射中 ED_{50} 为 30Gy，比均匀照射中 20Gy 的 ED_{50} 更大[33, 34]。有趣的是，均匀照射的 ED_{50} 与先前基于光子照射的数据一致。

Medin 等对尤卡坦小型猪的 4.5～7cm 脊髓进行了最大剂量点分别为 17.5Gy、19.5Gy、22Gy 和 24.1Gy 的单次均匀照射[30]。此研究中 ED_{50} 为 20.2Gy。在另一项研究中，使用 6MV SBRT 技术对相同的实验组进行脊髓部分体积（非均匀）照射[35]，研究中，小型猪受到单次 47Gy、36Gy、24Gy、22Gy、20Gy、18Gy、16Gy 和 12Gy 照射，等剂量线覆盖脊髓旁的靶区。剂量分布是 90%、50% 和 10% 等剂量线穿过同侧、中央和对侧脊髓。在最少随访 1 年的过程中，26 头猪中有 14 头出现了放射性脊髓炎的临床和组织学表现。脊髓最大剂量点的 ED_{50} 是 20Gy。尽管如此，这两个实验中，不均匀照射的情况下，神经系统和组织病理学发病率较低，而在均匀和非均匀照射之间的 ED_{50} 是相似的。

当照射更接近人类脊髓时，这些结果揭示非均匀照射可能无法出现戏剧性效果。

（二）纵向剂量 – 体积效应（长度影响）

1. 均匀剂量分布

动物数据显示当受照射的脊髓长度从 2mm 增加到 20mm 时，ED_{50} 大约下降至原来的 25%[28]，但当照射长度从 25mm 增加到 100mm 时却未观察到此表现[36]。Hopewell 等的研究照射大鼠脊髓长度从 4mm 增加到 16mm，并与 Bijl 等观察到相同的长度效应[25]。考虑到所有关于长度效应的研究结果，长度效应很可能仅在长度＜ 1.6cm 时才能观察到。这个可能对临床 SBRT 照射脊髓旁很小靶区时有显著意义，但大多数医生不愿意将脊髓剂量提升到基于现代认知的更大耐受阈值[18, 37]。

2. 不均匀剂量分布（泡浴和淋浴效果）

泡浴和淋浴效果是指观察到如下的现象：当用高剂量照射脊髓中间的一小部分（淋浴）和持续低剂量照射包括“淋浴”部分的更长脊髓（泡浴）。Bijl 等使用质子照射 20mm 长的大鼠脊髓，其中包括更小的“淋浴”区域，分别是 2mm、4mm 或 8mm。“泡浴”剂量为 4Gy 或 18Gy，“淋浴”照射 1 次完成，剂量各不相同。在淋浴 – 泡浴实验中，对于 2mm 的“淋浴”长度，当“泡浴”剂量是 4Gy 时，ED_{50} 是 87.8Gy；而“泡浴”剂量为 18Gy 时，ED_{50} 是 61.2Gy，显然随着“泡浴”剂量提升至 18Gy，ED_{50} 明显降低[28, 38]。仅在受“淋浴”剂量长度在 2mm 和 4mm 组观察到此结果，8mm 组没有出现。如果“泡浴”区域（10mm）在“淋浴”区域（2mm）的头侧时进行实验，得到的 ED_{50} 是 68.6Gy。作者表明这种效应不太可能通过干祖细胞的迁移来解释，始祖干细胞只能行进 2～3mm。这种有趣的效果可能对临床没有影响。

3. 脊髓耐受性的区域变化

Bijl 等用质子照射大鼠颈髓外侧和中央脊髓 20mm 长度[34]。外侧宽部和窄部的 ED_{50} 分别是 28.9Gy 和 33.4Gy。当只照射脊髓中央时 ED_{50} 可高达 71.9Gy，而均匀照射 20mm 长度颈髓时 ED_{50} 只有 20.4Gy。作者得出结论，侧方白质的放射敏感性高于中央灰质。这一观察结果，与动物研究中大多数放射性损伤几乎只发生于白质的事实相一致。

没有确凿基于动物的数据说明颈髓和胸髓有辐射耐受性差异。但是，在 Schultheiss 等的模型研究中，基于人类临床公布的数据，最佳剂量反应曲线提示胸椎在“理论上”放射敏感性比颈髓低，颈髓有更低的 α/β 值：0.87Gy[39]。

七、再程照射

（一）用常规剂量再程照射

Ang 等于 1993 年发表的动物研究报道了再次照射时动物脊髓的耐受性[40]。12 只恒河猴 70.4Gy 照射 2 年后，又接受再程照射，累积剂量分别达到 83.6Gy、92.4Gy 或 101.2Gy。另一组包含 12 只动物，44Gy 照射 2 年后，又接受再程照射，累积剂量分别达到 83.6Gy、92.4Gy、101.2Gy 或 110Gy。所有动物都接受每天 1 次 2.2Gy 的照射剂量，在再程照射后随访 2 年，每组都各只有 2 只动物发生放射性脊髓炎。结论是在初始治疗后隐匿性损伤有显著恢复，最保守的模型估计是治疗后 1 年的耐受性恢复率为 61%[41]。

大鼠脊髓再程照射研究的数据也显示出明显的隐匿性损伤恢复[24, 42]。类似研究结果在豚鼠脊髓病模型中得到证实[43]。有证据表明恢复除了取决于初始治疗和再程照射的时间间隔外，还和照射范围大小和总剂量相关[24]。Wong 等发现当初始治疗＞ 8 周后进行再程照射，瘫痪的潜伏时间增加[42]。

（二）常规治疗后用单次照射进行再程照射

Wong 等观察到在没有首程照射的情况下，大鼠单次照射的 ED_{50} 是 19Gy。以下三种情况，在首程照射 20 周后行再程照射的 ED_{50} 都是 17Gy：当初始照射是 2.15Gy × 20 次，行再程照射 15.7Gy；当初始照射是 2.15Gy × 30 次，行再程照射 14Gy；当初始照射是 2.15Gy × 36 次，行再程照射 11.8Gy。这个观察结果很重要，因为它表明随着初始照射的剂量增加，大鼠脊髓的再照射耐受性随之降低[24]。

（三）常规分割治疗后用 SBRT 进行再程照射

Medin 等在猪颈髓接受 30Gy（10 次）的照射 1 年后，用类似临床中应用的 SBRT 技术对相同部位进行 14.9Gy、17.1Gy、19Gy、21.2Gy、23.4Gy 和 25.4Gy 的再程照射[44]。用 SBRT 模拟再程照射时只有部分体积受到再程照射。可观察到陡峭的剂量 – 反应曲线，其 ED_{50} 最大剂量是 19.7Gy。用这个结果与猪的照射与病理匹配研究中的 ED_{50} 相比（ED_{50}=20），作者断定用 SBRT 再照射时，猪脊髓耐受性并不比接受放射外科治疗时的耐受性低。

（四）大分割治疗后用单次剂量再照射和时间间隔效果

Wong 等用 2 次 9Gy 或 3 次 10.25Gy 照射成年大鼠[42]。在第 4 天、第 6 周、第 8 周、第 12 周、第 20 周、第 28 周及第 40 周时，大鼠接受单次剂量的再照射。2 次 9Gy 组的 ED_{50} 随时间间隔的提升而相应增高（14.1～16.2Gy）。3 次 10.25Gy 组的 ED_{50} 也随时间间隔的提升而相应增高（5.8～13.3Gy）。

八、脊髓耐受性的临床数据

通常，有关脊髓耐受性的临床数据很少，并主要依靠回顾性分析。

（一）首程常规分割放疗时的脊髓耐受性

Emami 等在 1991 年发表了在每天 1.8～2.0Gy 常规分割条件下，有关正常组织耐受性的标志性综述文章[2]。根据脊髓的期望耐受剂量，在受照射 50Gy 和 70Gy 时，其 5 年后发生横贯性脊髓炎的风险分别是 5% 和 50%。全马尾受到 60Gy 和 75Gy 照射时，在 5 年后出现临床上明显神经损伤的风险分别是 5% 和 50%。需要注意的重要之处是数据尚无法有效支持这些推荐，并且这些阈值是基于专家意见。

包括 3D CRT 和现代剂量学等使放射治疗取得了显著进步，2010 年出版了临床上正常组织反应的定性分析报告[45]。基于已更新的文献综述，脊髓受到 50Gy、60Gy 和 69Gy 的常规分割照射时，放射性脊髓炎的风险分别是 0.2%、6% 和 50%。根据不良事件 v3.0 版本的通用技术标准，QUANTEC 的终点非常清晰地定义为大于等于Ⅱ级脊髓炎。

虽然潜在也许能使已接受的剂量限制得到安全升级，但是只有四个中心做出如此推荐。例如，Delaney 等展示经高剂量光子和质子的常规分割放疗的脊索瘤和脊索肉瘤患者，在经过中位数 7.3 年的随访中，无放射性脊髓炎发生[46]。此研究中放疗剂量如下：25 例 ≤ 72GyRBE，另 25 例是 67.6～77.4GyRBE（质子 GyRBE=Gy × 1.1）。虽然脊髓实际受照射剂量没有报道，但研究报道了剂量限制如下：脊髓中心是 54GyRBE，脊髓表面是 63GyRBE，马尾是 70.2GyRBE，但肿瘤接触区域的限制是 77.4GyRBE[47]。

（二）首程 SBRT 照射时的脊髓耐受性

Sahgal 等根据 9 例放射性脊髓炎基于逻辑回归模型进行对照，估计要使放射性脊髓炎风险小于等于 5%，最大点剂量的限制如下：硬脊膜（包绕真脊髓）单次照射时限制在 12.4Gy，分 2 次时为 17Gy，分 3 次时为 20.3Gy，分 4 次时为 23Gy，分 5 次时为 25.3Gy[6]。虽然 QUANTEC 推荐脊髓单次受照 13Gy 或 20Gy 分 3 次照射时，临床上脊髓炎发生率可接受（< 1%），但这只是基于专家共识意见，并且没有提供实际数据来推导风险评估[45]。

Daly 等报道了 19 名患者，共有 27 处脊髓血管母细胞瘤接受了单次 SRS 照射或 2～3 次分割的 SBRT 治疗[37]。SRS 和 SBRT 的中位剂量分别是 20Gy 和 18～25Gy。SRS 患者组的脊髓 P_{max} 是 22.7Gy，SBRT 组是 14.1Gy。只有 1 例既往患有 von Hippel–Lindau 病史的患者，在 T_{10} 接受单次 20Gy 照射、脊髓最大剂量达到 17.8Gy，于放疗后 5 个月出现Ⅱ级单侧足下垂。另有 1 例患者在 T_7 接受 18Gy 单次照射后 3 年，出现Ⅰ级感觉障碍，还有 1 例患者 T_{11} 接受 20Gy 分 2 次的照射后，出现同样症状。报道中没有涉及这 2 例患者脊髓的具体受照射剂量。这些数据突出了脊髓耐受剂量的固有异质性。当前，已知一系列放射敏感性存在，但我们无法事前预知那些患者可以升级剂量而那些患者需要保守处理。

（三）常规分割照射条件下脊髓的再程照射耐受性

根据 Wong 等早期报道的放射性脊髓炎病例，累计 BED < $120Gy_2$ 被认为是安全的剂量限制，发生放射性脊髓炎的风险约为 5%[1]。在随后分析基础上，在相同的数据但对照组扩展，累积 BED 在 $135.5Gy_2$（EQD2 $67.7Gy_2$）、两程放疗间隔 6 个月以上，且每程放疗不大于 BED $98Gy_2$（EQD2 $49Gy_2$）都被认为是安全的[15]。

（四）SBRT 照射条件下脊髓的再程照射耐受性

1. 常规分割外照射后再程照射

基于对发生和未发生放射性脊髓炎患者的硬脊

膜 DVH 分析，Sahgal 等推荐的脊髓再程照射（基于硬脊膜勾画）P_{max} BED 标准化为 2Gy 当量 BED（在论文中称为 nBED，在 α/β=2Gy 时，与 EQD2 相同）为 20～25Gy_2，并伴随警示，即在脊髓为 α/β=2Gy 时总 P_{max} EQD2 限制是 70Gy_2，且两程放疗之间的间隔最少要在 5 个月以上 [5]。

Hashmi 等发表了 SBRT 再照射迄今为止最大的系列研究之一 [48]。215 例患者经 8 个月的随访，没有观察到放射性脊髓炎的发生。姑息放疗 30Gy（10 次）后，经 13.5 个月，给予单次 SBRT 再照射，其中位总剂量是 18Gy。此系列研究中，脊髓 PRV（1.5～2mm）/ 硬膜囊受照射的累积中位 P_{max} EQD2 是 60.8Gy_2，SBRT 再照射区域是 24.6Gy。这些临床数据支持 Sahgal 等的建议。

2. 首程 SBRT 后再程 SBRT 照射

首程 SBRT 治疗后再次行 SBRT 照射的数据很有限。但是，有一个单中心经验报道，共 32 个脊柱节段接受 24Gy（2 次）的照射后，经中位 12.9 个月后，再次接受 30Gy（4 次）的照射，没有观察到放射性脊髓炎和马尾神经毒性的发生 [49]。再程照射脊髓 PRV 的 P_{max} EQD2 是 21.9Gy_2，累积剂量是 51.3Gy_2。对于腰椎 – 骶骨区域的肿瘤，再程照射的硬膜囊（马尾水平）的 P_{max} EQD2 是 23.5Gy_2，累积 EQD2 是 54.6Gy_2。

（五）极端再程照射（大于两程放疗）

经多程照射且至少含一程 SBRT 照射时，人类脊髓耐受性数据再次严重缺乏。在前述系列研究中，24 个脊柱节段接受 22.5～37.5Gy 的常规分割放疗，后续又序贯接受两程 SBRT 治疗 [49]。脊髓 PRV 的中位累积 P_{max} EQD2（考虑 α/β 为 2Gy）是 73.9Gy_2，硬膜囊（马尾区域）是 80.4Gy_2。仍然没有观察到放射性脊髓炎和马尾神经毒性的发生。

九、减轻放射性脊髓炎的策略

在过去 10 年中，随着对脊髓辐射相关损伤机制理解的进步，研究重点是减轻损伤及治疗损伤的策略。研究策略主要基于减少二次伤害，或通过恢复神经细胞来修复初次伤害这两方面。前者可通过血管内皮生长因子抑制剂（如贝伐单抗）靶向乏氧 [50]，或使用类固醇或抗细胞内黏附的抗体减少血液 – 脊髓屏障（BSCB）的破坏 [51]。丙戊酸和氟西汀被当作神经保护剂使用。红细胞生成素有抗炎和神经保护作用 [52, 53]，然而，血栓风险的提升限制了其在肿瘤患者中的应用 [53]。有小样本报道使用高压氧治疗一些神经疾病和放射性脊髓炎 [54, 55]。现在，干细胞治疗辐射相关神经损伤的动物研究正在进行中并在早期阶段取得令人鼓舞的结果。读者可参考 Wong 等最近发表的综述以了解更多的细节 [7]。

十、安全实践的建议和指南

(1) 勾画：对于常规分割，我们推荐勾画椎管。当用 SBRT 治疗脊柱肿瘤时，我们建议勾画脊髓，并加 1.5mm PRV 以计入不确定因素，或直接勾画硬脊膜不加 PRV 外扩。勾画时需把治疗区域上下最少各外扩一个椎体。在马尾水平，我们推荐勾画整个马尾。脊髓和马尾的勾画要尽量使用薄层容积轴位的 T_1 和 T_2WI 与薄层 CT 扫描（1.0～2.0mm 层厚）相融合。

颈髓照射时需注意，因为颈椎的曲度会使图像的融合难度加大。关于术后 SBRT 治疗，脊髓 X 线影像可帮助观察脊髓的显影是否受到金属物质所导致的伪影干扰。读者可参考 Sahgal 等在加拿大放射肿瘤协会关于脊柱 SBRT 的推荐 [3]、Thibault 等近期关于脊柱 SBRT 疗效的概述及 Sahgal 领军的脊柱神经肿瘤学（SPINO）疗效评估组 [56]。

(2) 治疗技术方式：IMRT/VMAT 可以避免脊髓周围的高剂量照射。脊柱 SBRT 治疗中推荐使用带有患者六维自由度校准能力的图像引导设备。我们推荐每天使用精度达 1mm 和 1° 笔型束 CT（CBCT）扫描配准脊髓腔。多伦多大学的 Hyde 等经广泛细致的审查后报道了脊柱 SBRT 的技术 [57]。

(3) 剂量限制：表 37–1 总结了常规分割、初始 SBRT、再程照射时建议的脊髓剂量限制。表 37–2 还提供了临床实践方案，展示发生放射性脊髓炎的剂量并建议与其相关的剂量限制（图 37–3 至图 37–6）。

十一、总结

- 放射性脊髓炎是一种排除性诊断，临床和 MRI

表 37-1　脊髓剂量限制建议

治　疗	风险器官	建议剂量限制（最大点剂量）
初始治疗 常规分割照射	髓腔	50～60Gy，1.8～2.0Gy/ 次[45]
初始 SBRT 照射 （1～5 次完成，> 5Gy/ 次）	脊髓 PRV 或马尾	（EQD2=44.7Gy_2）[6, 45] 12.4Gy 1 次完成 17Gy，分 2 次 20.3Gy，分 3 次 25.3Gy，分 5 次
常规分割再程照射 （< 5Gy/ 次）	髓腔	1. 累积 EQD2 不超过 67.5Gy_2 2. 每程照射剂量都不超过 49Gy_2 3. 两程照射之间的间隔要≥ 6 个月[15]
再程照射 SBRT	脊髓 PRV 或马尾	1. 累积 EQD2 < 70Gy_2 2. 第再程照射的 EQD2 不超过 25Gy_2 3. P_{max} EQD2/ 累积 EQD2 < 50% 4. 两程照射之间的间隔要≥ 5 个月[5]

表 37-2　使用推荐剂量限值进行再程照射的临床方案

临床方案	脊髓 EQD2 限值
首程对胸椎转移灶 30Gy 分 10 次放疗，使用前后 / 后前照射。脊髓 10 次累积受照射剂量为 33Gy（110%）/（EQD2 43.7Gy_2）。7 个月后提示病情进展使用常规分割照射进行再程照射	- 使用建议的脊髓腔 EQD2 剂量约束限值为 67.5Gy_2，可用于再程照射的最大 EQD2：67.5～43.7=23.8Gy_2 - 再程照射的选择方案包括： 20Gy 分 5 次，EQD2 是 30Gy_2；或 20Gy 分 8 次，EQD2 是 22.5Gy_2 - 再程照射需要避免热点落在脊髓上，或需要把脊髓上的热点减到最小时，20Gy 分 8 次被认为是个安全方案
首程对前列腺癌胸椎转移灶 20Gy 分 5 次放疗，使用前后 / 后前照射。脊髓 5 次累积受照射最大点剂量为 22Gy（110%）处方剂量 /（EQD2 35.2Gy_2）。患者 2 年后局部照射野内复发，SBRT 再程照射	- 使用以上剂量限值，SBRT 再程照射时安全的剂量约束限值如下： 单次照射时脊髓 PRV 限制：8.9Gy - 再程照射 EQD2=24.25Gy_2（< 25Gy_2） - 累积 EQD2=35.2+24.25=59.45Gy_2（< 70Gy_2） - 再程照射 / 累积最大点 EQD2 EQD2=40.8%（< 50%） 分 2 次照射时脊髓 PRV 限制：12.2Gy - 再程照射 EQD2=24.71Gy_2（< 25Gy_2） - 累积 EQD2=59.91Gy_2（< 70Gy_2） - 再程照射 / 累积最大点 EQD2 EQD2=41.2%（< 50%） 分 3 次照射时脊髓 PRV 限制：14.5Gy - 再程照射 EQD2=24.65Gy_2（< 25Gy_2） - 累积 EQD2=59.85Gy_2（< 70Gy_2） - 再程照射 / 累积最大点 EQD2 EQD2=41.2%（< 50%） 分 4 次照射时脊髓 PRV 限制：16.2Gy - 再程照射 EQD2=24.5Gy_2（< 25Gy_2） - 累积 EQD2=59.7Gy_2（< 70Gy_2） - 再程照射 / 累积最大点 EQD2 EQD2=41%（< 50%）

（续表）

临床方案	脊髓 EQD2 限值
首程对前列腺癌胸椎转移灶 20Gy 分 5 次放疗，使用前后 / 后前照射。脊髓 5 次累积受照射最大点剂量为 22Gy（110%）处方剂量 /（EQD2 35.2Gy_2）。患者 2 年后局部照射野内复发，SBRT 再程照射	分 5 次照射时脊髓 PRV 限制：17.9Gy – 再程照射 EQD2=24.97Gy_2（＜ 25Gy_2） – 累积 EQD2=60.2Gy_2（＜ 70Gy_2） – 再程照射 / 累积最大点 EQD2 EQD2=41.5%（＜ 50%） – 多伦多大学 24Gy 分 2 次治疗方案时 PRV 限制是 12.2Gy
首程脊柱 24Gy 分 2 次的 SBRT 治疗，脊髓 PRV 最大剂量是 17Gy（EQD2=44.63Gy_2） 6 个月后相同部位局部复发，SBRT 再程照射	–30Gy 分 4 次再程照射时脊髓 PRV 为 16.2Gy（EQD2=24.5Gy_2） 累积 EQD2 是 69.13Gy_2（＜ 70Gy_2） – 第再程照射 EQD2 ＜ 25Gy_2，累积最大点 EQD2 EQD2=35.4%（＜ 50%） – 此为多伦多大学根据 Thibault 等的数据实施的方案 [49]

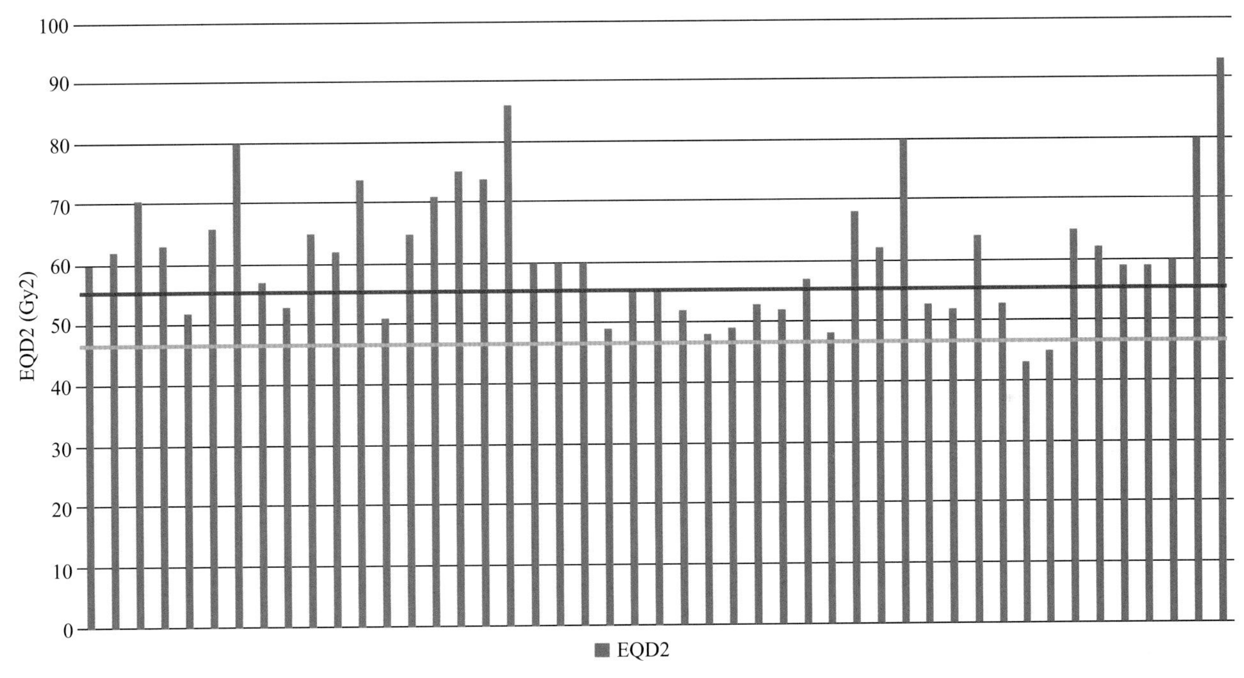

▲ 图 37–3　**从文献中获得的常规分割照射剂量（初始照射）导致放射性脊髓炎时，脊髓 EQD2**

红线表示发生 6% 脊髓炎风险时的 QUANTEC 剂量限制，绿线表示发生 0.2% 脊髓炎风险时的 QUANTEC 剂量限制

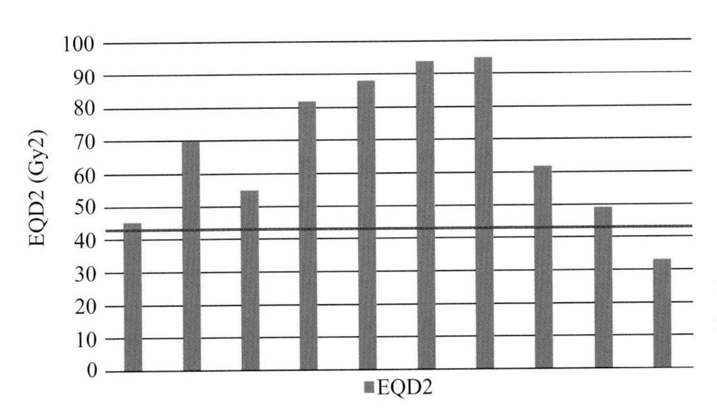

◀ 图 37–4　**大分割照射和初始 SBRT 照射导致放射性脊髓炎的脊髓 EQD2**

红线表示建议的 EQD2 是 44.7Gy_2，此时放射性脊髓炎发生风险不超过 5%

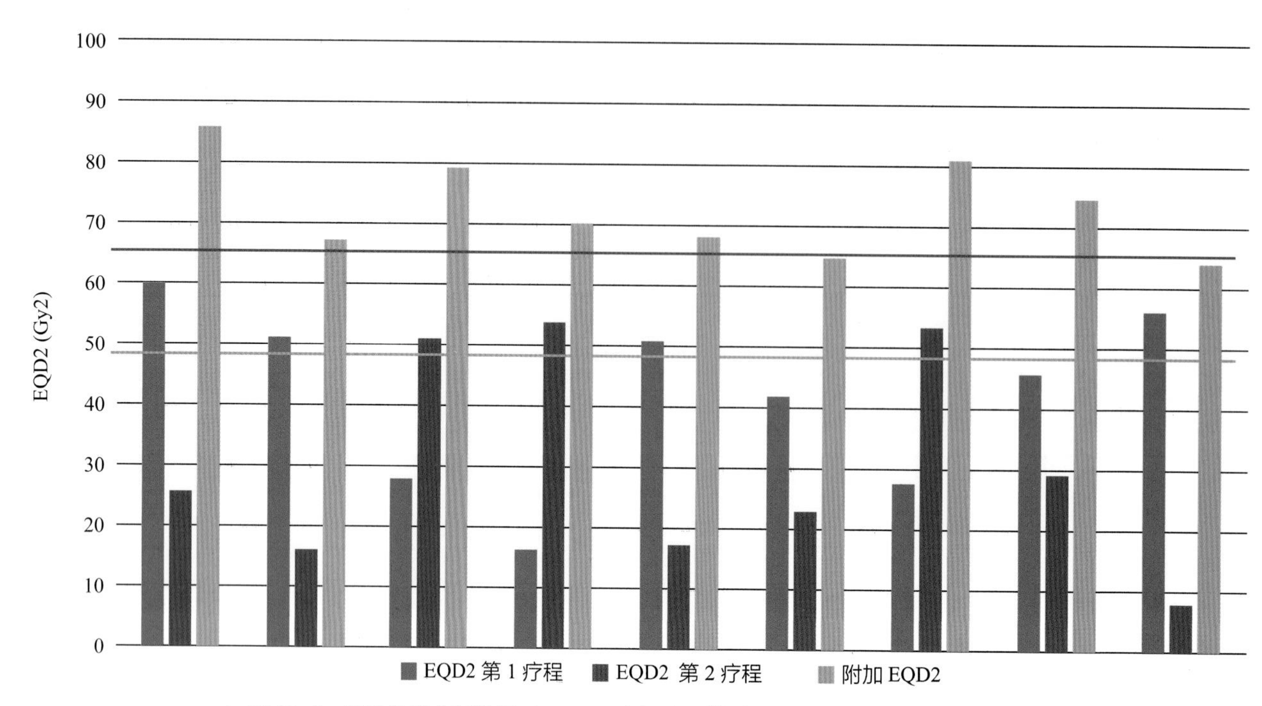

▲ 图 37-5 **使用常规分割进行（< 5Gy/ 次）再照射时导致放射性脊髓炎的脊髓 EQD2**

红线所示建议的累积 EQD2 需< 67.5Gy_2（BED135Gy_2），绿线表示任何一程照射的 EQD2 不要超过 49Gy_2（BED98Gy_2）

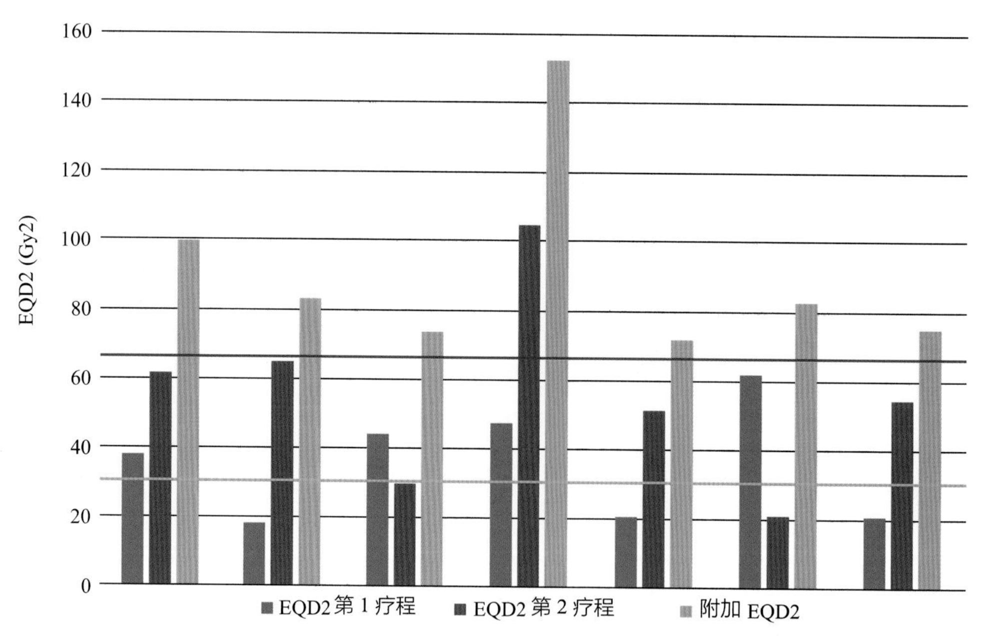

▲ 图 37-6 **在最少有一程放疗是大分割照射（> 5Gy/ 次）的再照射时，导致放射性脊髓炎的 EQD2**

推荐的累积 EQD2 < 70Gy_2 用红线表示，绿线表示第再程照射的 EQD2 不要超过 25Gy_2

结果的关联性可以证实诊断。

- 从放射敏感性角度来讲脊髓被认为是串行器官。LQ 模型是已被接受的预测敏感性的模型，但应用极端 SBRT 时存在其局限性。虽然更新的模型可能更加适用，但它们需要临床验证。
- 决定脊髓放射敏感性的放射生物学因子包括剂

量、每次剂量、均匀照射或非均匀照射、同类照射或不同类照射、前次照射状况、两程照射之间的时间间隔。

- 寻找临床上可接受的、能够减轻脊髓辐射损伤风险策略的研究正在进行中。
- 表 37-1 提供了遵循建议的 SBRT 实践指南和剂量限值，临床上认为放射性脊髓炎发生风险在 5% 以下是可以接受的。

本章自测题

1. 放射性脊髓炎（　　）。

A. 使用安全限制剂量时不会发生
B. 仅在脊髓再照射后发生
C. 是用排除法确立的诊断
D. 使用贝伐单抗是有效治疗

2. 数据显示脊髓晚期毒性的 α/β 比值是（　　）。

A. 2　B. 10　C. 4　D. 3

3. 关于动物数据中的 ED_{50}，正确的是（　　）。

A. 这是最重要的单项衡量结果
B. 所有物种都相似
C. 大鼠部分脊柱照射时较高
D. 猪的均匀照射与部分照射两者结果相似

4. 用 60Gy 分 30 次（常规分割）照射脊髓时发生放射性脊髓炎的风险是（　　）。

A. 50%　B. 0.2%　C. 6%　D. 5%

5. 安全使用 SBRT 进行再照射包括（　　）。

A. 累积 EQD2 ＜ 67Gy_2，第再程照射的 EQD2 不超过 25Gy_2，P_{max}EQD2/ 累积 EQD2 ＜ 50%，两程照射之间间隔≥ 5 个月
B. 累积 EQD2 ＜ 70Gy_2，第再程照射的 EQD2 不超过 25Gy_2，P_{max}EQD2/ 累积 EQD2 ＜ 50%，两程照射之间间隔≥ 5 个月
C. 累积 EQD2 ＜ 70Gy_2，第再程照射的 EQD2 不超过 20Gy_2，P_{max}EQD2/ 累积 EQD2 ＜ 50%，两程照射之间间隔≥ 5 个月
D. 累积 EQD2 ＜ 70Gy_2，第再程照射的 EQD2 不超过 25Gy_2，P_{max}EQD2/ 累积 EQD2 ＜ 50%，两程照射之间间隔≥ 6 个月

答案

1. C　2. A　3. D　4. C　5. B

利益冲突声明

Arjun Sahgal: 酬金来自 Elekta AB and educational honoraria from previous educational seminars from Elekta AB, Varian Medical Systems, Accuray and Medtronic kyphoplasty division.

第38章 放射性视神经疾病

Radiation Optic Neuropathy

Andrea L. H. Arnett　Kenneth Wing Merrell　著

学习目标

- 了解辐射诱发视神经和视网膜病变常见症状和体征。
- 了解基本的病理生理学、辅助检查和危险因素。
- 了解视网膜和视路结构的辐射耐受性。
- 了解对症处理方法及其疗效。

一、背景及流行病学

辐射诱发视网膜和视神经病变（radiation-induced optic neuropathy，RION）是眼部放疗时可能出现的罕见的致残性迟发性并发症，均可导致严重、不可逆转视力损伤，甚至致残，因此在所有颅内或颅底疾病的放疗中都非常重要。目前关于RION和视网膜病变的前瞻性文献很少，尚不明确确切发病率。

大多数关于视网膜和视通路辐射耐受性的数据来源于回顾性综述和个案报道，而且通常是颅外病变接受常规分割的资料。超分割放疗、单次或多分次立体定向放射外科、具有更高线性能量传递的带电粒子放疗等手段的应用，使情况更加复杂。这些新的、先进放疗模式下的剂量限值，还需要进一步的研究。最后，目前已有的治疗RION和辐射诱发视网膜病变的方法的疗效非常有限，最重要的是采用精确的放射治疗计划来预防其发生。

二、诊断

有颅骨区放疗史的患者中若出现视野缺损，应考虑辐射诱发视网膜病变和RION，其潜伏期通常超过6个月。辐射诱发视网膜病变存在特征性视网膜变化，采用直接检眼镜和视野检查可直接观察到[1, 2]。而诊断RION往往比较困难，通常通过排除法来诊断，其最重要的鉴别诊断是潜在的肿瘤复发。若所治肿瘤位于视交叉附近，肿瘤进展所致压迫症状和RION均可表现为双侧偏盲，发病初期两者很难区分（见案例）[3]。一般而言，肿瘤复发通常表现为缓慢的进行性的视力丧失，而RION的视力丧失过程相对较快。除发病时间外，若磁共振检查未发现残留或复发病变，且视神经或视交叉出现强化，均支持RION的诊断。

鉴别诊断还应包括蛛网膜粘连、视网膜脱离、玻璃体积血、黄斑变性和巨细胞动脉炎等可引起视力丧失的原因，其中大多与放射治疗无关[4]。此外，若患者合并有血管疾病、糖尿病性视网膜病变和高血压等疾病时，发生RION的风险会增加；而这些疾病本身也可以导致视觉功能障碍，使诊断变得更加复杂[1, 5]。

三、辅助检查

若患者视路结构可能受到较大剂量照射，应进行放疗前的眼科评估和放疗后的定期复查。检查项目应包括直接检眼镜检查（图 38-1A 至 E）和常规视野评估，以检测可能在临床上无法检测到的视力缺损（见案例）。疑似病例可能需要进行电生理评估。视觉诱发电位（visual evoked potential，VEP）或视觉诱发反应（visualevoked response，VER）是在头皮表面记录到的、由光刺激诱发枕部皮质所产生的电活动。它可以用来评估视觉传入通路的完整性，并允许对双眼和双大脑半球进行比较[6]。VEP 单侧异常可能是视神经病变，即使没有明显视网膜病变，VEP 也可以协助确定病变位置。VEP 在临床中应用有限，但有报道称 RION 患者出现失明症状的前几个月即可检出 VEP 异常[7, 8]。

常规影像检查可同时监测肿瘤和视通路结构的变化。CT 扫描不能检测出细微的异常和视通路的小病变。MRI 对视通路结构改变的敏感性更高（见病例）。眼眶影像检查可更专业细致地显示视交叉和视交叉后眼眶结构。此外，光学相干断层扫描（图 38-2）、荧光素血管造影（图 38-3）和眼部超声（图 38-4）可用于评估视网膜和后段的完整性[2, 9]。

四、临床表现

了解解剖结构和神经通路网络，可有助于我们根据临床表现来确定病变部位。图 38-5 和图 38-6 分别显示了眼球和视通路的基本解剖结构。筛板是视盘的后边界，视神经从视网膜引出后穿过筛板走行。筛板前的病变通常与视网膜炎和辐射诱发视网膜病变有关，而筛板后的病变通常引起 RION。如图 38-6 所示，光刺激进入眼睛，穿过角膜和晶状体时发生折射，图像倒置。因此，累及内侧视网膜的病变表现为颞侧视野缺损，反之亦然。视网膜发出的信号通过视神经穿过视盘传递出去。左右视神经在视交叉处会合，此处，来自鼻侧的视网膜神经节细胞轴突交叉到对侧，并分别延伸到右侧和左侧视皮质。因此，视交叉病变可导致双颞侧偏盲或完全失明（图 38-6B 和 C）。视交叉之后，神经元分支沿着左右视神经束走行，最后终止于视皮层的外侧膝状核。视束内的病变可导致双眼不同程度的部分视力丧失（图 38-6E 和 F）。

视力受损程度和发病时间并不统一。辐射诱发视网膜病变通常表现为渐进性视力损伤，而 RION 发病较快，但两者都可以表现为严重的急性视力损伤[2, 10]。据报道，视力损伤发生在照射后 2 个月至 9 年以后[1, 4]，发病高峰时间为照射后 6 个月～3 年（图 38-7）[4]。发病时可有高达 45% 的 RION 患者表现为严重的失明，分级为无光感[10-12]。辐射剂量可以影响视力损伤的绝对风险和发病时间，如一系列研究显示，辐射剂量较高时，潜伏期较短[11-13]。在发生急性视力丧失的前几周，患者可能会出现一过性的失明或视物模糊。

辐射诱发视网膜病变和 RION 的临床和影像表现不一样。对于视网膜病变患者，检眼镜检查可见微动脉瘤、视网膜水肿、渗出、棉絮斑和黄斑水肿（图 38-1A 至 D），还可见到毛细血管扩张伴血管鞘形成，更极端的病例可发生出血和玻璃体脱离[1, 2, 14]。相反，RION 往往是一种球后并发症，通过普通检眼镜不太可能发现。筛板前病变会出现视盘水肿，这更常见于视网膜病变，而不是 RION。急性发作后，视神经萎缩导致视盘苍白和视杯加深（图 38-1E），这种表现可在有症状后 8～10 周内通过检眼镜检查发现。

五、影像学征象

视网膜病变和 RION 多采用 CT 检查，但其他成像方式可提供更多的辅助诊断信息。增强 T_1WI MRI 图像上可见视神经和视交叉部位强化（见案例）。压脂弛豫增强快速采集序列成像可提供更多图像信息[15]。然而，MRI 结果可能是非特异性的，很难与其他视神经炎和视神经病变鉴别，包括多发性硬化、结节病或其他肿瘤累及视路结构等情况。OCT 可以很好地显示玻璃体与视网膜交界面和后段的炎症（图 38-2），还可以和眼部超声一起研究视网膜脱离，在辨别急性视力丧失的潜在原因方面有很高价值[9]。辐射诱发视网膜病变和视网膜炎的 OCT 检查可表现为弥漫性黄斑水肿、黄斑囊样改变和脉络膜新生血管形成[2, 14]。

眼底荧光素血管造影可用于显示脉络膜和视网膜新生血管形成、视网膜血管炎和毛细血管无灌注区域（图 38-3B）。染料可通过有炎症的毛细血管泄漏到邻近组织，因而此方法特别适用于评估视网膜炎[9]。辐射诱发视网膜病变的典型表现包括旁中央凹毛细血管

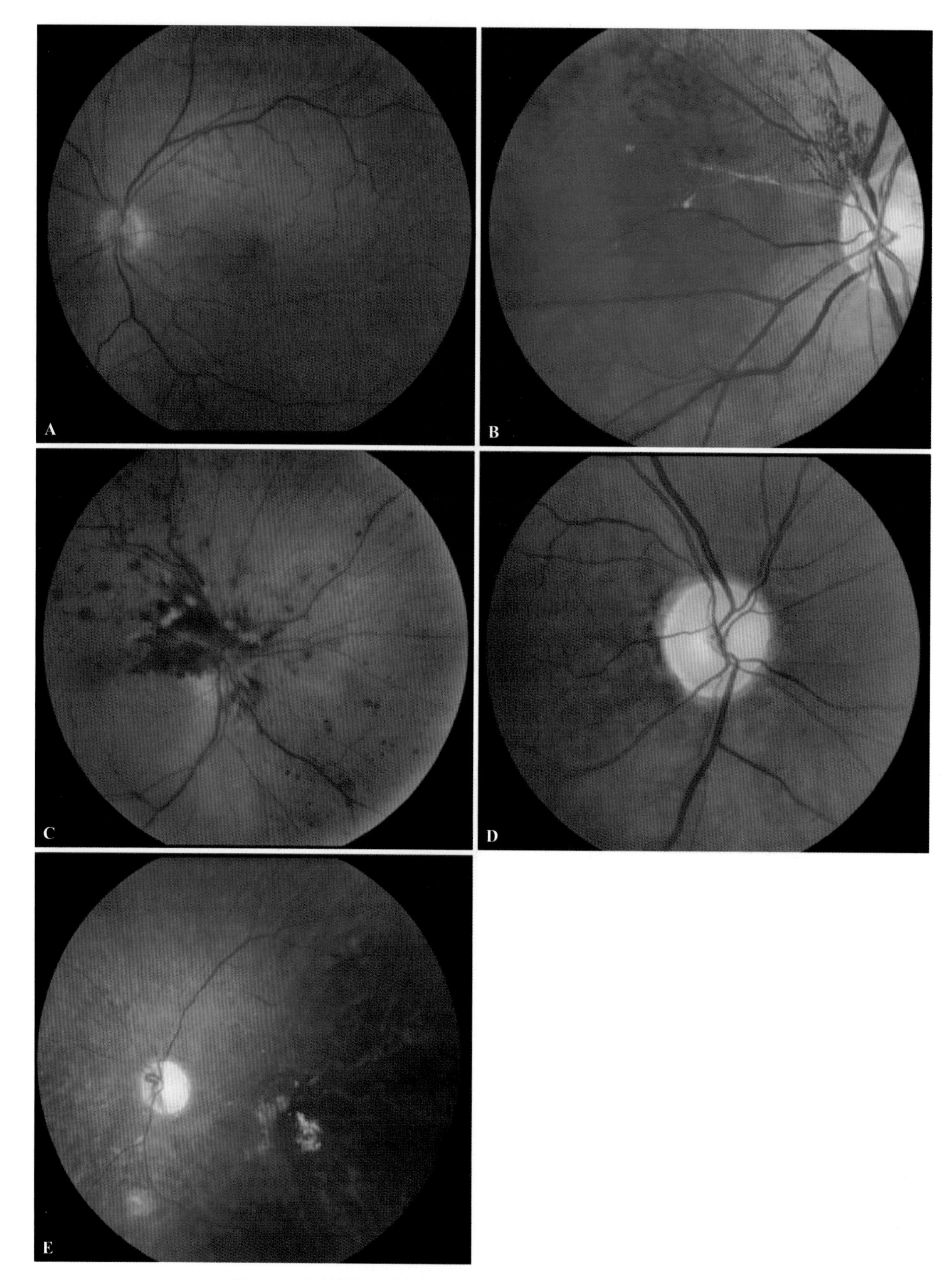

▲ 图 38-1 放射性视网膜病变（B 至 D）和视神经病变（E）的检眼镜图像

A. 视网膜血管正常的正常视网膜；B. 视网膜出血；C. 棉絮斑和硬性渗出；D. 新生血管形成；E. 视神经萎缩导致视盘苍白

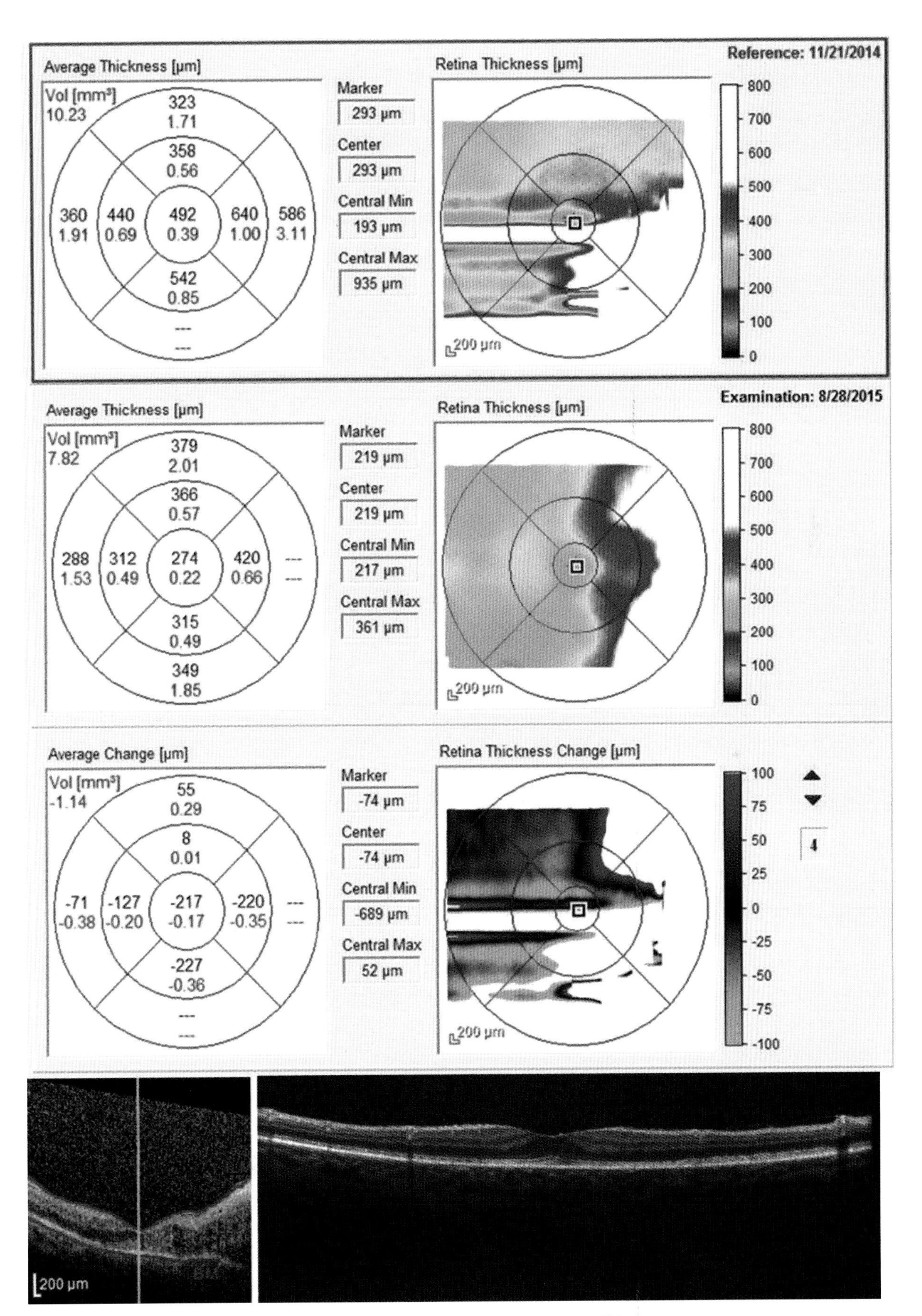

▲ 图 38-2　视网膜和中央凹的眼相干断层扫描评价

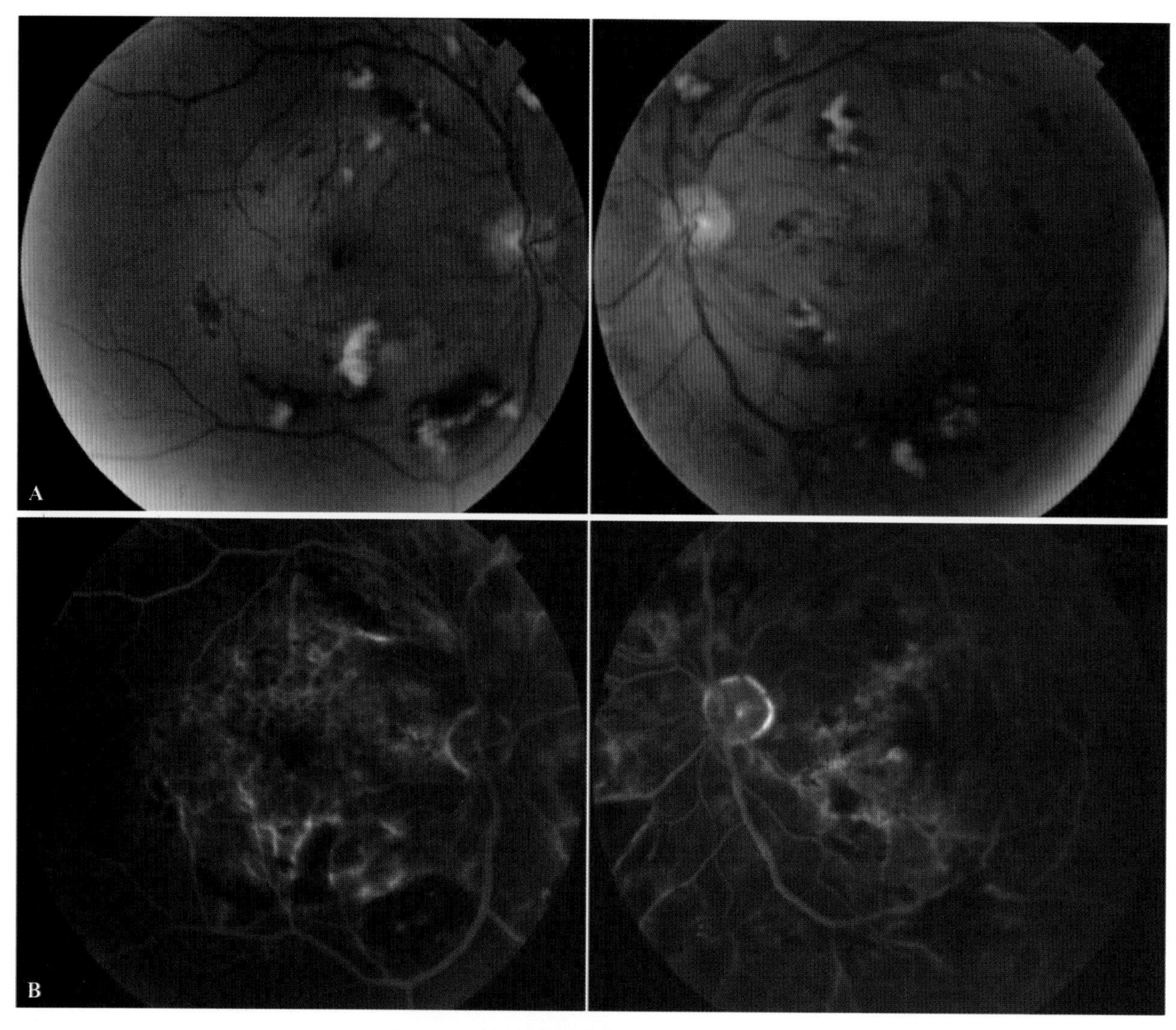

▲ 图 38-3 放射性视网膜损伤后的新生血管形成

A. 视网膜和相关脉管系统的检眼镜成像，可见色素变化、出血和棉絮斑；B. 同一视网膜的荧光素血管造影，可见低灌注区和毛细血管荧光素渗漏（经 Creative Commons: https://creativecommons.org/licenses/by/2.0/ 许可转载，引自 Gupta A, Dhawahir-Scala F, Smith A, Young L, Charles S. Radiation retinopathy: case report and review. BMC Ophthalmol. 2007;7:6.）

丢失、视网膜出血引起的荧光信号遮挡、毛细血管渗漏和无灌注区，以及出现视盘灌注改变等 [1, 14, 16]。

六、发病机制

辐射诱发视网膜病变的发病机制比 RION 更为明确。在辐射诱发视网膜病变中，辐射导致视网膜毛细血管内皮细胞损伤，最终导致严重的血管病变。不同于糖尿病视网膜病变，遭受放射损伤初期，毛细血管周围细胞并不受影响。邻近的毛细血管内皮细胞迁移到受损上皮区域，试图修复受损组织（图 38-8）。然而，这种增殖反应并不足以恢复内皮细胞，后续可出现慢性损伤和凝血级联反应的激活，继而导致血管阻塞、微动脉瘤、毛细血管扩张和视网膜缺血区渗出、水肿和出血 [17-20]。

RION 主要与白质束的放射性坏死有关。其过程可能涉及放疗后供应视通路的微血管系统损伤、血脑屏障破坏及胶质细胞祖细胞损伤。针对这些假说，有一些动物模型和人体组织水平的研究。Nagayama 等 [21] 发现成年大鼠视交叉和视神经接受单次 20Gy 照射后不久，视交叉的少突胶质细胞凋亡增多。他们推测，少突胶质细胞的急性丢失可能导致慢性白质改变。不过，目前还不能确定这个观察结果是否与视神经病变发展过程中的进行性脱髓鞘有关。

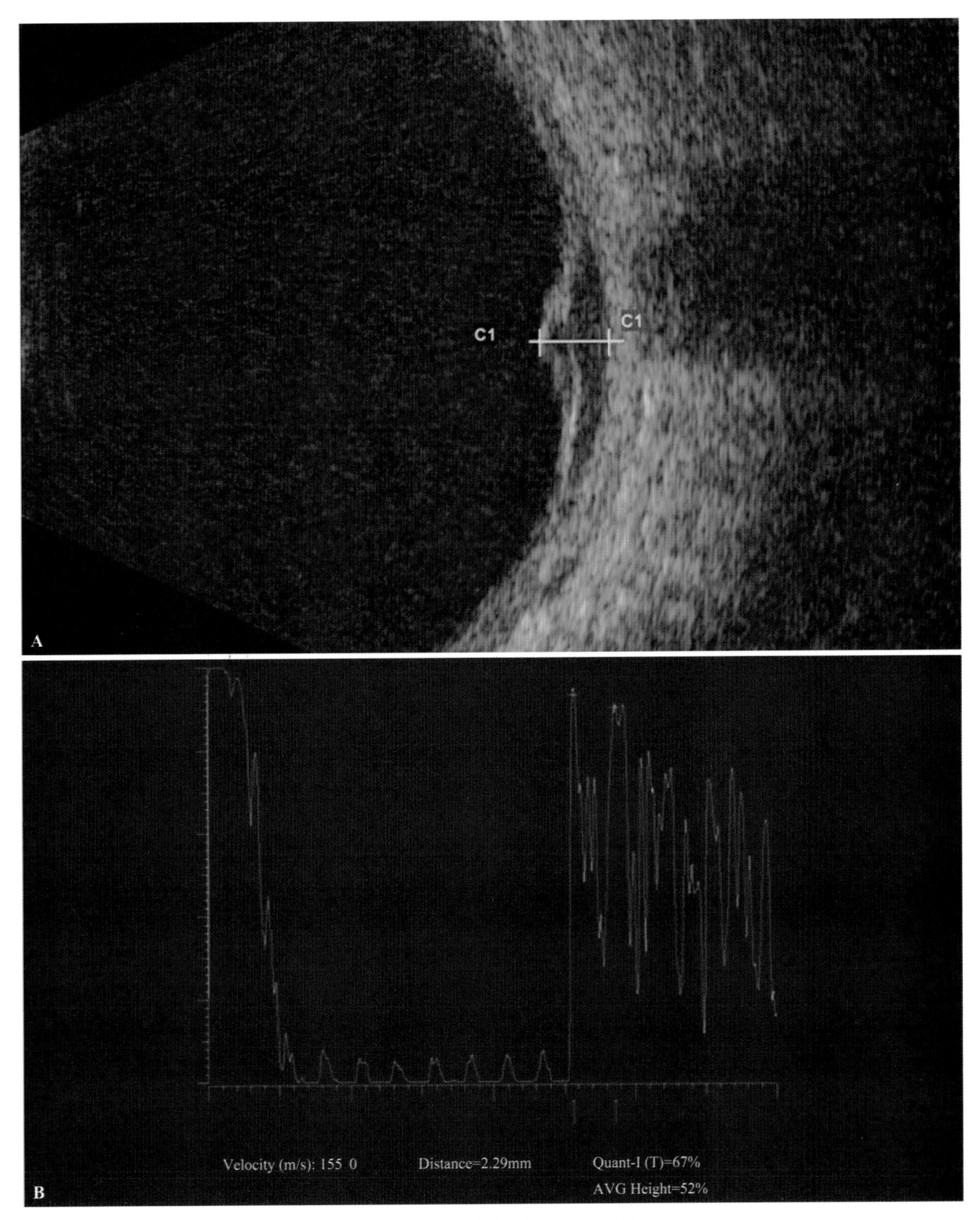

▲ 图 38-4 葡萄膜黑色素瘤眼部超声

A. 葡萄膜病变的典型平面成像；B. 视网膜厚度和黑色素瘤厚度值

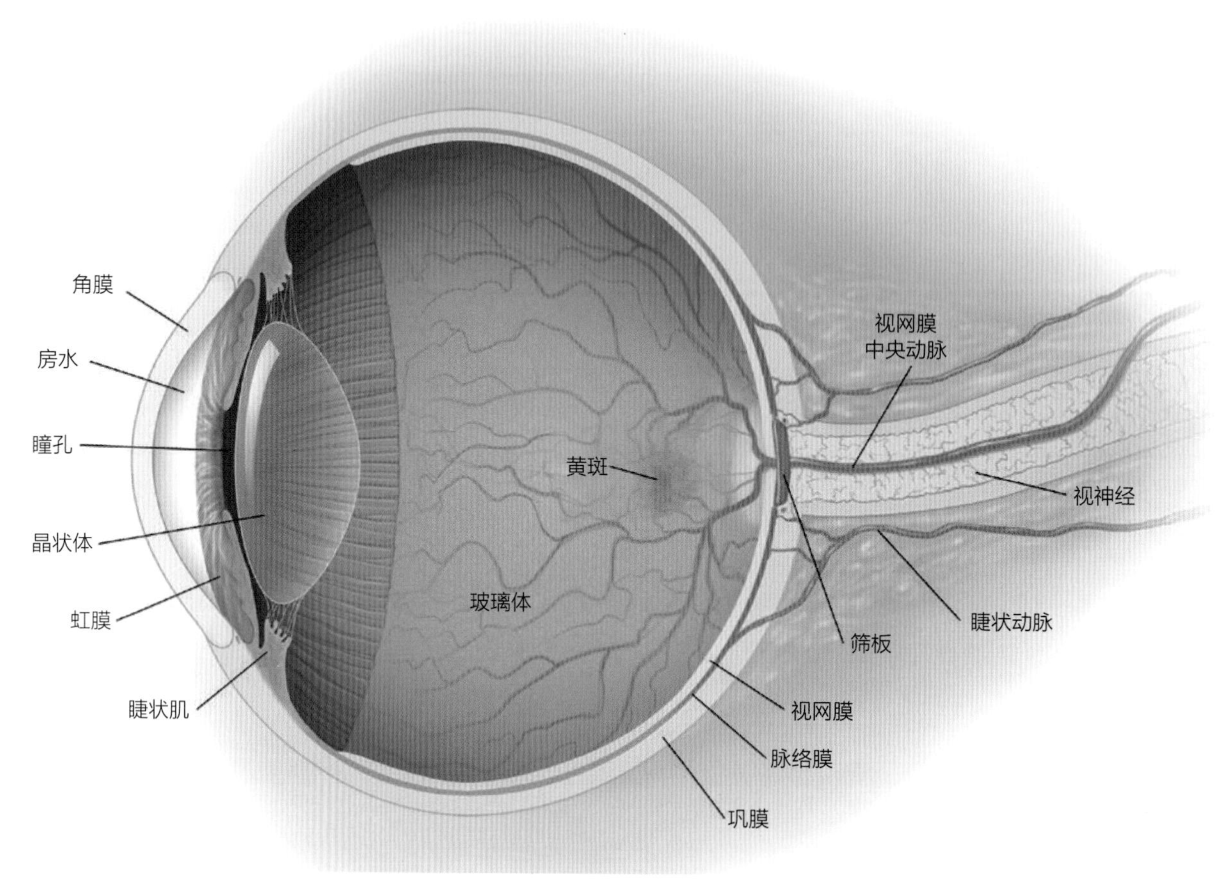

▲ 图 38-5 **眼球和视盘的基本解剖**

筛板是视神经乳头出视盘的支撑结构（图片由 Mayo Clinic© 提供）

55～70Gy 照射后眼球摘除术的患者，其切下来的视神经中可见血管损伤和内皮细胞损耗（图 38-8）[22]。组织病理学分析和横切面定量分析发现，照射剂量与照射后视神经的内皮细胞数呈负相关。这种神经损伤血管假说也得到了动物研究的支持，动物研究发现，服用血管紧张素转换酶抑制剂雷米普利后有中等的神经保护效果 [23]。雷米普利主要用于治疗高血压，并通过抑制肾素 - 血管紧张素 - 剂量甾酮系统引起血管松弛。然而，血管紧张素转换酶抑制剂治疗 RION 的疗效仍有待于在临床研究中验证。

相关危险因素

有许多已知的危险因素会增加辐射诱发视网膜病变和 RION 的易感性。一些文献报道了糖尿病神经病变、高血压和辐射诱发视网膜病变的协同效应 [1, 24, 25]。放射治疗和之前存在的血管并发症对毛细血管内皮细胞的联合损伤，可使接受低损伤风险的辐射剂量照射的患者也发生 RION 和视网膜病变 [14]。化疗药物也可导致与辐射无关的视神经毒性，目前已存在使用长春新碱和顺铂治疗后发生视神经毒性的记录 [26-28]。此外，研究表明，之前存在的、与手术操作或手术前的肿瘤压迫有关的视神经和视交叉损伤，可增加视力结构对辐射损伤的易感性。在一个压力性损伤动物模型中，通过手术在成年猫的视交叉和近端视神经放置一个球囊来进行压迫，然后对视神经和视交叉进行放射治疗。接受压迫手术的动物在较低剂量的辐射下显示出视觉诱发电位异常 [29, 30]。

七、重要正常组织耐受性和剂量限值

很少有文献报道各种脑肿瘤患者的视神经、视交叉和视网膜的辐射相关损伤。这可能是由于肿瘤邻近或者侵及危险器官，不能区分是射线诱发的毒性还是肿瘤进展所致；而通常胶质瘤患者生存期短，也不利于区分。此外，许多前瞻性研究虽然对

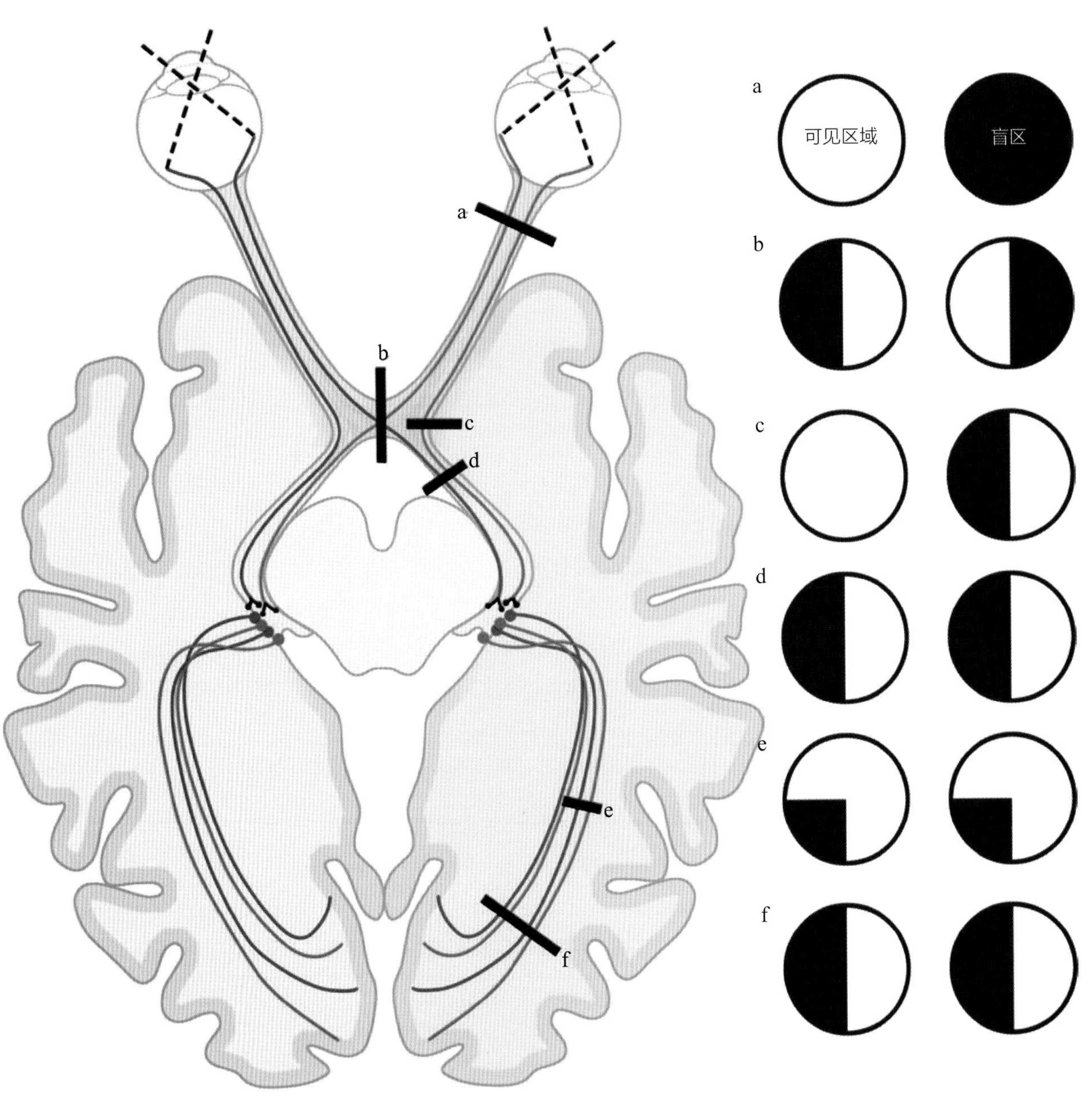

▲ 图 38-6　视通路示意图及视损害位置对应的视野缺损
图片由 Mayo Clinic© 提供

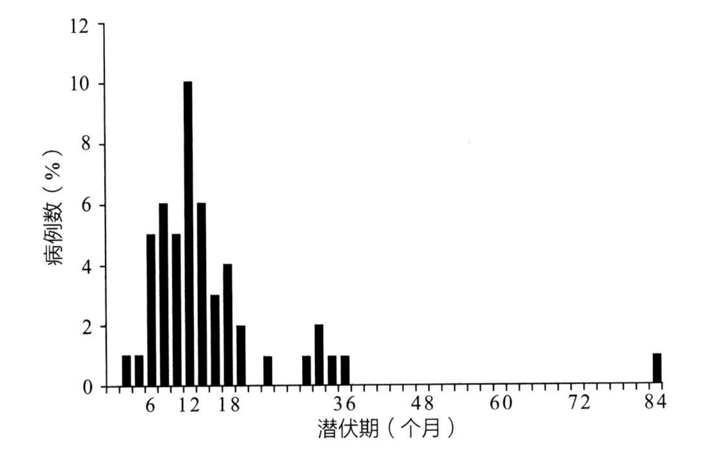

◀ 图 38-7　视神经受照后发生视神经病变的发病率和潜伏期
经 WoltersKluwer Health, Inc. 许可，引自 Borruat FX, Schatz NJ, Glaser JS, Feun LG, Matos L. Visual recovery from radiation-induced optic neuropathy. The role of hyperbaric oxygentherapy. J Clin Neuroophthalmol. 1993;13(2):98-101.

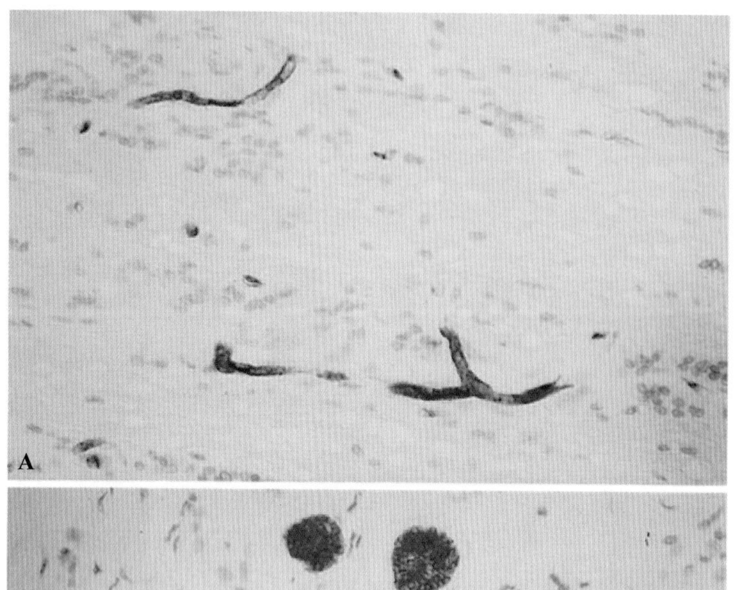

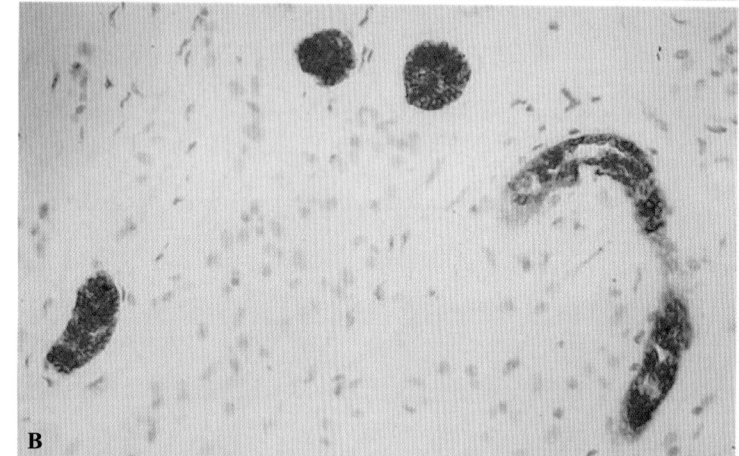

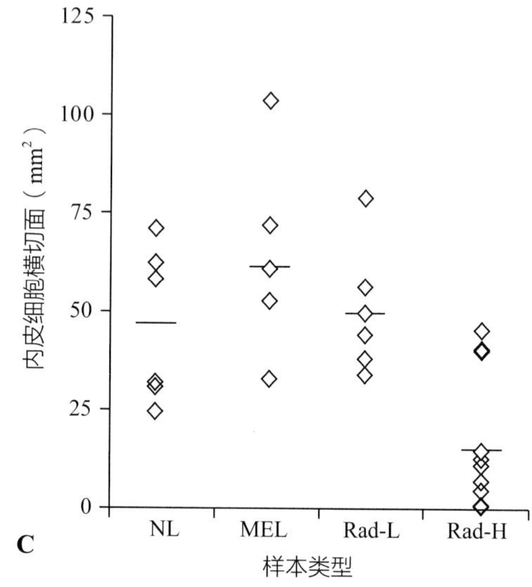

▲ 图 38-8 照射后视神经内皮细胞丢失

A 和 B. 眼球摘除术后的视神经石蜡包埋切片，照射剂量 3.5Gy（A）和受照剂量 70Gy（B），内皮细胞标志物染色。接受高剂量放射治疗的视神经（B）表现为血管充血和变形。C. 每平方毫米内皮细胞的定量，高剂量放射与视神经内皮细胞减少显著相关。NL. 正常眼（Normal eyes）；MEL. 未照射的有黑色素瘤的眼球；Rad-L. ＜ 10Gy；Rad-H. ＞ 55Gy [经 Elsevier 许可转载，引自 Levin LA, Gragoudas ES, Lessell S. Endothelial cellloss in irradiated optic nerves. Ophthalmology. 2000;107 (2):370-4.]

所有种类的放射性坏死进行了分类，但没有专门说明其在颅内的部位。因此，在前瞻性临床试验中，RION 和辐射诱发视网膜病变可能被漏报。此外，由于视网膜、视神经和视交叉放射敏感性不同，如果缺乏详细的肿瘤部位和各个危险器官受照剂量的信息，将增加分析其毒性的难度。这些信息很难从前瞻性临床试验报道中获得，因而目前视网膜和视通路的辐射耐受性大多数来自于颅外病变的回顾性综述和病例报道。超分割放射治疗、单次或多分次 SRS 及具有更高传能线密度的带电粒子放疗等治疗模式的应用，使情况更加复杂。

（一）视网膜

在刚刚开始应用三维适形放疗计划时，Emami 等尝试通过系统的回顾文献综述和专家意见共识，来指导如何评估特定器官耐受性 [31]。他们使用“TD5/5”或“TD50/5”来代表特定危险器官耐受性，分别指放射治疗后 5 年内发生并发症的概率为 5% 或 50% 的剂量。这些估计值仅适用于接受常规分割放疗（1.8～2.0Gy/d）的成年患者。视网膜和视路损伤是根据任何受照体积来估计的，并没有分析部分体积受照的情况。根据这些估计值，视网膜接受 45Gy 照射剂量的患者在 5 年内发生同侧完全失明的概率为 5%。同样，视网膜任意体积受照剂量达到 65Gy 或以上的患者在 5 年内发生同侧完全失明的风险为 50%。

Emami 等对视网膜辐射耐受性的估计，是基于一系列小的、回顾性的辐射诱发视网膜病变的研究，患者至少有一半的眼球后极受到高剂量照射[32-34]。在这一系列研究中，视网膜受照剂量 60～70Gy 的患者几乎全部发展为单眼失明。相反，视网膜受照剂量 45～50Gy 的患者可能在临床上检测到视网膜损伤，但视力下降的情况并不常见。因此，他们预测正常组织并发症曲线在 45Gy 以下相对平坦，坡度在 50～60Gy。虽然在现代放射治疗中许多机构和临床研究都使用这些剂量限值，但必须承认，这些估计值来源于未经前瞻性验证的小队列研究的患者数据。

虽然存在局限性，还是有一些研究验证了这些估计的剂量限值。Parsons 等对 64 例视网膜受到照射的头颈部肿瘤患者进行 3 年或 3 年以上的眼科随访[35]，共有 26 例患者出现辐射诱发视网膜病变，其视力为 20/200 或更差。视网膜剂量小于 45Gy 的患者没有发生视网膜病变，但与 Emami 等估计的情况相似，视网膜剂量大于 45Gy，视网膜病变发病率逐步增加（图 38–9）。除视网膜剂量外，其他辐射诱发视网膜病变的预测因子包括同步化疗、糖尿病和每天分次剂量大于 1.9Gy。Takeda 等的一项类似研究报道，任何视网膜受照剂量小于 50Gy 的患者都没有发生辐射诱发视网膜病变[13]。在视网膜受照剂量大于 50Gy 的患者中，视网膜受照体积大于 60% 时，并发症发生率最高，这表明最大剂量和受照体积都很重要。此外，这些研究表明，辐射诱发视网膜病变通常在照射后 1～3 年发生，且受照剂量越高发病越早[13, 35, 36]。

由于 SRS 剂量衰减迅速，常见颅内实质性病变 SRS 时，视网膜不太可能遭受高剂量照射。然而，SRS 已被用于治疗脉络膜黑色素瘤和年龄相关的黄斑变性（age-related macular degeneration，AMD），为单次和分次 SRS 提供放疗反应的数据。INTREPID 试验设计为 SRS（16Gy vs. 24Gy）和模拟治疗的比较，以评估 AMD 患者的疗效[37, 38]。治疗或安慰剂治疗结束后进行检眼镜检查，以确定微血管异常。随访 2 年，对照组中有 6 例发生微血管异常；SRS 治疗组 29 例发生微血管异常，其中有 18 例（每种剂量各 9 例）归因于 SRS，但只有 2/18 例患者视力受损。因此作者认为，单次 16～24Gy

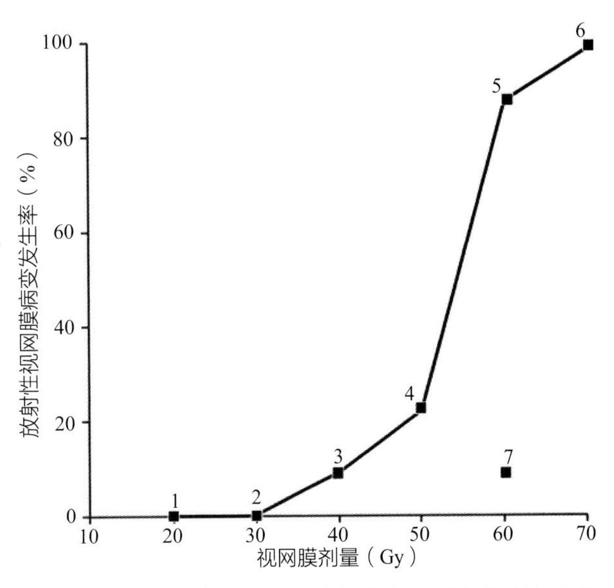

▲ 图 38–9 辐射诱发视网膜病变的发病率与视网膜剂量有关
经 Elsevier 许可转载，引自 Parsons JT, Bova FJ, Fitzgerald CR, MendenhallWM, Million RR. Radiation retinopathy after external-beam irradiation: analysis of time-dose factors. Int J Radiat Oncol Biol Phys.1994;30 (4):765-73.

SRS 治疗 AMD 后，2 年发生中央凹静脉微血管异常和视力变化的风险为 1%。

葡萄膜黑色素瘤治疗时，肿瘤周边处方剂量在 50～70Gy 范围，远远大于 AMD，内部最大剂量甚至高达 120Gy[38, 39]。高剂量 SRS 引起的辐射诱发视网膜病变发生率在 22%～65%[40-42]。Dinca 等比较了接受 SRS 的葡萄膜黑色素瘤的量效关系，发现接受 50～70Gy 的患者视网膜病变发生率为 42%，高于接受 45Gy 和 35Gy 者（发病率分别为 35% 和 26%）[42]。分次 SRS 治疗葡萄膜黑色素瘤导致的辐射诱发视网膜病变发生率也很高。例如，5 分次 SRS（10～14Gy/ 次），视网膜病变发生率为 58%～81%[43-45]。总剂量相当时，增加分次数到 10 次以上进行照射，并不降低发生视网膜病变的风险[46]。

辐射诱发视网膜病变是低剂量率近距离放射治疗脉络膜黑色素瘤的常见并发症。与外照射治疗引起的视网膜病变相似，敷贴近距离放射治疗具有相似的临床表现和起病时间。Gunduz 等分析了 1300 例数据，辐射诱发视网膜病变的发生率为 43%，且存在量效关系[47]。中央凹剂量小于 35Gy 的患者，视网膜病变发生率较低，但剂量在 35～70Gy 和大于 70Gy 者发病率增加，HR 值分别为 1.7 和 2.4[48]。

目前的临床方案通常要求将两个视网膜作为危险器官勾画。与1991年Emami等建立的剂量限值接近，大多数研究将视网膜的最大剂量限制在45Gy以下。例如，RTOG 0539研究中，靶剂量为54Gy或60Gy，其相应视网膜的剂量限值分别为45Gy和50Gy（最大点剂量0.03cm^3）。常规分割放疗、最大剂量在45～50Gy时，发生辐射诱发视网膜病变的风险低且可接受。单次SRS，小体积照射剂量高达24Gy，也很安全，发生视网膜病变的风险低。单次SRS，视网膜剂量增加超过35Gy时，视网膜病变的风险显著增加。大多数颅内SRS治疗时，周边剂量小于24Gy，因此不太可能观察到显著的视网膜病变。尚不明确增加SRS的分次数能否降低视网膜病变的风险。

（二）视神经和视交叉

Emami等在系统性回顾既往文献和专家共识基础上，预计接受50Gy剂量后5年内出现RION（包括视神经和视交叉）的风险小于5%[31]。剂量增加到65Gy以上，预测风险为50%。与视网膜毒性评估相似，风险评估值基于对任意视神经或视交叉部位的剂量得出。虽然50Gy被选作视神经和交叉TD5/5的阈值剂量，但必须注意的是，42～70Gy剂量范围内均可观察到RION，因此可能诱发RION的剂量范围是可变的。这种情况反映出这些数据存在一定的局限性，因为数据来自于小的、回顾性综述，肿瘤类型、剂量和分割方式均不一（165～280cGy/次）。

进一步研究提高了我们对常规分割放疗时视结构剂量限值的认识，视神经耐受阈值可能高于Emami等最初估计值（表38-1）。Parsons等分析了131例颅外头颈肿瘤患者分次外放射治疗的眼部毒性[49]，结果显示视神经剂量超过60Gy时才会发生RION。分割剂量是一个重要的预测因素，每天剂量大于1.9Gy的患者视神经病变发生率为47%，高于每日剂量较低的患者（11%）（图38-10）。同样，Martel等比较了发生或未发生RION的平均最大剂量[50]，结果显示发生RION者平均最大剂量63Gy，而未发生RION者平均最大剂量56Gy；1例最大剂量59.5Gy的患者出现了视交叉损伤，而未发生视交叉损伤者最大平均剂量53.7Gy。此外，Jiang等报道，视神经和视交叉受照剂量小于50Gy的患者未观察到RION[51]；而随着视神经或视交叉受照剂量的增加，RION风险增加，50～60Gy时风险为5%，61～78Gy时风险增加到30%。Bhandare等认为，尽管在中枢神经系统肿瘤中超分割的治疗方式并不常用，但是对视神经或视交叉剂量＞63Gy的患者，若采用每天2次超分割模式，RION风险较之每天1次的常规分割模式有所降低[52]。

以钴灰色当量（CGE）报告剂量的带电粒子治疗对RION风险的影响与光子放射治疗的剂量反应研究基本一致。虽然对具有较高LET质子或碳离子的物理和生物剂量学的辐射规划尚未完全了解，但必须考虑射束的末端生物增强，尤其是在治疗邻近光学结构的肿瘤时。尽管存在生物学上的不确定性和有限的经验，大多数针对视神经附近肿瘤的质子或碳离子治疗研究报告了相似的RION发生率，视神经和视交叉的剂量在50～60 CGE[53-59]。

与分次放射治疗类似，单次分次SRS的视神经和交叉剂量耐受性基于回顾性研究。在关于这一主题的第一份报道中，Tishler等观察到，当视器限制在8Gy以下时，在海绵窦或海绵窦附近接受单部分SRS治疗的患者没有出现RION的病例[60]。相比之下，当光学仪器的剂量超过8Gy时，观察到的RION率为24%。虽然许多研究机构已经采用8Gy作为最大点剂量限制，但当试图在紧邻视神经结构的病变中达到足以控制肿瘤的剂量时，这可能是一个重大挑战。随后的研究对光学仪器的耐受性提出了质疑，包括Leber等，他们没有报告光学仪器剂量为10Gy或更低的病例，但报告了10～15Gy（26.7%的发病率）和15Gy或更高（77.8%的发病率）的发病率增加[8]。在Mayo医学中心的一个大型系列研究中，Stafford等回顾了218种单组分SRS治疗鞍区和鞍旁区的方法[61]。共有4名患者（1.9%）发生了视网膜内镜病变，当光学仪器的剂量小于或等于12Gy时，发生视网膜内镜病变的风险为1.1%。当剂量超过12Gy时，发生RION的风险为6.9%（2/29）。RION患者中，3例曾接受过分割放疗（中位剂量50.4Gy）。Pollock等回顾了133例垂体腺瘤单部分SRS患者，排除了既往放疗的患者，没有观

表 38-1 辐射诱发视神经病变的发病率

研 究	患者数（n）	疾病部位	处方剂量和分割模式	RION 发病率	具体剂量（范围）
Parsons 等 [49]	131	头颈部肿瘤（NOS）	≥ 55Gy 1.2～2.6Gy/fx	0/21 5/7 1/16 1/15 6/73	55～65Gy，＜ 1.9Gy/fx 55～65Gy，＞ 1.9Gy/fx 55～60Gy，＜ 70 岁 60～65Gy，＜ 70 岁 ＞ 65Gy，＜ 70 岁
Martel 等 [50]	20	鼻窦肿瘤	50.4～70.2 Gy 1.8 Gy/fx	1/20（OC） 6/20（ON）	59.5Gy 63.1Gy（47.5～75.5）
Jiang 等 [51]	219	鼻窦肿瘤	NR	1/39（ON）～ 20/59（ON） 4/110（OC） 9/66（OC）	50～60Gy，2.1Gy/fx 61～78Gy，2.2Gy/fx 50～60Gy，2.1Gy/fx 61～76Gy，2.2Gy/fx
Bhandare 等 [52]	273	鼻咽癌 鼻窦癌 鼻腔癌	≥ 50Gy 1.8Gy/fx QD 或 1.1～1.2Gy/fx 每天 2 次	3/27 16/90 1/14 4/69	50～60Gy，1.8Gy/fx ＞ 60Gy，1.8Gy/fx 50～60Gy，1.1～1.2Gy/fx 每天 2 次 ＞ 60Gy，1.1～1.2Gy/fx 每天 2 次

fx. 分次。精选的分次外照射放疗研究，重点记录了发生 RION 的病例及其发生 RION 的处方剂量和分次范围。一些数据是通过表格、插图和文章内容估计得出的。n. 例数；RION. 辐射诱发视神经病变；OC. 视交叉；ON. 视神经 [经 Elsevier 许可转载，引自 Mayo C, Martel MK, Marks LB, Flickinger J, Nam J, Kirkpatrick J. Radiation dose-volume effects of optic nerves and chiasm. International journal of radiation oncology, biology, physics. 2010;76 (3 Suppl).]

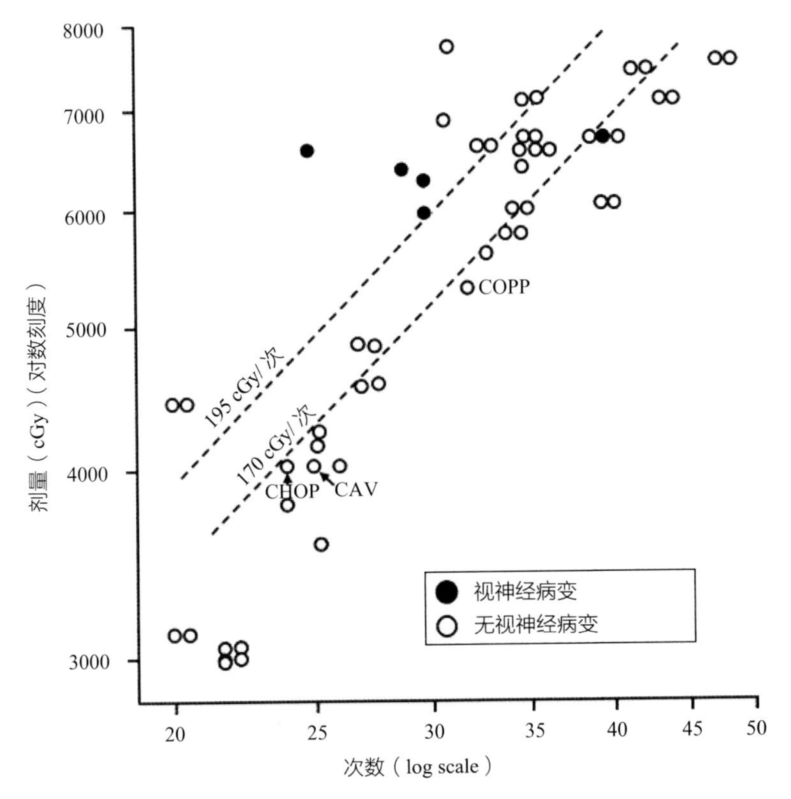

◀ 图 38-10 总剂量和单次剂量对辐射诱发视神经病变发生率的影响

CHOP、CAV 和 COPP 提示同步使用化疗 [经 Elsevier 许可转载，引自 Parsons JT, Bova FJ, Fitzgerald CR, Mendenhall WM, Million RR. Radiation optic neuropathy after megavoltage external-beam irradiation: analysis of time-dose factors. Int J Radiat Oncol Biol Phys. 1994;30 (4):755-63.]

察到 46% 的视器接收点剂量大于 10Gy 和 11% 的视器接收点剂量大于 12Gy 的病例[62]。

小部分随访时间有限的研究可用于推荐分次 SRS 剂量限值。Hiniker 等回顾了 326 例接受 SRS 的眼周肿瘤患者，处方剂量为：单次（总剂量 12～25Gy）、3 次（总剂量 18～33Gy）或 5 次（总剂量 18～40Gy）[63]。后两种分次 SRS 时，视觉结构的最大剂量限值分别设定为 20.9Gy 或 26.1Gy，以保证 RION 的风险小于 1%。这些限制条件与 Timm-erman 等以及 AAPM Task Group101 之前的报道类似（表 38-2）[64]。

在 QUANTEC 关于 RION 的报道中，Mayo 等对剂量体积数据进行了系统回顾，推荐了常规分次和单次分次 SRS 的视通路限值指南[65]。与 Emami 的 TD5/5 估计值相比，视路结构接受 50Gy 常规分割外照射的患者发生 RION 的估计风险“接近零”。当剂量增加到 50～55Gy 时，视神经病变的估计风险为“罕见”。最大剂量为 55～60Gy 和＞ 60Gy 的患者估计风险分别为 3%～7% 和 8%～20%（图 38-11）。单次 SRS，如果最大剂量小于 10～12Gy，则 RION 风险较低。Emami 和 QUANTEC 建议及其他回顾性数据即构成了可用于放疗计划的指南。然而，这些建议来自于现有的最佳数据，而这些数据大多数仅仅是回顾性文献和个案报道。因此，必须考虑每个患者的具体情况，患者的风险因素和并发症、靶区总剂量和分次剂量、肿瘤部位及患者愿意接受并发症风险的程度。

八、治疗方案

很不幸，对于辐射诱发视网膜病变和 RION 患者，几乎没有任何成功的治疗方案。辐射诱发视网膜病变的治疗目标是减少黄斑水肿和血管过度生长。现有的治疗方案包括局部激光光凝、光动力疗法和玻璃体内注射曲安奈德或贝伐单抗。激光聚焦疗法使用高强度波长源，导致眼部组织发生热变性。其结果喜忧参半，大多数患者在治疗开始后的前 6 个月略有好转，随后 2 年内视力下降至基线[66, 67]。光动力学疗法是先静脉注射维他泊芬，然后用激光照射，也在一些临床研究中证明了其潜在的疗效[68]。31 例敷贴近距离放射治疗后辐射诱发视网膜炎患者采用前瞻性非随机研究，在玻璃体内注射曲安奈德[69]。注射后 1 个月内，91% 患者视力有所改善，但大多数患者在注射后 6 个月内视力逐渐下降。此外，玻璃体内注射皮质类固醇与白内障进展和青光眼有关。玻璃体内注射贝伐单抗（一种血管内皮生长因子 -A 抑制剂），已用于糖尿病视网膜病变和视网膜静脉阻塞患者的新生血管形成。与玻璃体内注射曲安奈德的结果类似，贝伐单抗可使患者短期内视力改善，但数月内视力恶化[70, 71]。尽管在 6 周内可观察到黄斑水肿获得改善，但许多患者的视力不会改善，这可能与持续性毛细血管灌注不足有关。关于高压氧疗法和己酮可可碱治疗辐射诱发视网膜病变的资料非常有限。

大多数患者接受大剂量的静脉注射皮质类固醇治疗 RION，其基本原理是减少血管性水肿。磁共振成像常可观察到这种水肿，与其他视结构的视力变化有关。然而，尚不能确定所观察到的水肿变化是否是视力损伤的直接原因。一些研究者评估了抗凝对改善放射性坏死区域血流的作用[72]。尽管文献中报道了少量的抗凝成功案例，但也有 1 例患者在积极接受抗凝治疗时发生 RION[73]。有病例报道称，高压氧治疗（hyperbaric oxygen therapy，HBO）可以通过增加氧分压，改善受损毛细血管的血运重

表 38-2 立体定向放射外科视通路剂量限值的专家建议

分次数	Hiniker 等[63]		Timmermanet 等[79]		AAPM TG 101（64）		Stafford 等[61]
	产生 1%RION 风险的最大剂量（Gy）	产生 5%RION 风险的最大剂量（Gy）	最大体积（< 0.2cm³）（Gy）	最大点剂量（Gy）	剂量阈值（Gy）	最大点剂量（Gy）	产生 1%RION 风险的最大剂量（Gy）
1	12.7	17.5	8	10	8	10	12
3	20.9	29.1	15	19.5	15.3	17.4	—
5	26.1	36.6	20	25	23	25	—

选定研究中专家建议的采用单分次或多分次立体定向放射手术时的视路剂量限值

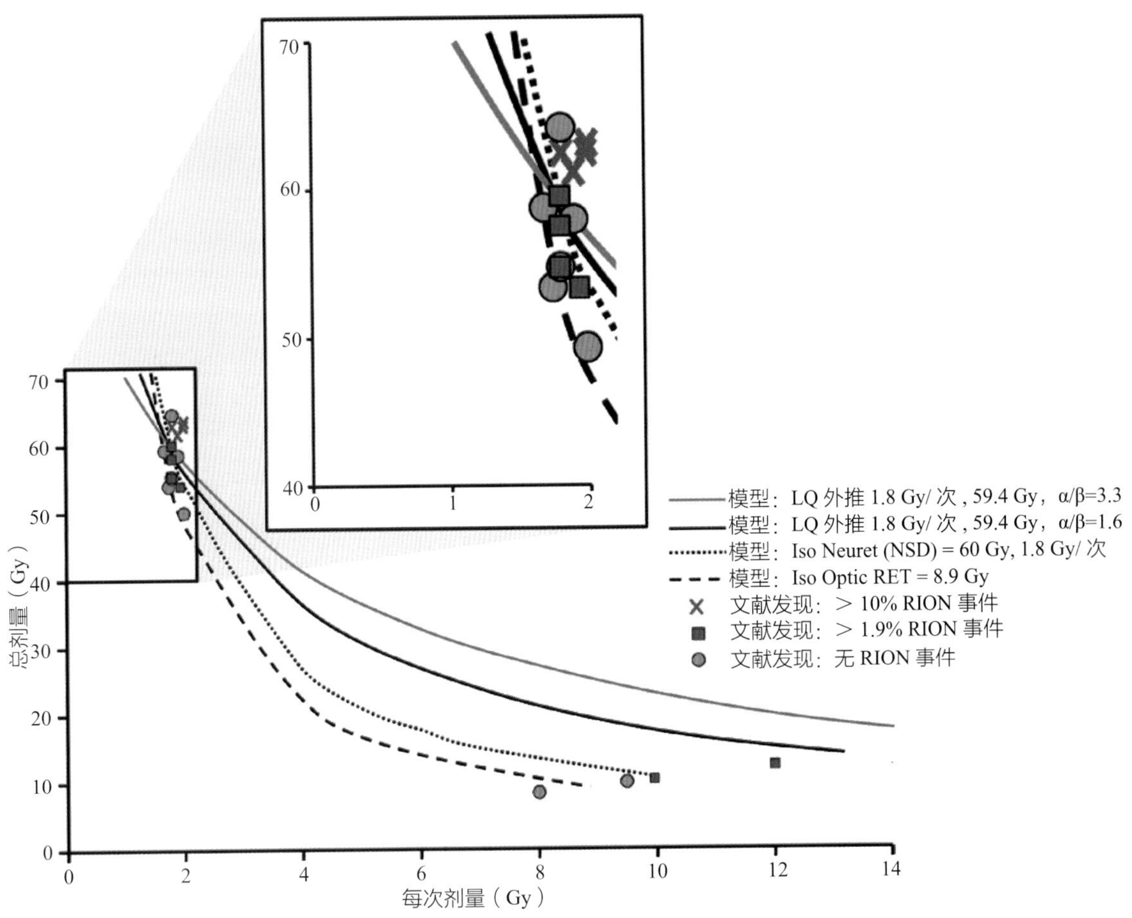

▲ 图 38-11 **利用等效线性二次方程和生物有效阈值模型（isoeffect linear-quadratic and biologically effective threshold models）外推法预测辐射诱发视神经病变（radiation-induced optic neuropathy, RION）发病率**

符号表示有无记录在案的 RION。由于数据有限，从多分次到单分次的推断并不可靠。插图为常规分割范围内的放大图（1.8～2Gy/ 次

[经 Elsevier 许可转载，引自 Mayo C, Martel MK, Marks LB, Flickinger J, Nam J, Kirkpatrick J. Radiation dose-volume effects of optic nerves and chiasm. International journal of radiation oncology, biology, physics. 2010;76 (3 Suppl):S28-35.]

建，并改善 RION 引起的视力下降。HBO 相关的不良反应很少，包括气压伤、晶状体性近视、癫痫发作和肺毒性。Levy 等系统性地回顾了几个 HBO 治疗 RION 的个案报道[74]。发现发病后 72h 内迅速开始治疗、氧分压大于 2.4ATM 均有利于 HBO 的成功。但这些措施的成功率仍然很低。尽管进行了积极治疗，视力通常仍在继续下降。也有报道称，全身使用贝伐单抗伴或不伴己酮可可碱可持久地逆转视力缺陷，改善 MRI 成像中视神经的强化情况[75-78]。其他治疗方案，如服用血管紧张素转换酶抑制药，在动物模型中显示出了希望，但在人类受试者中还需要验证。

辐射诱导视网膜病变和 RION 是颅内放射治疗中罕见的破坏性并发症。治疗方案很少，且效果一般。应告知患者即使进行了干预，治疗结果仍可能不佳，以指导患者就昂贵的治疗方案做出合理的决策。最后，采用先进的放疗计划和放疗实施来进行预防是最有效的。

九、病例研究

（一）辐射诱发视神经病变

患者女性，71 岁，既往有高血压、青光眼和良性阵发性位置性眩晕病史，因急性发作头晕、恶心和轻度头痛就诊。约 15 年前有过一次偶发的位置性眩晕。未诉其他神经症状，体检结果正常。

头 CT 平扫（图 38-12A）显示左侧鞍旁肿块，无颅内出血迹象。其后 MRI（图 38-12B）可见左侧鞍上及轴外的肿块侵入海绵窦，并沿着脑幕延伸

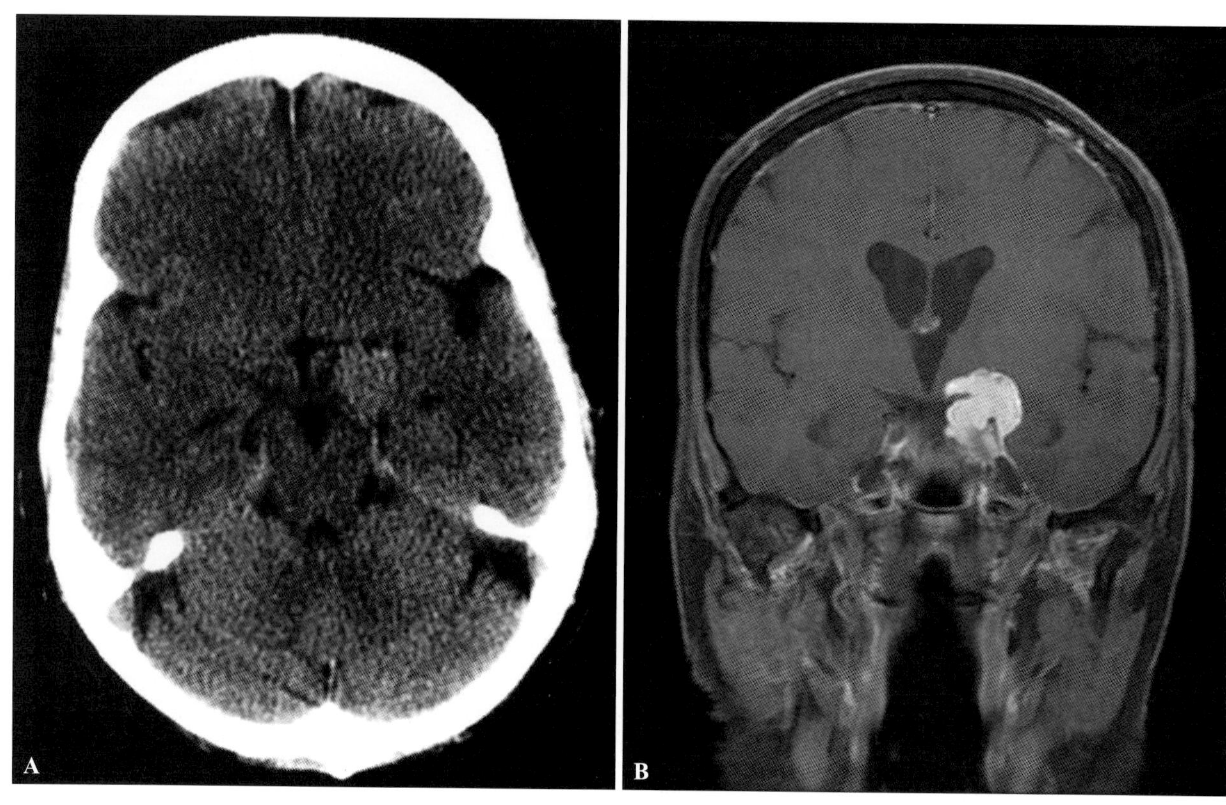

▲ 图 38–12 **A 和 B. 头 CT 平扫轴位像（Aa）和钆增强的冠状位 T_1WI（B）显示鞍上区有一个局限性轴外病变，侵犯海绵窦并包裹左颈内动脉床突上段**

至中脑池，包绕左侧 ICA，但并未闭塞血管。其影像学的表现与脑膜瘤一致。

患者于外院放疗，采用静态调强技术，处方剂量为 54G 分 30 次（图 38–13）。左右视神经和视交叉的最大剂量分别为 56.03Gy、54.49Gy 和 56.45Gy。患者出现轻度疲劳和局部暂时性脱发，但对放疗的一般耐受性良好。其神经症状没有进一步恶化，治疗期间暂时性眩晕症状缓解。

治疗后 11 个月，患者出现左眼不适、视力下降。尽管做了对症处理，其后几周患者视力继续恶化。开始给予类固醇治疗，并转入我们诊所进一步评估。查体发现双眼视力下降，左侧重，右眼同侧偏盲。检眼镜可见双侧视盘苍白，左侧瞳孔传入障碍。左眼视力 20/80，右眼视力 20/40。OCT 检查未发现视网膜病变，眼内压与较前无变化。视野检查发现左眼颞侧、鼻侧光感严重下降，右眼颞侧光感严重受损（图 38–14）。MRI 显示，双侧交叉前的视神经在 T_2WI 呈高信号，T_1WI 轻度增强（图 38–15）。原发颅内病变无进展，左视神经未见压迫迹象。

结合 MRI 表现和症状发生的先后顺序，且肿瘤未进展，未观察到视网膜病变，考虑诊断为辐射诱发视神经病变。患者开始服用己酮可可碱治疗，其后随访发现，患者视力保持稳定，未再加重，但视野缺陷无改善。

（二）视网膜病变

患者男性，78 岁，4 周来左眼眶肿胀。眼眶增强 CT 和 MRI 扫描可见浸润性病变累及左眼眶内侧，包括上直肌、上斜肌和内直肌。肿瘤沿着眼球内表面延伸，穿过筛板，沿左额叶内下部延伸。活检病理符合弥漫性大 B 细胞淋巴瘤。脊柱 MRI 未见其他病变，脑脊液检查阴性。行 6 个周期 CHOP 方案化疗，反应良好。化疗后眼眶肿块明显减小，复查 MRI 提示眼眶内没有占位。

其后给予放疗，照射受累野，剂量为 30.6Gy 分 17 次。照射野内出现轻度眼干和 I 级红斑。放疗后视力稳定，6 年后出现间歇性复视。全面眼科检查发现左眼视力为 20/60，右眼视力为 20/30。OCT 检查和黄斑检查（图 38–16）显示黄斑附近有囊样视

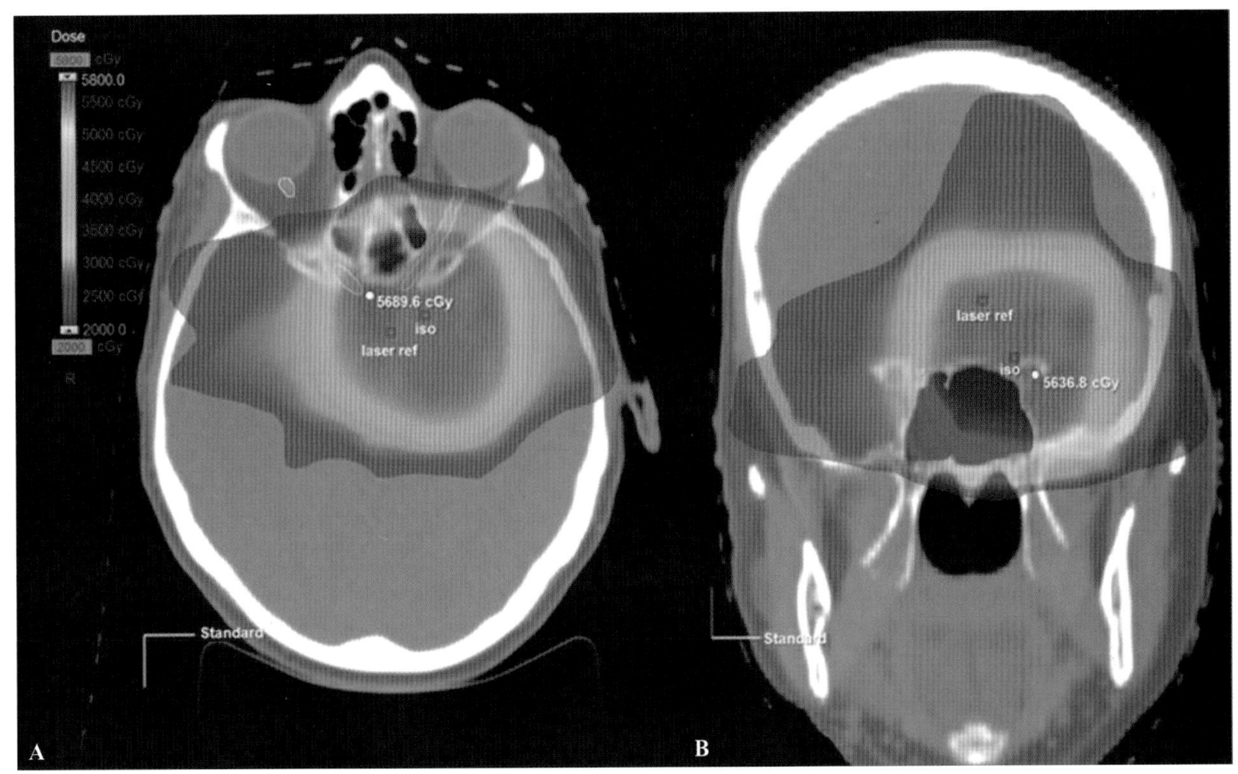

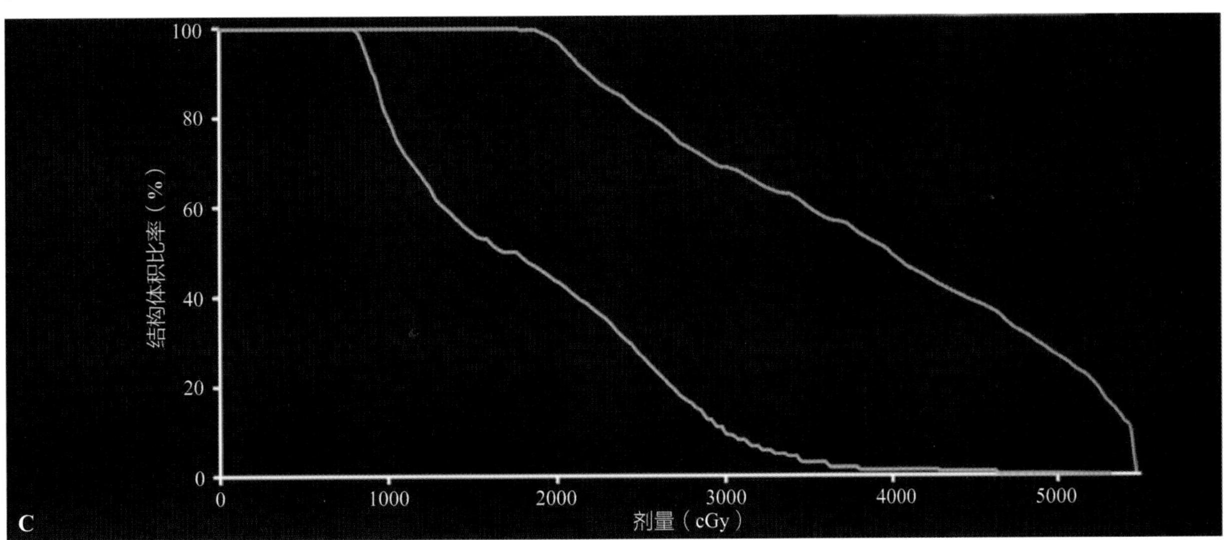

▲ 图 38-13 **A 和 B. 用 dose-wash 方式表现的 CT 扫描的轴位（A）和冠状位（B）放疗计划剂量分布图，左右视神经轮廓分别用橙色和绿色勾出；C. 左（橙色）和右（绿色）视神经的剂量 - 体积直方图**

网膜水肿、色素改变和视网膜出血的迹象。采用曲安奈德和贝伐单抗注射治疗，其后视力改善，未再有复视。3 个月后复查 OCT 发现左侧黄斑附近的水肿减轻，但持续存在。后续复查未发现变化。随访 15 年，未有淋巴瘤复发，视力稳定。

标志

诊断部分。

放射性视网膜病变的检眼镜检查结果：渗出物、视网膜水肿、黄斑水肿、微动脉瘤、棉絮斑、毛细血管扩张伴血管鞘形成、出血和玻璃体脱离。

发病机制部分。

辐射诱发视神经病变相关危险因素包括糖尿病、高血压、化疗、视神经受压或损伤、分次剂量。

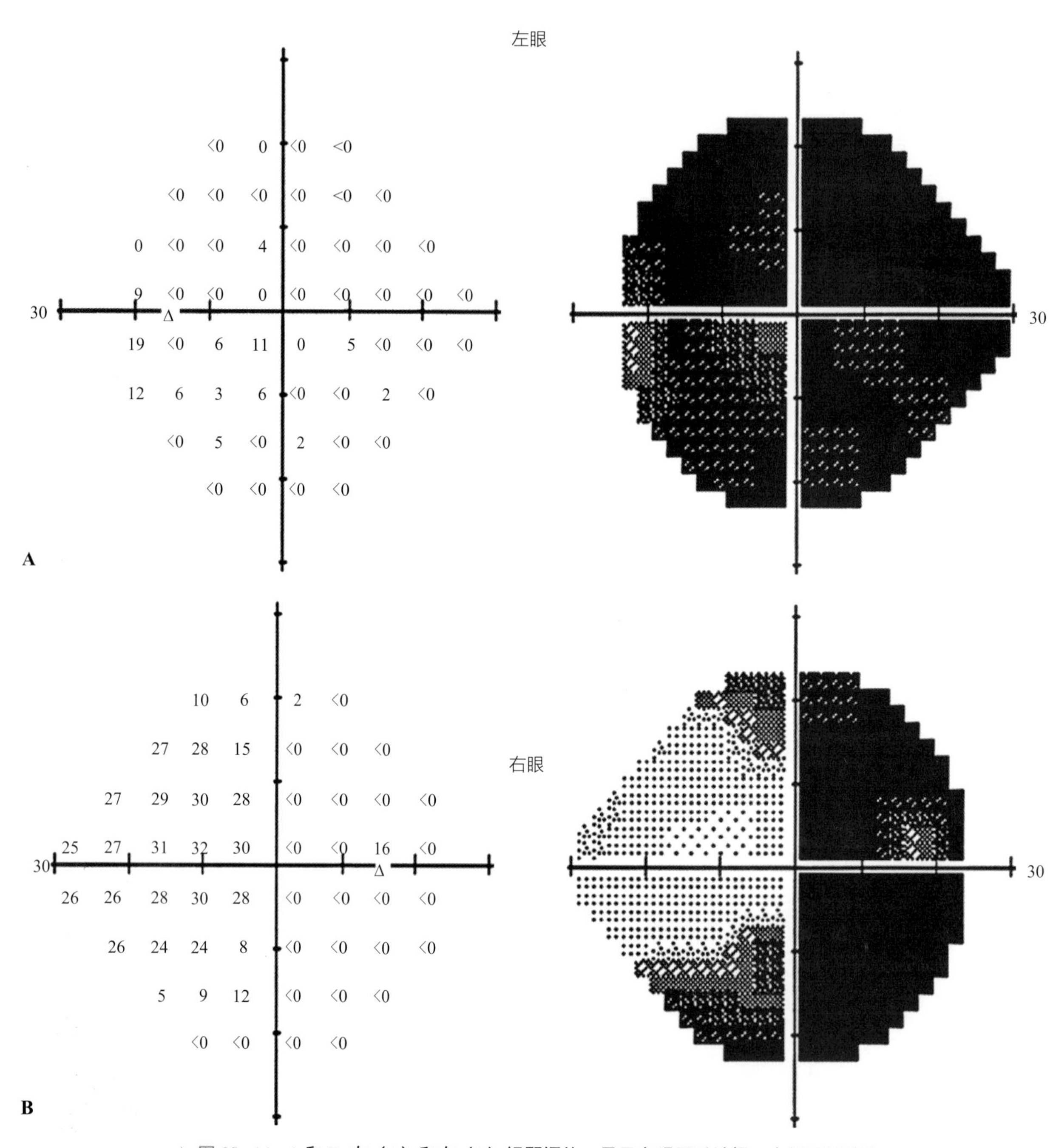

▲ 图 38-14 **A 和 B.** 左（**A**）和右（**B**）视野评估，显示左眼严重缺损，左侧同侧偏盲

十、总结

- 辐射诱发视网膜病变和视神经病变是罕见的、是具有破坏性的颅内和颅底放疗后并发症。
- 辐射诱发视网膜病变通常是一个缓慢的、渐进过程，其特征是查体发现微动脉瘤、视网膜水肿、渗出、棉絮斑和黄斑水肿。
- 辐射诱发视神经病变典型表现包括视力的快速变化、钆增强 T_1WI MRI 图像上视神经和（或）交叉出现强化。
- 常规分割放疗，视网膜剂量低于 45～50Gy 时，很少发生辐射诱发视网膜病。
- 常规分割放疗，剂量低于 55Gy 时，辐射诱发视神经病变不常见。
- 辐射诱发视网膜病变和视神经病变的治疗选择有限，而且通常无效。

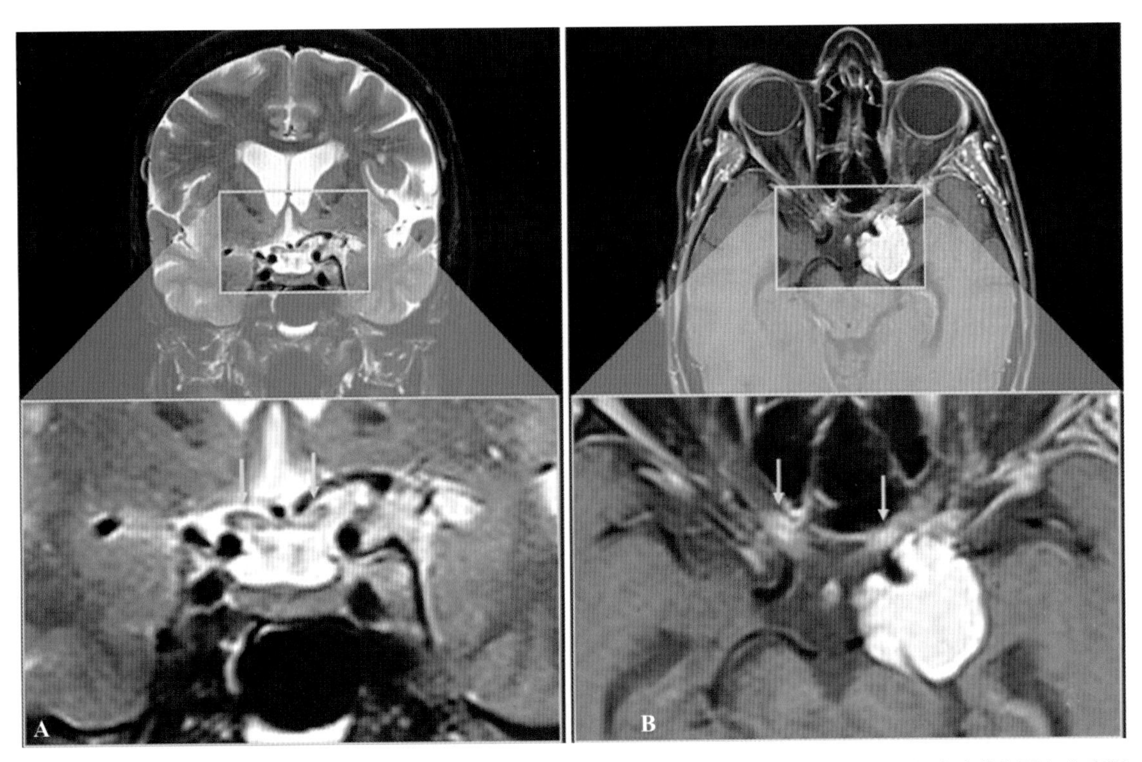

▲ 图 38-15 **A.** 冠状位 T_2WI 显示视交叉处的双侧视神经高信号；**B.** 轴位钆增强 T_1WI 显示与治疗前的黑色素瘤相对应的左侧鞍上强化肿块。双侧视神经近端可见强化。插图为视力结构病变的放大视图

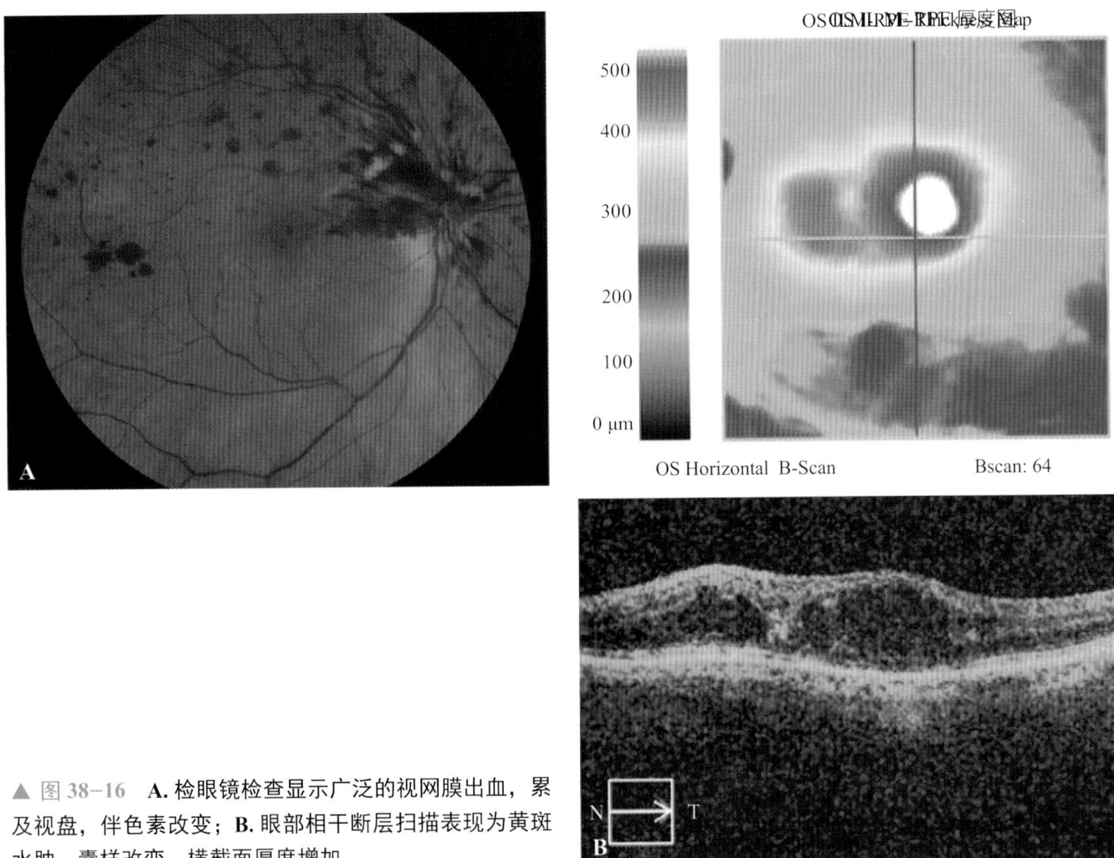

▲ 图 38-16 **A.** 检眼镜检查显示广泛的视网膜出血，累及视盘，伴色素改变；**B.** 眼部相干断层扫描表现为黄斑水肿、囊样改变，横截面厚度增加

本章自测题

1. 辐射诱发视网膜病变典型表现是（　　）。
A. 放疗结束后即可快速发生
B. 检眼镜检查视网膜正常
C. 检眼镜检查的微动脉瘤、棉絮斑和黄斑水肿
D. 通常是自限性的

2. 在视交叉内发生的辐射诱发视神经病变，预期会发生的视觉损伤是（　　）。
A. 右眼完全失明　　B. 双颞侧偏盲或完全失明
C. 左眼完全失明　　D. 上象限偏盲

3. 不是辐射诱发视神经病变发展已知危险因素的是（　　）。
A. 充血性心力衰竭　　B. 糖尿病
C. 视神经受压　　D. 总剂量高或分次剂量高

4. 当试图将颞叶胶质瘤放疗到 60Gy 时，以下最有可能导致足够的肿瘤覆盖率和低辐射诱发视神经病变风险的剂量限值是（　　）。
A. 视神经最大剂量 45Gy，PTV 覆盖率 75%
B. 视神经最大剂量 50Gy，PTV 覆盖率 85%
C. 视神经最大剂量 53Gy，PTV 覆盖率 100%
D. 视神经最大剂量 60Gy，PTV 覆盖率 100%

5. 以下关于辐射诱发视神经病变的治疗方案，正确的是（　　）。
A. 有非常有效的治疗方法，大多数患者视力完全恢复
B. 自限性疾病，不需要治疗
C. 现有治疗方案没有已知的不良反应
D. 尽管尝试了全身性皮质类固醇、贝伐单抗和高压氧等干预治疗，但大多数患者的视力几乎没有改善

答案

1. C（在检眼镜检查中，发现可能包括微动脉瘤、视网膜水肿、渗出物、棉絮斑、黄斑水肿、毛细血管扩张伴血管鞘形成，以及更极端的可能出血和玻璃体脱离的病例）

2. B（视交叉损伤可影响对侧的鼻侧视神经节细胞轴突，或严重时可影响颞叶区的轴突，导致完全失明）

3. A（目前还不知道充血性心力衰竭会增加辐射诱发视神经病变的风险）

4. C（在保证视神经安全剂量的同时，尽可能提高肿瘤的处方剂量覆盖率。根据 QUANTEC 的报道，放疗剂量在 50～55Gy 时，不常发生辐射诱发视神经病变。具体见参考文献 [65]）

5. D（即使尽了最大努力进行积极治疗，大多数患者的视力也不会有改善。辐射诱发视神经病变的处理与不良事件的风险相关，应向患者说明治疗成功的可能性及其潜在风险）

第39章

放疗后脑萎缩与脑白质病

Cerebral Atrophy and Leukoencephalopathy Following Cranial Irradiation

Morgan Prust　Jorg Dietrich　著

学习目标

- 了解颅脑放射治疗对中枢神经系统的延迟性不良反应。
- 认识颅脑放射治疗引起的常见临床综合征，如脑白质病变、脑萎缩和认知障碍。
- 总结与颅脑放射治疗致延迟性不良反应相关的常见危险因素。
- 总结目前对颅脑放射治疗致延迟性神经毒性潜在机制的理解。
- 学习预防和治疗颅脑放射治疗所致神经毒性综合征的潜在处理策略。

一、概述

原发性和继发性中枢神经系统恶性肿瘤患者的生存期随着抗肿瘤治疗的疗效提高而延长，放射治疗所致的延迟性不良反应被认为是患者和临床医生在追求获得最大化的生存期和治疗后生活质量时所面临的一个重要临床问题。

颅脑放射治疗并发症通常分为早期表现（包括急性和早期延迟性放射损伤）及慢性表现或晚期放射性损伤[1]。早期表现包括疲劳、脱发、皮炎、脑水肿和嗜睡综合征，通常在治疗开始后的数周（急性）至治疗后6个月（早期延迟性反应）出现。尽管这些早期表现会使人衰弱，但这些反应通常持续时间短暂且可逆。晚期放射性损伤表现包括脑白质病变、脑积水和脑萎缩，一般在治疗后6个月出现，部分病例在治疗后数年才会出现，常伴有严重的、致人衰弱且不可逆的临床后遗症，包括进行性认知障碍、尿失禁和步态异常[2-6]。本章将重点介绍延迟性脑白质病变和脑萎缩的病理生理学以及其诊断和治疗。

二、病理生理学

多种病理生理机制与晚期放射性损伤（包括神经血管毒性、神经炎症和各种神经细胞类型的损伤）有关。

临床前研究发现放疗会诱导血管内皮损伤和内皮细胞凋亡[7]，从而可能导致小血管纤维素样坏死，进而引起毛细血管渗漏、脑水肿和脑白质稀疏[2, 8]。因脑卒中和脑出血而导致的死亡率在接受过颅脑放射治疗的患者中有所升高[9-11]。延迟性放射损伤的血管不良反应可能是由局部组织缺血和血管内皮生长因子释放所介导的[12]。

事实上，利用单克隆抗体贝伐单抗抑制VEGF被证明可以减轻与延迟性放射性坏死相关的放疗反应，目前已被用于治疗患有这种并发症的患者[13]。

越来越多的来自临床前和临床研究的文献显示

海马齿状回、室管膜下区和皮质下白质内的神经元和神经胶质前体细胞的损伤是导致延迟性放射损伤和认知衰退的重要原因[14-20]。

具体而言，海马齿状回是成人神经系统发育的重要区域，对于维持海马结构至关重要，海马细胞结构是建立学习和记忆、空间处理和模式分离的基础[21-28]。成人海马神经发生破坏被认为是放疗诱发认知障碍的潜在原因[19]。另外，室管膜下区和脑白质实质内具有可以自我更新的神经胶质前体细胞，对神经可塑性、髓鞘形成和内源性神经修复至关重要。室管膜下区和脑白质实质对放射治疗敏感，这些细胞的耗竭可能会导致延迟性认知衰退、脱髓鞘和脑萎缩，进而使长期生存患者备受折磨[16, 29-31]。

为尽量减少放射治疗引起的与学习和记忆相关的海马结构损害，人们提出了海马保护的放射治疗技术，该技术似乎可以改善脑转移患者的长期认知结果，尽管根据患者疾病的程度和部位不同，海马保护的放射治疗技术的选择有待商榷[32]。目前正在进行一项Ⅲ期临床研究，以证实这项Ⅱ期试验的结果。

最后，炎症变化被认为是放疗诱导的神经毒性反应的关键因素。放射治疗可以诱导小胶质细胞激活和神经毒性细胞因子释放，包括肿瘤坏死因子α和白细胞介素-1β[14, 33-37]。这些炎症变化可能导致神经血管损伤和直接细胞毒性，但炎症过程在延迟性放射损伤中的确切作用仍然是当前研究的一个领域。

三、危险因素

现已确定了多种可预测延迟性放射损伤的危险因素，其中最主要的是放疗剂量、分割计划、同步化疗药物应用及潜在的患者个体因素。超过20Gy的放疗剂量被认为足以引起存活超过1年的患者在磁共振成像上发现脑白质变化（图39-1）。虽然较低的放射剂量和某些脑区放射性损伤的异质性也可能发生放射性坏死（图39-2），但在至少5%患者中，72Gy或更高剂量使局部放射性坏死的风险增加[38-41]。

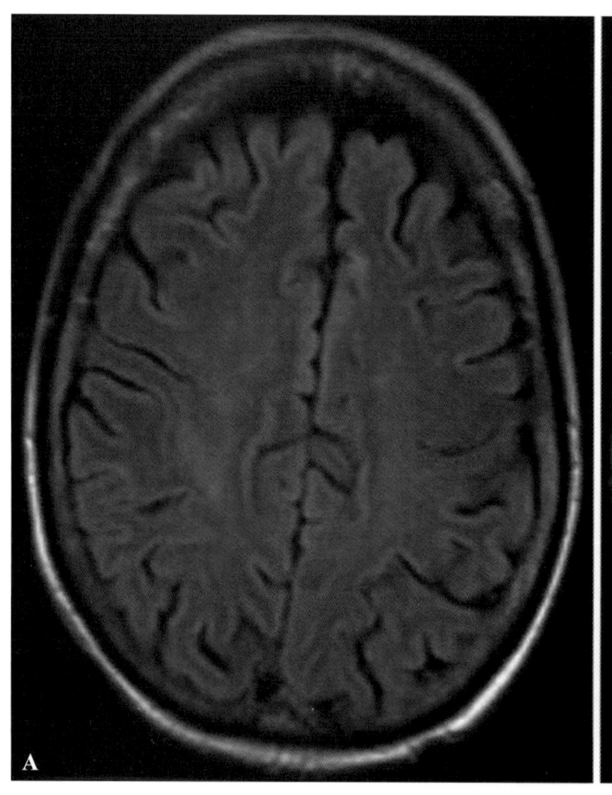

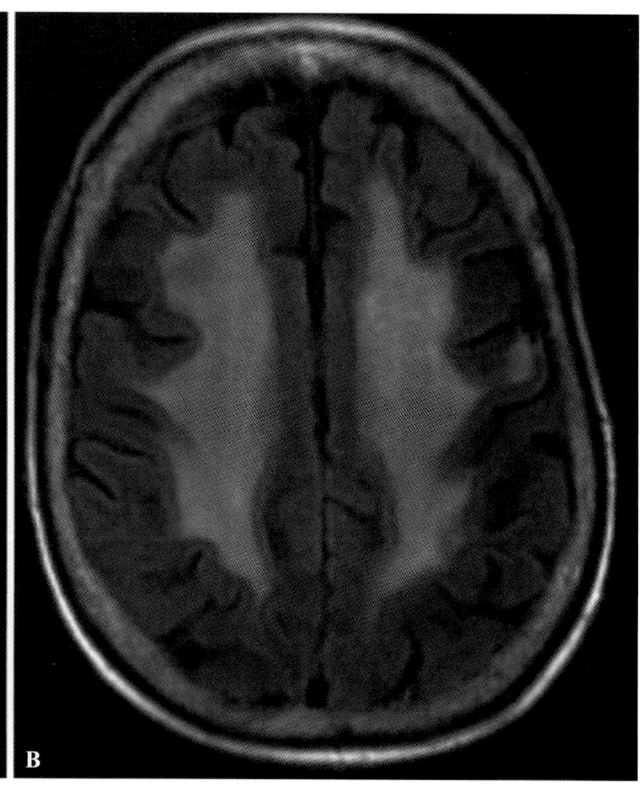

▲ **图39-1 一例66岁女性晚期非小细胞肺癌全脑放射治疗（35Gy）后的MR图像**

A. 放射治疗前MRI轴位 T_2 FLAIR，未显示脑白质病；B. 全脑放射治疗3～4年后MRI轴位 T_2 FLAIR扫描显示弥漫性皮质下脑白质病。该患者出现认知衰退和步态异常的症状还有证据表明，超过2Gy的单次分割剂量更容易发生延迟性放疗后神经毒性[38-41]

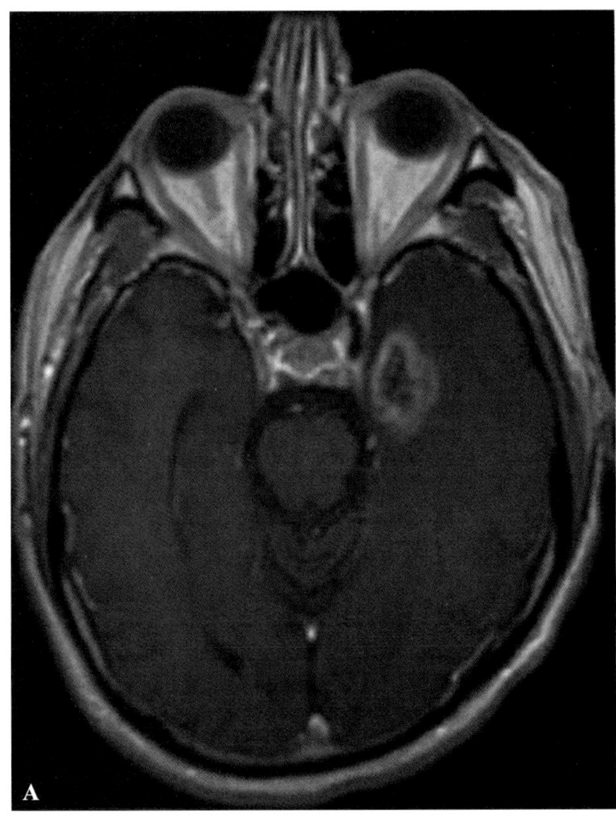

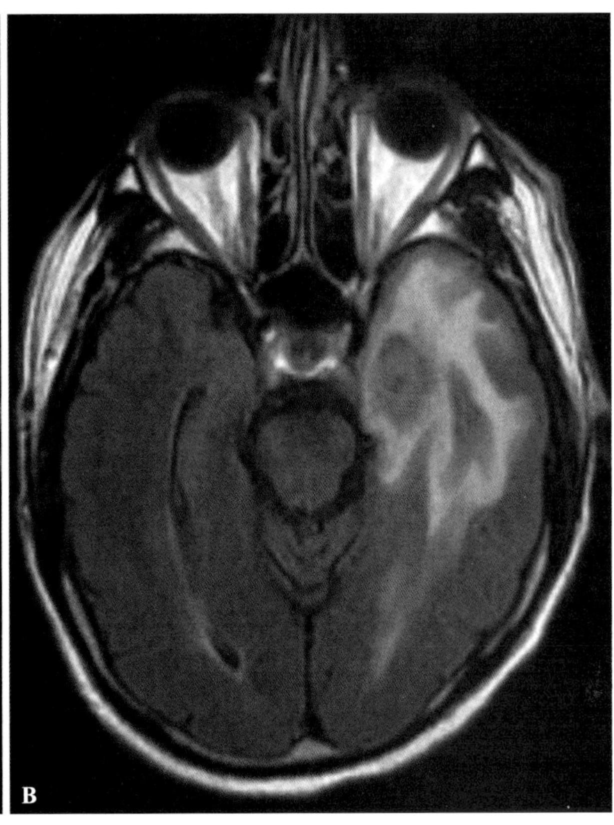

▲ 图 39-2 一例 55 岁鼻咽癌男性患者质子放射治疗后 MRI 扫描图像

放疗 4 年后，患者出现了头痛和意识改变。A 和 B. 颅脑钆增强 MRI 检查发现一处放射性坏死病灶，呈现异常增强（A）出现脑水肿和局灶性脑白质病，以增强病灶周围 T_2 FLAIR 序列高信号为特征（B），这与延迟性放射性坏死一致

除了绝对的放疗剂量和分割剂量大小外，全脑放射治疗相比局部放射治疗具有更大的延迟性毒性风险。联合 WBRT 和立体定向放射外科治疗的治疗方案可能会导致生存患者一系列神经认知功能明显下降[42-44]。对这些危险因素的认识引起了临床实践的转变，在临床中应采用更小的分割剂量，并且在可能的情况下尽量使用局部放射治疗而不是保护脆弱区域的全脑照射[32, 45]。

虽然单独放射治疗可导致延迟性损伤，但同步化疗似乎会显著增加患者并发症的风险，这可能是由于血脑屏障、白质纤维束或具有神经源潜能的脑区协同损伤所造成[31, 46]。

患者个体因素也是放射治疗后长期预后的重要预测因素。年轻患者更容易出现晚期放射性损伤，这可能是由于正常神经发育过程和依赖于快速细胞分裂和前体细胞功能的神经网络受到破坏[16]。在最近一项全中枢放射治疗的髓母细胞瘤患者的研究中发现年龄小于 20 岁患者的神经血管损伤的累积发生率最高，并且在没有其他治疗的情况下呈进行性加重[47]。

老年患者也特别容易出现晚期放射性损伤，这可能与发病前与年龄相关的大脑变化有关，包括微血管疾病和脑萎缩，这些变化可能会减少患者的神经和认知储备[2]。实际上，在既定的放射剂量下，治疗前存在白质变化的患者相比没有白质变化的患者更可能在 MRI 上发现进行性的白质变化[48]。患者治疗前患有脱髓鞘疾病，如多发性硬化症，也可能更容易受到放疗引起的神经毒性影响[49]。

四、脑白质病变

脑白质病或弥漫性白质损伤是放射治疗中最常见的延迟性并发症之一。其发病率尚不清楚，并且在已发表的病例研究中差异很大，但保守估计显示单独接受放射治疗的患者的脑白质病变发病率为 5%～30%，而接受同步化疗或 WBRT 与 SRS 联合治疗的患者的脑白质病变发生率更高[2, 50, 51]。

白质病最初发现于接受高剂量放射治疗的脑转移患者。DeAngelis 团队报道了 12 例接受 WBRT 的中枢神经系统恶性肿瘤病例，影像学上均被认为治愈，但所有患者都出现了迟发性、隐匿性和进行性神经和认知功能减退[52]。发作起始时间范围为治疗后 5～36 个月，通常以非特异性症状为特征，包括头晕、疲劳和头痛。常见明显的神经认知综合征，从轻度记忆障碍开始，进展为定位异常、逻辑混乱，最终出现严重的痴呆。步态异常也很常见，最初表现为轻度步态不稳并进展为频繁跌倒和创伤性损伤的致残性共济失调。有一半患者会出现尿急，并发展成尿失禁。目前已经认识到与放射性脑白质病变相关的其他症状包括人格改变、神经精神异常、帕金森病、震颤和癫痫发作[50, 51, 53-55]。

尽管 MRI 和 CT 仍然是最常用的检查方法[5, 56, 57]，但已经有越来越多的成像技术用于检测和追踪放射治疗所致的脑白质病进展。通常首选 MRI 用于患者的评估，因为相较 CT，MRI 在检查发现结构变化方面更敏感。脑白质病通常表现为 MRI T_2WI 上的脑室周围和深部白质高信号。在扩散加权成像上表现为扩散系数增高，反映了疏水结构受放疗辐射损伤而退化，水分子自由运动增加。该综合征早期阶段，T_2 高信号可能仅见于侧脑室额角和枕角。随着疾病过程的发生，这些变化通常演变成从脑室延伸到皮髓交界处的融合性和斑片状白质高信号。可能出现的点状强化影反映了血脑屏障破坏。CT 可用于由于植入装置或其他禁忌证而无法进行 MRI 的患者。脑白质病 CT 征象是弥漫性白质密度减低（图 39-3），通常不会表现出强化。

脑白质病组织病理学特征包括血脑屏障完整性的缺失和脱髓鞘改变。如前所述，血脑屏障损伤会导致毛细血管通透性和慢性血管源性水肿的增加。用于维持髓鞘完整的白质纤维和少突胶质细胞损伤导致了脱髓鞘和疏水性髓鞘束被海绵状空泡和神经胶质增生所代替[2, 4, 52]。这些变化的综合影响导致了组织游离水的增加，这是 MRI T_2 序列高信号和 CT 中低密度信号出现的原因。

在放射性损伤最严重的情况下，有可能发生坏

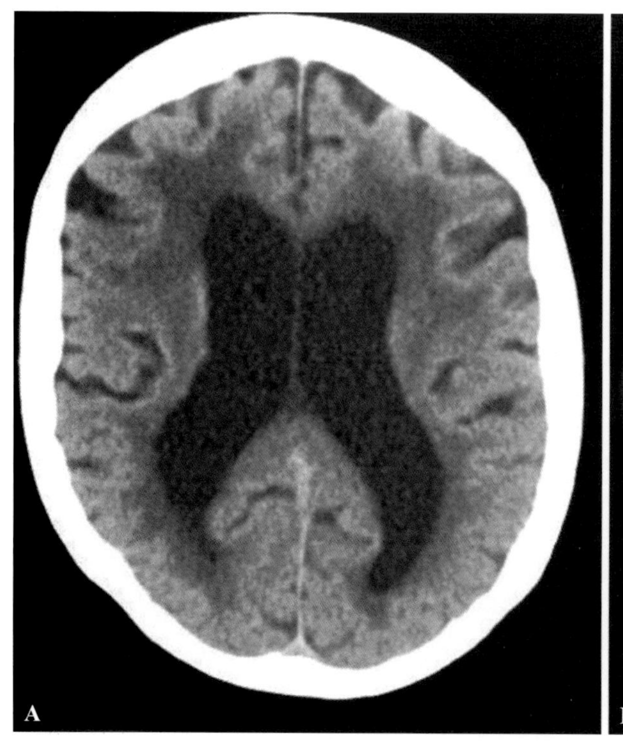

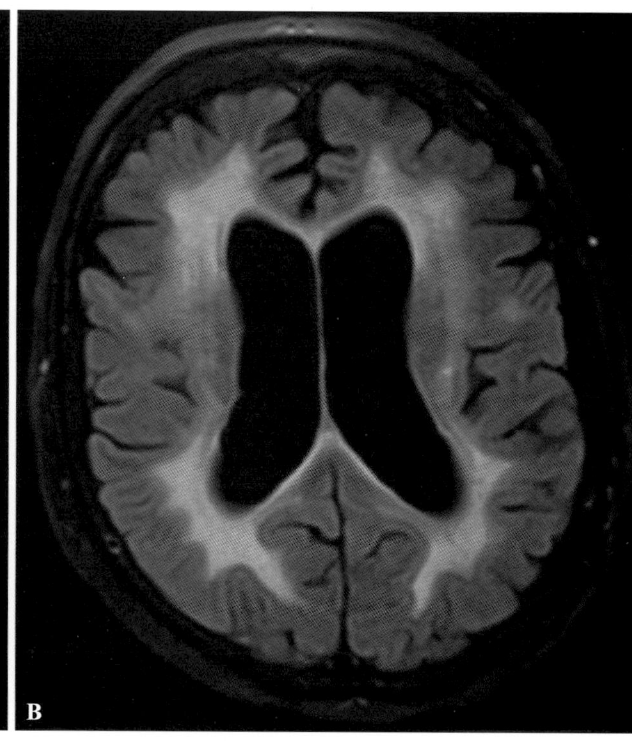

▲ 图 39-3　**一例 70 岁肺癌女性患者全脑放射治疗后的 CT 和 MRI 扫描**

A 和 B. 放射治疗后 2～3 年，CT 轴位显示脑室增大和脑室周围低密度影（A），与弥漫性皮质下脑白质病一致，在相应的 MRI 轴位 T_2 FLAIR 序列扫描中有更好的显示（B）

死性脑白质病变，这尤其容易出现在接受放疗联合化疗的患者中[53]。放化疗患者中，放射治疗和脑白质病变发作之间的潜伏期往往比单独使用放射治疗的患者短。坏死性脑白质病病理显示，血管损伤非常明显，凝固性坏死更显著，除了上述 MRI 特征之外，患者还可以显示肿瘤样增强或广泛出血性变化（图 39–4）。这些发现提示着预后不良，且这些症状通常是不可逆转和进行性加重的[4]。

脑白质病变通常与进行性交通性脑积水有关，可在 MRI 或 CT 上看到脑室扩大与脑萎缩不成比例，伴有脑室周围水肿的增加，这是由压力梯度驱动液体从脑室进入脑室周围组织而产生的[54]。脑积水被认为是由软脑膜纤维化和蛛网膜颗粒对 CSF 再吸收障碍引起的，从而导致交通性脑积水。因此，不难发现放射治疗致脑白质病变的临床表现与常压性脑积水的临床表现有部分相同，其标志性特征包括痴呆、共济失调和尿失禁。通过脑室腹腔分流术缓解颅内压治疗可能是一种用于治疗放射性脑白质病相关脑积水的有效措施，且已被证明可以改善一部分患者的症状和生活质量[50, 58]。在一个早期系列病例报道中，Thiessen 和 DeAngelis 证实了 6 个月的症状获益期（主要是共济失调和尿失禁，对认知影响很小），但没有明显的生存期延长[52, 54]。

五、脑萎缩和神经认知衰退

脑萎缩是延迟性放射损伤的一种常见且令人担忧的表现[59–63]（图 39–5）。在一项具有里程碑意义的早期研究中，Constine 及其同事通过 MRI 和 CT 发现大约一半患者会出现脑室增大和脑沟扩大[2]。长期以来脑萎缩被认为是一种晚期变化，通常在放射治疗诱导的神经毒性损伤的晚期阶段观察到[1]。然而最近研究表明，脑萎缩可能在治疗开始的数周内就已经开始了，在治疗完成后持续进展数月。在某些情况下，脑室可扩张至其治疗前体积的 2 倍[30]。

白质和灰质的损失降低了总脑容量[62]。在白质内，放疗诱导的脱髓鞘和海绵状空泡化以及神经前体细胞介导的内源性神经修复损伤，导致了弥漫性神经胶质增生和白质纤维收缩。虽然皮质萎缩的机制尚不清楚，但目前认为穿支动脉远端的血管损伤在其发生发展中起着重要作用[4]。

目前有关脑萎缩和神经认知功能表现之间的确切关系仍在研究中，尽管研究显示海马结构[64]和与高级认知功能相关的皮层脑区更容易受放疗影响[65]。

现已证明严重的皮质萎缩与较差的认知结果和整体表现状态相关[66, 67]。与局部放射治疗相比，WBRT 后的不良反应更严重，对于 WBRT 和 SRS 联合治疗的患者，不良反应更是不容乐观[42, 55]。在

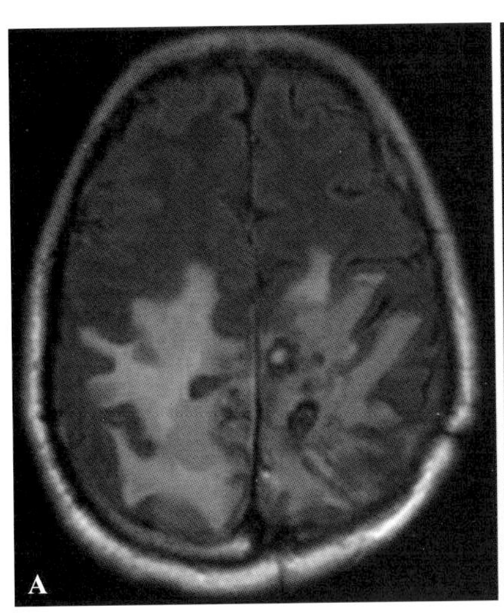

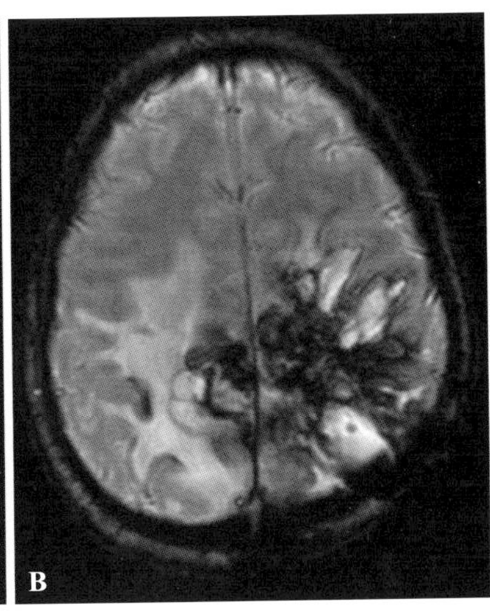

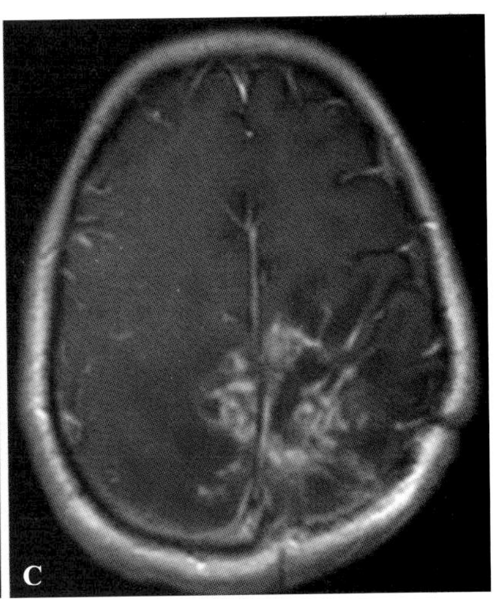

▲ **图 39–4　一例 42 岁左侧顶枕叶 IDH 突变型胶质母细胞瘤男性患者 MR 图像**

患者接受局部放射治疗和同步替莫唑胺化疗。3～5 年后，MRI T_2 FLAIR 序列显示双侧顶枕叶渐进的异常信号（A）与梯度回波（GRE）序列的反复出血表现（B）和 T_1WI 增强扫描的异常强化（C）有关。临床医生考虑肿瘤复发，患者接受了再次手术，术后病理显示：未见实体肿瘤，主要为出血坏死组织，与延迟性放疗后反应一致

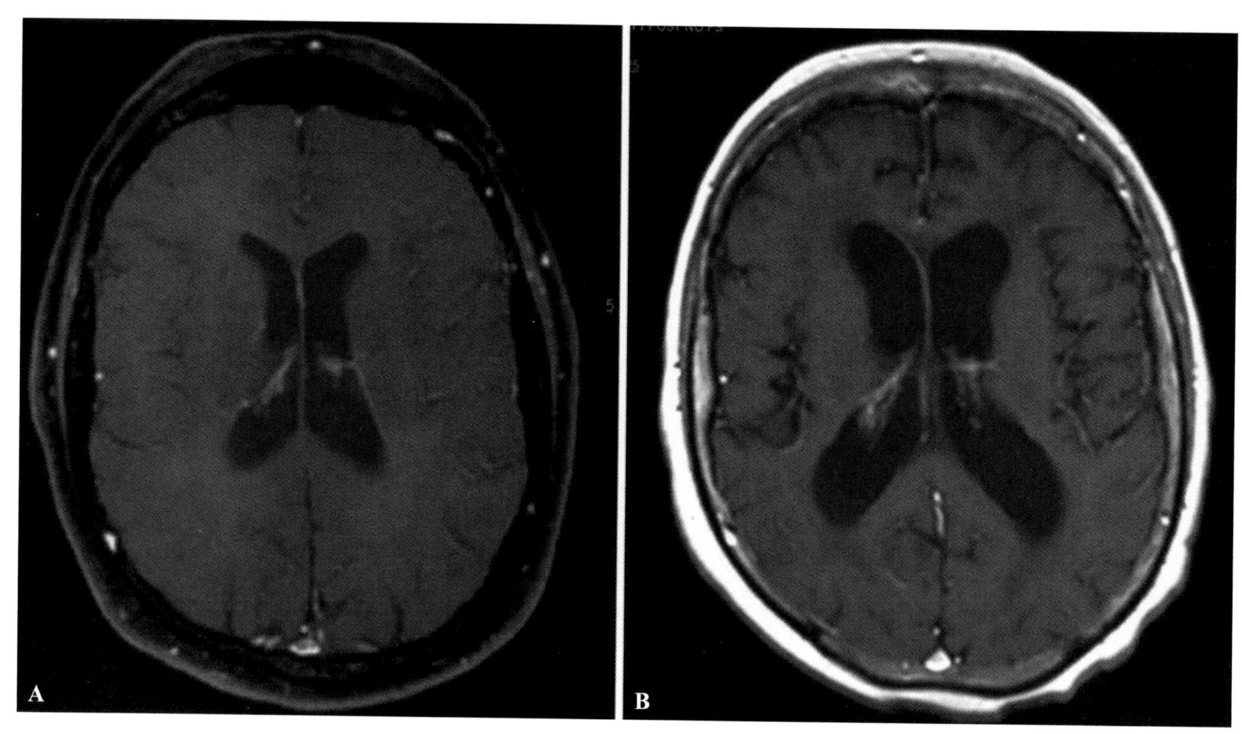

▲ 图 39-5　一名接受预防性全脑放射治疗的 72 岁神经内分泌肺癌女性患者的 MRI 扫描

患者在全脑放疗后 3～4 年出现认知功能下降和步态异常。A. 全脑放疗期间的轴位 MRI T_1WI 增强扫描图像；B. 放射治疗 4 年后 MRI T_1WI 增强扫描序列显示弥漫性脑萎缩和脑室增大

最近的一个病例分析中，Brown 及其同事发现 92% 接受 WBRT 和 SRS 的患者出现认知衰退，而 64% 单独接受 SRS 的患者出现认知衰退。其中，早期回忆、延迟回忆和言语流畅性特别容易受到影响[43]。

针对晚期认知衰退的治疗通常是支持治疗，采用药物疗法联合神经认知功能康复训练。有混合数据为神经兴奋剂的使用提供了依据。例如，低剂量甲基苯丙胺似乎可以改善 WBRT 后神经认知障碍患者的注意力和社会认知[68-70]，包括多奈哌齐在内的乙酰胆碱酯酶抑制剂也被证明显著改善了注意力、集中力、记忆力和情绪，基线认知评分较低的患者受益最明显[71]。虽然这些治疗策略的数据较为含糊，但这些药物通常具有良好的耐受性，对于非药物治疗失败的选定患者而言，选用神经兴奋剂可能是合理的。

在最近的一项前瞻性随机临床试验中，研究了使用美金刚（一种谷氨酸能 NMDA 受体抑制剂）来预防全脑放射治疗后的认知障碍，结果显示随着时间的推移认知功能得到改善，并降低执行能力、记忆和处理速度的下降率[72]。正在进行的Ⅲ期研究旨在证实这些结果。

未来预防或减少放射治疗对大脑神经毒性影响可能包括放疗剂量和射野改变、延迟放射治疗及联合使用药物干预和旨在神经保护和增强大脑修复的非药物干预措施。

六、总结

- 放射治疗仍然是延长中枢神经系统恶性肿瘤患者生存期的重要治疗方式和手段，然而放射治疗也引发了一系列早期和延迟性并发症。随着越来越多患者在抗肿瘤治疗效果日益提高的情况下获得了更长的生存期，为实现最大化生存期并提高生活质量，如何降低颅脑放射治疗的延迟性神经毒性成为一项重要的挑战。
- 中枢神经系统放射治疗早期并发症发生在治疗开始后的数周至 6 个月内，包括脑水肿等不良反应，通常持续时间短暂且可逆。晚期并发症通常发生于 6 个月后，包括脑白质病变、脑萎缩和进行性神经认知衰退。
- 放射线通过各种病理生理机制导致中枢神经

系统损伤，包括：①大小脑血管损伤；②神经前体细胞群的耗竭导致神经再生、神经胶质细胞生成和内源性细胞修复等功能受损；③炎症改变，包括细胞因子释放和小胶质细胞激活。

- 患者发生延迟性中枢神经系统毒性的风险取决于所接受的放疗总剂量、分割剂量、放疗范围（全脑与局部）、同步化疗与否及患者个体因素，包括年龄和病前功能状态。
- 脑白质病变临床特征是进行性神经认知衰退，可能导致尿失禁和步态异常。在细胞水平上，可见慢性血管源性水肿和白质损失，导致胶质细胞增生和空泡化，在 MRI 中显示为融合性斑片状 T_2WI 白质高信号。脑积水也是常见并发症，在某些特定的患者中可考虑行脑室腹腔分流术。
- 脑萎缩是由灰质及白质损伤引起，可能是由于神经前体细胞损伤和继发于放疗相关血管病变的慢性缺血所致。虽然患者可能对神经兴奋剂，如乙酰胆碱酯酶抑制剂对认知康复有一定反应，但伴随这些延迟性并发症引起的神经认知障碍可能是长期且通常不可逆转。

本章自测题

1. 以下不是延迟性放射损伤常见特征的是（　　）。
A. 脑积水　　B. 脑萎缩
C. 脑水肿　　D. 脑白质病变

2. 放疗诱发脑白质病变的神经影像特征具有以下所有特征，除了（　　）。
A. CT 可见弥漫性白质低密度　　B. T_2WI 白质高信号范围增加
C. 多灶性皮质下梗死　　D. 增强扫描可见斑片状增强

3. 针对放疗诱发脑白质病变，脑室腹腔分流管已被证明（　　）。
A. 平均延长患者 6 个月的生存期
B. 改善认知
C. 在不延长生存的情况下提高生活质量
D. 增加致命性中枢神经系统感染率

4. 以下药物在放射治疗后神经认知衰退的支持治疗中发挥作用，除了（　　）。
A. 乙酰胆碱酯酶抑制剂　　B. NMDA 受体拮抗剂
C. 非典型抗精神病药　　D. 精神兴奋剂

5. 以下不是已确定的延迟性放射损伤危险因素的是（　　）。
A. 患者年龄　　B. 放射剂量和分割计划
C. 患者性别　　D. 同步化疗

答案

1. C　2. C　3. C　4. C　5. C

第40章

垂体功能减退症

Hypopituitarism

Sara J. Hardy　Ismat Shafiq　Michael T. Milano　G. Edward Vates　Louis S. Constine　著

学习目标

- 介绍射线照射对下丘脑–垂体轴的晚期效应。

一、背景

（一）简介

与肿瘤或肿瘤治疗相关的内分泌疾病是生存患者中能够治疗的晚期反应之一，然而，对垂体功能减退症的认识不足会对患者生活质量和生存产生重大影响。所以，了解放射治疗对下丘脑–垂体轴的影响，将患者尽早转诊给适当的专家非常重要。

（二）正常下丘脑–垂体轴（HPA）

下丘脑和垂体是中枢神经系统结构的独特部分。它们不仅通过突触连接与大脑的其他部分进行联系，还会通过释放体液物质进行相互作用。通过这种方式，将神经系统和内分泌系统联系起来。这使得下丘脑成为维持身体稳态的关键调节器官，体温、食欲、渴感、性行为和恐惧等都受到下丘脑调节[1]。

下丘脑位于丘脑下方，构成第三脑室内壁和底部（图40–1）。它位于视交叉的后方，乳头体形成下丘脑的后部。漏斗部起源于视交叉和乳头体之间，并延续形成垂体柄。脑垂体位于垂体窝内，垂体窝是由前床突、后床突及蝶骨的交叉部分一起形成的蝶鞍，蝶鞍下方是蝶窦。垂体窝两侧有海绵窦，脑垂体位于视交叉的后方和下方[1]。

下丘脑含有两种类型的神经分泌细胞：释放血管升压素和催产素的神经垂体神经元，以及在垂体门脉血管中分泌释放和抑制垂体激素的促垂体神经元。释放和抑制垂体激素可以调节垂体前叶腺细胞的激素分泌。垂体前叶产生六种重要的激素：促肾上腺皮质激素（ACTH）、生长激素（GH）、催乳素（PRL）、促甲状腺激素（TSH）、促黄体激素（LH）和促卵泡激素（FSH）。垂体后叶不含腺细胞，相反，它包含前面提到的位于下丘脑的神经垂体神经元的轴突和末端。垂体后叶中的轴突末端将下丘脑产生的催产素和抗利尿激素（血管升压素或ADH）释放到血液循环中[1]。

来自垂体前叶和后叶的激素具有多种重要功能（表40–1）。这些激素的缺乏或过量会导致特定的临床综合征，其可以根据个体的年龄和激素释放的变化程度而表现不同。

GH诱导肝脏、肾脏和其他器官产生生长调节素或胰岛素样生长因子，促进长骨生长和钙化，并

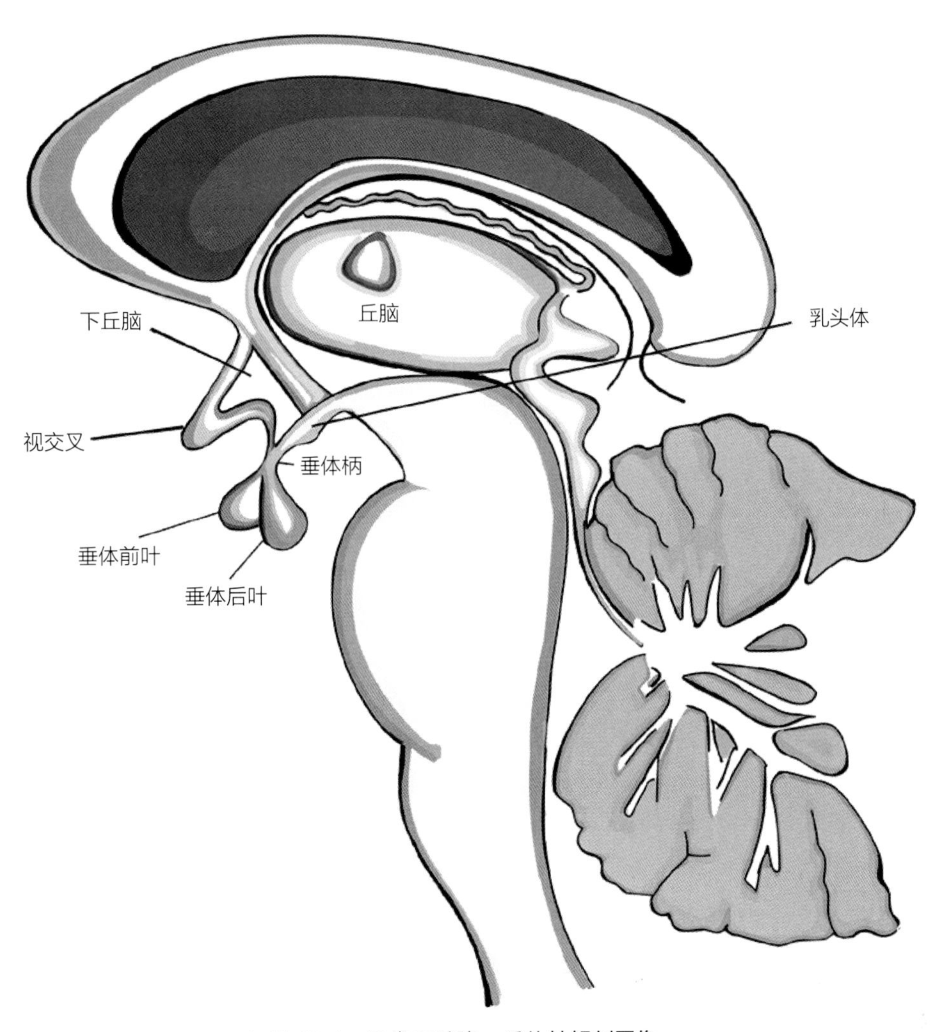

▲ 图 40-1　正常下丘脑 – 垂体轴解剖图像

表 40-1　下丘脑释放的因子

因　子	效　应	功　能
促甲状腺激素释放激素	刺激 TSH 的释放	刺激甲状腺制造甲状腺素（T_4）和三碘甲状腺原氨酸（T_3）
生长激素释放激素	刺激 GH 的释放	诱导肝脏，肾脏和其他器官产生生长激素或胰岛素样生长因子
促性腺激素释放激素	刺激 LH 和 FSH 的释放	调节青春期、月经、性欲
促肾上腺皮质激素释放激素	刺激释放促肾上腺皮质激素	刺激肾上腺产生皮质醇
多巴胺	抑制释放催乳素	调节泌乳
生长抑素	抑制 GH 和 TSH 的释放	调节甲状腺和生长激素

影响身体成分（肌肉质量和脂肪沉积）。GH 释放受 GH 释放激素和生长抑素的控制。在健康儿童和成人中，GH 分泌是脉冲式的，每天发生 2～6 次[2]。青少年会有额外的脉冲，这些脉冲具有更高的峰值。

ACTH 刺激肾上腺皮质产生皮质类固醇激素，特别是皮质醇、糖皮质激素及少量的盐皮质激素和醛固酮。两种激素都有助于维持血压、维持电解质平衡、促进葡萄糖动员进入血液循环[1]。ACTH 的分泌通常在人醒来前的早晨达到峰值，并且会随着精神压力而增加。

催乳素导致乳腺分泌乳汁。下丘脑控制催乳素释放的主要因子是多巴胺，这是一个抑制因子。

TSH 刺激甲状腺产生甲状腺素（T_4）和三碘甲状腺原氨酸（T_3），可以促进细胞的新陈代谢。垂体前叶中 TSH 的分泌受促甲状腺素释放激素的刺激，并被来自下丘脑的生长抑素和多巴胺抑制。

LH 和 FSH 作用是维持女性月经周期和卵细胞发生，以及调节男性睾丸激素和精子的发生。如上所述，它也在垂体前叶中产生并由下丘脑调节。在出生 6 个月到青春期开始之间，来自下丘脑的刺激因素受到抑制。

催产素使乳房中平滑肌收缩以分泌乳汁，并在分娩期间导致子宫收缩。ADH（血管升压素）促进肾脏的水分滞留并使得尿液浓缩。

二、脑肿瘤患者的神经内分泌功能障碍

脑肿瘤患者的下丘脑 – 垂体功能障碍非常复杂，原因之一可能是由于其存在多种促成因素，包括肿瘤的占位效应和化疗、手术、放疗的不良反应。研究表明，儿童脑肿瘤患者的神经内分泌病发病率很高[3]。在某些情况下，由于肿瘤的占位效应引起的病理改变，如脑积水与神经内分泌功能的异常有很强的相关性[4]。此外，一些证据表明单独接受化疗的患者存在神经内分泌功能障碍的高风险。一项研究回顾了儿童癌症患者（*n*=362）发现，单纯化疗治疗非中枢神经系统肿瘤的患者（*n*=31），48% 出现 GH 缺乏，52% 出现 TSH 缺乏，32% 有青春期异常[5]。最近，已发现伊匹单抗（Ipilimumab）是一种免疫系统调节剂，可能引起自身免疫性垂体炎，引起全脑垂体功能减退[6]。

三、放射线和下丘脑 – 垂体轴的损伤

颅脑照射也被证明是下丘脑 – 垂体轴异常的重要原因。历史上，我们已经注意到用预防性颅内放疗治疗急性淋巴细胞白血病、全身照射作为骨髓移植的预处理及放疗治疗脑肿瘤的儿童会出现垂体功能减退，这是由于下丘脑 – 垂体轴直接或偶然的暴露于射线照射之下[7, 8]。垂体腺瘤放疗后也常常会出现垂体功能减退症[9, 10]。此外，放疗导致的垂体功能减退还可以在照射野中包含了 HPA 的各种癌症（包括鼻咽癌、视网膜母细胞瘤、颅底肿瘤和颅咽管瘤）中见到。Constine 等报道了 32 例脑肿瘤放射治疗患者的 HPA 照射剂量和损伤概率的关系，发现 HPA 区域的照射剂量在 39.6～70.2Gy[11]。最近对 18 项研究的 Meta 分析显示，成人鼻咽癌和颅内肿瘤放疗后，出现任何形式的垂体功能减退症的患病率为 66%[7]。数据大部分来自儿童颅内肿瘤。Hudson 等发现在儿童肿瘤头颅照射生存者中，下丘脑 – 垂体 – 肾上腺轴的紊乱发生率为 13.8%[12]。2015 年发布的 St Jude 长期队列研究报道显示，生长激素缺乏症估计患病率为 46.5%，LH/FSH 缺乏症为 10.8%，TSH 缺乏症为 7.5%，ACTH 缺乏症为 4%[13]。

放疗后垂体功能低下的主要原因被认为是电离辐射直接引起的神经元损伤导致细胞死亡[8]。这得到了 HPA 不同组织的放射敏感性差异的支持。然而，也可能存在慢性炎症反应和血管损伤，这可能导致神经元缺血性损伤和反应性神经胶质增生[8, 14–16]。临床研究表明 GH 轴最容易受到损伤，其次是促性腺激素、肾上腺和甲状腺激素轴[17–19]。颅内照射 18～50Gy 通常会导致 GH 缺乏，而较高剂量辐射（如用于颅底肿瘤或鼻咽癌放疗）通常会导致多种垂体前叶激素缺乏[8, 20]。

一般认为下丘脑和垂体前叶的剂量超过 40Gy 会发生放射损伤。对于在较低剂量下发生损伤的主要部位在哪里还存在一些争议。早期研究表明，损伤部位主要是下丘脑，因为外源性的 GHRH 仍能刺激患者 GH 的释放，促性腺激素释放激素仍可刺激 LH 和 FSH 的释放[11, 21–25]。然而，Darzy 等最近的研究提示，垂体直接损伤会伴有下丘脑 GHRH 释放的代偿性增加。在受照射的患者中，垂体对 GHRH 的反应性随时间降低。据推测，垂体中的生长激素缺乏是由于 GHRH 丧失后萎缩造成的。但是，Darzy 等表明，接受头颅照射的患者在基线和应激状态下继续有自发的 GH 释放。这意味着尽管由于下丘脑 GHRH 释放的代偿性增加导致下丘脑功能障碍，GHRH 的刺激仍然存在。因此，垂体功能障碍不能完全归因于 GHRH 的丧失，它可能是由下丘脑和垂体两者的损伤造成的[26–29]。

照射次数也被认为能够影响 HPA 的辐射损伤。

生长激素缺乏症（GHD）常见于接受单次照射剂量 8～11Gy 的全身照射的儿童，所以即使在总剂量较低的情况下，单次剂量的大小也十分重要[30]。然而，分次剂量大小决定的 HPA 损伤的证据是不明确的。两项早期研究[31, 32]表明，接受较大的分次剂量治疗的儿童 GHD 患病率较高。但是，Thomas 等[33]和 Brauner 等[34]的另一项研究并没有发现较大的分次剂量增加了风险。另一个系列研究[19]证明生物等效剂量与 GHD 风险相关。

多项研究发现，放射治疗时年龄较小是治疗后神经内分泌异常的危险因素。在接受 TBI 治疗的儿童中经常出现 GH 缺乏，但在接受类似治疗的成人中则很少出现[19, 35–39]。

此外，研究发现随着治疗后时间的延长，神经内分泌损伤的风险也会增加。Mulder（2009 年）的一项 Meta 回归分析显示，GH 轴受损可能会出现在治疗完成后的 12 个月内，但在 8～32 年的较长随访期后仍能检测到[30]。

临床症状

1. 生长激素缺乏

生长激素缺乏是颅脑放疗后最常见且通常是唯一的激素缺乏症。这种缺乏症的表现在儿童中最为显著，会使儿童的生长速度减慢，导致身材矮小。还可能会有空腹低血糖症。GH 缺乏的成年人可能会出现肌肉量减少和脂肪组织增加[40, 41]。

2. 促性腺激素缺乏

促性腺激素缺乏可导致女性月经稀发或闭经，男性睾酮浓度降低[42]。发生在儿童，它可能导致青春期发育迟缓或停滞[43]。成人缺乏正常的促性腺激素会导致不孕、性功能障碍和性欲下降[41]。

3. 性早熟

中枢性性早熟定义为下丘脑－垂体－性腺轴的早期激活，导致女孩和男孩分别在 8 岁或 9 岁之前发生青春期发育。这可能导致骨骺过早闭合使成年时最终身高变矮。此外，性早熟还可导致社会心理功能障碍[43]。

4. TSH 缺乏

中枢性甲状腺功能减退症是指由垂体、下丘脑或下丘脑－垂体门脉系统功能障碍引起的甲状腺激素缺乏。甲状腺激素缺乏可以是亚临床的且不会导致显著的功能障碍。但是，它可能导致疲劳、便秘、怕冷和体重增加等症状。儿童 TSH 缺乏可导致身材矮小和青春期延迟[41]。

5. ACTH 缺乏

ACTH 缺乏症也称为中枢性肾上腺皮质功能不全，可引起疲劳、虚弱、恶心，呕吐、厌食和腹部绞痛。此外，ACTH 缺乏症患者可能在严重疾病（包括低血糖和低血压休克）中出现危及生命的并发症[43]。

6. 高催乳素血症

高催乳素血症（由下丘脑抑制催乳素释放的因素解除引起）可导致闭经、不育和（或）性欲降低[42]。

关于某种类型激素的缺乏是否出现在其他缺陷之前的证据并不清楚。一些研究表明 GH 缺乏是 HPA 损伤后首先出现的，其次是促性腺激素、ACTH 和 TSH 缺乏[44, 45]。然而，另一些研究表明，这些缺乏症可以按任何顺序发生[2, 3, 11, 45, 46]。

四、耐受剂量

（一）生长激素缺乏

生长激素缺乏是头颅照射后最常见且通常唯一的垂体前叶功能损伤。GH 缺乏被认为主要是由于下丘脑弓状核中生长激素释放激素神经元的损伤造成的。GH 缺乏症在剂量≥ 18Gy 的常规分次放射治疗和 9～10Gy 的单次照射后被发现[47, 48]。Merchant 等[49]证明生长激素缺乏可能在下丘脑 / 垂体接受≥ 20Gy 的照射后，在 36 个月内发生[49]。数据显示几乎所有照射剂量＞ 35Gy 的儿童都会发生 GH 缺乏[37]。18～50Gy 的放疗剂量最常导致 GH 缺乏[8]。

Merchant 等[50]研究了儿童颅脑放疗后下丘脑剂量和 GH 峰值的相关性。他们记录了接受 0～20Gy、20～40Gy 和 40～60Gy 剂量的下丘脑体积及 GH 的变化。他们发现，使用特定剂量范围的体积，可以预测 GH 水平的变化[50]。在一项综合研究中，下丘脑－垂体的剂量范围为 13～65Gy，结果显示放疗导致的生长激素缺乏症患病率为 35%[30]。

有趣的是，GHD 照射阈值剂量在成人中较高，并且在任何剂量下，GHD 发生率均低于儿童[51]。

（二）LH/FSH 缺乏症

对于导致 LH/FSH 缺乏症的阈剂量，目前并没有详细信息。然而，在 HPA 剂量＜40Gy 时 LH/FSH 缺乏症很少见，在 HPA 剂量超过 50Gy 以后则发生率逐渐增加[11, 52]。

（三）性早熟

性早熟最初发现于接受 24～45Gy 颅脑放疗的患者，但最常见于接受 CSZ 预防照射的白血病患者（表 40–2）。剂量＞50Gy 时，性早熟患病率随着促性腺激素缺乏症发病率的增加而降低[43]。有趣的是，辐射导致的性早熟在照射剂量为 18～24Gy 时只见于女孩，而在 25～50Gy 的较高剂量下则对两性有同样的影响[58, 59, 62, 65]。HPA 附近的肿瘤也会诱发性早熟[43]。该机制被认为是与皮质对下丘脑的抑制解除和 GABA 能神经张力的降低有关[8]。

（四）TSH 缺乏症

TSH 轴对辐射的耐受性较强[8]。照射剂量 40Gy 以下，TSH 缺乏症很少见。HPA 剂量超过 50Gy 后，TSH 缺乏症发生率逐渐增加[11]。

（五）ACTH 缺乏症

ACTH 缺乏症在 HPA 照射剂量 50Gy 以下时并不常见[41]。随着剂量＞50Gy，ACTH 缺乏症发生率在 5～15 年以上的随访中为 18%～35%[11, 46, 51]。ACTH 缺乏症发生率在老年人中比儿童和青少年高[41]。

（六）高催乳素血症

患者催乳素水平升高在 HPA 照射剂量 40～45Gy 以下时并不常见（表 40–2）。催乳素通常在照射剂量大于 50Gy 时轻度增加，特别是在女性中[11, 20]。高催乳素血症总发病率 20%～50%[11, 46, 51]。

（七）立体定向放疗

立体定向放疗在靶区高剂量适形照射的同时，减少了暴露于治疗剂量的正常组织的体积。已有证据支持其可用于多种类型的肿瘤治疗，包括功能性和无功能性垂体腺瘤[66–70]。垂体腺瘤立体定向放射

表 40–2　不同分次放射治疗剂量的神经内分泌功能障碍

放射治疗类型 / 典型剂量	肿瘤类型	神经内分泌功能障碍的类型
全身照射 7～12Gy	白血病和淋巴瘤	单一的生长激素缺乏症，主要见于儿童[8, 38, 53, 54]
预防性颅脑放疗 18～25Gy	白血病	单一的生长激素缺乏症在儿童中占很大比例； 成年人为代偿性生长激素缺乏症； 性早熟（仅限女性）[8, 35, 36, 55–58]
颅内放射治疗 30～50Gy	脑肿瘤，不包括垂体瘤和鞍旁肿瘤	生长激素缺乏至少为 27%～67%； 性早熟（两性）； ACTH 缺乏 3%～4%； 促性腺激素缺乏 20%～27%； TSH 缺乏症 3%～9%； 高催乳素血症[8, 9, 11, 59–62]
颅外放射治疗 50～70Gy	鼻咽癌和颅底肿瘤	5 年时几乎所有患者生长激素缺乏； 5 年时促性腺激素缺乏为 29%，10 年时为 36%； 5 年时甲状腺功能减退症为 30%，10 年时为 63%； 5 年时 ACTH 缺乏症为 19%，10 年时为 28%； 5 年时高催乳素血症为 72%，10 年时为 84%[8, 46, 63]
颅内放射治疗，垂体瘤和鞍旁肿瘤 30～50Gy	垂体腺瘤和鞍旁肿瘤	5 年时几乎所有患者生长激素缺乏； 促性腺激素缺乏达到 19%～60%； TSH 缺乏症 40%； ACTH 缺乏症 33%～60%； 高催乳素血症 20%～50%[8–10, 64]

治疗，垂体功能减退的风险被认为主要与垂体前叶损伤有关而不是下丘脑，因为此时下丘脑的辐射剂量较低[67]。在平均受照剂量＞ 15Gy 时，通常发生性腺轴和甲状腺轴的损伤，而在剂量＞ 18Gy 时则会发生肾上腺皮质轴的损伤[68, 70]。

关于单次和多分次立体定向放射治疗后发生垂体功能减退风险的数据正在积累。影响垂体功能减退发生风险的因素可能包括单次与多分次治疗、照射体积和剂量。一项研究比较了分次立体定向放射治疗（FSRT）和单次立体定向放射治疗（SRS）后垂体功能低下的发生率。Mitsumori 等没有发现两组中垂体功能减退的发生率有显著差异，尽管随访时间很短。FSRT 组垂体激素替代率为 21.1%，SRS 组为 22.1%[71]。其他的一些研究虽未进行直接比较，但均未显示出 FSRT 有明显益处[8]。研究已证实，伽马刀放射外科治疗后垂体功能减退症的发生率随着肿瘤体积的增大而增加。Pollock 等的研究表明，对于肿瘤体积≤ 4cm 患者，5 年内垂体功能减退症的风险为 18%，对于肿瘤体积＞ 4cm 患者，5 年内发生风险为 58%。随着剂量增加，垂体功能减退风险也会增加，就像功能性垂体腺瘤所需的照射剂量更高一样[70, 72–74]。还有一些证据表明垂体柄照射剂量越高，可能也会增加垂体功能低下的风险[75]。

五、筛查

垂体功能减退症是成人和儿童颅脑肿瘤放射治疗的常见并发症。应对肿瘤生存者进行神经内分泌症状的监测。许多症状可能并不易察觉，因此应对垂体功能减退高风险的患者进行常规年度检查[76]。

对儿童肿瘤患者应关注其生长速度、发育状况或青春期发育的变化。这包括评估发育分期、体重、BMI、营养状况和身高，还应检查游离 T_4 和 TSH。

六、处理

垂体功能减退症的治疗一般通过内分泌药物替代疗法进行[76]。表 40–3 总结了特定综合征的常见药物替代策略。

七、病例研究

一例 44 岁的男性患有垂体功能减退症。因垂体占位病变接受了经蝶切除术。病理为垂体腺瘤。然而，其左侧海绵窦内有残留肿瘤。4 年后，肿瘤明显增大。他再次接受了经蝶切除术，术后肿瘤残留。鉴于他的病史，建议辅助放射治疗。照射剂量为手术瘤床区 4500cGy，180cGy/ 次，同时予残留病灶 5000cGy，200cGy/ 次（图 40–2）。他在照射后 1 年内出现了生长激素缺乏症和性腺功能减退症。在接下来的 2～3 年中，他逐渐出现关节疼痛和肌肉无力。实验室检查显示肾上腺功能不全和甲状腺功能减退。他转由内分泌科医生进行进一步检查和激素替代治疗。

八、总结

- 颅脑肿瘤放射治疗导致的垂体功能减退症是因为影响了下丘脑 – 垂体轴为常见的不良反应。
- 生长激素轴特别敏感，并且通常是较低剂量分次放射治疗中唯一受损的垂体功能。
- 较高剂量照射可影响多个激素轴，包括促性腺激素、TSH、ACTH 和催乳素。
- 对于分次放射治疗，目前认为下丘脑和垂体都是损伤部位。对于放射外科和分次立体定向放射治疗，垂体被认为是损伤的主要部位。
- 目前认为 HPA 损伤的机制是电离辐射直接导致神经元的损伤。
- 影响分次放射治疗后发生垂体功能减退风险的因素包括总剂量、分次剂量、放疗时的年龄和放射治疗后的随访时间。
- 影响立体定向放射治疗后发生垂体功能减退风险的因素包括总剂量、照射体积和垂体柄剂量。
- 放疗导致垂体功能减退的临床综合征包括生长激素缺乏症、促性腺激素缺乏症、性早熟、中枢性肾上腺皮质功能不全、TSH 缺乏症和高催乳素血症。
- 对高危人群进行垂体功能减退症的筛查并转诊给适当的专科医生可避免不必要的并发症。

表 40–3　儿童和成人垂体功能低下的筛查和管理

综合征	常见症状（成人）	常见症状（儿童）	筛　查	经典替代药物	经典剂量
中枢性肾上腺皮质功能不全	疲劳，虚弱，恶心，呕吐，厌食，腹部绞痛，在严重的疾病时导致并发症，如低血压或低血糖	与成人相同	血清皮质醇水平（8～9AM），促肾上腺皮质激素刺激试验	氢化可的松	每天总剂量 15～20mg
中枢性甲状腺功能减退症	疲劳，便秘，怕冷，体重增加	身高增长缓慢，青春期发育迟缓	血清游离 T_4 和 TSH	左甲状腺素	由中到高滴定血清游离 T_4 水平在参考范围的中值
GH 缺乏症	肌肉质量减少和脂肪组织堆积，空腹低血糖	儿童：生长速度降低，身材矮小	GH 刺激试验（单纯 GH 测量没有价值）	生长激素	对于年龄＜ 60 岁患者，起始剂量为 0.2～0.4mg/d，对于年龄＞ 60 岁患者，起始剂量为 0.1～0.2mg/d，然后用 IGF–1 水平滴定
男性中枢性性腺功能减退症	不育，性功能障碍，性欲下降，骨密度降低，能量减少，肌肉量减少	青春期发育迟缓或停滞	血清睾酮、FSH 和 LH（在没有疾病的情况下及在禁食过夜后的上午 10 点之前执行）	睾酮	由治疗机构自行决定
女性中枢性性腺功能减退症	月经稀发或闭经，不孕，性功能障碍，性欲下降	青春期发育迟缓或停滞	血清雌二醇、FSH 和 LH	雌激素	相同

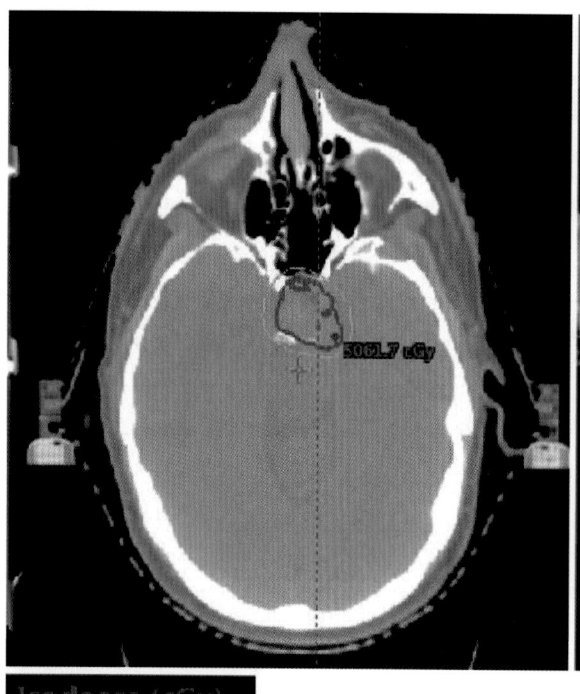

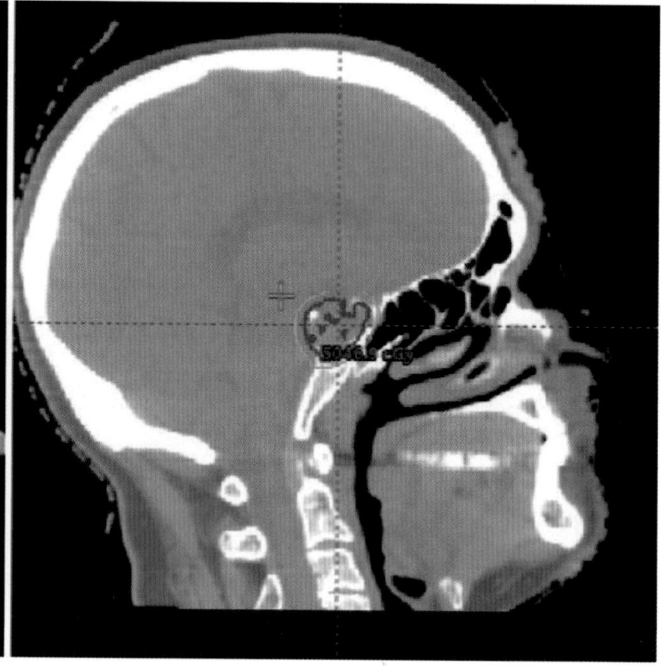

▲ 图 40–2　**44 岁男性，复发性垂体腺瘤放射治疗计划**

再次手术切除后，因考虑为复发肿瘤并且在左侧海绵窦有肿瘤残余，建议辅助放疗。采用野内同步加量技术，在瘤床区照射 4500cGy 时，同步提升残留肿瘤剂量至 5000cGy，单次剂量分别为 180cGy 和 200cGy。轴向和矢状平面的图像中显示了 5000cGy（红色）和 4500cGy（绿色）的等剂量线

本章自测题

1. 对放射治疗最敏感的轴是（　　）。

A. 促性腺激素　　B. TSH

C. 促肾上腺皮质激素　　D. 生长激素

2. 放射治疗引起高催乳素血症的机制是（　　）。

A. 下丘脑抑制丧失　　B. 垂体受损

C. 机制尚不清楚

3. 会影响分次放疗后发生垂体功能低下的风险因素是（　　）。

A. 总剂量、分次剂量、放疗时的年龄、放疗后的随访时间

B. 仅分次剂量

C. 仅总剂量和分次剂量

4. 会影响立体定向放射治疗后发生垂体功能低下的风险因素是（　　）。

A. 总剂量　　B. 照射体积

C. 垂体柄的照射剂量　　D. 上述所有

E. A 和 C

5. 放疗导致的下丘脑 – 垂体轴损伤会发生的临床症状有（　　）。

A. 性早熟　　B. 中枢性肾上腺皮质功能不全

C. TSH 缺乏症　　D. 高催乳素血症

E. 以上任何一种

答案

1. D（生长激素缺乏是颅脑放疗后最常见且通常唯一的垂体前叶功能损伤，因为它对辐射最敏感。有趣的是，GHD 的辐射阈值剂量在成人中较高，并且对于任何特定剂量，成人 GHD 发生率均低于儿童。具体见参考文献 [8, 51]）

2. A（高催乳素血症被认为是由于下丘脑抑制催乳素释放的解除而引起的。具体见参考文献 [42]）

3. A（总剂量、分次剂量、放疗时的年龄和放疗后的随访时间均影响 HPA 的辐射损伤。具体见参考文献 [19, 30–32, 35]）

4. D（立体定向放射治疗后影响垂体功能减退症发生风险的因素包括总剂量、照射体积和垂体柄照射剂量。具体见参考文献 [8, 70–75]）

5. E（放射治疗可引起神经内分泌功能障碍，文献报道有高催乳素血症、儿童性早熟、中枢性肾上腺皮质功能不全、中枢性甲状腺功能减退、GH 缺乏和性腺机能减退。具体见参考文献 [8, 11, 41]）

第41章 神经认知改变

Neurocognitive Changes

Jane H. Cerhan　Alissa M. Butts　Michael W. Parsons　Paul D. Brown　著

学习目标

- 描述癌症患者认知功能下降原因。
- 了解癌症患者治疗前的认知功能障碍。
- 描述系统治疗对认知功能的影响。
- 描述全脑放疗和适形放疗对认知功能的影响。
- 描述放疗后减轻或降低认知能力下降风险的治疗方法或技术。
- 描述神经心理学评估在临床和科研中的作用。

认知功能是整体生活质量的重要组成部分，也是大多数日常活动表现的核心[1]。实际上，认知障碍通常比机体功能受损给患者和护理人员带来的危害更大[2]。脑肿瘤患者，认知变化可以先于神经影像学的改变，因此对于认知的评估可能是一种重要的监测工具[3]。在本章中，我们将回顾癌症和癌症治疗（包括放射治疗）对认知功能的影响。然后，我们将讨论临床和科研中神经心理学评估的目的、内容及相关神经心理学测试结果的解读。

一、癌症相关认知障碍

癌症患者在任何潜在神经毒性治疗或神经系统直接受累之前，已存在认知障碍的风险。已有文献综述报道，高达30%癌症患者在治疗前可能已经出现认知症状[4]。这一发现早在一些化疗相关认知症状的研究中就得到了证实[5, 6]。例如，一项针对18例女性乳腺癌患者的初步研究中，Wefel等[7]发现在术后辅助治疗前，1/3患者至少一项神经心理学测试中的认知表现低于正常水平。另一项使用较大样本量及简易测试的类似研究发现，21%受试者治疗前至少有一项神经心理学测试中评定为认知障碍。

关于癌症对神经认知影响的进一步证据来自认知神经科学领域的研究。Cimprich等[8]使用功能性磁共振成像来比较女性乳腺癌患者（未经全身治疗）与健康对照组的大脑活动。他们发现癌症患者需要激活更广泛的脑网络，并且在记忆上表现比对照组更差。这种现象提示患者可能正在以一种低效的神经处理方式来招募更多神经网络执行任务，这种模式已在其他影响认知功能的状态（如大脑衰老[9]）中得到证实。这些认知症状的病因尚不清楚，潜在假说包括：DNA异常修复[10]、细胞因子紊乱对大脑功能的影响干扰或疲劳相关的因素等[8]。

（一）脑肿瘤相关认知症状

在原发性或转移性脑肿瘤中，认知缺陷普遍存在[11-15]。认知障碍发生率在不同研究中不尽相同，其差异主要取决于肿瘤类型及所采用的认知测试的敏感性。已有文献表明，高达90%脑肿瘤患者会发生可测量的认知缺陷[14, 16, 17]。认知缺陷的性质和程度与肿瘤位置、总负荷、生长速率和周围水肿程度密切相关。

相对幕下病变，幕上肿瘤更可能发生认知障碍，而左额叶和颞叶肿块通常容易发生最严重的认知障碍[18]。一般而言，左侧半球病变易引起言语缺陷，而右侧半球肿瘤引起视觉空间障碍[18, 19]。然而，脑肿瘤可以破坏局部及广范的神经网络功能，因此往往可通过肿瘤位置来预测不同缺陷[20]。即使肿瘤软脑膜转移也可能与神经系统疾病显著相关，包括功能性和认知性缺陷[21]。

肿瘤生长速度是影响认知的另一个重要预测因素。早期研究尚未证实肿瘤组织学分级对认知功能的影响[22]，但最新研究对两者关系已有阐明。左侧颞叶胶质瘤，相比Ⅱ级和Ⅲ级，Ⅳ级胶质瘤患者的记忆和语言测试分数更低[23]。最近一项研究表明，更具侵袭性的 IDH1 野生型胶质瘤患者产生认知障碍的可能性更大[24]。虽然认知缺陷在手术等治疗前的低级别胶质瘤患者中相当普遍[19]，但这些缓慢增长或更具浸润性的病变对周围神经网络的破坏性较小，并且可能通过神经重组以促进认知功能恢复[25]。

（二）系统治疗的认知效应

化疗对于无脑转移肿瘤患者的认知影响已成为过去 15～20 年深入研究的主题。对于该主题全面的文献综述超出了本节范畴，但绝大多数 Meta 分析显示出化疗对认知功能轻到中度的影响[26–32]。然而，关于这些影响存在一定的争议[33]，可能是因为这些影响并不太大。在某些情况下，方法学问题可能导致得不到正确结论。例如，相比于肿瘤患者化疗前后认知差异比较的研究，将肿瘤患者与正常人群进行比较的研究难以证明认知的差异[34]。将认知障碍定义在严重范围内的研究[35]对于绝大部分研究中提到的典型认知缺陷的识别并不敏感。

广泛的临床前研究表明，许多全身化疗药物具有神经毒性作用。尽管化学疗法影响大脑的机制尚不清楚，但可能包括髓鞘毒性、神经血管生态位的破坏、氧化应激、促炎作用及海马和脑室下区神经组细胞的破坏[36]。对人类受试者的无创性神经影响大脑灰质体积[37]、白质完整性[38, 39]、休息时的大脑活动[40, 41]及执行认知任务时的功能性大脑激活[42]。从临床研究范式的一致性支持化疗对认知功能有可测量的影响的观点。然而，尚不清楚的是，哪些个体变量可能使一些患者产生这些认知问题，而另一些患者则完全不受影响。

抗血管生成药比其他化疗药物可能具有较少的神经认知影响，因为它们靶向血脑屏障远端的血管。迄今为止，抗血管生成药物的文献通常不包括对不良事件和体力状态以外的认知功能结果的评估[43]，并且一些研究仅包括认知功能的筛选测量，如蒙特利尔认知评估量表[44, 45]。一项关于舒尼替尼（抗血管生成药物）的小型研究，作为 1～3 个脑转移灶并有认知功能障碍患者全脑放疗的替代方案[46]。该研究中 64% 患者在基线时至少有一个方面存在认知障碍，但在 2 个月的随访中认知能力没有下降。随访时间较长（大于 6 个月）的一小部分受试者继续表现出稳定或改善的认知功能。抗血管生成药物治疗脑转移的疗效需要进一步研究。

癌症系统治疗中，靶向药爆炸式增长也为更有效和特异性靶向性脑转移的治疗提供了希望。有趣的是，脑转移癌基因组分析表明，许多肿瘤具有临床上可靶向治疗的突变，这些突变与原发肿瘤中检测的结果是不同的[47]。然而，在临床研究早期阶段，针对脑转移靶向治疗的大规模研究通常不包括对认知或其他功能结果的评估[48]。

在未来，联合治疗包括手术或活检以确定可靶向治疗的基因突变，使用激光间质热疗后应用靶向治疗，可能为脑转移患者延长生存和减少复发。随着这些技术的进步，对这些患者认知结果和生活质量的评估将变得更加重要。

二、放射治疗与认知

放射治疗认知风险的特征随着放射治疗剂量和方法演进而改变。通常，长期随访时，新技术已经替代了目标受试者的治疗方法[49]。实际的认知损伤率高度依赖于所研究样本的特定特征（如高级别或低级别胶质瘤、转移、急性、亚急性、长期等）、所用仪器的敏感性[50, 51]、治疗方式、位置和空间范围[52]。

此外，对特定患者认知影响的相对风险取决于一系列因素，如放疗对发育中婴儿大脑的影响与对年轻成人或老年人大脑的影响是不同的。如前一节所述，放疗对认知功能的影响与肿瘤（或颅外疾病）本身相关，但是，任何先前或同时的治疗也是需要考虑的重要因素。放疗对认知的影响在急性期和后期的生存阶段可能有所不同。在最近一篇综述中，Wefel 等[53]讨论了与基因变异相关的认知缺陷异质性。Greene-Schloesser 等[54]发现不同疾病状态之间的放射效应存在显著差异，并得出结论："小细胞肺癌、鼻咽癌、低级别胶质瘤、良性非实质性脑肿瘤、原发性脑肿瘤和转移性脑肿瘤，放疗诱导的认知障碍在分子、细胞和显微解剖层面上的作用机制是不同的。"

总体而言，辐射对认知的影响是复杂的，需要了解神经认知系统、个体差异和神经可塑性在整个认知症状发展中的作用。在本节的其余部分，我们将回顾全脑放疗对认知的影响，然后讨论适形放疗在预防和减轻认知功能的作用。

全脑放疗可能与认知能力下降有关。传统上，WBRT 导致认知功能障碍被分为早期和晚期延迟认知功能障碍。前者在治疗后 1～6 个月出现，且被认为是脱髓鞘和再髓鞘形成的可逆过程。晚期反应，其中通常是永久性的甚至是进行性加重的，常在 6 个月后变得更加明显[55, 56]。Makale 等[52]认为早期运动障碍是长期受损的前兆。同样，Onodera 等[57]发现 WBRT 后 4 个月的损伤虽然是短暂的，但可以预测晚期延迟效应的发展。最常受影响的认知领域包括注意力和反应速度，可能是由于对额叶皮质下白质通路的影响，以及海马对记忆的影响[58]。然而，预测全脑放疗对不同个体的影响依然具有挑战性。按照定义，WBRT 患者患有严重疾病和多种认知风险因素。之前估计发生严重进行性痴呆的风险 1.9%～5.1%[59]，但评估方法已发生很大变化，目前估计的风险可能较低。特别注意的是，每天多次分割放疗被认为是有害的。

考虑到 WBRT 风险，目前的趋势是尽可能给予局部照射[11]。最近一项大型多中心Ⅲ期临床试验[60]，213 例 1～3 个脑转移灶被随机分配到 WBRT+SRS 组或仅给予 SRS 组。WBRT+SRS 组具有更好的肿瘤控制[60]，仅接受 SRS 组患者在 3 个月和 12 个月时具有更好和更稳定的认知功能以及更高的生活质量[60]，而组间中位总生存期无差异（SRS+WBRT 组 7.4 个月，单独 SRS 组 10.4 个月）。单独 SRS 组 3 个月时的认知功能恶化为 19%，而 SRS+WBRT 组为 46%（$P < 0.01$），伴随着至少 2 次认知测试之间存在 1.5 倍标准误（SD）的下降。其他研究同样表明，单独使用 SRS 治疗脑转移与 SRS+WBRT 相比具有更好的神经认知能力[61]。

对于恶性程度较低的肿瘤，通常可以通过使用局部治疗尽可能减少和避免认知功能障碍。在一项前瞻性试验中，Laack 等[62]随访了标准剂量适形放射治疗的低级别胶质瘤患者，发现随访 3 年后认知功能稳定。该研究采用了全面的神经心理学量表，并包括治疗前的测试，以明确基线的神经功能缺陷情况[62]。在另一项前瞻性试验中，95 例患有动静脉畸形患者在 SRS 之前和之后 3 年内接受了广泛的神经心理测试，结果显示没有认知能力下降，许多受试者在试验期间表现出智力，注意力和记忆力的改善[63]。

由于质子物理特性，包括低进入剂量、在肿瘤深度处的最大剂量和几乎为零的末端剂量，正常组织接受照射剂量较少，因此质子治疗对神经认知影响比传统的光子治疗更小[64]。在 Sherman 等的对照研究中，使用全面的认知功能测试，20 例质子治疗的低级别胶质瘤患者在长达 5 年的随访中显示出更好的认知功能稳定性[65]。

减轻放疗反应和保护正常组织

如上所述，更精确的放射治疗方法（即调强放射治疗、SRS、质子放疗等）可以最大限度地降低对认知功能的影响。本节将讨论预防或减轻认知功能下降的其他方法。例如，因为海马在记忆及其神经元干细胞中的重要作用[66, 67]，剂量雕刻的全脑放疗可以选择性地避开海马区域照射（HA-WBRT）。神经心理学测试发现，双侧海马区域放疗的患者，其记忆表现更差[68]。一项评估 HA-WBRT 的Ⅱ期研究发现，与历史对照组相比，脑转移患者的记忆功能得到了更好保留[67, 69]，当然还需要进一步进行Ⅲ期临床研究来证实这些结果。Tsai 等报道了类似的发现[70]，与传统 WBRT 相比，HA-WBRT 患者言语信息的短暂记忆功能得到了保护，但延迟回忆功能方面两组没有明显差异。

对抗放疗脑损伤的药品研发是一个越来越受关注的领域，包括美金刚这种药物，它可以通过阻断NMDA受体作用于谷氨酸能系统[71]。Brown等[72]发现在WBRT期间，接受美金刚治疗的患者认知能力开始下降时间，比不接受治疗的患者要晚。美金刚组患者在16周后的执行能力得分也更高，并且在24周时仍具有更快的反应速度和更短的识别延迟。

放疗后出现的认知功能障碍，不仅仅取决于放射治疗效应，还需要评估多种潜在因素。例如，脑肿瘤患者的疲劳极为常见，小型临床研究表明精神兴奋剂如哌甲酯[73]和莫达非尼[74]可以明显地改善疲劳症状。多奈哌齐是一种乙酰胆碱酯酶抑制剂，已被研究作为放疗后认知功能下降的潜在治疗方法。一项Ⅲ期临床研究发现，多奈哌齐治疗患者在记忆力和运动方面表现更好。一项交叉分析表明，多奈哌齐对基线认知能力较低的患者受益更多[75]。

另一种潜在的治疗模式，则是使用神经干细胞和少突胶质细胞祖细胞作为药品，为放疗导致的认知下降提供神经防护或神经修复。动物实验提示，其可能机制包括细胞替代和神经营养因子联合，有助于改善脑白质整体性，并最终保持或改善认知功能[76]。

脑肿瘤患者认知康复训练通常是沿用其他神经系统损伤（如脑卒中和创伤性脑损伤）的治疗方法[77]。很少有研究专门关注于脑肿瘤的认知康复[78]，特别是针对脑肿瘤放疗后患者[71]。在一项随机对照试验中，Gehring等[79]评估了疾病缓解期间，有认知功能障碍胶质瘤患者的认知康复训练的作用。康复训练包括计算机化的注意力训练和一对一指导的认知功能代偿训练。接受训练的患者在神经心理学测试（注意力和言语记忆）方面的得分优于对照组，并且在6个月时主观精神疲劳的发生概率较低。Gehring报道中，大约60%患者有放疗史。最近，Riggs等[80]令人兴奋的初步数据显示，儿童时期接受过放射治疗的青年人进行康复训练后，脑白质及海马体积增加，反应时间也得到了改善。总之，个体化及多模式的康复训练显示出良好的应用前景，并且临床研究也取得了一定疗效，特别是在非颅内肿瘤的患者中疗效更好，但是需要更多的随机对照研究来进行进一步验证[81]。

三、神经心理学评估

神经心理学评估和影像学检查是了解颅脑损伤或颅脑疾病患者临床状况的重要组成部分。尽管成像技术取得了进步，但认知缺陷的患者却常常影像学检查没有异常，相反，患有脑部肿瘤和其他脑部疾病的患者，却具有正常的认知功能[82]。系统神经心理学评估可以通过多种方式提供诊疗信息，从检测认知功能障碍，到监测治疗的影响和潜在的不良反应。随访监测是另一个重要方面，因为认知功能改变往往先于影像学所见的脑肿瘤的变化[3]。神经性或者心因性（如抑郁症）因素引起的神经认知症状可以应用神经心理学评估方法来进行区分。这两者的治疗方式完全不同，而且抑郁是治疗依从性不佳[83]和预后不良的重要风险因素[84]。最后，神经心理学评分结果可以了解康复治疗的情况，以及能否重返工作、做出独立决策、管理日常生活、驾驶等。

问诊患者的认知症状在临床上非常重要，特别是考虑到其与生活质量密切相关。然而，主观性报告并不是神经心理学评估量表的好的替代物。实际上，主观报告通常与神经心理学测试的实际认知表现无关或轻度相关，这已经在包括脑肿瘤在内的许多患者中得到多次验证[85]。造成这种情况的原因尚不完全清楚，但主观认知相较于神经心理测试评分，与情绪、性格及疲劳等因素的相关性更强[86]。另一个因素则是疾病进展导致患者的洞察力下降，因此，当出现新的症状时，患者往往会在早期高估了认知问题，在后来却又会低估它[87]。因此，神经心理学测试对于客观地测量和监测认知功能非常重要。

神经心理学测试主要由心理学家或技术员进行一对一的纸笔问答。严格的心理学专业培训是神经心理学测试有效和可靠的关键因素。标准化的测试管理是神经心理学评估的基石，因为对患者进行标准测试才能得到标准可靠的数据。一个简单的示例就是，做一个基本的单词列表学习任务，让被检查者读取单词列表，并要求他们尽可能多地记住单词，列表统一以2s一个单词的速率呈现，但是如果列表呈现的速度过快，那么测试就会变得太难，规则不再适用，测试性质就发生了改变。

恰当的测试具有良好的心理测量属性，具有良好的专业可靠性和有效性。可靠性是指测试分数的一致性好，从而避免错误的发生。可靠性是基本要求，也是有效性的先决条件[88]。有效性是一个多维概念，经常被错误理解。当测试量表可以成功进行大规模人群应用时，它显示的是可行性良好。然而，有效性是通过积累证据确定下来的，即测试量表能够真正衡量其所代表或预测的内容[89]。测试量表的有效性可能因目的性和人群而异，换句话说，它的有效作用体现在测试量表的解释功能或其他特殊用途功能，而不仅仅是测试量表本身[90]。通过测试与类似测量量表与被检测者之间具有稳定的相关性（即“金标准”）来证明量表的有效性。区分效度同样重要，意思就是，不同量表与不同的被检测者的检测结果，其相关性不高[91, 92]。美国心理学会规定，测试量表有效性是发布者和检查者的共同责任，而目前已发布的规范在有效性上是不够的[93]。通过学会认证的神经心理学家要熟悉有效性模型，并熟练掌握如何选择将其应用于适合特定患者群体研究和临床目的的测试。

缜密神经心理学评估旨在从所有主要认知领域进行抽样，以监测和识别出患者的优势及识别缺陷（图 41-1）。如前所述，脑肿瘤和（或）放疗导致的认知功能障碍的区域并不总是可预测的，远距离、弥漫性及局部区域都有可能发生。缜密测试还可以帮助检查者监控最初并未受影响区域的变化。事实上，尽可能获取治疗前基线测试结果非常重要，因为正常人群中基础认知功能差别很大（即每个人都有独特的优劣模式）。基线水平测试时机通常具有挑战性，因为诊断和治疗之间的时间窗（如手术）往往很短并且受到丰富的感情和医疗预约的因素干扰。但是在没有基线测试的情况下，确定认知功能缺陷的病因，探究手术、放疗、肿瘤、药物、疲劳、情绪因素及认知模式对认知功能的影响会更加困难。

- 定向力
- 有效性（努力）
- 基线指标（病前达标）
- 基本注意力
- 复杂注意力 / 工作记忆
- 记忆
  - 语言
    - 学习，延迟回忆，识别
  - 视觉
    - 学习，延迟回忆，识别
- 口语
  - 语言流畅度
  - 命名
  - 理解
  - 写作
- 视觉空间
  - 知觉
  - 空间认知
- 反应和精神活动应变
- 执行职能
  - 推理
  - 解决问题
  - 认知灵活性
- 心情和调整
- 生活质量

▲ 图 41-1 综合临床神经心理学评估因素

（一）测试量表研究

神经认知状态逐渐被认为是涉及脑肿瘤和放疗研究中的关键指标[94, 95]。对于大多数研究目的，完整的神经心理学量表既不实用也不必要。早期临床试验通常使用简明精神状态量表（MMSE）[96, 97]。然而，这种方法已被证明对脑肿瘤人群中最常见的认知变化类型并不敏感[50, 51]，单独使用单一测试具有较高的错误率[98]。最近，一种三元测试量表经常被用于脑肿瘤临床研究[99]。

该量表采用了三个经过充分验证的测试量表，可以利用反应速度[100]、记忆[101]、语言[102]和执行功能[100]等关键参数。通过将评估时间从 10min（MMSE）扩展到 25min，生成六个可解释的子分数，从而更精细的分析和统计选项。而单一分数的 MMSE 本质上是一个粗略的量表。这种三元测试量表在对照临床试验中产生了非常好的结果，同时也促进了使用相同测试量表的临床研究之间的比较和数据汇集[103]。许多其他测试量表也已在临床研究中有效地使用，并且量表应始终根据特定临床实验中的研究问题进行定制。

在为临床研究选择认知测试量表时，时间较长的测试会有更高的敏感性，测试时间较短更有效价比并可减轻患者负担。使用计算机或基于设备的量表可能更有吸引力，因为这样更具有易用性及可以生成电子数据。但是，许多此类测试量表是在没有建立必需的心理测量属性、代表性的标准数据及特定人群有效性的情况下开发和销售的，因此建议谨慎使用[91]。计算机化的量表通常依赖于被检查者的反应速度，而反应速度是由全身治疗或放疗导致的认知功能障碍所影响的一个（但不是唯一的）重要因素。神经心理学家对引入新的测试量表持谨慎态度，因为心理测量表的准确性及其各种用途的有效性的证据是一个需要数年的长期积累过程。

（二）测试说明

将神经心理学测试分数转换成正态分布曲线上的标准分，该曲线来源于相关参照群体中获得的标准数据。通常根据年龄、性别和（或）教育程度对得分进行调整，具体取决于这些因素对所评估能力的影响程度。一个常用的标准分数是韦氏智商（IQ），其平均值为 100，标准差为 15。因此，智商 100 代表智力处于正常人群的 50 百分位，68% 人智商在 85～115[104]。研究中最常用的标准分数是标准差（SD）或“Z 值”（X=0，SD=1）[105]。所有神经心理学测试分数都可以转换为 Z 值单位，以便不同测试之间进行比较。由于不同测试参照群体的异质性，这种比较需要谨慎应用。从广义上讲，低于正常人群平均值 2SD 的测试分数被认为是异常的，位于 1.5～2SD 之间被认为有异常趋势[106]。同样的，低于平均值 1.5SD 的分数（约 77）处于“临界”范围。

在神经心理学评估中，如果分析一组测试结果，单个测试分数在异常范围的可能性随着测试数目增加而增加（如 I 类错误），但检测出异常的敏感性也增加。低分值的意义取决于很多因素，包括患者背景和基线功能水平、检查目的、情绪状态、测试时的努力程度、同一领域内的其他分数模式及与症状相关的诊断等。如果患者智力基线水平低（如智商为 85），大多数认知领域的测试分数将集中在平均值以下 1SD（或者 Z 值 =–1），此时低于该基线水平 1SD 才会被判定为异常。而对于智力偏高的人群，平均得分可能远远高于基线值。在临床检查中，神经心理学家根据背景信息和某些测试分数估计患者的智商基线，并将结果与标准进行比较。有一系列复杂的其他因素可以解释神经心理学测试结果，用 40、50 甚至更多子分数来表示，神经心理学家可以通过模式分析获得专业意见[106]。

（三）变化衡量标准

通常随着时间推移，有必要通过随访患者或研究对象以监测认知功能变化。确定测试分数变化是否显著有两个关键问题：第一个是确定分数变化是否代表患者的真实变化，而不是由练习效应、测试不可靠、测量误差或者其他相关变量（如教育、疲劳、药物或意志减退）导致的分数变化[107, 108]。由于需要考虑的因素众多，对于定义“真实”变化的最佳方法尚未达成一致意见[109]。临床医生通常会寻找至少 1SD 以上的变化。但是，多个测试中某一领域的较小变化比单一测试的显著改变更能代表患者的真实变化。多种统计学方法已经用于识别真实变化，包括基于标准回归的方法[110, 111]和利用测试和再测试分数之间差异的标准误计算可靠变化指数[112]。然而，在冗长的测试量表中实施这两者都很复杂，因此它们尚未广泛用于临床[107, 113]。

在考虑是否存在真正的变化之后，第二个问题是变化是否具有临床意义。患者何时发现的认知变化？什么时候影响了他们的生活？答案当然很复杂。这实际上取决于被试以及被评估的能力。例如，专业精算师可能会注意到大多数人无法觉察的计算能力的轻微下降。人们在日常生活中对于记忆、处理速度和语言流畅度有不同程度的需要。从广义上讲，大多数临床医生会认同 1SD 的改变是显著的，1.5～2SD 的改变通常对生活有明显影响。

在许多研究试验中，由于受试者纳入试验时呈疾病状态，平均认知评分低于正常者基线。例如，一名受试者在进入脑肿瘤临床试验初期，认知处于平均基线水平。若患者因疾病导致记忆力下降，他可能会意识到自身的这种改变，从而采取一些策略以补偿记忆，如备忘录。如果在临床研究期间，受试者记忆能力继续下降至一定程度，那么他就会判定认为自己具有显著的记忆功能丧失，从而在以后的日常生活中判定自己记忆困难（并且不再采取措施以补救记忆）。

四、病例研究

（一）背景

1 例 67 岁白人女性是一名独自生活的退休教师，诊断非小细胞肺癌脑转移。接受全脑放射治疗（30Gy，分 10 次）并全身化疗，但在神经系统有进展性疾病，随后（初诊后 19 个月）接受多次伽马刀及颅后窝放疗（30Gy，分 12 次）。6 个月后，脑成像显示胼胝体病变进展，为此重复 GKRS。6 周后家属要求进行神经心理学评估并要求医生给予治疗策略。

（二）神经心理学评估

在采访中，患者认为她的轻微认知功能症状可能是由于正常衰老导致的。患者家属表达了更多的担心，并提供了许多例子，包括忘记谈话、经常重复自己、在谈话中失去思路，以及在谈话中中断并转而开始玩手机。他们注意到患者判断力变差，包括在她打盹的同时故意将炉子打开，并且尽管存在严重的平衡问题，仍然坚持要将洗衣机带下楼梯。她感情淡漠，似乎缺乏兴趣或动力去进行日常活动，也不会进行基本的自理，如洗澡或刷牙。

这些行为变化在她放射治疗后 1 年左右开始变得明显，并且逐渐加重，并在过去几个月大幅下降。家人对可能的抑郁症表示担忧。然而，患者否认情绪低落。她觉得孩子们在唠叨她，并为她失去自理感到困扰。影像学（图 41–2）显示 2 年的多次放射治疗期间，患者出现了广泛的脑白质损伤和脑萎缩。

（三）结果

图 41–3 表示患者在简易（1h）测试量表认知功能各个领域的表现。患者表现出严重的记忆障碍和处理执行功能的轻度损害。患者行为改变，包括缺乏洞察力、冲动和冷漠，反映了传统认知测试难以捕捉的额叶功能异常。

（四）印象

患者认知障碍和行为改变的模式强烈提示额叶/皮质下功能障碍，与广泛的影像变化一致。这是

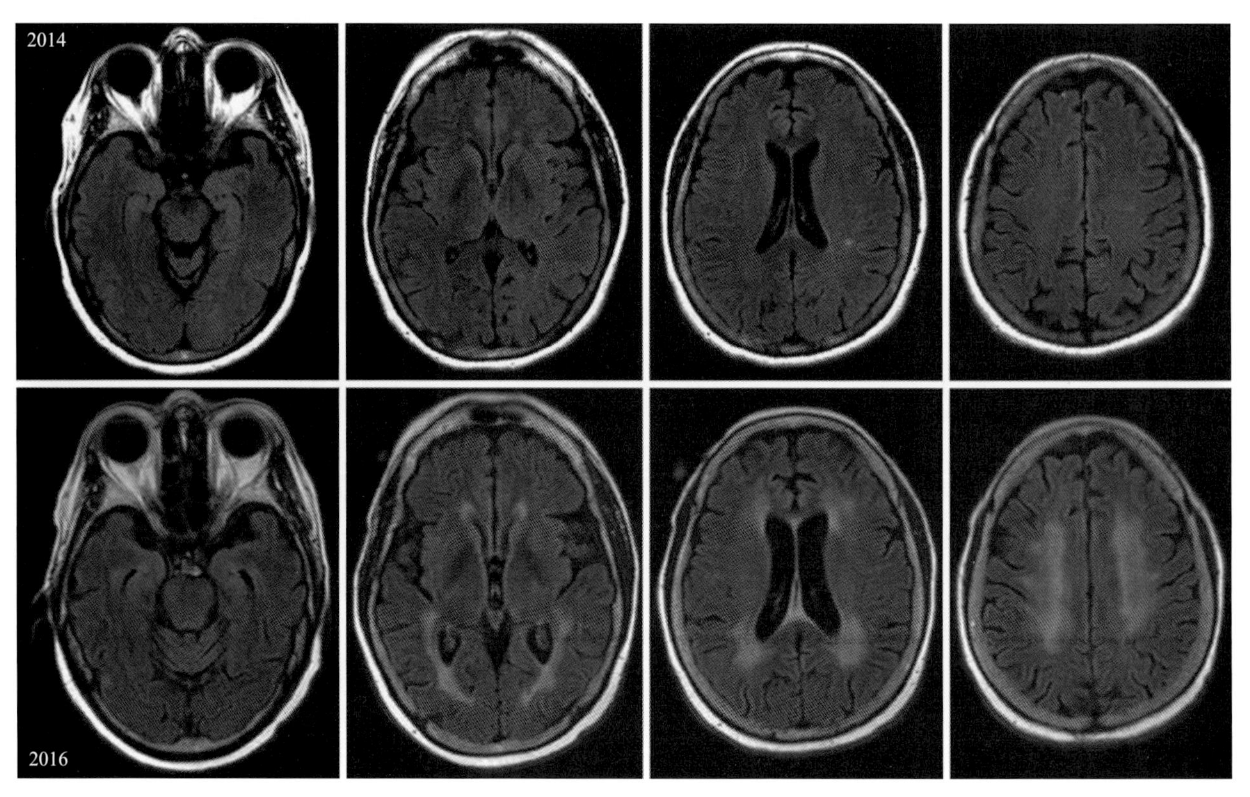

▲ 图 41–2　脑成像

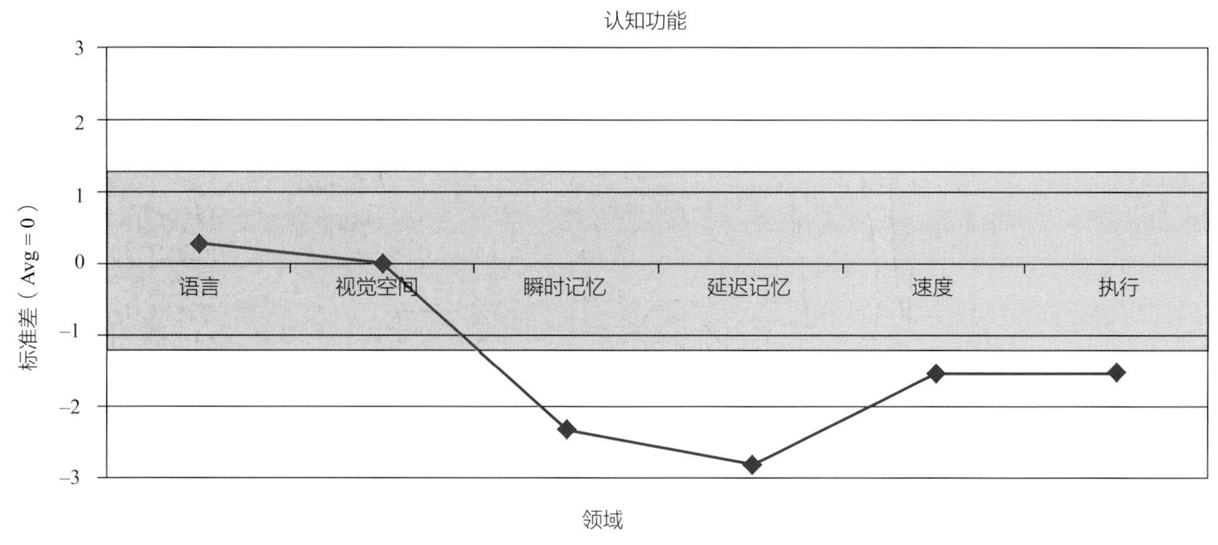

▲ 图 41-3　认知功能

WBRT 后放射性痴呆的典型例子，患者还接受多次 SRS 和放射治疗。她可能会从最近的放射治疗中恢复，出现一些功能的改善，但有更多的担心认为，其认知和行为可能持续下降，这与神经退行性过程是一致的。

五、建议

(1) 日常生活中的监督照看：患者易冲动性和受损的洞察力使得她不太可能保持正确的认知策略或控制自己，记忆障碍也会阻碍学习新知识。

(2) 社会工作咨询：为家庭提供有关临时看护，社区服务和护理支持的相关指导。

(3) 关于脑肿瘤和痴呆的患者及家庭健康教育。

(4) 几个月后需重新评估，以确定病情是否加重。

六、总结

- 许多肿瘤患者的认知改变对其生活质量产生了很大影响。
- 许多非脑肿瘤患者在进行全身治疗之前会出现认知症状。其他患者可能在治疗期间或治疗后出现认知改变。已有临床前研究证实，许多化疗药物具有神经毒性，而化疗引起的认知障碍（“化疗脑”）通常症状轻微，目前其易感人群尚不明确。
- 大多数脑肿瘤患者均存在认知能力下降。特定的认知功能障碍可能与肿瘤位置相对应，但也可能源于治疗引起的神经网络损伤，而后者使得功能障碍的性质难以预测。
- 生长缓慢的肿瘤可能对周围神经元和神经网络的破坏性较小，因此更高级别脑肿瘤带来的认知影响更严重。
- 放射治疗对认知的影响取决于多种因素，包括放射剂量和类型、肿瘤类型和位置及患者自身因素，如遗传和年龄等。
- 全脑放射治疗会带来严重的认知风险，而更多局限于病灶的放疗技术，如 SRS、IMRT 和质子治疗等，可以将放疗对认知功能的影响降至最低甚至完全解除。
- 目前针对降低放疗引起的认知障碍的干预措施都表现出应用前景，如海马保护性全脑放疗和美金刚等药物。放化疗后治疗包括认知康复及解决影响认知的其他因素，如抑郁和疲劳等。
- 相比影像学检查或患者的主观性报告，神经心理学评估可以更准确地描述认知缺陷。在获得治疗前的基线数据时，测试显得尤为重要。
- 临床神经心理学评估将对各种认知模块进行样本调查，以便最好地描述治疗的局部、远处及弥漫效应，以及对职业活动和日常生活的影响。研究测试将会使用更多的简易量表，这些量表必须具有足够的宽度和灵敏度。

本章测试题

1. 与认知症状无关的脑肿瘤特征是（　　）。

A. 肿瘤位置

B. MGMT 甲基化状态

C. IDH1 突变状态

D. 肿瘤大小

2. 最能准确地反映化疗相关认知障碍的最新研究进展的陈述是（　　）。

A. 认知症状严重且无处不在

B. 支持化疗引起认知症状的证据不一致

C. 大多数研究表明在分组研究中化疗存在轻至中度的认知不良反应

D. 化疗介导认知缺陷的机制已非常明确

3. 神经心理学测试的有效性包括（　　）。

A. 独立于可靠性

B. 根据测试目的而变化

C. 需要证据积累

D. B 和 C

E. 以上都不是

4. 患者认知症状的主观报告与认知测试的客观结果之间的相关性通常为（　　）。

A. 无相关性

B. 紧密相关

C. 弱相关性

5. 下列放疗模式带来认知障碍风险最大的是（　　）。

A. 全脑放疗

B. 放射外科

C. 调强放疗

答案

1. B　2. C　3. D　4. C　5. A

第 42 章

脑神经麻痹、血管损伤及脑干损伤

Cranial Nerve Palsies, Vascular Damage, and Brainstem Injury

Aryavarta M. S. Kumar　Simon S. Lo　著

学习目标

- 了解放射性脑神经麻痹、血管损伤、脑干损伤的基本诊断原则。
- 了解放射性脑神经麻痹、血管损伤和脑干损伤的发生率。
- 了解放射性脑神经麻痹、血管损伤和脑干损伤的处理原则。

脑和脊髓肿瘤放疗可有效提高局部控制率。但是，平衡潜在的短期和长期并发症风险很重要。预防是阻止放射相关并发症发生的主要策略，如下方法可以用来帮助医生评估和治疗已经出现并发症的患者。本章将着重讨论脑神经损伤（第 38 章所讨论的放射性视神经病变除外）、血管损伤和脑干损伤。

一、检测和诊断

放射性损伤的检测主要基于患者叙述的不良反应和临床检查。建立体检和视野测试的基准（如果有必要的话）进行比较是很重要的。放疗后应密切观察。一般情况下，建议在完成放疗后约 1 个月进行随访，以评估任何短期不良反应。初次随访后的前 2 年一般每月随访 2～3 次，但如果患者有并发症需要密切监测，建议缩短随访时间。

在随访期间，应进行完整的病史和体格检查，并特别注意神经系统检查。由脑神经损伤引起的症状可能由患者自己诉说，而症状将取决于受累的脑神经。同样，脑干损伤也可能与感觉或运动缺陷或步态不稳有关。如果患者有血管损伤，卒中样症状可能是临床表现。几乎在所有情况下，病史和体格检查（包括详细的神经系统检查）都可能发现这些现象。放射引起脑神经或脑干损伤有可能在没有明显主诉的情况下发生，而仔细的神经学检查可能会帮助医生发现这些症状。

通常情况下，在随访时安排脑 MRI 检查以评估治疗反应。T_1WI、T_2WI 和 FLAIR 对诊断很重要，其选择策略由肿瘤类型决定。通常情况下，增强 T_1WI 可能提示潜在的炎症。任何异常的强化、脱髓鞘和水肿都应该进行检查。有时，可以在患者出现症状之前诊断放射性并发症，在这种情况下，影像检查对早期诊断至关重要。MRI 也可以帮助医生确定神经功能缺陷究竟是由肿瘤进展还是放射性损伤引起。

二、测试评估

- 详细历史。
- 临床检查。
- 神经系统检查。
- 眼科检查 / 视野检查。
- 回顾先前的放射治疗计划。
- 平扫及增强 CT。

- 血管造影术。
- 大脑磁共振（平扫及增强）。
- PET/MRI 灌注扫描。

三、临床表现、症状和文献学习

（一）视神经病变

视神经病变在其他章节讨论（见第 38 章）。

（二）第Ⅲ、Ⅳ、Ⅴ和Ⅵ对脑神经

患有第Ⅲ、Ⅳ和Ⅵ对脑神经麻痹的患者通常出现复视，凝视方向取决于受累的神经。第Ⅲ对脑神经麻痹时，可伴有患侧的完全上睑下垂和瞳孔扩张。第Ⅴ对脑神经损伤出现同侧面部皮肤感觉异常或麻痹。应进行仔细的神经学检查以确认诊断。MRI 对颅底和颅脑的影像学评估对于肿瘤进展和复发也是至关重要的。海绵窦肿瘤和垂体腺瘤的研究数据为我们提供了关于第Ⅲ、Ⅳ、Ⅴ和Ⅵ对脑神经毒性的信息[1]。一般来说，对于使用常规分割剂量（1.8～2Gy/ 次）的放疗标准总剂量，很少有脑神经损伤的报道[2]。

与视神经所受的剂量相比，第Ⅲ、Ⅳ、Ⅴ和Ⅵ对脑神经通常能够承受更高的单剂量辐射而不产生毒性。在 Witt 等的一系列研究中，对 1255 例垂体腺瘤数据进行了分析，这些垂体腺瘤患者分割剂量 14～34Gy[1]。海绵窦内脑神经接受相对高剂量的照射，第Ⅲ、Ⅳ、Ⅵ对脑神经永久性神经损伤的总发生率 0.4%[1]。本研究中第Ⅴ脑神经毒性发生率 0.2%。在 Spiegelmann 等的研究中，102 例海绵窦脑膜瘤患者使用基于直线加速器（LINAC）的 SRS 单次治疗 12～17.5Gy，第Ⅴ和Ⅵ对脑神经缺陷发生率 2%[3]。

当 SRS 用于前庭神经鞘瘤和三叉神经痛治疗时，第Ⅴ对脑神经也会暴露于大量辐射剂量。根据 SRS 早期前庭神经鞘瘤的系列报道，剂量 14～20Gy，第Ⅴ对脑神经缺损的发生率为 16%[4]，远高于 12～13Gy 时 2%～8% 的损伤率[5-7]。在基于回顾性系列研究的基础上我们得知，使用常用剂量和限制剂量的 SRS，辐射导致脑神经Ⅲ、Ⅳ、Ⅴ和Ⅵ功能障碍的风险通常较低。

对于 HSRT，关于脑神经Ⅲ、Ⅳ、Ⅴ和Ⅵ耐受性的数据比较有限。在一项 14 例海绵窦血管瘤患者的Ⅱ期临床研究中，对 6 例脑神经缺损患者行 3 分次剂量为 21Gy 的 HSRT 治疗，达到完全康复或功能改善水平，无人报道放疗所致脑神经损伤[8]。约翰霍普金斯大学的同事们用 25Gy 分 5 次的 HSRT 治疗前庭神经鞘瘤，观察到第Ⅴ对脑神经损伤率为 7%[9]。日本一项研究，使用 HSRT 治疗前庭神经鞘瘤，18～21Gy 分 3 次或 25Gy 分 5 次，中位随访 80 个月时没有发现第Ⅴ对脑神经损伤[10]。乔治敦大学前庭神经鞘瘤的 HSRT 研究中，给予 25Gy 分 5 次，第Ⅴ对脑神经并发症发生率 5.5%[11]。一组以总剂量 31Gy 分 5 次治疗垂体转移癌的试验未发现任何脑神经损伤并发症[12]。

（三）第Ⅶ和Ⅷ对脑神经

第Ⅶ对脑神经性麻痹时，患者通常表现为同侧面部肌肉麻痹、额肌无力、流涎及同侧眼睑闭合不能。面部神经功能障碍可采用 House-Brackmann 面部神经分级系统进行评分，该评分系统共六级（Ⅰ～Ⅵ级）[13]。第Ⅷ对脑神经放射性损伤表现为同侧听力受损。由于此情况几乎只发生在前庭神经鞘瘤放射治疗患者身上，因此在诊断第Ⅷ对脑神经放射性损伤之前，必须先采用 MRI 排除肿瘤进展。听力测试可用来记录听力受损情况。

前庭神经鞘瘤的预后也为我们提供了一些第Ⅶ和Ⅷ对脑神经的神经毒性数据。匹兹堡大学早期系列研究中，伽马刀 14～20Gy/ 次的剂量时，患者听力仅保留 47%，而发生第Ⅶ对脑神经损伤的风险为 15%[4]。这些发现指出，剂量降低到 12～13Gy/ 次，伽马刀或 LINAC 系统的 SRS 在保持出色局控率的同时，听力保存率提高到 44%～88%[5-7]。第Ⅶ对脑神经损伤的风险也降低到 5%[5-7]。基于质子线的 SRS 给予 12 CGE 放射治疗，虽然剂量分布显示对第Ⅴ对脑神经和第Ⅶ对脑神经的保护良好，但患者听力保护率仅为 30%[6, 14]。质子放疗的这种效应需要进一步研究。Putz 等回顾了 107 例接受单次或多次 SRS 治疗的患者，其中 72% 患者听力得以长期保留，而仅接受一次单次放射治疗的患者中，面神经功能恶化的比例为 1.7%（1 例）[15]。

关于 HSRT 导致的Ⅶ和Ⅷ对颅经受损的数据

有限。Song 等发表了他们在约翰霍普金斯大学前庭神经鞘瘤 HSRT 治疗研究，使用 25Gy 分 5 次方案，随访时间为 6～44 个月，听力保留率 75%，第Ⅶ对脑神经缺损率为 0% [9]。Morimoto 等报道了一项研究，其中 26 个前庭神经鞘瘤采用 18～21Gy 分 3 次或 25Gy 分 5 次方案，使用基于射波刀的 HSRT 治疗。整体第Ⅶ和Ⅷ对脑神经保留率分别为 92% 和 50% [10]。另一项来自中国台湾的研究表明，使用 18Gy 分 3 次方案的有效听力保留率为 81.5%，平均随访 61.1 个月 [16]。乔治敦大学一般采用 25Gy 分 5 次方案，5 年听力保存率 73%，听力缺失率为 0% [11]。匹兹堡大学研究小组报道称，前庭神经鞘瘤采用 18Gy 分 3 次的治疗方案，听力保留率 53.5% [17]。荷兰一项 129 例患者对比研究，对比 SRS 和 HSRT 治疗前庭神经鞘瘤效果，研究使用 10～12.5Gy（SRS）和 20～25Gy（HSRT）治疗前庭神经鞘瘤。SRS 组保留第Ⅶ对脑神经和第Ⅷ对颅神将的比例分别为 93% 和 75%，HSRT 组保留Ⅶ对和Ⅷ对脑神经的比例分别为 97% 和 61% [18]。这个研究得出结论，控制率和毒性方面没有显著差异。

（四）第Ⅸ、Ⅹ、Ⅺ和Ⅻ对脑神经

第Ⅸ、Ⅹ、Ⅺ和Ⅻ对脑神经的放射损伤罕见，主要发生于颈静脉球瘤放射治疗患者，可通过仔细的病史询问和神经学检查诊断。在其他放射性颅脑损伤中，需通过薄层 MRI 扫描排除肿瘤进展，包括使用钆对比剂增强的抑脂 T_1WI。

对颈静脉球瘤研究结果有助于我们了解第Ⅸ、Ⅹ、Ⅺ和Ⅻ对脑神经相关的毒性。两项 Meta 分析回顾了 SRS 对颈静脉球瘤的预后 [19, 20]。在加州大学旧金山分校研究中，339 例患者单独接受 SRS 治疗，第Ⅸ、Ⅹ、Ⅺ和Ⅻ对脑神经损伤发生率分别为 9.7%、9.7%、12% 和 8.7% [20]。然而，目前还没有用于分析剂量的数据。约翰霍普金斯大学的 Meta 分析中，并没有相关毒性数据报道 [19]。Ibrahim 等报道了 75 例颈静脉球瘤接受 18Gy/ 次的中位边缘剂量治疗，其中 12 例（16% 患者）报道了新发症状或先前症状进展 [21]。这些患者中只有 2 例第Ⅹ和Ⅶ对脑神经有远期改变。其他所有出现新症状的患者都有短暂的脑神经损伤症状，但使用类固醇治疗后有所改善。既往损伤、肿瘤体积巨大、手术史都与放疗后脑神经损伤风险增加有关。

对于标准分次剂量，25～28 分次剂量可达 45～50.4Gy，对脑神经损伤概率最小。而 HSRT 相关的第Ⅸ、Ⅹ、Ⅺ和Ⅻ对脑神经毒性的数据更加有限。得克萨斯大学西南医学中心的一项研究中，采用 HSRT 对 31 例颅底 25Gy 分 5 次剂量的血管球瘤进行治疗，未发生 3 级Ⅸ、Ⅹ、Ⅺ和Ⅻ神经毒性，中位随访 24 个月 [22]。Schuster 等发表的结果显示，18 例患者采用 21Gy 分 3 次的剂量没有神经毒性发生 [23]。

四、血管损伤

放射性血管炎是放疗常见并发症。射线照射可导致 Willis 环大血管狭窄，继而导致烟雾病，虽然是一种罕见并发症，常伴异常侧支形成，然而 5 岁以下儿童发生风险增加 [24]。血管损伤可能在放射治疗后多年内不出现，且患者可能无症状。当发生大动脉狭窄时，如颈内动脉，患者可能出现脑卒中样症状。

当位于海绵窦脑膜瘤及垂体腺瘤接受放疗时，颈内动脉常暴露于高剂量辐射。Witt 等报道了垂体腺瘤 SRS，在评估 1255 例患者时，仅 3 例发生颈内动脉闭塞或狭窄 [1]。在这种情况下，颈内动脉 SRS 剂量小于 20Gy，研究者建议保持 $<$ 50% 的动脉直径接受规范剂量，而颈内动脉本身不可接受高于 30Gy/ 次的剂量 [1]。

单纯放射治疗垂体腺瘤或海绵窦瘤研究中，21Gy 分 3 次和 25Gy 分 5 次未见血管损伤 [8, 25, 26]。使用 HSRT 治疗巨大海绵窦血管瘤，在 31 例患者中未报道血管并发症，其中 3 例患者接受 21Gy，4 例接受 22Gy 治疗 [27]。

五、脑干损伤

放射性脑干损伤的临床表现取决于损伤部位。例如，大脑脚损伤后由于同侧皮质脊髓束受损导致对侧偏瘫，而外展神经核坏死的病灶会导致同侧外展神经麻痹。为了明确诊断，应综合看待放疗计划、MRI 检查及神经学检查。

虽然脑干为精细结构，但数据表明脑干可以耐受较高剂量[28]。通常使用常规计划时，普遍认为脑干可耐受54Gy剂量，当体积较小时，接近60Gy剂量也可以接受。但当剂量超过64Gy时，危险性随之增加。虽然脑干对常规放疗的耐受性得到了充分研究，但脑干对SRS和HSRT对耐受数据却有限。Mayo等在2010年发表了一篇关于放射性脑干损伤的综述[28]，作为临床QUANTEC项目中正常组织效应定量分析的一部分，得出如下结论：当脑干最大单次剂量为12.5Gy时，存在5%损伤风险[28]。SRS剂量15～20Gy治疗脑干转移癌的研究报道了非常低的并发症发生率[28]。一部分患者可能生存期不够长，并未观察到神经毒性症状。因此，当对预期寿命较长患者放疗时，应更加谨慎。剂量体积效应也参与治疗三叉神经痛患者的研究，小体积脑干在单次剂量为45Gy时耐受性良好[29]。一般来说，保持脑干尽可能低剂量，然而依旧可以接受偶发极小体积高剂量区。高强度放疗对脑干损伤的数据来源于颅底肿瘤研究。早期HSRT对不同颅内位置的良恶性肿瘤研究显示，使用42Gy分6次，77例中4例（5%）发生晚期及严重并发症[30]。通常而言，过去治疗计划与现代计划不相符，脑干会接受大剂量照射[30]。随着技术发展，更易实现适形度更好的治疗计划，这使得来自早期HSRT研究数据不适用于当下。

最近研究表明脑干损伤在减低。在一项HSRT治疗海绵窦血管瘤的Ⅱ期临床研究中，Wang及其同事没有观察到脑干损伤，脑干剂量为19.8Gy（范围为12.4～22.8Gy），分3次完成[8]。在使用HSRT治疗海绵状窦血管瘤[27]的后续研究中，21Gy分3次和22Gy分4次未见脑干损伤。日本一项研究回顾了HSRT治疗前庭神经鞘瘤经验，当脑干最大剂量限制在35Gy分5次或27Gy分3次时，未见脑干损伤[10]。乔治敦大学研究称，HSRT治疗前庭神经鞘瘤时，当剂量为25Gy分5次或21Gy分3次时脑干损伤发生率为0%[11]。约翰霍普金斯大学研究团队使用剂量25Gy分5次，未出现脑干损伤[9]。TG101建议脑干最大剂量为23.1Gy分3次和31Gy分5次[31]。

六、放射检查结果

当患者出现新发神经系统症状时，需要排除肿瘤复发或继发性恶性肿瘤。常规脑MRI分为是否钆对比剂增强扫描。由于颅底脂肪信号会干扰脑神经显示，因此通常行钆对比剂抑脂T_1增强扫描。

对于脑神经损伤，MRI可显示受累脑神经异常增强信号，特别是SRS治疗后（图42-1B和C）[32]。一项研究显示，多于1/3患者在SRS治疗中剂量为70～90Gy，剂量达到100%时显示第Ⅴ对脑神经异常增强。前庭神经鞘瘤患者接受SRS治疗后出现第Ⅴ、Ⅶ对脑神经损伤和进行性第Ⅷ对脑神经损伤（听力丧失），MRI显示出稳定的中央坏死或肿瘤增大。肿瘤对治疗的反应并不总是预测脑神经的功能。

放射性血管炎患者可出现卒中样症状，CT或MR及血管造影可显示大动脉狭窄或闭塞（图42-2）[33]。MRI可显示急性梗死特征。放射诱发动脉瘤仅在罕见的情况下发生[34]。

对于脑干损伤或坏死，MRI多表现为高剂量区对应异常强化灶和T_2WI高信号[35]。图42-1A和C显示了SRS治疗三叉神经痛后在MRI上的强化影像。图42-3为1例鼻咽癌放疗后脑干放射性坏死（见第33章，其中涉及脑放射性坏死）。

七、病理结果

对于脑神经损伤、脑干损伤和血管损伤患者，通常没有组织可用于分析诊断。在动物研究中，使用狒狒的三叉神经照射至80～100Gy，发现神经进行性局灶性损伤[36]。随访至6个月时的组织学改变包括脱髓鞘、轴突变性及坏死，损伤程度取决于神经接受的最大辐射剂量。当照射升至100Gy时，坏死灶几乎贯穿整根神经[36]。在一份病例报道中，Szeifert等报道了一例接受过2次SRS治疗的同一三叉神经痛患者尸检结果。第1次SRS治疗在三叉神经的三角肌部使用90Gy，第2次SRS治疗在接近根区使用70Gy[37]。第1次和第2次SRS治疗分别发生在患者死亡前11个月和26天。病理结果显示，在第1次SRS治疗期间，该神经存在一个集中纤维化病变，并出现透明变性胶原束和分散纤维细胞。纤维化病灶内部未显示病灶周围存在S100免疫反应性。神经根区存在一个坏死中心，内有组织碎片和纤维蛋白样物质，虽神经本身无S100阳

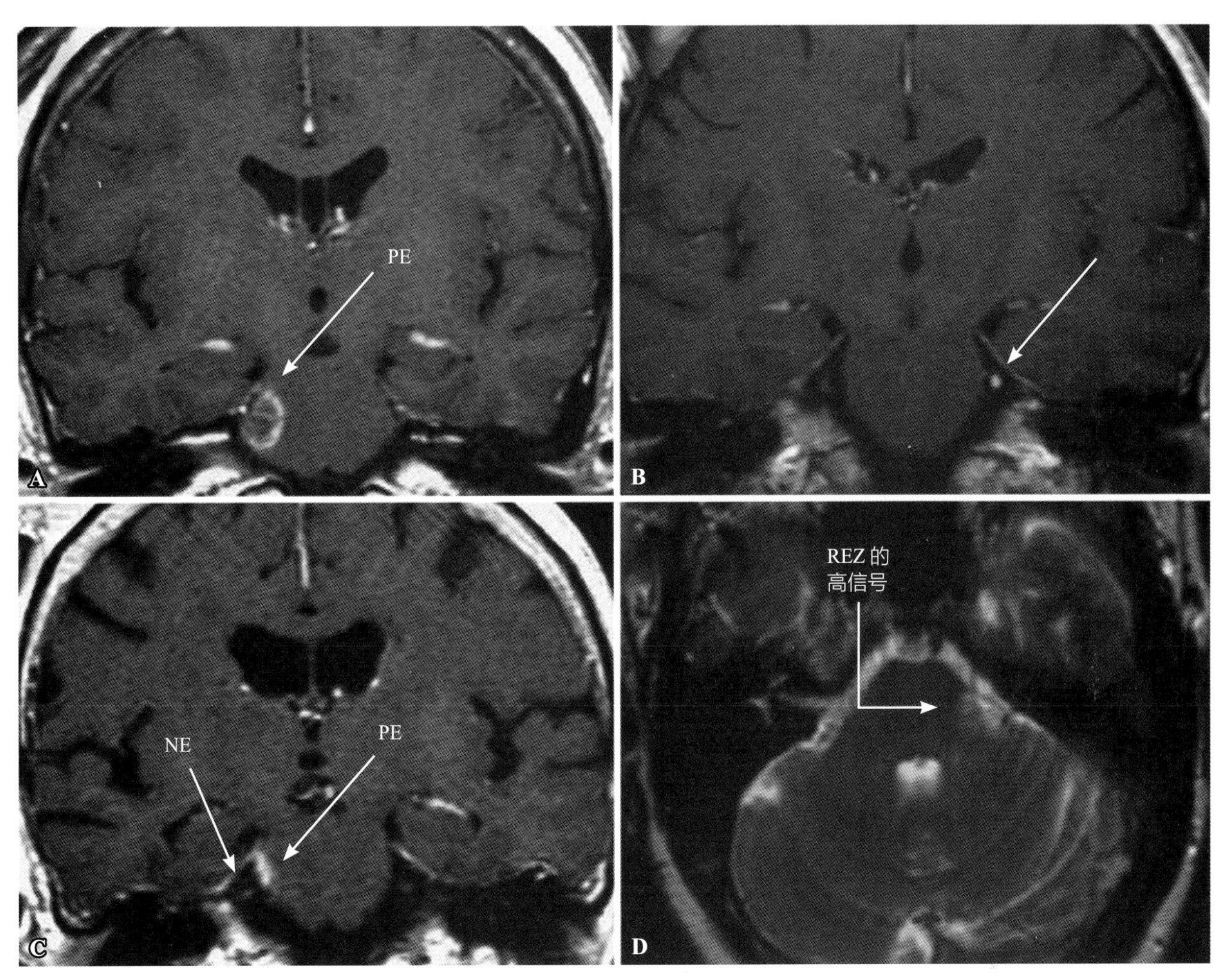

▲ 图 42–1　以线性加速器为基础的 SRS 治疗三叉神经痛的后续 MRI 扫描中观察到三种异常钆增强模式

A. 脑桥根入口区强化影；B. 三叉神经强化影；C. 脑桥和神经强化影；D.T_2WI 上的高信号高度对应钆增强区 [经 Elsevier 许可转载，引自 Gorgulho A, De Salles AA, McArthur D, Agazaryan N, Medin P, Solberg T, et al. Brainstem and trigeminal nerve changes after radiosurgery for trigeminal pain. Surg Neurol. 2006;66(2):127–35; discussion 35.]

性反应，但周围组织有 S100 阳性反应 [37]。上述结果表明，无论髓鞘形成与否，消融辐射都会影响所有神经纤维。

最显著的血管损伤是颅脑放疗对大血管如颈内动脉的损伤。当放射性血管炎发生时，存在内膜下泡沫细胞和肌内膜增生，内膜下纤维增厚和透明化，弹力层、外膜纤维、疏松结缔组织增厚导致管腔闭塞 [38]。很少有尸检报道记载颈内动脉放射性损伤。Tonomura 团队发表了 1 例 87 岁患者在 27 年前接受了头部和颈部放射治疗后出现卒中 [39]。超声检查显示颈总动脉内膜 – 中膜增厚，左侧颈内动脉重度狭窄。MRI 扩散加权像显示左额叶急性缺血性脑卒中。患者死于吸入性肺炎，并进行了尸检。左侧颈内动脉镜下见穿壁纤维化、局灶性壁内坏死、弥漫性血栓调节蛋白表达减少、血管壁纤维蛋白血栓（图 42–4）[39]。虽然所检查的颈内动脉位于颅外，但与颅内段为同一条血管。由此可以推断，这与颈内动脉颅内部分辐射损伤所引起的变化相同。在另一个病例中，Mayo 医学中心团队在一患者 SRS 失败 10 个月后对其进行手术，发现两个相邻静脉和小脑上动脉的局灶性改变与动脉粥样硬化表现一致，与放射性损伤也一致 [40]。

对于脑干损伤 / 坏死，病理结果是典型的坏死表现（见第 33 章，其中涵盖了脑放射性坏死）。

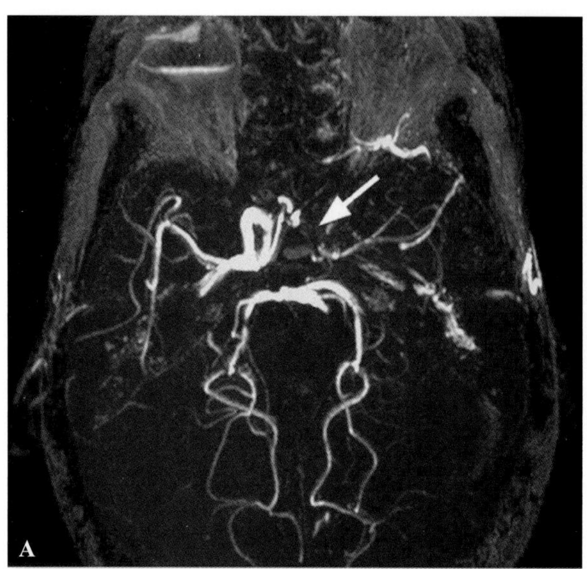

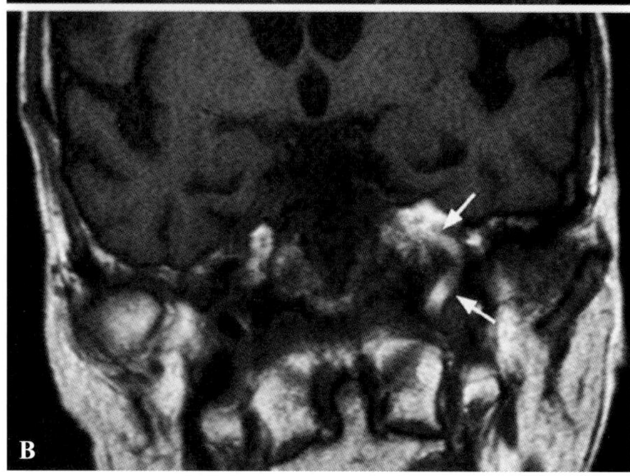

▲ 图 42-2 放射性左颈内动脉血栓形成

A. 3D TOF 磁共振血管造影（箭）动脉未显影；B. 冠状 T_1WI 上高信号血栓形成（箭）[经 Elsevier 许可转载，引自 King AD, Ahuja AT, Yeung DK, Wong JK, Lee YY, Lam WW, et al. Delayed complications of radiotherapy treatment for nasopharyngeal carcinoma: imaging findings. ClinRadiol. 2007;62(3):195–203.]

八、并发症管理

脑神经损伤机制通常包括瘢痕组织形成、水肿、纤维化和缺血，在放射治疗完成后出现，时间跨度可达数月。脑神经损伤多与视神经有关，视神经较敏感，然而其他脑神经损伤治疗选择可以遵循类似治疗模式（见第 38 章）。

糖皮质激素通常用于帮助减轻放疗或 SRS 引起的急性炎症或水肿。但应注意的是，类固醇对脑神经损伤的疗效并不一致。没有标准剂量建议，但按照时间表调整剂量以避免类固醇诱导的不良反应很重要。患者可能需要长期服用皮质类固醇以控制症状。如果长时间使用类固醇激素治疗后病情改善甚微，那么平衡继续治疗的风险和益处就很重要。医生可以考虑在放射诱发的脑神经损伤的急性期对症应用高压氧，但有关其逆转疗效的数据非常有限。

除了处理脑神经损伤本身，由此造成的功能损害也值得注意，这取决于所涉及的具体脑神经。因海绵状窦脑神经放射损伤造成复视的患者应由眼科医生进行复视治疗。第Ⅴ和Ⅶ对脑神经损伤患者也应由眼科医生处理，以避免角膜磨损。前庭神经鞘瘤术后进行性听力损失的患者，需要进行耳鼻喉科会诊以监测听力功能。如果最后 4 对脑神经（第Ⅸ、Ⅹ、Ⅺ和Ⅻ对）受到损伤，吞咽功能可能受到影响，需要由语言病理学家进行评估。

目前关于中枢神经系统放射损伤血管治疗成功的资料很少。许多相同的医疗策略已被采用，并提供了传奇般的成功。对于脑干损伤，治疗方法类似于发生在大脑其他部位的放射性坏死。治疗的主要方法是类固醇治疗，在某些情况下会取得成功 [41]。贝伐单抗已被用于治疗放射性坏死，并取得了一些成功，但相关数据仍然有限 [42]。最近的一项系统综述显示，125 例贝伐单抗治疗的脑实质放射性坏死患者取得了可喜结果 [42]。然而作者结论是，未来的试验将需要适当评估贝伐单抗作为一种有效的抗辐射坏死剂的作用，并更好地确定使用贝伐单抗最佳的时间、剂量和疗程（见第 33 章）。

九、病例研究

某患者主诉左侧耳鸣逐渐发作，步态不平衡，检查发现左侧感觉神经性高频听力轻度下降 20dB。MRI 显示一个小的左前庭神经鞘瘤，采用立体定向放射外科治疗，计划为给予 50% 等剂量线 13Gy/ 次。SRS 后 2 周，患者左侧听力恶化，眩晕加重，随后给予地塞米松 4mg 每天 4 次。2 个月后，患者眩晕和左侧听力下降有所改善，地塞米松逐渐减少。4 个月后，患者注意到有机器样噪声并左眼眼裂增宽。患者左耳仍残留听觉，但持续机器样耳鸣。6 个月后复查脑 MRI 显示左前庭神经鞘瘤轻度肿大并伴有中心性坏死（图 42-5）。

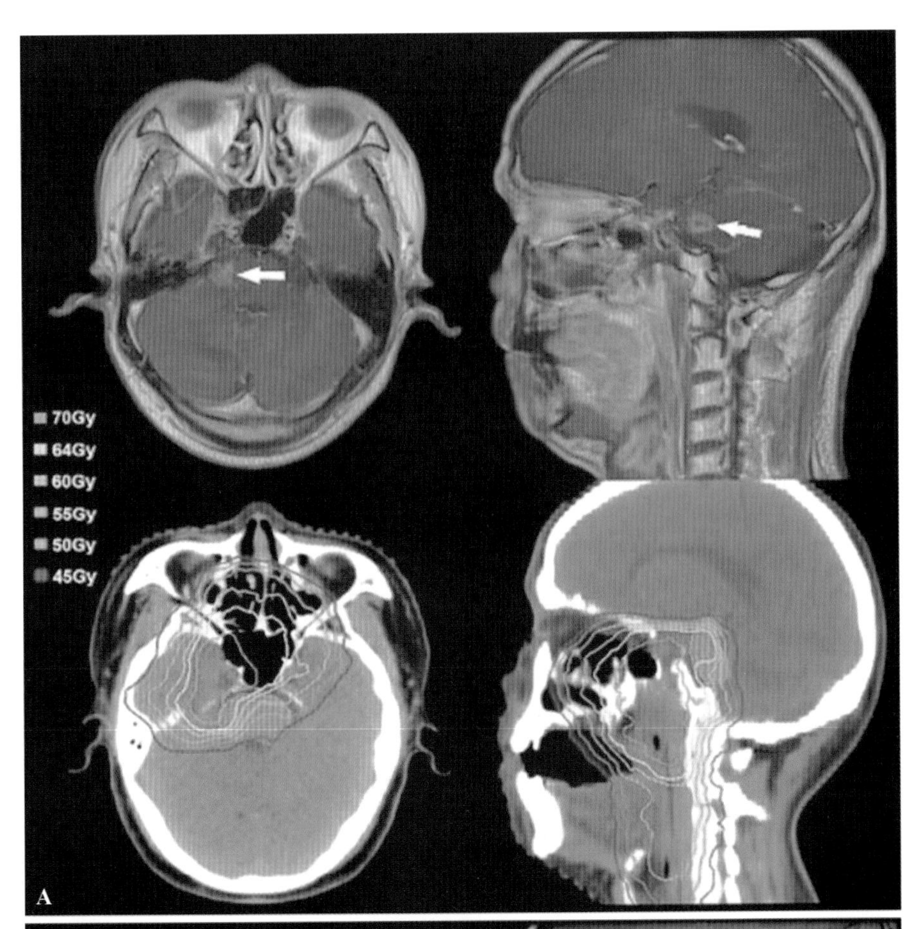

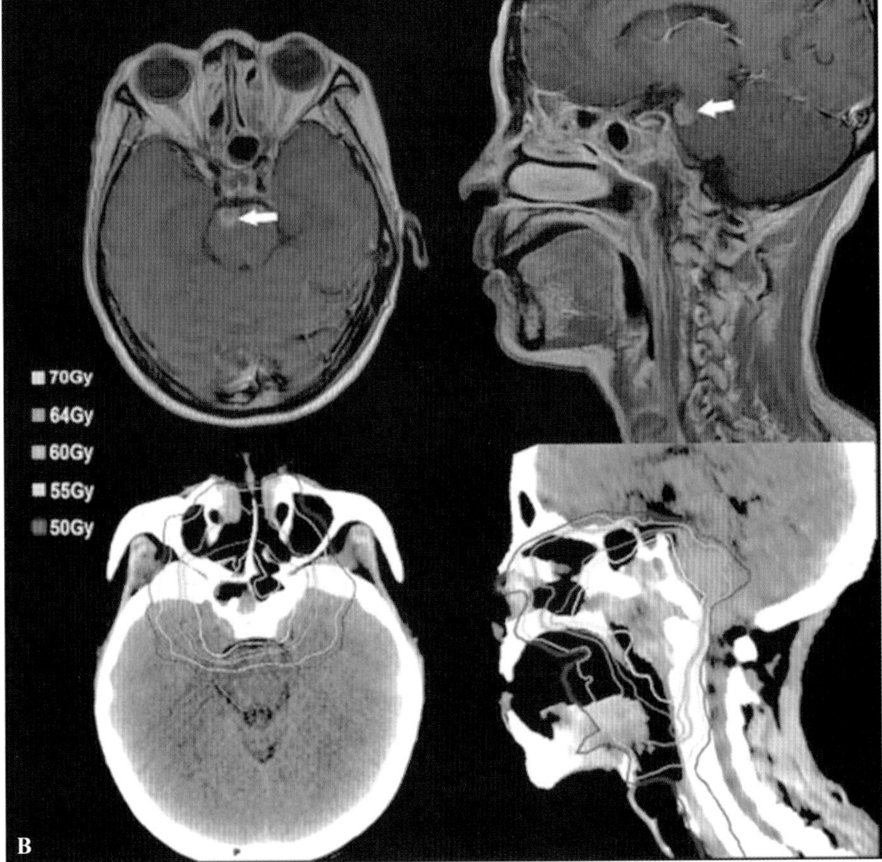

◀ 图 42-3　脑干坏死的剂量分布及影像学表现

轴位增强 T_1WI 和矢状位 MRI 显示脑干坏死区域，显示剂量分布的轴位和矢状位 CT 图像。2 例脑干坏死均位于右侧脑桥的高剂量辐照区。A. 41 岁男性（1 号患者）；B. 43 岁女性（2 号患者）（经 Elsevier 许可转载，引自 Li YC,Chen FP, Zhou GQ, Zhu JH,Hu J, Kang DH, et al.Incidence and dosimetric parameters for brainstem necrosis following intensity modulated radiation therapy in nasopharyngeal carcinoma. Oral Oncol. 2017;73:97-104.）

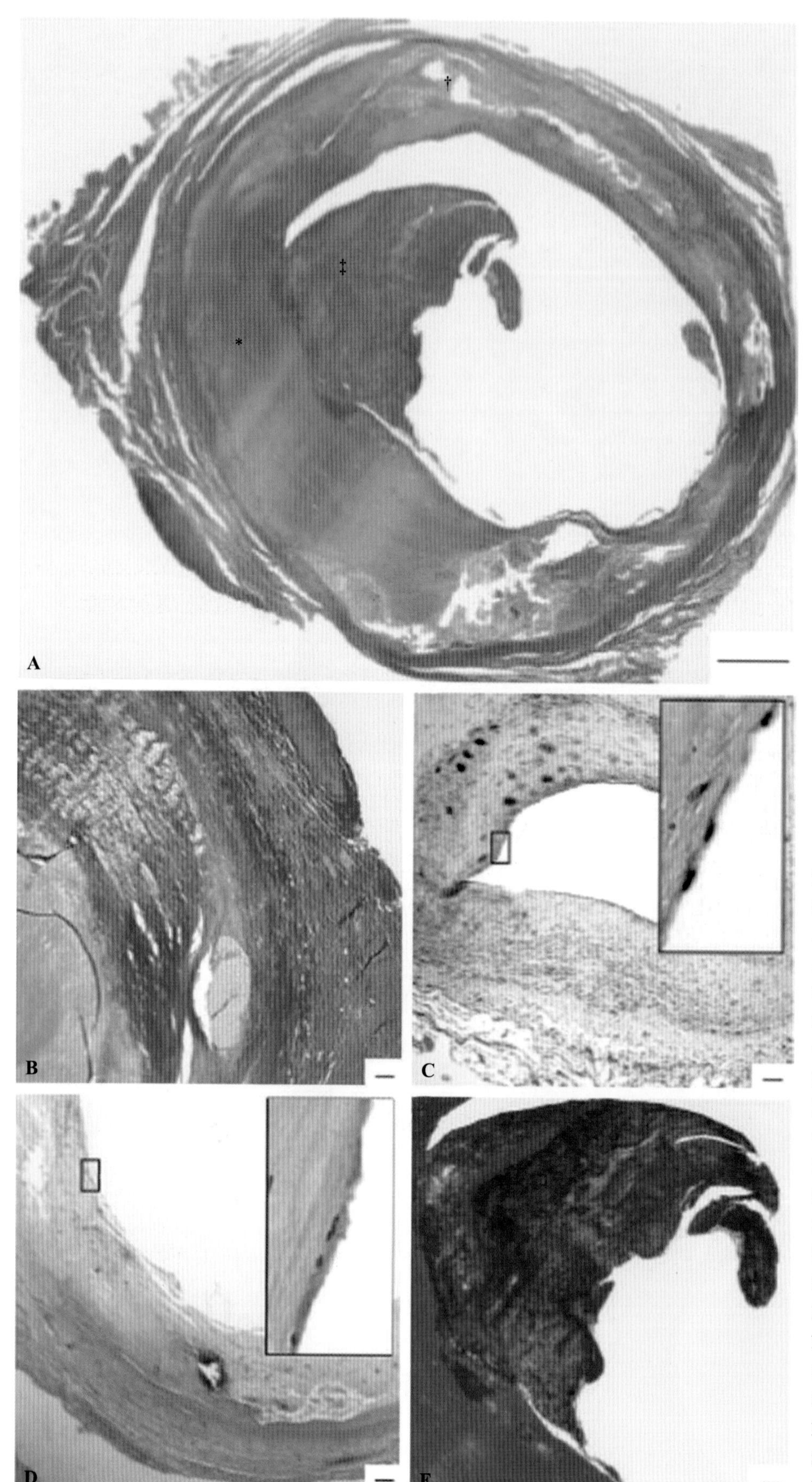

◀ 图 42-4 放射治疗后对颈动脉狭窄尸体解剖切片进行显微镜检查

A. 显示 HE 染色的内膜层厚度（*）增高，壁内坏死（†）和血栓（‡）增加，条 =1mm；B. 通过 Elastica van Gieson 染色观察到透壁纤维化；C 和 D. 与动脉粥样硬化冠状动脉（D）相比，内皮层血栓调节蛋白（C）未染色；E. 用 Masson 三色染色剂将由纤维蛋白组成的血栓染成红色，标尺条长 100μm（经 Elsevier 许可转载，引自 Tonomura S, Shimada K, Funatsu N, Kakehi Y, Shimizu H, Takahashi N. Pathologic Findings of Symptomatic Carotid Artery Stenosis Several Decades after Radiation Therapy. Journal of Stroke and Cerebrovascular Diseases. 2018:1–3.）

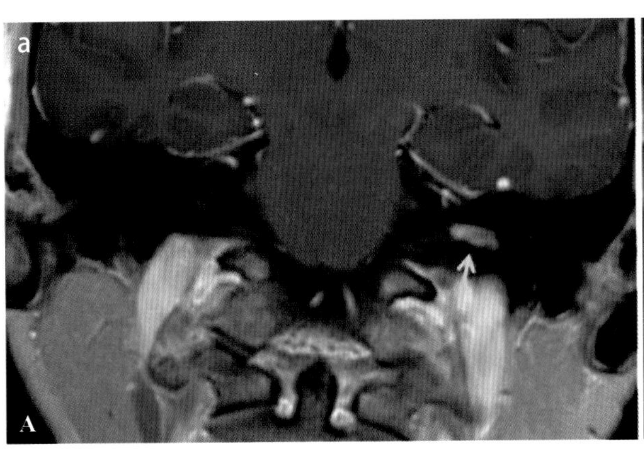

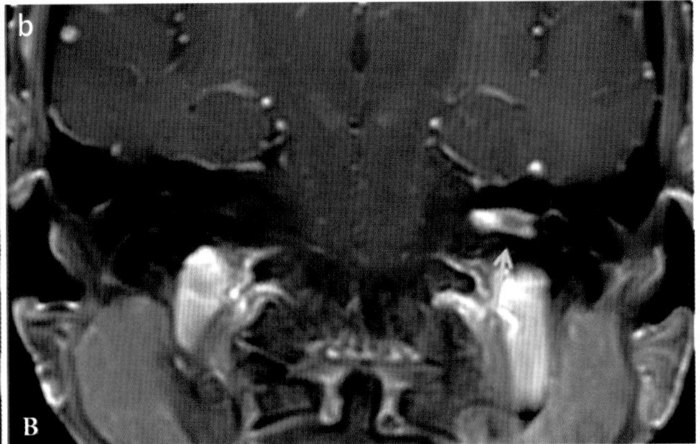

▲ 图 42-5 **A.** 左前庭神经鞘瘤（黄箭）治疗前；**B.** SRS 后 6 个月的 MRI 显示左侧前庭神经鞘瘤（黄箭）大小轻度增加，部分中央坏死，现在完全填满左侧内听道

十、总结

- 减少辐射相关并发症的目标始于高质量的治疗计划。
- 患者病史、临床检查及多次随访影像学检查可排除肿瘤进展或其他变化，从而帮助确定与放射线相关不良反应。
- 第Ⅲ、Ⅳ、Ⅴ、Ⅵ、Ⅶ、Ⅷ、Ⅸ、Ⅹ、Ⅺ和Ⅻ对脑神经损伤罕见，通常发生于放疗结束后多年，并且这些脑神经没有特定限制。
- 脑干损伤会给患者带来灾难性影响。传统放疗最大点剂量可接近 60Gy，通常体积较小，SRS 最大剂量通常小于 12.5Gy。然而，很小体积也可以安全接受更高单次剂量，如 SRS 治疗三叉神经痛。
- 血管并发症可能会发生，虽然治疗模式正在演变，但对于 SRS，建议最大点剂量小于 30Gy。对于垂体腺瘤，也建议保留小于 50% 的颈内动脉周长。
- 脑神经损伤和其他中枢神经系统放射相关并发症治疗相关研究正在进展中，目前少有关于疗效数据。皮质类固醇激素曾偶尔有效，但高压氧对脑神经损伤的疗效尚未得到充分证明。
- 贝伐单抗已被用于治疗放射性坏死，虽取得了一些成效，但需要进一步的研究来评估贝伐单抗作为放射性坏死有效药物的作用，更好地确定最佳的用药时间、剂量和疗程。

本章自测题

1. SRS 治疗方案为 13Gy/ 次，SRS 治疗后前庭神经鞘瘤第Ⅶ神经损伤比例是（　　）。

A. 5%

B. 15%

C. 25%

D. 35%

2. SRS 治疗垂体大腺瘤时，存在风险的脑神经为（　　）。

A. Ⅱ

B. Ⅱ、Ⅳ和Ⅵ

C. Ⅶ和Ⅷ

D. Ⅸ、Ⅹ、Ⅺ和Ⅻ

3. 听神经瘤治疗中，下列陈述错误的是（　　）。

A. 典型计划是 12～13Gy/ 次

B. 12～13Gy 的局部控制与 14～20Gy 剂量的局部控制相当

C. 脑神经Ⅶ毒性发生率与 13Gy 和 18Gy 的 SRS 剂量无差异

D. 虽然还需要进一步的研究，但初步公布的数据显示，质子放疗比 SRS 更易造成第Ⅶ、Ⅷ对脑神经损伤

4. 脑干损伤在最大剂量 12.5Gy/ 次放疗中为（　　）。

A. ＜ 5%

B. ＜ 10%

C. 10%～15%

D. 15%～20%

5. 辐射治疗血管球瘤时，最可能存在损伤危险的神经是（　　）。

A. Ⅱ

B. Ⅲ、Ⅳ、Ⅴ和Ⅵ

C. Ⅶ和Ⅷ

D. Ⅸ、Ⅹ、Ⅺ和Ⅻ

答案

1. A（具体见参考文献 [6]）

2. B（具体见参考文献 [1]）

3. C（具体见参考文献 [6]）

4. A（具体见参考文献 [28]）

5. D（具体见参考文献 [20]）

第十五篇　中枢神经系统肿瘤放疗技术
Radiation Modalities Applied to CNS Tumors

第43章

三维适形技术与调强放疗技术/容积旋转调强技术

3-D Conformal Therapy and Intensity-Modulated Radiation Therapy/Volumetric-Modulated Arc Therapy

Raymond Chiu　Nicole McAllister　Fahad Momin　著

学习目标

- 确定三维适形放疗计划需要调整的射野参数。
- 在正向计划中选择合适的射野调制器以获得理想的剂量分布。
- 确定调强放疗计划所需的射野参数。
- 确定在逆向计划中所使用计划结构的有效性。
- 在治疗计划系统中选择有效的目标优化计划。
- 解释调强放射治疗、容积旋转调强治疗计划之间的不同之处。
- 评估治疗计划以确定其可接受性。
- 应用计划策略于胶质瘤、保护海马的全脑放疗、全脑全脊髓放疗、颅咽管瘤和垂体瘤。

一、三维适形放射治疗

技术的进步促使中枢神经系统治疗计划设计趋于准确且具有患者差异性。三维适形放疗是早期治疗计划方式中的一种。利用现代成像技术，比如CT和MRI，剂量师可以融合这些图像集以便医生快速准确勾画肿瘤和正常组织结构。这些结构轮廓勾画对于适形计划治疗肿瘤同时最大限度减少健康正常组织、器官的损伤是必要的[1]。由于肿瘤之间差异性，物理师需调整射野参数以创建最佳计划，了解各射野参数如何影响计划质量非常重要。

剂量师须选择所有参数来生成治疗计划，所以3D-CRT治疗计划被认为是正向计划。这些参数包括射束能量、机架、准直器和床转角、射野尺寸、射野调制器、处方归一、等中心位置和射束权重。这些参数仅适用于一个治疗射野，其他射野有各自的设置参数。此外许多中枢神经系统计划需要三个以上的射野。由于需要考虑许多变量，这种类型的计划涉及试错，并且可能非常庞大，因此遵循迭代方法会有所帮助。

1. 射束能量

大多数直线加速器均配备低能、高能光子束，选择正确的能量非常重要。低能光束（≤ 10MV）通常是默认治疗能量，有以下优点。首先，低能光子不具有高能光子的穿透力，其透射剂量较低[2]。最小化透射剂量可避免计划靶区之外的正常组织接受非必要剂量。其次，低能射束的半影比高能射束小。为了使半影区在PTV之外，需要开大射野尺寸[2]。尽管开大射野使一些额外正常组织被照射，但其受照剂量仍然小于选用高能束时的受照剂量。最后，低能射束不会产生中子。如果医生担心中子产生的额外剂量，最好避免使用高能射束（图 43-1 和图 43-2）。

尽管低能射束广泛用于中枢神经系统计划，使用高能射束（≥ 15MV）也有优势。高能光子穿透力高于低能光子，可最小化 PTV 内部和周边的剂量热点（大于等于处方剂量的 105%）。一些医生希望最小化剂量热点，因此穿透力是有益的。此外高能光子剂量建成区更深入组织，组织表面剂量较低[2]。对于一些深部肿瘤，使用高能光子可避免较高的表面剂量。

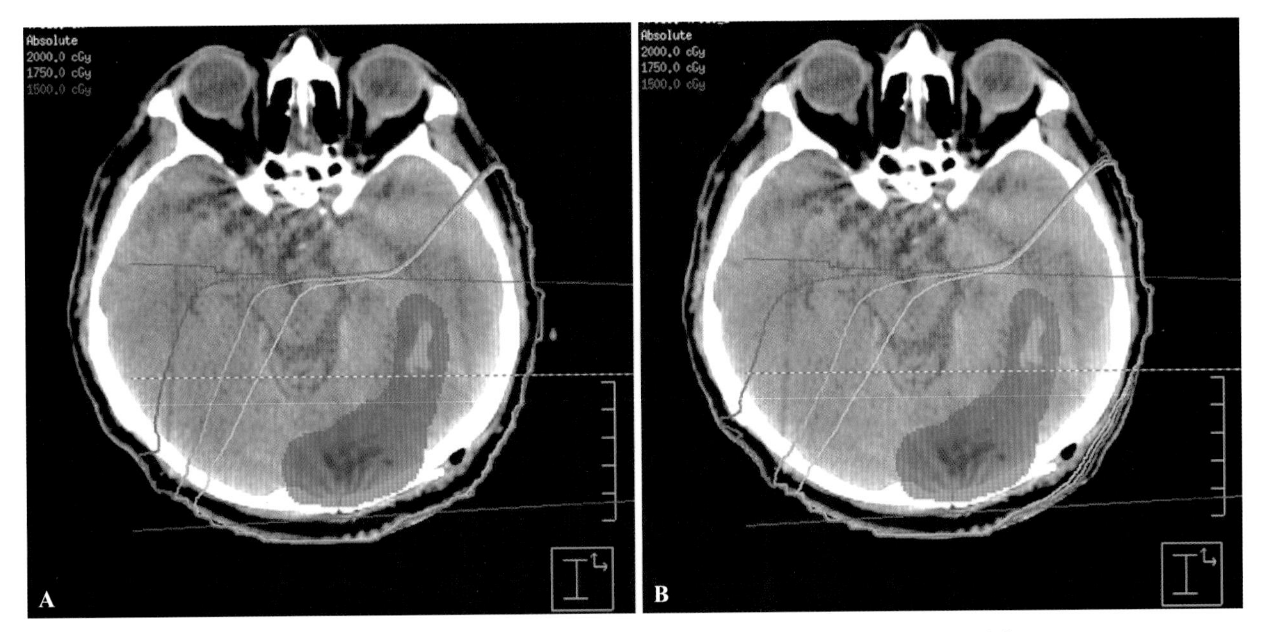

▲ 图 43-1　横断面显示了 6MV（A）和 15MV（B）能量对等剂量曲线的影响

左侧射野（红色）显示了能量之间的最大差异，红色阴影轮廓是 PTV。20Gy 等剂量线以蓝色曲线表示，7.5Gy 等剂量线以绿色曲线表示，15Gy 等剂量线以粉色曲线表示

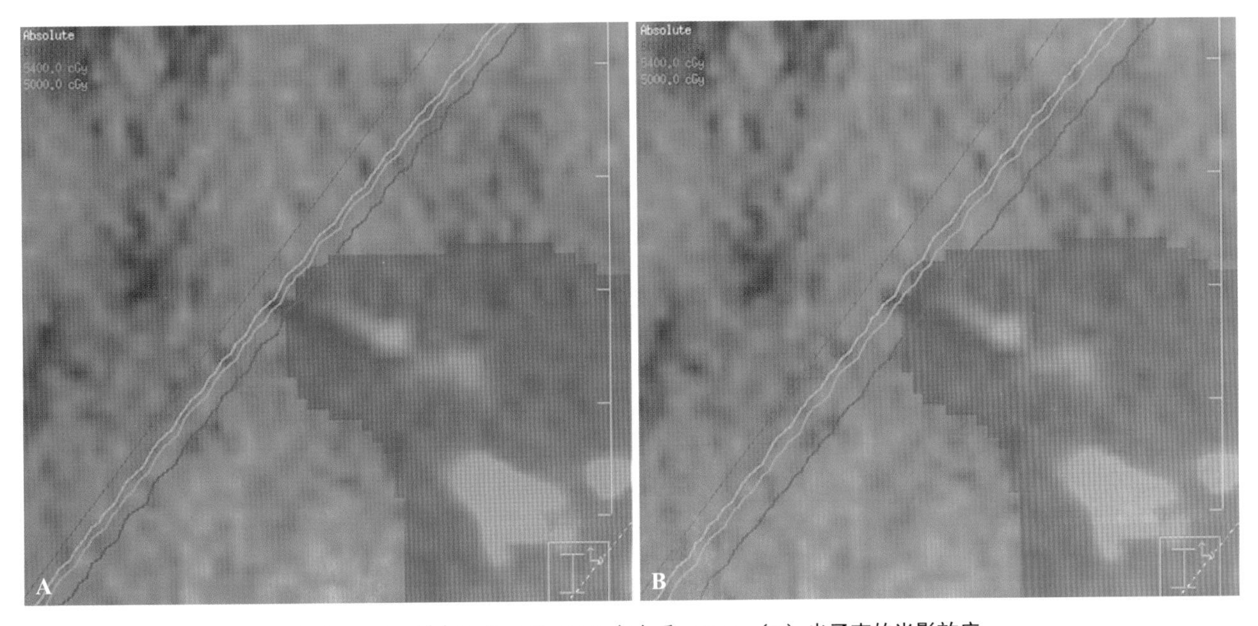

▲ 图 43-2　横断面显示了 6MV（A）和 15MV（B）光子束的半影效应

射野边界为粉色，PTV 为红色区域。60Gy 等剂量线以红色曲线表示，54Gy 等剂量线以橙色曲线表示，50Gy 等剂量线以绿色曲线表示

2. 机架角度

有很多机架角度可供选择，因此选择最佳射束路径可能会有所帮助。最佳的射束路径是穿射尽可能少正常组织到达计划靶区。这些射野通常会与 PTV 同侧。例如，如果 PTV 位于大脑的右半球，则左侧射野不太可能提供比右侧射野更好的剂量分布。如果是中心型计划靶区，则左侧、右侧射野组合的方式可能有用。机架在一个平面内旋转，当床角度从默认值（通常为零度）改变时，可以有更多的射束路径。

3. 准直器角度

选择合适的准直器角度可以减少多叶准直器（MLC）的漏射剂量并改善楔形板生成的剂量分布。尽管 MLC 可以随意适形，结果是带来叶片和叶片间的穿射剂量。因此必须选择适形叶片数量尽量少的准直器角度，减少叶片行进距离。通常，合适的设置是使叶片平行于 PTV 最小直径。在三维中显示 PTV 来观看射野方向观是一种不错的可视化适当角度的方式。但当使用楔形板时，MLC 以这种方式运行是不可取的。因为楔形板的目的是将剂量推至另一个区域。在这种情况下，应优先考虑楔形板以最大化其效用（图 43-3）。

4. 治疗床角度

将治疗床角度从默认位置改变，治疗射野变为非共面射野，其他射束路径可被使用。由于非共面射束不限于单个平面，因此可以达到更陡峭的剂量梯度。此外不穿射过多正常组织来治疗 PTV 的其他射束路径成为可能。但当旋转治疗床时存在弊端。首先，低剂量（小于 40% 处方剂量）会分散在不同的平面上。后果是当使用非共面射野时，整体剂量可能增加。其次，大多数床仅允许在治疗室内进行旋转。放疗技师必须进入治疗室旋转治疗床。治疗时间延长，放疗技师和患者可能会感到不适。最后，机器与治疗床板或患者可能发生碰撞，这取决于所选择的机架和治疗床角度。为防止任何意外或不良事件，执行固定的机架和床角组合，以确保治疗计划安全可行。

5. 射野尺寸

要设置合适的射野尺寸以确保 PTV 被覆盖，同时减少正常组织受照剂量。理想情况下，治疗射野只需开至足以覆盖 PTV 即可。射束半影使得难以创建这种类型的治疗射野。因此，需要生成额外的边界或挡块边界结构来设置射野挡块。通常，PTV 周围均匀外扩 0.5～0.7cm 就足以使半影区在 PTV 之外[1]。当使用共面射野时，有时上缘和下缘仍然很紧，通过沿 PTV 外扩 1cm 可以解决以上问题。或者，可以使用非共面射野代替外扩。

6. 射野调制器

通过在射束的路径中使用调制器，可以改善剂量分布。一种常用的调制器是楔形板。其有两种类型，分别称为物理楔形和电子动态楔形，它们的作

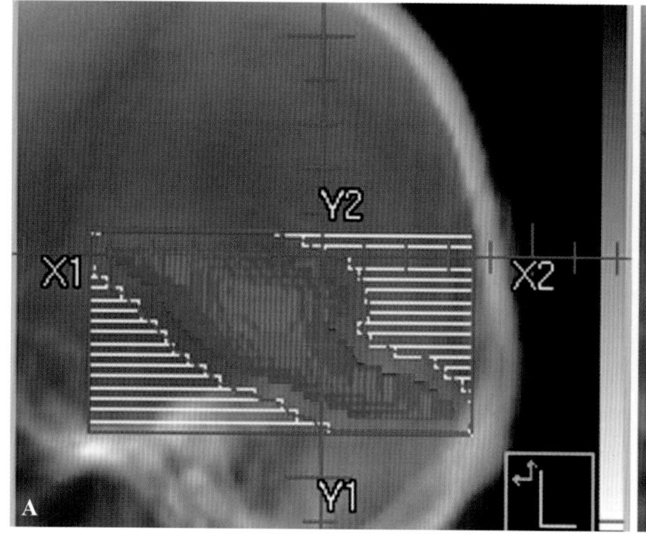

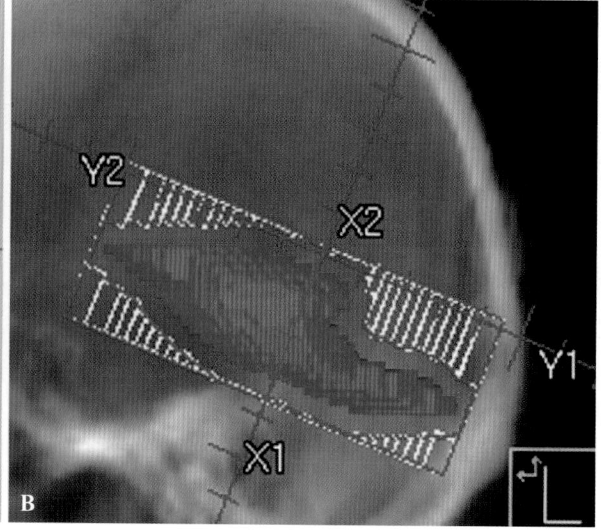

▲ 图 43-3　**PTV 三维显示下，两个不同准直器角度射野的射野方向观**

与 B 图区域相比，A 图射野有几片长距离的叶片。由于 B 图的射野具有较少的漏射剂量，其准直器角度最佳

用相似。楔形板主要用于将剂量从一个区域推到另一个区域。要理解如何推动剂量，在三维中显示一个热点区域并观察 BEV。然后，想象一条连接热点与低剂量区域的直线。旋转准直器，使 X 轴或 Y 轴平行于此线，并将楔形板跟端放置在热点侧。结果，热点远离跟端，并且角端的剂量增加。首选的热点位置是 PTV 的中心处，因此不要给射野添加过大楔形板。

楔形板的另一个特征是其可以充当组织补偿器。当治疗区域组织厚度不同时，组织较少的区域接受较高剂量。例如，头顶部比大脑中部有更多的热点。缺少组织的区域可以通过楔形板跟端来补偿。当跟端充当组织材料以削弱这些较高剂量时，剂量分布变优。

有时使用楔形板不能生成理想的计划，这时可以使用 MLC 代替。利用 MLC 遮挡热点的方法称为野中野技术（FIF）[3]。要使用野中野技术遮挡热点，先复制射野，在三维中显示的热点，并观察 BEV。合理的热点大于 2cm × 2cm 但不应覆盖整个治疗野。绘制一个覆盖这个等剂量云团的挡块。在飞利浦 Pinnacle 治疗计划系统（TPS）中，当用户添加一个挡块，挡块操作是允许还是阻止，具体取决于挡块的绘制方式。此外，如果照射野中有其他挡块，则优先级需要设置为 1。在 Varian Eclipse TPS 中，适形工具可以与 MLC 叶片工具配合使用来调整挡块。计算新射野（称为子野）后，从主野中获取一些射束权重，并将其添加到子野。通过使剂量偏离主野，射野区的剂量得以保留，并且随着子野的权重增加，热点的尺寸缩小。继续增加权重，直至处方等剂量曲线开始变差。如果仍有热点，复制其他射野，然后重复相同的步骤以创建子野。由于 MLC 沿 X 轴运动，有时无法有效遮挡热点区域。在这种情况下，需旋转准直器为 MLC 提供更好的路径。但准直器旋转缓慢，尽量少的使用其他准直器角度（图 43-4）。

除了遮挡热点外，野中野技术也可以用于为特定区域修补剂量。为直观显示哪个区域需要更多剂量，勾画出其轮廓，并在三维中显示要提量的区域。复制射野并通过 BEV 将射野设计为仅包绕该补丁轮廓。飞利浦 Pinnacle 和 Varian Eclipse 计划系统中用于遮挡的工具也可以应用于此种情况。当射野计算完成时，不从主野中获取权重，而是通过重新归一添加新的权重。Pinnacle TPS 可在处方中更改归一方式设置 MU（监测单元）。在 Eclipse TPS 中，更改计划归一模式获取计划归一值。两套治疗计划系统中，都有手动输入 MU 的选项，输入治疗所需的最小 MU 数即可。评估剂量分布，如果该区域没有接受足够的剂量，则增加 MU。但这样子野内和周边区域会接收更多剂量，可能出现其他的热点。如果来自子野入射剂量变得比期望值偏大，则复制不同的射野，创建另一个子野以均匀分配补丁剂量。

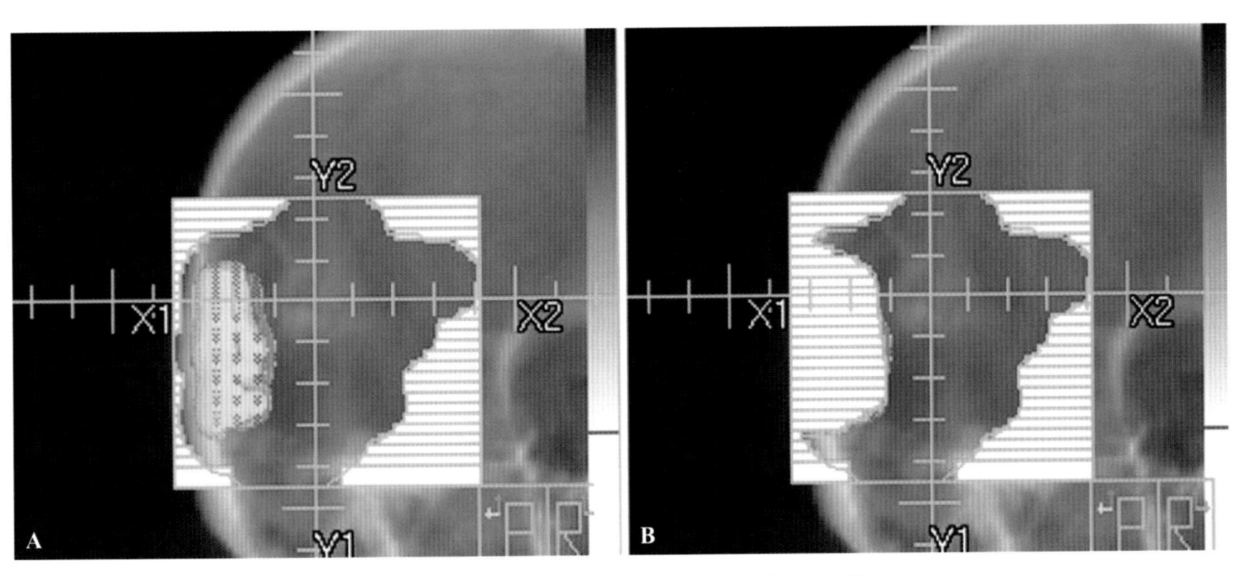

▲ 图 43-4　主野（A）和子野（B）的射野方向观

热点为黄色，MLC 被设成白色阴影以展示使用 FIF 技术时如何设计子野

尽管多个子野会增加治疗时间，但是每套 TPS 在使用 FIF 技术时均有缩短时间的方法。Pinnacle TPS 中，将射束类型从“静态”切换到“步进和射击”MLC，可实现控制点充当子野。虽然“步进和射击”MLC 模式下控制点可代替子野遮挡剂量，但是这些控制点不能用于提量。在 Eclipse TPS 中，通过右键单击计划选择“合并子野”，所有子野都将与主野合并。这样当放疗技师在治疗机上打开计划时，将会只看到主野。

7. 处方归一化

可以通过缩放计划总剂量的方式来改变 PTV 的覆盖范围和热点。由于每套 TPS 都有自己的归一方法，因此找到合适的方法有助于快速生成取理想计划。处方点剂量归一是 Pinnacle TPS 中最常用的方法。如果需要进一步调整，可以调整点的位置和处方百分比。如将计算 / 参考点放置在低剂量区域或降低处方百分比，会提高计划剂量。尽管 Eclipse TPS 中点剂量归一也很常见，但其有一种自动调整等剂量线百分比的方法来达到所需的靶区覆盖度。在“计划归一模式”里，有 100% 剂量覆盖 100% 靶体积的选项。只要将此体积设置在正确的结构，调整以上百分比就可以缩放剂量。但是，如果靶区未正确勾画，此归一方式可能会导致不理想的结果，因此使用此模式时建议仔细勾画靶区轮廓。

8. 等中心位置

等中心位置不会经常改变。通常等中心位于 PTV 的中心。这样治疗射野可以完全覆盖靶区，且很有可能在该位置对称分布。可以将等中心移动到另一个位置以控制治疗射野如何发散。有一种被称为“半野遮挡”的技术，将等中心放置在挡块外轮廓的边缘。这样准直器坞门就可以向下关闭至中心位置，从而不会向其他区域发散。使用“半野遮挡”的一个优点是射野衔接变得更容易。例如，如果患者先前已在当前治疗部位附近接受了照射，则尽量少的发散对于减少重叠剂量至关重用。但其缺点是射野最大尺寸变小，只能打开一侧准直器坞门。因此这种遮挡方法适用于尺寸≤ 20cm 的靶区。

9. 射束加权

等剂量线随治疗射野权重变化而变化。通常，相等权重的射野剂量均匀分布。但是也存在均匀射野权重无效的场景。例如，如果病变位于一侧，通过增加患侧射野的权重可能会更好。该方法有助于降低正常组织剂量。关于其他情况，可以调整射野权重百分比来创建平衡的剂量分布。

二、调强放射治疗

在 TPS 中设置目标以将等剂量线和剂量体积直方图（DVH）塑造成期望结果的过程称为逆向计划。当这种计划方式与静态机架射野相结合时，该治疗技术被定义为 IMRT。创建 IMRT 计划需要剂量师像设计三维适形计划那样选择适当数量的射野和射野参数。没必要选择适当射野调制器和射束权重，计划系统有一个称作优化器的功能来掌控这个过程。TPS 优化器使用物理师输入的计划目标，为每个射束生成通量图，再将该通量转换为 MLC 挡块模式。与三维适形相比，这些额外的挡块增加了总 MU 数。为有效地使用优化器，应创建计划结构、输入合理的目标参数。

1. 射束能量

与 3D-CRT 相比，IMRT 计划应该只使用低能光子束（≤ 10MV）。当使用高能束时，能量增强导致中子剂量增多。增加中子剂量是不可取的，因此使用高能射野可能是有问题的。尽管使用低能射野穿透力降低，TPS 优化器仍然可生成理想计划。

2. 机架和床转角

对于一个最佳的 IMRT 计划，使用五个或更多的射束来生成包绕靶区的均匀剂量分布。与 3D-CRT 类似，选择更接近靶区的射束有助于减少正常组织受照剂量。需要注意增加射束数量会增加周围组织的整体剂量并延长治疗时间。应避免使用平行对穿射束，以充分地增加 TPS 通量图的变化。虽然只使用共面射束就可以生成满意的计划，可使用一个或多个非共面射束来确保中间剂量的适形度。特别是设计中枢神经系统计划时，通常引入头顶射野以保持剂量适形度的同时避免穿射患者面部。

3. 计划设计

创建 IMRT 计划时，关键在于创建适形 PTV 周边剂量、限制关键器官剂量的结构。计划危及器官通过结构（如脑干或脊髓）外扩而来，用于减少器官受照剂量的不确定性[3]。当剂量限制结构与 PTV

重叠时，通常要生成计划 PTV（pPTV）。要创建 pPTV，先复制 PTV，并减去外扩 1～3mm 后的剂量限制结构，以避免优化界面中优先级冲突，否则会导致不合理的剂量梯度[4]。可以创建一个额外的计划结构，以确保与关键结构重叠的 PTV 区域剂量在关键结构的限值以内。当生成同步加量（SIB）计划时，为较低剂量 PTV 创建 pPTV 是必要的。较低剂量水平 PTV 减去外扩 1mm 较高剂量水平 PTV 以最小化计划系统优化时重叠区域的目标冲突。

除使用计划结构外，TPS 优化器需要知道如何约束 PTV 之外的区域。为了帮助收紧剂量并使计划更加适形，创建了称为环的结构。在 Eclipse TPS 中，可以通过使用正常组织目标（NTO）来创建有用的环。Eclipse 在优化窗口中引入了 NTO 参数，正常初始优先级为 100，可适当进行调整。如果靶区的形状非常均匀，则可以使用更高的优先级来做限制约束。如果 PTV 覆盖率有下降趋势，降低优先级可能会有所帮助。关于其他 NTO 参数，“距靶区距离”的适当起点是 0.3～0.5cm，起始和终止剂量分别为 105% 和 60%。均匀结构跌落参数可设为 0.5 或更大。通常手动调整 NTO 比自动 NTO 更有效。NTO 是 Eclipse 独有的功能，Pinnacle 用户需要手动创建环。通常，至少需要两个环。下表列出了结构及如何创建它们。在优化器中，为环添加最大剂量约束，并将其设置为处方剂量的 98%。对于正常组织，添加最大 DVH 约束，并将其设定为处方剂量的 50%，体积为 1%。可以创建额外的环来控制其他剂量线，方法类似于前面环的创建。记得重设正常组织轮廓，使其在最外圈（表 43–1、图 43–5 和图 43–6）。

典型的 Pinnacle TPS 优化涉及使用不同类型的目标。PTV 结构中最小剂量，均匀剂量和最大剂量被使用。除了最大剂量设为处方剂量的 105% 外其他目标均设为处方剂量。如果存在与关键结构重叠的 pPTV，则把比关键结构剂量限值低至少 5% 剂量设为最小剂量目标。对于关键结构和环，使用最大剂量和最大 DVH 目标。在降低平均剂量方面，等效均匀剂量（equivalent uniform dose，Eud）使用起来比最大 DVH 更有效。因此，一般优化流程开始先为所有类型的 PTV 结构和环输入目标值和权重 1。在第一次优化和剂量计算之后，评估关键结构的剂量，并开始为它们添加目标。然后，重置射束并再次优化。此次优化计算完成后，再次评估计划并专注于获得足够的覆盖率。提高覆盖率可以通过增加 PTV 目标权重、剂量或放松环的目标值来实现。在几次优化计算且覆盖率合适之后，通过改变权重或剂量来优化器官剂量。最后，小心地改动环的权重或剂量以收紧等剂量线。但是，如果靶区覆盖率已经很低，收紧剂量可能没有帮助。计划计算完成且满足计划标准后，可通知医生核查计划（图 43–7）。

与 Pinnacle TPS 类似，Eclipse TPS 中的 IMRT 优化由最小值，最大值和广义等效均匀剂量等目标组成。最小剂量目标用于靶区结构，如 PTV 和 pPTV，而最大剂量目标用于减少 PTV 中的热点、收紧周围正常组织器官剂量。将最小剂量目标设定得稍高，如处方剂量的 103%，有助于获得足够的

表 43–1　帮助创建环所需的结构

规划结构	说　明	目　的
PTV 实验	PTV+0.1cm	占位
环	PTV 实验 +0.5cm 使用创建环形 ROI	控制高剂量
外部	患者身体或外部轮廓	占位
正常组织	外部无 PTV 实验和环	控制低剂量

PTV. 规划目标量

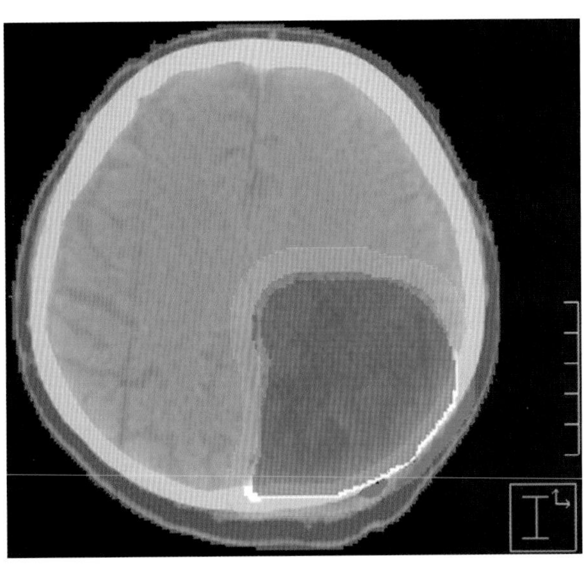

▲ 图 43–5　**横断面计划结构**

PTV 以红色表示，环以青色表示，正常组织以橙色表示

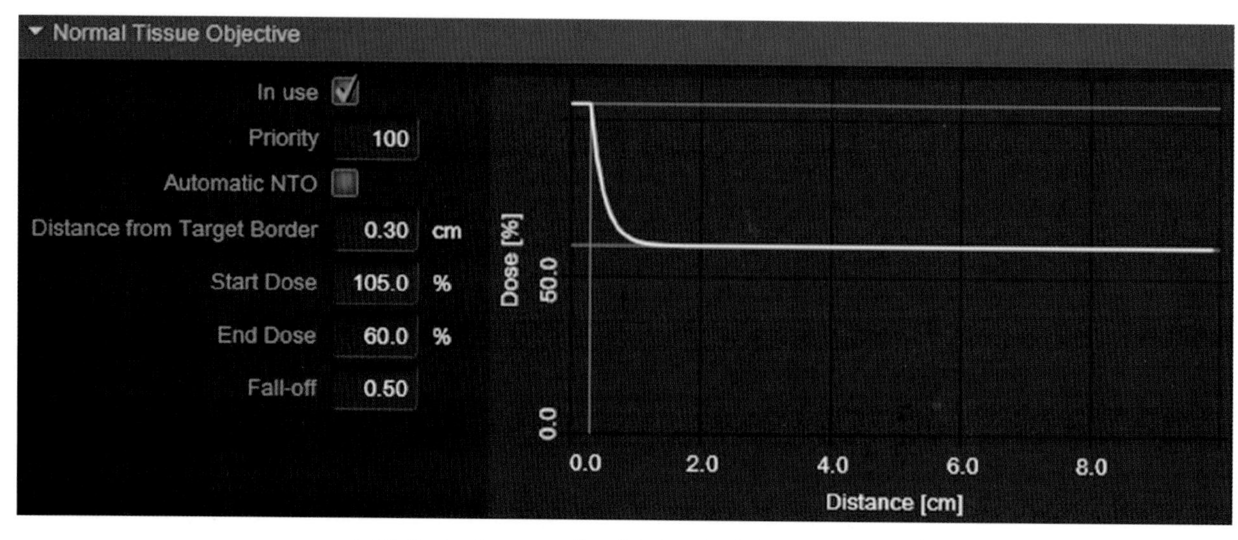

▲ 图 43–6　在 Eclipse 的正常组织目标中输入的典型参数

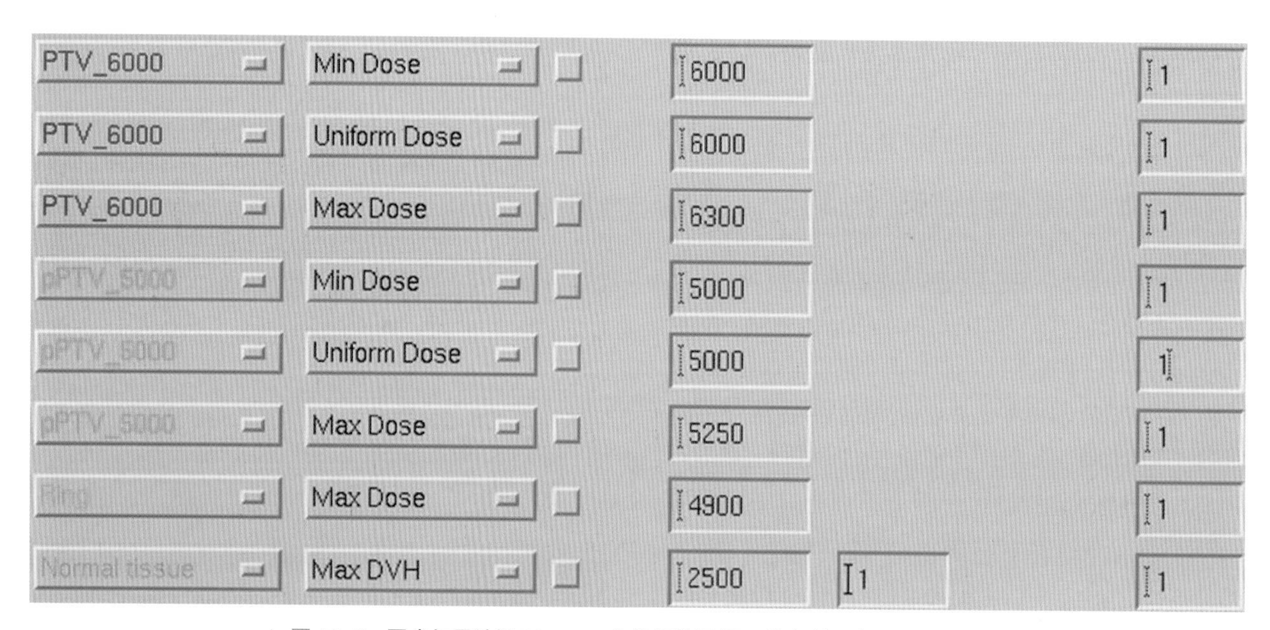

▲ 图 43–7　同步加量计划 Pinnacle 中的初始目标。处方剂量为 50Gy 和 60Gy

覆盖率，同时将最大剂量目标设定为处方剂量的 105% 左右以使 PTV 内的热点最小化。关键要理解优先级是相对的。例如，Eclipse TPS 中的最大优先级值为 1000，但是可以通过将最高优先级设置为 100 来实现相同的计划结果。初始运算仅使用 PTV 目标和 NTO 功能，物理师就可以评估正常组织结构能限制到什么程度。在初始运算后，评估 DVH，并使用最大剂量和等效均匀剂量功能缓慢推动次要结构，直至达到所需结果。在整个优化过程中继续评估 DVH，在靶区覆盖率和保护危及器官之间达到平衡。为了使优化时 DVH 更准确地反映最终剂量的 DVH，启动中间剂量计算，在优化阶段执行最终剂量计算算法（图 43–8）。

有时最终计算完成之后，两个 TPS 优化器只得到一套次优计划，可逐层进行调整。剂量涂抹是一种包括勾画某些等剂量线并设定目标值来增加或减少该等剂量线的通用技术。该技术可以通过增加覆盖率和减少危及器官剂量来改善剂量分布。例如，可以在覆盖范围不够的 PTV 区域进行轮廓勾画，并给出最小剂量目标。类似的是，部分危及器官有高剂量，可以将高剂量勾画出来并给出最大剂量目标。因为这些斑点轮廓是逐层勾画的，剂量涂抹可

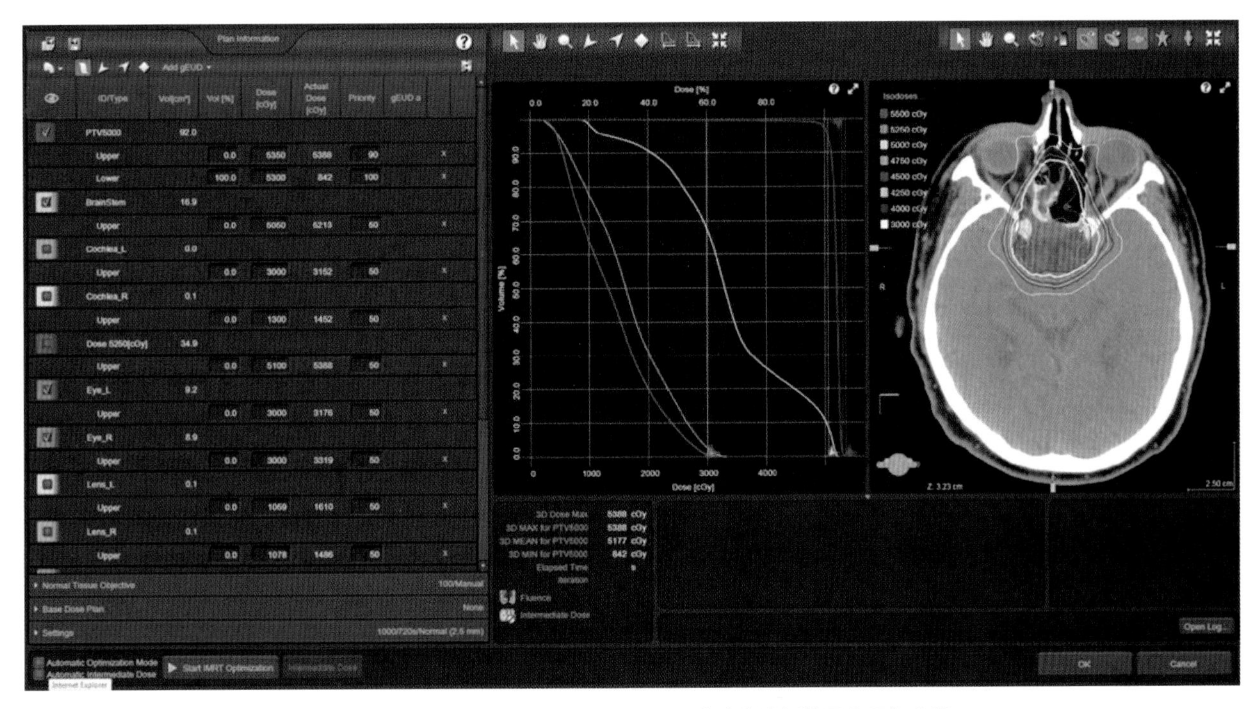

▲ 图 43-8　**Eclipse 计划系统优化界面脑肿瘤计划的最终目标参数**

处方剂量为 50Gy。DVH 上 PTV 以红色表示，脑干以浅绿色表示，左眼以绿色表示，右眼以粉色表示

能非常耗时，也不能保证结果。因此，此方法仅用于微调剂量。

三、容积调强放疗

VMAT 是一种更广泛使用的治疗技术。采用该技术的治疗计划可实现与 IMRT 计划相当的靶区覆盖度和剂量适形度，但治疗时间更短。治疗计划过程遵循与 IMRT 类似的方法，由优化器生成适形剂量分布。因为 TPS 需要考虑更多参数，如机架的变速运动、MLC 挡块模式和剂量率，VMAT 计划计算时间比 IMRT 更长 [2, 5]。因此，开始时要仔细设置 VMAT 射野参数，以避免由于误设初始参数而重做计划。

VMAT 计划生成理想计划所需的射野数量少于其他治疗技术。两个弧，一个顺时针旋转、另一个逆时针旋转，足以实现最佳的 PTV 覆盖度、器官剂量。事实上，一些研究已经比较了单弧和双弧计划，发现其结果类似 [5-9]。根据 Vanetti 等的研究，尽管增加额外的弧可能会使治疗时间增加约 1.5min[8]。但有时剂量分布的优势可能超过这个劣势。有时，使用非共面弧是有益的，因为旋转或移动治疗床可以在靶区周围生成最佳的剂量分布 [5, 9, 13, 16]。需要注意添加非共面弧时，类似于其他治疗技术，需在治疗中心旋转治疗床，这会增加治疗时间。其他弧度调整包括确定是使用部分治疗弧还是全弧。这并不容易确定，所以调整弧形路径会对计划质量产生重大影响。

可以类似于选择 IMRT 射野角度的方式来选择弧形路径。以机架的起始和终止角度定义弧形路径，最佳路径通常位于 PTV 的同侧。然而，有一些对侧路径的弧在某些情况下可能是有益的，如需要更强调制能力的中间型或不规则形状 PTV。有时当这些路径变大时，需要分割治疗弧以避免某些区域的穿射剂量。例如，穿射患者面部可能是不必要且不可取的，就可以在进入该区域之前停止治疗弧。在 Pinnacle TPS 中，需要创建单独的弧以便在避让区域的另一侧进行治疗。相比之下，Eclipse TPS 在优化器中有一个方便的功能来定义回避扇区。通过输入扇区的机架起始和停止角度，当机架在该区域旋转时，射束关闭，并在通过扇区后重新开启。设置合适的弧度范围是一种微妙的平衡，随着射野进入更多正常的组织，大弧度路径倾向于增大低剂量。但小的弧度范围可能会限制优化器找到最优解，计划质量可能会受到影响。

准直器角度是 VMAT 计划中需要调整的一个

重要射野参数。当使用 MLC 时，相邻 MLC 叶片之间存在漏射，这种现象被称为“舌槽效应”[10]。与其他治疗技术相比，VMAT 中此效应更明显。为了使这种泄漏最小化，治疗射野通常选 10°～45° 的准直器角度，这取决于 BEV 中 PTV 的形状。当使用两个弧时，调整准直器角度，使一个弧具有另一个弧的互补角。例如，如果顺时针弧的准直器角度为 45°，则逆时针弧的准直角度应为 315°。在某些情况下为了改善危及器官的剂量，准直器角度会偏离这一范围。在一项椎旁椎弓根治疗的研究中，0° 或 90° 准直器角度能更好地保护器官 [10]。另一项研究建议使用 95° 和 265° 进行保护海马的全脑放射治疗 [11]。由于危及器官如何被遮挡与 MLC 方向有关，需要尝试多个准直器角度组合以生成最佳计划。

由于旋转了准直器，且使用许多机架角度进行治疗，因此可能得打开比预期大的射野尺寸来覆盖靶区。设置准直器坞门最佳尺寸的方法是使用 BEV 并反复旋转机架。但是，有时需要拆分治疗弧。由于 MLC 的最大行程距离从叶片最远端到叶片收回约为 14.5cm，大于这个射野尺寸，有些区域 MLC 无法达到 [2]，可能会给优化器带来麻烦。要尽量减少这些区域，可通过调整每个弧的 X 坞门将最大射野尺寸设置为 18cm。例如，X_2 坞门为 10cm，则此弧的 X_1 坞门为 8cm，第二个弧 X_2 坞门为 8cm。相比将坞门开至大于 18cm[5]，TPS 优化器不必努力尝试克服 MLC 限制，可改善剂量分布和均匀性。

四、计划评估

对治疗计划进行系统评估有助于确保一致性和高效性。无论采用何种治疗技术，都可以使用以下指南以相同方式评估所有计划：① DVH 的 PTV 覆盖率和 PTV 热点（处方剂量的≥ 105%）；②关键结构的 DVH 剂量；③ CT 层面上的最大剂量位置；④ CT 层面上的处方等剂量曲线适形度；⑤ CT 层面上 30Gy 等剂量线的适形度；⑥ CT 层面上的热点位置；⑦ CT 层面上的低等至中等剂量曲线（图 43-9 至图 43-11）。

五、计划策略：胶质瘤

为胶质瘤治疗计划开发了一个类解决方案，以帮助节省时间，并为计划质量提供一些标准。在得克萨斯大学 MD 安德森癌症中心，Likhacheva 实现了基于肿瘤位置的 IMRT 类解决方案 [12]。开始计划设计前，大脑被分为以下区域：左右额叶、左右颞叶、左右顶枕、左右斜坡、中线斜坡、中脑、小脑和脑干。根据肿瘤所处部位，使用特定的机架和治疗角度。然后，生成了四个计划结构，并在具有标准目标的 Pinnacle TPS 优化器中使用。经过几次迭代后，治疗计划最终确定。Likhacheva 等发现与手动生成的计划相比，在评估放射治疗肿瘤学组适形指数、平均脑剂量和接受 30Gy[12] 的脑体积时，类解决方案计划质量相当或更好。此外，研究人员发现，不同经验水平的剂量师计划设计时间均显著缩短 [12]。因此，利用类解决方案在计划质量和治疗开始时间方面使患者受益（表 43-2 至表 43-4）。

虽然这种类解决方案为 IMRT 设计，但将相同的射野角度选择应用于 3D-CRT 可为剂量师提供一个良好的起点。使用射野调制器，如楔形板或野中野技术代替计划结构来生成可接受的计划。对于额颞叶胶质瘤，非共面 VMAT 被证实计划质量与非共面 IMRT 相当。Panet-Raymond 等通过生成两组计划比较了这两种技术 [13]。VMAT 计划包括一个共面弧，准直角为 45°，没有回避区和非共面弧，在 90° 的治疗床角度下旋转 180°。IMRT 计划有 7 个射野，其中 2～4 个射野是非共面的，并且治疗床角度限制在 1～2 个角度。作者发现关键结构和 PTV 覆盖剂量相当 [13]。但与 IMRT 相比，VMAT MU 数和治疗时间减少，计划设计时间增加 [13]。最后，必须针对每例患者评估两种技术，以确定最佳治疗方案。

六、病例研究：共面 VMAT 与非共面 IMRT 治疗右前顶叶胶质母细胞瘤多形病变的方案比较

一名患有前列腺癌史的 67 岁男性患者癫痫发作，影响左手协调，导致左脸和手臂麻木和发音障碍。他接受了 MRI 扫描，显示右侧中央前部有 2.5cm × 2.5cm × 2.3cm 的对比增强肿块。病理学诊断为胶质母细胞瘤，IDH 野生型。患者接受了全切除术，计划采用 Temodar 化疗，同步每日放射治疗，60Gy 分 30 次。使用表 43-2 中的类解决方案基于 Pinnacle TPS 创建了一个五野非共面 IMRT SIB 计划。

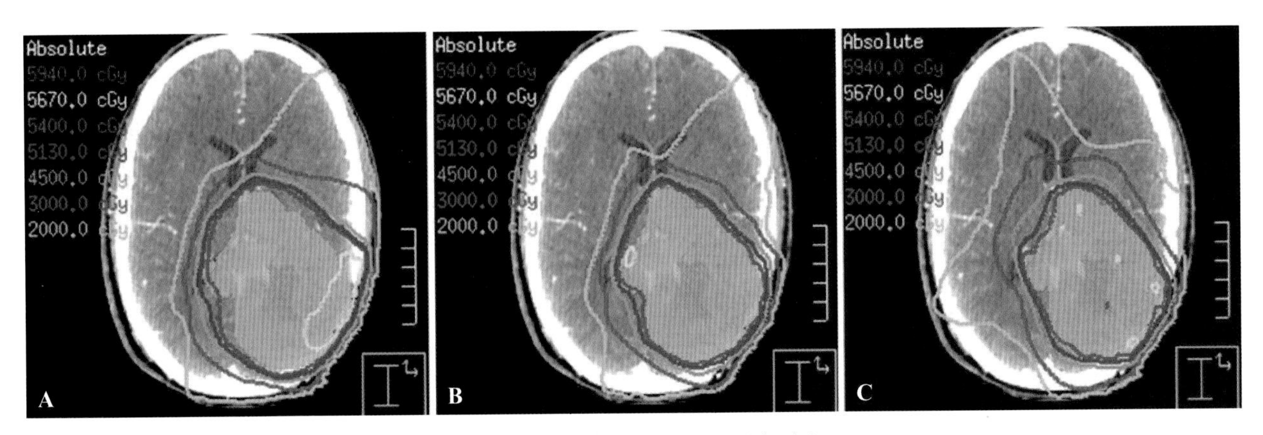

▲ 图 43-9　**同一横断面剂量分布对比**

A. 3D-CRT；B. IMRT；C. VMAT 计划。每个计划的处方剂量为 54Gy，PTV 为绿色阴影。3D-CRT 和 IMRT 计划都使用非共面射野，而 VMAT 计划使用共面弧。56.7Gy 等剂量线以黄色曲线表示，54Gy 等剂量线以红色曲线表示，51.3Gy 等剂量线以蓝色曲线表示，45Gy 等剂量线以橙色曲线表示，30Gy 等剂量线以粉色曲线表示，20Gy 等剂量线以青色曲线表示

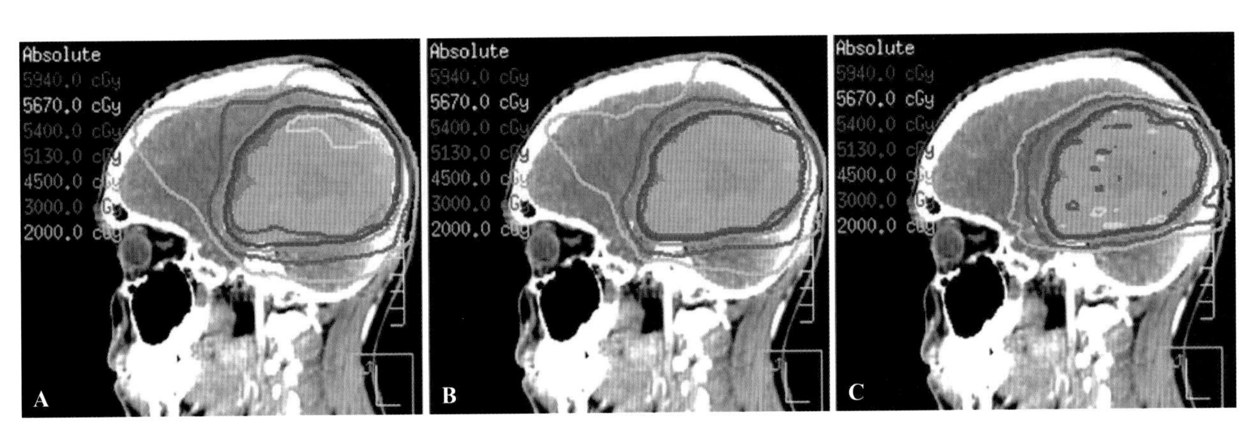

▲ 图 43-10　**同一矢状面剂量分布对比**

A. 3D-CRT；B. IMRT；C. VMAT 计划。56.7Gy 等剂量线以黄色曲线表示，54Gy 等剂量线以红色曲线表示，51.3Gy 等剂量线以蓝色曲线表示，45Gy 等剂量线以橙色曲线表示，30Gy 等剂量线以粉色曲线表示，20Gy 等剂量线以青色曲线表示

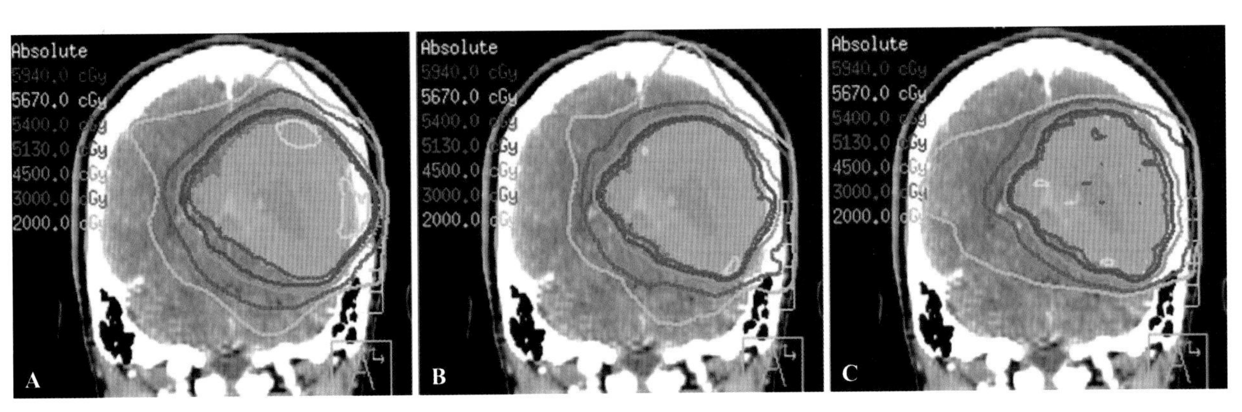

▲ 图 43-11　**同一冠状面剂量分布对比**

A. 3D-CRT；B. IMRT；C. VMAT 计划。56.7Gy 等剂量线以黄色曲线表示，54Gy 等剂量线以红色曲线表示，51.3Gy 等剂量线以蓝色曲线表示，45Gy 等剂量线以橙色曲线表示，30Gy 等剂量线以粉色曲线表示，20Gy 等剂量线以青色曲线表示

表 43-2 **Likhacheva 等开发的胶质瘤类解决方案每个脑区的射野参数。角度以机架角 – 床角列出，其中机架角度为 0° 代表前后射野，床角度为 0° 和 90° 分别表示默认位置和逆时针旋转**

区 域	射野 1	射野 2	射野 3	射野 4	射野 5	射野 6	射野 7
右额叶	230～000	300～000	045～315	060～270	315～045	—	—
左额叶	130～000	060～000	045～315	060～270	315～045	—	—
右颞叶	300～000	230～000	285～085	055～315	305～045	—	—
左颞叶	060～000	130～000	075～270	305～045	055～315	—	—
右顶枕	235～000	170～000	270～060	330～030	090～285	—	—
左顶枕	125～000	190～000	090～310	030～330	270～055	—	—
右斜坡	290～015	260～345	300～045	315～090	330～300	—	—
左斜坡	070～345	100～015	060～315	315～090	030～060	—	—
中线斜坡	100～000	075～345	060～300	300～060	045～270	—	—
中脑	035～270	090～315	040～350	270～350	270～045	320～010	090～010
小脑	290～000	230～000	070～000	130～000	065～310	295～050	—
脑干	230～000	120～000	270～045	300～045	060～315	090～315	—

表 43-3 **Likhacheva 等列出的胶质瘤治疗计划的 TPS 优化计划结构**

计划 PTV	PTV 减去增强 PTV
PTV 外扩 1cm	PTV+1cm
环	PTV Exp 1cm 减去 PTV
Body	患者的身体或外部轮廓
正常组织	Body 减（PTV+1cm）

表 43-4 **Likhacheva 等解决方案 Pinical 计划系统计划目标**

结 构	目 标	剂 量	百分比	权 重
PTV 加量区	最小剂量	处方 1	—	100
PTV 加量区	均匀剂量	处方 1+2%	—	100
计划 PTV	最小剂量	处方 2	—	100
计划 PTV	均匀剂量	处方 2+2%	—	3
环	最大 DVH	处方 2	1	5
正常组织	最大剂量	2900	—	25
正常组织	最大 DVH	2400	2	25

计划评估时，医生要看一个治疗时间较短的计划。剂量师便设计了一个共面的 VMAT 计划用来做比较，并使用两个 168° 的治疗弧扫过患者的右侧。优化中的计划目标保持相似。在调整归一实现类似的 PTV 覆盖率之后，关键结构的剂量存在差异。与 IMRT 计划相比，VMAT 计划左晶状体、眼球、脑干、耳蜗和脊髓的最大剂量较低，可能是因为这些结构与 IMRT 计划一样不在穿射剂量区域。相反，注意到视神经、视交叉、垂体和脑组织的平均剂量较高，原因可能是穿射剂量对 VMAT 计划中的这些器官有较大的贡献。由于这两个计划危及器官剂量远低于剂量限值，医生选择了 VMAT 治疗计划。在这案例里，分类解决方案有助于为探索其他计划选择提供良好的开端（图 43-12 至图 43-16）。

七、计划策略：保护海马的全脑放射治疗（HA-WBRT）

Shen 等为保护海马开发了一套易于实施并满足 RTOG 0933 协议指南的 VMAT 类解决方案 [11]。首先，生成六个计划结构，分别是 sPTV1、sPTV2、sPTV3、sPTVu、PTVsup 和 PTVinf，以上是生成三个优化区域所必需的。然后，他们选择了一个放置在 sPTV2 中心的等中心，并生成两个全弧。其中一个治疗弧机架从 179° 旋转至 181°，准直角度为 265°，准直器坞门沿 PTVsup 外扩 0.5cm。另一治疗弧机架从 181° 旋转到 179°，准直角为 95°，准直器坞门于沿 PTVinf 周围外扩 0.5cm。Shen 等证实 X 方向的射野总长＜ 15cm，设置射野后，使用 Eclipse TPS 中的标准目标有助于缩短计划设计时间。作者发现，在 sPTV2 设置两个弧重叠，可实现 MLC 有效遮挡海马规避区 [11]。可以通过查看 BEV 中的 MLC 模式来可视化这种遮挡。此外 PTV 覆盖率不受这种设置的影响，这一类解决方案在靶区覆盖率和正常组织保护方面符合协议指南（表 43-5）。

对于不具备开展 VMAT 的机构，IMRT 同样可以实现对海马的保护。在执行三维空间搜索后，Gondi 等确定了一套 9 个非共面射野的最佳布野方式 [14]。射野设置和观察组织剂量有助于 Gondi 等开发 RTOG 0933[14]。但是，如前所述，使用非共面射野存在缺陷。Siglin 等发现将患者置于 30° 倾斜床头板上代替非平面射野，有助于提高 TPS 优化器在共面射野时遮挡海马和神经结构的能力 [15]。实际上，这种布野方式产与九野方式最终结果相似 [15]。因此，如果患者能够接受这种头部摆位，则共面

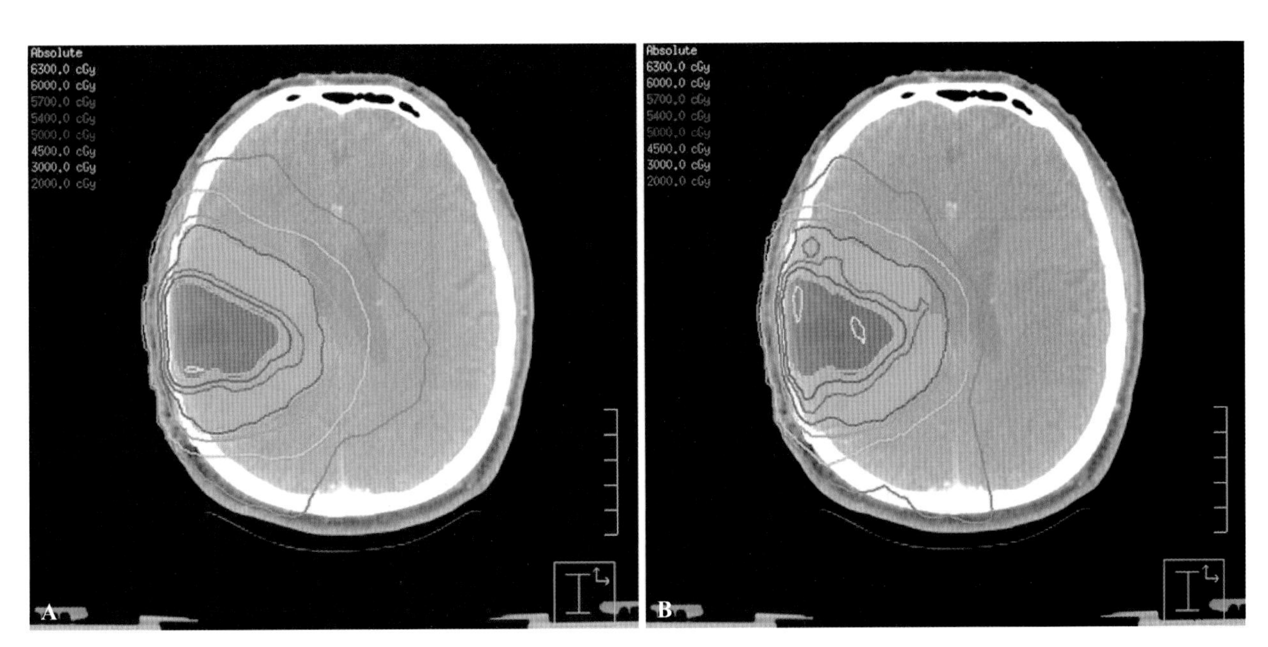

▲ 图 43-12　**VMAT 和 IMRT 计划的同一横断面剂量分布对比**

A. VMAT；B. IMRT 计划。PTV6000 以红色表示和 PTV5000 以绿色表示，63Gy 等剂量线以黄色曲线表示，60Gy 等剂量线以绿色曲线表示，57Gy 等剂量线以蓝色曲线表示，54Gy 等剂量线以粉色曲线表示，50Gy 等剂量线以红色曲线表示，45Gy 等剂量线以橙色曲线表示，30Gy 等剂量线以青色曲线表示，20Gy 等剂量线以深绿色曲线表示

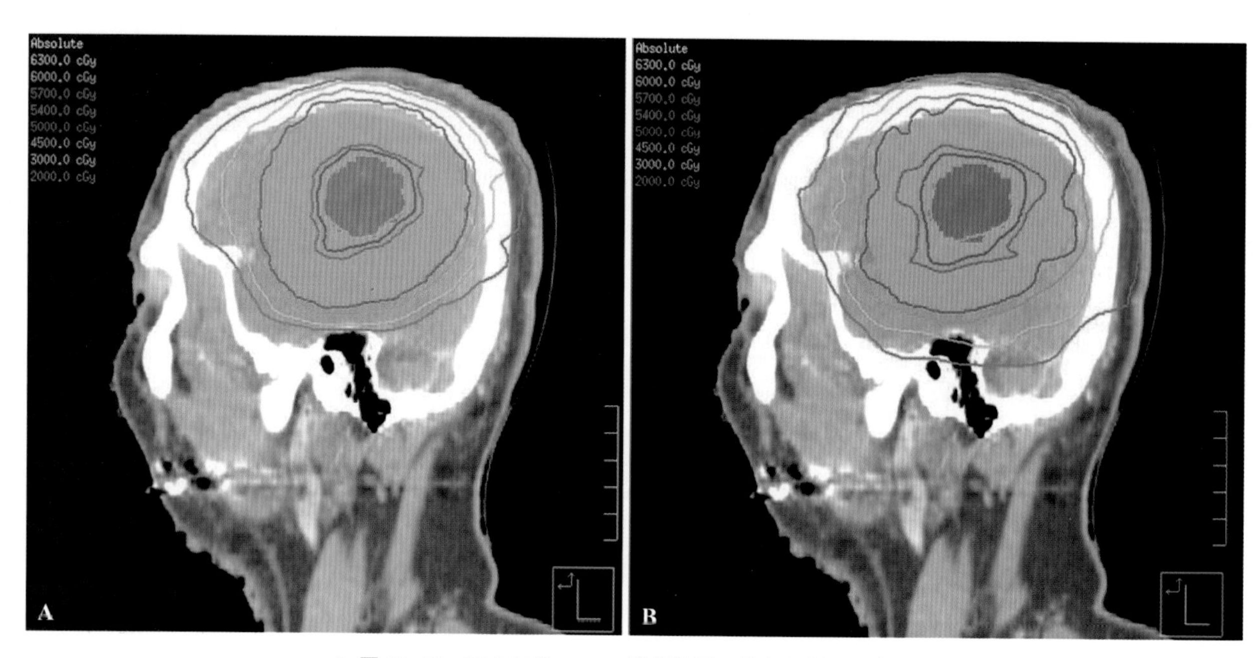

▲ 图 43-13 **VMAT 和 IMRT 计划的同一横断面剂量分布对比**

A. VMAT；B. IMRT 计划。63Gy 等剂量线以黄色曲线表示，60Gy 等剂量线以绿色曲线表示，57Gy 等剂量线以蓝色曲线表示，54Gy 等剂量线以粉色曲线表示，50Gy 等剂量线以红色曲线表示，45Gy 等剂量线以橙色曲线表示，30Gy 等剂量线以青色曲线表示，20Gy 等剂量线以深绿色曲线表示

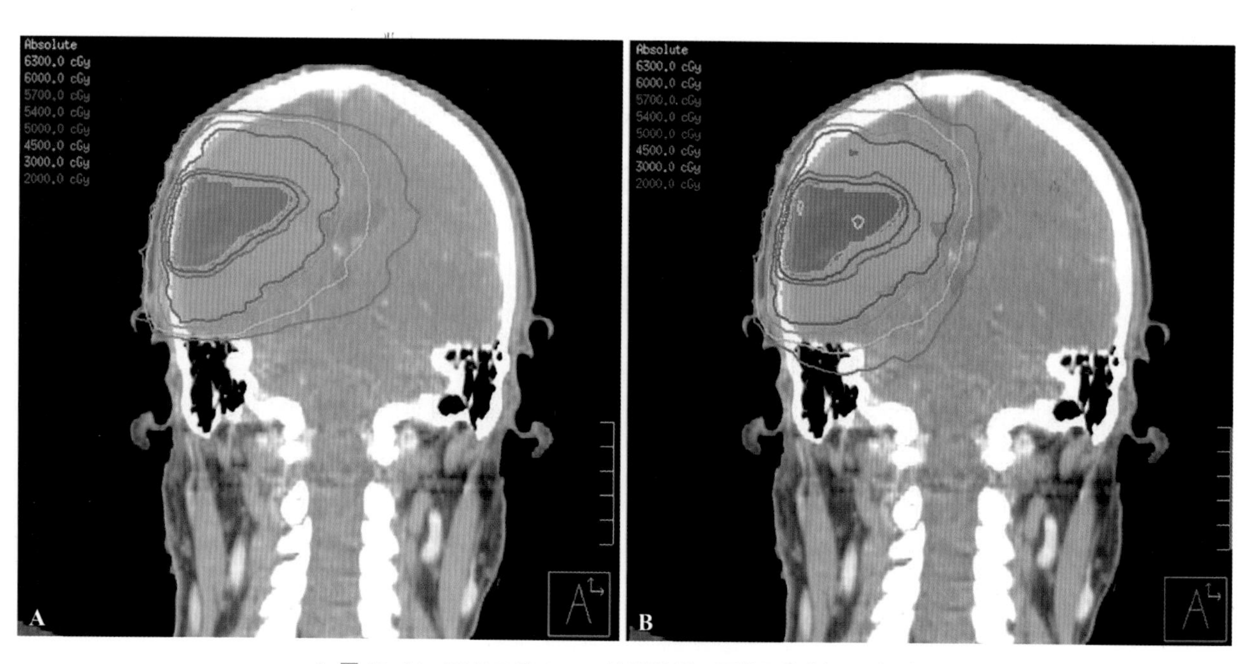

▲ 图 43-14 **VMAT 和 IMRT 计划的同一冠状面断剂量分布对比**

A. VMAT；B. IMRT 计划。63Gy 等剂量线以黄色曲线表示，60Gy 等剂量线以绿色曲线表示，57Gy 等剂量线以蓝色曲线表示，54Gy 等剂量线以粉色曲线表示，50Gy 等剂量线以红色曲线表示，45Gy 等剂量线以橙色曲线表示，30Gy 等剂量线以青色曲线表示，20Gy 等剂量线以深绿色曲线表示

IMRT 是一种更简单、快速的治疗技术（表 43-6）。

八、计划策略：全中枢照射（CSI）

全中枢照射治疗计划较为复杂，需要注意细节。经典的 3D-CRT 计划包括俯卧位下的全脑横向对穿野和脊柱后垂野，可以匹配全脑射野和脊柱射野发散以避免重叠。但如果需要两个脊柱射野来覆盖整个脊柱 PTV 时，射野重叠会成为问题。解决

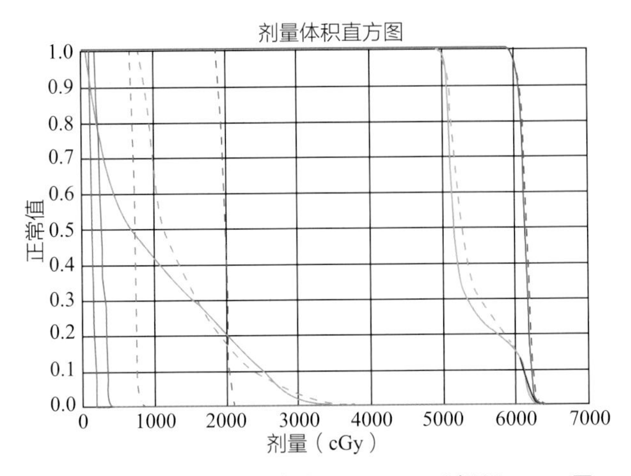

▲ 图 43-15 **VMAT（实线）和 IMRT（虚线）DVH 图**

左耳蜗以粉色曲线表示，右耳蜗以天蓝色曲线表示，脑干以橙色曲线表示，PTV5000 以绿色曲线表示，PTV6000 以红色曲线表示

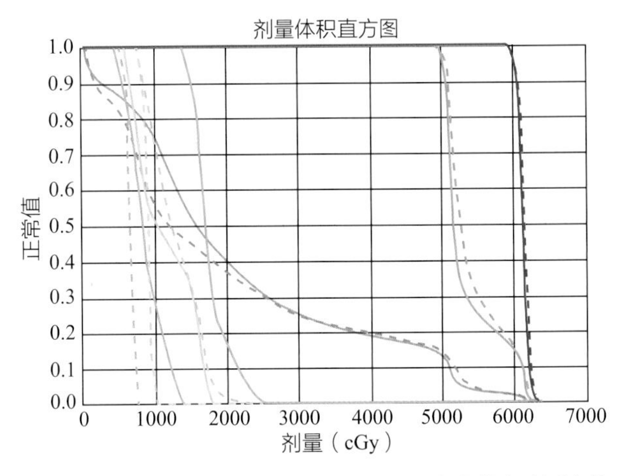

▲ 图 43-16 **VMAT（实线）和 IMRT（虚线）计划的 DVH 图**

左视神经以青色曲线表示，右视神经以黄色曲线表示，视交叉以黄绿色曲线表示，脑组织以紫色曲线表示，PTV5000 以绿色曲线表示，PTV6000 以红色曲线表示

表 43-5 Shen 等保护海马类解决方案的计划结构

计划结构	描 述
sPTV1	减去海马周围 0.5cm 回避区域部分的 PTV
sPTV2	部分 PTV，与 sPTV1 同层面但不包括 SPTV1
sPTVu	sPTV2 上下各一层、视神经和视交叉外放 0.3cm
sPTV3	全脑 PTV 减去 sPTV1，sPTV2 和 sPTVu
PTVsup	sPTV3 的上一层，sPTVu 的上一层和 sPTV2
PTVinf	sPTV3 的下一层，sPTVu 的下一层和 sPTV2

表 43-6 Gondi 等为交付性而使用和修改的非共面 IMRT 射野（射野角度基于瓦里安准坐标系）

射 野	机架角度 (°)	床角度 (°)
1	150	140
2	230	150
3	360	225
4	76	190
5	131	196
6	171	96
7	275	150
8	223	196
9	221	90

该问题的一种方法是在治疗处方剂量的 1/3 之后移动射野，以尽量减少使欠量区和过量区。布置射束前，选择适当的等中心位置很有必要。大脑等中心位于大脑中央的中线，上脊柱等中心位于肩膀顶部和脊柱中间之间连线的中点，下脊柱等中心位于脊柱中点和尾椎骨之间连线的中点。调整全脑、上脊柱和下脊柱等中心坐标，使其处于相同的矢状面和冠状面，这样当放疗技师给患者摆位时，仅通过进出床移动就可以实现等中心点间的切换。然后，类似设计全脑射野那样添加侧脑野。下缘要略高于肩部，尽量避免穿射口咽。为避免治疗计划和射野影像之间差异，应该尽量使 Y 准直器坞门可被 0.5 整除。然后，布置上部脊柱射野，抬高上边界以匹配全脑野的下边界。通过旋转全脑射野准直器、上下维度上移动上脊柱治疗等中心可实现准确匹配。一旦匹配完成，可以调整 MLC 挡块以便覆盖脊柱 PTV 并且屏蔽前部正常组织。在上部脊柱区域，调整侧边界以覆盖脊柱 PTV，调整下边界与上坞门对称。接下来，添加下脊柱射野，并抬高上边缘，使该边缘和上脊柱的下边缘在脊髓中点相交。可以在矢状平面中观察该交叉点。然后，移动下脊柱射野的外侧边缘和下侧边缘以覆盖脊柱 PTV。最好保持 Y 准直器坞门可被 0.5 整除并且稍微对称，以便在上下方向移动下脊柱等中心。在这些调整之后，确

保上下脊柱区域的交叉点仍在脊髓中间。适当调整了所有射野，就可以进行剂量计算。

有几个必要的步骤需要做，以便在射野计算后得出一个最佳的治疗计划。首先，为脊柱射野创建计算点，尽可能将其远离放置在组织内的前部，距射野边缘至少 2cm。然后，调整全脑、上脊柱和下脊柱靶区的处方归一，以便使处方剂量能够包绕 PTV。接下来，利用野中野技术将大脑中的热点最小化，并将处方等剂量线与脊柱段 PTV 适形。为了把脊髓区域等剂量线拉回，从最上层面开始，确定哪些层面处方等剂量远离靶区、哪些层面处方等剂量线贴近靶区的前端。有时，等剂量线怎么都不向后移动，可以尝试利用位于上脊柱射野内的上一层面。在其中一个上脊柱子野的射野方向观，创建一个覆盖这些横断层面的 MLC 挡块，缓慢增加射野权重。增加主野分给子野的权重配比，直到这条等剂量线接触到 PTV 的前缘，锁定子野的权重。创建另一个子野，并重复相同的步骤，使处方剂量包绕 PTV。当上脊柱调整完毕后，同样的步骤来调整下段脊柱。创建所有 FIF 后，复制此计划，并创建另一个计划，将射野交汇点向上移动 0.5cm。全脑野的下边界和上脊柱的上边界正好移动 0.5cm。类似的是，上脊柱区域的下边界和下脊柱区域的上边界也正好移动 0.5cm。复制这个新计划并再次将交叉点向上移动。最终生成 3 个不同的叠野区的计划。

为避免生成不同的叠野计划和提高患者舒适度，可采用仰卧位 VMAT 计划来羽化叠野区的剂量。当使用这种技术时，等中心放置同样遵循 3D-CRT 中使用的原则。由于 VMAT 射野需要旋转准直角度，因此射野边界不能完全匹配，但 TPS 优化器会补偿此问题，以最大限度地减少欠量和超量区。关于野外边界，全脑治疗弧的下边界应位于肩部上方，上段脊柱的上边界与全脑弧重叠约 3cm；在脊柱区域，上段脊柱和下段脊柱弧重叠 3～4cm，并且每个治疗弧的准直器坞门应尽可能对称，以方便进行轻微的等中心调整。在弧旋转方面，每个区域布置有顺时针弧和逆时针弧。全脑弧设成全弧但不包括穿射患者面部或前后射束的每侧 30° 的区间。脊柱段弧包括后前位 120° 区间或后前位左右各 60° 区间。一旦布野完成后，需要为每个弧段创建计划 PTV。参考射野方向观，创建全脑 PTV，上段脊柱 PTV 和下段脊柱 PTV。这样 TPS 优化器就可以聚焦于每个相互独立的 PTV，平滑叠野区剂量。在 TPS 优化器中为这些计划 PTV 添加经典的初始目标。通过优化的方式来自动羽化重叠区，而不用生成多个计划（图 43-17）。

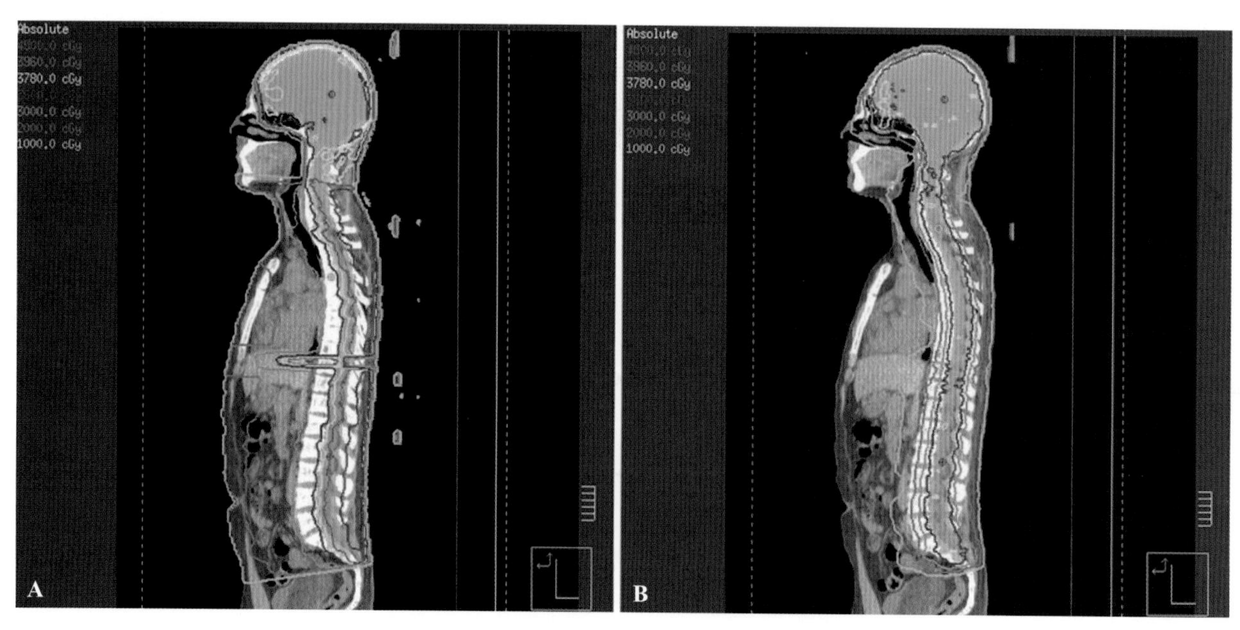

▲ 图 43-17 **3D-CRT 和 VMAT CSI 计划的矢状图**

A. 3D-CRT；B. VMAT CSI 计划。PTV 呈绿色阴影，处方剂量为 36Gy 以红色曲线表示。3D-CRT 包含使用 FIF 技术的 2 个全脑野和 2 个脊柱射野。计划有 3 个叠野区，共计 12 个射野。VMAT 计划包括 2 个全脑弧，2 个上脊柱弧和 2 个下脊柱弧，不用叠野区移位

3D-CRT 和 VMAT 技术主要问题在于低剂量区扩散到前端正常组织。理想情况下，这些组织受照剂量应非常少。幸运的是，随着技术的进步，质子治疗是实现这一目标的最佳选择，Bragg 峰可实现剂量在组织的末端传递[2]。具体而言，笔形射束扫描优化成很多单独的笔形射束，使每个治疗区域具有最优加权 Bragg 峰，最终生成均匀的剂量分布[2]。仅采用单独一后野，就可以使处方剂量覆盖靶区，并且透射剂量在到达前端组织之前就被吸收（图 43-18 和图 43-19）。

九、计划策略：颅咽管瘤

类似神经胶质瘤的 3D-CRT 和 IMRT 技术均可用于颅咽管瘤，但 VMAT 用于该疾病方法略有不同。Uto 等比较了共面和非共面 VMAT 计划之间的差异。共面计划包含 2 个分别沿顺时针、逆时针旋转并布置了 45°、315° 准直器角度的完整治疗弧[16]。非共面计划包含布置在 0° 的床转角躲避眼球的完整共面治疗弧和 2 个床转角分别为 45° 和 315°、准直器角度为 0° 的非共面的弧。Uto 等发现通过旋转床

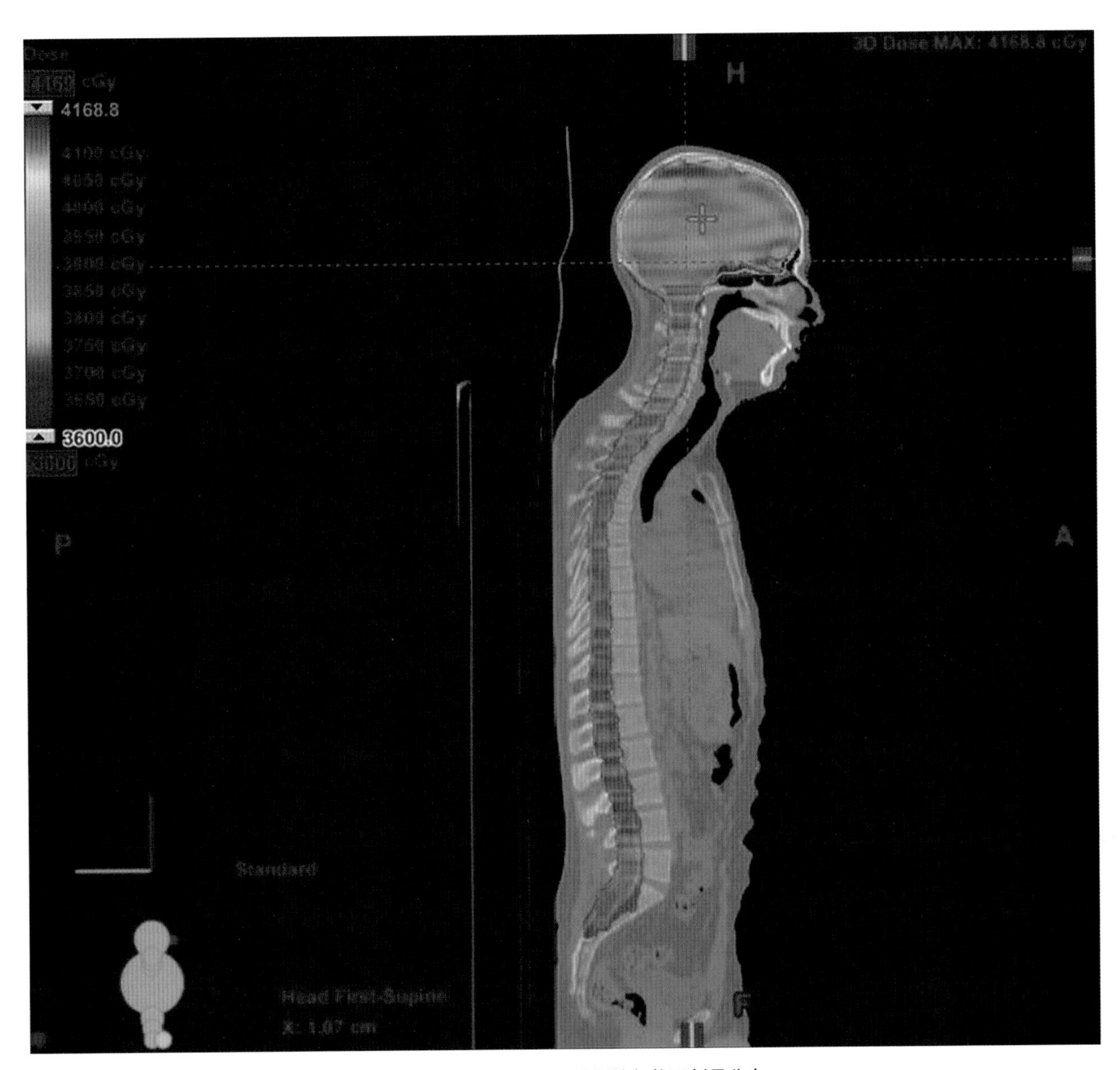

▲ 图 43-18 质子 CSI 计划的矢状面剂量分布

剂量以“color wash”显示，范围从 36Gy（蓝色）至 41.6Gy（红色）。该计划包括 1 个全脑野、1 个上脊柱野和 1 个下脊柱野。使用笔形束扫描进行射野调制

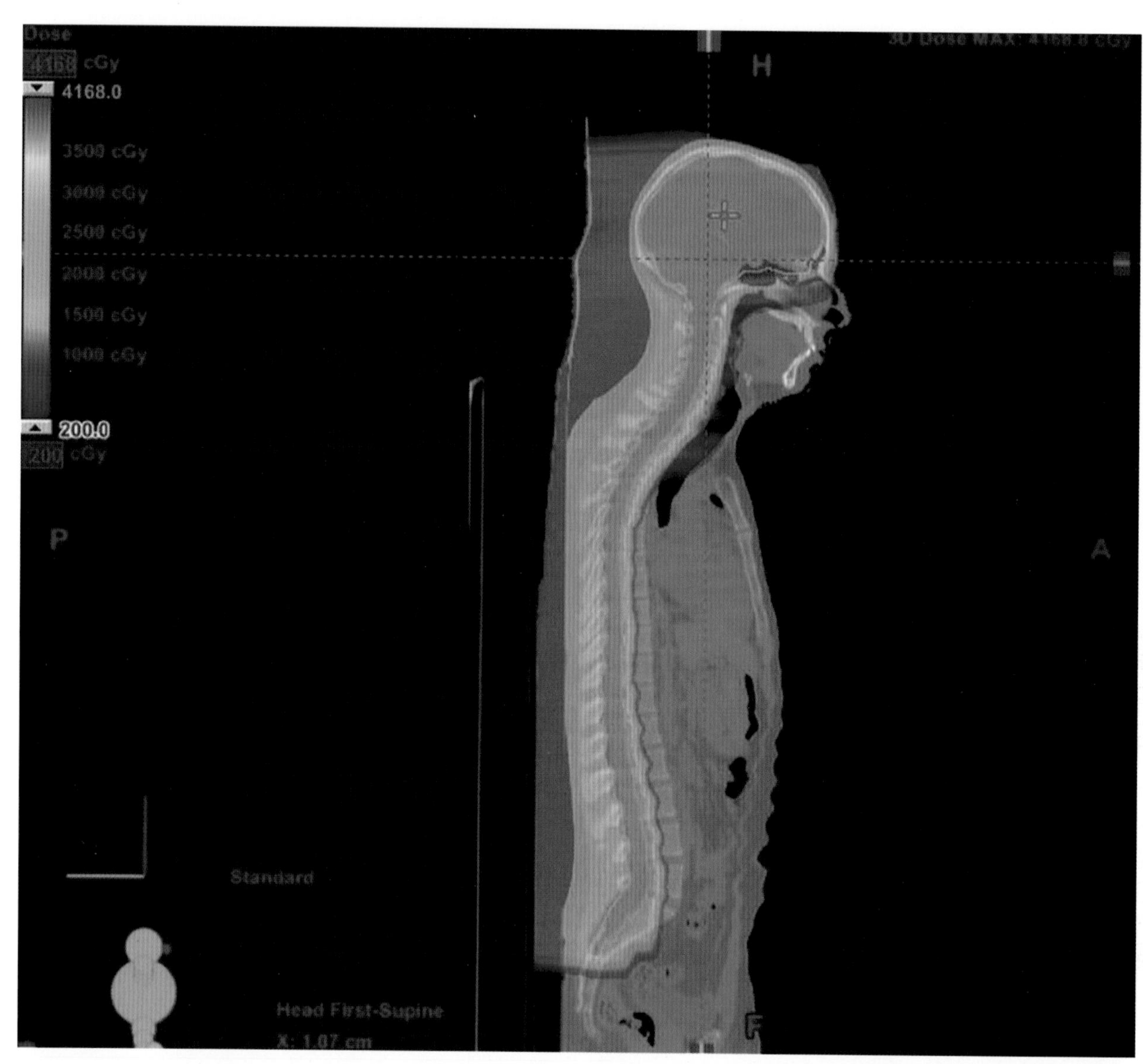

▲ 图 43-19　**质子 CSI 计划的同一矢状面**

剂量为 36Gy，剂量以“color wash”显示，范围从 2Gy（蓝色）至 41.6Gy（红色）

可以更好地保护海马、实现更优的均匀性指数。此外，作者还提出，非共面计划中与 PTV 同层面的危及器官剂量更低[16]。这样在不降低 PTV 剂量覆盖度的情况下降低了危及器官受量。

十、计划策略：垂体瘤

虽然一些机构一直使用 3D-CRT 治疗垂体肿瘤，但颞叶受照剂量略高。Parhar 等研究了 IMRT 降低颞叶受照剂量的可能性[17]。作者注意到大多数 3D-CRT 计划有 2 个侧野和 1 个中间的上前斜野。Parhar 等尝试使用 3D-CRT 中相同的 3 个射野额外添加 2 个左右前上方斜野的五野 IMRT 方法[17]。作者对比了两种治疗技术，发现 IMRT 计划可以更好地保护颞叶特别是在 15～25Gy 的中间区域剂量[17]。此外，PTV 的覆盖度和全脑整体剂量也没有受到影响[17]。因此，五野调强技术可以提高该疾病的计划质量。

十一、正常组织耐受性

关键结构的剂量限值基于分割方案，而与放疗技术无关。另外许多机构使用不同的限值，哪些限值是最适用的并没有明确的答案。关于组织约束的进一步信息，Selek 和 Chang 列出了对几个 CNS 关键结构的剂量效应[18]。计划设计之前，要与放疗医生沟通，以确定计划标准。对于常规分割方式，下表列出了经典的限值（表 43–7）。

十二、总结

- 剂量师设计 3D–CRT 治疗计划会包括许多步骤，3D–CRT 被认为是正向计划。即使剂量师在 TPS 协助下，也无法获得最佳剂量分布。
- IMRT 和 VMAT 等逆向计划通过用户在 DVH 上设置期望的点来生成计划。TPS 运行优化过程，需要生成许多 MLC 模式以达到剂量适形分布、保护器官的目的，所以计划时间可能很长。
- VMAT 可实现与 IMRT 相当的计划质量，且缩短了患者的治疗时间。
- IMRT 类胶质瘤解决方案有助于缩短计划设计时间并提高计划质量。
- VMAT 类解决方案在保护海马计划中展现了与在胶质瘤计划类似的优势。
- 任何技术均可用于 CSI，但最好的选择是临床医生满意的计划和治疗。
- 颅咽管瘤治疗计划可以采用与神经胶质瘤计划类似的方法，但 VMAT 计划需要添加非共面弧以达到类似计划质量。
- 垂体瘤放疗中，五野 IMRT 计划较比 3D–CRT 计划，颞叶受量更低。

表 43–7　常规分割下中枢神经系统结构的放疗剂量限值

结　构	最大剂量（Gy）	最大剂量 / 体积	平均剂量（Gy）	参　考
脑干	54	60Gy/1%	—	RTOG0225
海马	—	55Gy/5%	—	RTOG0615
耳（中耳、内耳）	—	—	50	RTOG0225
眼球	50	—	35	RTOG0615 和 RTOG0225
泪腺	30	—	—	Batth 等
晶状体	7	避免直接穿射	—	RTOG0513 和 RTOG0539
视交叉	54	60Gy/1%	—	RTOG0225
视神经	54	60Gy/1%	—	RTOG0225
视网膜	50	—	—	RTOG0539
脊髓	45	48Gy/0.03cm^3	—	RTOG0623 和 RTOG0619
颞叶	60	65Gy/1%	—	RTOG

本章自测题

1. 低能光子束是 IMRT/VMAT 计划的首选原因是（　　）。
A. 中子剂量不存在
B. 低能束需要较少的 MU
C. 更快的治疗交付
D. TPS 比高能束更好地模拟低能束

2. 使用非共面射野的缺点有（　　）。
A. 更锐利的剂量梯度
B. 射野可能没办法传递
C. 无法保护关键结构
D. 无法使用 IMRT/VMAT 治疗

3. 将准直器旋转 10°～45° 的主要目的是（　　）。
A. VMAT 仅适用此角度范围
B. 缩短治疗时间
C. 最大限度地减少舌槽效应
D. TPS 优化器只有使用这些准直器角度才能生成最佳计划

4. IMRT/VMAT CSI 计划不需要移动叠野区的原因是（　　）。
A. 患者摆位重复性比 3D CRT 更好
B. IMRT/VMAT 计划已经很复杂，因此添加叠野区移位会增加额外复杂性
C. 并没有射野衔接问题需要修正
D. 有 TPS 优化器调制重叠区域，平滑了叠野区

5. 对于视力完好，60Gy 剂量的 PTV 与视交叉有部分区域重叠的患者，最佳行动方案是（　　）。
A. 使用 IMRT/VMAT 技术将整个 PTV 覆盖到处方剂量
B. 创建计划 PTV 结构
C. 使用质子将整个 PTV 覆盖到处方剂量
D. 以低于 60Gy 的剂量覆盖 PTV

答案

1. A　2. B　3. C　4. D　5. B

第44章

基于直线加速器的立体定向放射外科与低分次立体定向放射治疗

Linac-Based Stereotactic Radiosurgery and Hypofractionated Stereotactic Radiotherapy

Evan M. Thomas　Richard A. Popple　Markus Bredel　John B. Fiveash　著

一、立体定向放射外科和低分次立体定向放射治疗的定义

立体定向放射外科是一种微创技术，通过该技术，使用高剂量照射的聚焦传递来选择性地消融中枢神经系统内组织，而无须与组织直接物理接触。它由瑞典神经外科医生 Lars Leksell 于 20 世纪 40 年代提出，Lars Leksell 是 Gamma Knife 的发明者，也是公认的放射外科之父。Leksell 本人将这一术语定义为“一种无创性毁伤不能或不适合开放手术的颅内组织或病变的技术”[1]。从历史上看，术语 SRS 主要用于描述脑部或颅底病变的颅内治疗，但该名称已经扩展到包括脊柱病变的治疗。在常规放射治疗中，处方剂量的递送被分成多个小的分次剂量以平衡分裂速度更快的恶性 CNS 组织和健康 CNS 组织之间的差异敏感性。SRS 与传统治疗的根本不同之处在于，单次高剂量被传递到所需的靶区，在靶区和周围组织之间有陡峭的剂量梯度。

立体定向起源于 1908 年英国神经外科医生 Victor Horsley 和数学家 / 生理学家 Robert Clarke 的一份出版物，该出版物首次展示了三维立体定向神经外科靶向技术，当时用于定位和研究猴子小脑功能。该术语是希腊语 στερεός（stereos，意为“实体”）与新拉丁语后缀 -taxis（意思是排列）的合并[2]。在实际应用中，它通常是笛卡尔坐标系在人体解剖学或人类解剖结构（如大脑）的应用。放射外科这一术语与立体定向大概同一时间被提出。Francis Hernaman-Johnson 博士在皇家医学会讲座中阐述了当时发现的 X 线与外科技术的结合应用[3, 4]。然而，我们今天所知道的放射外科这个术语的应用，直到几年后才出现。在 1951 年，Leksell 博士在开创性出版物“脑立体定向方法和放射外科手术”中首次发表了他的技术[5]（图 44-1）。

SRS 被证明可行，并被移植到直线加速器平台之后，追求立体定向精度的分次治疗的广泛应用。然而，有创性框架用于日常治疗不可行。因此，为了实现这一方式，Brown-Roberts-Wells 框架（开发用于 CT 引导的立体定向程序[6]）被修改为 Gill-ThomasCosman 装置，即第一个可重复定位的立体定向框架[7]。可重复定位框架的便利性很快促进了其与 CT 成像治疗的耦合，且使得放射外科治疗分成多次变得更容易。在此方面，Leksell 开创性的非手术神经外科干预方法代表了放射外科领域的前沿，神经外科医生和放射肿瘤医生都同意这一观点。然而，就如何正式将脑放射治疗分成多分次两个专业之间进行了商议。分次立体定向放射外科最初是神经外科医生首选，而低分次立体定向放射治疗（fSRT 或 hfSRT）是许多放射肿瘤医生的首选[8]。低分次立体定向放射外科（hfSRS）也被使用（图 44-2）。

术语之间的区别仍然很模糊，整体文献中都有很大的矛盾。在放射肿瘤学中，标准分次方式是把放疗分割成单次 1.8～2.0Gy，每天 1 次，每周 5 天，

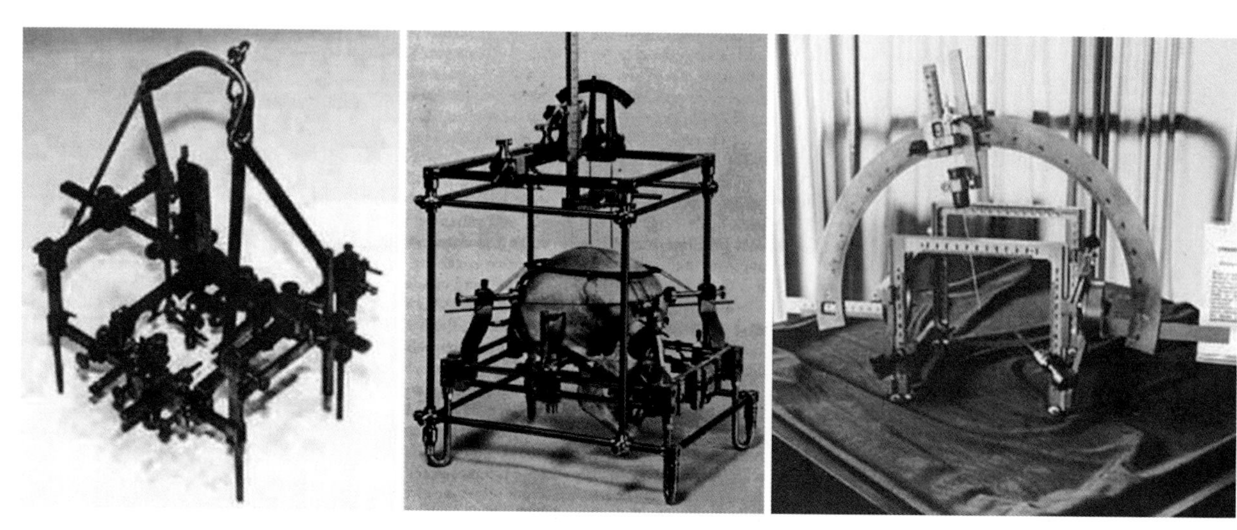

▲ 图 44-1 早期立体定向装置的演变

从左到右分别为：约 1908 年，第一个立体定向装置 Horsley-Clark 框架，设计用来研究猴子小脑功能；约 1945 年，Spiegel-Wycis 模型Ⅰ，适用于人类使用的 Horsley-Clarke 框架；第一个版本 Leksell 立体定向框架（经 Creative Commons License 3.0 许可，转载自 Grunert P. From the idea to its realization: the evolution of minimally invasive techniques in neurosurgery. Minimally invasive surgery 2013: Article ID 171369. https://creativecommons.org/licenses/by/3.0/）

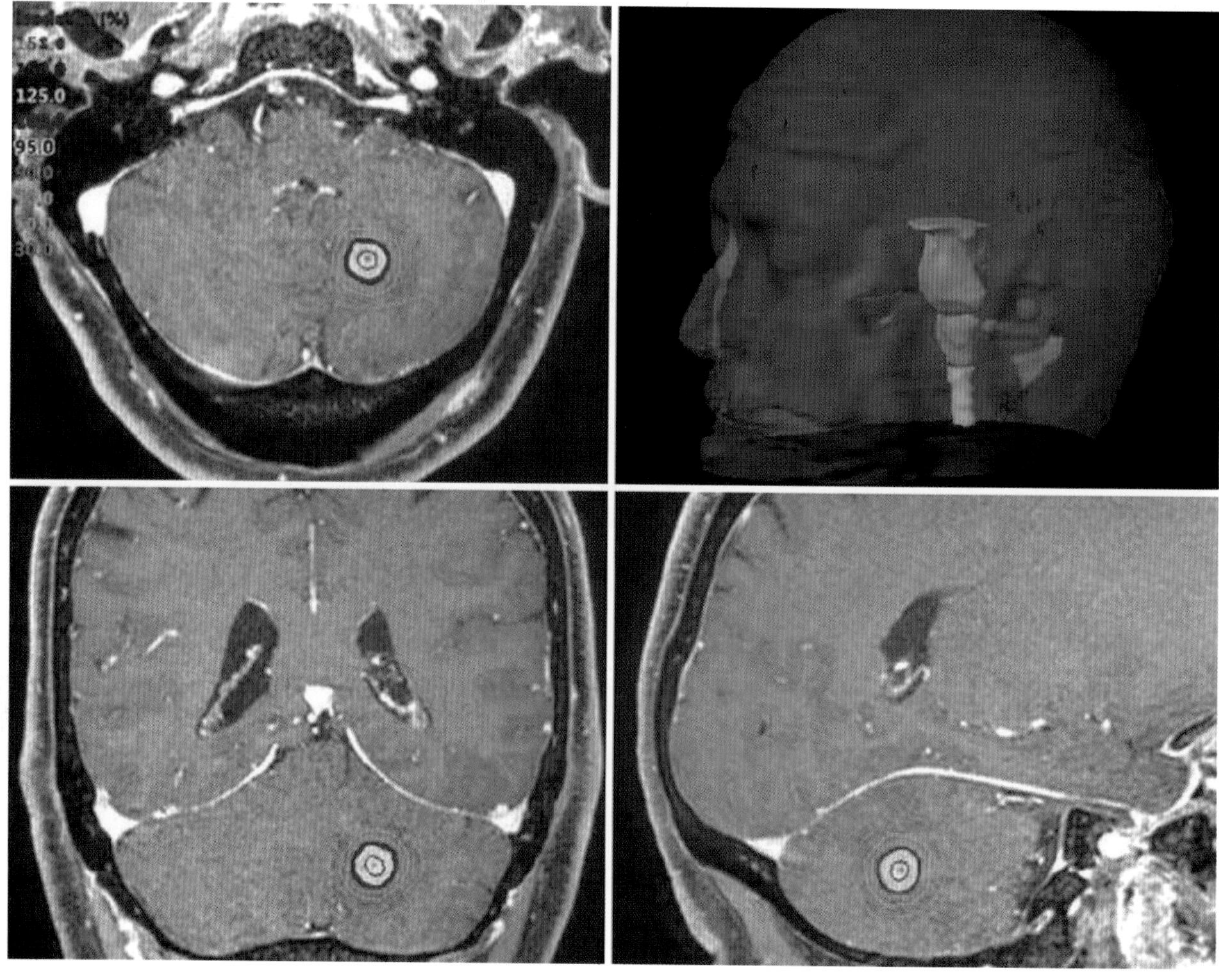

▲ 图 44-2 基于直线加速器单个脑转移瘤放射外科治疗的等剂量分布图

治疗疗程为 5～7 周。低分次是指每天剂量大于 2Gy 并且每周≤ 5 天的治疗，时间缩短。低分次的主要目的是缩短治疗时间，理论上可以降低急性放射毒性可能性或严重程度，但也降低肿瘤控制、增加晚期效应可能性或严重程度的风险[9]。在实践中，低分次对肿瘤控制、急性毒性和晚期毒性的影响在很大程度上取决于靶区组织类型、邻近靶区组织类型、所选择的处方剂量和分次程度。靶向立体定向的应用和高分辨率成像定位的发展、精确的患者摆位、促进剂量快速跌落技术的进步允许将非常高的生物学等效剂量传递至靶区同时较低剂量传递至邻近组织。这可以降低低分次立体定向治疗理论肿瘤控制率方面的劣势，使限制周围正常组织剂量同时提高肿瘤绝对剂量变得可行。

在放射外科治疗转移瘤和良性肿瘤的实践中，当病变较小或者靠近脑干、视交叉等关键结构时，低分次通常将选择分割次数从 1 次增加到 1 次以上（通常为 3 次或 5 次）[10, 11]。对于恶性脑肿瘤，如高级别胶质瘤，标准治疗是常规分割 60Gy[12]，选择低分次更多的是为了降低为期 6 周的治疗对生活质量的影响。

SRS 的 ASTRO 模型策略指南是从业者的重要参考。它将放射外科定义为“在立体定向引导下 1～5 次传送的放射治疗技术，能实现颅内靶区和颅底周围肿瘤约 1mm 的靶向准确性”[13]。基于此定义，文献中关于 fSRT 或 hfSRT 的大量条目可归类为 SRS。SRS 低分次在文献中仍处于争议状态。为了本章的一致性，作者将所有立体定向治疗称为放射外科或 SRS，除非低分次是一个重要的考虑因素，才将它称为 hfSRT。

我们已经确定有多个可以归类为 SRS 的分割方式，并且可以在多个平台上实施。然而，某种治疗具备指定要素才能适当地考虑为 SRS。表 44–1 列举了这些要素。ASTRO 模型政策支持的 SRS 肿瘤指征如表 44–2 所示。

表 44–1　根据 ASTRO 模型策略，SRS 治疗必备的几大要素

1	位置稳定（框架或无框架的附件）
2	用于定位的成像设备（CT、MRI、血管造影、PET 等）
3	计算机辅助肿瘤定位（即“图像引导”）
4	治疗计划等中心数量；治疗弧的数量、位置和角度；固定射野数目、射野束尺寸和权重等
5	等剂量分布、处方剂量和计算
6	设置和准确性验证测试
7	治疗弧或固定射野的模拟
8	放射治疗传递

表 44–2　适应证、覆盖范围和医疗必要性的限制

原发性和累及脑实质脑膜 / 硬脑膜或直接相邻骨结构的继发性肿瘤
良性脑肿瘤，如脑膜瘤、听神经瘤、其他神经鞘瘤、垂体腺瘤、松果体细胞瘤、颅咽管瘤、血管球瘤或血管母细胞瘤
作为对已经外照射放疗或手术治疗的较大颅骨或脊柱病变的加量治疗（如肉瘤、软骨肉瘤、脊索瘤及鼻咽或鼻窦恶性肿瘤）
脑转移瘤，如果存在其他阳性临床适应证，如有长期的全身性疾病，Karnofsky 评分 40 或更高（并且预期通过治疗恢复至 70 或更高），以及其他合理的生存预期，或 ECOG 评分为 3 或更低（或预计治疗后返回 2 或更低），而与病灶数量无关
在先前照射过的颅骨中复发，需要额外的立体定向精度，以避免不可接受的重要组织受照

二、基于直线加速器的立体定向放射外科原理与技术和低分次立体定向放射治疗

（一）历史

自 20 世纪 50 年代初 SRS 出现以来，神经外科医生和放射肿瘤医生已经研究了一些 SRS 的设备和技术。虽然伽马刀（Elekta AB，Stockholm，Sweden）成为并且仍然是最常用的放射外科工具，但它并不是第一个用于该领域的工具。它区别于直线加速器，尽管其形式与我们今天所熟悉的大不相同。Lars Leksell 于 1951 年首次使用老式的正电压直线加速器研究了放射外科手术[5]，并于 1955 年发表了他的第 1 个病例报道[14]。他最初的治疗尝试主要是针对我们现在定义为功能放射外科的领域。他特别热衷于治疗引起巨大疼痛的疾病，即三叉神经

痛和癌症疼痛[15]（图 44-3）。

他在 1981 年英国神经外科学会讲座中回顾了临床经验[1]：“用 X 线取代电极的第一次尝试是在 20 世纪 50 年代早期。这有助于减少开放手术的危害，通过单次大剂量的辐射，似乎有可能破坏任何深部脑组织，而不会有出血或感染风险。”

即使在开发的早期阶段，很明显正电压束的剂量学特性对于可能位于大脑深处的靶区来说并不理想。正如 Leksell 在 1951 年的概念文件中指出的那样：“目前 X 线和伽马射线似乎是最有希望和最容易应用的。然而很明显，这里使用的 200kV 范围内的辐射应该用更高能量的辐射代替。这样可以提供更好的深度剂量，特别是使用现在这种极小射野及更好的光束。”[5]

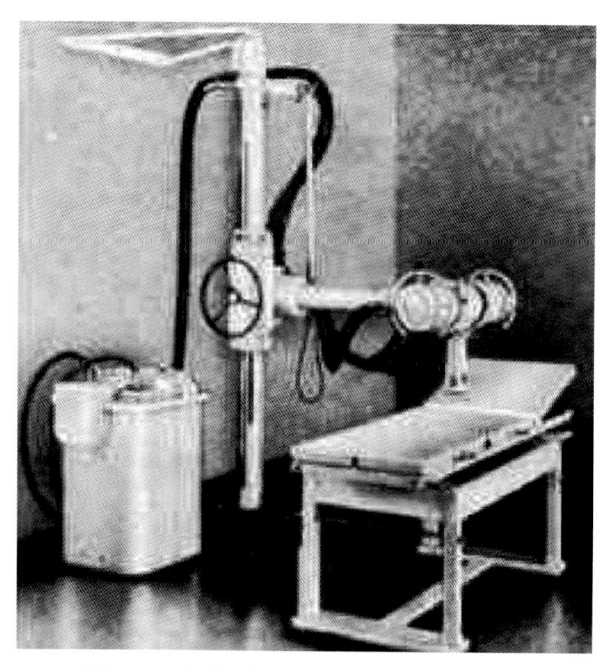

▲ 图 44-3 老式西门子 **Stabilapan** 正电压治疗装置

200kV 正电压束，^{60}Co 光束和 10MV X 线束的等剂量分布如图 44-4 所示（10cm × 10cm 射野的等剂量分布）。

Leksell 很快就开始尝试使用质子在大脑内进行立体定向消融，但发现使用同步回旋加速器非常麻烦。他最终的解决方案是立体定向伽马装置。最初的装置装机于 1968 年，旨在消融人脑深处的纤维束和细胞核、椎间盘病变，具有良好的剂量跌落。它在其他领域（如肿瘤和脑动静脉畸形）中的应用迅速普及。对这种革命性技术的需求是迫切的，Leksell 于 1972 年成立了 Elekta，将产品商业化。1974 年在卡罗林斯卡大学医院安装的第二个原型伽马装置（Elekta AB，Stockholm，Sweden）旨在产生更多的球体剂量分布。此后商业装置被称作伽马刀。伽马刀（Elekta AB，Stockholm，Sweden）及其细节将在后文（见第 45 章）进一步详述。

一段时间以来，直线加速器一直被广泛用于颅

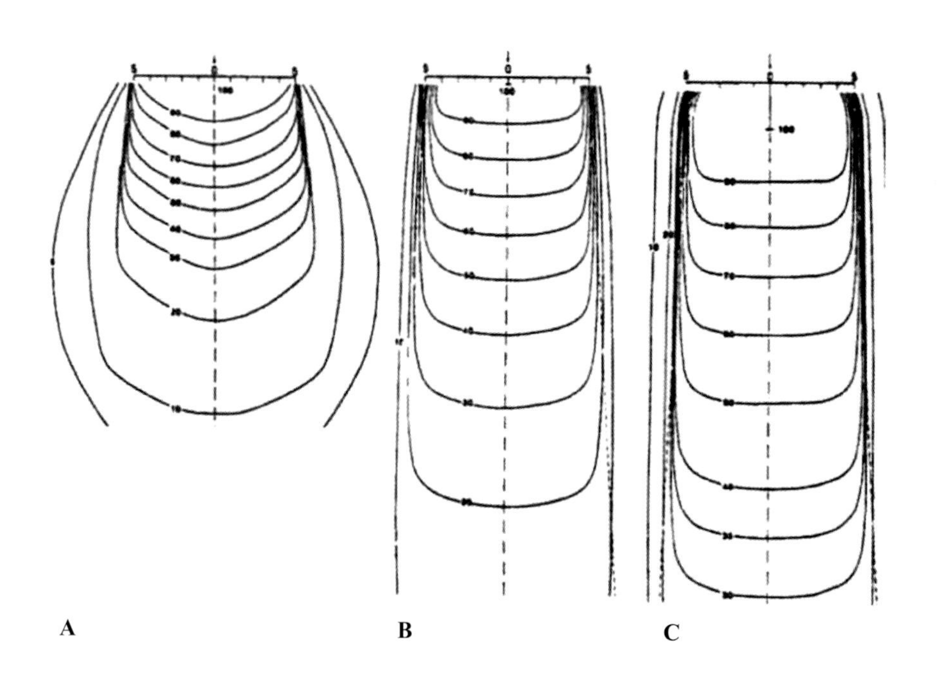

◀ 图 44-4 **10cm×10cm 射野下的剂量分布**

A. 200kV，SSD=50cm，HVL=1mm Cu；B. ^{60}Co，SSD= 80cm；C.10MV X 线，SSD=100cm[16]（经 Wolter Kluwers Health 许可，引自 Khan FM (ed). Khan's The Physics of Radiation Therapy. Lippincott Williams & Wilkins; 2010.）

内肿瘤的治疗，但在单次或高度减少的分割次数完成治疗的呼声迅速促使探索 SRS 平台。阿根廷神经外科医生 Betti 等首次描述了立体定向头架与放射外科手术用直线加速器的耦合，随后不久意大利维琴察的 Colombo 等也跟进了报道。波士顿布里格姆妇科医院的 Winston、Lutz 医生在美国首次应用这种方法，在那里 Loeffler 和他的同事很快成为颅内放射外科应用的支柱并建立了第一台 SRS 专用直线加速器 [17-23]。早期基于直线加速器的 SRS 方法是患者在机架下方座椅上旋转或机架围绕患者以单个治疗弧旋转，可在处方等剂量线处生成球形剂量分布，但剂量跌落主要集中在输送的轴向平面。使用类似于伽马刀的直线加速器产生球形剂量分布，需要光束通过多个不同的角度和平面进入，这需要顺序旋转机架和患者。麦吉尔大学的物理学家 Podgorsak 同时研究了两者，他称之为动态放射外科 [24]（图 44–5）。

由 William Friedman、Frank Bova 等领导的佛罗里达大学是直线加速器放射外科的早期先驱。从 20 世纪 80 年代后期开始，他们积累了使用锥形筒 SRS 治疗各种疾病的丰富经验。早期治疗使用单一的等中心，但随着经验的积累，他们利用多个等中心的球体来改善非球面靶区适形度。

他们的经验和对直线加速器放射外科领域的贡献怎么强调也不为过。

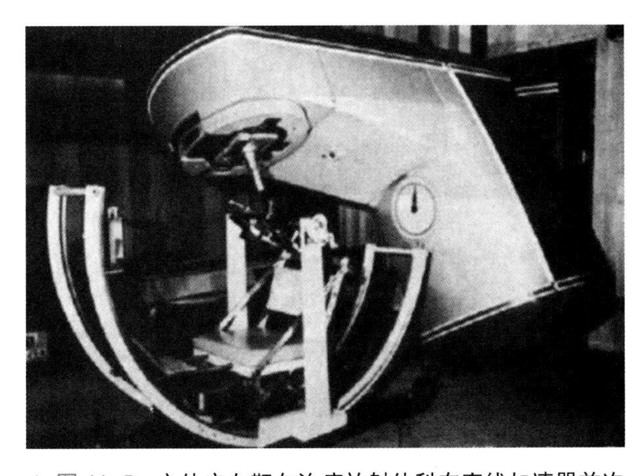

▲ 图 44–5 立体定向靶向治疗放射外科在直线加速器首次应用（阿根廷布宜诺斯艾利斯罗萨里奥南极洲医学研究所）
经 Springer Nature 许可，转载自 Betti O, Derechinsky V. Hyperselective encephalic irradiation with linear accelerator. In: Gybels J, Hitchcock E., Ostertag C, Rossi GF, Siegfried J, Szikla G (eds). Advances in Stereotactic and Functional Neurosurgery 6: Vienna, Austria: Springer; 1984:385–90.

1993 年，Brainlab 与 Varian 医疗系统建立了合作伙伴关系，目的是建造专门用于放射外科的直线加速器。通过对 Varian600SR 进行了改装，加装了微型多页准直器（MLC），创建 Novalis 放射外科平台，并于 1997 年在 UCLA 安装了第一座适形射束专用放射外科平台。

John Adler（布里格姆妇科医院前神经外科实习生，Lars Leksell 领导下的放射外科研究员）深信单次大剂量放射外科的概念可以应用于颅外部分，如脊柱。他与一组工程师团队将一款由 X 波段射频电源驱动的小型直线加速器与日本工业 Fanuc 机械臂结合，设计出了射波刀（Accuray Inc.，Sunnyvale，CA，USA），并成为机器人放射外科一词的代名词 [25]。多功能射波刀（Accuray Inc.，Sunnyvale，CA，USA）机器人手臂的 6 个自由轴可实现任何治疗路径运动（图 44–6 和图 44–7）。

直线加速器放射外科治疗的下一个主要问题是使用动态 MLC 来改善非球形靶区治疗的计划质量。非球形靶区的治疗难度由来已久。最初的解决方案是用最小的球体处理靶区，该球体将包含所有靶区体积。放射外科医生很快意识到，可以使用多个球体或球体填充物来覆盖靶区体积，同时达到正常邻近组织较低的剂量覆盖率。然而，多中心计划是复杂、非常耗时的治疗，特别是需要多个准直器 / 锥形筒产生一个可接受的治疗计划。静态 MLC 很早就用于大型靶区的旋转适形计划。不久，动态 MLC（或 IMRT）方法被用来提高非球面病变的靶区适形度 [27-29]。这些治疗实质上是采用放射外科剂量和分割方式的 IMRT。

1995 年，马里兰大学的 Cedric Yu 同时将动态 MLC 叶片运动与机架运动相结合，以提高效率并改善螺旋断层放疗的一般工作流程，他称之为旋转调强放疗（IMAT）[30]。令人遗憾的是，这是一种超前的想法，很少被采纳。Yu 的解决方案只能针对每 5° 弧优化光束强度，如果需要多个光束强度则需要连续的治疗弧传递，并且如果机架到达某个位置而叶片没有移动到其预先指定的位置进行点控制，则需要停止射束。每次射束停止都需要手动重启辐射。这导致即使在理想的情况下治疗，也需要比传统的旋转适形计划、动态 MLC（step and shoot）计划花

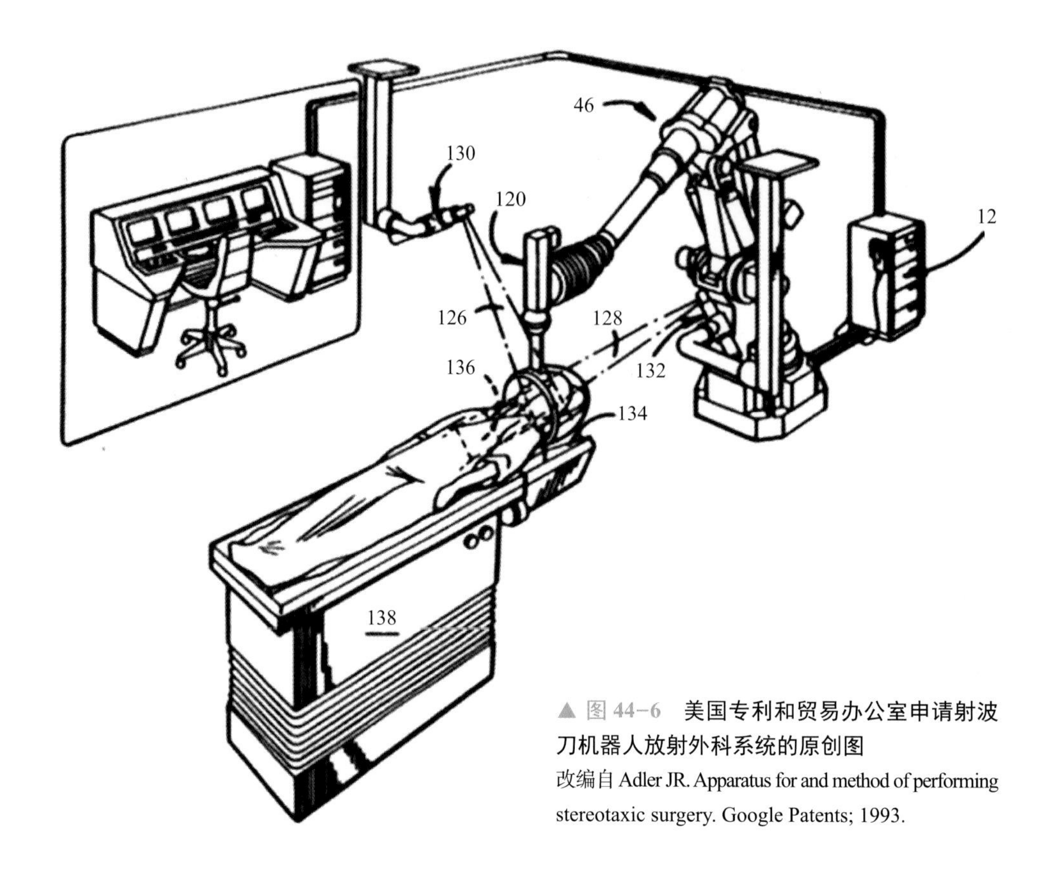

▲ 图 44-6 美国专利和贸易办公室申请射波刀机器人放射外科系统的原创图

改编自 Adler JR. Apparatus for and method of performing stereotaxic surgery. Google Patents; 1993.

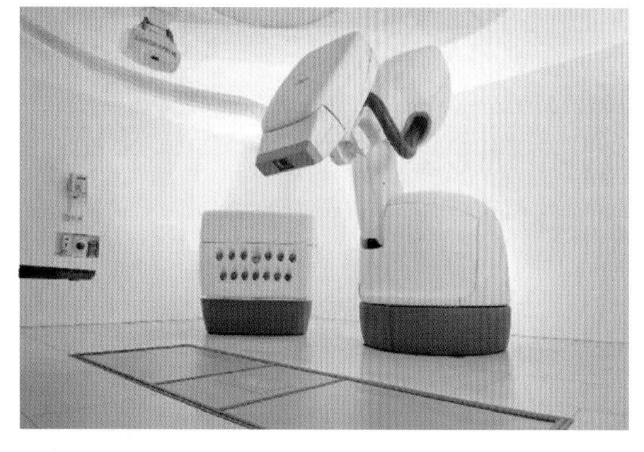

▲ 图 44-7 德国慕尼黑欧洲 CyberKnife 中心配备了 M6 MLC 的现代射波刀

转载自 https://commons.wikimedia.org/wiki/Category:Cyberknife#/media/File:Cyberknife_M6_und_MLC.jpg 经 Creative Commons Attribution: https://creativecommons.org/licenses/by-sa/4.0/deed.en 许可

费更多的时间。典型的弧可能需要大约 15min。10 年后，Karl Otto 不仅在 MLC 工程方面经历了 10 年的改进，而且还通过摩尔定律准确预测了 CPU 时钟速度 2^5 倍增长（从而具有强力算法求解能力），这使得能够克服 Yu 所面临的所有障碍。

他的技术被称为容积旋转调强放疗，能实现在 1min 最小机架旋周期内、1 个弧内完成治疗[31]。拉弧治疗过程中三个因素都在优化和变化：MLC 成形、强度（剂量率）和机架转速。虽然最初被应用于常规分割的前列腺和头颈部癌症治疗，但这项技术很快就被探索到了身体中几乎每个放射治疗部位，包括 SRS。

VMAT 原理和最明显的优势在于治疗效率，特别是当与去均整模式（FFF）传递相结合时（稍后讨论）。在具有 10MV 和 6MV 光束的直线加速器上的 FFF 传递分别提升至大概 2400Gy/min 和 1400Gy/min 的最大剂量率。而具有新光源的伽马刀（Elekta AB，Stockholm，Sweden）的最大剂量率约为 3.3Gy/min，且随着安装的 ^{60}Co 源以半衰期 5.3 年速度衰变。临床上，放射肿瘤医生能够在不到 10min 内完成单个靶区的放射外科治疗，且包括摆位时间。这对患者、肿瘤学家和神经外科医生来说益处明显。现在，三个主要直线加速器供应商（Varian，Elekta，Accuray）的加速器平台均提供 FFF 治疗选项。Varian 和 Elekta 均将 VMAT 技术应用于现有高端直线加速器，并将其纳入自此之后发布的所有平台中。

在基于直线加速器 VMAT 的 SRS 显示出对单个靶点的效果后，自然进展是研究其在多灶脑转移计划中的可行性。全脑放射治疗多年来一直是多发转移患者的标准治疗方案。越来越多的文献一直在逐渐用 SRS 取代 WBRT，特别是鉴于其相对降低了神经认知的影响[32]。

最初基于直线加速器平台同一病例多灶转移 VMAT 计划与伽马刀（Elekta AB，Stockholm，Sweden）计划相比，在适形度方面通常是相当的，但在剂量跌落、低剂量控制方面处于劣势[33-35]。随后，VMAT 优化算法、加速器配件参数、治疗弧度选择和治疗计划策略各方面的发展共同促使在两个平台上获得具有临床质量相当的计划成为可能[36-38]（图 44-8）。

基于直线加速器 SRS 的高效率和高质量及直线加速器治疗各部位疾病的灵活性，这促使放射外科平台的利用率大幅增长，特别是在社区中心。从

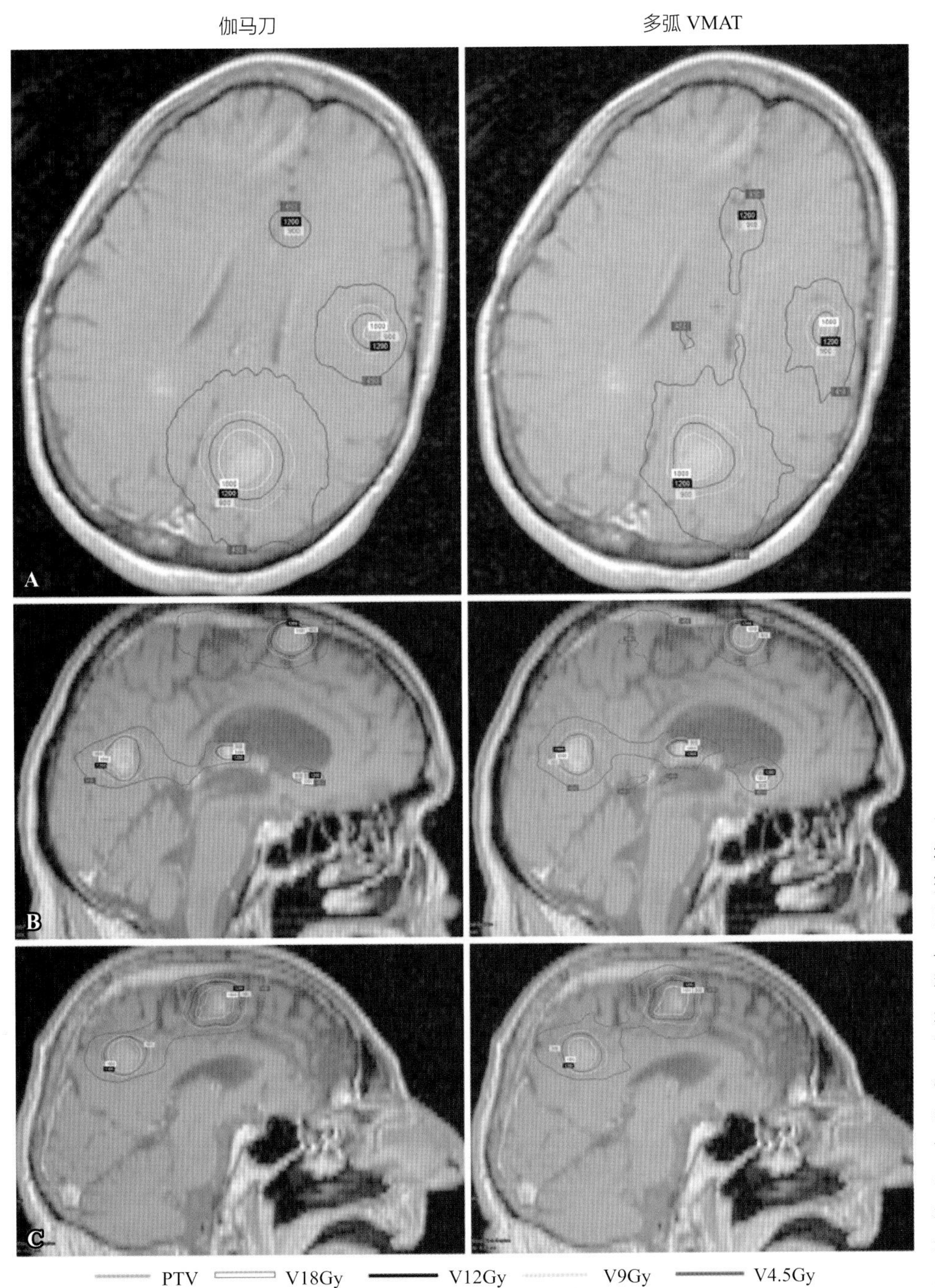

◀ 图 44-8　**伽马刀 SRS 和 VMAT SRS 之间的等剂量线对比，每个计划靶区均为单次 18Gy 剂量**

A. 9 个转转移灶；B. 6 个转移灶；C. 2 个转移灶

经 Oxford University Press 许可，转载自 Thomas EM,et al. Comparison of plan quality and delivery time between volumetric arc therapy (RapidArc) and Gamma Knife radiosurgery for multiple cranial metastases. Neurosurgery 2014;75(4): 409–418.

2003—2011 年，接受直线加速器 SRS 的患者比例在医学院和基层医院分别从 0% 上升至 22%、11% 上升至 38%。根据趋势推断，到 2020 年，美国大多数患者将接受基于直线加速器的 SRS[39]。

（二）SRS/HFSRT 概念

几个指标通常用于评估 SRS 治疗计划的质量。适形度 / 适形指数（CI）用于量化处方等剂量体积（PIV）对靶区的传递程度。RTOG（或 Shaw）CI 只是处方等剂量与目标体积的比 [40]。该指数简单且易于计算，但如果治疗计划位置未使剂量与靶区对齐或 PIV 未覆盖靶区时，则可能错误提示高质量计划。Paddick CI 通过在其度量中包括靶区接收处方剂量的比例来解决这些问题。Paddick 梯度指数（GI）是接受 50% 处方剂量的组织体积与接收处方剂量的体积的简单比率。它通常可用于评估处方剂量下降到中等剂量范围的速度，但是一个不太达标的计划可能会错误地看起来比一个适形度更好且有相同的 50% 等剂量体积的计划有更好的梯度。一个更好的简单指标就是 50% 等剂量体积与靶区体积的比例或 50% 衰减比例。在单次中接受 12Gy 的组织体积称为 V_{12Gy}。这个已成为预测症状性放射性坏死的重要替代指标，V_{12Gy} 区域＞ 10cm³ 时症状性放射性坏死的风险接近 50%。这种关联最初用于伽马刀治疗 [41, 42]，但也已经被验证用于直线加速器放射外科治疗 [43, 44]。对于 2～5 次的分次治疗，V_{18Gy} 已被证明是放射性坏死的预测因子，当 V_{18Gy} ＞ 21cm³ 时，风险从 4% 上升到 14%[45]。均匀性指数测量靶区体积内最大剂量与处方剂量的比值 [40]。对于单个或多个靶区的指定病例，适当设计的直线加速器 SRS/hfSRT 计划与伽马刀计划具有相同的质量 [37]（表 44–3）。

（三）基于直线加速器 SRS/hfSRT 治疗计划的注意事项

放射外科标志性原则是通过剂量聚焦传递，尽量减少正常组织暴露，以满足相关临床剂量阈值。当剂量分布的表面积与体积比最小时，暴露于特定剂量水平的周围组织的数量被最小化。在数学上这是通过球形剂量分布实现的。CNS 肿瘤的治疗策略可分为适形度或者器官规避。适形计划假定组织在各个方向上的等效和敏感，并试图在每个靶区周围提供尽可能紧密的剂量分布。当靶区与关键结构相邻时，采用器官规避计划。这种类型的计划，通过牺牲一个或多个方向剂量快速跌落，以加快靶区和关键结构之间的剂量跌落。所有的直线加速器 SRS/hfSRT 计划都是通过使用非共面治疗方法来改进的，通过降低剂量分布的长宽比来改善三维方向的剂量跌落。基于弧的计划至少使用 2 个弧。具有更多靶区的复杂计划受益于更多的弧。现代 VMAT 计划采用逆向优化，并利用单个等中心，即使在多个靶区的治疗中也是如此。即使对于靶区数目较多的靶区，4 个弧似乎也足够了 [46]。旋转适形计划是正向优化的，并且依然每个靶区使用单独的等中心。现代治疗计划系统（TPS）可实现单个等中心完成多达 10 个靶区的治疗 [47]（图 44–9）。

与所有逆向优化治疗计划类似，等中心 VMAT SRS 计划质量对计划方法和角度敏感。作者描述了一种高质量多靶区单中心 VMAT 放射外科的详细技术，并得到了广泛的验证 [38]。对于 VMAT SRS/

表 44–3　重要的放射外科指标

公式	定义
RTOG CI=PIV/TV Raddick CI=TV^2_{PIV}/TV × PIV Raddick GI=$PIV_{50\%}$/PIV 50%Falloff Ratio=$PIV_{50\%}$/TV V_{12Gy}（cm³）= 接受 12Gy 剂量的组织体积 HI=D_{max}/D_{Rx}	TV：靶区体积 CI：适形度 / 适形指数 PIV：处方等剂量体积 GI：梯度指数 $PIV_{50\%}$：接受 50% 处方等剂量的体积 TV_{PIV}：接受处方等剂量的靶区体积 HI：均匀性指数

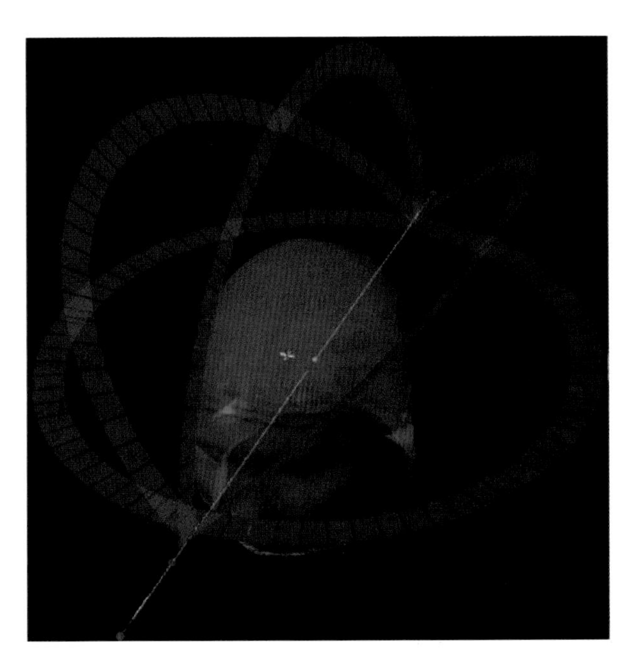

▲ 图 44-9 采用单等中心 4 个治疗弧 VMAT 计划治疗 9 个转移瘤

hfSRT 计划，作者建议以下内容以提升计划质量：①除轴向弧外，还应至少使用 1～2 个非共面弧；②使用同心圆结构来增强临床相关剂量水平的剂量跌落；③不要修饰肿瘤体积内的热点 / 均匀性（会使中 / 低等剂量增多）；④包括反映计划质量（期望达到的任何结果）的优化标准（例如，如果低等剂量溢出被认为是临床相关的，则应包括进优化标准）。

供应商也意识到人们对多发转移灶 SRS 的兴趣日益增长，现在正在制定专门的治疗计划解决方案，以最大化治疗质量、最小化计划设计者间的特异性。Elements ™（Brainlab）和 HyperArc（Varian Medical Systems）是可用的两套软件套件。

三、立体定向放射外科和低分次立体定向放射治疗的临床应用

（一）低分次

低分次立体定向放疗已成为保持立体定向外科优异局部控制的有效策略，降低了治疗大靶区或靠近敏感结构靶区晚期毒性的可能性。当包括脑干、脊髓、视神经和耳蜗等最常见结构邻近靶区时，可能会提示考虑低分次。

最近研究表明，在包括脑转移瘤、脑膜瘤、前庭神经鞘瘤和胶质瘤等几种低分次治疗应用中，肿瘤控制与毒性风险的比例可能会有所改善。深入讨论 SRS 与 HFSRT 的放射生物学考虑超出了本章的范围，但对于那些感兴趣的人来说，Kirkpatrick 等已经这样做了 [48]。

（二）良性肿瘤

1. 前庭神经鞘瘤（听神经瘤）

前庭神经鞘瘤是由施万细胞（神经鞘）衍生而来的肿瘤，最常见于前庭耳蜗神经（Ⅷ）前庭支。占成人所有颅内肿瘤的 8%～10%，但占桥小脑角肿瘤的大多数。双侧发病是Ⅱ型神经纤维瘤病的一个特征，且经常在医学考试中测试。前文详细介绍了前庭神经鞘瘤的生物学和治疗方法（见第 4 章）。SRS 所有良性适应证，中前庭神经鞘瘤最常见。一般来说，如果用微创手术可以完全切除肿瘤，局部控制相当好（大于 95%）。在次全切除的情况下，局部控制率显著下降（80%～85%）。SRS 应考虑手术不佳或神经外科医生不能完全切除的患者（图 44-10）。

直线加速器 SRS 治疗前庭神经鞘瘤的局部控制率汇编在表 44-4 中 [50-58]。虽未与伽马刀或分次放射外科进行前瞻性比较，但合并分析显示，在治疗前仍拥有听力的患者中，局部控制和听力保持率相

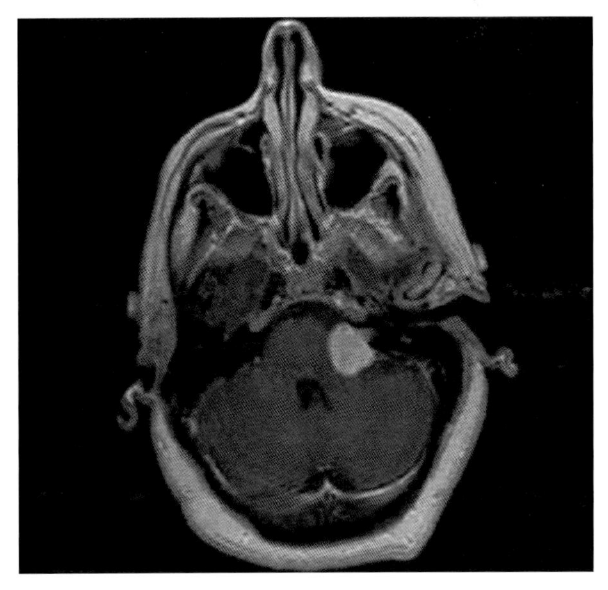

▲ 图 44-10 中等大小左前庭耳蜗神经鞘瘤是 hfSRT 的最佳适应证 [49]

转载自 https://commons.wikimedia.org/wiki/File:Vestibular-schwannoma-003.jpg. 经 Creative Commons Attribution:https://creativecommons.org/licenses/by-sa/3.0/deed.en 许可

表 44-4 专用 LinacSRS 系列前庭神经鞘瘤的局控对照

序　列	患者数	中位生存期（年）	剂　量	局部控制（%）
Badakhshi	190	3	13.5	88
Combs	30	6	13	91
Foote	149	5	14	87
Friedman	390	5	13	90
Hsu	75	5	15	92
Okunaga	46	5	14	100
Roos	65	4	13	95
Rutten	26	5	12	95
Spiegelmann	48	3	14	98
Suh	29	5	16	94

似。Combs 等比较了 30 例接受直线加速器 SRS 的患者和 170 例接受标准分次 SRT（57.6Gy，分 32 次）的患者，在治疗前听力保持方面无差异。然而，剂量＞ 13Gy 的 SRS 与听力保持下降有关[51]。关于耳蜗剂量是否与治疗前听力的维持相关存在矛盾的数据。两个系列报道限制耳蜗或中央耳蜗剂量小于 4Gy，有较高的治疗前听力维持率[59, 60]，其他人还未在多变量分析中得到证据。在没有确凿证据的情况下，如果不影响肿瘤覆盖率则没必要限制耳蜗最大剂量在 12Gy。

对于较大的前庭神经鞘瘤，低分割可以作为提高听力保存或其他高危脑神经保存可能性的一种手段。虽然 hfSRT 的结果不太成熟，随访时间较短，但与单分次相比，一般表现出相似的局部控制（83%～100%）和良好的听力保持率（50%～82%）。使用方案通常为 18～1Gy 分 3 次或 25Gy 分 5 次[61-66]。

2. 脑膜瘤

脑膜瘤被归类为良性肿瘤，但如果高级别或复发 / 难治的则具有非常高的局部侵袭性。WHO 基于形态学和其他一些病理学标准将其分级为Ⅰ～Ⅲ级。它是最常见的原发性脑组织良性肿瘤。前文详细介绍了它们的生物学和治疗方法（见第 1 章）。手术切除是常规治疗选择，然而，不适合或不能手术者，SRS 常被使用。与神经鞘瘤一样，术后复发与切除的充分性相关，根据辛普森分级标准分为Ⅰ～Ⅴ评分[67]。根据定义，脑膜瘤完全切除包括附着的硬膜去除或闭塞。Ⅰ级切除是理想的并且代表完全切除，包括硬脑膜及附着肿瘤和任何异常骨组织。Ⅱ级定义为完全切除肿瘤和电凝附着硬脑膜。Ⅲ～Ⅴ级定义为不同程度的不完全切除。目前还没有比较手术和 SRS 的随机试验，但是每种治疗方式似乎对小到中型病变产生相似的无进展生存率。表 44-5 显示了基于直线加速器 SRS 的几个较大系列治疗的局部控制率。其中许多患者曾接受过治疗[68-74]（图 44-11）。

hfSRT 已经用广靶区尺寸或接近关键结构，而被认为具有 SRS 高风险并发症的脑膜瘤，局部控制率类似于那些 SRS 治疗，但数据较少、随访不成熟的方案。在斯坦福射波刀中心一组 27 例脑膜瘤患者（平均尺寸 7.7cm^3）的研究中，Adler 等报道其在平均剂量 20.3Gy、中位分次为 3 次 hfSRT 治疗下，其局部控制率和视力保存率为 94%[76]。

3. 垂体腺瘤

垂体腺瘤是良性肿瘤，通常来自垂体腺的前部。垂体后叶腺瘤也有发生但非常罕见。放射外科的指征在很大程度上取决于腺瘤类型及它与视神经通路的接近程度。如果肿瘤太靠近视神经通路（＜ 3mm）需要放射治疗，则通常选择分次治疗以降低对视神经通路损伤风险。

对于无功能垂体腺瘤，主要治疗方法是手术。如果手术后腺瘤复发并且不能或没必要重复手术，则认为 SRS 可控制进展。处方剂量为 12～ 20Gy。功能性腺瘤中 SRS 适应证取决于其分泌的激素。SRS 对所有功能性腺瘤的目标不仅是肿瘤控制，还包括生化控制。这需要更高的剂量，通常选择 20～25Gy。对于分泌 ACTH 的肿瘤（库欣综合征），手术是首选的，与化疗相比也是如此。治疗选择策略是先经蝶窦切除，如果手术是禁忌或失败，SRS 是下一个选择。对于促生长激素分泌腺瘤，具有相似的治疗选择顺序，手术优于化疗，但可能在这种情况下，化疗会排在 SRS 之前。催乳素瘤对多巴胺激素治疗具有优异的反应率，很少有患者需要手术治疗。但其中大多数对手术反应良好。SRS 可以考虑那些反应不敏感或不能接受手术的患者。剂量限制结构是复杂神经组织。如果不能适当地避免照

表 44-5　专用直线加速器 SRS 系列脑膜瘤局控对照

系　列	病例数	中位年龄（年）	中位 F/U（mo）	GTV 中位数体积（cm^3）	剂量（Gy）	LC（%）	AE（%）
Hadelsberg（2014）	74	60	49	6.9	13	90.6	10.8
Correa[68]	32	55	73	6	14	100	N/A
Spiegelmann[69]	102	57	67	7	13.5	98	4.90
Pollock[69]	62	58	64	2.4	17.7	85	9.68
Torres[70]	63	57	40.6	12.7	15.7	92	6.34
Shafron[71]	70	58	23	10	12.7	100	2.86
Rodolfo[72]	127	61.5	31	4.1	15	84.3	4.7

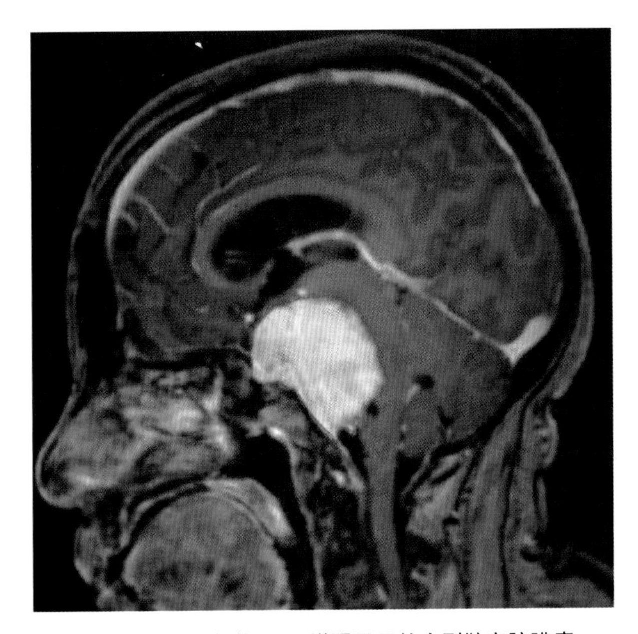

▲ 图 44-11　矢状面 T_1 增强显示的大型鞍旁脑膜瘤
转载自 File:Tumor Meningioma3.JPG. https://commons.wikimedia.org/wiki/File:Tumor_Meningioma3.JPG. 经 Creative Commons Attribution 3.0: https://creativecommons.org/licenses/by-sa/3.0/deed.en 许可

射，则应分次照射（即 FSRT）。经 SRS 治疗的垂体腺瘤的控制率通常非常高。大多数已发表的 SRS 经验基于伽马刀（Elekta AB，Stockholm，Sweden），但也有一小部分基于直线加速器治疗患者（表 44-6）。

hfSRT 局部控制率相似，尽管数据较少且随访不太成熟。Iwata 等报道，在接受 21Gy 分 3 次或 25Gy 分 5 次治疗的 100 例患者中，局部控制率为 98%，仅有 4.1% 的新发垂体功能低下[77]。

四、恶性肿瘤

（一）颅内转移

转移瘤是成人中最常见的颅内肿瘤，是颅内 SRS 的主要适应证。两个大型尸检系统，显示颅内转移的患病率分别为 25% 和 26%[78, 79]。对脑转移的估计数目误差很大。在美国，一个常被引用的数字是每年 80 000～170 000，但真实的数字是未知的，因为所有基于人口的估计和尸检系统都是陈旧的，

表 44-6　专用直线加速器 SRS 系列垂体腺瘤局控对照

系　列	病例数	中位年龄（年）	GTV 中位体积（cm^3）	剂量（Gy）	局控率（%）	复发率（%）	新的垂体功能低下的发生率（%）
Puataweepong（2016）	21	62	—	—	93	—	4.7
Runge（2012）	61	83	3.5	13	98	1.6	9.8
Wilson（2012）	51	37	2.4	14	100	2.0	—
Mitsumori（1998）	18	48	1.9	15	100	0	5.5
Yoon（1998）	24	49.2	—	21.1	95.8	—	—

且存在方法上的缺陷[80]。尽管如此，脑转移依然很常见的，是最常见的SRS指征。最常见的脑转移组织学来源是肺癌、黑素瘤、肾癌、乳腺癌和结直肠癌。原发肺癌转移瘤占所有转移瘤的30%～60%。

众所周知，发病率在持续增加。这可能是由于更优更频繁磁共振检查被用于癌症患者、高品质MRI机的普及、高危颅内转移癌症患者中位生存期的增长（如非小细胞肺癌、黑素瘤等）。

脑转移诊断依然预后不良，但可能不像以前那么差了。递归分区分析（RPA）是基于KPS评分、原发肿瘤控制及在1985—2005年期间3个临床试验中治疗的1200名颅外转移患者开发的预后指标[81]。最近，一份来自2006—2014年间诊断的2186名患者的最新GPA被专门为小细胞肺癌发布，以考虑到新药物对许多具有可靶向突变的腺癌患者的可用性。有良好状态、4个或更少转移、没有颅外疾病和EGFR或ALK突变的患者最长中位生存期估计现在已经从7.1个月延长到近4年。与之前的RPA相比，非腺瘤患者的中位生存期确实增加，但增加的幅度比腺瘤小得多，甚至是那些没有靶向突变的患者[82]（表44-7和图44-12）。

在过去几年中，SRS在脑转移中的应用明显增多。最近Ⅰ级证据表明，对于最常见脑转移病因，即非小细胞癌，在SRS中加入WBRT，可改善1～3个转移灶患者局部控制率，对整体生存率和神经认知功能和生活质量没有实质性益处[83]。磁共振成像可用于常规的脑转移患者SRS后的监测，而挽救性SRS可用于深部颅内进展。前瞻性数据也支持使用SRS而不是WBRT治疗4个或更多脑转移灶的的患者。在JLGK0901研究中，包括了接受10个或更少转移灶预先SRS的患者。2～4个转移灶与5～10个转移灶患者在局部复发、新病变的出现、神经坏死的风险或总生存率方面没有差别[84]。

SRS治疗脑转移瘤的局部控制率非常好。预测局部控制的最重要因素可能是病变大小和处方剂量。脑转移治疗平台尚未被证明影响治疗结果。大量历史数据显示基于伽马刀（Elekta AB，Stockholm，Sweden）和基于机架的直线加速器或射波刀（Accuray Inc.，Sunnyvale，CA，USA）上的SRS之间有相同的局部控制。Scorsetti等最近的随机前瞻性数据，进一步支持伽马刀（Elekta AB，Stockholm，Sweden）和直线加速器SRS平台之间脑转移瘤局部控制和总生存的一致性[85]。

（二）恶性和高级别胶质瘤

在神经胶质瘤中使用SRS主要限于复发病例治疗或配合常规分割放疗提供加量。RTOG9305是一项Ⅲ期研究，产生了关于SRS在新诊断GBM患者中疗效的Ⅰ级数据。该试验随机选取了203例靶区小于4cm的幕上GBM患者，外照射治疗（60Gy），外加SRS加量[86]。单次SRS剂量取决于肿瘤大小，范围区间为15～24Gy。两个治疗组中位生存期（2年和3年中位数总生存率）、失败模式没有差异。生活质量和认知收益具有可比性。RTOG 0023是一项Ⅱ

表44-7　非小细胞肺癌和脑转移患者历史和近期生存率比较

肺GPA评分	1985—2005年	2006—2014年	2015年至今
	所有小细胞肺癌DS-GPA	非腺细胞NSCLC肺molGPA[a]	腺细胞NSCLC肺molGPA
	MS，病例数占比	MS，病例数占比	MS，病例数占比
0.0～1.0	3.0254（14%）	5.3175（26%）	6.9337（22%）
1.5～2.5	5.5705（38%）	9.8324（49%）	13.7664（44%）
2.5～3.5	9.4713（40%）	12.8166（25%）	26.5455（30%）
3.5～4.0	14.8161（9%）	0（0%）	46.865（4%）
整体	7.01833（100%）	9.2665（100%）	15.21521（100%）

DS. 诊断特异性；GPA. 分级预后评估；MS. 中位生存期；NSCLC. 非小细胞肺癌。a. 肺molGPA是根据现有研究数据修正的DS-GPA

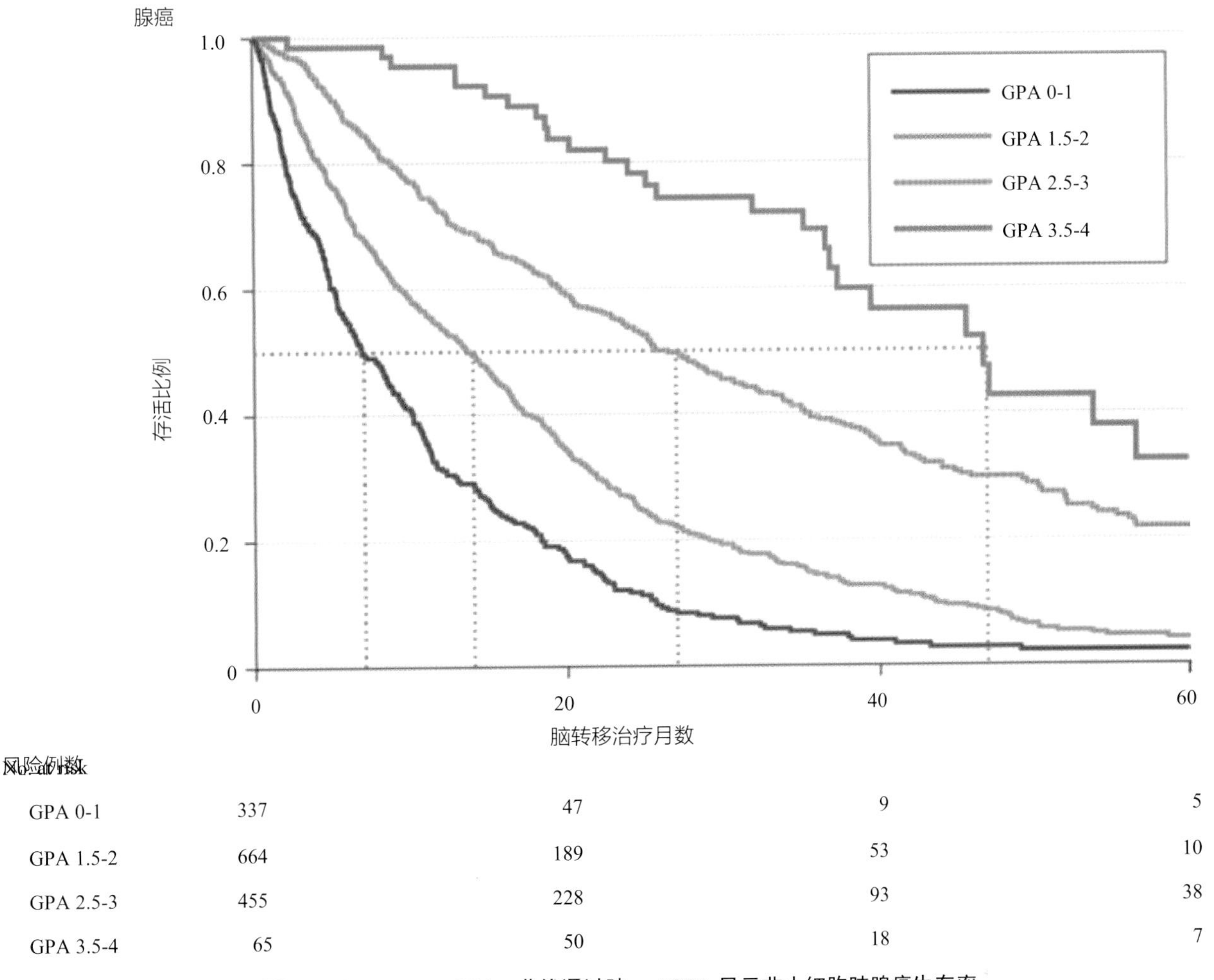

GPA 0-1	337	47	9	5
GPA 1.5-2	664	189	53	10
GPA 2.5-3	455	228	93	38
GPA 3.5-4	65	50	18	7

▲ 图 44-12　**Kaplan-Meier 曲线通过肺 molGPA 显示非小细胞肺腺癌生存率**

经 American Medical Association 许可，转载自 Sperduto PW, Yang TJ, Beal K, Pan H, Brown PD, Bangdiwala A, et al. Estimating survival in patients with lung cancer and brain metastases: an update of the graded prognostic assessment for lung cancer using molecular markers (Lung-molGPA). JAMA oncology. 2017;3(6):827–31.

期研究，招募了 76 例新诊断的幕上 GBM 患者，残留增强肿瘤＜ 6cm，接受 EBRT 结合每周 SRS 加量的加速放射治疗 [87]。患者接受 50Gy 常规放射治疗外加最后 4 周内每周 1 次给予 5Gy 或 7Gy 的 4 次 SRS 加 BCNU 治疗。虽然该方案可行且耐受性良好，但与整个队列的 RTOG 历史数据库相比，没有生存获益。但接受完全或接近完全切除患者亚组除外。这两项试验都是在同一个年代进行的，早于当前辅助替莫唑胺的治疗标准。虽然这些研究为新诊断 GBM 使用 SRS 提供了可信的负面结果，但一些回顾性和单一机构的证据表明，在新诊断的 GBM 中将 SRS 与 EBRT 相结合，可能具有局部控制或总体生存方面的获益，类似复发病例中那样 [88]。低级别胶质瘤 SRS 治疗的证据较少，经验仅局限于单一机构 [89-92]。

五、现代直线加速器平台的物理特性和技术考虑

（一）直线加速器辐射的产生和交付

在放射肿瘤学中，辐射可大致分为两类：电离辐射和非电离辐射。虽然有许多类型的非电离辐射在放射肿瘤学有重要应用，但为了使辐射在治疗上有用，它必须是电离的。通常，如果光子具有 10～33eV 的能量，则光子可以被认为是电离辐射，这大约是释放松散结合的外壳电子所需的能量。用于放射治疗的能量通常是 4～20MeV，最常见的是 6MeV 和 10MeV。在这些能量下，光子和组织介质之间的主要相互作用是康普顿散射。

放射肿瘤学中现代商业直线加速器使用 X 线光

子进行治疗。这与伽马刀（Elekta AB，Stockholm，Sweden）平台形成对比，该平台正如其名称所示，使用伽马射线光子进行治疗。关于伽马射线和X线之间的区别经常存在混淆。这是可以理解的，因为它们的区别实际上并没有普遍达成共识。一些物理学家通常认为区别是两种光子的不同来源。在这一模型中，伽马射线定义为来源于原子核内相互作用的结果。根据定义，X线是由电子与物质或电磁场的潜在相互作用发射的。另一种模型基于它们典型特征的能谱来定义它们，伽马射线比X线有更高的能量或更低的波长。每个模型都有其缺点。例如，光子起源模型不一致之处是，在电子-正电子湮没反应中，没有核参与反应，但产生的光子被普遍称为伽马射线。能谱模型不一致性是在现代电子管中产生的X线能够并且确实具有比通常称为伽马射线的光子（如在先前的湮灭示例中发射的1.022MeV伽马光子）高得多的能量。重点是这种区分纯粹是语义上的，而且在很大程度上是无关紧要的。一旦电离光子离开其光源，其唯一重要的特征就是它的能量[93]。

文中展示了一款现代C型臂医用直线加速器（图44-13）。电子枪将电子脉冲注入加速波导管。速调管产生的微波脉冲被用来通过多腔波导加速电子。一旦电子离开波导，在C形臂直线加速器中，磁体将它们的路径弯曲270°，之后它们路径末端与由诸如钨等高原子序数材料制成的靶相撞。在非C形臂直线加速器（即射波刀）中，电子离开波导直接撞击高原子序数靶。

电子在靶点处的突然减速产生韧致辐射X线。通过韧致辐射产生的X线不是单能的，并且存在从0到入射电子能量范围的连续能谱，通常为4～18MV。光子能量强度分布（图44-14）取决于靶材料的Z值，入射电子能量取决于克莱默定律[94]。在诊断X线成像中，所利用的能量在40～150keV范围内，靶材料特征X线跃迁在此能量范围内引起光谱内的峰值。这些峰与治疗X线检查无关[16]。

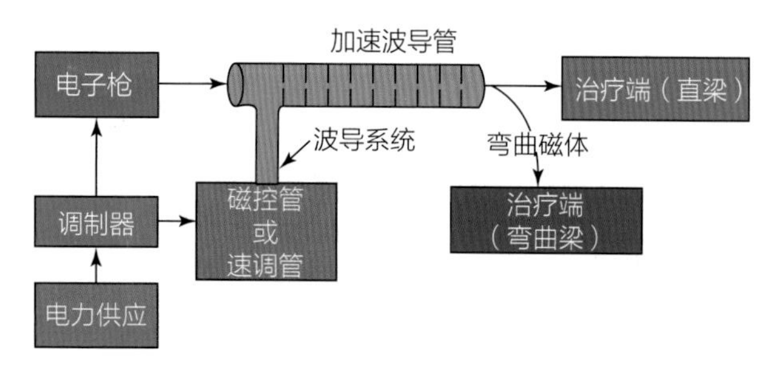

▲ 图44-13　现代医用直线加速器的示意图

经Kluwers Health许可，转载自Khan FM (ed). Khan's The Physics of Radiation Therapy. Lippincott Williams & Wilkins; 2010.

在实践中，基于直线加速器放射外科最常用的能量是6V和10MV。在能量＞10MV时，X线与直线加速器头部相互作用产生中子的概率明显增加，大大复杂化了屏蔽和患者剂量测量[16]。

X线束从靶出来后通过均整器，该均整器起到均整射束轮廓和硬化射线的作用（通过滤除低能X线来提高光束的平均能量）。在均整器之后，光束通过电离室，该电离室测量X线束的各种特性，如剂量率和轴对称性。一旦X线束离开电离室，它就被上下各一组的"坞门"准直。每组坞门可以在X和Y方向上单独移动。此后，光束通过多叶准直器。多叶准直器是一组成对钨材质"叶子"阵列，叶片可以独立于所有其他叶片移动，起到对光束塑形的作用。在治疗期间叶片的运动就实现了调强放疗。治疗期间机架和叶片同时运动被称为容积调强放疗。这些概念先前在前文中（见第43章）介绍过（图44-15）。

（二）去均整模式交付

近年来，许多中心已开始在去均整器或FFF模式下使用直线加速器。Fu等[95]和Vassiliev等[96]是最先基于Varian Clinac 21EX研究去均整器模式剂量

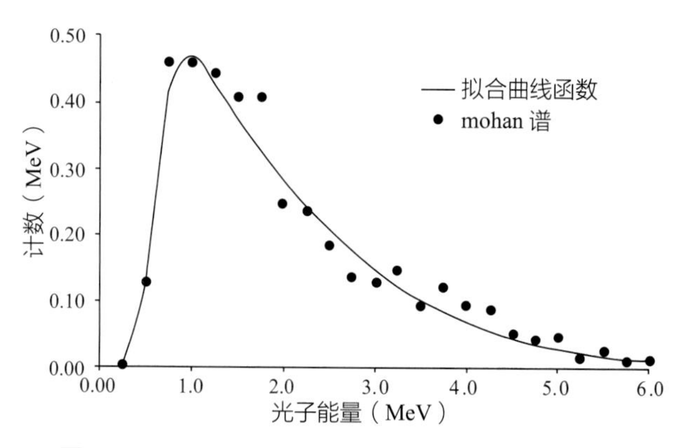

▲ 图44-14　**直线加速器10MV能量X线的相对能谱。由电子与靶碰撞产生的韧致辐射X线具有从0到入射电子能量范围内的任何能量**

经Elsevier许可，转载自Tartar A. Monte Carlo simulation approaches to dose distributions for 6 MV photon beams in clinical linear accelerator. Biocybernetics and Biomedical Engineering 2014; 34(2): 90–100.

学效应。事实证明，这样做有若干优势。最重要的是，在去均整器模式下，光束剂量率显著增加。较均整模式下，6MV 剂量输出提高了 2.3 倍，10MV 提高了 4 倍。对于标准分割，差异可能不具有临床意义，但对于单次和低分次放射外科治疗，剂量输出太高会使治疗时间大幅缩短 [97-101]（图 44-16）。

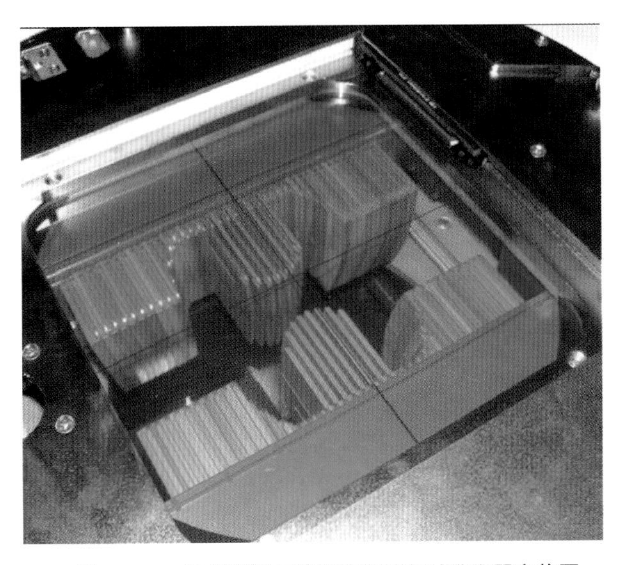

▲ 图 44-15　**现代直线加速器的终端多叶准直器实物图**

整个准直器可以 360° 旋转，每个叶片不仅可以独立于其成对叶片移动，还可以独立于所有其他叶片移动

Hoogeman 等研究了射波刀治疗 32 例颅内肿瘤的患者运动时间依赖性，指出患者位移和治疗时间明显正相关。对于短期治疗，位移非常小，但随着治疗持续时间接近 15min，位移矢量幅度开始接近临床阈值 [102]。Kim 等评估了 33 例单次脊柱放射外科治疗患者位移作为时间函数的可能性，发现在 19min 的平均治疗时间内，潜在位移为 0.15mm/min，在整个治疗过程中总共位移 3mm[103]。

FFF 治疗的另一优势是当 X 线束不必穿射高原子序数均整器时，机头散射以及产生的中子数量大幅减少。据 Fry 等报道，对于 18MV 光束，中子剂量 /MU 数比降低 20%，FFF 模式下常规前列腺 IMRT 治疗的总中子剂量降低了 69% [103]。虽然对于低能量束，减少的幅度更小，但这仍然意味着降低了患者射野周边剂量。鉴于上述因素，设计 FFF 直线加速器专用机房可能需要较少屏蔽材料 [104]。

六、6 个自由度固定、摆位、验证和分次内运动监测的重要性

所有现代放射外科平台都能够以非常高的剂量

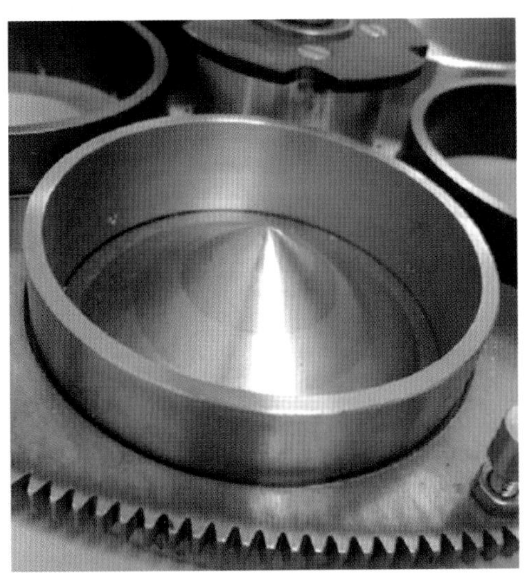

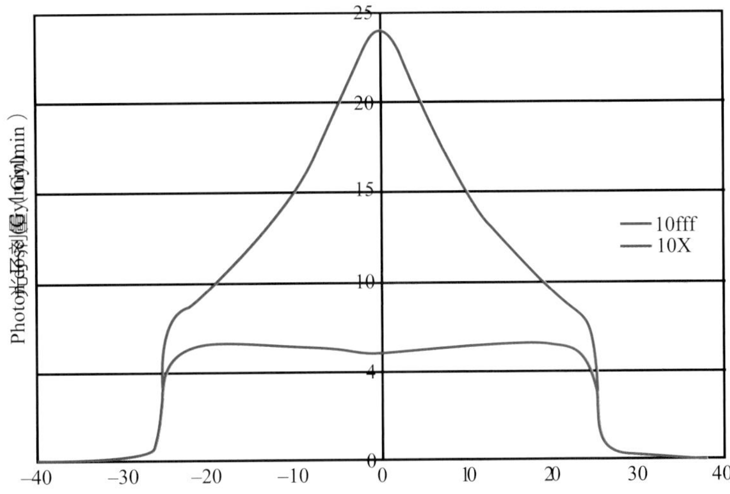

▲ 图 44-16　**旋转传送装置上的扁平均整器（左图），根据所需的治疗模式旋转传送装置，这取决于光子或电子是否用于治疗，一些现代的直线加速器转盘有一个能够实现去均整光子传输的光圈。比较 10MV FFF 光束与 10MV 均整光束的剂量率，10MV FFF 剂量率增加了 4 倍（右图）**

率交付高度适形的计划。显然，正确的三维定位和定位验证是放射外科的关键。在直线加速器放射外科早期，立体定向框架被用于固定患者。其具有良好刚性固定的优势，但是局部麻醉的必要性使连续治疗变得不切实际并且也不方便低分次疗程。尽管立体定位框架在一些放射中心仍被用于放射外科，但热塑性面罩的固定方法已成为许多中心选择。早期的热塑性面罩有刚性不足的问题，在面罩中会有多达 2mm 的患者位移[105]。最新的面罩采用了更坚硬的热塑性塑料，并且经过测量能实现小于 1mm 的位移（图 44-17）。

先进的机械床除在三个平移维度中配准之外还配置了旋转配准。对于单个球形病变，用球形等剂量分布进行治疗，只要等中心位于正确的 X、Y 和 Z 位置，理论上未旋转配准的影响最小。然而，对于不规则形状病变的治疗，旋转错位会产生重要影响。图 44-18 显示了在没有纠正旋转偏差的情况下可能发生损失靶区覆盖范围的示例。在 SRS 多个靶区的单等中心治疗中，旋转配准甚至更为关键。即使 X、Y、Z 与等中心完美对齐，旋转误差可能导致预设靶区的丢失。因此，建议对所有放射外科，尤其是多发转移进行 6 自由度修正。为此，在放射外科期间建议监测运动。目前，主要医用直线加速器供应商为每个旗舰平台（Accuray，CyberKnife，Elekta Versa HD，Varian Edge）都提供了一个内部位移监测解决方案。第三方供应商（Brainlab）提供 ExacTrac ™顶置式 kV 成像系统，可配合 Elekta 或 Varian 直线加速器使用。在 CyberKnife 和 Brainlab 系统中，定期从安装在天花板上的成像仪获得 kV X 线，并与来自治疗计划的三维 CT 体积数字重建 X 线片（DRR）进行比较。Varian Edge 解决方案采用光学表面监测系统（OSMS）与天花板安装摄像头来评估治疗期间面部位置的稳定性。正确集成后，安装在天花板上的 kV 成像和 OSMS 解决方案均可监测亚毫米级精度的患者位移。

七、基于直线加速器放射外科的工作流程

直线加速器 SRS/hfSRT 流程开始于面罩下的 CT 模拟定位。治疗计划通常也需要 MRI，尤其是转移瘤。如果肾功能允许，我们建议采集基于碘和钆的对比序列。我们建议在 CT 和 MR 成像中使用不超过 1mm 的层厚进行立体定向计划。许多现代 MRI 都能够获取 3D 序列。这些序列需要更长的时间来获取，但由于整个体积是在单一射频和梯度脉冲中激发的，因此产生的数据集不太容易受到插值误差的影响。下一步是将 MR 数据集融合到 CT 数据集。在依赖于诊断 MRI 设计治疗计划的部门中，配备 3D MR 机是特别有用的，因为难以控制患者以相同程度颈部延伸单独成像。融合后，在计划系统中勾画靶区体积和危及器官的轮廓。然后由剂量师或物理师根据机器、计划系统能力和医生偏好在 TPS 内设

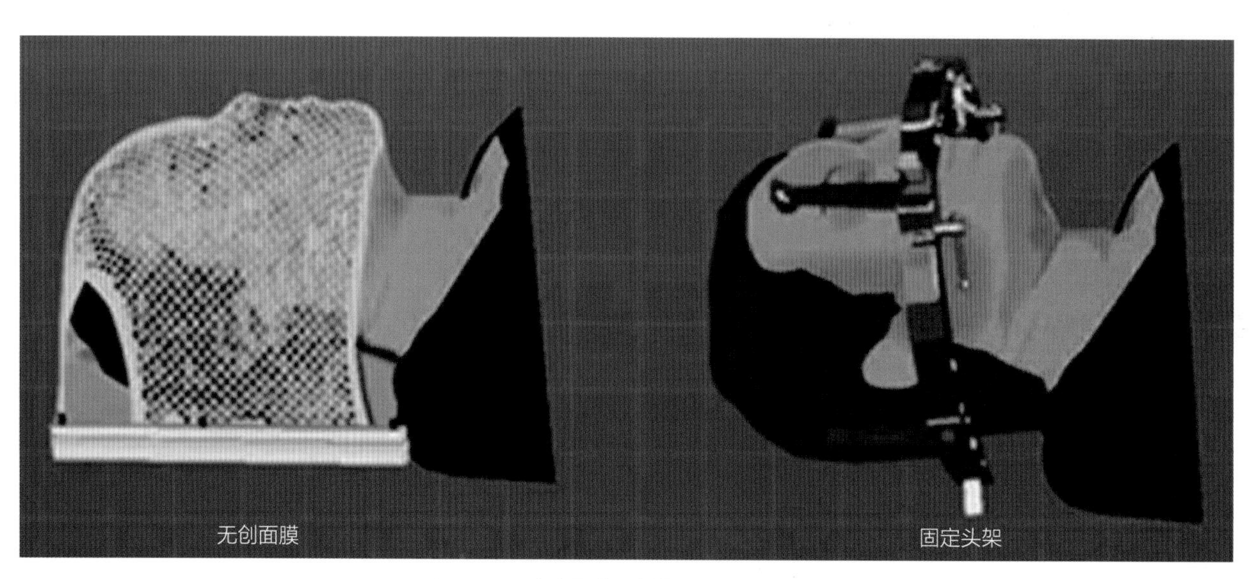

▲ 图 44-17 患者固定用热塑面膜和固定式头架

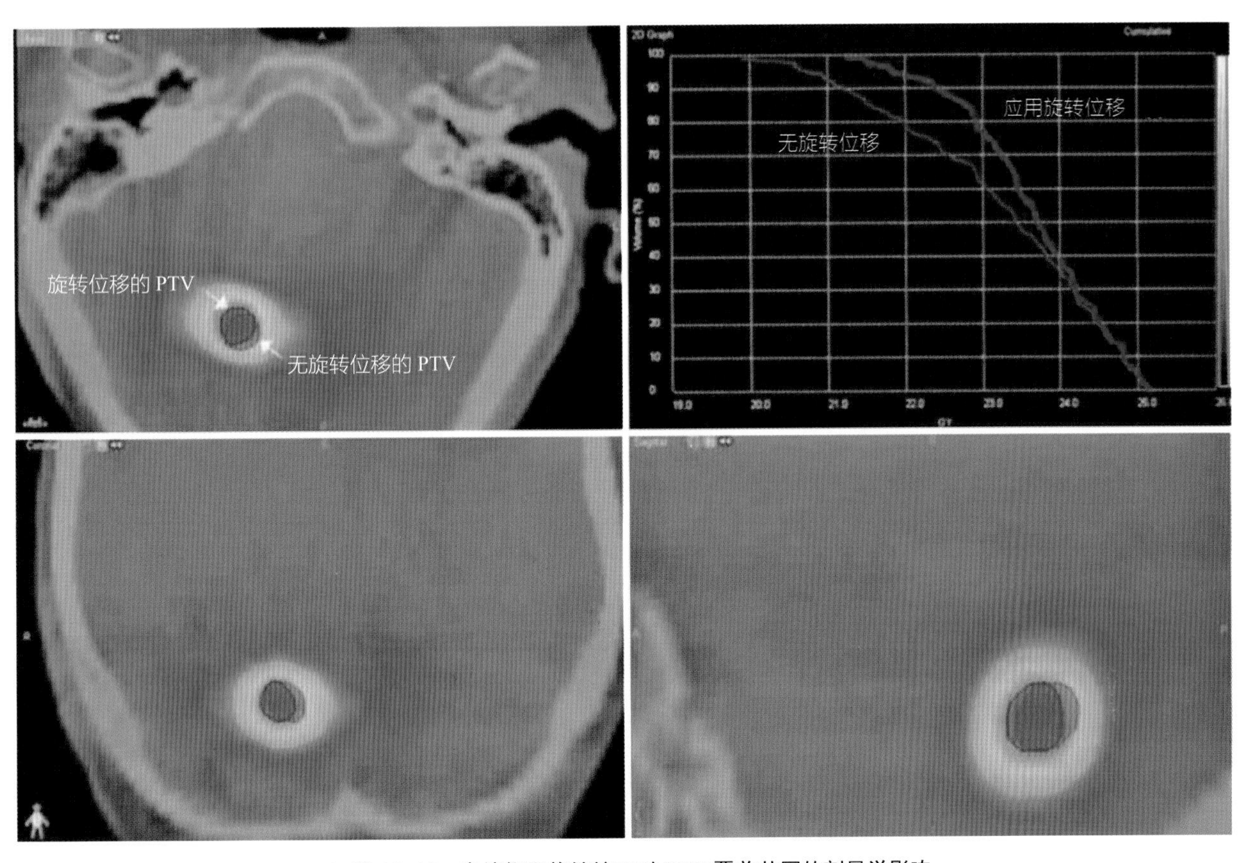

▲ 图 44-18　**未俯仰和旋转校正对 PTV 覆盖范围的剂量学影响**

该病例未进行旋转校正，22Gy 处方覆盖率降为 80% 而非 95%（经 Creative Commons License 3.0: https://creativecommons.org/licenses/by/3.0/ 许可，转载自 Dhabaan A, Schreibmann E, Siddiqi A, Elder E, Fox T, Ogunleye T, et al. Six degrees of freedom CBCT-based positioning for intracranial targets treated with frameless stereotactic radiosurgery. Journal of Applied Clinical Medical Physics. 2012;13(6):215–25.）

计所需类型的计划。一旦计划设计完成，治疗医生批准，物理师将对该计划执行针对患者的质量保证，以验证该机器将在 TPS 预测的可接受范围内交付。

在治疗当天，患者将以相同的体位被固定在 CT 模拟定位时做的面罩。获得初始的正交 kV 图像序列，患者从该图像与指定的等中心对准。一些治疗计划系统能够基于 kV 图像与患者的数字重建射线影像的比较来生成自动移位建议。执行连续 kV 成像直到治疗医生对患者的摆位感到满意。如果可以则采集锥形束 CT，有助于评估正交 kV 成像中可能不明显的旋转误差。一旦治疗开始，根据可用的 IGRT 解决方案监测位移。如果患者位移超过预定的可接受值（通常为 0.5～1mm），则停止治疗，重新摆位才可以恢复治疗。治疗时间随等中心数量、剂量率和弧数而变化，范围从小于 5min 到大于 45min（图 44-19）。

八、基于直线加速器放射外科的质量保证

鉴于中枢神经系统或邻近组织单次大剂量治疗的特点，任何因素的不准确性将导致严重有害的治疗相关毒性和（或）肿瘤控制不佳。确保安全有效的直线加速器放射外科计划最重要的一个方面是要由 SRS 经验丰富的医学物理师对计划各个方面进行全面和定期的质量保证。如果计划的任何方面未通过 QA，则应立即停止治疗，并确定患者是否有可能受到伤害或已经受到伤害。

多个任务组已经制定了一些指导方针和建议，以帮助物理师在他们自己的计划中建立，使用和维护强有力的 QA 措施。以下是可用于协助质量保证的资源。

- IAEA-TECDOC-989：放射治疗质量保证 [107]。
- RTOG：放射外科质量保证指南 [40]。

治疗前
多学科肿瘤委员会讨论
放射模拟治疗计划 CT/MRI
靶区和 OAR 定义
制订治疗计划
患者质量保证
治疗日
患者定位验证（kV 和 CBCT）
治疗 / 分次运动监测

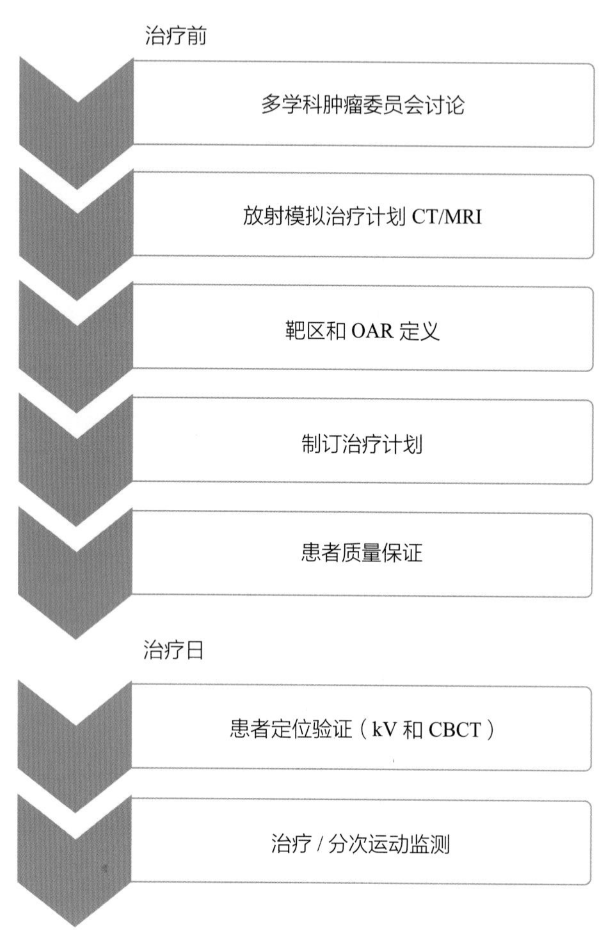

▲ 图 44-19　典型颅内放射外科病例的治疗流程

- AAPM TG 40：放射肿瘤学综合质量保证 [108]。
- AAPM TG 42：立体定向放射外科 [109]。
- AAPM TG 55：辐射胶片剂量测定 [110]。
- AAPM TG 68：颅内立体定位系统 [111]。
- AAPM TG 142：医用加速器质量保证 [112]。
- AAPM TG 101：立体定向体部放射治疗 [113]。
- SRS 和 SBRT 中质量和安全考虑因素（ASTRO 白皮书）[114]。

立体定向放射外科的质量保证可以大致分为系统性 QA 和患者差异性 QA。系统 QA 产生靶区定位、图像定位、CT 模拟、图像配准、治疗计划计算、基本剂量测定、输出和治疗传递的周期性 QA。这些质量保证措施是按计划的周期进行的，应每天评估和验证输出。具体而言，对于放射外科而言，靶区定位准确性至关重要，必须定期进行检查。小射束剂量测定也很重要，但可能具有挑战性。系统的质量保证确保一个部门日常运作的顺利和适当性。患者差异性 QA 在个体患者治疗的基础上评估该过程的可靠性。

一些提供“端到端”SRS 质量保证的商业程序包已经出现。除了我们的定制设备，熟悉的两个的模型（图 44-20）是 STEEV（立体定向端到

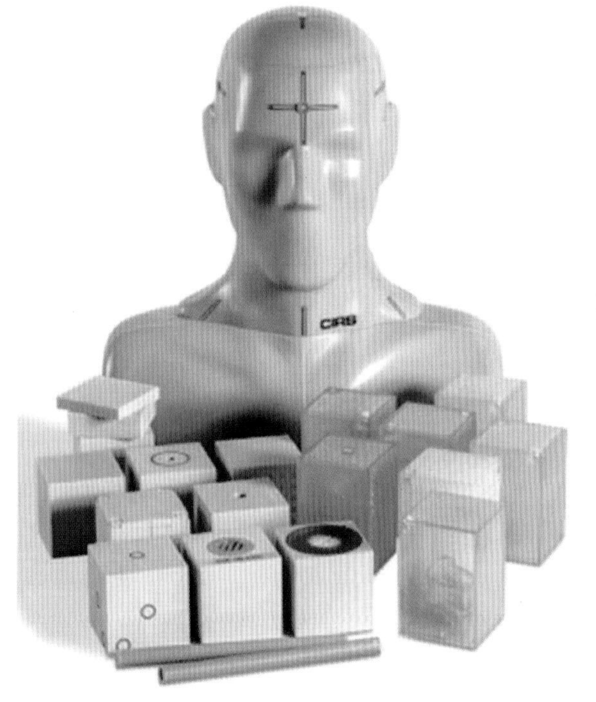

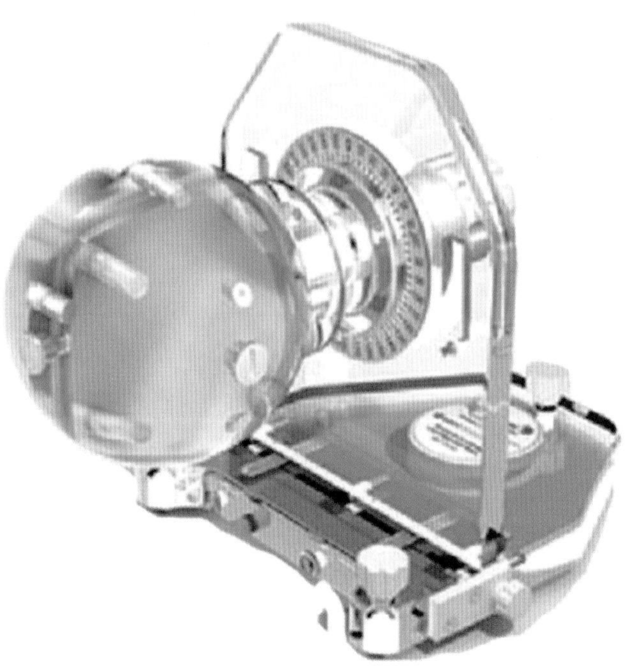

▲ 图 44-20　两个商业上可用的端到端立体定向 QA 模体

STEEV（CIRS）（左图）和 Lucy（标准成像）（右图）

端验证和治疗）、CIRS® 和 Lucy 三维验证模体和 StandardImaging®。两者功能已在多中心文献中得以验证[115-120]。

小靶区单次治疗，应确保所有端到端的空间精度都小于 1mm，包括从 CT 到 MR 配准到等中心定位和治疗交付，并且具有成像能力来验证精度准确性。对应计算和传递剂量分布一致性的伽马指数应该等于或优于 5%/mm。在 UAB，我们端到端空间精度一直在 0.3mm 或以内，我们的伽马指数在 3%/mm 之内（图 44-21 和图 44-22）。

质量不仅适用于放射外科工作流程。为患者和治疗过程中各个方面建立系统和协议，可提高效率，降低事故或管理不当的可能性。已知的质量改进措施示例包括：检查清单的核查，在治疗过程所有步骤中核对患者 ID，及时汇报事件而不用担心报复，医生和物理师的常规评估，技师、剂量师和护士对工作各个方面感到满意，在不满意时及时提醒主管。

九、结论

基于直线加速器 SRS 或 hfSRT 治疗颅内肿瘤的

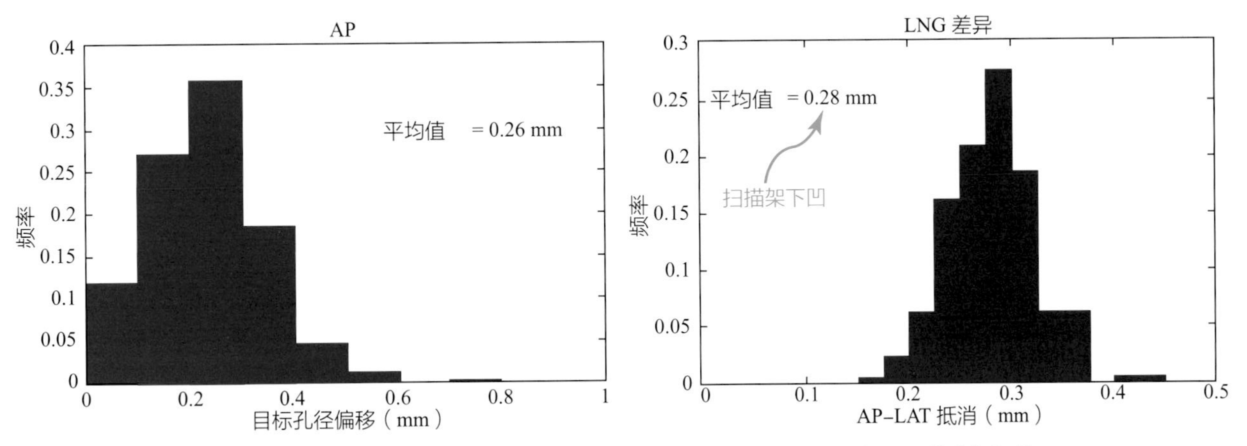

▲ 图 44-21　Alabama 大学 SRS 病例组 AP 和 GT 方向靶区与光圈间的平均空间误差

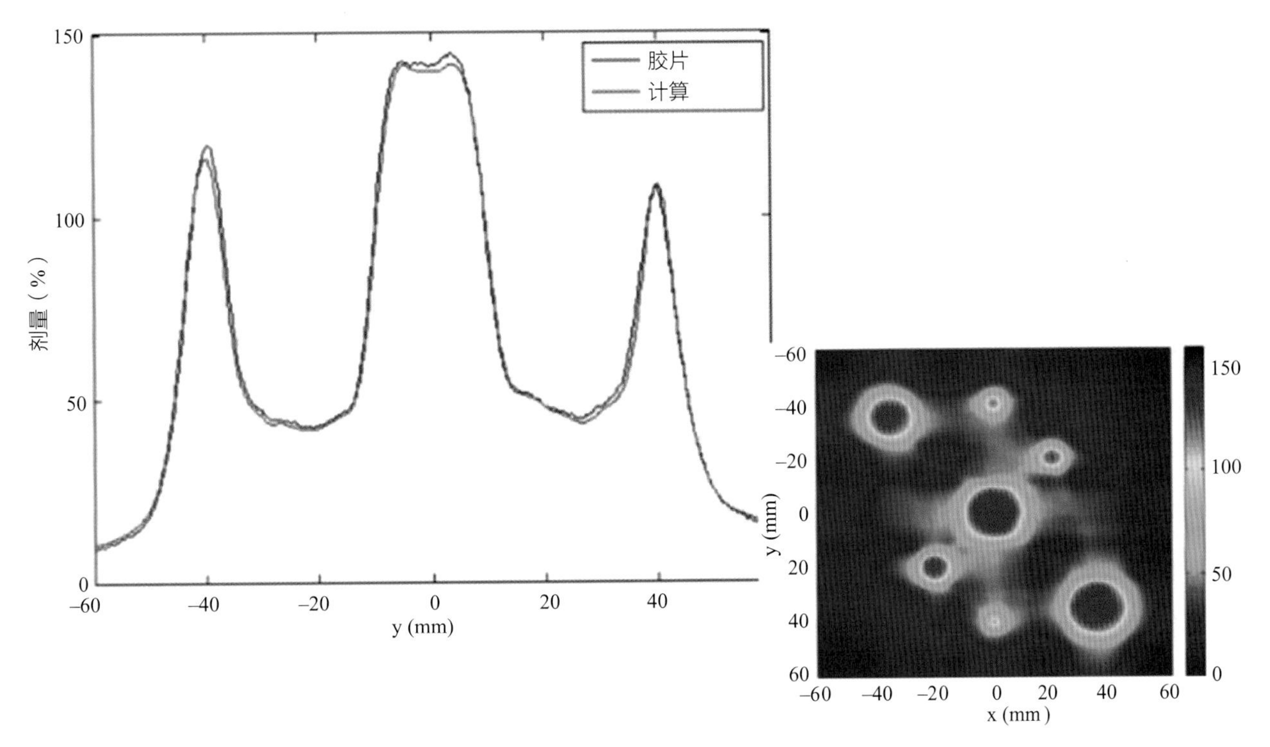

▲ 图 44-22　计划系统对多个小靶区计划计算精度（13 版本 EclipseAAA 和 EBT2 射线胶片）

技术有巨大的进展。即使对于复杂的多发转移灶，基于直线加速器和伽马刀之间的剂量等效计划也是可能的。采用刚性热塑性面罩的无框架治疗可改善患者舒适度，并在需要时便于大分割，不会影响治疗精度。高分辨率图像引导和6DOF床配准允许亚毫米级定位精度。去均整器的光束模式允许在很短的时间内进行治疗，这些有可比性的治疗将取代伽马刀。

基于直线加速器的SRS和hfSRT将继续增加。一方面是因为WBRT的适应证继续减少，另外具备SRS能力的直线加速器不仅安装在学术中心，而且也越来越多地安装在社区中心。

当由于病变大小或临界结构而存在毒性问题时，可以将单次放射外科治疗分割为3或5次。大多数2.5～3cm的病灶可以采用高达18Gy的单次剂量进行治疗，且并发症风险较低。较大病变应该接受合适等效生物剂量的低分次治疗，而不应减少处方剂量，否则将降低局部控制。

十、病例研究

一例50岁的非洲裔美国女性，患有9个脑转移灶，原发于左侧腮腺的高级别多形性腺癌。患者最初接受了腮腺切除术，双侧颈部清扫，辅助化疗/放疗（顺铂和66Gy分33次）治疗方案，但在完成辅助治疗后不久发现转移到腹股沟淋巴结。肿瘤突变测序，没有发现突变。她接受了Taxotere/Carboplatin的一线抢救，最后转为PD–1。疾病稳定进展约9个月，直至腹股沟淋巴结增加，重新PET成像检查，显示腋窝和腹股沟区域的模棱两可的增强，以及脑右侧内囊后支的高密度增强。MRI显示9个脑转移灶，最大尺寸为1.4cm×1.1cm，伴有血源性水肿。该患者神经完整，且具精神状态良好，KPS评分90（图44–23）。鉴于患者不错的状态和有限的颅外疾病负担，给予患者SRS而不是WBRT。总肿瘤体积为3.5cm^3。每个转移灶单次18Gy，4个非共面弧且单个转移灶如下。计划质量指标是：RTOG CI=1.20（适用于整个计划），V_{12Gy}=14.4cm^3（对于所有9个病灶），平均脑剂量=297cGy。

使用Qfix Encompass™ SRS面罩固定患者并进行模拟定位。根据本章前面提到的方法（上面的等剂量曲线和DVH）设计单等中心，4个非共面弧VMAT SRS计划。进行患者差异性QA，在最大和最小转移部位进行射线照相胶片测量，显示计算和测量剂量之间的一致性在3%以内。在6DOF床上使用正交kV和CBCT成像验证患者1mm内的首次配准和摆位精度。采用Varian Edge™直线加速器，采用2.5mmHD–MLC，去均整模式，剂量率2400MU/min。治疗时间约为17min（包括每次进机房调整床角度时间）。患者在治疗后给予10mg地塞米松注射（作

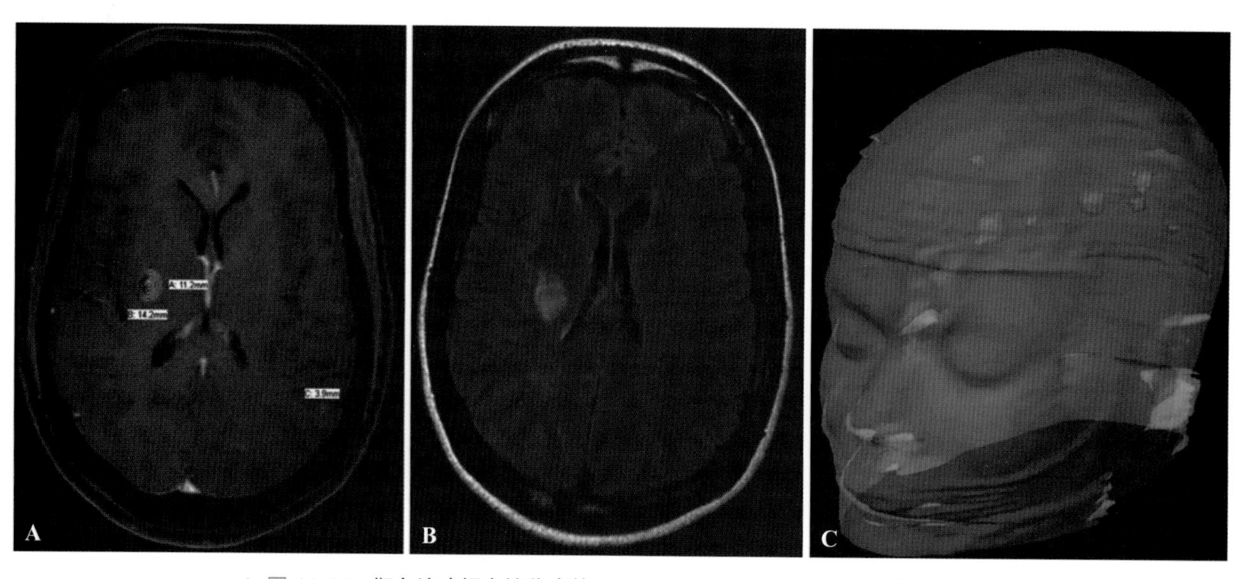

▲ 图44–23 靶向治疗颅内转移瘤前后 T_1 MRI（A和B）对比和三维分布（C）

者的临床机构经验已发现可降低治疗后Ⅱ级头痛的发生率）。患者在治疗后 1 个月带 MR 影像资料复查每个病变均稳定的或缩小。没有发现新的病变。患者状态稳定，KPS 评分 90（图 44–24）。

十一、总结

- 放射外科具有丰富的历史，起源于立体定向实践的价值实现后不久，被 CT 和 MR 成像等重要技术发展激发。
- 近年来，诸如 VMAT 和 FFF 交付技术的进步促进了直线加速器 SRS 计划质量和治疗效率的大幅提高。
- 基于直线加速器的 SRS/hfSRT 在适当实施后，几乎可以用于伽马刀的每个应用。两种方式临床结果之间的比较没有显示出任何差异。
- 用于评估伽马刀计划的相同指标可用于评估直线加速器计划。
- 直线加速器进行治疗，为了实现陡峭的梯度，使用多个非共面光束入射至关重要。
- 低分次方式可以降低治疗较大体积靶区时相关毒性风险。
- 系统和针对患者的质量保证对于直线加速器 SRS 计划至关重要。
- 放射肿瘤医生、神经外科医生和物理师之间的合作对于确保安全有效的直线加速器放射外科计划至关重要。

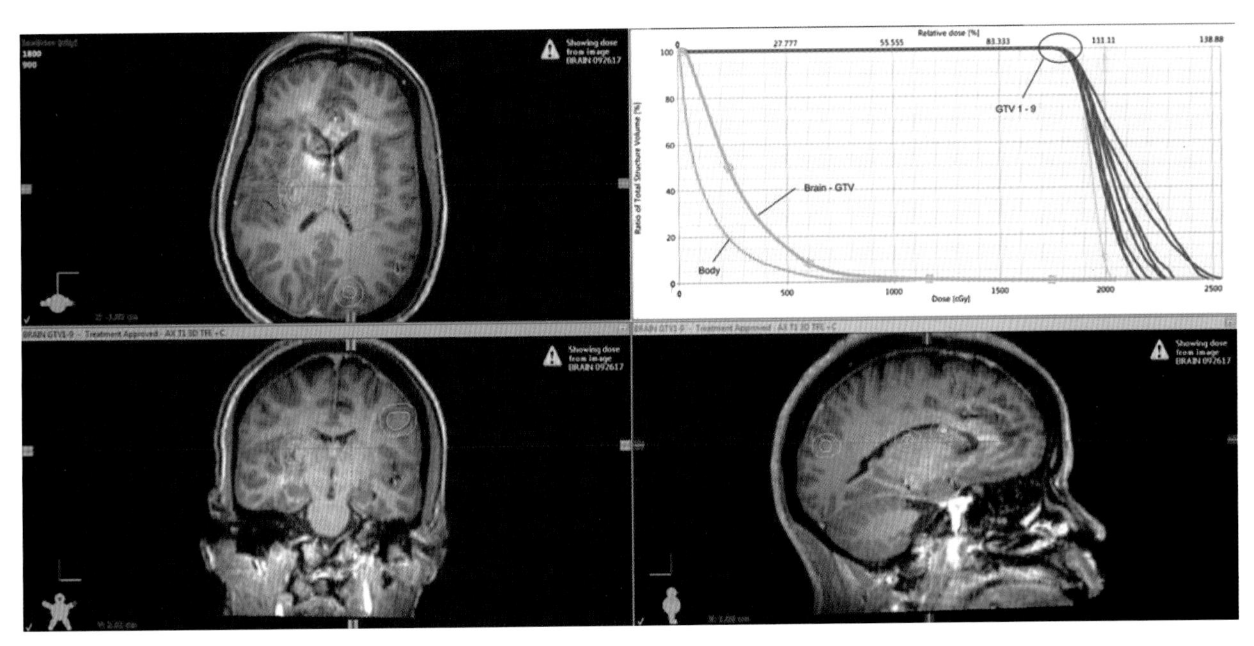

▲ 图 44–24　**9 个转移灶病例**

基于直线加速器单中心、单次放射外科计划的 100% 剂量体积（黄色）、50% 剂量体积（绿色），9 个靶区、Body 和正常脑组织的 DVH 在右上角显示

本章自测题

1. 对于促进 CT 成像在立体定向照射实践中的初步应用最为重要的发明是（　　）。

A. 直线加速器

B. 可重复定位的立体定向框架

C. 热塑性头部框架

D. 六自由度床

2. 在考虑用 SRS 或 hfSRT 治疗垂体腺瘤时，下列最重要的治疗计划策略是（　　）。
A. 3D 适形度
B. 器官保护

3. 应尽一切努力在直线加速器 SRS/hfSRT 计划中强制实现均匀性，这是（　　）。
A. 正确
B. 错误

4. 与单次放射外科相比，低分次 SRT 的目的是（　　）。
A. 降低大体积治疗毒性的可能性
B. 收取更多费用
C. 让患者有更多时间适应他们的立体定位框架或热塑性面罩
D. 增加治疗医生与患者交互的时间

5. 以下通常与单次的放射性坏死有关的计划质量指标是（　　）。
A. 最大剂量（D_{max}）
B. 平均脑剂量
C. 接受 12Gy 的组织体积（V_{12Gy}）
D. 接受 4Gy 的组织体积（V_{4Gy}）

答案

1. B（可重复定位的立体定向框架允许患者在与定位时相同的位置和方向进行治疗，从而有助于将 3D 坐标系应用于治疗计划。选择 A 是不正确的，因为早期基于 CT 的立体定向照射并没有实施于直线加速器；选择 C 和 D 是不正确的，因为这些设备的发展、广泛使用比基于 CT 的立体定位更晚）

2. B（当治疗垂体腺瘤时，鉴于有许多数据支持，可以接受低视觉毒性风险控制腺瘤，最重要的考虑因素是确保将与附近视交叉毒性相关的剂量降至最低）

3. B（在靶体积内强调均匀性会使计划计量梯度变差并增加中度等剂量的溢出。只有在临床原因合理时才可这样，如预期保护靶体积内的正常组织。当局部治疗恶性肿瘤时，没有理由这样做）

4. A（将分割次数从 1 增加到 3 或 5 会降低患者毒性的可能性，特别是症状性放射性坏死。如果需要向目标添加 CTV 或 PTV 边缘，它还可以补偿增加的治疗量）

5. C（只有选择 C，即 V_{12Gy}，已被证明是放射性坏死的相关因素）

第45章 伽马刀® 立体定向放射外科与低分次立体定向放射治疗

Gamma Knife® Stereotactic Radiosurgery and Hypo-Fractionated Stereotactic Radiotherapy

Dheerendra Prasad 著

学习目标

- 了解伽马刀放射外科治疗的技术理论和实际应用方法。
- 制订一个放射外科治疗计划的框架。
- 通过伽马刀文献了解处方剂量指南和关键。

一、伽马刀概况和演变

瑞典神经外科医生 Lars Leksell 在 1951 年提出了利用立体定向电离束消融颅内靶区的立体定向放射外科治疗的概念[1]。16 年后，Lars Leksell 与物理学家 Borje Larsson[2] 合作，一起设计完成以 Leksell 伽马刀（LGK）为专用脑部放射手术的设备。LGK 的各种机型均由多个独立的 ^{60}Co 放射源组成，^{60}Co 放射源发射出在 1.1MV 范围内的伽马射线，并通过一系列准直器最终聚焦到一个焦点（等中心）。由近 200 条射束交叉射击而产生的等体积的直径为 4～16mm 不等（早期模型，该直径达 18mm）。治疗计划通过叠加多个这样的剂量云来创建一个多等中心剂量计划，然后靶区在立体空间上与射线焦点对准，治疗时，一次只针对一个等中心点。

各种型号的 LEKSELL GAMMA 伽马刀的主要特征及其演化如文中所示（图 45-1）。

二、固定技术和图像引导

治疗计划的精准实施取决于系统在立体定向坐标空间中定位靶区的能力，为此需要固定患者。

有两种体位固定技术可以与 LGK 一起使用：Leksell 立体定向框架和热塑面膜。

三、Leksell 立体定向框架

Leksell 立体定向框架最初是为立体定向神经外科设计的，此框架是由高级阳极氧化铝制成，采用在立体定向中进行靶区定位的笛卡尔坐标系（图 45-2）。坐标表示为 X、Y、Z 的三元组，坐标系的原点（0，0，0）在颅骨的右上后侧。X 轴自右向左，Y 轴自后向前，Z 轴由上向下。坐标系中心值为 100，100，100。框架的使用提供了非常高的精确度，允许设备根据其校准的要求执行操作，精度好于 0.3mm。不准确的影像及由于使用不当而导致

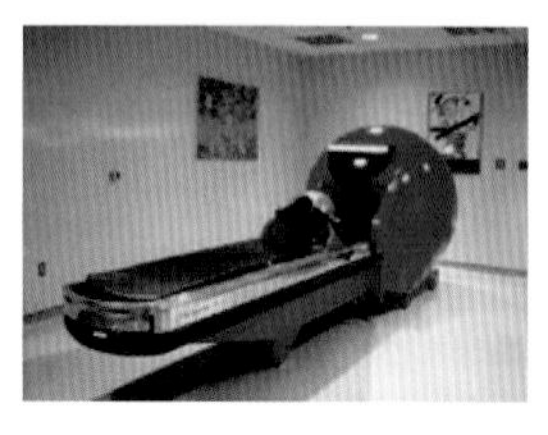

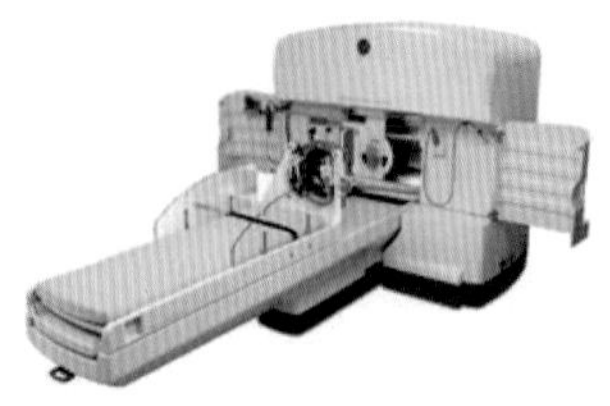

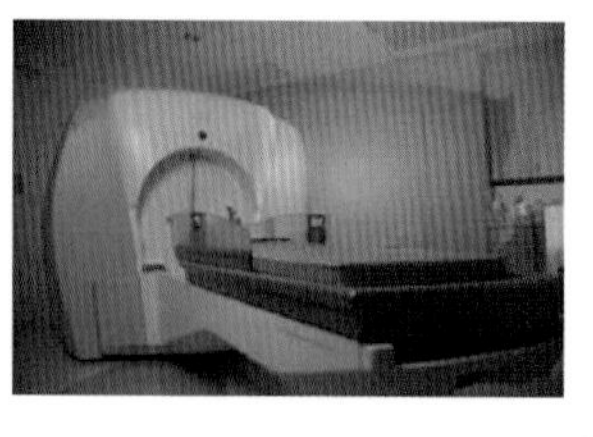

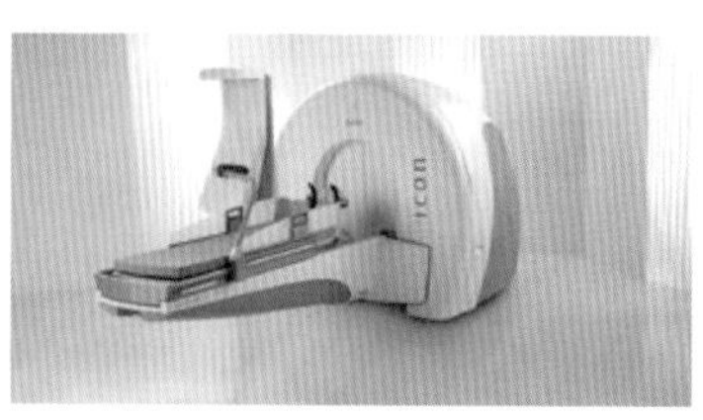

Model U
- 把该技术引入美国
- 完全手动设备
- 以固定靶区固定源为核心理念

Model 4C
- 机器人自动摆位患者
- 半自动化
- 以固定靶区固定源为核心理念
- 使多个等中心变得容易治疗，增加计划适形度

Prefexion
- 自动定位和自动准直器切换
- 完全自动化
- 以固定靶区固定源为核心理念
- 通过扇区的使用以进一步提高计划适形度和计划质量
- 加强辐射安全

Icon
- 集成影像及框架和无框架选项
- 完全自动化
- 以固定靶区固定源为核心理念
- 允许新的工作流程
- 门控板载成像和患者运动监测

▲ 图 45-1 **Leksell 伽马刀各型号关键技术要点（按时间顺序由左至右排列）**

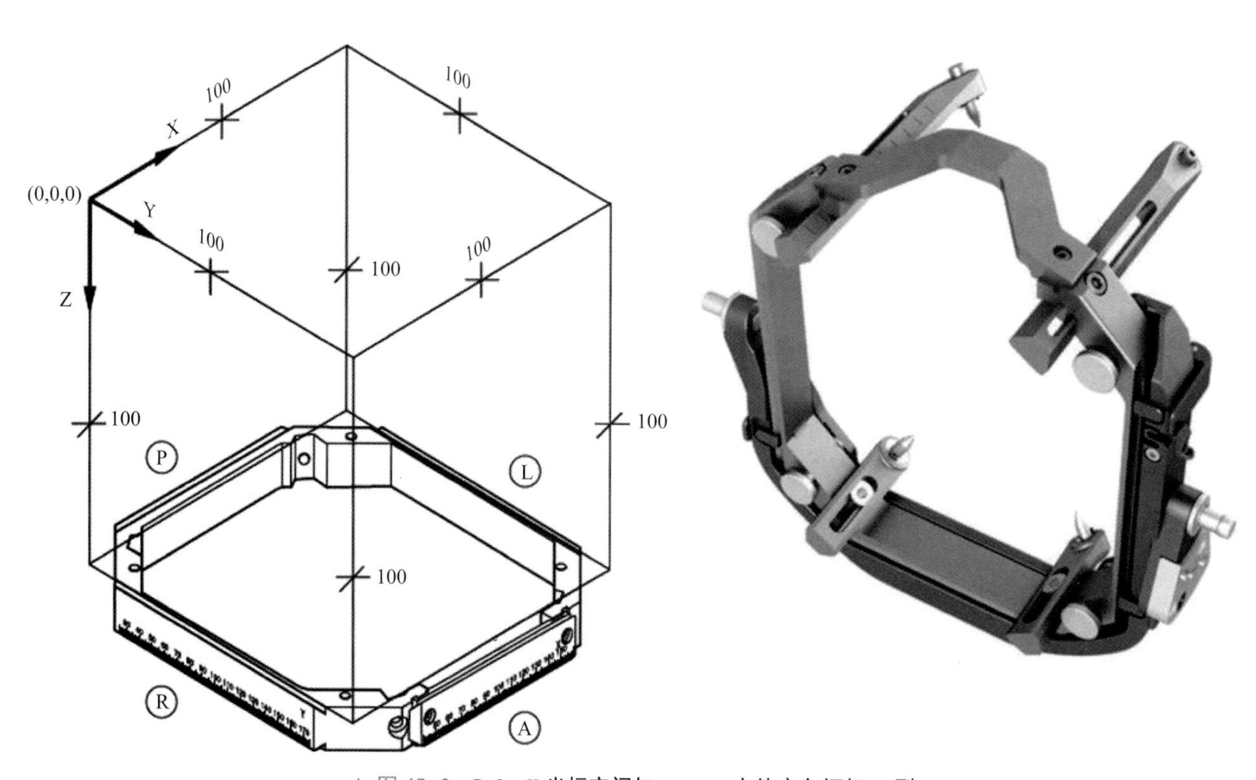

▲ 图 45-2 **Leksell 坐标空间与 Leksell 立体定向框架 G 型**
图片由 Elekta 提供

的框架位移是此设置主要的错误来源。

四、热塑面膜

使用 LGK Icon® 时，可以使用热塑性面膜和可变形的垫层来固定患者（图 45-3）。这种固定系统适用于单次和分次伽马刀立体定向治疗。利用机载锥型束 CT 系统进行锥束计算机断层扫描（CBCT）可获得立体定向坐标。

五、锥型束 CT

在 ICON 中的 CBCT 作为一个刚性实体被整合到患者摆位和源单元中，这使得它能在实际的 Leksell 坐标空间中工作——重构图像中的每个体素都有已知的 Leksell 坐标，只需要在确定实际的

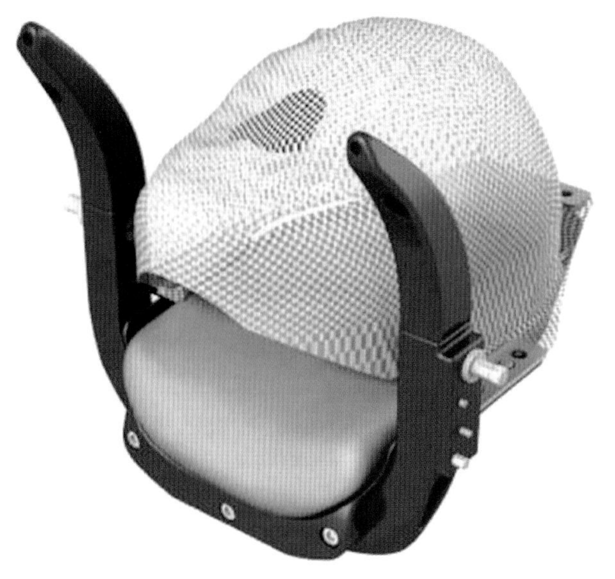

▲ 图 45-3　为分次治疗设计的热塑面膜、可塑垫和支架
图片由 Elekta 提供

X 和 Y 坐标的同时沿着 Z 轴进行转换便可，这使 CBCT 区别于所有其他图像引导系统。该装置在两种不同的 CT 剂量指数（CTDI）设置（分别为 2.5mGy 和 6.3mGy）下工作。当对预先规划的 MRI 进行联合配准时，通常使用较高的 CTDI 设置进行定位扫描，从而允许更多的细节信息可用于相互匹配；较低的 CTDI 设置可用于与参考 CT 共同配准的每天执行的 CBCT。

实验（Dalhalwi）已验证了 CBCT 系统的精度，在体模研究中 CBCT 系统与基于框架的坐标表现出良好的一致性。在这里插入错误值。

六、分次内运动管理

为了在使用热塑性面膜时确保“分次内患者固定”，高清运动管理系统（HDMM）与热塑性面膜进行了耦合（图 45-4）。HDMM 使用放置在鼻子上的红外反射标记，并由相对于患者头部支架上的静态反射器的红外摄像机进行跟踪，然后在操作台上显示标记的运动轨迹，允许操作人员为患者与初始位置的最大偏差设置容忍级别。如果患者的体位偏差超过程序允许的限度，系统将自动暂停辐射传送；如果患者在预定的时间间隔内，体位偏差恢复为允许范围内，治疗将继续进行。但是，如果患者有超过 20s 的单次或多次不到位，治疗就会中断，患者就会被逐出机器，然后，操作员决定是否覆盖偏差或执行一个新的锥束 CT 和重新调整患者继续治疗。在配合患者的实践中，鼻标偏差小于 0.5mm 是很正常的。大多数患者的鼻子标志物偏差在 1.5mm 以下，可以进行治疗。需要指出的是，鼻子上的标记是对靶区位置的替代，相对的靶区偏差取决于靶区在大脑中的位置。基于对测试系统的研究，靶区对应的偏差平均为鼻标偏差的一半。

七、治疗计划设计

LGK 治疗计划设计是在专用的计划系统 Leksell Gamma Plan® 上执行的，可以进行手动或半自动地执行，作为具有优化设置的正向计划或作为完全自动化的逆向计划。首先，了解到 LGK 治疗计划相

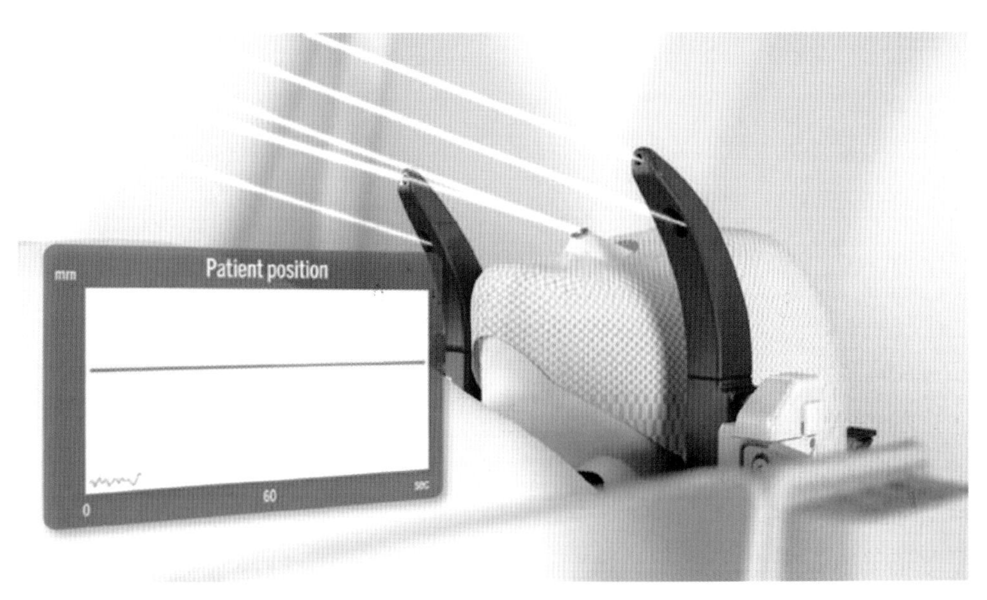

◀ 图 45-4　基于热塑面膜的 LGK Icon® 的高清运动管理
图片由 Elekta 提供

较于传统的外照射计划更接近于近距离治疗是很重要的。

这是因为 LGK 计划通常是多等中心的，由多个叠加的剂量云组成，每个云都有自己的等中心点，用 LGK 的话说就是“射击点”。计划目标是创造一个融合剂量云，以适形包围靶区。

LGK 计划的基本特性使其本质上更适形，但也更倾向于异质性。与基于 linac 系统的传统 IMRT 和 SRS 计划的另一个关键区别是，LGK 计划的剂量被设定为（或归一化）等剂量线从 90% 到 30% 不等（计划中的模式和中位处方等剂量线为 50%）。根据其物理设计特性，LGK 剂量剖面出现了 40%～55% 等剂量线之间最陡的剂量梯度。

八、典型剂量分布

在初始加载时，伽马刀可容纳 6000Ci 以上的放射性物质，最终剂量率为 3.3～3.6Gy/min。在准直器输出因子的基础上，将 3 个准直器（4mm、8mm 和 16mm）的剂量率调整为原来的 0.8～1.0 倍，他们的数值指定是指一个给定尺寸射击点的 80% 等体积直径（以 mm 为单位）。剂量分布如图 45-5 和图 45-6 所示，伽马计划中描述的 3 种准直器的典型剂量分布如图 45-7 所示。在实践中，用户必须要关注在三维空间中每个准直器所产生的等体积区，由于目视检查是依赖于图像的放大查看，所以最好先对相关的给定大小的图像进行测试性拍摄。

当存在多个等中心点 / 射击点时，叠加分布取决于使用的准直器的大小和等中心之间的距离。通常做法设置相邻的准直器，从而使他们有重叠。如图 45-8 所示，等心点间距对处方等剂量（黄色）及冷热点的出现均有影响。对于 Perfexion 和 Icon 机型，源以 24 组的形式安装在称为扇区的可移动圆锥截面上。给定等中心点的 8 个扇区呈 Z 轴排列，因此阻塞单个扇区后最直观的效果表现在轴（X-Y）平面上，对其他平面的影响并不直观（图 45-9），这是因为在这些平面中，颅骨几何形状对不同扇区的剂量率的影响不同。除了选择准直器的大小，扇区块和复合准直器（不同扇区具有不同准直器设置）也可用于创建形状剂量分布。

LGK 处方剂量一直以来都被规范化为 50% 的等剂量线，但事实上，随着 LGK 自动化模型的投入使用和等中心点使用数量的增加，这一观点不再正确。一旦多个等中心半影组合在一起，最陡的梯度实际上可以在 40%～55% 等剂量线范围内出现。

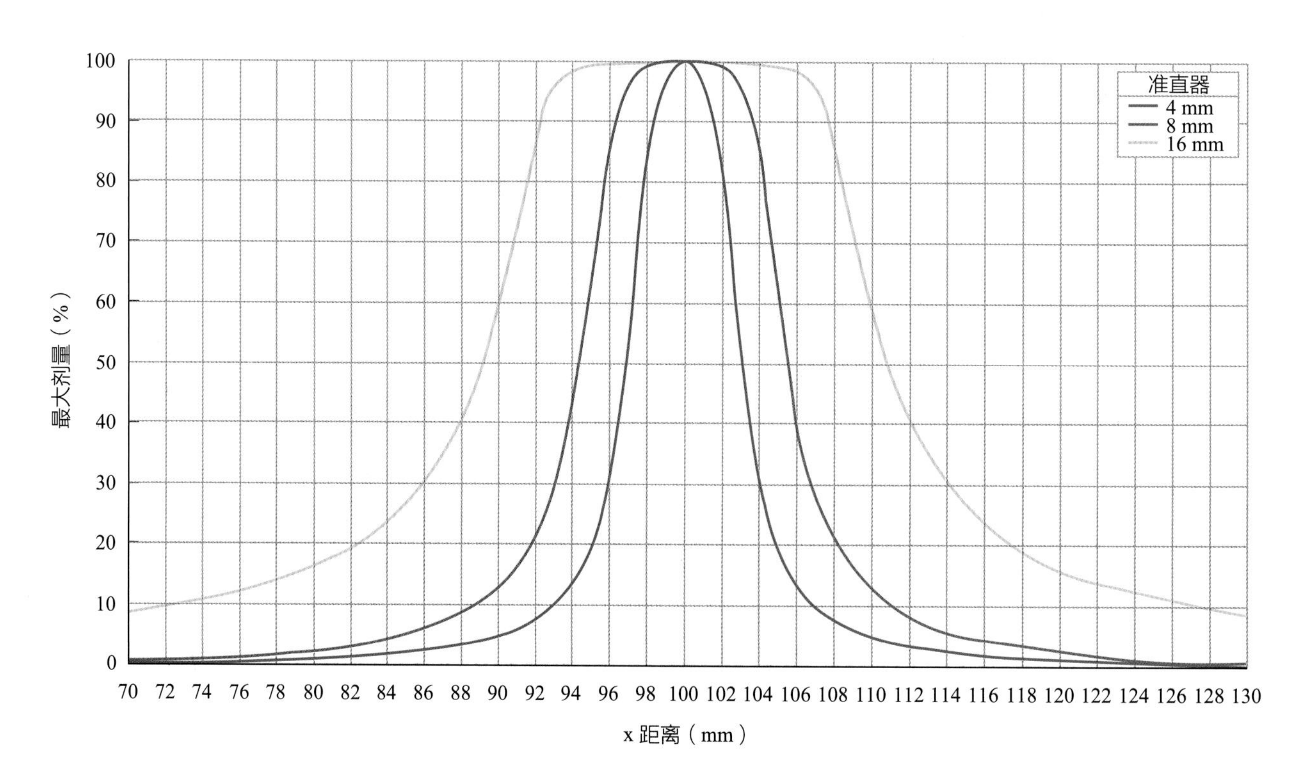

▲ 图 45-5　**LGK Prefixion 和 Icon 上 4mm、8mm 和 16mm 的准直器所产生剂量剖面曲线**

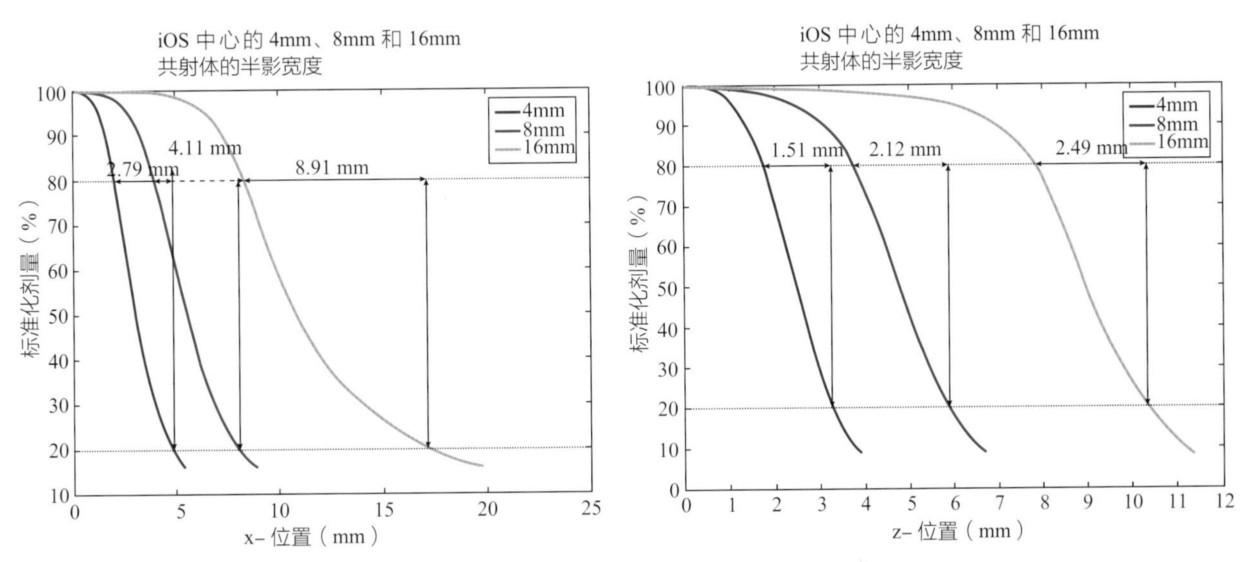

▲ 图 45-6　**Leksell 伽马刀 Prefexion 和 ICON 的多源结合半影宽度**

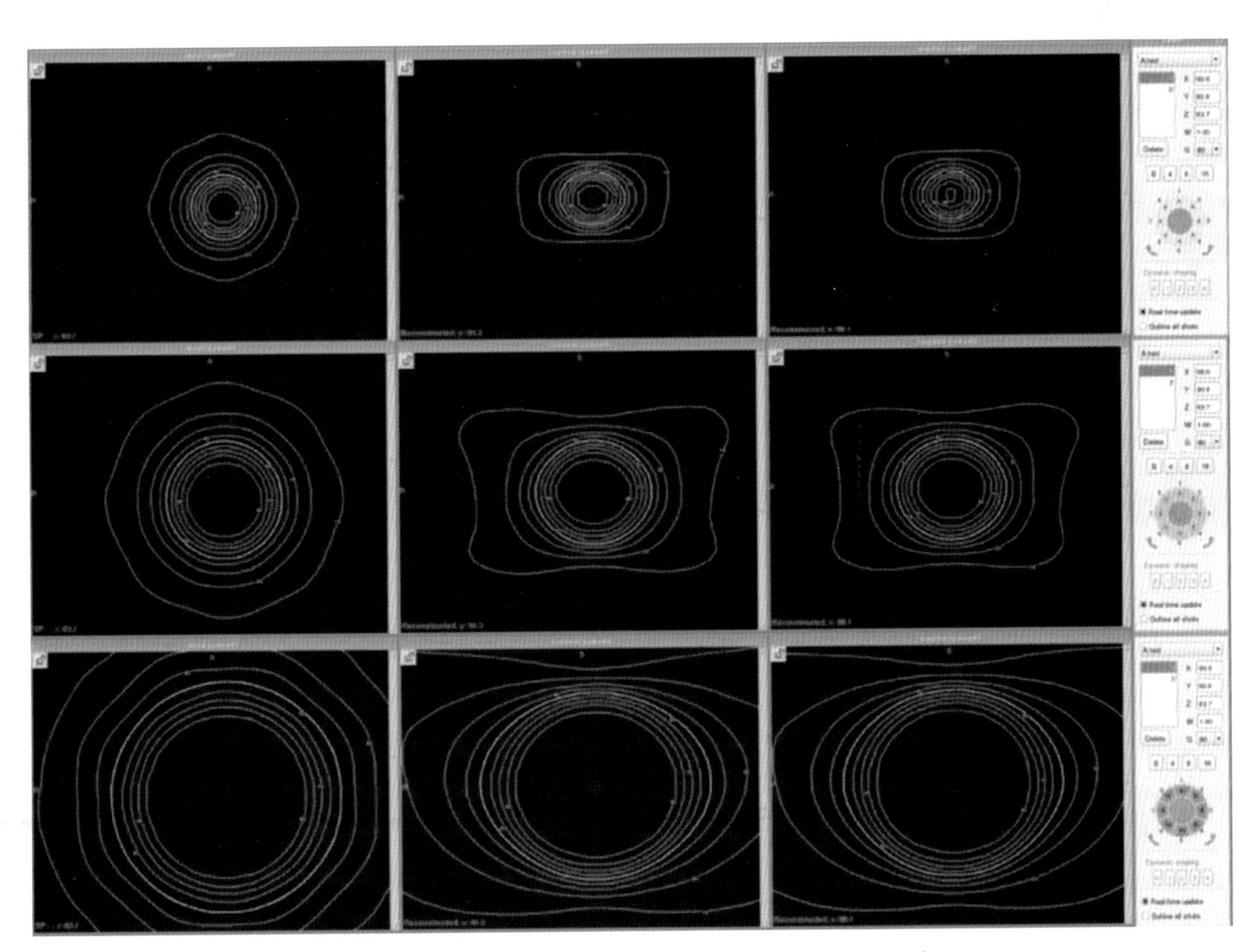

▲ 图 45-7　**单个 4mm、8mm 和 16mm 准直器的典型剂量分布**

50% 等剂量线以黄色曲线表示；10%、20%、30%、40%、60%、70%、80%、90% 等剂量线以绿色曲线表示；左边一列为轴向平面图；中间一列为冠状图；右边一列为矢状图

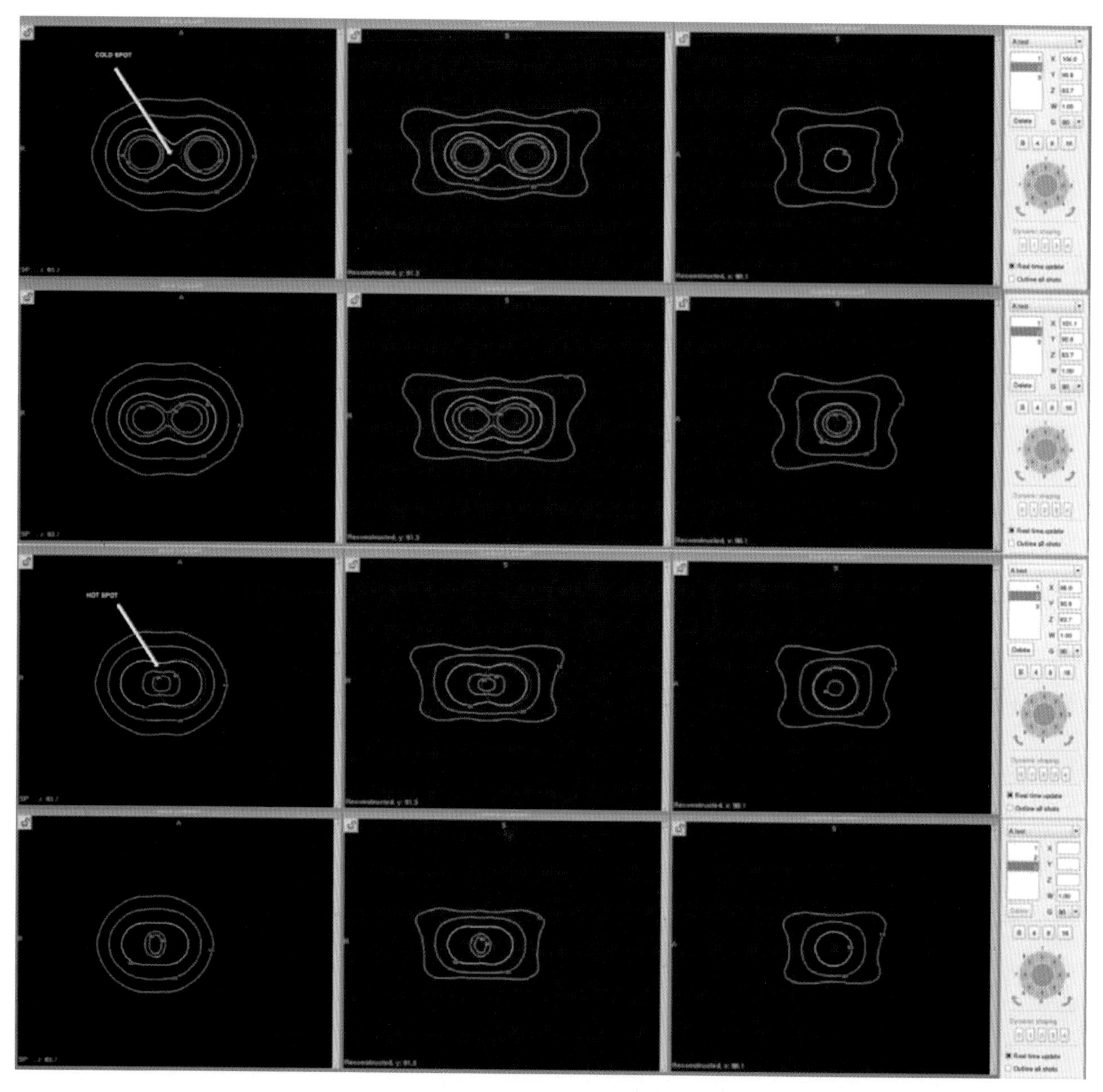

▲ 图 45-8 **2 个 8mm 准直器相邻放置**

如果没有重叠，将产生一个带有冷点的剂量分布。当它们靠近时（从上到下），冷点的大小减小，并出现一个热点。左边一列为轴位图；中间一列为冠状图；右边一列为矢状图

正如后面讨论的，这种效应将反映为更陡的剂量梯度和更低的梯度指数值，归一化到低于 50% 的等剂量线。必须认识到计划提供的相关峰值剂量处方和平均能量将会增加（图 45-10）。这可能对靶点及其对治疗的反应产生影响。

（一）计划质量的量化指标

在对 LGK 计划设计和处方技术进行讨论之前，讨论和定义用于评估剂量计划质量的参数极为重要。覆盖率定义为处方等剂量体积（PIV）所覆盖靶区（TV）的比例，即体积（PIV ∩ TV）/ 体积（TV）。选择性定义为处方等剂量体积在靶区内部的比例，即体积（PIV ∩ TV）/ 体积（PIV）。

梯度指数定义 [3] 为半处方等剂量体大小与处方等剂量体大小之比，即计划等剂量为 50% 时，体积（PIV25%）/ 体积（PIV50%）。梯度指数通常用来量化剂量下降的陡度。此外，还有几种衡量方案

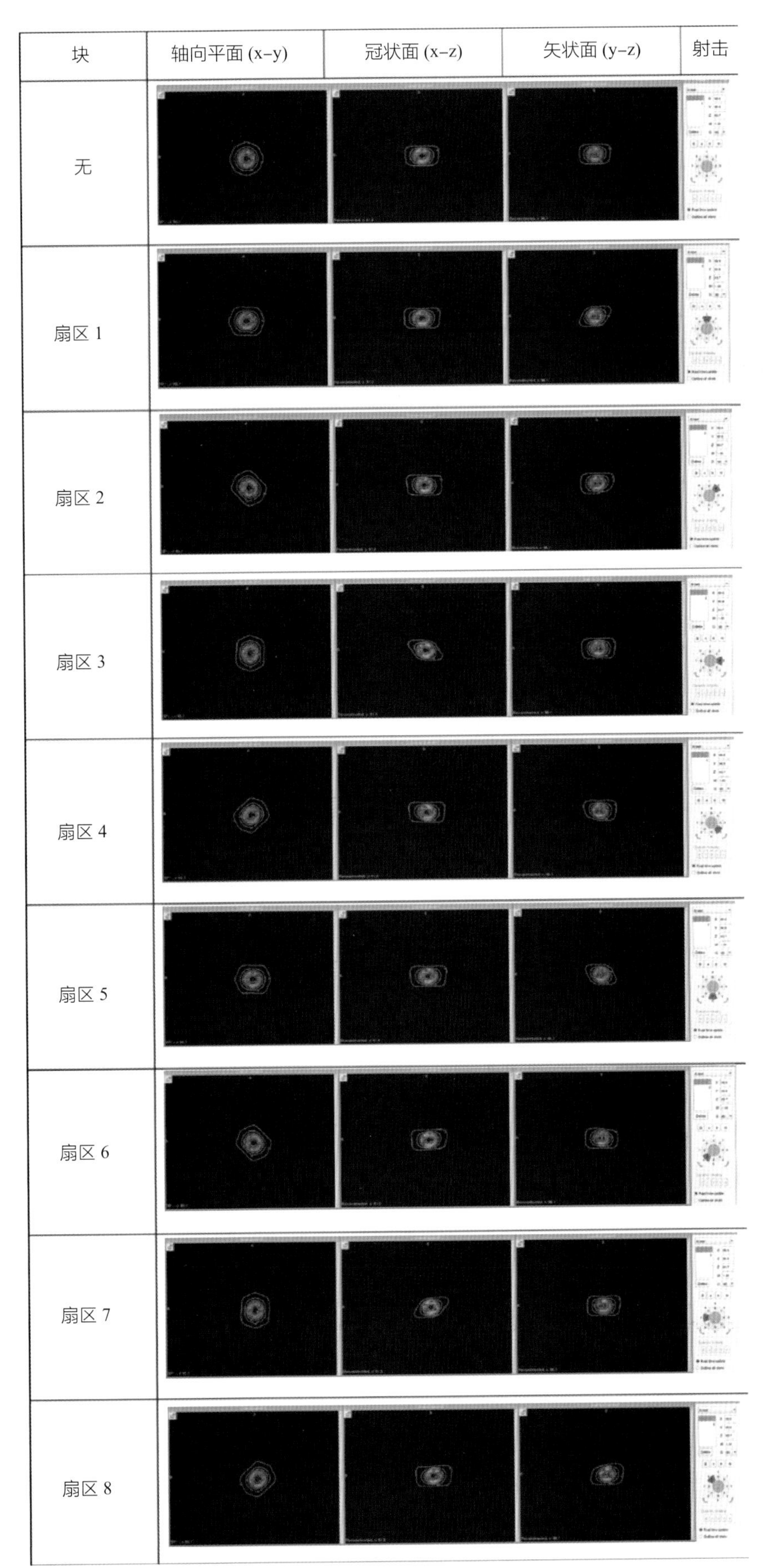

◀ 图 45–9　扇区阻断对 **4mm** 准直器剂量分布的影响，图示说明扇区间的差异

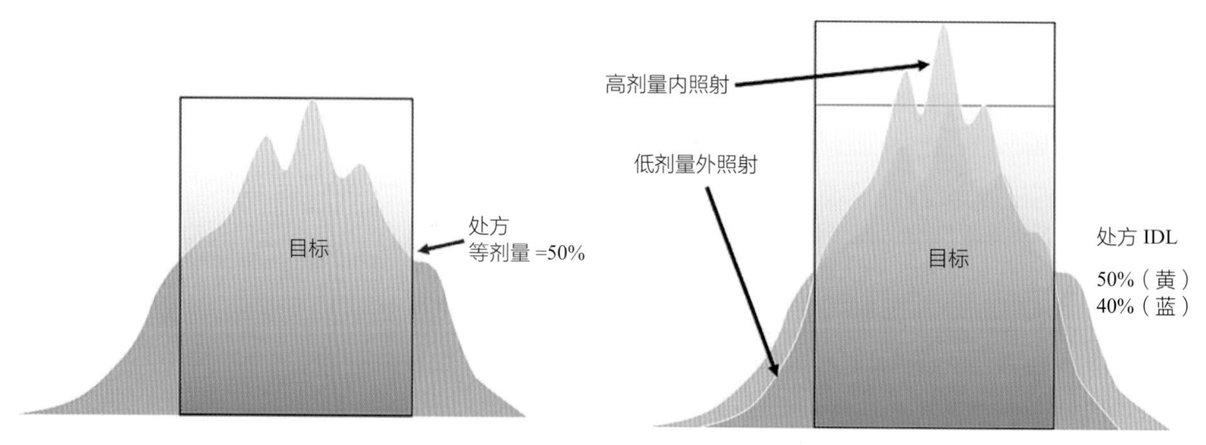

▲ 图 45-10 肿瘤长轴剂量分布图

图片显示了从 50% 等剂量线到 40% 等剂量线的剂量计划再归一化的影响：正常组织的梯度变陡，靶区热点升高（图片由 Ian Paddick 提供）

一致性的指标。RTOG PITV 比值由 Shaw 等定义 [4]，这只是 PIV/TV 给出的比值。它的优点是易于计算。> -1 的值表明治疗体积超过了目标，并暗示着非目标周围组织的照射；< 1 的值表示治疗量小于目标，表示靶区剂量覆盖率不足。然而，这个比例不能反映出这两个体量的实际重叠，计划制定者需自行进行判断。

Paddick 适形指数由 Paddick[5] 定义，由覆盖率与选择性乘积而计算获得。[（PIV ∩ TV）2]/（PIV × TV）。它的理论最大值为 1。

该指数的优点是能够解释剂量与靶区之间的一致性，取值范围为 0～1。在设计剂量计划时，计划者力求使覆盖率尽可能接近 1，尽管在大多数临床情况下，任何大于 0.95 的值都是可以接受的。同样，应尽量提高选择性，0.75 的值易于实现，且是计划的合理目标。覆盖范围和选择性往往是相互负相关的，特别是在不规则靶区中。只要覆盖率达到 0.95 以上，就应该通过临床判断来决定两者之间的平衡。根据 LEKSELL GAMMA 伽马刀的物理特性，可获得梯度指数（GI）的理论极限在 2.5 左右。决定 GI 的因素包括使用准直器的数量和大小，以及规定剂量的等剂量线。例如，图 45-11 所示的曲线可以看出，根据一个方案，最低 GI 对应的等剂量线为 40%。除了全局剂量梯度，接近关键结构的局部梯度对治疗计划质量评估也很重要。

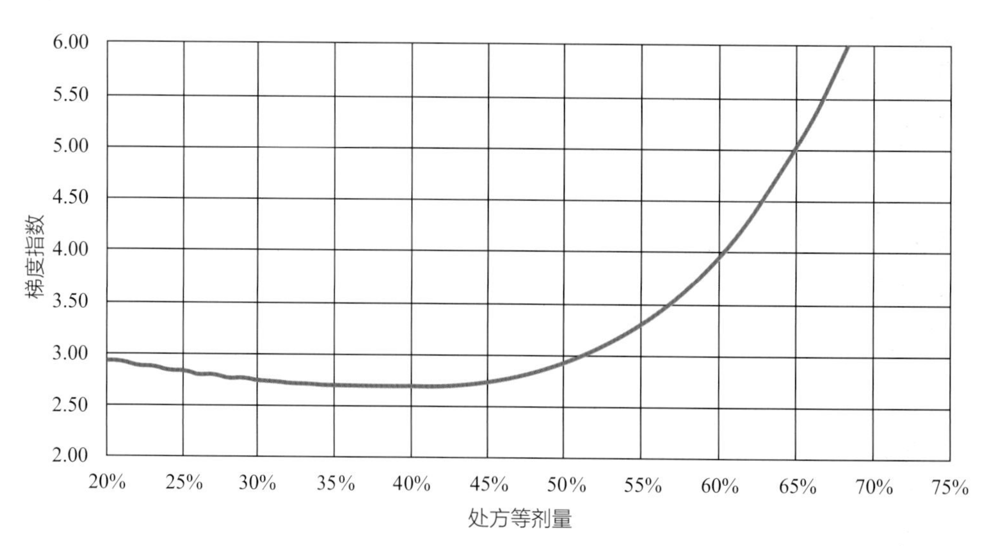

▲ 图 45-11 梯度指标值对所选处方等剂量线的依存关系

（二）正向计划设计

正向计划设计的过程开始于靶区勾画，并在计划系统中将其指定为目标靶区。然后用户设置一个以所需靶区为中心的剂量网格（称为靶区或矩阵）。在如针对多发性转移瘤的剂量计划的每个靶区上都有单独的网格。然后通过在靶区中放置不同准直器大小的单独准直器和（或）合成准直器来构建剂量计划。剂量填充策略因操作人员的不同而有很大差异，同时使用了“中心向外”和“外围向内”填充形式。一般来说，在最大的准直器提供最多的覆盖范围的同时，它也可以提供在正常组织中最慢的剂量梯度。因此，一个有效的剂量计划包括远离关键结构的大型准直器和靠近关键结构的小型准直器。图 45-12 显示了海绵窦脑膜瘤的剂量计划的构建。

（三）基于优化器协助的正向计划设计

LEKSELL GAMMA 伽马刀计划系统提供的优化器使用成本函数进行优化。该成本函数的值介于 0 和 1 之间，值越大，计划质量越好。成本函数的方程是：

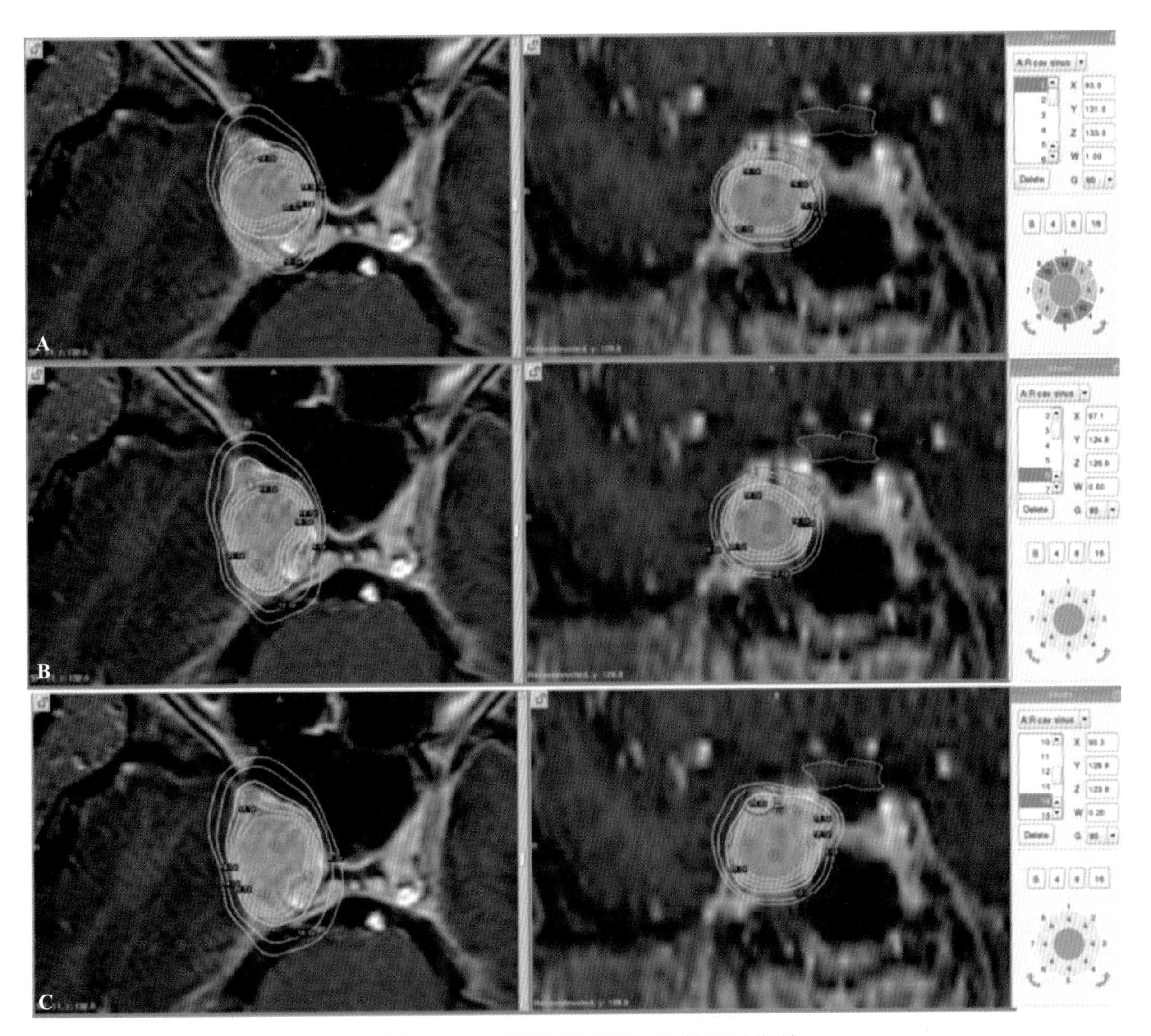

▲ 图 45-12　右侧海绵窦脑膜瘤正向剂量计划设计

A. 计划置于肿瘤中心的 8mm 和 16mm 锥筒组合（显示了计划横断面、冠状面和锥筒配置）；B 和 C. 其他锥筒；D. 最终计划横断面和冠状面视图；E. 最终计划矢状面和三维显示。所有的剂量以 Gy 表示。由外及内的 8Gy、10Gy、16Gy、18Gy、20Gy 等剂量线以绿色曲线表示；14Gy 等剂量线以黄色曲线显示；靶区以红色表示；视交叉和视束以粉色表示

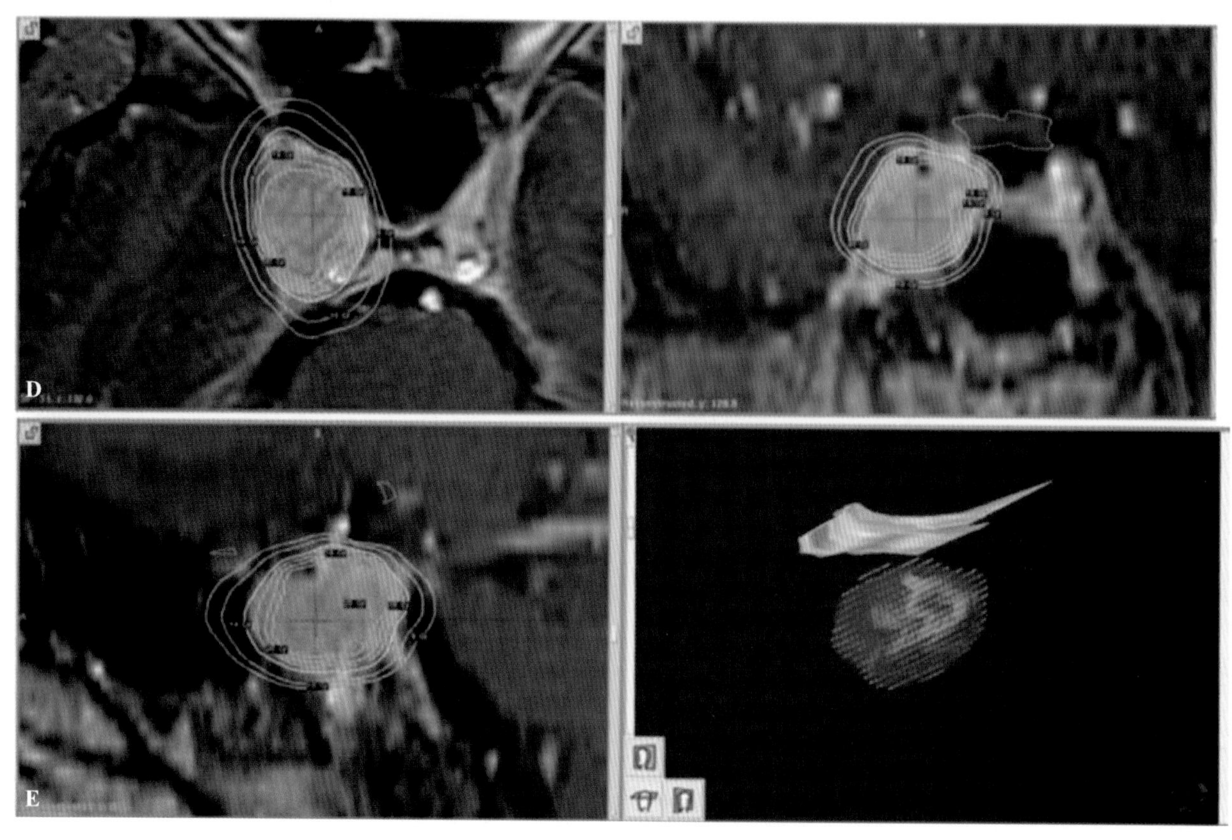

▲ 图 45-12（续） 右侧海绵窦脑膜瘤正向剂量计划设计

$$F=\frac{c^{\min(2\alpha,1)}s^{\min[(2-2\alpha),1]}+\beta G+\gamma T}{1+\beta+\gamma}$$

c 是靶区覆盖率，s 是选择性（定义见前文）。α、β 和 γ 的权重介于 0～1，由用户设定。G 和 T 是取值位于 0～1 的函数，用来描述梯度指数 G 和处理时间 T 的“好”程度。（如果 $g<2.6$，$G=1$；如果 $g>6$，$G=0$；如果 $t<0.25T_0$，$T=1$；如果 $T>1.5T_0$，$T=0$。其中 T_0 为优化开始时的波束形成时间。）α、β 和 γ 均由用户通过逆计划设置对话框中的互动滑块进行设置（图 45-13）。覆盖率和选择性滑块相互连接，因为它们直观地反映驱动成本函数中 c 和 s 变量的 α 参数的影响。梯度指数滑块是 β 参数并驱动 G 参数。机器出束时间表示 γ 参数，驱动 T 函数。LGP 系统默认设置 $\alpha=0.5$，$\beta=0.25$，$\gamma=0$。因此，如果不做任何改变，那么成本函数就会忽略计划执行的时间，而专注于选择和覆盖率之间的良好平衡，梯度指数越低越好。优化算法可以改变用户已经放置的准直器，甚至可以删除被认为是冗余的准直器，通过模拟推算使成本函数最大化。用户可以通过各种方式限制系统更改手动计划。建议对计划副本执行优化。如果对锁的位置和锁定准直器设置框进行选定（图 45-13），那么优化器就只能够对计划的射击权重进行更改。这一策略不太可能对该计划产生重大改善。当只检查“锁定准直器设置”时，计划系统将优化准直器的位置和权重，并将不需要将准直器权重设置为 0。

针对中小型靶区，计划师寻求最佳位置的几个准直器，这可能是最有用的设置。可以在计划的不同阶段重复使用这个函数，例如将不同大小的准直器放在一个位置。没有选定窗口时，优化器将引入复合准直器，尽管整体剂量梯度可能得到改善，用户应用较低的等剂量线进行结果评估，从而防止由于优化器不考虑避免结构而在高危地区造成的局部倾斜梯度。在这个阶段，优化器不会阻塞任何扇区（除了那些被用户手动阻塞的扇区）。启用扇区阻塞这一功能是符合实际应用的。需重申的是扇区阻塞通常会对梯度产生负面影响——就像对较高的等剂量线进行归一化一样。优化参数的选择通常是个性化的，取决于用户放置准直器的方式和所讨论案例的个性化规划靶区。表 45-1 列举了各种靶区的典型设置。

（四）逆向计划设计

逆向规划不需要事先放置准直器，在使用上述优化技术之前使用程序的填充函数。填充对话框（图 45-14）有几个选项。用户可以选择使用复合准直器或简单准直器。通过取消选中组合框，对话框将显示 3 个准直器（16、8 和 4），并允许用户决定哪个准直器最适合计划意图。如果允许组合准直器，则软件使用大小滑块以选择组合扇区。

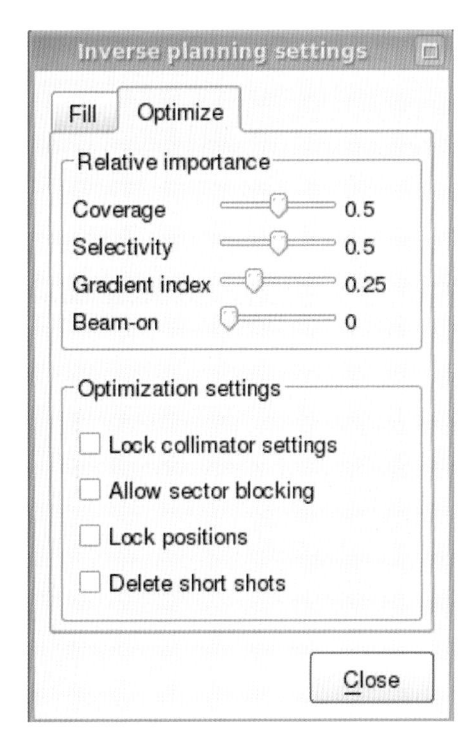

▲ 图 45-13　**Leksell Gamma** 计划系统逆向计划对话框中的选项

如果设置太小，那么不太可能将放置准直器的区域分割成 16 扇区。程序会首先使用一组预先设置的准直器模板由外到内慢慢填充靶区。刚开始时，准直器填充的体积不能超过 50% 的等体积。在综合考虑病变区域和框架位置后，最终选择的伽马入射角度应该避免碰撞（仅可用于立体定位框架）。一旦准直器布局完成后，优化器将开始优化计划剂量（见第 44 章）。最后，还可能需要手动调整准直器或操纵现有准直器来完成该过程。

九、剂量规范

传统上 LGK 处方剂量定义为靶区的最小剂量或靶区边缘已经归一化的等剂量线剂量。在讨论疗效和不良反应的时候，记录相应的最大剂量和平均剂量，但此结果不会出现在论文中。该模式的例外是功能性目标中的使用，它通常将最大剂量规定为某一点（给定剂量）。必须注意不要混淆这两种设置处方剂量的方法。

（一）单次剂量：SRS

SRS 单次剂量在 LEKSELL GAMMA 伽马刀的相关文献中已经做了很好的描述，其单次剂量的范

表 45-1　优化器设置的各种目标，以获得最佳的伽马刀逆向计划

目　标	优化选项			优化方案		
	覆盖度 / 选择度	梯度指数	时　间	可接受覆盖范围	可接受选择度	可接受梯度
听神经鞘瘤	0.5/0.5	0.25～0.4	0	＞ 0.95	＞ 0.85	2.5～2.8
海绵窦旁脑膜瘤	0.5/0.5	0.25～0.4	0	＞ 0.95	＞ 0.85	2.5～2.8
凸面脑膜瘤	0.6/0.4	0.25	0.3	＞ 0.95	＞ 0.7	2.5～3.2
非典型脑膜瘤	0.8/0.2	0.25	0.3	＞ 0.95	＞ 0.6	2.5～4
大转移瘤	0.7/0.3	0.25	0.2	＞ 0.95	＞ 0.6	2.5～4
小转移瘤	0.6/0.4	0.25	0	1	＞ 0.6	3～7[a]
术腔转移	0.7/0.3	0.25	0.2	＞ 0.95	＞ 0.6	2.5～4

a. 通常规定的等剂量线高于 50%，因此可实现的梯度指数较高

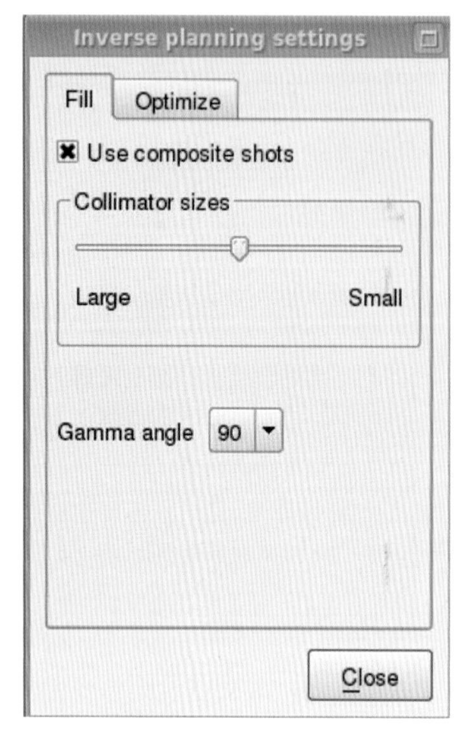

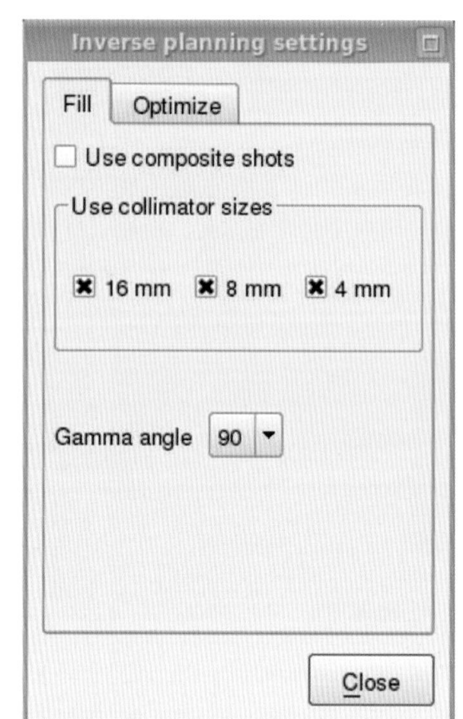

▲ 图 45-14　填充对话框

围如表 45-2 所示。GKRS 治疗前庭神经鞘瘤、脑膜瘤、脑转移瘤的疗效分别如表 45-3、表 45-4 和表 45-5 所示。

（二）分次 SRS（大分割 SRT）

虽然目前临床上已经使用传统框架和 Extend® 框架进行了基于框架的大分割，但是随着 LEKSELL GAMMA 伽马刀 Icon 的推出，分次 SRS（大分割 SRT）变得更加实用。

通过使用这个扩展系统，McTyre 等 [107] 报道了 34 例患者。在研究中，对于体积> $10cm^3$ 的良性肿瘤、邻近视神经通路、前庭神经鞘瘤需听力保存或先前单次 GKRS 照射的肿瘤，都采用大分割治疗。

大分割治疗遇到的最大挑战是在有限的文献中制定出针对不同分割方案的等效剂量。一种方法是利用等效 EQD2 公式，将处方剂量转化为 2Gy 下的等效剂量。Martens 等 [108] 报道 EQD2 > 35Gy 组的中位局部控制率为 14.9 个月与 EQD2 ≤ 35Gy 组的 3.4 个月相比较有显著差异（$P < 0.004$）。文中图片（图 45-15）能让读者快速确定超过此阈值的分数剂量的数量和大小。

在单次治疗中，如果 EQD2 剂量超过 17Gy，那么它需要分割为 2 次，每次 10Gy 或分割为 3 次，每次 8Gy，依此类推以达到相同的 EQD2。进一步地说，利用 EQD2 可针对不同剂量分割方案画出脑转移瘤的最常见剂量的等效剂量图（图 45-16）。

许多作者从分次方案，治愈率和并发症发生率的方面报道分析了针对脑转移瘤的大分割治疗。这些总结如表 45-6 所示。

十、治疗流程

根据常规的使用、分割或单次治疗模型，治疗流程可以遵循上述几种工作流程模式中的一种。它还取决于所使用的 LEKSELL GAMMA 伽马刀模型。为简洁起见，我们仅讨论 Perfexion 和 Icon 工作流程。

（一）基于框架的 SRS

实施基于框架的 SRS 第一步是将 Leksell 立体定向框架应用于患者的头部。这一步可以作为清洁或无菌程序进行，取决于外科医生的偏好。对于成人可使用轻度镇静和抗焦虑药物，而对于儿童则采用全身麻醉。在头皮上的 4 个穿透皮肤的固定螺钉

表 45-2　按病理变化有代表性的单次剂量范围

诊　断	剂量 Gy（模式处方）	参考文献
听神经鞘瘤	11～13（12）	[6-18]
脑膜瘤	10～20（15）	[19-49]
无分泌型垂体腺瘤	12～17（15）	[24, 50-57]
分泌型垂体腺瘤	22～28	[24, 50-57]
颅咽管瘤	10～15	[24, 58-61]
低级别星形细胞瘤	12～15	[24, 62-68]
高级别胶质瘤	17～20	[68-72]
转移瘤	16～24	[24, 73-92]
转移瘤加全脑放疗	16～18	[24, 73-92]
血管球瘤	15	[93-96]
其他脑神经鞘瘤	12～14	[97-105]
脊索瘤 / 软骨肉瘤	17～22	[106]

表 45-3　单次 GKRS 治疗前庭神经鞘瘤疗效

研　究	患者数	局部控制百分数	面神经并发症百分数	听力丧失百分数
Lunsford[6]	829	97	1	21
Regis[7]	1000	97	1.3	22
Landy[8]	34	97	0	0
Rowe[9]	234	92	1	25
Iwai[10]	51	96	0	41
Unger[11]	100	96	2	45
Litvack[12]	134	97	0	38
Petit[13]	45	96	0	12
Bertallanfy[14]	32	91	12.5	21
Prasad[15]	153	92	2	35
Lisˇcˇák[16]	122	96	1.9	17
Kwon[17]	63	95	5	33
Norén[18]	669	95	2	30

表 45–4　脑膜瘤 SRS 肿瘤控制率

系列研究	病例数	控制率
Bir 等 [37]	136	98
Bledso e 等 [26]	116	99
Choi 等 [27]	20	73
Chung 等 [28]	80	92
Davidson 等 [29]	36	95
DiBiase 等 [38]	137	86
Feigl 等 [39]	211	86
Franzin 等 [30]	123	91
Hasegawa 等 [31]	119	87
Jo 等 [32]	69	100
Kano 等 [40]	272	96
Kondziolka 等 [33]	488	95
Kreil 等 [41]	200	99
Massager 等 [34]	120	93
Metellus 等 [35]	36	94
Park 等 [42]	74	98
Park 等 [43]	39	92
Pollock 等 [36]	416	96
Sheehan 等 [44]	575	81
Shin 等 [45]	36	91
Starke 等 [46]	255	99
Williams 等 [47]	138	100
Zada 等 [48]	116	100
Zenonos 等 [49]	23	91

表 45–5　用 GK 实现单次 SRS 治疗转移瘤的结果

研　究	患者数量	肿瘤控制率（%）	来　源
Gerosa 等 [73]	225	88	全部
Shiau 等 [74]	100	77	全部
Kim 等 [75]	77	85	肺癌
Wowra 等 [24, 76]	126	89	全部
Mori 等 [77]	60	88	黑色素瘤
Mori 等 [78]	35	90	肾细胞
Seung 等 [79]	55	89	黑色素瘤
Chen 等 [80]	190	89	全部
Muacevic 等 [81]	56	83	全部
Sneed 等 [82]	105	71	全部
Lavine 等 [83]	45	97	黑色素瘤
Sansur 等 [84]	173	82	全部
Amendola 等 [85]	68	94	乳腺癌
Simonova 等 [86]	237	91	全部
Schoggl 等 [87]	67	95	全部
Firlik 等 [88]	30	93	乳腺癌
Sheehan 等 [89]	273	84	肺癌
Muacevic 等 [90]	151	94	乳腺癌
Lippitz 等（2004）[91]	15	89	全部
Mix 等 [92]	214	87	乳腺

点处使用局部麻醉剂。使用钛螺钉（可使用铝，如果仅使用 CT 成像）实现固定。在框架应用之后，还应在头部上放置碰撞检查帽以确保在期望目标位置不存在与 LEKSELL GAMMA 伽马刀内部碰撞的风险。

在线性工作流程中，根据需要进行立体定向定位，包括立体定向 MRI、CT 和血管造影（图 45–17）。由于框架限制了可以与 MRI 一起使用的射频线圈的尺寸和可以执行的序列，因此有时最好选择在没有框架的情况下执行 MRI 成像并且与基于框架的 CT（Perfexion）图像共同配准，或者用 CBCT（图标）对 MRI 进行立体空间定位（图 45–18）。

（二）基于面膜的 SRS 或者大分割 SRT

在 MRI 或诊断 CT 成像上进行基于面膜的计划

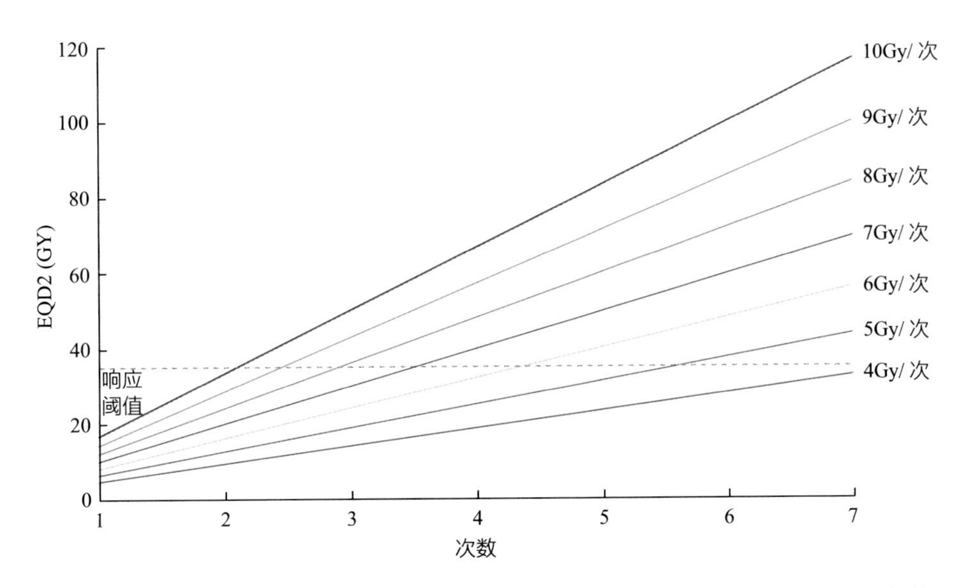

▲ 图 45-15　**基于 Martens 等 [108] 的针对不同分割方案绘制的局部控制率的 EQD2 阈值**

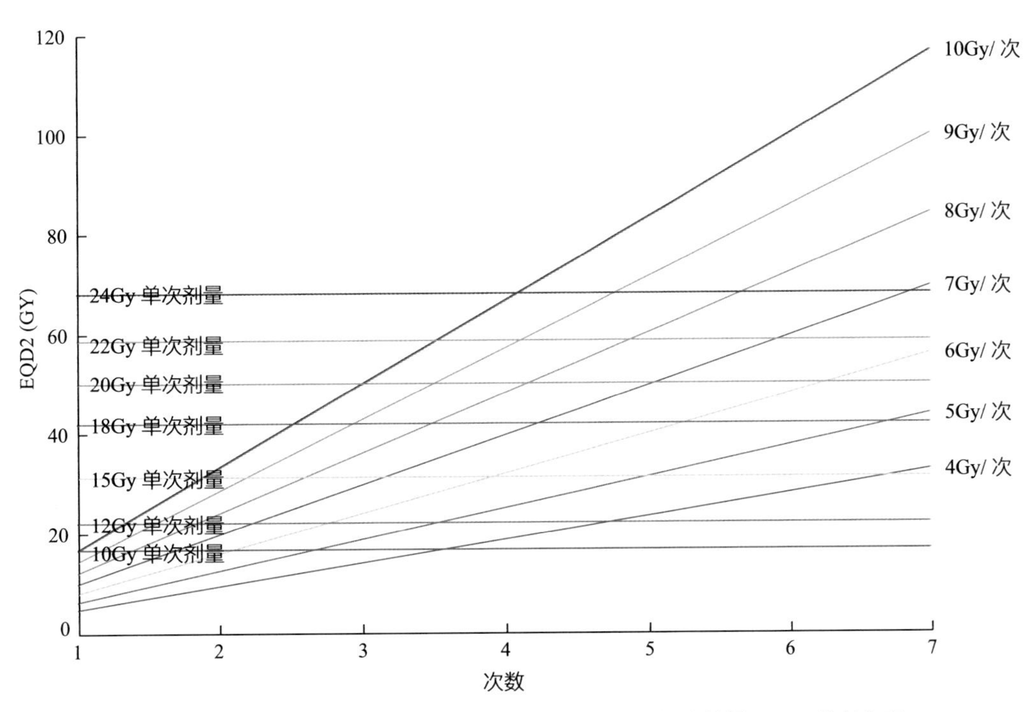

▲ 图 45-16　**脑转移瘤的常规单次剂量（假设 α/β=10）和使用 EQD2 分割方案**

此图表是作为快速工具提供的，应该结合使用

设计时，所用的图像中至少有一个图像覆盖整个头部和头部上方的空气，并且被指定为预计划参考。只要图像的范围涵盖至少 50mm 厚的脑组织，那么就可以在与预计划共同配准方式的基础上，使用更专业的序列勾画与计划相关的解剖结构。热塑性面膜固定可以在治疗的同一天或治疗前完成。在面膜固定后，立体定位坐标可以从任何时刻 CBCT 获得。这些图像成为预先计划的一部分，为治疗计划获取真实的 Leksell 坐标。在实际治疗之前，还需要进行以下几个步骤：①必须将 HDMM（IFMM）鼻标记放在患者身上；②必须部署 HDMM 摄像头；③分次次数必须显示在控制台上；④必须有一个

表 45-6　脑转移瘤合并 / 或手术腔的大分割治疗结果

系列研究	患者（病变）	病变大小（中位）	分　割	肿瘤 EQD2（Gy）	局部控制	报道毒性反应（%）
Aoyama[109]	87（159）	3.3cm³	8.75Gy × 4	55	81%	7
Lindvall[110]	47（47）	—	8Gy × 5	60	84%	6.25
Aoki[111]	44（65）	—	5～6Gy × 3～5	19～30	72%	2
Fahrig[112]	150（228）	6.1cm³	6～7Gy × 5	30～50	—	22
			5Gy × 7	44	—	7
			10Gy × 4	67	—	0
Narayana[113]	20（20）	—	6Gy × 5	40	70%	15
Giubilei[114]	30（44）	2.1cm/4.8cm³	6Gy × 3/8Gy × 4	24/48	86%	—
Kwon[115]	27（52）	1.2cm/0.5cm³	20～35Gy，4～6	25～48	68%	5.8
Ogura[116]	39（46）	1.8cm	7Gy × 5 或	50	17%	2.5
			WBRT+4～5Gy × 5	31.2[a]		
Wang[117]	37（37）	空腔＞ 3cm	8Gy × 3	36	80%	9
DePotter[118]	35（58）	8.6cm³	WBRT+6Gy × 5	40[a]	66%	11
Eaton 等 [119]	42（42）	3.9cm 13.6cm³	5～8Gy × 3～5	31～36	62%	7

a. 低分割的 BED

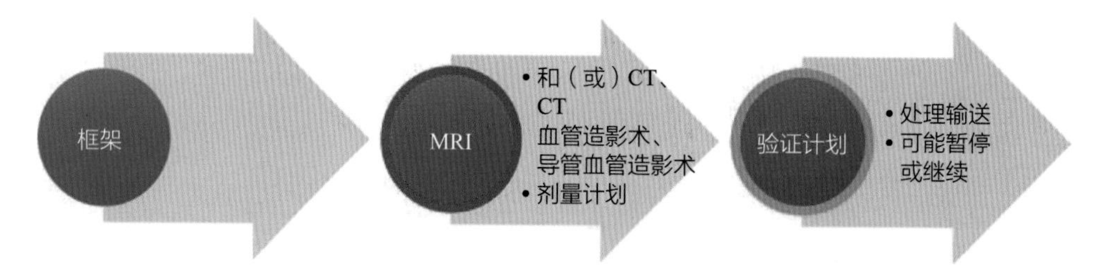

▲ 图 45-17　基于框架的治疗流程
红色环表示作为立体定位坐标源的图像，绿色环表示预先验证

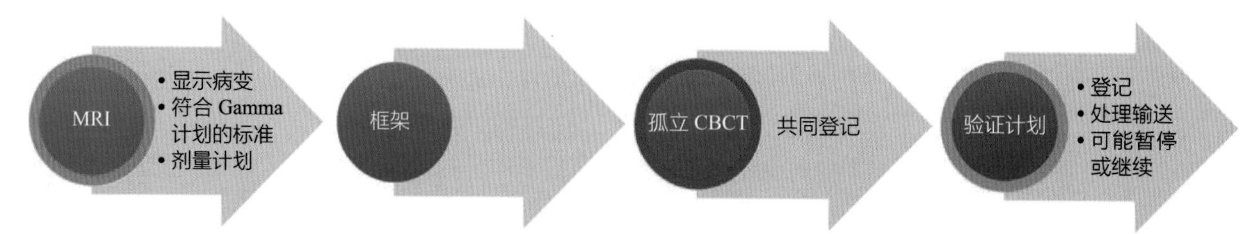

▲ 图 45-18　成像前 / 预先计划的基于框架的治疗流程
橙色环表示用于获取计划剂量的解剖图像，红色环表示用作立体定位坐标源的图像，绿色环表示预先验证

Gamma 计划站处于治疗模式，将获得的执行 CBCT 转移至处于治疗模式的 Gamma 计划站配准窗口自动打开，允许配准和确认位移。当接受位移时，治疗评估窗口将弹出，允许用户评估重新摆位对剂量计划的影响。用户可以查看某一位置当前或之前的累积剂量。由于产生了位移，因此系统会对位移前后计划的剂量进行比较。这项工作流程如图 45-19 所示。

十一、质量保证和 AAPM 任务组

（一）目的

本节描述了剂量精确度验证的程序。各种因素可能影响剂量分布，如每个辐射源的强度、与准直器系统的对准精度及准直器孔径的制作误差。

（二）方法

在 Leksell Gamma Knife® 中具有非常陡峭的剂量梯度和复杂的几何形状，由于胶片剂量测定法具有良好的空间分辨率和低能量依赖性，因此建议使用胶片剂量测定法。由于具有大量源（Leksell Gamma Knife® B、C、4 和 4C：201 个源；Leksell Gamma Knife® Perfexion™ 和 Leksell Gamma Knife® Icon™：192 个源），所以不可能测量和分析来自每个源的能量。对于 Leksell Gamma Knife® B、C、4 和 4C 而言，射线由于通过准直器头盔聚焦，能量传输会很高，并且要求至少 50 条线束的能量不能有 1% 的偏差。对于 Leksell Gamma Knife® Perfexion™ 和 Leksell Gamma Knife® Icon™而言，不太可能仅使用 1 条线束，因为它们设计有每个扇区有 24 个源，并且不能阻挡各个源。为了研究剂量输送的准确性，建议在标准几何形状（Leksell 坐标 X，Y，Z=100mm）中测试所有光束的剂量分布，以获得各种准直器直径大小。标准几何形状是直径为 8cm 的球体。建议使用球体模型或 Elekta Dosimetry Phantom。

待研究的每种准直器尺寸：①为模体（准直器尺寸）准备两个适合大小的胶片；②将胶片安装在选定的模体中心平面中（XY 平面）；③准备一个坐标为 X，Y，Z=100mm 的测试计划，并为所用的胶片类型选择合适的曝光剂量（如对于 Gafchromic EBT 型胶片选用 5Gy 剂量）；④以选定剂量给胶片曝光；⑤在 XZ 平面重复步骤②～④；⑥为模体（准直器尺寸）准备 8 个合适大小的胶片；⑦创建剂量-强度校准曲线。

十二、病例研究

一例 59 岁女性患有转移性黑色素瘤，表现有短暂的共济失调和轻度头痛。大脑 MRI 显示右侧小脑出血性转移沉积物。病变为 9mm 实体瘤（$0.3cm^3$）和 32mm 出血（$7.9cm^3$）。

病变位置排除手术切除。鉴于病变组织的抗辐射性，SRS 将是控制疾病的一种较好的方法。由于这是单发脑转移瘤，全脑放疗并不适用。而且考虑出血的体积将会限制该区域的单次剂量大小，为减少不良反应，处方剂量不可能太大，影响效果。

使用 ICON 大分割技术，整个出血腔接受 15Gy 治疗，分 3 次治疗，而实体肿瘤则接受额外 5Gy 的剂量。图 45-20A 显示原始计划，黄色线（15Gy）覆盖出血，蓝绿色线包裹的实体肿瘤则接受额外的 5Gy 照射。随访 2 个月（图 45-20B）、4 个月（图 45-20C）和 1 年（图 45-20D），成像显示血肿消退

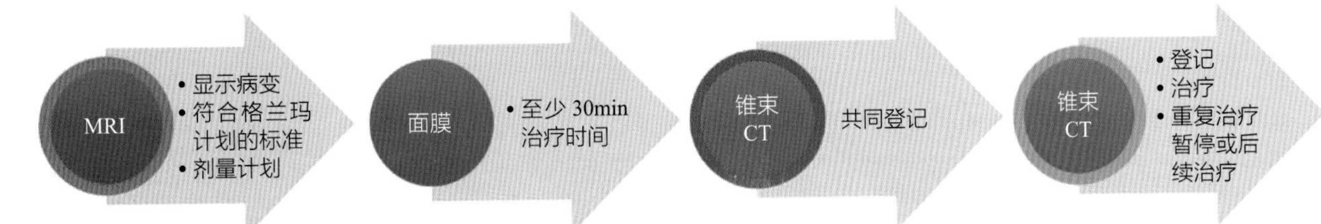

▲ 图 45-19 基于面膜的成像前 / 预先计划的工作流程

橙色环表示用于获取计划剂量的解剖图像，红色环表示用作立体定位坐标的图像，绿色环表示预先验证

和肿瘤缩小。

十三、总结

伽马刀放射外科在中枢神经系统中引入了放射外科的概念，并且已成为结合或代替显微外科手术，分次放疗和化疗治疗中枢神经系统肿瘤的重要工具。它能够提供高剂量的照射，具有高精度和在正常组织中有陡峭的剂量跌落梯度。长期结果表明该方法可以提高效率和降低毒性。随着 ICON® 的推出，为患者带来了新的治疗线索和可能性。

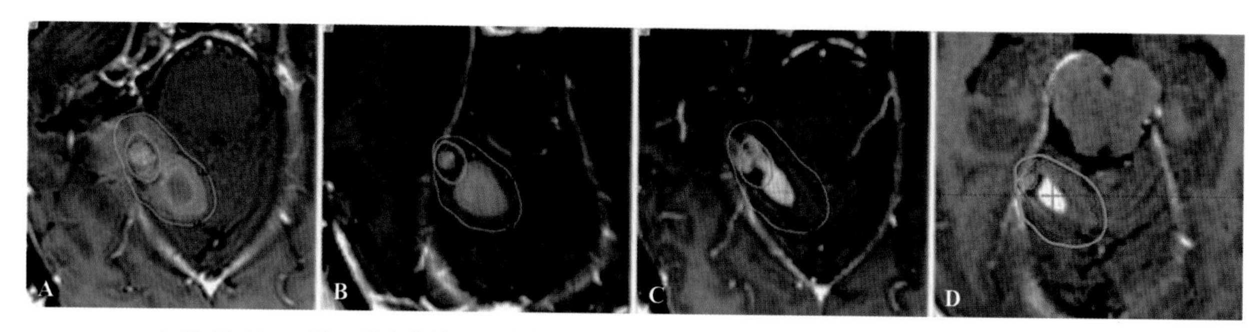

▲ 图 45-20 **A 至 D. 用大分割 SRS 治疗伴小脑出血的转移性黑色素瘤，显示肿瘤和出血进行性消退**

本章自测题

1. 单次 SRS 中，视交叉耐受量是（　　）。
A. 12～14Gy
B. 2～4Gy
C. 5Gy
D. 8～10Gy

2. 单次 SRS 中，脑干耐受量是（　　）。
A. 50Gy
B. 25Gy
C. 12Gy
D. 10Gy

3. 梯度指数是指（　　）。
A. 靶区内剂量的均匀性
B. 正常组织中剂量跌落的速度
C. 靶区的覆盖范围
D. 处方剂量中包含的靶体积

4. 基于框架的伽马刀放射外科能够达到的精确度是（　　）。
A. 小于 2.0mm

B. 小于 1.0mm
C. 小于 0.5mm
D. 小于 0.1mm

5. 伽马刀的归一化剂量通常在 40%～70% 的范围内，因为（　　）。
A. 更多的治疗选择
B. 最大限度地缩短治疗时间
C. 覆盖范围更大
D. 允许正常组织中的最佳梯度

答案
1. D　2. C　3. B　4. C　5. D

第46章

脊柱立体定向放射治疗

Spinal Stereotactic Body Radiotherapy

Annie Carbonneau　Arjun Sahgal　G. Laura Masucci　著

关键术语

- 立体定向放射治疗：高度适形和图像引导的大分割外照射放射治疗技术，通常是单次或分次照射。当以常规分割（1.8～3.0Gy/次）给予颅外体靶照射时，其剂量至少在生物学上根治疾病。
- 放射性脊髓病：放疗继发脊髓损伤，导致其功能发生改变。
- 大体肿瘤体积：影像可见肿瘤体积。
- 临床靶区：包括GTV在内的亚临床病变体积。
- 计划肿瘤体积：包括CTV本身，同时边缘外扩2～3mm，以考虑与摆位有关的不确定性。
- 转移瘤性硬膜外脊髓压迫症（MESCC）：肿瘤引起的脊髓压迫，伴有相关的神经系统症状。

学习目标

- 了解脊柱SBRT的治疗。
- 讨论脊柱SBRT的纳入和排除标准。
- 了解脊柱SBRT后疼痛缓解反应和局部控制率。
- 确定脊柱SBRT后最常见的复发模式。
- 定义脊柱SBRT特有的靶体积。
- 讨论包括脊髓在内的危及器官剂量限制。
- 讨论脊柱SBRT的最佳剂量和分次。
- 考虑脊柱SBRT特有的急性和晚期毒性。
- 使用适当的图像评估脊柱SBRT的反应，并通过由治疗特定效果而引起的反应和相应解释来认识到SBRT面临的挑战。

一、概述

文献表明约 40% 癌症患者在患病期间会发生脊柱转移[1]。随着全身治疗疗效的改善和癌症幸存者的增加，这些比例可能会上升。虽然背部疼痛是最常见的初始症状，但患者也可能出现步态不稳或继发于硬膜外疾病的神经系统损害，压迫神经根或中枢神经结构（脊髓或硬脊膜）。

姑息性常规外照射放射治疗在脊柱转移瘤的治疗中具有历史意义，具有良好的治疗效果：部分缓解率约为 60%[2]，完全疼痛缓解率控制在 0%～14%[3,4]。

立体定向放射治疗是一种新颖的放射技术，其允许对脊柱肿瘤进行高剂量照射，同时还能最大限度降低脊髓、马尾和其他危及器官的剂量。加拿大放射肿瘤学协会将 SBRT 定义为“单次或少数几次高度适形和图像引导的大分割外照射精确打到颅外体靶，其剂量至少在生物学上相当常规分割（1.8～3.0Gy/ 次）剂量的一种技术”[5]。为了使疼痛缓解反应和局部控制率最大化，脊柱 SBRT 越来越多地被使用。

二、现代技术实践标准

脊柱 SBRT 对放疗精度要求极高，误差要控制在 1～2mm 以内。只有最近放射治疗技术包括图像引导的快速发展，才能实现这种卓越的技术。

（一）技术

1. 射波刀

射波刀是一种非等中心 X 线直线加速器（LINAC）系统的放射外科机器人。从本质上讲，它是将一个紧凑的 LINAC 连接到机器人手臂上。在 20 世纪 90 年代，射波刀最初仅用于治疗颅内病变。放疗技术的发展使得射波刀有可能应用于颅外病变，从而使其成为全身立体定向放射治疗系统。

2. LINAC 技术创新

最常用的是使用多叶准直器（MLC）的等中心 LINAC，可用于实现调强放疗或容积旋转调强放疗。采用在线图像引导系统，复杂的固定装置和能够在 6 个自由度（6DOF）中移动的治疗床进行治疗，以获得极高的定位精度。

3. 放疗设备分析

射波刀和 LINAC 技术之间的剂量传输显然不同。射波刀是一款非等中心 X 线的 LINAC，配备直径固定的圆形准直器。射波刀利用高灵活的多关节机械臂来移动具有 6 个自由度的紧凑型 LINAC，从而使射线能最大化覆盖肿瘤，同时避免 OAR 直接出现在射线轨迹。射波刀由一组 1～3 条的光束路径组成，通过大量光束轨迹和角度（100～200）交叉射击进行治疗，照射由一系列圆形准直器射线累加而成，准直器孔径范围为 0.5～6cm。治疗计划的灵活性在于大量的非共面光束角度。不能对光束强度进行调制，并且各个光束的累加效应会产生适形剂量分布。由于光束孔径的数量相对较少，因此这种治疗计划并不是基于 IMRT 技术，这将导致肿瘤体积内剂量分布的明显不均匀性。与其他技术相比，这种技术可以使得肿瘤内获得最大的剂量。目前，该技术已可用于基于 MLC 的治疗。

更常见的技术是使用 MLC 进行光束适形和强度调制。它从多个共面和（或）非平面光束角（7～11）重叠大量（100～300 个）成形孔（称为小束或光束分割），以实现所需的剂量分布。VMAT 是在 MLC LINAC 基础上发展起来的新技术，其剂量率、机架速度和射束孔径可以在单弧或多弧治疗中实现动态连续变化。通过使用逆向算法优化射束段形状和权重来实现治疗计划设计。面对肿瘤区域，射束开到最大；面对 OAR 区域，射束关闭。与目前非等中心射波刀技术相比，该技术创造了更均匀的剂量分布[6]。

（二）患者固定

患者固定是脊柱 SBRT 的一个重要部分，特别是对于那些没有配备射波刀实时分次图像引导系统的单位来说，患者的固定显得尤为重要。目前已有各种装置运用于脊柱 SBRT 固定中，包括用于涉及 C_1～T_3 损伤的长热塑性面罩和用于涉及 T_4 及以下损伤的近刚性体固定。近刚性体固定装置包括 BodyFIX（医学智能）[7,8] 或自制个性化设备[9,10]。这些固定系统的作用是尽量减少潜在的患者运动，以确保在治疗时肿瘤位置与计划时位置的一致。图像引导系统检测的目的是避免患者有较大的偏移

（＞2mm 或 2°）。同时近刚性身体固定也能减少患者在射束开启时患者体位移动的可能性，从而提高治疗精度，这对于 SBRT 治疗至关重要。

（三）图像引导系统和在线校正

图像引导放射治疗对 SBRT 至关重要。IGRT 系统允许患者固定在治疗床放射治疗前对肿瘤进行 3D 成像，并将肿瘤预摆位的位置与 CT 模拟时的位置进行匹配，通过三维成像确定需要进行哪些校正，以确保治疗的合适性及安全性。此外，由于患者可能在治疗过程中移动，因此 IGRT 也可用于确定分次内位置变化，以确保治疗准确性。IGRT 系统可分为基于立体 X 线和 CT 成像的系统。对于脊柱 SBRT，目标是使用 IGRT 系统确保摆位的精确性，其精度要求为 1～2mm 和 1°～2°[6]。

在射波刀技术中使用的立体 X 线成像意味着同时对肿瘤进行正交 X 线成像。成像过程由软件完成，并提供关于目标位置的 3D 坐标信息，接着将肿瘤实时位置与治疗计划时的位置配准，以确定是否需要匹配位移。脊柱 SBRT 推荐使用骨性标志配准。该立体定位系统允许在射线开启过程中，实时地对肿瘤进行快速成像并且能通过机械臂校正 LINAC 的位置。

CT 成像可直接采集高分辨率的三维图像，从而提供最佳的配准精度。软组织和解剖结构在 CT 横断面上直接可视并配准到相应的计划 CT 中，以确定匹配所需的必须位移，必要时，通过六维床实现 6 个自由度方向的移动。为了分析分次位移差异，需要中断治疗以获得重复图像。

（四）计划成像

高分辨率 CT 模拟定位图像厚度不应该超过 2.5mm[5]。磁共振图像范围除了覆盖靶区椎骨外，还应包含上下至少 1～2 个椎骨。同时磁共振图像被推荐用于准确勾画靶区、椎旁软组织扩张，以及用于硬膜外疾病及脊髓 / 硬脊膜。常规横断面 T_1 和 T_2 成像（无造影钆增强）是标准勾画靶区图像[11]。然而，增强的 T_1 和 T_2 成像（造影钆增强）有利于描述椎旁疾病、硬膜外疾病及区分术腔积液与肿瘤残留[12]。

对于术后 SBRT，术前横断面 MRI 图像融合是至关重要的。对于有金属伪影覆盖关键神经结构的患者，还应该获得脊髓 CT 图像[11, 13]。

（五）肿瘤体积

国际脊柱放射外科联盟发布了脊柱 SBRT 靶区体积定义的指南[14]。这些指南提出大体肿瘤体积应包括所有肿瘤，包括硬膜外和椎旁组织。临床靶区应包括整个椎体，特别是包括异常骨髓信号的所有区域，但应避免包裹脊髓，除非有椎弓根或广泛的硬膜外肿瘤侵犯。同时建议 CTV 外扩得到计划肿瘤体积的外扩范围≤ 3mm，并且这个外扩范围应该限制在脊髓周围（表 46–1）。

表 46–1　脊髓 SBRT 靶区 GTV、CTV 和 PTV 勾画指南

靶区体积	指　南
GTV	• 利用可及影像勾画大体肿瘤 • 包括硬脑膜及脊膜肿瘤成分
CTV	• 包括怀疑镜下转移的异常脊髓信号 • 应包括 GTV • 除非在极少数情况下，如椎体、双侧椎弓根 / 椎板和棘突全部受累，或者在无脊髓压迫的硬膜外间隙周围有广泛转移时，应避免环脊髓的环状 CTV
PTV	• CTV 均匀外扩 • CTV 外扩≤ 3mm • 除非 GTV 受影响，治疗医生可自行决定硬脑膜边缘和邻近的关键结构间距 • 避免覆盖脊髓 • 应包括整个 GTV 及 CTV

经 Elsevier 许可，转载自 Cox BW, Spratt DE, Lovelock M, et al. International Spine Radiosurgery Consortium consensus guidelines for target volume definition in spinal stereotactic radiosurgery. Int J Radiat Oncol Biol Phys. 2012;83(5):e597–605.

最近，国际专家组提出了术后脊柱 SBRT 靶区指南共识[15]。GTV 定义为术后 CT 和 MRI 可见的任何残留病变，同时还注意残留的硬膜外或椎旁病变。CTV 在 GTV 的基础上，还需要考虑术前 CT 和 MRI 相关区域信息。CTV 应该以国际脊柱放射外科学联合会发布的解剖学分类作为基础，勾画范围应包括术前椎体和硬膜外侵犯的相邻解剖区域。实际上，最近的一个失败模式分析发现术前硬膜外病变的位置比术后残留病灶的位置更能预测随后的失败[16]。建议慎重使用圆形 CTV，圆形 CTV 的使用仅限于术前圆形或近圆形骨或硬膜外侵犯的病例。除非必要，否则手术切口和器械不需要包括在靶区范围内。PTV 外扩范围因机构而异，从无外扩到 2.5mm 均匀外扩不等。另外，还应对 PTV 范围进行修改，以确保 PTV 外扩范围不会延伸到危及脊髓（放疗计划需避开器官）。

鉴于脊髓的临界性质和放射治疗过程中存在的不确定性的影响，危及器官计划体积通常应用于脊髓[17]。PRV 外扩范围因机构的质控流程而异。通常，脊髓外扩 1.5～2mm 形成 PRV（表 46–2）。

（六）放疗计划设计

治疗计划的设计可能面临很多挑战，特别是存在多个 OAR 的情况下，如肠、肾和食管。基本策略通常是将脊髓剂量限制在最大允许安全范围，并着重于尽可能达到陡峭的剂量梯度，同时最大化覆盖硬膜外腔的范围。

典型技术包括 7～11 野静态 IMRT 或 VMAT。脊柱 SBRT 治疗计划的标准特征包括靶区的热点超过处方剂量的 20%～50%，脊髓和靶区之间剂量梯度陡峭，以及为了限制 OAR 剂量，靶区覆盖率为 70%～90%（接受处方剂量照射的靶区体积百分比）[18]。

由于手术硬件的存在导致电子背向散射和光子衰减，因此术后 SBRT 治疗计划的设计变得更为复杂，这些情况可能无法在标准放疗计划系统中模拟出来。因此，RTOG 认为所有术后脊柱 SBRT 剂量分布的计算均需要使用能够计算异质性介质剂量分布的治疗计划系统[19]。

三、患者选择

在确定患者是否是接受脊柱 SBRT 治疗时，会综合考虑多种因素。

（一）硬膜外疾病分级

为了标准化硬膜外病变程度，Memorial Sloan Kettering 癌症中心组已经制定出能确定硬膜外病变程度的 Bilsky 分级系统[20]（图 46–1）。Bilsky 0 级意味着病灶没有侵犯到椎体进入硬膜外腔；1_A～1_C 级是指硬膜外疾病接近脊髓但并不压迫脊髓；2 级是指脊髓压迫，椎管内可见受压脑脊液；3 级是指

表 46–2　脊柱转移瘤术后脊柱 SBRT 的 GTV、CTV 和 PTV 勾画范围指南

靶区体积	指　南
GTV	• 术后 CT 及 MRI 上勾画剩余硬膜及脊髓周围病变 • 包括术后硬脑膜及脊髓周围肿瘤
CTV	• 相当于包括术后区域和整个解剖腔室，与术前所有可疑肿瘤浸润的 MRI 异常信号相对应 • 应包括整个 GTV • 除非受累明确，否则外科手术器械及植入设备不包括在内 • 审慎使用环形 CTV，仅限于术前累及骨性周围和（或）硬膜外病变的病例，但它可以考虑近似环形硬膜外疾病的侵犯 • 由治疗医生决定是否在重建的硬脑膜空间修改，以考虑术后解剖的变化 • 对于硬膜外病变，可以考虑在椎骨旁延伸和头尾方向延伸之外再进行 5mm 的解剖扩张 • CTV 均匀扩展到 PTV，可达 2.5mm • 治疗医生可能会在有危险的关键器官界面处修改外扩
PTV	• 考虑是否可以从 PTV 中减去脊髓回避结构，作为一个经过改进的 PTV，用于规划和报告 • 应包括整个 GTV 及 CTV

经 Elsevier 许可，转载自 Redmond KJ, Robertson S, Lo SS, et al. Consensus contouring guidelines for postoperative stereotactic body radiation therapy for metastatic solid tumor malignancies to the spine. Int J Radiat Oncol Biol Phys. 2017;97(1):64–74.

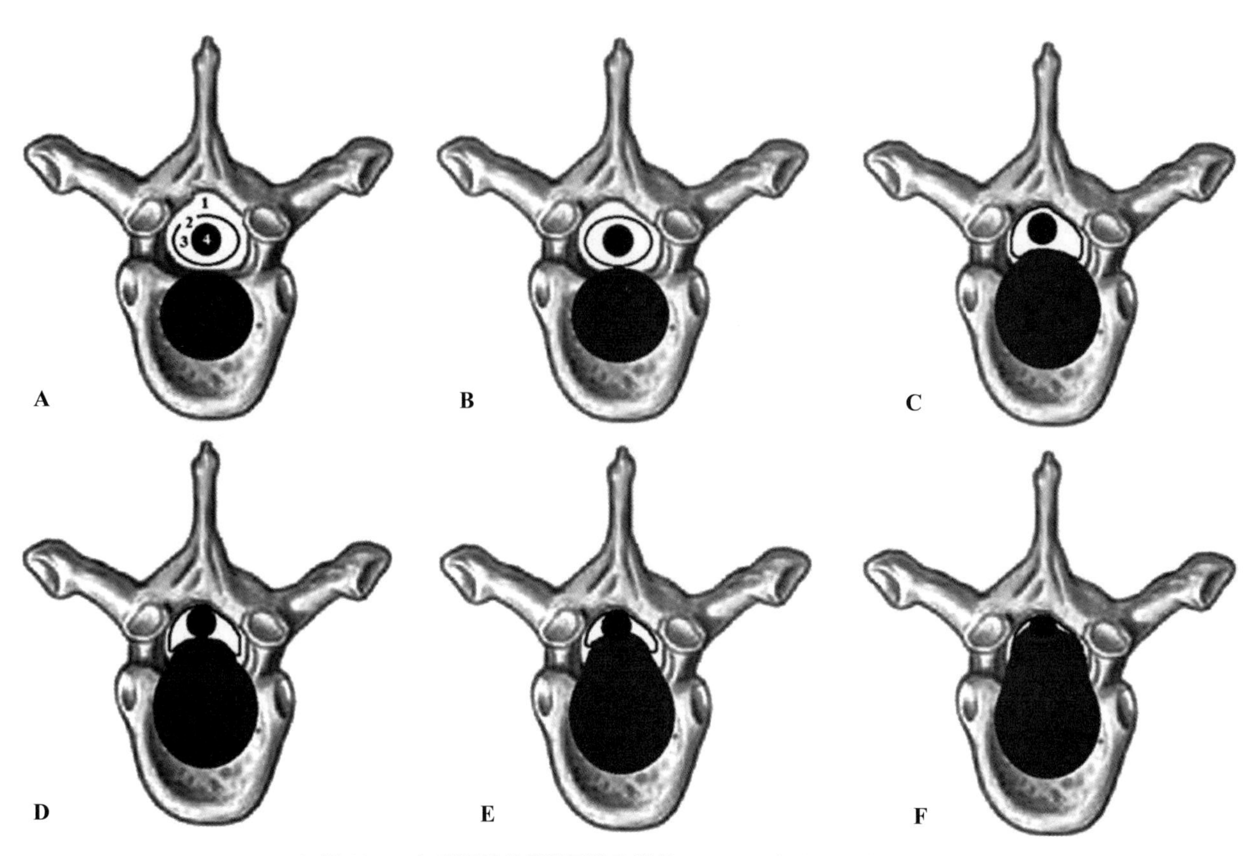

▲ 图 46-1 勾画硬膜外脊髓压迫胸椎的 **Bilsky** 六点分级系统的示意图

A. 1 为硬膜外腔，2 为硬膜囊，3 为脑脊液，4 为脊髓，0 级，仅骨骼受累；B. 1_A 级，硬膜外侵犯，鞘囊无变形；C. 1_B 级，无脊髓基部的鞘囊变形；D. 1c 级，脊髓基部鞘囊变形，但无脊髓压迫；E. 2 级脊髓压迫，脊髓周围可见 CSF；F. 3 级，脊髓压迫，脊髓周围未见脑脊液（经 Oxford University Press 许可，转载自 Kumar R, Nater A, Hashmi A. et al. The era of stereotactic body radiotherapy for spinal metastases and the multidisciplinary management of complex cases. Neuro Oncol Pract. 2016;3(1):48–58.）

脊髓完全压迫，没有可见的脑脊液。Bilsky3 级的脊柱转移瘤应该进行手术咨询以考虑减压，如果手术禁忌，那么此时常规 EBRT 可能是最合适的 [21]。对于 Bilsky2 级肿瘤，如 Al–Omair 等 [22] 所报道的那样，将硬膜外疾病降为 Bilsky0 或 1 级后，再用 SBRT 治疗可能会更好。否则，对于 Bilsky2 级病变，SBRT 仍然适合作为相对禁忌证。理想情况下，病灶和脊髓之间应至少有 2～5mm 间隔，以最大限度地提高 CTV 覆盖率 [23]。

（二）机械不稳定

脊柱不稳定性肿瘤评分（SINS）提供了一种客观和有效的脊柱不稳定性测量 [24]。它考虑的因素包括位置、疼痛程度、侵犯涉及的椎体后缘、椎体塌陷、转移瘤的性质（如溶解性与急变性）和椎骨对齐。最终的结果是明确的，患者病情可分为稳定（0～6）、可能不稳定（7～12）或不稳定（13～18）。在开始 SBRT 治疗前，经验丰富的外科医生应评估可能不稳定或不稳定的患者是否处于稳定状态，以尽量减少治疗后的骨折风险（表 46–3）。

（三）神经损伤

考虑脊柱 SBRT 还需要对神经功能进行客观分级。目前普遍采用来自美国脊髓损伤协会（ASIA）的评分表 [25]。ASIA E 级表示正常运动和感觉功能；D 级为不完全运动障碍，超过一半以上的关键肌肉水平受影响，最低仅有 3/5 的力量；C 级为不完全运动障碍，关键肌肉水平受影响，有不超过 3/5 的力量；B 是有感觉，不完全运动功能障碍，没有保留运动功能；A 是完全损伤，既没有感觉也没有运动功能。引起进行性神经系统紊乱（ASIA 分级 A～D）的脊柱转移瘤，如果不能对皮质类固醇产生明显反应，则被认为是手术的强烈指征 [13]。ASIA A 级脊柱转移通常是 SBRT 的禁忌证 [19]。

表 46-3 脊柱不稳定性肿瘤评分

SINS 要素	评 分
位置	
衔接（枕部至 C_2、C_7～T_2、T_{11}～L_1、L_5～S_1）	3
活动脊柱（C_3～C_6、L_2～L_4）	2
半刚性结构（T_3～T_{10}）	1
刚性结构（T_3～T_{10}）	0
平卧时疼痛减轻和（或）脊柱移动 / 负重时疼痛减轻	
是	3
否（偶尔的疼痛，但非机械性）	1
否	0
骨质病变	
溶骨性	2
混合性（溶骨性 / 变形性）	1
成骨性	0
脊柱影像校准	
半脱位 / 移位	4
再畸形（脊柱后凸 / 侧弯畸形）	2
正常对齐	0
椎体压缩	
＞ 50% 压缩	3
＜ 50% 压缩	2
无压缩但＞ 50% 体积受累	1
以上无累及	0
脊柱后外侧受累（关节突、椎弓根或 CV 关节骨折或肿瘤组织置换）	
双侧	3
单侧	1
以上无累及	0

经 Wolters Kluwer Health 许可，转载自 Fisher CG, DiPaola CP, Ryken TC, et al. A novel classification system for spinal instability in neoplastic disease: an evidence-based approach and expert consensus from Spine Oncology Study Group. Spine (Phila Pa 1976). 2010;35(22):E1221–1229.

（四）预期寿命

临床工作中面临的最具挑战性的问题之一是确认患者存活足够长时间以比较 SBRT 与姑息性 EBRT 的潜在优势。通常，患者至少生存 3 个月才会被纳为观察对象。

Memorial Sloan Kettering 癌症中心的 Laufer 等[26]发表了一篇关于脊柱转移患者的最佳治疗方案。这个名为 NOMS 的治疗方案建立在神经系统、肿瘤、机械和系统参数的基础上，还结合了常规 EBRT（图 46-2 中的 cEBRT）、脊柱 SBRT 及微创和开放式外科手术的技术特点发展而来。根据 NOMS 决策算法，SBRT（图 46–2 中的 SRS）主要用于低级别硬膜外脊髓压迫评分和放射抵抗或先前辐射状转移，并且没有椎体不稳的迹象的患者[27]。

Chao 等[28]在脊柱 SBRT 递归分区分析（RPA）基础之上提出了预后指数，作者使用 Kaplan–Meier 分析法检测生存时间与若干临床和技术特征之间的相关性（图 46–3），发现首诊（小于或大于 30 个月）和 Karnofsky 表现状态（小于或大于 70）的时间为显著参数，可以用于判断患者的预后情况。因此，上述两个因素较好的患者最有可能从脊柱 SBRT 中获益。

最近，Tang 等[29]发表了一个评分系统，这个系统是通过对两个大型Ⅱ期前瞻性试验的总体生存率的二次分析来实现患者分类。该研究对 260 名患者进行了最小为期 3 年的随访分析。他们确定了四个不同预后的亚组，从优秀到差。这个脊柱转移的预后指数（PRISM）是基于多变量 Cox 回归模型。五个临床变量（女性、Karnofsky 表现状态＞60、仅 1 个骨转移、少数骨外转移部位、从首诊到检测脊柱转移超过 5 年的间隔）和两个治疗因素（SBRT 治疗前先行手术或 SBRT 治疗先行放疗）在统计学上可预测 SBRT 治疗疗效。

（五）适应证和禁忌证

目前已有多个指南详细说明了脊柱 SBRT 的纳入和排除标准，包括来自美国放射肿瘤学会[11]及加拿大放射肿瘤学协会[5]的标准。一般而言，适合脊柱 SBRT 的患者在 3 个或更少的连续椎体中具有实体肿瘤的脊柱或椎旁转移，SINS 评分显示稳定或轻度不稳定的脊柱，低级别硬膜外疾病，至少有 3 个月的预期生存期和相对有限的系统性疾病负

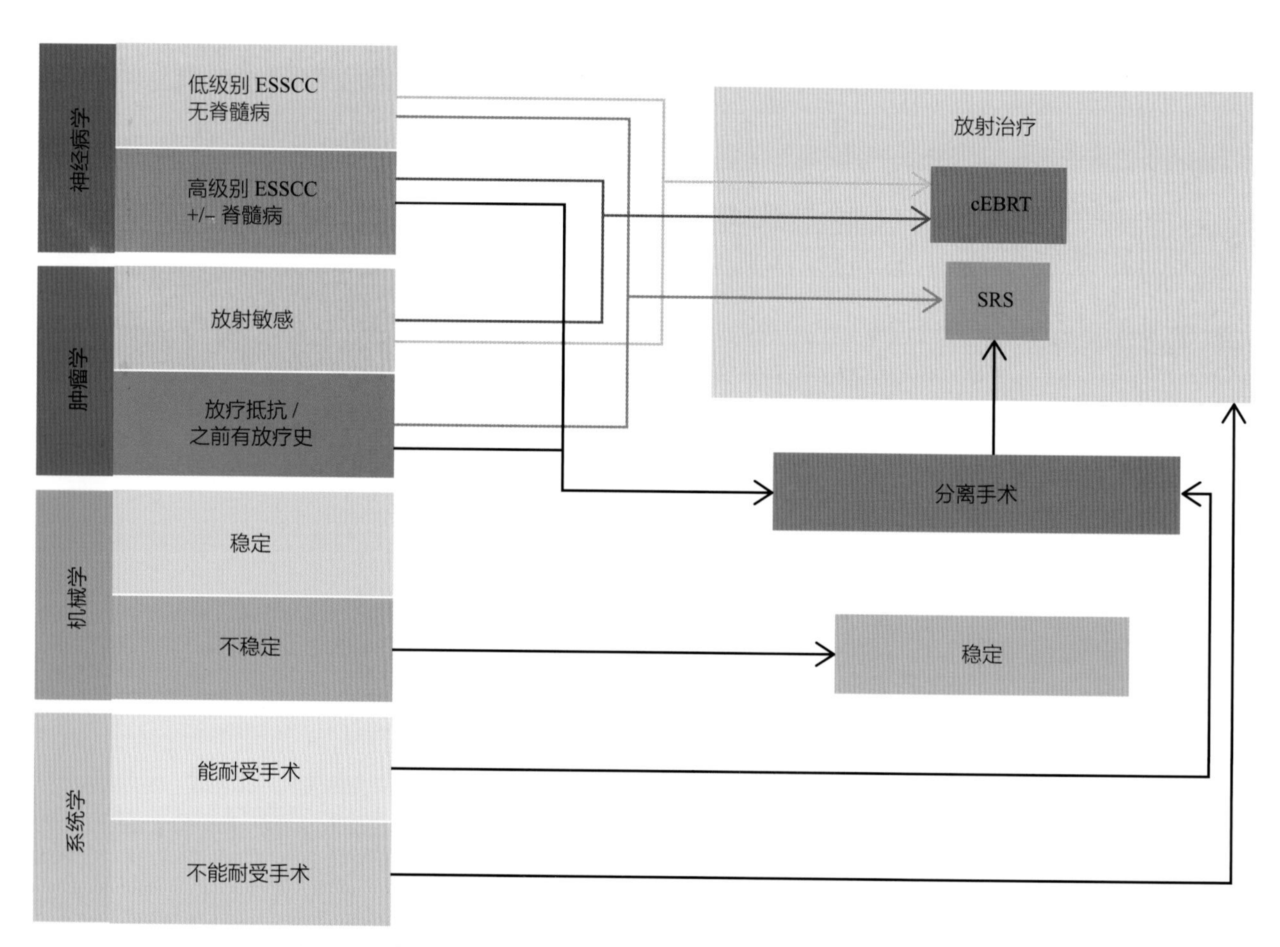

▲ 图 46–2 神经病学、肿瘤学、机械学和系统学（NOMS）决策框架的示意图

经 Elsevier 许可，转载自 Bhattacharya IS, Hoskin PJ. Stereotactic body radiotherapy for spinal and bone metastases. Clin Oncol (R Coll Radiol). 2015;27(5):298–306.

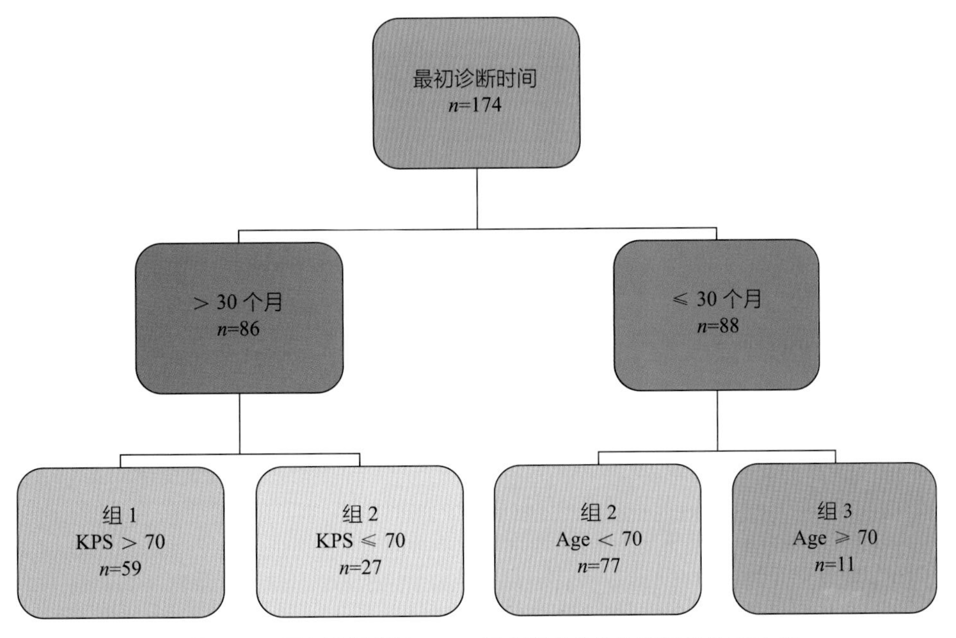

▲ 图 46-3　用于分析脊柱 SBRT 治疗患者的总体存活率的 RPA 树

经 Elsevier 许可，转载自 Chao ST, Koyfman SA, Woody N, et al. Recursive partitioning analysis index is predictive for overall survival in patients undergoing spine stereotactic body radiation therapy for spinal metastases. Int J Radiat Oncol Biol Phys. 2012;82(5):1738–1743.

担[23]。对于后者，低转移性的患者是 SBRT 的理想候选者，因为他们的预期生存期较长，并且越来越多的文献表明，一定比例的患者可能通过积极治疗获得显著的无疾病生存期[30]。此外，来自不同机构的研究表明 SBRT 在局部控制和疼痛缓解方面增加了治疗效益，特别是如黑素瘤、肉瘤和肾细胞癌（RCC）之类的一些放射抗性肿瘤[31-36]。对于之前进行常规放疗的患者而言，SBRT 技术显得尤为关键，其能在提供杀肿瘤剂量的同时能保护关键神经结构[23]。表 46-4 提供了当前脊柱 SBRT 适应证的概述，并列出了迄今为止的数据、报道及专家达成的共识。

对于术后治疗，Redmond 等基于国际调查结果[19]发表共识指南。提出治疗适应证包括放射线抗

表 46-4　脊柱 SBRT 适应证及相对和绝对禁忌证

脊柱 SBRT 最佳纳入标准	脊柱 SBRT 相对禁忌证	脊柱 SBRT 绝对禁忌证[a]
良好至优异的表现状态	中等表现状态	较差的表现状态（ECOG 3～4，KPS < 60）
寡转移性疾病（≤ 5 个颅外部位转移）	患者的寡聚进程 广泛转移和（或）迅速转移进行性疾病	预后较差的广泛转移和（或）迅速转移性疾病
寡转移性疾病的缓慢进展		
受累脊椎不超过 3 个（连续或不连续）	累及超过 3 个脊柱水平，但无弥漫性脊柱疾病，且不超过 3 个连续节段	超过 3 个连续的脊髓水平受累或弥漫性脊柱疾病
无或最低程度脊柱不稳（或最小）（SINS 0～6）	潜在脊柱不稳（SINS 7～12）	脊柱不稳（SINS 13～18）
无硬膜外疾病或轻度硬膜外疾病（Bilsky 0～1 级）	中度硬膜外疾病（Bilsky 2 级）	高级别硬膜外疾病（Bilsky 3 级）

（续表）

脊柱 SBRT 最佳纳入标准	脊柱 SBRT 相对禁忌证	脊柱 SBRT 绝对禁忌证[a]
"放疗抵抗"	"放疗敏感"	
既往 cEBRT 没达到受影响水平或既往 cEBRT 与再程补救放疗间隔≥ 5 个月	既往 cEBRT 与再程补救放疗间隔 3～5 个月	既往 cEBRT 与再程补救放疗间隔＜ 3 个月
脊柱 SBRT 与再程 SBRT 间隔≥ 5 个月	脊柱 SBRT 与再程 SBRT 间隔 3～5 个月	脊柱 SBRT 与再程 SBRT 间隔＜ 3 个月
机器人 LINAC 或基于 MLC 的厘米级以下的 LINAC 传送系统，CBCT 和（或）立体成像 IGRT；近乎刚性的身体固定；融合薄层 MRI 以进行靶区 /CNS 轮廓绘制；某些术后病例的 CT 脊髓造影治疗计划	如果无法进行 MRI 检查，则可以通过 CT 脊髓造影对中枢神经系统结构轮廓进行治疗计划，前提是仅在 CT 上就可以确定靶区，并且具有足够的关于椎旁 / 硬膜外疾病扩展的临床细节	无法忍受近刚性 / 仰卧固定
		无法进行全脊柱 MRI 和（或）CT 脊髓造影

CNS. 中枢神经系统（脊髓，鞘囊）；ECOG. 东部合作组织小组；IGRT. 图像引导放射治疗；KPS.Karnofsky 评分；MLC. 多叶光栅。a. 根据从业者的经验和临床情况，可能存在例外情况（经 Wolters Kluwer Health 许可，转载自 Jabbari S, Gerszten PC, Ruschin M, et al. Stereotactic body radiotherapy for spinal metastasis: practice guidelines, outcomes, and risks. Cancer J. 2016;22(4):280–289.）

拒、1～2 级的邻近病变和先前接受过放射治疗。而禁忌证则包括病变范围超过三个连续椎体，ASIA 评级为 A 级和术后 Bilsky 3 级残留。

四、解释治疗反应的挑战

准确理解治疗反应是做出适当治疗决策的关键。如神经肿瘤学组（APINO）最近报道的 APIne 反应评估所示，MRI 被推荐为评估脊柱 SBRT 后肿瘤反应的影像检查模式[12]。然而，早期形态学变化较难定义，治疗反应的评估具有挑战性。传统测量标准（例如瘤体二维尺寸测量）和 RECIST 标准均不是检测治疗反应的最佳指标，尤其当肿瘤体积只有微小变化时。此外，信号强度的变化必须谨慎解读，因为它可能与真正的进展无关，而是由于放射性骨坏死、纤维化及非肿瘤因素的椎体压缩性骨折导致。

假性进展是对如脊柱 SBRT 的高剂量放射治疗的特有治疗反应。它被定义为与治疗相关的一过性肿瘤生长，但并不是指真正的疾病进展。假性进展在接受高剂量放疗和化疗的胶质瘤中被首次提出[37]，并且在脑部放射外科[38]、肺部 SBRT[39, 40] 和肝脏 SBRT[41] 后均有良好的记录。来自 MD 安德森癌症中心[42] 和蒙特利尔大学医院中心[43] 的研究小组报道，假性进展发生率分别为 14% 和 18%，发生时间为 SBRT 之后 3～6 个月。值得注意的是，随后的研究表明肿瘤生长局限于 80% 处方等剂量线，早期肿瘤增大被预测为假性进展。

SPINO 小组建议将局部进展定义为肿瘤体积或线性维度的明确增加，硬膜外任何肿瘤新生或增大，或者 MRI 上显示先前存在并可疑增长的硬膜外病变引起的神经功能恶化。图像应由放射肿瘤学家和放射科医生进行解读。在治疗反应不明确的情况下，研究组建议进行 2～3 次 MRI 成像，每次间隔 8～12 周。尽管 PET 和灌注 MRI 等功能成像的应用越来越多，但目前尚无足够的研究数据来支持推荐这些检查模式[12]。

五、临床疗效

SBRT 用于脊柱转移的两个主要治疗目标，即疼痛控制和局部控制，已经在许多回顾性研究和少数Ⅰ期和Ⅱ期临床研究中进行了探索，但尚未获得Ⅲ期临床研究的数据。相关研究总结见表 46-5。值得注意的是，这些研究在总剂量、剂量 / 分割次数和照射技术方面存在很大差异。

（一）新发病例的脊柱 SBRT

一些单中心回顾性研究和少数前瞻性研究报道：未接受过放疗的脊柱转移瘤患者 SBRT 治疗后

表 46-5　脊柱 SBRT 结果

作者（年份）	设计	病灶数 / 患者数	剂量，Gy/ 次数	中位随访（个月）	局部控制	总生存	疼痛反应
脊柱转移的 SBRT 文献荟萃，无放疗史（从头开始）							
Degen（2005）[44]	回顾性	72/51	（10～37.5）/3（1～5）	12（1～22）	N/A	N/A	VAS：51.5（基线）～17.5（12 个月）
Gerszten（2007）[45]	前瞻性	500/393	中位，20（12.5～25）/1	21（3～53）	88%	N/A	86%（总体长期改善）
Chang（2007）[7]	Ⅰ / Ⅱ期	74/63	（27～30）/（3～5）	21.3（0.9～49.6）	84%（1 年）	69.8%（1 年） 24.3 个月中位	N/A
Yamada（2008）[9]	前瞻性	103/93	中位，24 （18～24）/1	15（2～45）	90%（15 个月）	15 个月中位	N/A
Gagnon（2009）[46]	前瞻性	274/200	（21～37.5）/（3～5）	12（1～51）	N/A	17 个月中位	VAS:40.1（基线）～28.6（12 个月）
Nguyen（2010）[36]	前瞻性（仅限 RCC）	55/48	（24～30）/（1～5）	13.1（3.3～54.5）	82%（1 年）	72%（1 年） 22 个月中位	BPI：无痛 23%（基线）～52%（12 个月）
Wang（2012）[47]	Ⅰ / Ⅱ期	166/149	（27～30）/3	15.9（1.0～91.6）	80.5%（1 年） 72.4%（2 年） 肿瘤无进展生存期	68.5%（1 年） 46.4%（2 年） 23 个月中位	BPI：无痛 26%（基线）～54%（6 个月）
Garg（2012）[48]	Ⅰ / Ⅱ期	63/61	（18～24）/1	19.7（1.2～52.1）	88%（18 个月）	64%（18 个月） 30.4 个月中位	BPI: 无痛 21%（基线）～30%（6 个月）
Guckenberger（2014）[49]	多中心回顾性	387/301	中位，24（8～60）/3（1～20）	11.8（0～105）	89.9%（1 年） 83.9%（2 年）	64.9%（1 年） 43.7%（2 年） 19.5 个月中位	BPI: 无痛 18.2%（基线）～76.8%（11.5 个月）
脊柱转移瘤 SBRT 再放疗系列荟萃							
Sahgal（2009）[50]	回顾性	37/25	中位，24（8～30）/3（1～5）	7（1～48）	85%（1 年） 69%（2 年）	45%（2 年） 21 个月中位	N/A
Choi（2010）[51]	回顾性	51/42	中位，20（10～30）/2（1～5）	7（2～47）	73%（1 年）	68%（1 年）	65%
Damast（2011）[52]	回顾性	97/94	20/5（42 个肿瘤） 30/5（55 个肿瘤）	12.1（0.2～63.6）	66%（1 年）	52～59%（1 年） 13.6 个月中位	85%

（续表）

作者（年份）	设计	病灶数 / 患者数	剂量，Gy/ 次数	中位随访（个月）	局部控制	总生存	疼痛反应
Garg（2011）[53]	前瞻性	63/59	（27～30）/3（3～5）	17.6（0.9～67.5）	76%（1 年）	76%（1 年）	N/A
Mahadevan（2011）[54]	回顾性	81/60	（24～30）/3（3～5）	12（3～39）	93%（粗算）	11 个月中位	65%
Chang（2012）[55]	回顾性	54/49	27/3	17.3（均值）	81%（1 年） 79%（2 年）	11.0 个月中位	N/A
脊柱转移术后精选脊柱 SBRT 系列							
Gerszten（2005）[56]	回顾性	26/26	均值，18（16～20）/1	16（11～24）	N/A	N/A	VAS：92% 长期进步
Moulding（2010）[57]	回顾性	21/21	中位，24（18～24）/1	10.2（1.2～54.0）	90.5%（1 年）	10.2 个月中位	N/A
Laufer（2013）[58]	回顾性	186/186	中位，24/1 或 27（24～30）/3 或 30（18～36）/5	7.6（1.0～66.4）	83.6%（1 年）	29%（粗算） 5.6 个月中位	N/A
Al-Omair（2013）[22]	回顾性	80/80	中位，24（18～40）/2（1～5）	8.3（0.13～39.1）	84%（1 年）	64%（1 年）	N/A
Tao（2016）[59]	前瞻性	69/66	16～24/1 或 27/3 或 30/5	30（1～145）	85%（1 年） 79%（2 年） 74%（3 年）	74%（1 年） 60%（2 年） 40%（3 年） 30 个月中位	N/A

VAS. 视觉模拟量表；N/A. 不适用；BPI. 短暂疼痛清单

可获得较高的疼痛缓解率和肿瘤局部控制率。

Wang 等在Ⅰ/Ⅱ期前瞻性研究中报道[47]，149 例患者 166 个病灶共接受总剂量 27～30Gy 照射，分 3 次完成。使用经过验证的简明疼痛量表评估工具进行疼痛控制评估。中位随访时间为 15.9 个月，BPI 评分平均减少 3.4 分，54% 患者 SBRT 后获得 6 个月完全疼痛缓解，同时显著降低阿片类药物的使用。生活质量调查结果表明，患者在接受脊柱 SBRT 后，睡眠不安、嗜睡、情绪低落、疲劳、痛苦、食欲不振、恶心和记忆均得到改善。该研究还报道了 1 年肿瘤无进展生存率（PFS）为 80.5%。研究期间未报道与放射相关的脊髓损伤。

多个研究证实了先前的数据，这些数据包括在未进行肿瘤组织学分类的研究队列中的放射影像资料和（或）其 80%～90% 的临床肿瘤局部控制率。此外，至少 6 篇文献专门报道了放射抗拒肿瘤患者的 SBRT 治疗结果，如黑色素瘤、肉瘤和肾癌，肿瘤局部控制率为 79%～88%[30-35]。最近，已公布的数据显示，5 年局部复发率为 9.6%[60]。

SBRT 缓解疼痛症状也非常有效。表 46-5 所列举的研究中，我们观察到多数研究并未报道疼痛完全缓解率，报道中疼痛完全缓解率最高可达到 86%。

有关 SBRT 后生活质量的文献较少。但 Degen 等[44] 和 Gagnon 等[46] 均报道能保持治疗后的生活质量。12 项简表健康调查（SF-12）用于评估治疗前后的生活质量。整个随访期间，从治疗后 1 个月到 18 个月进行定期评估，患者身体或心理健康的平均 SF-12 评分并没有变化。

（二）常规外照射后的脊柱 SBRT

众所周知，由于先行放射区域疼痛复发，多达 20% 的患者短期内需要再次治疗[21]。姑息性常规外照射放疗后失败是脊柱 SBRT 的主要适应证之一。基于非随机对照研究显示，在有或没有接受先行放疗的患者中，经 SBRT 治疗后，疼痛缓解和局部控制率近似。脊柱转移复发后再接受 SBRT 治疗的研究显示，在 7～21 个月的随访期间，局部控制率为 66%～93%（表 46-5）。关于疼痛症状的缓解，65%～85% 患者表现出良好的反应。最近研究报道了关于另一种治疗方法是对涉及硬脊膜的脊柱肿瘤进行术中近距离放射治疗。对于复发性脊柱转移瘤，尤其之前接受过常规 EBRT 患者，这是一种对外科手术而言有用的辅助治疗手段[61]。

（三）SBRT 后再程脊柱 SBRT

随着脊柱 SBRT 的临床应用逐渐增多，SBRT 治疗失败的挽救性治疗也变得越来越重要。多伦多大学最近发表的一篇综述回顾了 40 例脊柱转移瘤患者 56 个转移灶的治疗结果，这些患者在局部 SBRT 失败后接受了再程 SBRT 治疗[62]。其中 43% 患者在第 1 次 SBRT 治疗之前接受过常规 EBRT。再程 SBRT 的中位处方剂量和分割次数分别为 30Gy 和 4 次（20～35Gy，2～5 次）。1 年局部控制率为 81%，没有出现放射相关的脊髓损伤。该研究非常重要的一点是支持在初次治疗失败后采用 SBRT 进行积极的挽救治疗是安全有效的，不必担心再程 SBRT 会带来并发症而严格进行姑息治疗。

（四）术后脊柱 SBRT

常规 EBRT 作为手术减压和脊柱稳定的传统标准辅助治疗，其目的是通过足够剂量的照射获得短期局部控制和疼痛缓解的同时避免损伤正常组织。姑息性常规 EBRT 后，基于影像的局部控制尚没有明确定义。根据少数已发表的研究报道，最大程度的控制并不显著，表明尚有继续改进的空间[63, 64]。放射治疗技术和外科手术的创新使得 SBRT 在术后患者中的应用越来越多，并且最近有数据表明，其疗效可能优于传统 EBRT。

有少数回顾性研究和最近发表的一项前瞻性研究正特别关注于术后 SBRT。Tao 等[59] 报道了 66 例患者 69 个病灶在开放性脊柱减压术后 SBRT 治疗。16～24Gy/ 次、27Gy 分 3 次、30Gy 分 5 次照射。中位随访 30 个月，1 年肿瘤控制率为 85%，总生存率为 74%，未发生辐射相关的脊髓损伤。

表 46-5 列举的术后脊柱 SBRT 研究中，1 年局部控制率为 83.6%～90.5%，其中一项研究报道疼痛缓解率为 92%。尽管没有在大多数研究中予以说明，但治疗后的患者动态状况在所有研究中均有报道。

六、复发类型

SBRT 相关文献报道硬膜外复发最为常见，大约占所有复发病例的 50%。Chang 等 [7] 报道 74 例病灶中有 17 例复发，其中 8 例即为硬膜外复发。Nguyen 等 [36] 报道了 55 例接受治疗的肾癌转移瘤中有 12 例复发，其中 6 例为硬膜外复发。

Sahgal 等 [50] 报道 60 个病灶中有 8 个局部复发，并分析了当病灶接近硬脊囊时治疗失败的可能性。这种探索性分析发现了一种趋势，即当病灶靶区与硬膜囊之间的最小距离＜ 1mm 时，这种具有广泛硬膜外侵犯的肿瘤患者存在显著的治疗失败风险。

研究数据表明硬膜外病灶是 SBRT 治疗的一个挑战，由于脊髓受照剂量限制了硬膜外肿瘤的剂量覆盖。因此，对于邻近关键神经结构的肿瘤，如 Al-Omair 等报道的那样，就肿瘤局部控制而言，硬膜外病灶切除的获益可能更大 [22]。

其他复发的区域则来自于特意回避的某些区域或 GTV 外扩边界的缺失。据文献报道，Chang 等 [7] 报道的 17 例中有 4 例和 Nguyen 等 [36] 报道的 12 例中有 3 例均为椎旁复发，这可能是由于椎旁病灶累及邻近软组织，而靶区并没有外扩边界将此区域包括在治疗范围内。考虑到肌肉不是肿瘤生长的解剖学屏障，在涉及椎旁肌时，为减少边缘复发的风险，外扩 0.5cm 的边界被认为是合理的。然而，最佳外扩边界仍未明确 [6]。排除椎旁因素后进一步分析，失败比例为：Chang 等 [7] 的 7 例中有 3 例，Nguyen 等 [36] 的 12 例中有 5 例。如果病灶经过 MR 影像检查明确只位于椎体内，则排除椎旁因素是合理的，正如国际脊柱放射外科联盟所述 [14]。椎体病灶椎旁进展较少见，因此 SBRT 治疗一般仅限于椎体范围 [65]。

从未接受过放疗的患者中观察到，再次 SBRT 后的复发最常发生在硬膜外腔内或靠近硬膜外腔的区域。此外，在术后 SBRT 治疗的病例中，主要复发区域亦是硬膜外腔内。在复发的 2/3 病例中，硬膜外腔内是唯一复发区域 [22, 59]。近来对复发病例中分析发现，术前硬膜外病变的位置比术后残留病变部位更能预测之后的局部复发 [16]。

（一）危及器官的毒性反应和剂量限制

就急性毒性而言，治疗似乎具有良好的耐受性，大多数研究报道表明有限的急性反应与周围解剖结构有关。由于我们对正常组织在大分割剂量暴露的剂量体积限值几乎没有经验，因此晚期毒性更令人担忧。此外，大分割剂量的放射治疗对组织永久性损伤的风险更大，且该损伤随着时间而累积，往往在放疗后数月至数年才出现。

（二）爆发痛

放射治疗后立即出现的短暂疼痛加剧定义为爆发痛。Chiang 等 [66] 和 Pan 等 [67] 的两项脊柱 SBRT 研究报道显示，爆发痛发生率分别为 23% 和 68%，中位发作时间为 SBRT 治疗 5 天后。使用地塞米松 [常用方案：口服 4mg，每天 1 次，SBRT 治疗期间和（或）治疗后 5 日] 可显著降低疼痛评分。实际上，地塞米松已被证明可有效预防骨转移常规 EBRT 治疗后辐射相关的疼痛发作 [68]。脊柱 SBRT 治疗后使用地塞米松作为预防性干预并不是标准做法，因为如果出现疼痛，临床上仍将其作为抢救性措施，而对该治疗予以保留。目前已有学者提出关于脊柱 SBRT 治疗中地塞米松应用的随机临床研究。

（三）椎体压缩性骨折（VCF）

VCF 被认为是脊柱 SBRT 治疗后最常见的不良反应，它包括新发骨折和骨折进展。SBRT 治疗后发生骨折的平均时间为 3 个月，发生率为 10%～40%，并且单次大剂量 SBRT 较分次 SBRT 更常见。这种剂量并发症的相关性很明显。Rose 等 [69] 首次报道单次剂量 24Gy 照射，VCF 发生率接近 40%，后经多中心研究分析得到证实。分割剂量为 20～23Gy，VCF 风险约为 20%；分割剂量小于 20Gy，VCF 风险约为 10% [70]。文献中报道的其他危险因素包括脊柱错位、溶骨性肿瘤、基线骨折和高 SINS [18]。少于半数患者需要对此进行干预，并且接受骨水泥微创手术而不是开放性脊柱手术 [70]。

（四）放射性脊髓病

放射性脊髓病通常是最令人担忧的脊柱 SBRT 并发症。有趣的是，基于放射剂量限值证据的指南推荐：在没有接受过脊髓放疗及之前接受过传统的脊髓 EBRT 的患者均可行脊柱 SBRT。

美国医学物理学家协会 [71] 建议将 1 次、3 次和 5 次分割照射时脊髓受照体积≤ $1.2cm^3$ 的剂量分别限制在 7Gy、12.3Gy 和 14.5Gy 以内，并建议脊髓受照体积≤ 0.35cm^3 的剂量分别限制在 10Gy、18Gy 和 23Gy 以内。然而，这些建议并不是基于临床研究证据得出。

Sahgal 等报道的脊髓剂量限制是基于 9 例脊柱 SBRT 后特异的放射性脊髓病数据的最近分析以及多中心对照组的剂量学比较。建议将位于鞘囊的最大点剂量（通常相当于真正的脊髓外扩 1.5mm PRV）分别限制在 12.4Gy（单分次）、17Gy（2 次）、20.3Gy（3 次）、23Gy（4 次）和 25.3Gy（5 次）以内[72]。采用更高照射剂量是基于临床上权衡肿瘤控制与毒性反应后确定。在 Memorial Sloan Kettering 癌症中心的临床治疗中通常允许真实脊髓内（通常基于脊髓造影确定）的最大点剂量高达 14Gy（单次）。最近，他们进行了前瞻性队列研究，收集了先前未放疗患者的剂量 – 体积直方图数据，分析了单次大剂量照射的脊髓剂量限值，随访时间最长达 14.6 个月。228 例患者共 259 个治疗病灶，脊髓中位最大点剂量为 13.85Gy。脊髓最大点剂量为 13.43 和 13.63Gy 的两名患者出现放射性脊髓炎，作者根据数据模型得出结论：单次大剂量照射时，最大点剂量为 14Gy 的放射性脊髓炎风险＜ 1%[73]。

（五）胃肠道毒性

一些病例报道及至少一个回顾性研究报道了 SBRT 后的胃肠道并发症，最严重的包括食管和小肠穿孔。Cox 等[74]报道 182 例患者 204 个脊髓节段的单次 SBRT 的食管毒性风险。中位处方剂量 24Gy，中位随访时间 12 个月，食管急性反应和晚期毒性发生率分别为 15% 和 12%。进一步研究分析，3 级或更高级别的晚期毒性反应的总发生率为 6.8%。在 7 例发生 4 级或更高级别毒性反应的病例中，这些毒性反应均与联合使用化疗如吉西他滨或阿霉素后的迟发放射性反应有关，或者在涉及食管的相关治疗后发生。14Gy 或食管受照体积（V_{14}）超过 2.5ml 时会显著增高食管毒性反应，该作者建议将 V_{14} 维持在小于 2.5ml 作为计划剂量限值要求，并且最大点剂量限制在 22Gy 或更低。关于脊柱多分割 SBRT 的食管或肠道毒性报道较少，因为与单分割 SBRT 相比，多分割模式更有益于降低毒性反应的风险。

临床实践中，AAPM[71]公布的剂量限值通常用于评估正常组织的耐受性，必须考虑之前的放射治疗所接受的剂量。

（六）常规放疗后脊柱 SBRT 治疗的相关特异毒性

最常见急性毒性反应包括 1～2 级疲劳（高达 40%）和胃肠道反应（高达 10%～20%，最常见为恶心、呕吐、腹泻和食管炎）。大约 10% 患者会发生 VCF。同时也观察到严重的迟发神经反应，1 例患者出现放射性脊髓病，1 例患者出现 3 级周围神经毒性。15 例患者出现了周围神经损伤，表现为受照射区域皮肤的感觉异常和疼痛，毒性程度限于 1～2 级[75]。

一项国际多中心研究[76]发表了关于脊柱 SBRT 的再放疗脊髓剂量限值。作者建议将累积的 nBED 限制在＜ 70Gy2/2，由鞘囊处最大点剂量值决定。另外建议最大 SBRT nBED 为 20～25Gy2/2，同样由鞘囊处最大点剂量值确定；再放疗的最小间隔为 5 个月；SBRT 最大剂量点的 nBED 与累积最大剂量点的 nBED 比例不能超过 0.5。表 46–6 汇总了再程 SBRT 治疗剂量限值，且满足常规 EBRT 治疗的建议标准。

（七）术后脊柱 SBRT 的相关特异毒性

转移瘤患者 SBRT，术后邻近 OAR 毒性基本相近。SBRT 新发病例均采用了相同的脊髓剂量限值，目前为止在有限的文献中并没有发生放射性脊髓病的报道。最近公布的共识指南[19]显示，根据分割剂量和之前的照射剂量制订 SBRT 计划的方法是被认可的（表 46–7）。

术后特有的毒性因素包括伤口裂开或感染、支架失效和椎体压缩性骨折。关于术后常规 EBRT 或 SBRT 治疗后并发症的文献有限。一组经手术治疗的甲状腺癌的患者，接受或不接受常规 EBRT 或 SBRT 治疗，研究者发现术后并发症发生率均为 35%[77]。43 例患者中，5 例（11.6%）需要通过再次手术以处理伤口裂开或感染。这一比例与最近报道的 MESCC（转移性硬膜外脊髓压迫）术后常规 EBRT 治疗后相似，整体手术并发症发生率为

表 46–6　常规放疗方案对鞘囊 P_{max} 的合理再照射 SBRT 剂量

常规放射疗法（nBED）	单次：SBRT 剂量至鞘囊的 P_{max}	2 次：SBRT 剂量至鞘囊的 P_{max}（Gy）	3 次：SBRT 剂量至鞘囊的 P_{max}	4 次：SBRT 剂量至鞘囊的 P_{max}
0	10Gy	14.5	17.5	20
20Gy 分 5 次（$30Gy_{2/2}$）	9Gy	12.2	14.5	16.2
30Gy 分 10 次（$37.5Gy_{2/2}$）	9Gy	12.2	14.5	16.2
37.5Gy 分 15 次（$42Gy_{2/2}$）	9Gy	12.2	14.5	16.2
40Gy 分 20 次（$40Gy_{2/2}$）	N/A	12.2	14.5	16.2
45Gy 分 25 次（$43Gy_{2/2}$）	N/A	12.2	14.5	16.2
50Gy 分 25 次（$50Gy_{2/2}$）	N/A	11	12.5	14

P_{max}. 剂量到鞘囊内接受最大剂量的点；N/A. 不适用；nBED. 标准化生物有效剂量；SBRT. 立体定向放射治疗（经 Elsevier 许可，转载自 Sahgal A, Ma L, Weinberg V, et al. Reirradiation human spinal cord tolerance for stereotactic body radiotherapy. Int J Radiat Oncol Biol Phys. 2012;82(1):107–116.）

表 46–7　根据之前无辐射剂量和常规辐射剂量，适用于脊髓或脊髓替代物（脊髓 PRV 或硬膜囊）的常见脊髓剂量约束

先前常规放疗剂量	单　次	2 次	3 次	4 次	5 次
既往无放疗但存在脊髓压迫	10～14Gy D_{max}10Gy 至＜10% 脊髓体积[a]	17Gy D_{max}	18～21Gy D_{max}	23～26Gy D_{max}	25～30Gy D_{max}
既往无放疗但存在脊髓压迫	8～14Gy D_{max}10Gy 至＜10% 脊髓体积[a]	17Gy D_{max}	18～21Gy D_{max}	23～26Gy D_{max}	25～28Gy D_{max}
800cGy/ 次	9Gy D_{max}	12.2Gy D_{max}	14～21Gy D_{max}	16.2Gy D_{max}	17.5～27.5Gy D_{max}
2000cGy 分 5 次	9～12Gy D_{max}	12.2Gy D_{max}	14～21Gy D_{max}	16.2Gy D_{max}	15～27.5Gy D_{max}
3000cGy 分 10 次	9～12Gy D_{max}	12.2Gy D_{max}	14～21Gy D_{max}	16.2～24Gy D_{max}	17.5～26Gy D_{max}
4000cGy 分 20 次	9～12Gy D_{max}	12.2Gy D_{max}	14～21Gy D_{max}	16.2Gy D_{max}	12～25Gy D_{max}
4500cGy 分 25 次	9～12Gy D_{max}	12.2Gy D_{max}	14～21Gy D_{max}	16.2Gy D_{max}	12～18Gy D_{max}

D_{max}. 最大剂量。a. 10% 的标准是用脊髓体积高于或低于目标体积 5～6mm。请注意，这些限制条件旨在总结脊柱专家经验丰富的实践经验。但是，这些限定不是数据驱动的。应谨慎使用，可能不适用于所有临床情况。Sahgal 等之前已经发表的研究均基于相关证据[72, 76]（经 Journal of Neurosurgery: Spine 许可，转载自 Redmond KJ, Lo SS, Soltys SG, et al. Consensus guidelines for postoperative stereotactic body radiation therapy for spinal metastases: results of an international survey. J Neurosurg Spine. 2017;26(3):299–306.）

30%，伤口感染风险为 10%[78]。同样，另一篇最近发表的文章报道 22 例患者中有 2 例（9%）发生了术后需要应用抗生素治疗伤口感染，但 SBRT 后并没有新发或持续的伤口感染[79]。由于 SBRT 剂量分布更适形，并且可以选择性回避伤口，因此推测其可以减少与放射相关的手术并发症。然而，值得注意的是，手术创新如微创技术可以减少并发症。Massicotte 等在一系列小规模研究的文献中报道了这一点[80]，微创手术后约 1 周进行 SBRT，切口≤ 2cm，未发现伤口并发症。

据推测，SBRT 可降低手术支架故障率，降低再次手术的必要性，根本原因是所有外科支架之前

都没有暴露于射线中。表 46-5 中只有 3 项研究回顾分析了这些数据[22, 57, 58]。总体而言，287 例患者中有 6 例（2.1%）需要修复支架故障。这与现今研究中报道的原始累积率 1.4% 相当，但这仅限于脊柱手术后接受常规分次放疗患者[78]。

可以提出如下假设：与给予整个椎体 SBRT 以稳定脊柱相比，通过手术器械来稳定脊柱可以降低 VCF 风险。SBRT 整个椎体的风险范围已经明确，根据剂量和分次方案的不同，从 10% 到 40% 不等[69, 70]。表 46-5 一项研究报道了术后 VCF 病例，80 例患者中有 9 例（11.3%）新发或逐渐丧失椎体高度[22]。因此，初步数据表明手术支架的存在并未降低这种风险，但仍不清楚是否因为支架的存在而导致干预的需求被限制。

（八）最佳剂量和分割模式

表 46-5 中各文献之间总剂量、分割次数和处方剂量存在显著不同。目前没有专门关于剂量增加的 I 期临床研究，也没有任何关于各种不同 SBRT 剂量方案的随机研究。因此，最佳治疗标准尚未确立并且存在争议。

表 46-5 所列举的文献对脊柱转移瘤单次 SBRT 的回顾性和前瞻性研究，研究发现治疗取得了 88%～90% 的局部控制率。来自 Memorial Sloan Kettering 癌症中心的 Yamada 等[9]分析了他们来自于随时间推移，逐渐推高 SBRT 剂量的经验，建议通过单次更高的照射剂量以获得更好的局部控制，单次剂量可高达 24Gy。

来自 MD 安德森癌症中心的 Garg 等[48]则报道了采用单次 SBRT 的一系列脊柱转移瘤病例中出现的明显神经毒性，包括 2 例 3 级或更严重的神经系统后遗症，尤其是半腱综合征和来自神经根病的足下垂。

此外，相比多次 SBRT，单次高剂量 SBRT 更常见报道发生 VCF。这种剂量相关性是显而易见的。单次剂量 24Gy 时，VCF 发生率接近 40%；分次剂量为 20～23Gy 时，发生率约为 20%；分次剂量少于 20Gy 时，发生率约为 10%[70]。

据报道单次 SBRT 后的爆发痛也更为频繁。事实上，近期脊柱 SBRT 研究的最新数据发现，爆发痛风险的唯一重要预测因素是分割次数。在这项研究中，34% 单次脊柱 SBRT 患者出现了这种不良事件，而接受 3 次 SBRT 的患者发生率为 20%，接受 5 次 SBRT 的患者的发生率为 8%[67]。

目前，尚没有关于比较单次与多次脊柱 SBRT 预后的前瞻性随机研究。一个回顾性研究比较了单次 SBRT 195 个脊柱病变和多次 SBRT 153 个病变的疗效。平均剂量分别为 16.3Gy（单次）、20.6Gy（3 次）、23.8Gy（4 次）和 24.5Gy（5 次）。该研究发现，虽然接受单次照射的患者疼痛改善更明显，但治疗后 2 年局部控制在多次照射的患者中更具优势（分别为 96% 和 70%）[81]。并且，接受分次治疗的患者对复发再治疗的需求显著低于单次治疗患者。对于这些初步数据的分析尚无定论，未来的前瞻性研究将有必要对所提出的假设进行评估，即单次 SBRT 可以获得更好的短期疼痛控制，而分次 SBRT 在获得更持久的疼痛控制同时减少再治疗和降低毒性风险，包括 VCF、爆发痛和放射性脊髓病。

由于有效处方剂量分别为 18～24Gy（单次）、24Gy（2 次）、24～30Gy（3 次）和 25～40Gy（5 次），独立的剂量分割方案需要在先前的放疗方案、靶区与 OAR 的距离及靶区体积的基础上确定。单次 SBRT 可考虑用于具有放射抗拒的肿瘤、预期寿命少于 1 年并且治疗的主要目标是控制疼痛的患者。单次 SBRT 时，脊柱转移灶和脊髓之间至少应有 2～3mm 的间隙，并且没有易导致椎体压缩性骨折的危险因素；治疗中心应具备相应的技术能力、专业知识及单次 SBRT 的计划和治疗经验[11]。分次 SBRT 在肿瘤大体积或肿瘤包绕脊髓、术后或再次照射的情况下可能更具有优势[82]。

对于既往有过照射的病例，在常规分次外照射之后最常见的做法是处方 24～35Gy 总剂量并以 2～5 次完成治疗。值得注意的是，该组病例中并没有出现明确与剂量相关的反应[75]。

有数据表明，与低剂量相比，分次剂量较高术后 SBRT 可能与更高的局部控制率有关。Laufer 等[58]报道了迄今为止最大宗病例研究，168 例患者进行手术分离及稳定，术后辅助脊柱 SBRT。SBRT 以单次 24Gy、3 次（高剂量）24～30Gy 或以 5～6 次（低剂量）18～36Gy 进行剂量分割照射。1 年局控率为

83.6%，照射剂量是局部控制的唯一预测因子。单次大剂量和大分割 SBRT 治疗能显著改善局部控制，1 年局部进展风险分别为 9% 和 4.1%，而分次剂量较低的大分割 SBRT 治疗的 1 年局部进展风险为 22.6%。来自 Al–Omair 等[22]的研究结果也表明分次剂量可能是预测因素，患者接受总剂量为 18～26Gy 分 1 次或 2 次完成比接受总剂量为 18～40Gy 分 3～5 次完成的患者获得更好的局部控制率。

术后脊柱 SBRT 可选择的总剂量和分次方案包括：16～24Gy（单次），24Gy（2 次），24～ 30Gy（3 次），30～32Gy（4 次），30～40Gy（5 次）[19]。

一些临床研究者对残余肿瘤区域给予整体推量治疗。对于放射敏感的肿瘤给予 GTV 单次 16～22Gy 同步推量治疗，对于放射抗拒的肿瘤则给予单次 18～25Gy，或者 5 次 50Gy 治疗[19]。

术后 SBRT 的最佳时机尚不清楚，但通常选择术后 4 周开始 SBRT[6, 22, 58]。

七、特殊情况：脊柱 SBRT 联合靶向治疗

关于分子靶向治疗，酪氨酸激酶抑制剂已被证明可以增强动物和体外模型对放疗的反应[83]。然而，关于分子靶向治疗联合 SBRT 对晚期患者的毒性和局部肿瘤控制情况知之甚少，其安全性和有效性的临床数据鲜有发表。3 篇回顾性研究报道了来自 RCC 的脊柱转移灶采用 SBRT 联合分子靶向治疗的结果，数据显示出有良好的临床获益和可接受的毒性[84–86]。

尽管数据有限，但从 SBRT 联合分子靶向治疗中已经观察到致命毒性。尤其是抗血管生成治疗，已报道的包括穿孔的缺血性肠道并发症、气管食管瘘和手术并发症[87, 88]。因此，必须谨慎使用这两种治疗方法的联合方案。关于这种全身系统性治疗联合 SBRT 的治疗时间，尚没有明确建议。

八、成本效益

Kim 等[89]进行了相关成本效益分析，比较单次 SBRT 与一次分割常规 EBRT 对椎体骨转移进行的姑息治疗。他们得出结论，对于预计生存期较长（11 个月及以上）的患者选择 SBRT 可能是最具成本效益的方法。Bijlani 等[90]综合描述了立体定向放射外科和 SBRT 的成本效益，研究几种常见的应用在脊柱转移的 SRS 和 SBRT 治疗，研究发现从患者的角度来看，SRS 和 SBRT 都为其提供了有效的治疗方式，而从付款人和提供治疗者的角度来看，SRS 和 SRT 节约了成本。

九、治疗监测和随访

治疗之前，根据国内和国际指南[5, 11, 71]，治疗计划必须经过严格的质量保证检测。计划 QA 包括多学科同行评审、物理 QA 和治疗前患者个体化剂量测量。治疗实施中，在线图像引导对于确保最准确的患者定位至关重要。对于大多数治疗系统，图像引导通常基于锥形束 CT，也常用近连续立体成像。无论成像技术如何，整个靶体积必须在视野中可视化。由于脊髓与剂量梯度的陡峭处非常接近，因此需要严格规定重复摆位的容差值。对于 CBCT 系统而言，如果治疗时间延长超过 15～20min，也应在治疗中通过 CBCT 校正分次内移动[91]。

根据 SPINO 建议，应在 SBRT 后最初 12～18 个月期间每 2～3 个月进行 1 次脊柱 MRI 检查，之后可延长为每 3～6 个月检查 1 次[12]。

十、正在进行的研究

前瞻性随机临床试验很少，且仍在进行中。RTOG 0631 是一项 Ⅲ 期临床试验，将分割剂量为 8Gy 的常规 EBRT 与单次剂量为 16～18Gy 的 SBRT 进行比较（https://clinicaltrials.gov/ct2/show/NCT00922974），加拿大 SC24 为 Ⅱ 期随机试验，将 2 次总剂量为 24Gy 的 SBRT（https：//clinicaltrials.gov/ct2/show/NCT02512965）与 5 次总剂量为 20Gy 的常规 EBRT 进行比较。加拿大 SC24 试验最近已转为 Ⅲ 期试验。在纽约 MSKCC 进行的一项前瞻性随机 Ⅲ 期临床试验比较了单次剂量 24Gy 和 3 次单次剂量为 9Gy（总剂量 27Gy）对寡转移灶（包括脊柱寡转移）的长期局部控制（MSKCC 10–154）。

临床案例讨论

一名 63 岁女性患者 5 年前确诊为乳腺癌，Ⅲ

期，ER/PR 阳性。在接受乳房切除术和腋窝淋巴结清扫术后，进行了化疗和胸壁及淋巴引流区放疗，并进行了激素治疗。目前诊断为 T_8 椎体寡转移。

患者主诉背痛史，没有任何神经系统症状。进行骨扫描并确认 T_8 存在孤立性病变。全身 PET 扫描未显示任何其他远处转移。通过脊柱 MRI（图 46-4）进一步证实了 T_8 椎体中转移灶的存在。病变累及右椎弓根，椎板和近端右侧横突，考虑存在硬膜外侵犯（Bilsky 1_C 级），SINS 评分为 5 分。

为了获得最大限度的控制局部，经过微创脊柱手术评估后，进行硬膜外疾病切除术。术后 MRI 未显示硬脊膜囊中有任何残留病变（图 46-5）。

手术后患者接受 SBRT（图 46-6）。采用弧形照射，总剂量 24Gy，每次 12Gy，共 2 次（图 46-7）。脊柱 PRV 的最大点剂量为 17Gy，食管为 20Gy。

十一、总结

- 整个放射治疗过程中最新的先进技术，包括体位固定、MRI 计划成像和图像引导放射治疗，对于实现脊柱 SBRT 所需的精确度至关重要。
- 针对脊柱 SBRT 靶体积定义已发布相关指南。并提出针对术后靶区勾画的相关指南。
- 一般而言，适合脊柱 SBRT 的患者应符合如下情况：在三个或更少的连续椎体中具有来自实体肿瘤组织学的脊柱或椎旁转移，SINS 评分显示脊柱稳定或轻微不稳定，低级别硬膜外病变，预期寿命至少为 3 个月，相对较轻的系统性疾病。
- 术后治疗适应证包括原发性放射抗拒、1～2 级并发症和先前接受过放射治疗。禁忌证包括超过 3 个连续椎体、ASIA 评级 A 级和术后 Bilsky 3 级残留。
- 局部进展定义为肿瘤体积或瘤体直径明确增大，硬膜外腔内任何新发或肿瘤进展，由已存在的硬膜外病变引起的神经系统功能恶化，MRI 显示硬膜外病变直径增大。
- 几项回顾性研究和少数前瞻性研究报道脊柱 SBRT 能获得非常好的局部肿瘤控制率（80%～90%），同时也具有良好的疼痛控制。
- 硬膜外是脊柱 SBRT 后最常见的复发区域，占总复发的 50%。
- 椎体压缩性骨折是 SBRT 常见的不良反应，发生率为 10%～40%。
- 放射性脊髓病通常是脊柱 SBRT 最令人担忧的并发症。已经发表了基于研究证据的剂量限值指南，以指导既往有无脊髓传统外照射情况下的脊柱 SBRT 治疗。
- 有效处方剂量包括 18～24Gy（单次），24Gy（2 次），24～30Gy（3 次），25～40Gy（5 次）。需要根据既往有无放射治疗史、靶区与危及器官的邻近程度及靶区体积来制定个体化分次方案。

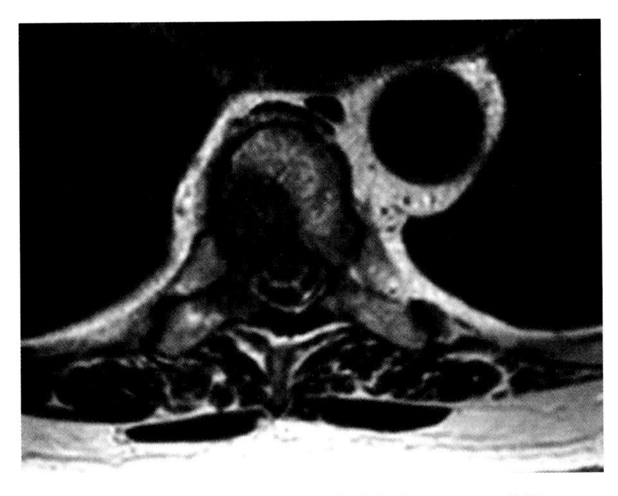

▲ 图 46-4 术前 MRI 示硬膜外病变，Bilsky 分级 1_C

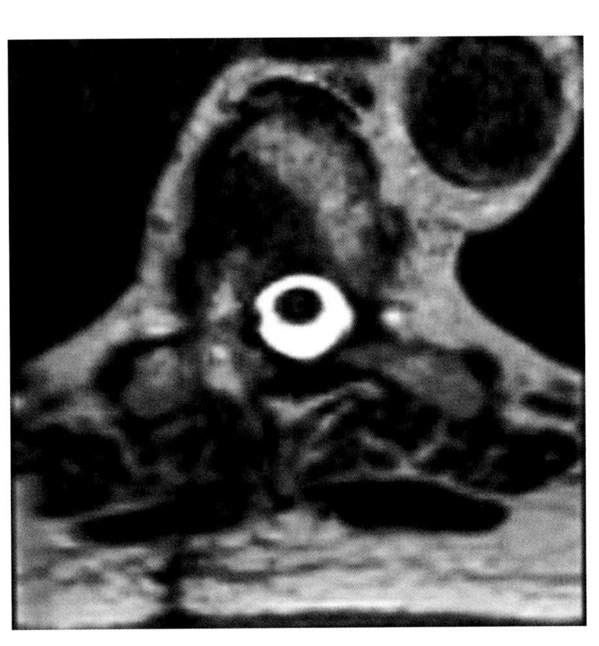

▲ 图 46-5 术后 MRI

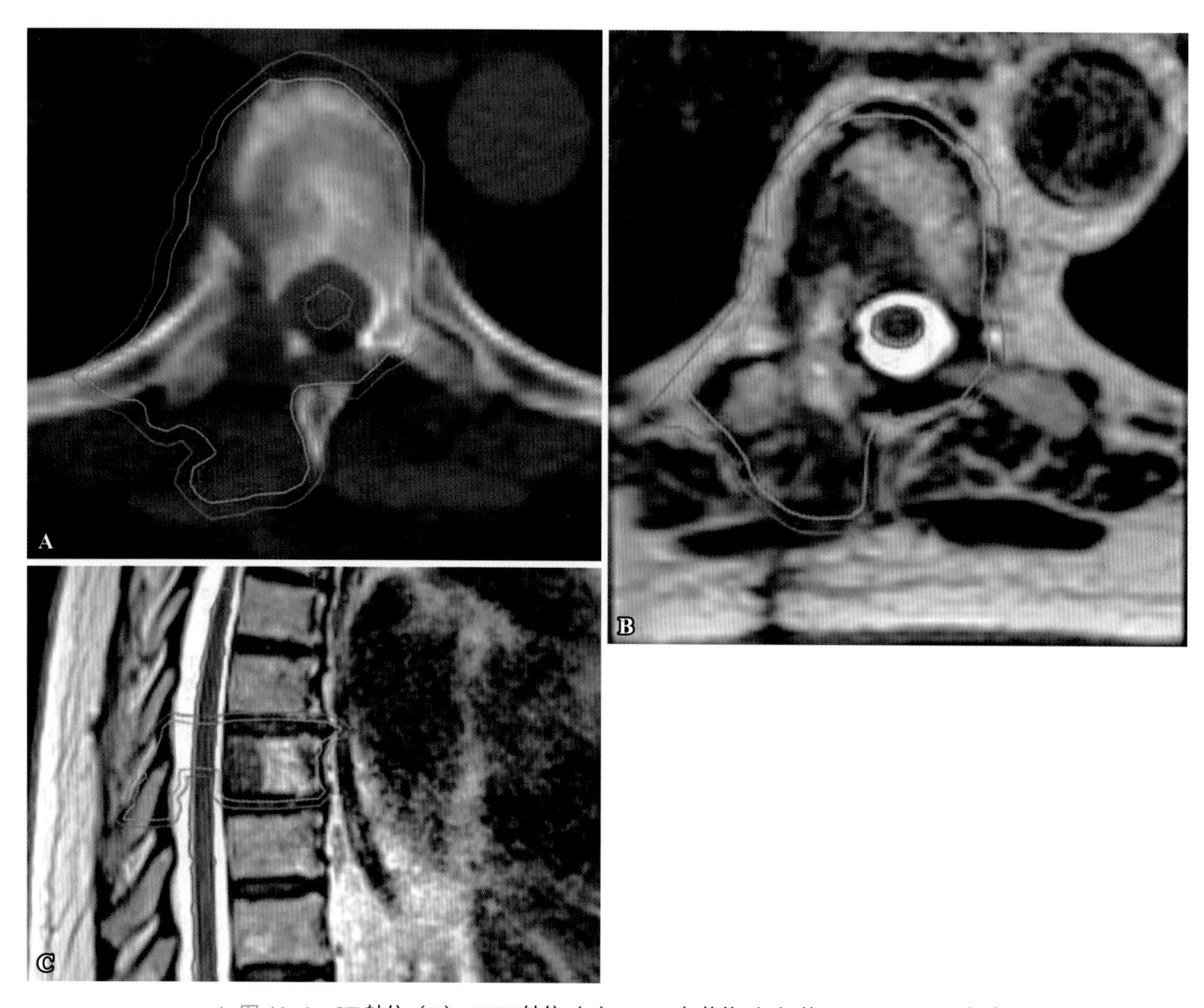

▲ 图 46-6　**CT 轴位（A）、MRI 轴位（B）、MRI 矢状位（C）的 CTV、PTV 及脊髓**

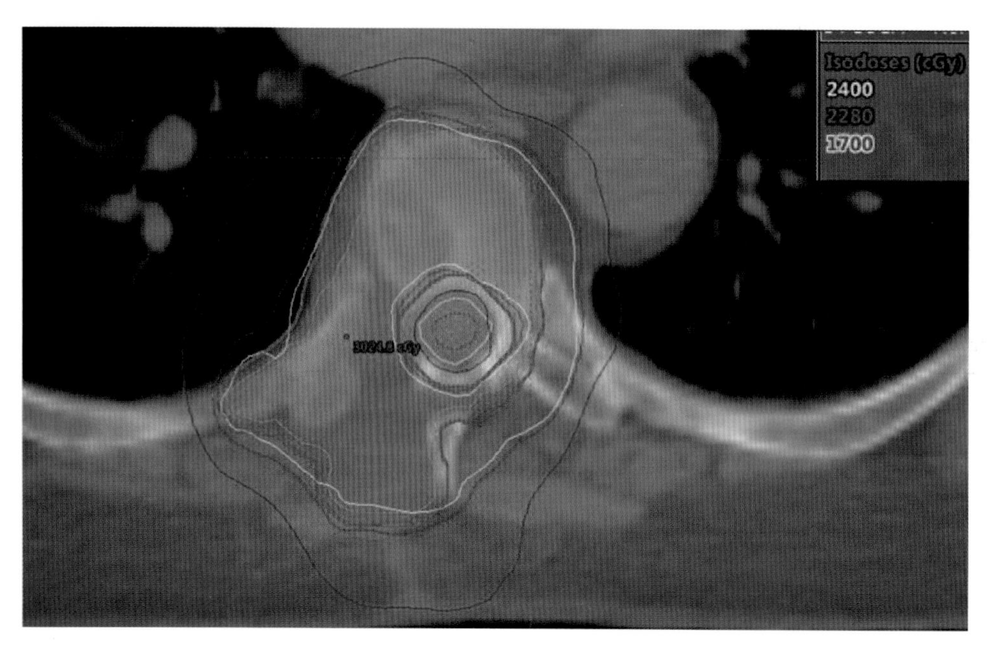

◀ 图 46-7　**Vmat 治疗**

- 对于已接受过放疗的患者，最常采用的方法是分次放疗，总剂量 24～35Gy，分 3～5 次完成。
- 术后脊柱 SBRT 的可选剂量和分次方案包括：16～24Gy/次、24Gy 分 2 次、24～30Gy 分 3 次、30～32Gy 分 4 次、30～40Gy 分 5 次。
- MRI 推荐用于观察评估脊柱 SBRT 治疗反应。SBRT 后最初 12～18 个月期间每 2～3 个月进行 1 次脊柱 MRI 检查，之后可延长为每 3～6 个月检查 1 次。

本章自测题

1. 安全使用立体定向放射治疗的基本条件是（　　）。

A. 正确的靶区定义　　B. 图像引导
C. 正确的体位固定　　D. 以上三项

2. 就 SBRT 剂量而言，更高的剂量可（　　）。

A. 获得更好的局部控制　　B. 获得更好的总生存
C. 以上都不是

3. 照射后复发最常发生在（　　）。

A. 椎旁组织　　B. 硬膜外
C. 相邻椎体

4. 影响患者总生存期的因素是（　　）。

A. 患者 Karnofsky 评分　　B. 再程放疗时间
C. 组织放射敏感性　　D. 以上都是

5. 发生椎体压缩性骨折的风险取决于（　　）。

A. 分次剂量　　B. 之前接受过放疗
C. 肿瘤组织病理

答案

1. D　2. C　3. B　4. A　5. A

第47章

质子放疗

Proton Beam Therapy (For CNS Tumors)

Divya Yerramilli　Marc R. Bussière　Jay S. Loeffler　Helen A. Shih　著

学习目标

- 理解质子放疗和光子放疗的物理学区别。
- 掌握适合接受质子放疗的中枢神经系统肿瘤人群。
- 评估一些已有的颅内肿瘤质子放疗相关数据，理解该领域的研究正在进行中。
- 掌握质子放疗特有的定位和治疗技术。
- 将所学的质子放疗知识应用到临床工作中。

一、质子放疗介绍

质子放疗的临床应用首先是起源于其固有特性。质子质量和带电属性使其在放疗中具有一定的物理学优势。质子质量大约是电子的1840倍，因此散射角度更小。在一定的深度，这会导致质子的侧向分布比光子和电子更陡峭，从而更好地保护靶区侧面的正常组织[1,2]。

而且，质子在物质中能量损失的快慢与其速度成反比，形成特征性的深度剂量分布。质子的剂量累积先随着深度缓慢增加，然后在相应范围的末端急剧增加而产生所谓的Bragg峰。质子可以通过不同的技术进行修饰，从而可以覆盖比单一Bragg峰更宽的靶区。不同能量的质子可以被组合叠加而产生扩展Bragg峰（图47-1）[3]，这种被动散射传输形式产生的质子宽度足以覆盖靶区，同时靶区远端的剂量又非常低。或者，可以通过磁场控制射线束使其覆盖相应宽度的靶区并随深度变化而调整其能量，这种方式被称为笔形射束，与前一种方式相比，它具有更好的靶区适形性并能实现调强质子

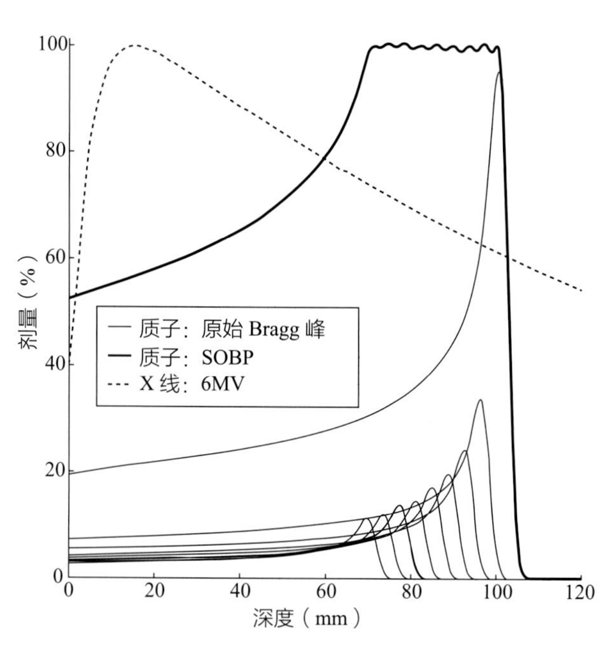

▲ 图47-1　深度剂量曲线

由多个原始Bragg峰（pristine peaks）组合叠加而形成的扩展Bragg峰（spread-out Bragg peak，SOBP），射程10.1cm，坪区宽度3.5cm。一条6MV光子的深度剂量曲线也被绘制在图中以做参考

放疗。

Robert Wilson 在 1946 年首次预测了质子治疗的效果，并提出质子治疗具有更好的适形性，能更好地保护危及器官[4]。对于中枢神经系统肿瘤，质子治疗具有一定的剂量学优势，特别是当肿瘤靠近辐射敏感的危及器官时[5]。

无论是三维适形放疗取代二维放疗，还是 IMRT 取代三维适形放疗，放疗技术进化的趋势始终是提高适形性、减少危及器官的剂量[6, 7]。基于这种逻辑，质子放疗的高适形性可以被认为是提高放疗精准性的一个技术工具。20 世纪 60 年代，哈佛回旋加速器实验室与马萨诸塞州总医院神经外科合作，开始进行关于质子放疗的临床前和临床研究[8]。与当时的其他放疗技术相比，质子治疗的适形性优势是非常有潜力的。但是，现代质子治疗的反对者们认为，IMRT 同样可以实现高适形性，并且更便宜。因此，比较质子放疗和现代光子放疗降低危及器官剂量的研究，对于确定两者将来的角色至关重要。

在具有诸多物理学和解剖学优势的同时，质子的能量和带电属性也给其带来了潜在的放射生物学优势。质子的带电属性使其在物质中具有更高的线性能量传递转移（LET），因而对细胞的杀伤效应比光子更强[9]。由于带电粒子的能量释放随着粒子在相应范围末端的速度减慢而增加，因此在 Bragg 峰下坡处质子的相对生物效应（RBE）最大。

目前已经有许多放射生物学研究通过不同的观察终点来测定不同条件下质子的 RBE[10]。通常大多数质子治疗中心将 1.1 的 RBE 用于剂量计算，以简化临床工作流程在不同模式中的转换。然而，这种估计并没有考虑到质子的剂量学异质性，一般会比最初估计的更高，而且真实的 RBE 并没有完全定论[11, 12]。考虑到质子相对光子的 RBE 估计值，质子和光子似乎有相似的肿瘤杀伤效应。

质子放疗指征

通常来说，放疗疗效主要受限于危及器官的剂量限制。颅内肿瘤包括一系列病理类型，从良性肿瘤到无法治愈的恶性肿瘤。对于恶性肿瘤，有时可能需要远远超过某些危及器官耐受能力的高剂量来控制肿瘤，质子放疗有可能实现常规光子放疗难以实现的剂量加量。对于良性肿瘤患者，正常组织的任何额外剂量都可能使患者暴露于不必要的晚期不良反应风险中。

对于中枢神经系统肿瘤，治疗相关毒性可能产生严重影响患者生活质量的并发症，尤其是当肿瘤本身并不致命时。常见的急性反应包括脱发、皮肤红斑和刺激、疲劳、头痛、恶心和呕吐，这些可以通过皮肤护理、非处方止痛药、止吐药和类固醇进行处理。更令人关注的是放疗的潜在晚期不良反应，如局部神经功能缺损，尤其是视力下降、听力减退、运动感觉能力丧失或前庭功能紊乱等神经功能改变[13]。此外，对于如低级别胶质瘤、垂体腺瘤、前庭神经鞘瘤等预后很好的肿瘤，低剂量辐射的风险，如继发性恶性肿瘤，对于患者的长期生存具有重要意义[14–16]。

虽然这些考虑似乎支持质子放疗用于各种中枢神经系统肿瘤，质子治疗作为一种昂贵且有限的医疗资源，必须公平地分配给适当的患者[17, 18]。在一些机构中，由物理师、剂量学家、治疗师和医生组成的团队会对质子放疗的潜在受益患者进行系统的定期审查，以确保质子放疗用于适当的患者。总的来说，质子放疗在如下人群中的适应证基本达成共识，包括良性肿瘤、预后好的恶性肿瘤、肿瘤靠近危及器官且需要高剂量照射、再程放疗和临床试验患者。对于预后差、年龄大或肿瘤位置远离危及器官的患者，使用这种昂贵且有限的治疗方式可能是不合适的。

二、良性中枢神经系统肿瘤

良性颅内肿瘤患者的治疗很大程度上取决于对风险与获益的权衡[19, 20]。尽管这些肿瘤是良性的，它们仍能显著影响生活质量，因此需要治疗。由于良性肿瘤患者预后好且肿瘤相关死亡风险低，其治疗指导原则是不伤害。因此在治疗前，必须仔细考虑放射治疗的早期反应和晚期反应。与光子放疗相比，质子放疗在这方面具有一定的优势。质子放疗的高适形性可以降低危及器官的受照射剂量和体积（图 47–2）。由于这些患者可能存活数十年，因此发生正常组织晚期反应和继发性恶性肿瘤的风险也更高。

光子立体定向放射外科已经被用于治疗颅内动静脉畸形，以降低虽然发生概率低但不容忽视的颅内大出血风险。但是，对于体积较大的动静脉畸形，光子放疗仍会使相当大范围的危及器官受到照射。质子放疗有助于降低周围脑组织受照范围和剂量，从而达到更好的风险 – 获益平衡 [21–23]。

对于保留有听力功能的前庭神经鞘瘤（听神经瘤）患者，一个重要的治疗目标在于最大限度地延长稳定听力的时间。因此，这类患者通常适合观察或接受分割放疗。对于肿瘤体积小且听力完全丧失的患者，质子立体定向放疗可以采用与光子放疗相同的剂量（12Gy RBE），并且能取得高局控率和低面神经损伤风险 [24, 25]。

质子放疗治疗垂体腺瘤也可以取得很好的疾病控制率 [26]。在大多数报道中，无论采用何种质子放疗技术，肿瘤局控率均高达 90%～100%，而且生化控制率与光子治疗相当。在一项研究中，采用分割质子放疗（中位剂量 54Gy RBE）治疗功能性和非功能性垂体腺瘤患者，结果显示所有患者的局部病灶和激素水平均得到了控制 [27]。该研究中大多数病例为残留或复发患者，对于他们而言，质子放疗的预期获益与减少正常脑组织受照剂量密切相关。

相对于良性脑膜瘤，质子放疗对非典型或恶性脑膜瘤的益处似乎更大。一项 31 例分割质子或光子放疗的研究显示，质子放疗组比光子放疗组的局控率明显更高（两组的靶区剂量均大于 60Gy）[28]，这一结果被认为是与质子放疗的高适形性相关。

对于上述所有肿瘤，在肿瘤体积较小时，光子放疗和质子放疗均能取得很好的局控率，而且危及器官都很少剂量超标。然而，由于这些患者的预后非常好，必须考虑到发生晚期反应的可能性，尤其是对于 10～20 年甚至更长的长期幸存者，放疗罕见的晚期反应也不容忽视 [29, 30]。

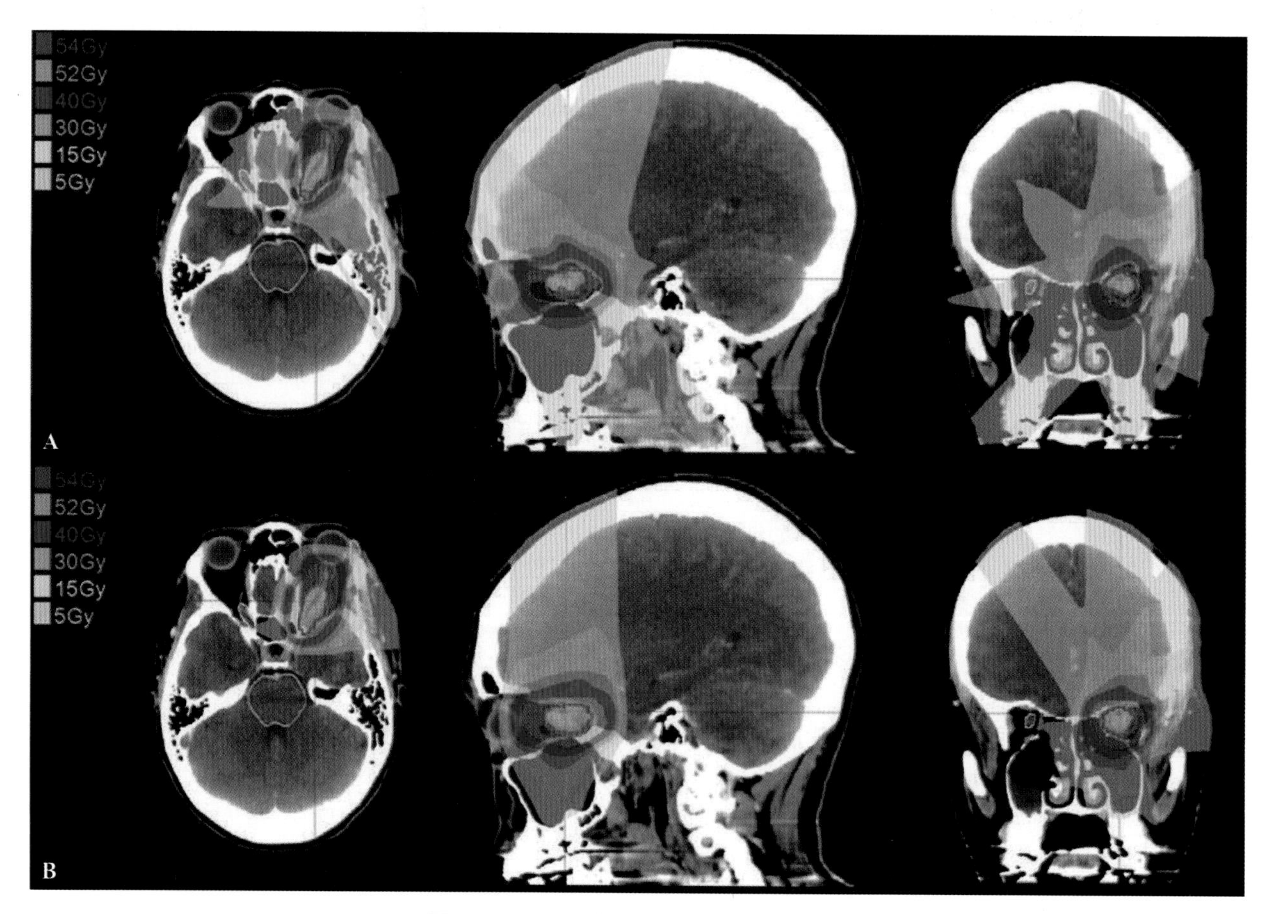

▲ 图 47–2　**1 例视神经鞘脑膜瘤的放疗计划对比**

A. 光子 IMRT 计划；B. 被动散射质子放疗计划。尽管两者靶区剂量覆盖相似，质子放疗组的周围正常组织剂量明显更少

三、恶性中枢神经系统肿瘤

质子放疗对于颅内恶性肿瘤的价值会因肿瘤类型不同而有所差别。对于预后较好的低级别胶质瘤患者，如果治疗剂量较高、危及器官剂量超标量，质子放疗则可能会具有的剂量学优势。一项针对 WHO Ⅱ级胶质瘤的前瞻性单臂研究显示，54Gy（RBE）分 30 次的质子放疗患者能获得很好的生活质量，中位随访时间 5.1 年，患者的认知功能、视力、注意力和记忆力没有明显下降。但是，在病变侵犯或邻近垂体的亚组人群中，出现了神经内分泌功能障碍[31]。虽然这是一个样本量小的单臂研究，其结果提示保护正常组织实际上可以转化为持续生活质量的提高。

对于高级别胶质瘤患者，质子放疗的价值还不太确定。考虑到这些患者的肿瘤特异性死亡风险远大于治疗相关毒性风险，晚期不良反应不是首要考虑的问题。但是，质子治疗的潜在应用价值在于允许更安全的靶区剂量加量。一项 23 例高级别胶质瘤患者质子放疗的研究中，处方剂量为 90Gy（RBE）/1.8Gy，每天 2 次，结果显示中位生存时间为 18.6 个月[32]。尽管中位生存时间很乐观，但 90Gy（RBE）的高剂量增加了脑组织坏死风险，导致了更多需要手术干预的进行性加重的神经症状。由于该研究中的诊断技术、治疗计划和治疗技术从今天的标准来看都已过时，质子治疗在高级别胶质瘤中的应用仍有待进一步研究。

对于颅底恶性肿瘤患者（如脊索瘤和软骨肉瘤），质子放疗也具有剂量学优势。和颅底良性病变（如垂体腺瘤、前庭神经鞘瘤和脑膜瘤）一样，质子放疗对于颅底恶性肿瘤同样有解剖学优势。然而，控制肉瘤的放疗剂量通常为 70Gy（RBE）或更高，这可能导致危及器官剂量超标量。一项研究显示，接受三维适形质子治疗的颅底脊索瘤患者（剂量 77.4～79.4Gy RBE），2 年局控率为 86%，2 年总生存率为 92%，单侧 2 级听力丧失的发生率为 18%，没有发生 2 级及以上的视觉器官或脑干不良反应，这表明质子治疗可以在不影响局控率的前提下更好的保护危及器官[33]。笔形束扫描被认为可以取得更好的局控率和更低的不良反应。另一项笔形束质子治疗颅底脊索瘤和低级别软骨肉瘤的研究中，平均剂量为 72.5Gy（RBE），脊索瘤和软骨肉瘤的 7 年局部控制率分别为 70.9% 和 93.6%。但是，这项研究中 32% 患者的肉眼残留病灶与脑干或视觉器官邻近，并在最终在多因素分析中显示这是局控率和总生存率的独立预后因素。这提示有些患者的靶区在危及器官中或在其周围，即使是适形放疗也可能难以提高其局控率。然而，在该研究中，相当一部分患者仍取得了很好的局控率，随访 7 年 OS 为 87.2%，没有任何 3 级及以上的毒性反应出现，包括单侧或双侧视神经病变、颞叶、小脑、脊髓坏死和单侧听力损失[34]。

对于眼黑色素瘤，手术摘除一直是其主要治疗手段，但现在质子放疗为其提供了新的根治性治疗选择。眼黑色素瘤质子放疗的原理与许多颅内肿瘤相似，即小靶区、高局控率、低正常组织损伤。一项 191 例眼黑色素瘤的研究显示，SRS 组的保眼率为 98%，质子放疗组的保眼率为 95%。然而，SRS 组患者的视力预后更差，SRS 组和质子治疗组的视力下降发生率分别为 65% 和 45%。由此可见，虽然这两种方法都取得了很好的局控率，但质子放疗可以更好地保留视力功能[35]。此外，一项旨在观察质子放疗后视力功能的前瞻性研究显示，随访 60 个月，治疗前视敏度良好的患者仍能长期保留其视力功能。多因素分析显示，接受 28Gy（RBE）的黄斑体积和视神经体积是视力正常的患者治疗后视敏度下降的独立 DVH 预测因子[36]。

四、再程放疗

对于根治性放疗后出现复发或进展的患者，质子放疗有可能是一种安全可行的再程放疗方式，因为它能降低危及器官剂量超量的风险（图 47–3）[37]。

McDonald 等回顾性分析了 16 例质子再程放疗（中位剂量 75.6Gy RBE）的进展性脊索瘤患者，结果显示 2 年局控率、总生存率和肿瘤特异生存率分别为 85%、80% 和 88%[38]。该研究的晚期毒性反应包括 1 例双颞叶放射性坏死、1 例脑脊液漏和 1 例放射野外的脑干卒中。虽然这项研究报道了质子放疗作为再程放疗的经验，该研究也显示质子放疗仍有较大的风险，并且与光子放疗相比风险降低了多

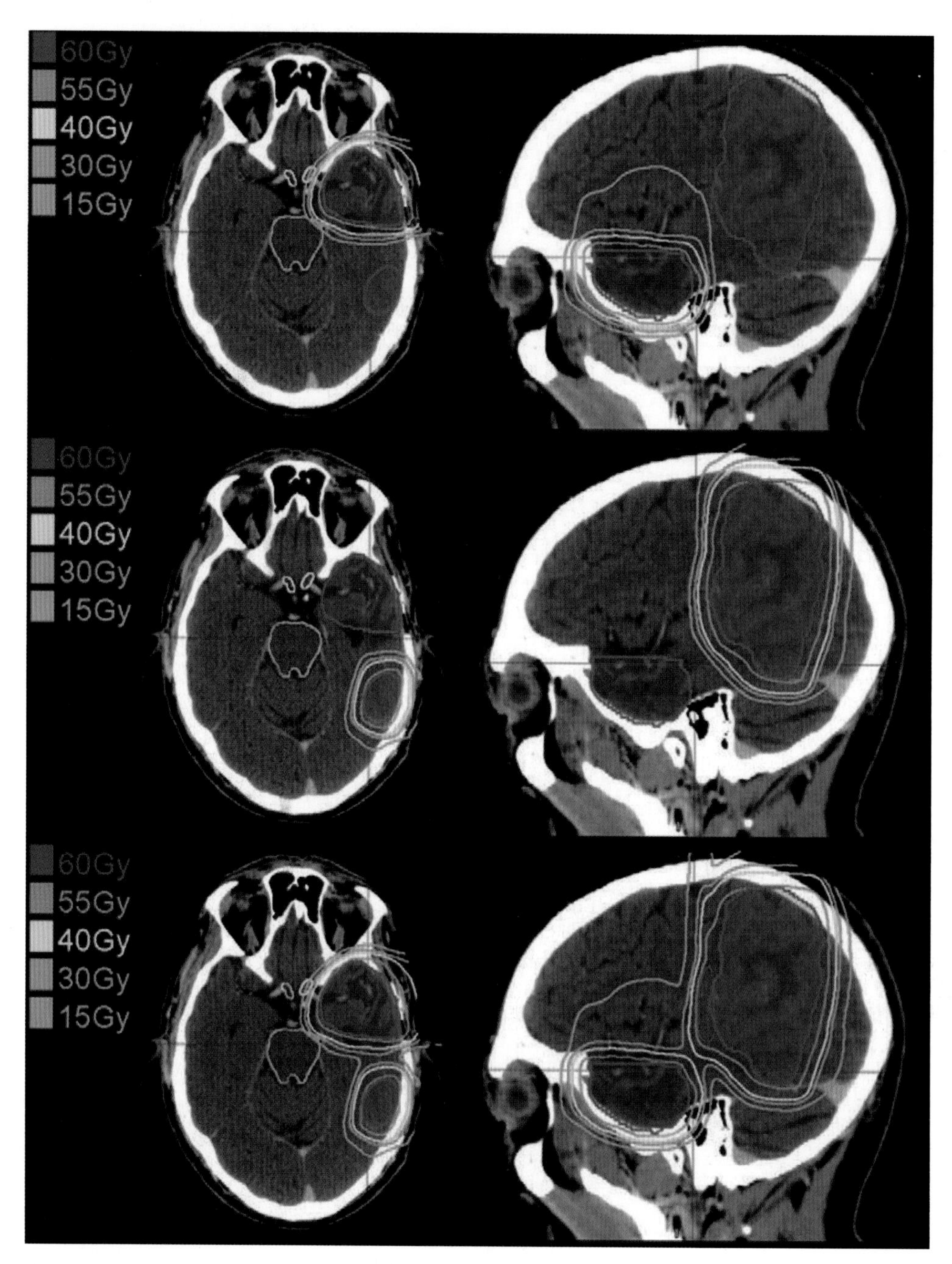

▲ 图 47-3 再程放疗计划

少也尚不清楚。

五、参与临床试验

鉴于质子放疗所需的高昂资金成本，其的角色仍然存在着极大的争议。在这种情况下，我们需要更多的高级别证据和随机对照试验来对比质子与光子放疗的疗效和潜在益处。为了回答这一问题，应当支持具有质子放疗设备的研究中心开展和参与临床试验。此外，有愿意加入这类临床试验的患者也应被尽量鼓励参与，以验证质子放疗长期持续应用的合理性。目前已有许多关于质子放疗治疗颅内肿瘤的临床试验正在开展。如前所述，最近发表的一项旨在探索低级别胶质瘤患者 OS、PFS 和生活质量的单臂研究显示，质子治疗的耐受性良好，仅有一部分患者出现神经内分泌功能障碍[31]。NRG BN001 研究也正在探索低分次放疗 IMRT 或质子放疗对比标准光子放疗在胶质母细胞瘤中的应用价值，主要终点是总生存率[39]。正如前面所提及，质子放疗的另一个热点研究领域在于减少放疗所致生活质量下降，目前有一项临床试验正在探索脑膜瘤和血管周细胞瘤质子放疗后的生活质量[40]。因此，在讨论质子放疗的指征时也需包括临床试验[20, 41–43]。

六、体位固定和图像引导

体位固定对质子放疗至关重要。鉴于质子放疗的适形性优势，体位固定是减少摆位误差的不确定性和确保整个靶区接受处方剂量的关键。对于颅内肿瘤的标准分割（≤ 3Gy/ 次 RBE）质子放疗，目前已有多种类型的体外固定装置[44]。由于质子对形状和密度变化比光子更为敏感，需要专门设计的固定装置以最小化这些因素的干扰。患者对固定装置的依从性和耐受性也是质子治疗成功的关键，当患者实在难以配合时可以使用镇静剂或麻醉剂。

改良的 Gill–Thomas–Cosman（mGTC）框架是一种用于颅内肿瘤质子治疗的固定装置，它是在 GTC 框架的基础上增加一个圆形碳纤维低密度枕垫（图 47–4）[45]。该装置用于治疗未不累及颅底的颅内肿瘤，同时要求患者的牙齿状况良好，因为需要使用牙模来确保固定良好且可重复的体位。

另一种固定装置不需要牙模辅助固定，它利用热塑面罩和定制枕垫来达到舒适且可重复的固定效果。颅内（IC）框架组件就是一个例子，它最初是被设计用于 PET 成像，随后被用于质子放疗。IC 框架可与标准或定制枕垫和多孔热塑面罩一起使用，并由实心泡沫板加固[46]。与 mGTC 框架不同，IC 框架的底座由允许射线束穿过的碳纤维制成，从而实现低位布野和颅底肿瘤的治疗。同时它也可以用于牙齿不好或没有牙齿的患者。BoS 框（AccuFix BOS Frame RT–45，Q–Fix WFRAquaplast，Avondale，PA）是一个商业用的 IC 框架替代物。BoS 类似于 IC 框架，采用适合质子放疗的碳支架设计，同时联合热塑面罩和定制的或标准的头颈垫。

光子放疗中常规使用的 CBCT 和自动校正技术并不常用于质子放疗，因此接受颅内质子立体定向放疗的患者需要一个额外的步骤来提高定位精准性，如局麻下在颅骨表面放置基准标记。门诊神经外科医生可在大约 15min 内完成该操作，仅有少量出血的风险。这种标记可以实现颅骨的三角测量和高精度治疗[47]。

固定装置做好后，患者取扫仰卧位行的定位 CT。是否行增强 CT 由医生根据对比剂能否强化增强目标区域和患者对对比剂的耐受能力（具有良好的基线肾功能和无对比剂过敏）决定。对比剂必须谨慎使用，因为 CT 密度会被用于估算质子分布[48]。注射打对比剂前行平扫 CT 有助于解决对比剂带来密度差异问题。此外，在大多数情况下，通过近期的 MRI 和定位 CT 融合的方式也能提供更多的解剖学信息。

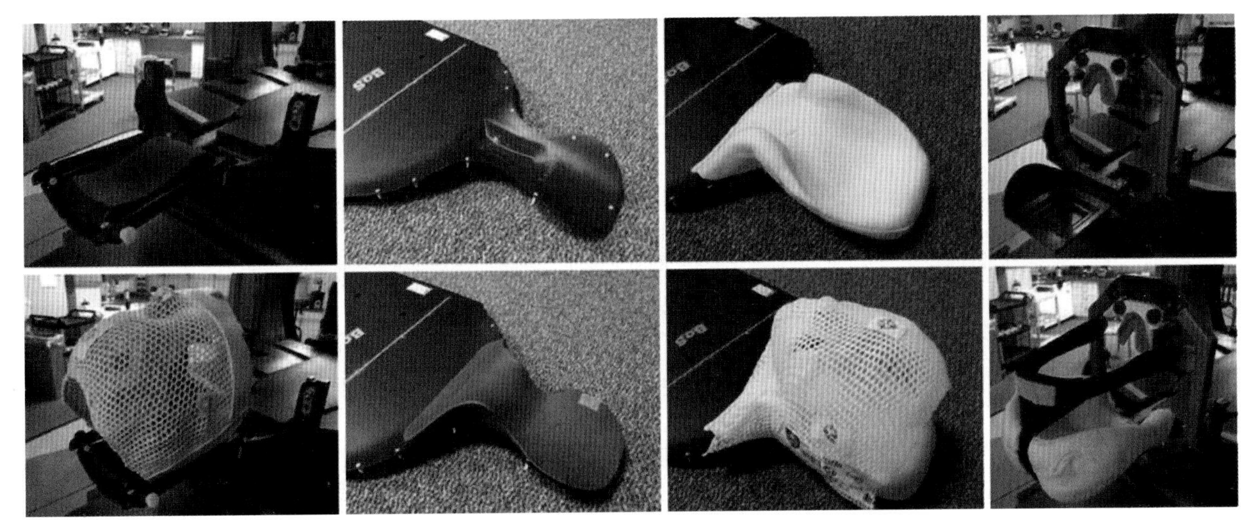

▲ 图 47–4 颅内肿瘤质子放疗的固定装置

最左边的两幅图：含标准枕垫的颅内面罩系统（上），热塑体膜加固的颅内面罩系统（下）。中间四幅图：QFix 颅底固定系统（Qfix Products，Avondale，PA），标准版和定制版的头颈垫和面罩，带或不带定制枕垫的 mGTC 框

七、治疗计划

（一）靶区勾画

由于质子放疗的潜在优势与其高适形性相关，治疗计划时需要精确勾画靶区和危及器官。对于颅内肿瘤，MRI 融合有助于靶区和 OAR 勾画，图像融合应尽可能精准以确保靶区勾画的准确性。专业解剖学家的参与有助于连贯准确的勾画 OAR。

（二）治疗输运系统

质子放疗中的质子可以通过回旋加速器或同步加速器来加速。加速的质子经过一系列弯曲的磁铁被引向治疗机头，因此粒子能量可以在达到靶区目标之前保持不变（图 47–5）。因为粒子束是以单束线的形式传送，所以它必须扩展以覆盖靶区。质子可以通过被动散射或笔形射束的方式从射线源扩散[49]。单散射系统可用于小肿瘤，而双散射系统则允许大肿瘤以均匀的侧向剂量进行治疗。这两种形式都需要定制挡板来实现剂量的侧向适形性，同时需要射程补偿器来实现靶区远端的适形性。

笔形束扫描越来越引起人们的兴趣，它可以在不损失照射范围的前提下产生均匀的剂量分布。在笔形束扫描中，每束射线束都以特定大小的范围和能量进行输运[50, 51]。对每个点的能量进行调制以将剂量传递到特定深度，然后对阵列中的每个位置重复此操作，不需要射程补偿器来实现靶区远端的适形性（图 47–6）。带孔的定制挡板也可以用来锐化半影，但并不是所有的笔形束扫描都需要。扫描射束可通过每个野均匀覆盖靶区的单野均匀剂量（SFUD）方式传输，或使用逆向计划优化确定的多野调强质子放疗。肿瘤形状不规则的患者可能更适合接受 IMPT，正如 IMRT 比 3D–CRT 更适合他们

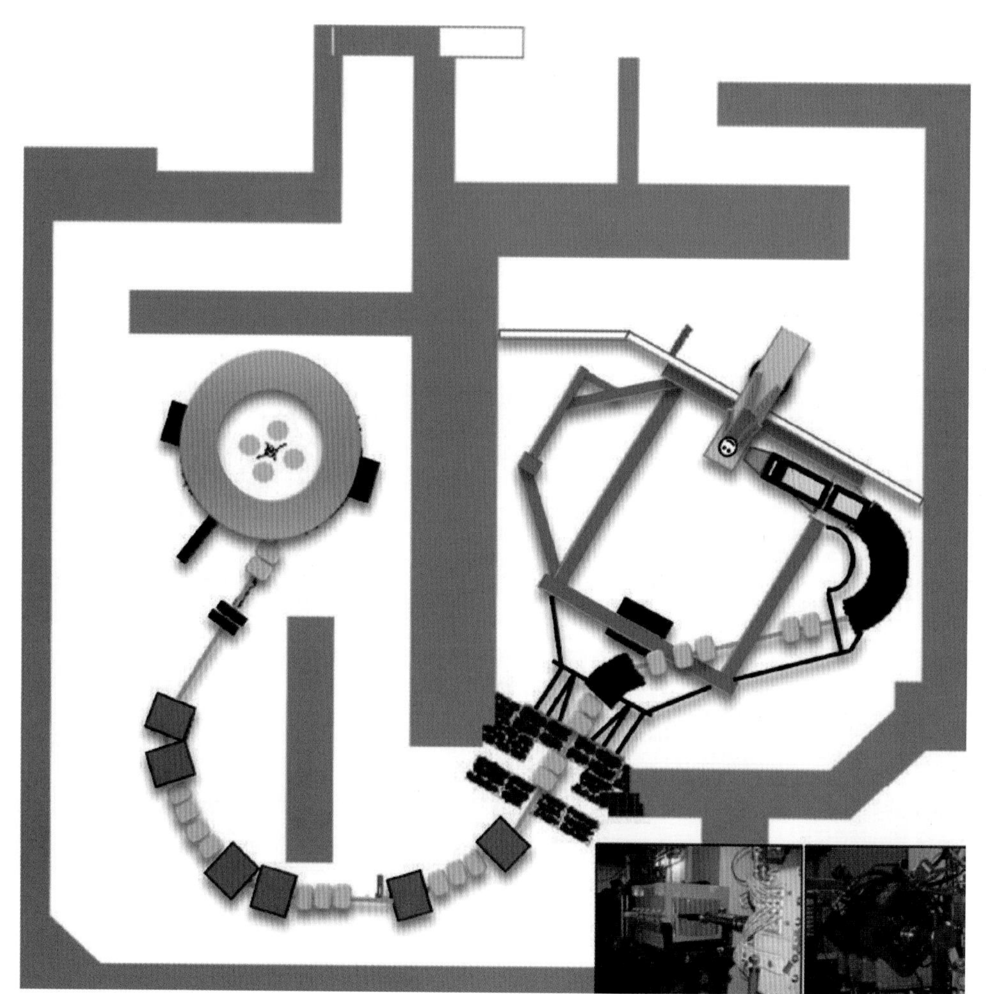

◀ 图 47–5 带防护的单机架系统布局
质子从回旋加速器中出来，先降至特定能量，然后通过真空管到达治疗室。偶极弯曲磁铁（蓝色）使光束偏转，再借助多个四极磁铁（黄色）重新聚焦。35 吨重的机架组件包括两个大型弯曲磁铁，将质子引导至可围绕等心点 360° 旋转的治疗机头

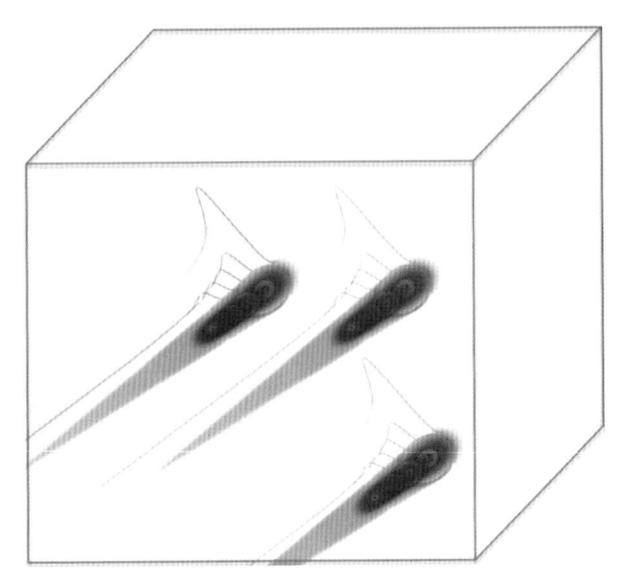

▲ 图 47-6 **笔形束扫描系统采用快速响应的扫描磁铁取代调制轮和散射元件**

该扫描磁铁可使未散射的原始峰偏离标称的射束视轴（X，Y）。治疗计划相当于提供了地图，根据这个地图决定每个原始峰的位置（X，Y，深度）以达到理想的剂量分布。照射顺序为一次执行一个能量层。改变系统的能量需要短暂的停止照射

一样。IMPT 的额外优点是可以利用质子进一步减少 OAR 剂量。

质子治疗也可用于放射外科。马萨诸塞州总医院通过半影极小的固定立体定向单散射束线为颅内肿瘤（如脑转移、动静脉畸形、垂体腺瘤、脑膜瘤和前庭神经鞘瘤）提供高精度的治疗[52]。

在治疗计划过程中，有几种方法可以用来解决质子治疗特有的不确定性[53]，如尽量减少由于患者摆位、器官和肿瘤运动、肿瘤定位及剂量计算不确定性造成的误差。同时靶区应外扩足够边界缘，但过大的外扩距离会丧失保护 OAR 的优势。除了每天摆位误差引起的范围不确定性外，将 CT 值（Hu）转换为质子阻止本领的过程，也存在不确定性（译者注：质子治疗中的剂量计算是以组织相对阻止本领为基础。转换过程不确定导致剂量计算的不确定）。CT 值转换为质子阻止本领也存在本身的不确定性。一些机构可能会使用统一的 PTV 外扩方式来评估靶区覆盖，但应以每个射束为基础进行修正。

在计算剂量分布时，必须考虑到每个质子射束都有一定程度的射程不确定性。这些不确定性可以通过“模糊技术”来减小，其中补偿器尺寸在相应范围内进行调整以确保靶区覆盖范围。

八、典型剂量分布

如前所述，质子一般比光子放疗的适形性更好，每个射线束的靶区远端基本没有剂量分布。根据肿瘤几何形状、每个计划的特异性及患者是接受被动散射还是笔形束扫描，靶区剂量分布情况可能不一样。已经有一些研究试图去探索这些不同模式下剂量分布的差异[54-58]。然而，必须特别注意中子剂量分布，这是质子剂量学的独特之处，如果仅考虑质子剂量，则可能会导致剂量被低估[59]。

九、剂量规范

对于接受分割被动散射质子放疗的患者，类似 3D 光子放疗，处方剂量通常给在扩展 Bragg 峰的中心[60]。对于接受笔形束扫描质子放疗的患者，由于剂量分布的复杂性，处方剂量给在靶区体积上。质子放射外科也是如此，GTV/CTV 和 PTV 被勾画好后，处方剂量给在 PTV 上，以保持与光子放射外科剂量规范的一致性。

十、质量保证

各机构应遵循 IAEA TRS-398 和 ICRU Report 59 进行绝对剂量测定，并接受有资质的实验室进行年度独立验证[61, 62]。常规质控建议可以参考 ACR 和 AAPM[63]。然而，目前尚无质子治疗的正式 AAPM 报道。在缺乏全面的质量保证建议的情况下，应使用光子放疗的参考文献作为指导。这些参考文献包括 AAPM 报道 TG-142（医疗加速器的质量保证）、TG-54（立体定向放射外科）、TG-100（风险分析方法在放疗质量管理中的应用）、TG-135（机器人放射外科的质量保证）、TG-101（体部立体定向放射治疗）、TG-179（基于 CT 技术的 IGRT 质量保证）、TG-147（非放射射线照相的放疗定位和摆位系统的质量保证）和 TG-53（临床放射治疗计划的质量保证）。同样，也应回顾 IAEA 1583（放射治疗计划系统的调试 - 典型外照射治疗技术的测试）及各种 AAPM/ACR 和 ASTRO/ACR 实践指南[64-70]。

与直线加速器一样，全面的质控计划包括日检、月检和年检。每日质控应在第一个患者治疗之前完成，并根据治疗系统的不同而有所不同。被动散射质子治疗系统可以在维修模式和治疗模式两种模式下测试。对于维修模式，安装在喷嘴中的测距仪可用于验证第一和第二散射器、调制器轮的定时和质子射程。对于治疗模式，可以使用电离室和 Lucite 体模来验证不同设备参数下的标准野的剂量输出。使用平面电离室矩阵可以进行更全面的剂量测量。日常质量保证还包括其他检查，如安全联锁、成像校准和音频 / 视频监控系统的检查。月检在日检的基础上扩展，需在所有设备参数下验证质子射程、射野平坦度和对称性。质子与光子射野一致性也要定期测量。年检在日检和月检的基础上进一步扩展。与三维适形光子放疗计划一样，如果使用独立的验证系统，则可能不需要单独测量。但是，射束修正硬件（如光圈和补偿器）必须经过严格的质控。

对于每个笔形束扫描的患者射野，需在体模上验证两到三个深度的剂量分布。质量保证与被动散射系统类似，包括每天、每月和每年的检查以确保治疗输送的一致性。除了被动散射系统中的项目外，射束焦点的位置、尺寸和剂量也需要被监测。

十一、病例研究

患者 55 岁女性，既往无特殊病史，以复视和 V_2+V_3 支配的面部麻木起病。头部 MRI 提示鞍上区、海绵窦、鞍区、Mechel 腔和岩斜坡区可见边界清楚的强化灶，并累及颅后窝，影像学表现符合脑膜瘤。随后，该患者接受了经蝶入路手术和右枕下开颅手术，最终病理报告为：脑膜瘤 WHO Ⅱ级，可见局灶坏死、Ki-6712.4%。术后，MRI 显示桥前池蝶鞍下肿瘤切除约为 40%，视交叉右下方病灶、Mechel 腔右侧病灶、鞍背区病灶稳定（图 47-7）。

术后患者被建议肿瘤放疗科就诊。系统性回顾病史和体格检查后，发现该患者具有如下特点：侵袭性病理学表现、无明显并发症、相对年轻及肿瘤靠近 OAR。考虑到这些因素，医生与患者讨论了包括光子与质子放疗的外照射治疗方案，告知患者目前尚无Ⅰ类证据证明质子放疗优于光子放疗，但剂量学优势提示质子放疗可能更安全（图 47-8）。同时，患者符合参加临床试验资格，而且患者本人表示出参加临床试验的意愿。

随后患者参加 MDT 讨论，包括其他医生、物理师和管理人员在内的团队对该病例进行系统回顾并评估质子放疗的潜在益处。在这次会议上，物理师对扫描的影像进行评估，根据肿瘤大小和位置选择最佳的治疗输运方式。医生根据临床病史确定质子治疗的合理性。管理人员根据设备的等待时间和其他患者的优先等级调度相应设备资源。在决定质子治疗的分配时，参与临床试验和对医学的贡献也被纳入考虑因素中。基于上述原因，该患者被认定为适合接受质子放疗的非紧急病例。

患者在局麻下安置三个不锈钢基准点用于定位。采用 mGTC 头部框架固定体位，仰卧位行定位 CT。通过治疗计划软件将近期 MRI 与定位 CT 融合以辅助靶区勾画。由医生勾画靶区，并由一个专门的解剖学家勾画正常器官。

靶区勾画好后，通过专门的质子放疗软件制作立体定向分次割放疗计划。治疗计划制定时优先 GTV 覆盖，并限制 OAR 剂量。治疗计划呈送给医生之前先由物理师进行评估。获批通过后，由科室会议进行讨论，然后开始执行。治疗期间由护理人

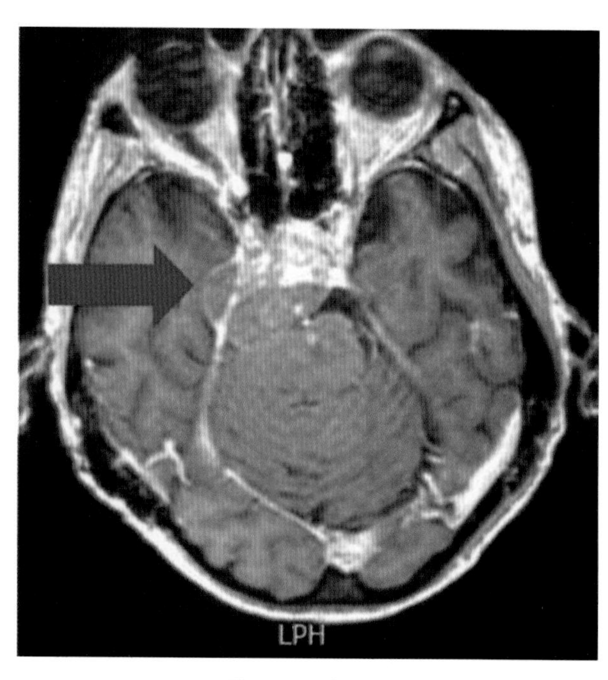

▲ 图 47-7　术后 MRI

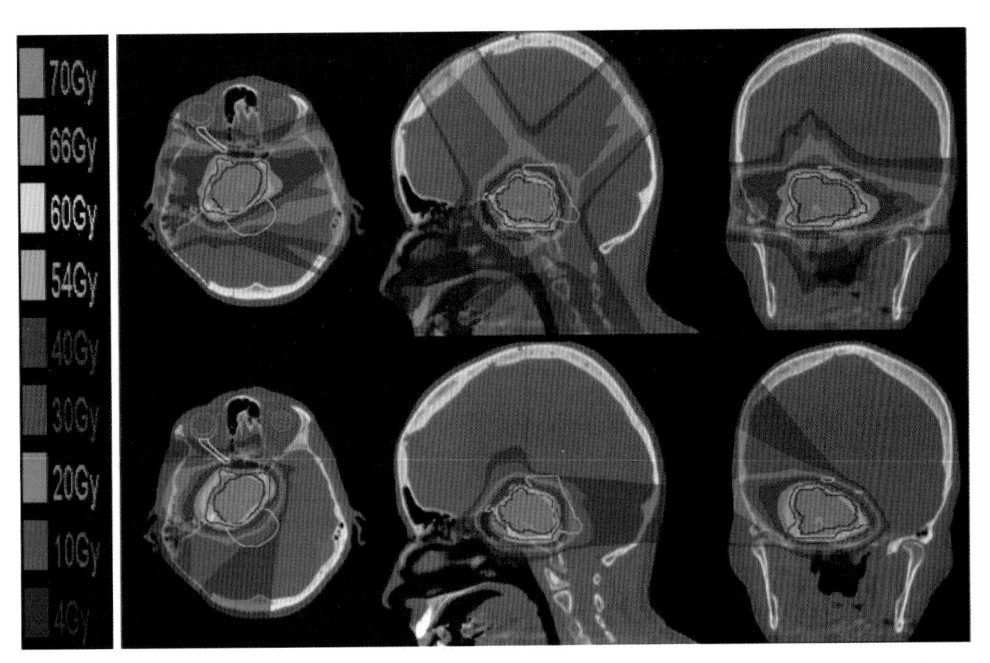

▲ 图 47-8 **1 例非典型颅底脑膜瘤患者的两套放疗计划对比：IMRT 计划（顶部）和被动散射质子放疗计划（底部）**

靶区给量 59.4Gy（RBE），GTV 局部推量至 66Gy（RBE）。正常组织限量为：脑干表面不超过 66Gy（RBE），脑干中心不超过 54Gy（RBE），视神经和交叉不超过 60Gy（RBE），耳蜗不超过 45Gy（RBE），视网膜不超过 45Gy（RBE），泪腺平均剂量不超过 26Gy（RBE）

员对患者进行全程管理，医生每周对患者情况进行评估。在完成治疗后，对患者进行长期随访以观察晚期反应和肿瘤控制情况。

这个案例突出体现了质子放疗的复杂性。医生必须采用严格的临床标准来评估放疗资源分配的合理性，但同时又要有一定的灵活性，因为需要考虑某些病例的特殊性。这就要求医生预先熟悉质子放疗的潜在益处。这位患者加入临床试验，也有助于医学界更好地了解质子放疗。

十二、特别注意事项

由于其高昂的资金成本，质子放疗的使用存在着相当大的争议。和 2003 年一样，2016 年单次质子放疗的费用是 IMRT 费用的 2.34 倍[71]。随着质子放疗中心数量的增加，质子治疗的作用、成本效益和适应证已经被反复讨论。即使是在经常使用质子放疗的机构，由于成本高昂，质子放疗也是被作为一种有限资源进行保护。已有一些研究开始探索质子放疗的绝对成本。关于质子放疗有一系列观点，包括主张完全弃用昂贵的质子放疗，或者主张应明智而谨慎地使用质子放疗，以及主张更积极使用质子放疗以明确最适合接受质子放疗的人群[72-74]。一项成本效益研究试图对 4 组患者（左乳腺癌、前列腺癌、头颈癌和儿童髓母细胞瘤）的质量调整生命年数的相关成本效益进行建模[75]。作者认为，在这个模型中，仅就成本而言，质子放疗的投入对某些特定肿瘤来说是值得的。随着更多质子放疗对比标准光子放疗的前瞻性研究的开展，以及相关不良反应数据的积累，可能会出现更强有力的循证医学证据来支持质子放疗在某些特定肿瘤中的成本效益优势，同时限制其不必要的应用。虽然从学术层面来说应首先考虑严谨的科学研究，但进一步的技术创新可能会使质子放疗在未来的成本降低，从而减免许多争议。

十三、总结

- 质子放疗已经在临床上使用了 50 多年，因其物理学特点而具有高适形性优势。
- 成人中枢神经系统肿瘤质子放疗的适应证主要是良性肿瘤或者靠近 OAR 的恶性肿瘤。
- 质子放疗可使再程放疗更加安全可行。
- 需要进一步的 Ⅰ 级证据来对比质子与光子放疗的潜在临床益处。
- 中枢神经系统肿瘤患者接受质子放疗时需特别

注意体位固定。

- 质子治疗计划和输运系统很复杂，可以采用被动散射技术或笔形束散射技术。
- 质子放疗的典型剂量分布取决于肿瘤本身、解剖位置和放疗计划，通常具有适形性优势，尽管中子散射作用不可忽视。
- 需要遵循相应的质量保证指南，以确保最大限度地安全实施质子放疗。
- 质子治疗需要高昂的资金成本，成本效益研究正在进行当中。
- 经过精心筛选和计划的病例，更有可能会从质子放疗中获益，并有助于将来进一步的研究。

本章自测题

1. 质子与光子放疗的区别在于（　　）。
A. 质子 RBE 较低
B. 质子远端适形性更好
C. 质子侧向适形性更差
D. 质子被普遍认为是治疗儿科患者的更好方式

2. 下列接受质子放疗合适人选的患者是（　　）。
A. 一位 92 岁的男性黑色素瘤患者，广泛转移伴多发颅内病灶
B. 一名 51 岁的女性乳腺癌患者，伴弥漫性脑膜转移
C. 一名 33 岁的小脑低级别胶质瘤患者
D. 一位 63 岁女性肺癌患者，伴额叶单发出血性脑转移灶

3. 下列不是质子放疗合适人选的患者是（　　）。
A. 一位 34 岁的女性患者，功能性垂体腺瘤术后有残留
B. 一名 52 岁的男性患者，听神经瘤伴进行性听力下降
C. 一名 21 岁的女性患者，髓母细胞瘤
D. 一位 75 岁的女性患者，额叶脑膜瘤（WHO Ⅰ级）全切术后

4. 以下可用于指导标准分割质子放疗的绝对剂量测定的质量保证指南是（　　）。
A. 目前尚无相关指南，因为质子放疗还是一种新技术
B. AAPM TG–54
C. IAEA TRS–398
D. AAPM TG–170

5. 判断对错：既往接受过根治性放疗的患者复发后总是可以接受全剂量的质子放疗。（　　）

答案

1. B（质子 RBE 更高、远端和侧向适形性更好、对于儿童患者具有潜在优势，尽管未达成普遍共识）
2. C [年龄较轻且预期生存时间长到可以出现晚期不良反应（包括继发性恶性肿瘤）的患者应考虑质子

治疗。预后不良的老年患者或有弥漫性病变患者，质子放疗剂量学优势不明显，可能不适合接受昂贵且有限的质子治疗]

3. D（这个患者可以密切随访，如果要接受放疗的话可以采用光子放疗，因为放疗相关晚期反应和继发性恶性肿瘤不是该患者的主要问题）

4. C（可以采用 IAEA TRS–398，TG–54 适用于放射外科）

5. 错误（对于野内复发患者，质子放疗不一定安全可行）

第48章 近距离治疗

Brachytherapy

Amandeep Singh Taggar　Antonio L. Damato　Gil'ad N. Cohen　Laszlo Voros
Yoshiya Yamada　著

学习目标

- 了解近距离放射治疗在中枢神经系统恶性肿瘤中的作用。
- 了解近距离放射治疗放射生物学，并学习如何治疗中枢神经系统恶性肿瘤。
- 了解近距离放射治疗中应用的各种同位素。
- 了解各种近距离放射治疗技术的概况，包括低剂量率、高剂量率及敷贴近距离放射治疗技术。
- 总结可应用于各类中枢神经系统恶性肿瘤的近距离放射治疗中的可用数据。

一、近距离放射治疗在中枢神经系统中的发展

近距离放射治疗是最古老的放射治疗形式之一。在1898年Marie Curie发现镭之后不久[1]，近距离放射治疗在癌症治疗中的应用于1903年首次被描述。1912年，Hirsch[2]首次应用镭近距离放射治疗中枢神经系统肿瘤。在1920年，Frazier[3]及随后的Harvey Cushing将“镭弹”植入手术腔[4]。然而由于恶性胶质瘤患者的生存率并没有因此得到改善，其对近距离放疗和普通放疗的疗效感到失望，从而放弃了这种治疗模式，放疗在其著作及教学中很少提及[5]。

随着20世纪60—70年代的技术进步，特别是随着立体定向放疗和高能外照射治疗机器的发展，将放射治疗应用于恶性脑肿瘤重新引起了学者及医生的兴趣。在过去的40年中，尽管人们通过包括手术、化疗和放疗在内的多模式治疗，为改善高级别恶性胶质瘤的预后做出了巨大努力，但患者生存率仍然很低，几乎所有的患者都会很快出现肿瘤进展或复发[6, 7]。失败模式的研究表明，90%以上的恶性胶质瘤在切除边缘2cm内复发。提高放射治疗剂量以减少局部复发的研究引起了学者和医生们的极大兴趣，特别是随着立体定向放射外科的发展及近距离放射治疗（BT）技术的进步。近距离放射疗法的优点是，在保留正常组织的同时，将极高剂量的射线直接照射至肿瘤部位。

二、近距离放射治疗放射生物学

研究表明，当以较低的剂量放射治疗时，正常组织并发症的发生率显著降低，但对于肿瘤控制和总生存率没有影响[8–10]。Haie-Meder等表明将放疗剂量从0.8cGy/h降低到0.4cGy/h，晚期并发症减少了15%（45% vs. 30%）。同样，Mazeron等表明将放射剂量从0.6～1cGy/h降低至0.3～0.6cGy/h，组织坏死率从29%减少到12%，但肿瘤控制没有明显变化。

这种现象被称为剂量率效应，即随着剂量率的

降低，生物效应降低，不良反应随之也降低。这种现象在 1～100cGy/h 范围内表现更明显，在正常组织中比肿瘤更为明显。随着剂量率的降低，由于亚致死性损伤的潜在修复增加，生存曲线的斜率逐渐减小。实验模型表明，将剂量率从 1.54Gy/h 降低到 0.37Gy/h 会导致在给定的吸收剂量下更多的细胞死亡。这可以解释为，在一定的剂量率范围内，细胞可以进入细胞周期，但会在随后的细胞周期中的 G_2 期被阻断，因为 G_2 期相对更具放疗敏感性[11]。此外，正常脑组织的 α/β 比值在 2～3，而恶性胶质瘤的 α/β 比值为 8～10[12, 13]。这可能进一步解释了低剂量率放疗效果的改善。通过这些 α/β 比值，Qi 等预测 EBRT 联合低剂量率放疗可为恶性胶质瘤提供最高的生物等效剂量，并可保护正常组织，提高治疗有效率[12]。另外，迟发反应组织（如正常的大脑）通常修复速度比早期反应组织慢，半衰期更长（$T_{1/2}$），后者的 $T_{1/2}$ 一般较短[14]。因此，近距离放射治疗所提供的快速剂量的衰减和正常组织的保护使其成为治疗中枢神经系统肿瘤的一个强有力的选择。

三、近距离放射治疗物理学

（一）近距离放射治疗的放射源类型

近距离放射治疗中可使用各种放射源，可以是高剂量率（HDR）源或低剂量率（LDR）源，也可以永久植入或暂时放置以提供特定剂量的辐射。放射源的选择基于剂量率、能量、放射类型、半值层及其半衰期。表 48-1 总结了中枢神经系统中近距离治疗的常见来源。

（二）剂量规格

总的来说，所给的剂量与所选同位素密切相关。剂量分布越局限，对周围关键结构的影响越低。同时，局部高剂量分布可能不适合治疗病灶位于深层的疾病。

图 48-1 显示了近距离放射治疗中常用同位素的剂量分布。高能光子发射同位素（如 ^{192}Ir、^{60}Co、^{169}Yb）的剂量分布近似于平方反比衰减，具有较小的辐射衰减和散射校正。低能量光子发射同位素（如 ^{125}I、^{103}PD、^{131}CS）的剂量分布受到组织中光电衰减的强烈影响，因此比高能源穿透性小，但目标剂量和关键器官对放射源位置更敏感。另一方面，带电粒子的剂量分布曲线更加陡峭。剂量云集中在距离辐射源几毫米的范围内。因此，这些同位素的处理通常受到这些放射源表面剂量的限制（^{32}P、^{90}Y）。

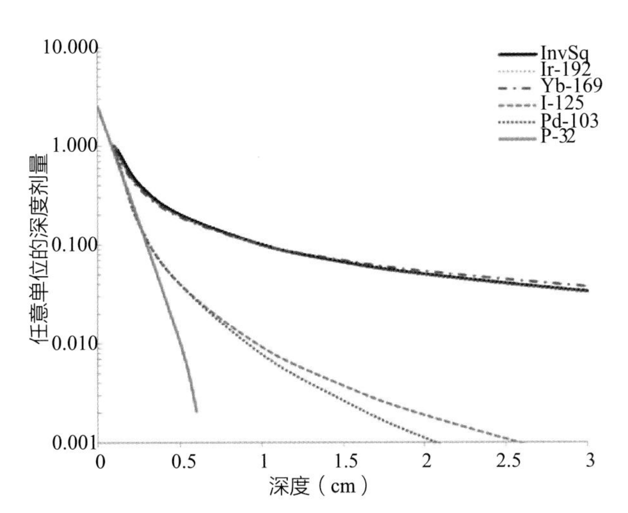

▲ 图 48-1 普通近距离放射源的深度剂量分布

表 48-1 近距离放射源及其特点

放射性同位素	发 射	平均能量（MeV）	剂量率（Gy/h）	HVL（水中）	半衰期（天）
^{192}Ir	伽马射线	0.380		65mm	73.83
^{125}I	X 线	0.028	永久，0.07；临时，0.5～0.6	17mm	59.4
^{131}Cs	X 线	0.030	永久，0.34	18mm	9.7
^{32}P	β 射线	0.695（最大值 =1.7）	40～802	水中范围 =7mm	14.28
^{90}Y	β 射线	0.934（最大值 =2.27）	40～80	水中范围 =12mm	2.67
^{54}Sm	β 射线	0.225		水中范围 =1mm	1.93

四、治疗方法

（一）永久性粒子植入

永久性植入低能量粒子（^{125}I 或 ^{131}CS），也称为立体定向近距离放射治疗，是在保留正常组织的同时为切除术腔提供剂量的有效方法。粒子通常由制造商提供，嵌入无菌缝合线中。另外在某些情况下，可以从同一批粒子中获得非无菌粒子进行校准，保险通常允许补偿额外粒子的成本。在这些情况下，AAPM 建议[15]订购额外 5% 的非绞合的粒子或者更少仅 5 个粒子，这样可以在手术开始前就进行校准。或者，在手术室中可以对 10% 的或者两股（以较大者）粒子来进行校准。保持无菌的同时批量校准绞合粒子的技术已有阐述[16]。在手术室中，神经外科医生在放射肿瘤学家的指导下，将缝合线切割至所需长度，并将其摆放间隔 5mm～1cm。股线也可以缝合成永久性的网状物用于植入。植入时良好的临床摄影可以简化术后剂量测定评价中粒子重建的工作。在植入后 1～7 天内进行 CT 检查进行评估，以便于粒子重建。可将 MRI 和 CT 融合，以利于解剖分割。关于将永久性粒子植入大脑的临床应用目前已有各种报道[17-24]。由于粒子的能量谱较低，永久性粒子植入具有良好的剂量一致性及对周围正常组织的较低剂量（图 48-2）。尽管有一个单独的病例报道了粒子迁移，虽然这在白质中的机制尚未被理解，但通常来说，粒子迁移无须过多担心[25]。

（二）临时粒子植入

许多学者[26-29]都描述了装有能量为 3～50mCi 的 ^{125}I 粒子（与通常用于永久植入的 < 1mCi 相比）导管的临时植入，这比永久性粒子植入更为普遍[30]。其也被称为立体定向近距离治疗（SBT），包括先放置立体定向框架，再行 CT 成像来计划导管进入治疗部位（图 48-3）。植入后，在计划系统中再次进行导管重建的 CT 扫描，通常与 MRI 融合以确定目标。通常只有 1～5 个粒子才能达到令人满意的剂量分布，尽管曾有报道每个计划中有多达 28 个粒子[30]。粒子被封装在导管的顶端，并在植入导管后手动加载（图 48-3）。也曾有报道使用 ^{192}IR 的临时植入物[31]。根据需要的剂量和剂量率，治疗通常需要照射 1～50 天[30]。照射完成后，取回放射源，取出植入的导管。

（三）其他治疗方案

Gliasite 是一种由 Isoray 公司在 2011—2016 年推出的装置，用于输送临时的放射源至大脑的术后腔内[32]。球囊敷贴器放置在切除腔中，并用盐水充注，通过术中或 MRI 评估所需充气量。装置的入口固定在颅骨上并且是可通过的。之后撤去盐水，将 ^{125}I 注入球囊中，再用额外的盐水将气囊充气至计划体积。治疗通常持续 3～7 天，之后回收放射性溶液并移除装置。^{32}P 用于治疗颅咽管瘤也有被报道[33]。其他 β 放射源也被用于大脑近距离放射治疗，

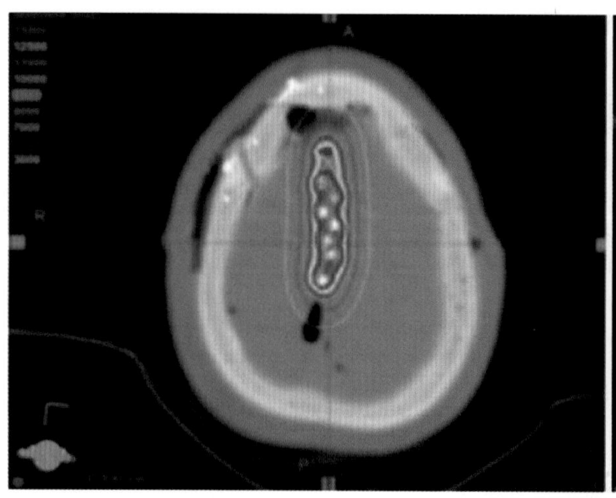

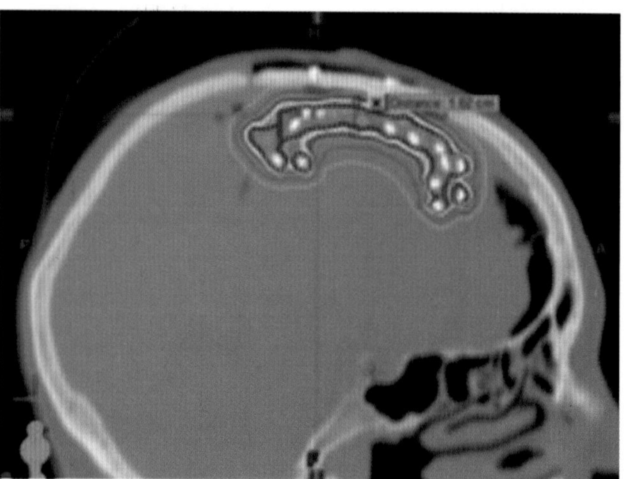

▲ 图 48-2　永久性脑粒子植入术后剂量测定
图片由 Drs. Phillip Devlin and Nils Arvold 提供

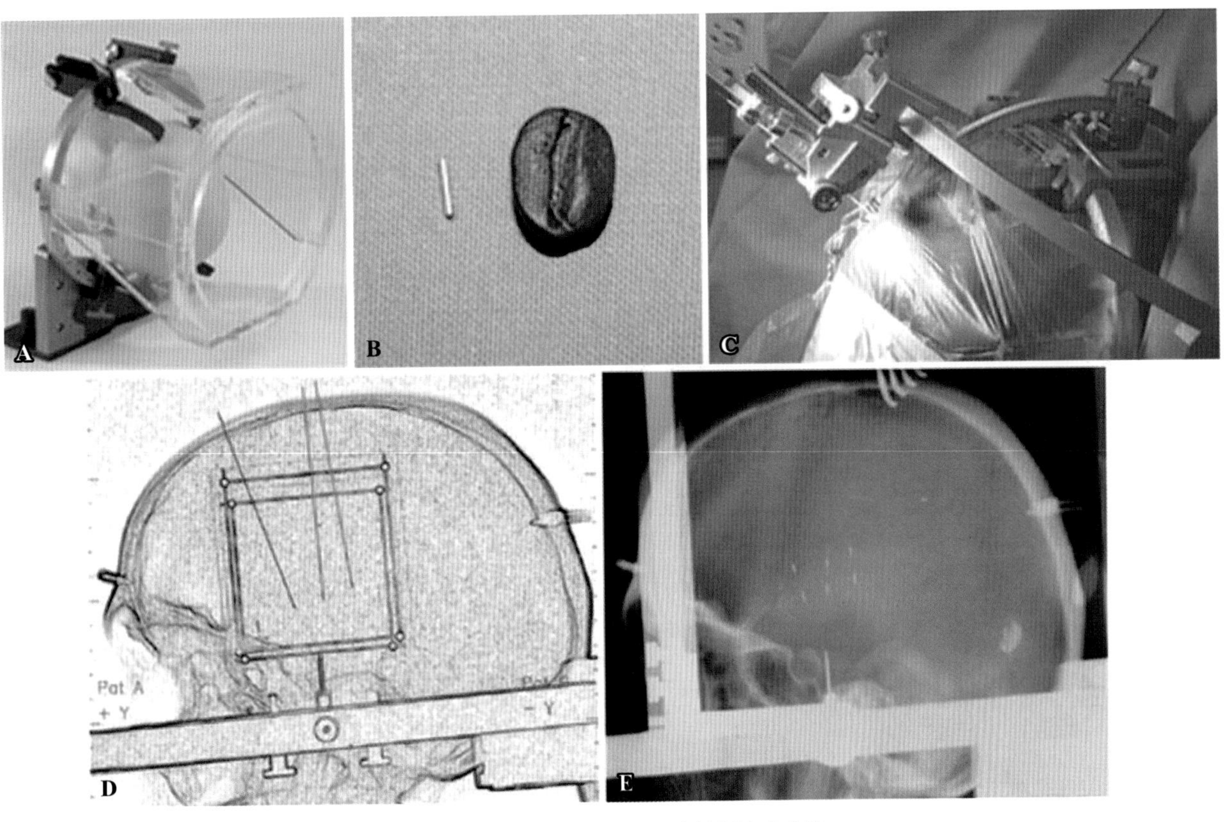

▲ 图 48-3　立体定向近距离放射治疗步骤

A. 带定位器的立体定位框架；B. [125]I 粒子与咖啡豆相比；C. 使用立体定向架、立体定向弧和插入的粒子导管进行手术设置；D 和 E. 导管和粒子的定位（D），然后将其与（E）粒子导管最终放置后通过叠加的两个平面 X 线图像进行比较（图片由 Dr. Maximilian I. Ruge, MD, PhD, University Hospital of Cologne 提供）

包括 ^{186}RE 和 ^{90}Y。

（四）脊髓贴片

位于表浅的疾病可以通过电子发射源治疗，从而更好地保护深层结构。^{32}P 高剂量率箔如图 48-4 所示。它的厚度小于 0.35mm，可直接放置在需处理的表面上。使用 ^{32}P 箔，在 1mm 的组织中进行 10Gy 的治疗。由于剂量曲线陡峭，产生的表面剂量约为 25Gy，而脊髓剂量远低于 1.0Gy。

（五）脊髓 HDR 导管

使用 HDR ^{192}IR 放射源治疗椎体病变，可在全麻下直接将导管插入椎体。如 MSKCC 的课题组所述 [34]，导管可直接插入椎体：①可视化术中；②使用标准 2D 荧光镜经皮植入技术；③使用图像引导手术导航系统经皮植入。

如图 48-5 所示，传统的 HDR 导管治疗是在荧光成像下将治疗头（导管）放置到病变处，然后采集 CT 图像，根据给定的导管设计治疗方案，之后确认导管位置，并进行治疗。多通道 HDR 可以使靶组织有更好的适形剂量。然而，它也增加了治疗计划的复杂性。但传统的 HDR 治疗对关键结构有剂量限制，如马尾、食管和肾脏。正确的放射源或治疗头的放置对于实现靶向剂量和保护危及器官是至关重要的。通常情况下，在插入（预计划）之前，导管位置必须优化，以便在尽可能减少关键结构剂量的同时获得目标病灶的最佳覆盖范围。预先规划的多个导管轨迹使得在传统的 2D 荧光透视技术下，对实际的导管放置更有挑战性。

本文介绍的神经导航方法是间质 HDR 近距离放射治疗中最核心的技术之一。导航系统包括 CT 或 CBCT 扫描仪、红外或电磁跟踪系统、带有跟踪标记的特殊手术器械及图像配准 / 导航制导的计算机 / 软件。示意图显示了与导航系统连接的术中三维图

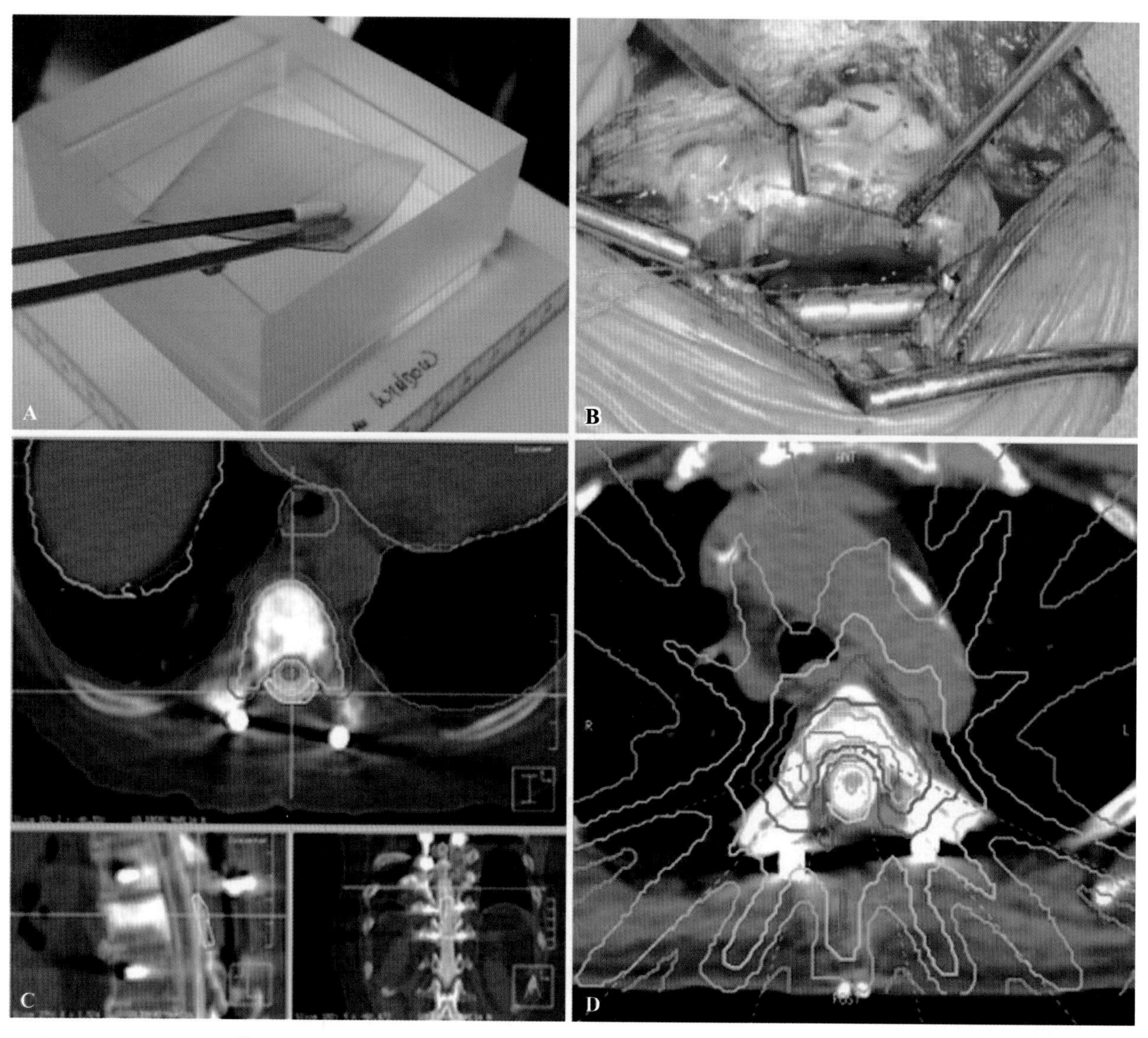

▲ 图 48-4 **A 和 B. 脊柱 ^{32}P 贴片（A）和术中应用贴片（B）；C. 在外部光束治疗时重建斑块（黄色轮廓），并作为一种回避结构；D. EBRT 计划的等剂量线，脊髓硬脑膜贴片以黄色曲线表示**

像（O-arm，Medtronic Navigation，Louisville，CO）系统的设置（StealthStation Navigation，Medtronic Navigation，Louisville，CO）。先前的 MRI 或 CT 研究可用于在手术前确定最佳导管配置。这一优化的配置（针轨迹）和预先计划的成像可转移至导航系统中。手术当天，在患者体内放置一个光学基准（外部参照系），以便在导航系统中进行登记。术中需进行一个在导航系统中登记过了的 O-arm CBCT 扫描。一旦这两个扫描彼此确认，计划前的轨迹和入口点可以转移到术中（O-arm）CBCT 检查空间。这使外科医生能够精确定位皮肤上的入口点，并根据计划的轨迹将导航接入套件（PAK）针插入椎体。有三种视图（轴向、矢状、冠状）与探头视图相结合，显示至导航屏幕上以指示进度。第一个探头针的最终落点及定位显示在参考框架和导航的 PAK 针旁边。如果需要，可通过荧光透视成像检查放置深度，若需要调整，可再次行第 2 次（O-arm）CBCT 扫描进行验证或最终术中计划。神经导航 HDR 导管插入可大大缩短治疗计划时间，使术中近距离放射治疗直接在遮蔽了的手术室进行，而无须转移患者。

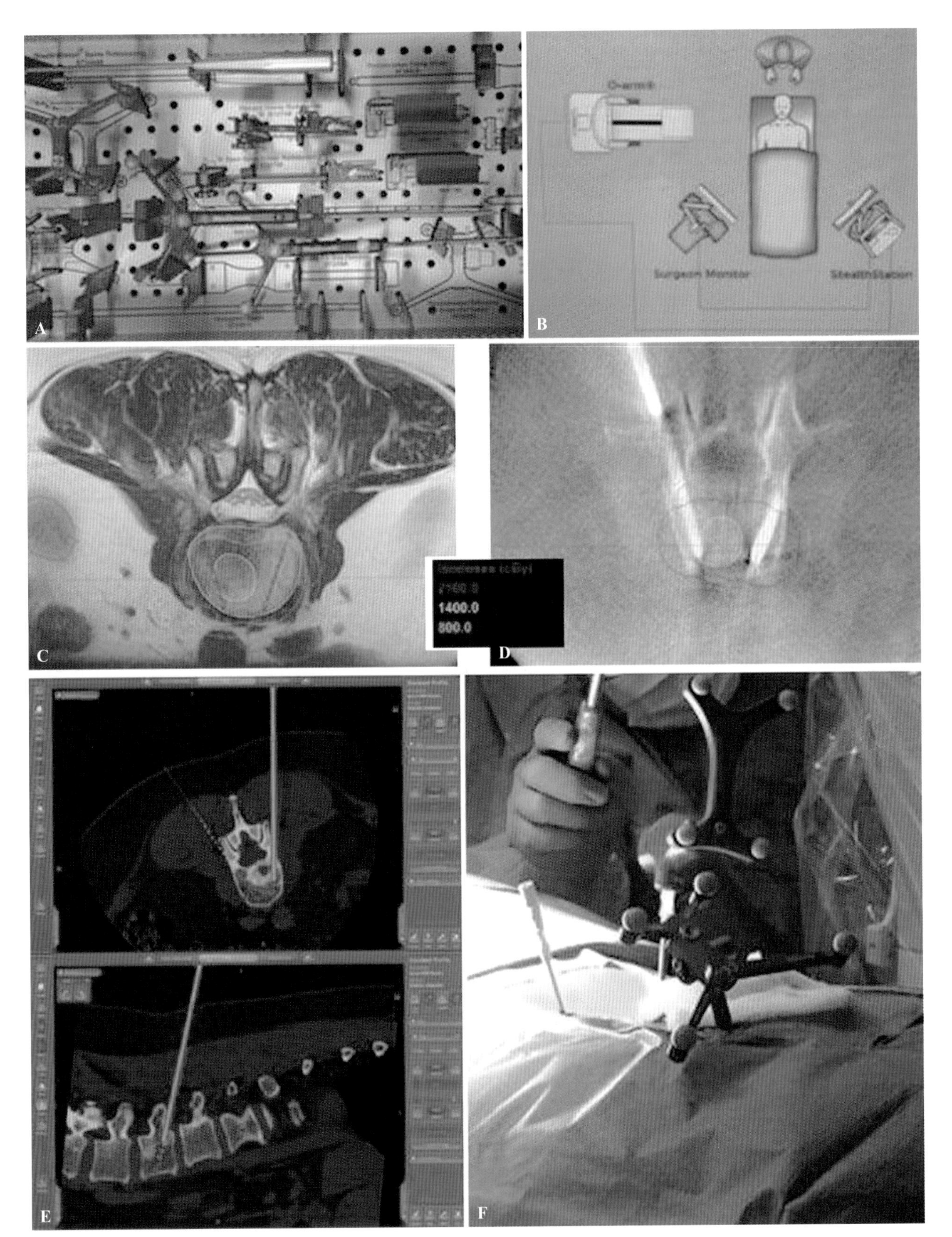

▲ 图 48-5　神经导航 HDR 导管插入

A. 带有被动 IR 标记的手术器械；B. 导航系统连接设置；C. 诊断 MRI 的预先计划；D. 最终导管插入；E. 导航的 PAK 针路径（蓝线）的轴向 / 矢状视图，沿预先计划的轨迹（绿线）逐渐进入最终位置；F. 放置套管针、参考框架和导航的 PAK 针

五、近距离放射治疗中枢神经系统病变的临床应用总结

（一）头部

1. 背景

放射治疗对于恶性胶质瘤至关重要。放疗剂量对于预后的影响在20世纪70—80年代就已被人认识，且至今未变[35-37]。但是通过提高放射剂量来提高生存率的进一步尝试所得到的结果不太相同[38-40]，因此在临床实践中未采用更高的放射剂量。这些研究结果令人失望的主要原因是，由于使用外照射技术的正常组织也接受了更高剂量，毒性增加。因此，剂量递增的替代方法逐渐被探索，如间质近距离放射治疗（IBT）。在本章的前几节中，我们将总结关于在原发和复发的高级别、低级别胶质瘤及脑转移病灶使用近距离放射治疗的主要临床试验和报道的结果。

2. 高级别胶质瘤

恶性胶质瘤近距离放射治疗的原理基于以下：①大多数恶性胶质瘤均局部复发；②在大多数情况下，复发部位在原发肿瘤部位原始边界2～3cm范围内；③放射治疗是控制恶性胶质瘤生长的最有效手段之一；④高剂量照射实现局部控制比低剂量照射更有效；⑤近距离放射源发出的辐射在边缘衰减得很快，从而可以在肿瘤中心释放高剂量照射的同时保护正常脑组织。

早期，有一家机构报道在选定的患者中近距离放疗治疗恶性胶质瘤取得了令人鼓舞的结果。特有选择标准包括：KPS＞70%，边界清楚的单病灶病变，幕上位置，大小＜5（或6）cm[41-43]。通常需排除多灶性或弥漫性病变及累及胼胝体和室管膜下区的患者。表48-2总结了在早期治疗恶性胶质瘤中使用BT的部分文献报道。

Loeffler等报道了在Brigham Women医院1987—1990年收治的35例接受了临时^{125}I粒子植入治疗[41]。将结果与历史数据库中精选的相配群组（40例患者）进行比较，根据入组标准接受了近距离放射治疗，但未予以植入治疗。所有35例患者在最大安全的切除术或活检后均接受了EBRT，剂量为瘤床外放3～4cm予以59.4Gy，33次放疗分割。患者EBRT治疗2周后，在立体定向引导下植入硅橡胶导管，其中装有高活性^{125}I粒子（20～50mCi，剂量率30～60cGy/h）。残余增强肿瘤的中位BT剂量为50.2Gy（范围37.7～55.4Gy）。EBRT联合BT治疗的患者中位生存期为27个月，而单独接受EBRT治疗的患者中位生存期为11个月。相应的1年和2年生存率分别为87%和40%（$P<0.001$），57%和12.5%（$P<0.001$）。40%接受了BT治疗的患者需要在植入中位数6个月后再次手术。组织病理学评估显示两例患者出现放射性坏死，而其他患者出现显微镜下残留病灶。无围术期死亡率，手术相关并发症仅限于4例感染、1例因脓肿需手术和1例导管置入时发生颅内出血。研究没有描述长期的神经毒性，但他们报道KPS在6个月时基线时的80%逐渐下降至70%，12个月时下降至60%。

北加利福尼亚肿瘤学组在旧金山加利福尼亚大学进行了增强BT的单臂试验，研究对象为1982—1990年新诊断的胶质母细胞瘤和间变性胶质瘤[42]。共有101例患者入选，但只有63例患者植入了临时^{125}I粒子（10～40mCi，剂量率40～60cGy/h）。所有患者均接受了手术切除、EBRT（高达60Gy）和同时接受羟基脲治疗，随后接受了BT植入术及洛莫司汀（CCNU）、丙卡巴嗪和长春新碱（PCV）联合辅助化疗。GBM患者的中位生存期为88周，AG患者的中位生存期为157周，本研究验证了Loefler等在新诊断GBM中的发现。本研究的再手术率相似，为47.6%，局灶性坏死和水肿是再手术的主要指征。与未接受再次手术的患者相比，接受再次手术患者的中位生存期更长。此外，接受BT治疗患者KPS评分保持稳定或仅轻微降低（AG患者基线时为91%，30个月时为78%；GBM患者基线时为86%，24个月时为75%），且这些患者均未服用类固醇或服用类固醇剂量未改变。作者结论是，尽管BT提高了GBM生存率，但与历史数据相比，BT对AG生存率没有影响。UCSF另外两项研究报道了相似的结果[43, 45]。Prados等发现50%患者需要再次手术，主要是由于出现了有症状的坏死，尽管如此，结论是BT延长了新诊断的GBM生存率[43]。Scharfen等研究报道GBM组的再手术率为38%，

表 48-2 近距离放射治疗恶性胶质瘤的初步研究综述

作 者	组织学, *n*	介入（同位素, T/P, 剂量率 cGy/h）	剂量 Gy（范围）	预后（个月）	MS（月） OS	急性并发症	坏 死	再次手术
Loeffler 等 [41]	GBM，35	^{125}I（T，30～60）	50.2（37.3～55.4）	15	27 1 年 =87%	17%	6%	40%
Gutin 等 [42]	GBM，34，AA，29	^{125}I（T，40～60）	51.2（42～66.1） 55（46～75.9）		20.5 36.6	13% 21%		44% 52%
Lucas 等 [44]	GBM，13* AA，7	^{192}Ir（T）	48		10 22	12%		9%
Prados 等 [43]	GBM，56	^{125}I（T，40～60）	50.1		20.4 3 年 =14%			46%
	AA，32		52.6		37.3 3 年 =32%			56%
Scharfen 等 [45]	GBM，106 NGM，68	^{125}I（T，40～60）	52.9（40～86.2） 64.4（37～120）	33.4	20.5 33.1（HGG） 52.7（LGG）	6%G_3，1% G4，＜ 1%G5	5%	40%
Malkin 等 [46]	GBM，20	^{125}I（T，23～50）	59.7（53.2～70.3）		22	9%G_3,2%G_5		40%
Wen 等 [47]	GBM，56	^{125}I（T，30～60）	50	18	18 1 年 =83%		17%	64%
Fernandez 等 [48]	GBM，18 AA，40	^{125}I（P）	102		23 ＞ 31			45%
Laperriere 等 [49]	AA，63	^{125}I（T，21～125）	60 （57.2～67.7）		15.7	24%,6.3% G3	17%	31%

（续表）

作　者	组织学，*n*	介入（同位素，T/P，剂量率 cGy/h）	剂量 Gy（范围）	预后（个月）	MS（月）OS	急性并发症	坏　死	再次手术
Videtic 等[50]	GBM，53	^{125}I（P）	104	11	16 2 年 =42%			
Selker 等[51]	GBM，123；AA，10；AO，3；混合，1	^{125}I（T）	60（±10%）	19.5	15.9			
Welsh 等[52]	GBM，20	^{125}I（T，GliaSite）	50（38～70）	36	11.5		10%	
Wernicke 等[53]	GBM，4 AA，2	^{125}I（T，GliaSite）	52（45～60）	38	17.6	0	0	0
Waters 等[54]	GBM，11	^{125}I（9 例）（T，GliaSite）Ir-192（2 例）（T，Mammosite）	60	19	15.6 2 年 =42.4%	9%	0	0
Kickingereder 等[55]	GBM，103	^{125}I（T，4.04）	60（30～60）	9.8	11.1 1 年 =45.6%	7.5%	1.5%	0

GBM. 多形胶质母细胞瘤；AA. 间变性星形细胞瘤；AO. 间变性少突胶质瘤；T. 临时；P. 永久性；MS. 中位生存率；OS. 总生存率；急性并发症（包括脑脊液漏、癫痫、感染、脓肿、脑膜炎、G_3 水肿、头皮裂开、导管移位、PE）。*. 包括 6 例复发性 GBM

AG组为44%，中位时间为33.1周[45]。组织病理学评估显示，66%再次手术患者同时出现显微镜下肿瘤病灶以及放射性坏死，而5%患者仅出现坏死。

基于这些早期研究令人鼓舞的结果，两项随机的Ⅲ期研究比较了近距离放疗在新诊断的恶性胶质瘤治疗中的疗效。多伦多大学的Laperriere等1986—1996年共招收140名恶性星形细胞瘤患者，并将他们随机分为外科手术组、EBRT组（50Gy，25次分割）、口服洛莫司汀联合临时^{125}I粒子植入的间质近距离增强放疗组（60Gy）（n=71）及不联合间质近距离增强放疗组（n=69）[49]。71例随机分为BT组的患者中，63例实际植入，8例因肿瘤进展（5例）、心肌梗死死亡（2例）和肺栓塞（1例）而未植入。意向处理分析发现BT组患者的中位生存率与EBRT组无差异，分别为13.8个月和13.2个月（P=0.48）。然而，实际接受植入的患者中位生存率略高（15.7个月），Cox比例分析显示BT组生存率有改善的趋势（P=0.007）。最终结果提示，与生存率显著改善相关的因素包括年龄＜50岁、KPS＞90、再次手术和复发时化疗。此外BT组急性并发症发生率为24%，患者需要更高剂量的类固醇，可能是由于高坏死率。有趣的是，两组患者再手术率相同（植入组31%，非植入组33%）。研究组对所有再手术标本进行了详细的组织病理学分析[56]。尽管肿瘤组织内坏死量较高，但移植患者血管硬化、纤维化、纤维渗出、钙沉积、淋巴细胞浸润和肿瘤组织内囊性改变的程度与对照组相比无统计学差异。研究结果使作者得出结论，增强放射剂量不能提高大多数恶性胶质瘤患者的生存率，因此他们在研究结束后未应用于临床工作中。

Selker等进行了一项多机构的Ⅲ期试验，比较了接受手术的患者、EBRT（60.2Gy，35次分割，肿瘤病灶外放3cm）联合卡莫司汀（BCNU）（n=137）和同样的治疗再加上通过^{125}I作为临时放射源为病灶边缘外放1cm提供60Gy的间质近距离放射治疗（n=133）的疗效[51]。中位随访时间为83.4周，接受了BT和没有接受BT的患者中位生存期约有10周的差异，分别为68.1周和58.8周，但这一差异没有统计学意义，P=0.101。与Laperriere等的研究结果相似，在GBM患者中，KPS和年龄有显著的生存差异，危险比分别为2.67（P=0.0001）和1.27（P＜0.011）。

尽管单一机构回顾性研究显示BT增强放射剂量的优势，但两个Ⅲ期随机对照试验都未能显示对于新诊断恶性胶质瘤、特别是那些可接受手术切除的恶性胶质瘤有任何生存益处。因此，许多神经外科医生和放射肿瘤学家现在已经未应用于临床实践中。尽管如此，一些临床医生仍然认为，如果采用适当的方法给予更高剂量，可能会提高生存率。因此，他们继续努力寻找新颖的和创新的方法，为肿瘤病灶和瘤床提供更高的放射剂量。Welsh等描述了2000—2004年在美国8个不同机构开展的单臂前瞻性治疗方案中对20例患者使用GliaSite RTS BT的情况[52]。所有患者在手术时均接受了最大限度的安全切除及GliaSite装置植入，随后接受了EBRT（60Gy）和替莫唑胺辅助化疗（10例）。术后2～4周，患者返回医院，气囊内充满有机结合的^{125}I溶液，中位活性和剂量率分别为232mCi（90～457mCi）和53.3cGy/h（42～64cGy/h），规定参考剂量为50Gy（38～70Gy），深度为1.0cm，放射性同位素溶液在窦内放置78.5h（67～164h）。16例（80%）患者属于递归分割分析（RPA）5级和6级，中位生存期分别为8.9个月和4.6个月。作者报道了这些RPA5级和6级患者的中位生存期为11.4个月，并得出结论，额外3个月的生存率增加代表了43%的生存率提高，这一差异是显著的，P=0.03。他们进一步得出结论，Gliasite-RTS可以安全地在最初的治疗设置中进行近距离放疗，并减少球囊表面2cm内的局部复发。其他研究也证实了这项发现，并报道了新诊断的接受了手术治疗、Gliasite-RTS近距离放疗、EBRT及化疗的GBM的中位生存期为15.6～17.6个月[53, 54]。该系列研究中未报道3级毒性。18%患者出现2级癫痫和暂时性轻偏瘫。但这家公司已停止制造和生产GliaSite RTS，据我们所知，目前还没有正在进行或计划中的前瞻性试验来评估GliaSite近距离放射治疗疗效。

尽管上述讨论的关于GBM早期治疗的结果令人失望，但当肿瘤难以切除时，近距离放射治疗仍可能发挥作用。在Kickingreder等的一项研究中，201例患者植入了低剂量率的^{125}I粒子[55]。113例

（51%）新诊断的 GBM 患者因肿瘤位置而不能手术。包括了肿瘤直径＜ 5cm（1997 年以前）和＜ 4cm（1997 年以后）且 KPS ＞ 60% 的患者。钆增强肿瘤应用了临时的 LDR ^{125}I 粒子（剂量率 4.04cGy/h），中位剂量为 60Gy（30～60Gy）。所有患者均接受 EBRT，平均剂量为 25.2Gy，每天分割量为 1.8Gy，31% 患者予以了替莫唑胺化疗。中位随访时间为 9.8 个月时，无进展生存期和总生存期分别为 6.2 个月和 11.1 个月。手术相关的暂时性和永久性并发症发生率分别为 7.5% 和 2%，晚期 3 级毒性反应（主要是坏死）为 1.5%。毒性主要与肿瘤体积增大引起的过度水肿有关。结论是，对于无法手术的肿瘤患者，LDR 近距离放射治疗可能是一种可接受的治疗选择。

3. 总结

目前治疗新诊断恶性胶质瘤的标准包括最大安全切除或活检术 + 外照射 + 替莫唑胺同步和（或）辅助治疗[57]。作为恶性胶质瘤前期治疗的一部分，近距离治疗已经不再受欢迎，特别是在两个随机对照试验中没有看到总体存活率的显著改善和潜在的高坏死率。然而，坏死可被看作是期望的放疗效果，特别是在肿瘤内部[46]。大部分坏死组织被循环的巨噬细胞吸收，其余的可用手术去除。因此，坏死后再次手术是治疗过程的一部分，而不是并发症。此外，近距离治疗可能在治疗深部肿瘤或大脑功能区域肿瘤方面有重要作用，因为外照射技术不能递送足够的剂量。

4. 低级别胶质瘤

与恶性胶质瘤不同，没有Ⅲ期随机对照研究评估低级别胶质瘤的近距离治疗疗效。我们的理解和建议来自单个或多个机构的报道，其中大部分总结在表 48-3 中。从放射生物学角度看，理论上 LDR 近距离治疗在低级别胶质瘤中可能有更高的益处。正如前面所讨论的，由于持续低剂量照射，亚致死损伤的持续修复使治疗增益比增加，这已被证明在正常组织中比肿瘤细胞更有效。此外，当剂量率从 154cGy/h 降低到 37cGy/h 时[11, 70]，肿瘤细胞在放射敏感的 G_2 和 M 期趋于同步。进一步降低剂量率，由于再群体化效应，导致细胞死亡更少。然而，低级别胶质瘤，是生长非常缓慢的肿瘤，再群体化的影响很小。因此，以极低的剂量率（＜ 10cGy/h）长期照射是一种合理的治疗策略[71]。此外，肿瘤内放射源的位置剂量很高，而边缘剂量急剧下降。最后，连续低剂量辐射也表现出超分割放射治疗的特点，特别是在治疗体积的边界上[14]。因此，与恶性胶质瘤不同的是，许多临床医生提供低级别胶质瘤的近距离治疗植入物，他们更喜欢低剂量率（＜ 10cGy/h）的放射源，如以下段落中讨论所示。

Kreth 等发表了 WHO Ⅰ级和Ⅱ级胶质瘤近距离治疗是目前最早和患者数量最多的研究之一[59]。1979—1991 年，455 例患者接受永久性 ^{125}I 种子植入（1979—1985）或临时 ^{125}I 源治疗，剂量率为 10cGy/h（1985 年后），参考剂量分别为 100Gy 和 60Gy。组织学类型包括毛细胞星形细胞瘤（n=97）、Ⅱ级星形细胞瘤（n=250）、少突星形细胞瘤（n=60）、少突胶质细胞瘤（n=27）和肥胖星形细胞瘤（n=21）。所有存活患者的中位随访 72 个月时，毛细胞星形细胞瘤的 5 年和 10 年 OS 分别为 85% 和 83%，Ⅱ级星形细胞瘤 5 年和 10 年 OS 分别为 61% 和 51%。少突星形细胞瘤、少突胶质细胞瘤和肥胖星形细胞瘤患者 5 年 OS 分别为 49%、50% 和 32%。作者还报道了非常低的围术期死亡率和发病率分别为 0.9% 和 1.8%。放射性并发症（主要是放射性坏死）发生率为 2.5%，并只在永久植入的患者中观察到。他们在 2005 年更新了幕上Ⅱ级星形细胞瘤（n=187）和少突星形细胞瘤（n=52）[61] 的治疗经验。不仅证实了以前的发现，而且报道了肿瘤反应率（完全缓解 n=18，部分缓解 n=33，疾病稳定 n=146），以及 5 年、10 年和 15 年时恶变率分别为 33%、54% 和 67%。最新结果显示，放射并发症的发生率更高，为 11.3%；8 名患者遭受了永久性损害（7 名患者需要手术，1 名患者需要长期服用类固醇）。其他人也在使用临时 ^{125}I 植入物治疗不能手术的幕上胶质瘤、初治或复发的低级别胶质瘤报道过类似的成功率、发病率和长期并发症[63, 67]。

尽管手术是 LGG 的标准治疗[72, 73]，但大脑功能区域的大体全切除（GTR）率在 0%～50%[74–76]，特别是在儿童肿瘤中。此外，手术切除后仍有较高的永久性术后发病率，据报道在 12%～33%[75, 77–79]。

表 48-3 低级别胶质瘤初始近距离治疗研究综述

作　者	组织学，例数	干预（同位素，T/P，剂量率 cGy/h）	Gy 剂量	随访（个月）	5 年 PFS	5 年 /10 年 OS	神经状态：改善（1）稳定（2）	坏死率	围术期死亡率 / 发病率
Mundinger 等 [58]	BSG，26； BSG，29	^{192}Ir（P，4.55） ^{125}I（P，1.32）	120 100	40.8	/	27% 55%	/	/	2.4%[a]/6.2%
Kreth 等 [59]b	PA，97 G_{IIA}，250 OA，60 OD，27 GA，21	^{125}I（P，1985 年之前；T，1985，10）	100（P） 60（T）	72 55 52 76 52	MTR_5：35%	85%/83% 61%/51% 49% 50% 32%	1：24.3% 2：51.7%	2.6%	0.9%/1.8%
Chuba 等 [60]	BSG，10[c]	^{125}I（P，4）	82.9	7～43	/	MS 8.4 个月	/	/	0%
Kreth 等 [61]	A，187 OA，52	^{125}I（P&T）	100（P） 60（T）	10.3 年	42% MTR_5：33%	56%/37% CR（9%） PR（17%） SD（74%）	/	11.3%	0.8%/1.2%
Peraud 等 [62]b	Mixed BSG，11[d]	^{125}I（T，10）	54	31.5	/	CR（64%） PR（26%）	1：45.5% 2：54.5%	0%	0%
Schnell 等 [63]	Mixed G_{II}，31[d]	^{125}I（T，10）	54	37	60%	CR（26%） PR（29%） SD（45%）	/	0%	0%/27.8%（BT+S） 0%/6.4%（BT）
Ruge 等 [64]b	Mixed $G_{I/II}$，147	^{125}I（P，0.9～30.6mCi）	50（n=25） 65（n=122）	67.1	92%	93/82% CR（25%） PR（31%）	1：57.8% 2：23%	0%	0%/5.4%

（续表）

作　者	组织学，例数	干预（同位素，T/P，剂量率 cGy/h）	Gy 剂量	随访（个月）	5 年 PFS	5 年 /10 年 OS	神经状态：改善（1）稳定（2）	坏死率	围术期死亡率 / 发病率
Ruge 等 [65]b	Mixed BSG，47	^{125}I（P，3.1）	65	82	81%	97.4%； CR（24%） PR（30%）	1：50%	0%	0%/13%
Majdoub 等 [66]	$G_{/ⅡE}$，10[e] $G_{ⅢE}$，11[e]	^{125}I（P&T）	50～65（P） 50（T）	110	100%	90% CR（17%） PR（58%） SD（25%） 100% CR（11%） PR（56%） SD（33%）	1：25%	/	0%/4.7%
Ruge 等 [67]	混合 CS $G_{Ⅱ/Ⅲ}$，60	^{125}I（P）	50	58	$G_{Ⅱ}$ 52.5% $G_{Ⅲ}$ 34.2%	94.7% 59.4%	1/2：83%	1.7%	0%/27% 0%/10%
Lopez 等 [68]	BSG，10	^{125}I（T，9.16）	60	72.5	60%	60%	1/2：100%	/	0%/0%
Kunz 等 [69]b	$G_{Ⅰ/Ⅱ}$，58	^{125}I（T，< 12）	54	/	87%	95% CR（17%） PR（48%） SD（34%）	1：20% 2：14%	8.6%	0%/6.9%

PA. 毛细胞星形细胞瘤；A. 星形细胞瘤；OA. 少星形细胞瘤；OD. 少突胶质细胞瘤；GA. 双子细胞星形细胞瘤；BSG. 脑干胶质瘤；E. 室管膜瘤；CS. 中央沟；$G_{Ⅰ}$. 1 级；$G_{Ⅱ}$. 2 级；$G_{Ⅲ}$. 3 级；CR. 完全应答；PR. partial response；SD. 稳定疾病；MTR_5. 5 年时的恶性转化率；BT. 近距离放疗；S. 手术。a. 包括儿童患者；b. 包括仅接受活检的无放疗患者；c. 包括新发和复发的脑干胶质瘤；d. 脑胶质瘤；e. 治疗包括原发性佐剂和复发性；f. 包括化疗后进行性肿瘤

在大多数情况下，如未达到 GTR，一般建议外照射治疗，长期控制率为 50%～70%[73]。然而，到 EBRT 治疗时，大量的正常组织也会受到大剂量，照射导致儿童严重的晚期效应，如神经认知损伤、生长迟滞、内分泌障碍及继发肿瘤。因此，立体定向近距离治疗为肿瘤提供消融剂量，而靶区外剂量非常小，是一种很有吸引力的替代方案。然而，这种高度专业化的技术只在世界上的特定中心进行。

儿童最大的 SBT 系列包括 1982—2009 年科隆大学治疗的 155 例患者[64]。肿瘤位于功能区域，要么位于深部，不适合显微外科手术全切除。SBT 纳入标准包括 KPS ＞ 60，放射学上边界清楚的肿瘤，直径＜ 5cm（1995 年前）和＜ 4cm（1995 年后）。所有患者均接受 ^{125}I 种植（中位放射活度 5.1mCi，0.9～30.6mCi）表面剂量 50Gy（前 25 例）或 65Gy（其余患者）治疗。中位随访 67.1 个月。5 年和 10 年无进展生存率分别为 92% 和 74%，相应的总生存率分别为 93% 和 82%。CR 者占 24.6%，PR 者占 31%，SD 者占 29.6%。14.8% 患者出现肿瘤复发或进展，中位时间为 36.3 个月（6.6～147.6 个月）。57.8% 患者神经功能状态改善，23% 患者保持稳定。无围术期死亡，总的发病率也较低（5.4%）。发生 SBT 相关的晚期并发症占 4.7%，其中甲状腺功能障碍 4 例，生长激素缺乏 2 例，完全性垂体功能不全 1 例。结合肿瘤控制和功能性结果，作者认为 SBT 是一种安全、有效的治疗方法，适用于儿童脑深部或功能区小的、边界清楚、不能切除或不能完全切除的 LGG。此外，由于儿童脑组织可能更容易受到电离辐射的有害影响，SBT 也可以被认为是 EBRT 的一种合理的替代方法。其他人也报道了类似的 OS（85%～95%），PFS（81%～87%），CR/PR 率及治疗后儿童 LGG 神经学状态的改善[59, 62, 65, 69]。

由于 LGG 患者生存时间较长，因此必须考虑放射治疗对大脑和生活质量的长期影响。Sneed 等报道了 28 例初发或复发 LGG 患儿放疗对生活质量的长期影响[79]。治疗后 3 年和 6～12 年的 KPS 中位数没有明显变化：基线时为 88%（±9%），而治疗后 3 年和 6～12 年分别为 87%（±7%）和 87%（±7%），而治疗后 3 年和 6～12 年分别为 87%（±7%）和 87%（±7%）。

成人脑干 LGG 不常见，然而，有小型系列研究表明 SBT 可以安全地进行[60, 68]。尽管没有与手术相关的围术期死亡率或并发症，但在这些系列研究中，SBT 的局部控制仍然令人失望，基本上所有患者在手术后几个月内复发。

近距离放射治疗非胶质肿瘤的经验有限。Majdoub 等应用 LDR ^{125}I 源对 21 例新诊断或复发的室管膜瘤患者（WHO 分级Ⅰ级，1 例；Ⅱ级，9 例；Ⅲ级，11 例）进行暂时性 SBT 治疗[66]。5 例采用 SBT 作为主要治疗手段，4 例采用辅助治疗，12 例作为抢救手段。所有Ⅲ级患者均接受了 36Gy 的全脑放疗。经过 110 个月的中位随访，作者报道Ⅰ、Ⅱ级 5 年总生存率和疾病特异性生存率为 100%，CR、PR、SD 比例为 16.7%、58.3%、25%，Ⅲ级患者 CR、PR、SD 比例为 11%、56%、33%。

5. 总结

近距离放射治疗低级别胶质瘤中的结果与历史对照的生存结果相当。然而，近距离放射治疗系列中的患者群体主要为深部肿瘤或大脑功能区域肿瘤。尽管组织学良好，但这些患者的生存率通常较差，因为高剂量辐射无法在不损害周围正常组织的情况下进行，而正常组织损害会导致长期的神经认知功能障碍。因此，应考虑采用近距离放射治疗来提供高消融剂量。此外，目前，分子分型对于确定合适的治疗方案至关重要，特别是当靶向治疗能够显著提高特定患者的生存率。在目前的靶向治疗可能达不到预期效果的患者中，增加放射剂量和近距离放射治疗可能是有益的。然而，这需要在前瞻性随机研究中得到证实。

6. 复发性胶质瘤

目前，近距离放射治疗在恶性胶质瘤的早期治疗中作用有限。它可能在复发胶质瘤的治疗中占有一席之地，在此之前，对正常组织的照射限制了对复发肿瘤细胞进行足够的消融剂量。复发胶质瘤最初的经验，是使用临时 ^{125}I 放射源用于中枢神经系统近距离治疗，相关总结见表 48-4。

Gutin 等首先描述了 UCSF 使基于 CT 的立体定向 ^{125}I 临时植入治疗复发性胶质瘤和转移瘤的情

况[80]。放射性活度剂量为3000～12 000rad，总体应答率在队列中为68%，37例患者中11例出现临床恶化。仅对复发恶性胶质瘤中位随访9个月，总生存率为48%。放射性坏死5例（14.7%），2例再次手术，3例用类固醇治疗，以上5个患者都是长期的幸存者。作者更新了他们的经验，并报道了总共41例患者，全部诊断为复发性恶性胶质瘤[81]。与以往接受化疗的对照组相比，近距离放疗对生存率有显著影响，GBM患者中位生存期为52周，间变性星形细胞瘤患者中位生存期为153周。不幸的是，近距离放疗患者的再手术率很高（40%），但连续随访时的中位KPS为80，而植入前的KPS为90，这表明生活质量并没有显著下降。

多伦多大学研究人员近距离治疗46例复发性星形细胞瘤患者，观察到所有患者的中位生存期为46周，最低随访时间为12个月[84]。植入时≥80与＜80的KPS是影响患者生存的唯一预后因素(56周与38周，P=0.02)。他们观察到26%的患者，因坏死率很高需要再次手术。然而，这些结果并未被其他复发性胶质瘤SBT ^{125}I植入治疗的数据所证实[83]。

最初的研究中观察到放疗坏死率高，一个可信的解释是单个粒子植入的剂量不均匀。此外，^{125}I植入涉及多个有创性操作，包括从立体定向框架的安装到在颅骨上钻孔放置导管。因此，可提供更均匀的高剂量设备也在探索之中。GliaSite放射治疗系统（RTS）就是这样一种设备，由Tatter等首先提出[32]，并在前面的章节中详细讨论过。21例复发性高级别星形细胞瘤患者在美国多个机构接受前瞻性治疗。将一种有机结合的^{125}I水溶液注入GliaSite球囊内，可产生40～60Gy的剂量照射。作者发现，经过随访，总的中位生存期为12.7个月（GBM为8个月，AA和OD为17.9个月）。他们的队列中没有报道任何放射性坏死，但23.8%患者发生了与手术相关的不良事件，包括假性脑膜膨出、感染和无菌性脑膜炎。当时，这一新装置在临床医生中引起了极大的热情，并发表了多篇文章。这些报道证实了Tatter等的试验的初步结果[85, 86, 88, 89]，然而，GlioSite RTS没有获得生存优势或生活质量提高。因此，对这一产品的兴趣目前已经减弱。

目前，人们对^{125}I粒子联合替莫唑胺治疗新诊断和复发的恶性胶质瘤有了新的兴趣。两篇独立的报道描述了LDR临时粒子在复发性恶性胶质瘤患者中的植入研究[55, 87]。放疗剂量30～60Gy，中位生存期10.5个月[55]和13.4个月[87]。虽然这两个系列的生存结果不是很令人印象深刻，并且与其他系列研究相当，但放射坏死率极低，分别为1.5%和2.9%，特别是与历史数据相比更是如此[80, 81, 83, 84]。

7. 总结

近距离放射治疗对于复发性胶质瘤是一种有效的治疗方法，尤其是在正常脑组织接受过放射治疗的情况下。研究报道的结果令人鼓舞，长期存活者围术期并发症和毒性发生率较低。

8. 转移病灶

全脑放疗和（或）支持治疗是多发性脑转移瘤的标准治疗方法。外科手术虽然被认为是孤立性转移的标准治疗手段，但并不能消除手术部位的显微病变。因此，辅助放射治疗被认为可改善局部控制。此外，手术加放射治疗可提高总体生存率[90]。然而，与WBRT相关的急性和长期不良反应极大地限制了它的益处。其他辅助放射治疗方法包括切除时采用组织间植入的近距离放射治疗或采用外照射技术的立体定向放射外科。

表48-5提供了已发表的相关文献。早期关于转移性原发性CNS病变的组织间近距离治疗合并列入[44, 81]。Ostertag等首次发表了93例新发和复发的孤立性脑转移瘤患者，分别采用^{125}I BT（34例）或BT+EBRT（38例）治疗新诊断的孤立性脑转移瘤或单纯BT治疗复发病灶（21例）[92]。BT剂量60Gy，BT+EBRT组接受额外的EBRT 40Gy。复发肿瘤患者的中位生存时间为6个月。单纯BT组和BT+EBRT组生存时间分别为15个月和17个月，差异无统计学意义（$P > 0.05$）[44, 81]。重要的是，与既往研究不同，Ostertag等未报道任何放射性坏死或需要再次手术的患者。Bogart等在Syracuse大学报道了15例非小细胞肺癌单发脑转移患者，采用切除和^{125}I粒子治疗，剂量更高（80～160Gy）[93]。中位随访14个月，总生存时间为14个月，3例患者复发。然而，所有患者均未在距种植粒子的2.5cm的范围内复发。这些发现得到了三个独立研

表 48-4 近距离放疗治疗复发性胶质瘤研究综述

作 者	组织学，例数	干预（同位素，T/P，剂量率 cGy/h）	Gy 剂量	随访（个月）	无进展生存期（个月）	中位生存期(个月)	综 合	坏 死	二次手术
Gutin 等 [80]	AA，18 GBM，13	^{125}I（T，20～100）	30～120	9	/	48%，9 个月	10.8%	14.7%	/
Gutin 等 [81]	AA，23 GBM，18	^{125}I（T，25～100）	57.4～120	/	/	35.7 12.1	9.8%	/	47.8% 33.3%
Willis 等 [82]	AA，12	^{125}I（T）	130	6～50	/	1 年 OS 60%	/	41.1%	47%
Scharfen 等 [45]	GBM，66 NGM，67	^{125}I（T，40～60）	52.9（40～86.2） 64.4（37～120）	33.4	/	11.4 12.1HGG 18.9LGG	/	5%	40%
Malkin 等 [46]	GBM，24 AA，12	^{125}I（T，23～50）	59.7（53.2～70.3）	/	10	/	/	/	40%
Kitchen 等 [83]	GBM/AA （23）	^{125}I（T）	50	/	5.8	/	/	/	8.7%
Bernstein 等 [86]	AA，46	^{125}I（T，68）	70	/	/	10.7	11%	26%	26%
Tatter 等 [32]	AA，6 GBM，15	^{125}I^{a}（T，41～61）	40～60	21.8 人年	/	17.9 8	24%	/	/
Chan 等 [85]	GBM，24	^{125}I^{a}（T，41～70）	53.1	21.8	/	9.1	8.3%	8.3%	/
Gabayan 等 [86]	$G_{Ⅲ/Ⅳ}$，94	^{125}I^{a}（T，52.3）	60	13.3	4.4	8.5 1 年 OS 31%	7.4%	3.2%	/
Kickingereder 等 [55]	GBM，98	^{125}I（T，7.53）	60（30～60）	9.8	6.2	10.4	7.5%	1.5%	0%
Schwartz 等 [87]	$G_{Ⅲ}$ GBM n=68	^{125}I（T，4.5～21.6）	50	13.8	8.3	28.1 9.3	/	2.9%	/

GBM. 多形性胶质母细胞瘤；AA. 间变性星形细胞瘤；T. 暂时性；P. 永久性；MS. 中位生存期。Comps 包括脑脊液漏、癫痫、感染、脓肿、脑膜炎、G_3 水肿、头皮裂开、导管移动、PE。a. GtalSite 放射治疗系统

表 48-5　近距离放射治疗脑转移的初步研究综述

作　者	例数（*n*）	同位素（T/P）	剂量范围（Gy）	中位随访时间（个月）	局部控制	生存期（个月）	综合	坏死
Ostertag et al.[90]	A—38 B—34 C—34 Total = 93		60			A—17 B—15 C—6		
Bogart et al.[92]	15	I–125 (P)	80～160	14	80%	14	6.7%	7.4%
Dagnew et al.[21]	27	I–125 (P)	120～200，0.5cm	12	96%	17.8		23%
Huang et al.[18]	40	I–125 (P)	200 (100～300)，1cm	6.1years	88%	11.3	13%	5.6%
Petr et al.[17]	72	I–125 (P)	150	16	93%	14	1.4%	
Ruge et al.[26]	90	I–125 (T)	50	8.8	94.6%	8.5	3.3%	
Ruge et al.[27]	27	I–125 (T)	50	19.3	96%	14.8 CR 22.2% PR 50% SD 22.2%	6.6%	
Wernicke et al.[93]	24	Cs–131 (P)	80，0.5cm	19.6	100%	9.9	12.5	0%
Shi et al.[94]	24	I–125 (P)	130 (90～160)	14.4	62.1%	2 年 OS 83.3%	4.2%	
Raleigh et al.[24]	95	I–125 (P)	135，1cm		90%	12		15%

A. 近距离放疗 + 外束放疗；B. 仅近距离放疗；C. 近距离放疗复发。T. 暂时；P. 永久；LC. 局部控制，包括脑脊液漏、癫痫、感染、脓肿、脑膜炎、G3 水肿、头皮裂、导管移位和 PE

究所证实，这三个研究均为在术后植入永久性 ^{125}I 粒子，并提供了更高剂量的辐射 [17, 18, 96]。局部控制率 88%～96%，中位生存期 11.8～17.8 个月。有症状的放射性坏死率为 7.5%～23%，通常与肿瘤体积较大有关。Petr 等研究的一个重要特点是，72 例患者中有 67 例（93%）从不需要 WBRT [17]。最近中山大学 Shi 等和加州大学旧金山分校 Raleigh 等报道了永久性 ^{125}I 粒子植入治疗孤立性脑转移瘤 [24, 94]。Shi 等指出，中位随访 19.6 个月后，黑色素瘤患者 2 年 LC 和 OS 率分别为 55% 和 83%。手术相关并发症最少，仅 1 例术后出血。Raleigh 等报道了 95 例新发和复发的不同组织学类型的患者（53%）并更新了以前的经验。LC、OS、并发症发生率和迟发性出血与以前报道的相似 [18, 80, 95]。

Wernicke 等发表了 21 例新诊断和 3 例复发患者（先前接受 SRS 治疗）的经验，这些患者手术切除后永久性的 ^{131}Cs 粒子植入 [93]。选择 ^{131}Cs 的原因是它的半衰期较短，与其他系列报道的 ^{125}I 粒子相比，预期其造成的辐射坏死较少。中位随访 19.3 个月，局部无进展率（FFP）为 100%，远期 FFP 为 48%，1 年 OS 为 50%。无一例发生放射性坏死，但手术并发症发生率为 12.5%（脑脊液漏 1 例，感染 1 例，癫痫 1 例）。

虽然大多数脑转移瘤近距离治疗都采用了永久性的植入物，但科隆大学的一组学者已经开始 LDR ^{125}I 的临时植入物 [26]。所有新诊断和先前接受放疗的患者（无论是 WBRT 还是 SRS 患者）都包括在内，中位随访（8.8 ± 18.8）个月，中位生存期为 8.5 个月。1 年局部复发率仅为 5.4%，迟发脑功能衰竭发生率为 46.4%，但多死于全身复发和（或）迟发脑功能衰竭。重要的是，近距离放射治疗没有出现较高的 3 级毒性或坏死，短时患病率为 3.3%，其中包括脑脊液漏和感染。然后，作者分别报道了对 WBRT 或 SRS 后复发肿瘤近距离放疗的患者 [27]。中位生存期 14.8 个月，术后 3 个月 MRI 完全缓解率为 22.2%。在这两篇文章中，作者观察到 94%～96% 的生存患者在近距离放射治疗植入后 3 个月的平均 KPS 得到改善。

9. 总结

虽然 SRS 已成为有限脑转移瘤的主要治疗手段，但对于手术切除的单发转移瘤患者，永久性或临时性近距离放射治疗仍是一种有吸引力的选择。在切除时植入粒子，消除了术后的治疗计划的间隔时间。

（二）脊柱

1. 介绍

放射性脊髓炎是放射治疗中最可怕的并发症之一。传统上，在标准分割中，脊髓对放疗的耐受性被限制在 45～50Gy [96, 97]。这严重限制了常规放射治疗技术因为许多肿瘤需要明显较高剂量才有合理的机会控制肿瘤。近距离放射治疗优点使其成为脊柱旁肿瘤治疗的选择方法。虽然文献有限，但脊柱近距离放射治疗是一种提高脊柱肿瘤放射治疗比例的有吸引力的方法，其方法是增加对肿瘤的总剂量，而不显著增加对脊髓或其他邻近剂量敏感结构的剂量。表 48-6 总结了脊柱近距离放射治疗的系列研究。

2. LDR 近距离放射治疗脊柱病变

^{125}I 已成为脊柱近距离放射治疗中报道最广泛的同位素。Gutin 等报道了 ^{125}I 在 13 例原发性脊柱肿瘤、椎旁肿瘤和颅底肿瘤复发患者中的应用 [98]。所有患者均接受过放射治疗和多次手术治疗。这些粒子或者通过米克涂布器松散放置，或者粒子包埋在聚乳酸缝合线中，并用生物黏合剂黏合在一起。采用立体定向定位的方法，将粒子按照环形或线性排列。处方剂量 70～150Gy。脊索瘤 5 例，恶性脑膜瘤 3 例。在 9 例至少随访 6 个月的患者中，有 6 例发生了肿瘤进展。这些结果强调了在这些肿瘤中植入存在的技术难度。尽管 ^{125}I 发射的光子能量相对较低，但由于靠近脊髓，必须非常小心，不要将其植入脊髓太近，因为任何非常靠近源位置的剂量都非常高。1 例患者采用了铂箔遮蔽脊髓。Hamilton 等也报道了在短暂性治疗中使用金箔来保护脊髓 [101]。一位 28 岁患者，在 $T_{2\sim4}$ 多发性复发性软骨肉瘤中，切除复发肿瘤后，在鞘囊上放置了两层 0.025mm 厚的金箔。60 枚 ^{125}I 粒子在切除腔内缝合，剂量为 120Gy，5mm。屏蔽线剂量小于 5%。据报道，患者在手术后 18 个月没有复发迹象。虽然使用铅箔是一种很好的防护 ^{125}I 辐射剂量的方法，但它也有

屏蔽硬脑膜表面的缺点，在许多向硬膜外延伸的肿瘤中，硬膜外延伸的肿瘤有受到肿瘤侵袭的风险。Kumar 等报道了 ^{125}I 在治疗以前受过放疗的斜坡和骶骨脊索瘤中的应用[99]。骶骨脊索瘤显示良好的初始反应，但患者死于植入后 3 年，发展为脑膜癌合并脊索瘤。据报道，经鼻入路植入一个先前放射治疗后的斜坡脊索瘤病例，这位患者在手术后 19 个月恢复了健康。

在纪念斯隆 – 凯特琳癌症中心，35 例脊柱旁肿瘤接受了小剂量 ^{192}Ir 临时（n=21）或永久性 ^{125}I 植入（n=14）的近距离放射治疗[101]。^{192}Ir 中位剂量为 30Gy，^{125}I 中位剂量为 125Gy。^{192}Ir 脊髓剂量中位数为 20Gy。转移性病灶和原发肿瘤均得到治疗。所有病例在治疗时均未完全切除。在这个队列中，存活例数是有限的。生存 6 个月以上者 23 例，1 年以上者 16 例，18 个月以上者 7 例。硬脑膜肿瘤受累是一个不良的预后指标。总的来说，大约 50% 患者是局部控制，但这些患者中只有 22% 的患者活到超过局部失败的中位时间。

Barrow 神经研究所报道了 30 例连续使用 ^{125}I 近距离放射治疗的患者，其中 25 例近距离放射治疗有足够的随访结果[102]。在切除部位放置 ^{125}I 粒子。将吸收性明胶海绵放置在硬脑膜周围，并将粒子置于吸收性明胶海绵上，以提供粒子与硬脑膜表面之间约 4mm 的距离。平均处方剂量 101Gy（50～160Gy）。多数患者接受外照射（平均剂量 37.9Gy，范围 12～50.4Gy）。平均随访近 20 个月，2 年和 3 年生存率分别为 87% 和 73%。平均中央脊髓剂量为 33Gy，加上外照射后，复合计算的中央脊髓剂量为 70Gy。单纯外照射加近距离放射治疗的患者，平均中央脊髓剂量为 67Gy（22～167Gy）。无不良后遗症，包括无脊髓炎病例。

3. 硬脑膜斑块近距离放射治疗脊柱病变

图像引导技术的最新进展极大地提高了对脊柱肿瘤进行超高剂量放射治疗的准确性，使得在非常靠近脊髓的位置非常高剂量的照射是安全的。然而，即使采用立体定向放射治疗或质子放射治疗技术，对受污染的硬脑膜的治疗也是存在问题的。Delaney 等报道了术中用 ^{90}Y 硬脑膜贴片给硬脑膜推量 10～20Gy[103]。^{90}Y 是一种短程发射 β 粒子的同位素，这使得它特别适合硬脑膜的应用。因其剂量衰减是非常陡峭的，贴片直接放置在感兴趣区域（图 48–4）。当硬脑膜收到 100% 处方剂量时，脊髓表面接受的表面剂量低于硬脑膜表面剂量的 10%。由于其非常低的能量辐射，^{90}Y 另一个优势是对手术室工作人员造成的辐射安全风险很小。通过采用调强放射治疗，可以在术后放射治疗计划时对硬脑膜表面施加剂量限制，以考虑到术中随贴片所给予的辐射。这使得逆向治疗计划算法能够向肿瘤切除腔的其余部分提供更高和更均匀的剂量。使用这项技术，他们报道了 8 例患者中有 6 例患者的局部疾病控制，而没有急性或长期神经相关并发症[103]。

MSKCC 的研究组报道了在硬膜外疾病减压后，将磷酸 –RUS–32（^{32}P）包埋在一层薄软的塑料薄膜中用于硬脑膜的塑化[104, 105]。^{32}P 浅深度剂量曲线与 ^{90}Y 相似，但保质期较长，当埋入塑料薄膜中时，可在术中切割成适当的形状。因此，^{32}P 很容易屏蔽，也可以在最低等级的辐射安全预防的标准手术室中使用。这种方法提供了更多的术中灵活性，避免了术前制作 ^{90}Y 所需的硬脑膜。在对 68 例 ^{32}P 贴片治疗的患者中位 10 个月的随访时，他们报道局部复发率为 25.5%。在手术和硬膜贴片治疗后能够接受 EBRT（单次、大分割或标准分割 RT）的患者中，局部复发率显著低于未接受 EBRT 患者（18.5% 和 34%）（P=0.04）。

4. HDR 近距离放射治疗椎体病变引起的疼痛

10%～40% 癌症患者会发生脊柱转移，导致骨痛和脊椎不稳。外照射（分次或单次）是主要治疗方法，疼痛缓解程度参差不齐，$<$ 50% 至 $>$ 90% 患者报道有不同程度的改善。由于正常的组织损伤和严重的永久性毒性风险，失败率很高，重复照射是一项具有挑战性的工作，近距离放射治疗尤其有利，因为在这种情况下，为了保护正常组织，需要急剧的剂量下降。Folkert 等描述了他们在 MSKCC 的经验，在那里他们使用高剂量率的 ^{192}Ir 治疗先前受照射的、疼痛和进展的脊柱转移[34]。术中或经皮放置导管进行放射治疗（图 48–5）。在中位随访 9

个月时，他们报道疾病得到 100% 的控制，症状完全或部分减轻。

脊柱稳定性是脊柱病变治疗中的一个重要考虑因素，脊柱后凸成形术或椎体成形术等介入治疗往往是脊柱稳定所必需的。然而，对于症状控制和肿瘤控制，仍然需要放射辅助治疗，这是两个步骤的过程。而采用一步法治疗不稳定椎体病变的方法即在行椎体成形术时直接向骨内注射放射性核素。例如，在后凸成形术中，^{153}Sm 与聚甲基丙烯酸甲酯（PMMA）混合[106]。^{153}Sm 是一种嗜骨放射性药物，常被用作治疗骨转移的可注射性放射性核素。它主要是一种 β 射线释放的放射性同位素，在水中的辐射范围为 0.5mm 和 3.0mm。因此，它也是一种非常短距离的辐射源，只能治疗距离有限肿瘤，这将把这种方法有效治疗的肿瘤数量限制在距离 PMMA 几毫米以内。

5. 总结

近距离放射治疗对于脊柱病变是一种有吸引力的治疗方法，特别是在硬脑膜存在肿瘤侵袭的情况下。脊柱贴片可用于清理硬脊膜，而单次或多次 EBRT 可以有效地递送剂量，而不受覆盖面的限制。在某些情况下，当患者接受过多次先前的放射治疗时，HDR 短期治疗可以有效地缓解病情。

六、病例研究

（一）病例一

1998 年，一名 63 岁妇女被诊断为乳腺癌，并接受了手术、辅助放射治疗和激素治疗。2011 年，患者出现了大脑、肝脏和肺转移，接受射波刀立体定向放射外科治疗，分别位于右侧顶叶和右侧小脑幕。2012 年，患者出现了 3 次不同部位的脊柱复发，接受了 2 次复发手术和姑息性放射治疗（10 次 30Gy）至第 3 次复发。患者表现为在先前受照射的脊髓损伤处再次复发。

检查包括脑和脊柱 MRI 及 PET CT 扫描，除了已知脊柱病变外，没有发现任何其他疾病。鉴于没有任何其他疾病的惰性性质的肿瘤，一个多学科小组决定积极治疗这种病变。她接受了复发切除和术中 ^{32}P 贴片治疗（15Gy，单次放置），以清理脊髓周围的硬脑膜。根据治疗时间在术中确定贴片的大小。图 48-4 显示了肿瘤切除后 ^{32}P 硬脑膜贴片在脊柱后部的放置的例子。患者 SBRT 向术腔的其余部分。在 SBRT 过程中，^{32}P 贴片区域被仔细地记录下来，并作为一个回避结构被创建，以避免脊髓过量照射。

（二）病例二

2014 年，一名 44 岁男性甲状腺癌患者在 T_{11} 出现转移性病变，导致脊髓受压，术后 T_{10}、T_{11} 和 T_{12} 椎板切除、T_9～L_1 固定和甲状腺切除术，术后显示为分化较差的甲状腺癌。2016 年年底，患者发展为复发性脊髓压迫，并接受了 T_9～L_1 姑息性放射治疗。不幸的是，短间隔复查 MRI 显示 T_{11} 持续的脊髓压迫。多学科病例讨论后，患者接受了 T_{11} 重复减压治疗。为了最大限度地提高治疗效果，患者在术中使用了 ^{32}P 贴敷疗法（单次放置 15Gy），希望能对硬脑膜上的镜下肿瘤浸润进行清理。关于 ^{32}P 贴敷的准备和切除后硬脑膜上放置的例子，请参见图 48-4。

七、总结

- 近距离放射治疗是将放射源直接放入肿瘤内，为肿瘤提供高剂量的辐射，同时保护周围正常组织。
- 近距离放射治疗源发射的低剂量辐射率提供了降低正常组织毒性的放射生物学优势，而通过外照射技术提供的辐射剂量率较高。
- ^{125}I 是脑和脊髓近距离放射治疗中最常用的同位素。
- 技术进步使近距离治疗源可以植入深部肿瘤和大脑功能区域的肿瘤，从而取得了良好的临床效果。
- 手术切除复发和转移性脑肿瘤时，放置近距离治疗源可免去旷日持久的外照射。
- 硬脑膜贴敷治疗可对硬脑膜表面的肿瘤细胞进行充分的清理。这有助于将高剂量的 EBRT 转移到病变的其他部位，同时保护应用斑块疗法的脊髓和硬脑膜。

本章自测题

1. 关于恶性脑胶质瘤近距离治疗，下列正确的是（　　）。
A. 近距离治疗的使用提高了总体生存率
B. HDR 和 LDR 近距离治疗均未证实恶性胶质瘤的总体生存率有所改善
C. 近距离治疗可在没有明显毒性的情况下进行
D. 恶性脑肿瘤近距离放射治疗应该只使用发射 β 射线的同位素
E. 以上都不正确

2. 关于脑内恶性胶质瘤近距离放射治疗，下列正确的是（　　）。
A. 近距离放射治疗可能在治疗大脑不能手术的功能区域肿瘤中发挥作用
B. LDR 近距离放射治疗还没有显示出恶性胶质瘤的生存优势
C. 放射治疗后放射性坏死在 LDR 近距离治疗中罕见
D. 立体定向近距离放射治疗似乎对生活质量有负面影响
E. 未发现 LDR 近距离放射治疗在恶性胶质瘤治疗中的作用

3. 关于复发脑胶质瘤治疗正确的是（　　）。
A. 近距离放射治疗无明显的生存优势
B. 放射性坏死可能与剂量不均匀有关
C. ^{125}I 是脑胶质瘤复发最常用的同位素
D. 复发胶质瘤典型剂量为 60Gy
E. 以上都是正确的

4. 下列关于脑转移瘤近距离放射治疗正确的是（　　）。
A. 使用立体定向放射外科等技术，近距离放射治疗在脑转移瘤的治疗中没有作用
B. ^{131}Cs 植入后放射性坏死率大于 20%
C. 使用 ^{125}I 源治疗脑转移瘤会导致超过 10% 的局部失败
D. 与立体定向放射外科相比，近距离放射治疗有一个额外的优势，那就是在切除时植入粒子可避免外照射
E. 上述各项均不适用

5. 关于脊柱近距离放射治疗，正确的是（　　）。
A. 硬脊膜近距离放射治疗应使用 ^{125}I 贴片
B. HDR 近距离放射用于治疗脊柱转移疼痛导致疼痛缓解最小
C. 硬脑膜的近距离放射治疗最好是在有特殊防护的手术室间进行
D. ^{32}P 硬脑膜近距离放射治疗最适合于最大限度手术切除后的显微镜下残留病变
E. 以上都不正确

6. 下列关于脊柱近距离放射治疗正确的是（　　）。
A. 不应该使用 HDR 近距离放射治疗，因为它是一种高能量源
B. 脊柱肿瘤近距离放射治疗包括脊索瘤治疗
C. 由于存在放射性坏死的危险，因此不应对颅底肿瘤采用 LDR 近距离放射治疗
D. 当使用近距离放射治疗脊柱肿瘤时，补充外照射是禁忌证
E. 以上都不正确

答案
1. B（在新诊断的恶性胶质瘤治疗中，近距离放射治疗的两个随机试验未能显示出总体的生存优势）
2. A（Kickingereder 等和 Ruge 等的一项大型研究描述了近距离放射治疗在大脑深层区域的应用）
3. E（以上所述均属实）
4. D（近距离放射治疗在手术切除时提供即时的术后放射治疗，不再需要患者再进行模拟和外照射放射治疗）
5. D（^{32}P 的剂量衰减很快，仅用治疗剂量的辐射穿透几毫米，最好用于最小残留疾病）
6. B（Gutin 等和 Kumar 等报道了 ^{125}I 在脊索瘤治疗中的应用）

相 关 图 书 推 荐

中 国 科 学 技 术 出 版 社 · 荣 誉 出 品

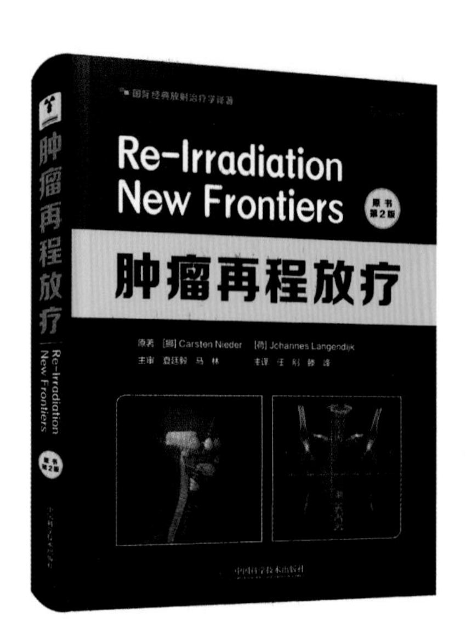

肿瘤再程放疗（原书第 2 版）

原 著 [挪] Carsten Nieder [荷] Johannes Langendijk
主 审 夏廷毅 马 林
主 译 任 刚 滕 峰
定 价 198.00元（大16开精装）

本书引进自世界知名的 Springer 出版社，是一部肿瘤放疗领域的实用参考书。全书分 21 章，包括再程放疗中正常组织的耐受性、剂量分割的概念、质子束再程放疗等内容，在总结文献里各系统肿瘤再程放疗经验的基础上，聚焦再程放疗的方法与技术、放疗联合手段等方面，帮助读者全面了解肿瘤再程放疗领域的最新研究进展。本书内容系统、图文并茂，对肿瘤再程放疗的诊疗策略及相关研究有很强的指导作用，适合广大放疗科及肿瘤相关医师阅读参考。

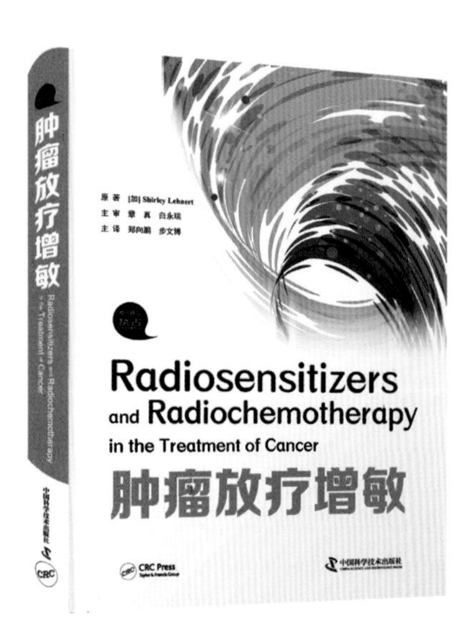

肿瘤放疗增敏

原 著 [加] Shirley Lehnert
主 审 章 真 白永瑞
主 译 郑向鹏 步文博
定 价 200.00元（大16开精装）

本书引进自世界知名的 CRC 出版社，由加拿大麦吉尔大学肿瘤学系教授 Shirley Lehnert 博士倾力打造。著者查阅了大量文献，在已发表的试验结果基础上细致梳理了相关研究的历史脉络，系统阐述了药物或生物制剂联合放射治疗的临床应用，并根据放疗增敏药的作用机制对现有已知的放疗增敏药进行了分类和介绍，总结了放疗增敏的研究进展及方向，为读者了解当前研究热点及后续研究提供了指引。书中所述的专业知识兼具深度和广度，对国内从事相关研究的同行极具参考价值，适合广大放射治疗科及肿瘤相关医师阅读参考。

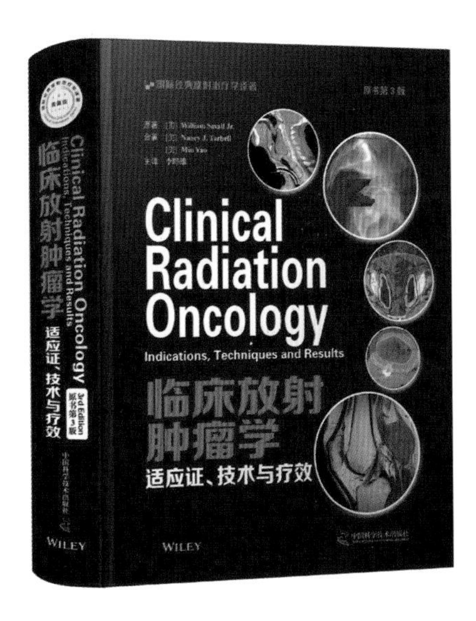

临床放射肿瘤学：适应证、技术与疗效（原书第3版）

原　著　[美] William Small Jr.

主　译　李晔雄

定　价　498.00元（大16开精装）

本书引进自 WILEY 出版社，是一部反映临床放射肿瘤学领域发展变化、兼具放射肿瘤生物学与放射治疗临床疗效的综合性著作。本书为全新第 3 版，根据解剖学分类对每个部位的肿瘤进行了讨论，包括流行病学、病理学、诊断检查、预后因素、治疗技术、手术和化疗的应用、治疗的最终结果及相关的临床试验等相关信息，还介绍了该领域的最新进展，包括调强放疗、图像引导放疗、质子治疗和姑息性放疗等内容，同时增加了有关放射肿瘤学统计和质控的知识，为合理应用放疗技术治疗肿瘤患者提供了理论依据和实践启发。本书适合放射肿瘤科医师、肿瘤外科医师、肿瘤内科医师、肿瘤科护士、放射治疗师、住院医师和广大医学生阅读参考。

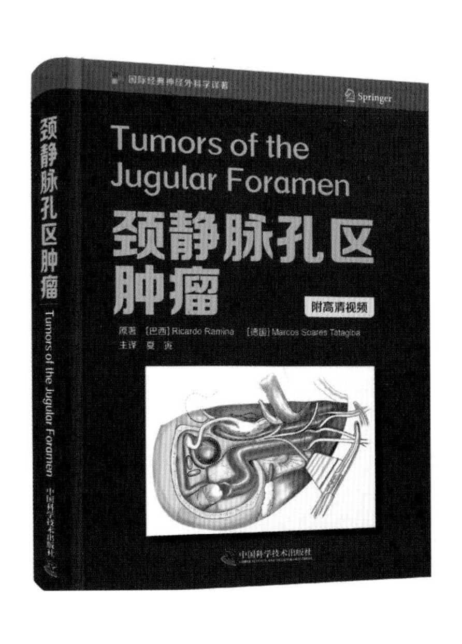

颈静脉孔区肿瘤

原　著　[巴西] Ricardo Ramina　　[德] Marcos Soares Tatagiba

主　译　夏　寅

定　价　128.00元（小16开精装）

本书引进自世界知名的 Springer 出版社，全球神外领域著名教授 Ricardo Ramina 和 Marcos S. Tatagiba 合力编著，首都医科大学附属北京天坛医院夏寅教授领衔主译。本书研究总结了 160 余例颈静脉孔区肿瘤（副神经节瘤、神经鞘瘤、脑膜瘤等）的诊疗经验，聚焦各类肿瘤的流行病学、遗传学、自然病程、临床表现、诊断及分型、放疗、化疗、手术指征及手术策略，全面涵盖了手术相关解剖结构、术前肿瘤栓塞、术中操作细节和术后康复管理及手术最新进展，并通过手术照片、图表和高清视频使手术清晰可视，直观呈现此极富挑战领域的特殊病变的手术难度，并创新发展了新概念和新技术，包括面神经的管理、重建颅底及切除大型肿瘤的颅内外管理等，值得每一位神经外科医师、耳鼻喉科医师、神经放射科医师、肿瘤学家细读、探索与借鉴。

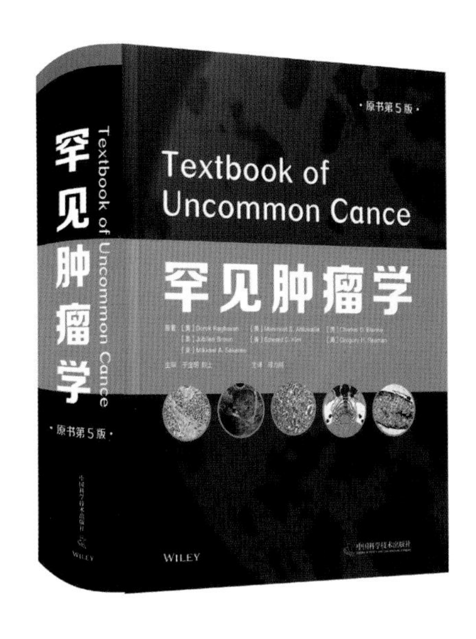

罕见肿瘤学（原书第5版）

原　著　[美] Derek Raghavan等

主　审　于金明

主　译　邢力刚

定　价　498.00元（大16开精装）

本书引进自国际知名的 WILEY 出版社，由来自美国、英国、爱尔兰、日本、澳大利亚等世界各国两百余位专家共同编写。本书为全新第 5 版，涵盖了泌尿生殖系统、头颈部、胸部、乳腺、消化系统、妇科、内分泌系统、血液系统、神经系统、皮肤、软组织等各系统肿瘤的相关知识。全书共 13 篇 81 章，各章均从该系统罕见肿瘤的发病率、病理特征、临床表现、治疗和预后等方面介绍，同时重点更新了很多肿瘤分子的特征信息，以及手术、放射治疗和内科治疗的相关进展，特别是靶向治疗和免疫治疗的进展。本书内容全面而系统，配图丰富且精美，在帮助临床医生提高肿瘤诊治水平的同时，造福广大肿瘤患者及其家庭，是广大肿瘤学临床医师必备的参考书。

放射肿瘤学急性与晚期毒性的防治

原　著　[土] Gokhan Ozyigit　　[土] Ugur Selek

主　译　邢力刚

定　价　168.00元（大16开 精装）

本书引进自世界知名的 Springer 出版社，系统介绍了多种恶性肿瘤放射治疗急性和晚期毒性的预防及处理。全书共 7 章，各章均以一个特定的解剖部位为重点，细致阐释了正常断层解剖、靶区和高危器官的轮廓、剂量限定、辐射毒性的病理生理学及每种潜在毒性的治疗方法，还根据不同的计划和实施方案，重点介绍了调强放射治疗、容积调强弧形治疗、立体定向放射外科和立体定向放射治疗的计划及实施情况。本书内容实用，简洁明晰，针对已发生放射毒性的患者，结合辐射损伤的器官特异性病理生理学，推荐适当的循证管理策略，对临床实践有很强的指导借鉴意义，适合广大临床执业医师和放射肿瘤学家、放射治疗师、研究人员、住院医师和护士阅读参考。

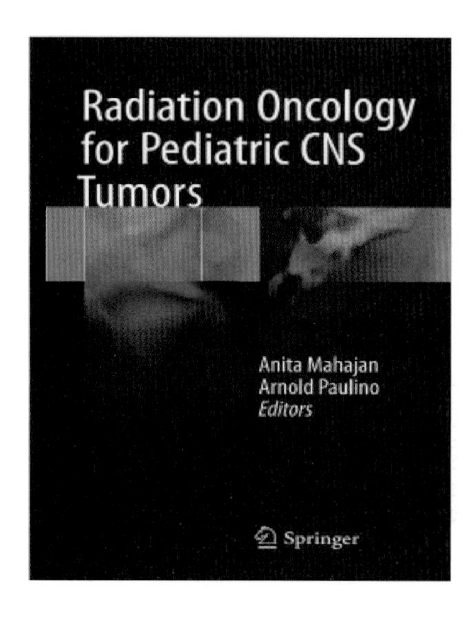

儿童中枢神经系统肿瘤放射治疗学

原　著　[美] Anita Mahajan　　[美] Arnold Paulino

主　审　王绿化

主　译　金　晶　文飞球　陈志坚

定　价　298.00元（大16开精装）

本书引自世界知名的 Springer 出版社，是一部儿童中枢神经系统肿瘤放射治疗领域的实用参考书。全书分七篇 35 章，包括儿童中枢神经系统常见肿瘤的分类、流行病学、病理、影像诊断、多学科综合治疗等内容。在总结不同类型颅内肿瘤治疗经验的基础上，聚焦儿童中枢神经系统肿瘤放射治疗的实施、放射治疗技术的进步和放射治疗全程管理等内容，帮助读者全面了解儿童中枢神经系统肿瘤放射治疗领域的最新研究进展。本书内容系统、图文并茂，对儿童中枢神经系统肿瘤的诊疗策略及相关研究有很强的指导作用，适合广大儿童肿瘤科及放射治疗科相关医师阅读参考。

焦点医学官方微信

致 读 者

亲爱的读者：

感谢您对我社图书的喜爱和支持。中国科学技术出版社为中央级出版社，创建于 1956 年，直属于中国科学技术协会，是我国出版科技科普图书历史最长、品种最多、规模最大的出版社。主要出版和发行医药卫生、基础科学、工程技术、人文科学、文化生活等多领域的学术专著和科普出版物。中国科学技术出版社・医学分社，拥有专业的医学编辑出版团队，其下的“焦点医学”是中国科学技术出版社重点打造的医学品牌。我们以“高质量、多层次、广覆盖”为宗旨，出版的医学相关图书数量众多，得到广大读者的喜爱和好评。

想要了解更多信息，敬请关注我社官方医学微信“焦点医学”。如果您对本书或其他图书有何意见和建议，可随时来信、来电（010-63581952）联系！欢迎投稿，来信必复。